THERAPIE ALS BEGEGNUNGSKUNST

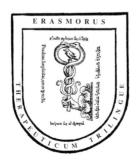

Piet NIJS

Therapie als Begegnungskunst

Ein klinisch-therapeutischer Leitfaden
für Sexualmedizin und
gynäkologische Psychosomatik

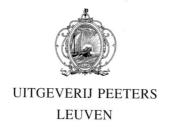

UITGEVERIJ PEETERS
LEUVEN

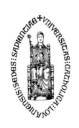

Aus der Reihe:
Leuven Monographs on Sexology and Psychosomatics
(Extra Vol. 2002)
(Editor in chief: Prof. Dr. A. Vansteenwegen)

Katholische Universität K.U.Leuven (Belgien)
Institut für Ehe- und Sexualwissenschaften
(Direktor: Prof. Dr. med. P. Nijs)

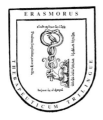

**Foundation *Erasmorus*: therapeuticum trilingue
(Leuven, Belgium)**

Für meinen Enkel *Felix*, der zur Welt kam,
als dieses Buch gerade fertiggestellt wurde.
Möge er im 21. Jahrhundert das *Glück* der
kontinuierlichen Ent-wicklung erfahren

Piet Nijs

ISBN: 90-429-1128-X
D: 2002/0602/49

INHALTSVERZEICHNIS

GELEITWORT

Prof. Dr. Dr. Mechthild Neises (Hannover)
Präsidentin der Deutschen Gesellschaft für
Frauenheilkunde und Geburtshilfe

Piet Nijs ist seit vielen Dekaden auf den Gebieten der Sexualmedizin und Psychosomatik tätig und engagiert. Er tut dies als kritischer Forscher und warmherziger Lehrer. Während dieser Zeit war er immer in besonderere Weise der Deutschen Gesellschaft für Psychosomatische Frauenheilkunde und Geburtshilfe verbunden. Dabei ist Piet Nijs schon früh Prof. Hans Molinski begegnet, was sicherlich eine Bereicherung auf Gegenseitigkeit war, wie die resultierende rheinisch-flämische Arbeitsgruppe zeigt. Dort haben seine Vorträge und Seminare zu aktuellen Problemen und offenen Fragen unseres Fachgebietes die Teilnehmer sowohl konfrontiert als auch zur Weiterarbeit an den Themen angeregt. Darüber hinaus war und ist sein Anliegen, allen in der Arbeit mit ihren Patientinnen und Klientinnen Unterstützung und Motivation mit auf den Weg zu geben.

Die in diesem Buch zusammengetragenen Beiträge zeigen das breite Spektrum von Forschung und Erfahrung gebündelt in den Themen Kontrazeption, Infertilität, Unterleibsschmerz, Mammakarzinomerkrankungen, sexueller Missbrauch und die suizidale Patientin. Darüber hinaus werden Lebensphasen und ihre spezifischen Konflikte beschrieben wie Schwangerschaft und Wochenbett, auch in ihrer Bedeutung für die Paarbeziehung, sowie das Klimakterium. Durch alle Themen zieht sich die fundierte Kenntnis in der Sexualmedizin und Sexualtherapie, die sich besonders in den Kapiteln zur Paarbeziehung und Paarkonflikten niederschlägt. Nicht zuletzt hat Piet Nijs immer auch den Arzt/die Ärztin und den Therapeuten/die Therapeutin im Blick gehabt. Dies schlägt sich nieder in dem so schön formulierten Kapitel »Mit Takt und Taktik — Wei weit ein Arzt in der Sexualberatung und Sexualtherapie gehen sollte«, als auch in dem Kapitel »Lifestyles — Zur Metamorphose der neuen Therapeuten« mit dem Anspruch, die Rehumanisierung der Medizin und der Gesellschaft einzuführen. Gerade dieser zuletzt genannte Aspekt ist es, womit Piet Nijs uns in seinen Vorträgen auch immer wieder herausgefordert und bereichert hat. Damit werden von ihm in besonderer Weise Sehnsüchte berührt, die in unserer postmodernen Gesellschaft oft brachliegen.

Anlässlich seiner Emeritierung hat Piet Nijs im Rahmen der diesjährigen Jahrestagung in Hannover ein Abschiedssymposium gehalten unter dem Thema »(Um-)Wege zum Glück für psychosomatisch tätige ÄrztInnen«. Dies war nur ein kleiner Beitrag im Rahmen unserer Gesellschaft, die wichtige Arbeit von Piet Nijs zu würdigen, wobei letzlich wir wieder die Beschenkten waren.

Persönlich darf ich anmerken, dass ich trotz der Bescheidenheit von Piet Nijs, die ich sehr zu schätzen weiß, mir wünsche, dass er für sein Wissen und die wichtigen Inhalte, die er zu vermitteln hat, raumgreifender ist, also im positiven Sinne aggressiv, und vielleicht dieses Geleitwort neugierig macht auf den Menschen, sein Wissen, seine Kompetenz und seine Gaben als Lehrer.

VORWORT

Während Kursen, Tagungen, Seminaren und themenzentrierten Gruppenarbeiten bin ich wiederholt nach einem Sammelband meiner deutschsprachigen Publikationen gefragt worden.

Nach einigem Zögern und vielen Ermutigungen habe ich eine Auswahl gemacht, die, wie jede Auswahl, subjektiv und beschränkt ist und besser sein könnte.

Die Beiträge sind im Laufe mehrerer Jahrzehnte entstanden. Auf den Gebieten der Sexualmedizin und der Psychosomatik hat, in einem guten Vierteljahrhundert, eine hoffnungsvolle Entwicklung stattgefunden. Es ist mir eine tiefe Freude und Bereicherung, aktiv daran teilgenommen zu haben und noch teilnehmen zu dürfen. Diese ständige Weiterentwicklung bot viele Anregungen für eine Neubearbeitung der vorliegenden Texte.

Diese Beiträge spiegeln auch den Weg meiner klinisch-wissenschaftlichen Interessen und therapeutischen Tätigkeiten wider.

Sie drücken auch ein Lebensprojekt, dem ich mich während vieler Jahre mit Arbeitsfreude widmen durfte, aus.

Mit Absicht habe ich, trotz Neubearbeitung, in verschiedenen Beiträgen Wiederholungen stehen lassen, gerade weil bestimmte Kapitel auseinander weitergewachsen sind. Auch das Wachsen im Leben baut ab und an mit Wiederholungen weiter.

Vielleicht kann "die Stilübung der Wiederholung" der/dem LeserIn einen Ruhepunkt der entspannten Freude schenken!

Deutsch ist nicht meine Muttersprache, d.h. ich habe die deutsche Sprache nicht nur von weiblichen Stimmen gelernt, und daher sind gewisse Einschränkungen meines Ausdrucksvermögens geblieben. Es bleibt meine Hoffnung, dass der/die LeserIn mit milden Augen lesen wird und ungewöhnliche Satzschöpfungen mit liebevollem Humor nach-sieht.

So ist dieses Buch auch eher ein Tagebuch, oder besser ein Jahreszeitenbuch, das Sie als LeserInnen mitnimmt in die faszinierenden Landschaften der menschlichen Sexualität und der Psychosomatik.

Es ist ein klinisch-therapeutischer Leitfaden.

Diesem Leitfaden soll (in Kürze) ein Buch mit klinischen Falldarstellungen Folgen; wir wissen ja alle, wie bedeutsam Zukunftsprojekte sind.

Beim Schreiben und bei der Neubearbeitung hat der Atem der Dankbarkeit mir Energie und Inspiration geschenkt.

Vor allem Dankbarkeit gegenüber meinem Lehrmeister in der Psychiatrie, Prof. Dr. med. Gerard Buyse, dem besonderen Vorbild der begeisternden Menschenliebe und der klinischen Scharfsinnigkeit, der mich auf meinem Weg in der gynäkologischen Psychomatik und der Sexualmedizin immer in Freiheit und Toleranz ermutigte.

Dankbarkeit gegenüber Prof. Dr. med. Marcelin Renaer, dem Begründer der psychosomatischen Gynäkologie und Geburtshilfe in Leuven, der mir grosszügig alle klinisch-wissenschaftlichen Entfaltungsmöglichkeiten geschenkt hat.

- Dankbarkeit gegenüber den Herausgebern von Büchern und Zeitschriften, die mir genehmigten, schon publizierte Beiträge hier neu bearbeitet zu veröffentlichen.
- Dankbarkeit gegenüber den PatientInnen und Paaren, die mir während mehr als 35 Jahren, oft trotz tiefer Verletzung, das Geschenk ihres Vertrauen anboten, so dass ich sie nach bestem Vermögen auf dem Weg zu ihrem Heil eine Zeit lang begleiten konnte. Es bleibt meine Hoffnung, dass meine Person klar verständlich die Botschaft, in der ja andere das Wort nehmen, durchklingen lassen kann (personare).
- Dankbarkeit gegenüber den MitarbeiterInnen in der gynäkologischen Psychosomatik und in der Sexualmedizin, die jahraus, jahrein mir die Entdeckungsfreude des Dialogs und der Konfrontation schenkten. Sie hielten und halten die Flammen des enthusiastischen Einsatzes für eine Rehumanisierung der technischen Medizin lodernd.

  Sie begeisterten und begeisteren immer wieder meine therapeutische Arbeit mit den Strahlen eines therapeutischen Eros, vor allem in Stunden, in denen es dunkel werden kann.
- Dankbarkeit gegenüber den vielen deutschsprachigen KollegInnen, denen ich seit 1968 in so vielen Gesichtern und Gestalten bei Seminaren, Kongressen und Fortbildungsveranstaltungen begegnen durfte. Sie bildeten und bilden Lebensstationen der Wiedererkennung, mit der Freude zwischen Verbündeten, mit dem Ahnen zwischen gleichgestimmten Seelen. Sie bilden die Symphonie der Begegnungsfreude; mit einem Orchester, reichlich besetzt mit vielen und sehr verschiedenen Instrumenten…

Einen Solisten in diesem Orchester möchte ich gerne mit ausserordentlicher Dankbarkeit erwähnen: Prof. Dr. med. Hans Molinski (1923-1994). Mit der von ihm begründeten rheinisch-flämischen Arbeitsgruppe hat er meine klinisch-wissenschaftliche und therapeutische Tätigkeit seit 1977 bis zu seinem Tod tiefgreifend geprägt. Dankbar blicke ich zurück auf die Sonne der Freundschaft und der Menschenliebe, die auch die von Hans Molinski organisierten Düsseldorfer Kurse durchstrahlte.

Hans Molinski hat uns in Lehre und Praxis gezeigt, dass Wachstum nur möglich wird durch heilsame Konfrontation, sowohl für Patienten als auch für Therapeuten.

Auch aus einigen anderen Begegnungen ist das Geschenk einer Freundschaft fürs Leben gewachsen.

Begegnungen sind die Bereicherungen des Lebens; sie vermehren die Lebensfreude und die Beziehungslust.

Begegnungen entzünden die Lichter der Lebensfreude auf dem Lebensweg, der auch immer ein Weg der Erotik ist.

Dankbar gehe ich den Lebensweg in Begleitung einer Lebens-Gefährtin, gemeinsam gesegnet mit der aufspringenden Freude von Kindern, die die Lebensbejahung in die Zukunft tanzen.

Leuven (Belgien)   Prof. Dr. med. Piet Nijs
29. September 2001
Michaeli

DIE AUFGABE EINER HARMONISCHEN
SEXUALITÄTSENTFALTUNG

Einführung:
Die Aufgabe der sexuellen Gesundheit für die Lebensqualität

Am Ursprung jedes Menschen liegt eine Mann-Frau Beziehung: eine sexuelle Lust- und Liebesbeziehung, (wie glücklich oder flüchtig diese auch gewesen sein mag). Als Beziehungswesen hat jeder Mensch diese *Beziehungsfähigkeit* zu lernen: am Anfang in der kritischen Lebensphase der Kindheit und später während des ganzen Lebens weiter zu entwickeln (sonst: Atrophie der Beziehungsfähigkeit mit Kontaktstörungen und Bindungsschwierigkeiten).

Als Lustwesen hat jeder Mensch auch diese *Lustfähigkeit* zu lernen: nicht nur ein einmaliges Lernen während der Kindheit, sondern ein permanentes lernend Üben während des ganzen Lebens (sonst: Atrophie der Lustfähigkeit mit Risiken sowohl für Sexualstörungen als für Suchtprobleme oder Depressionen).

Sensibilisierung für die *erotische Sensualität* bleibt eine ständige Aufgabe, damit der moderne (Computer-)Mensch mit offenen Sinnesorganen, in Ehrfurcht vor seinem Körper, sein Leben mit sinnlicher Lust sinnvoll gestalten kann und sich nicht verirrt in einer nur virtuellen Realität.

Sensibilisierung für die *erotische Beziehung* bleibt eine ständige Aufgabe, damit der moderne Mensch, dieser Monade, oft so einsam wandernd im Ego-Zeitalter, sich nicht an Ersatzbeziehungen frustriert oder sich in der Vereinsamung isoliert.

In jedem Menschen schläft ein Kind-Künstler, oft sehr tief verborgen und nie geweckt, oder sogar von traumatischen Erfahrungen eingemauert.

Sexualität und Erotik wecken den modernen Menschen, damit er ein Künstler werden kann, der das Leben sinnlich geniessen kann. So gelingt die Schöpfung eines sinnvollen Lebens: Sinnlichkeit erfahren schenkt, als Lebenslusterfahrung, den Sinn vor dem Leben und lässt so, in der lebendig gelebten Begegnung, den *wohltuenden* Sinn dieses Lebens erfahren.

Das Zeitalter der »Sexathleten« mit dem Leistungsdruck der multiplen Orgasmen, der raffiniert gesuchten sexuellen Variationen und des »kreativen« Partnertauschs ist vorbei, vielleicht mit Ausnahme einiger zurückgebliebenen Gebiete und Gruppen.

Sexuelle Aktivität als Freizeit- oder Wochenend-Entertainment wird wohl »fleissig geübt«, mit einem Drang und Zwang, die einem Suchtverhalten sehr nahe sind. Das Motiv dieses Verhaltens ist nicht das entspannte sexuelle und sensuelle Geniessen eines zur Freiheit entwickelten und lebensfreudigen Menschen.

Das Motiv ist eher »mal Spass zu haben« in einem Leben, das sowohl in der Arbeit als in den Beziehungen nicht als sinnvoll und erfüllend erlebt wird.

Diese Entertainment-Sexualität macht, wenigstens vorübergehend, das Leben etwas reizvoll und interessant und ist oft weniger teuer als andere Entertainment-Angebote.

Radikale Enttäuschung im Leben, in der Gesellschaft und in eigenen Entfaltungsmöglichkeiten bilden die Trias einer (maskiert) existentiellen Depression mit Verlust am Lebenssinn. Nicht technische, sondern spirituelle Armut verhindert ein befriedigendes Sexualleben. Die Sexualität wird reduziert zu einer Ersatzbefriedigung, zu einer Entspannungsübung oder zum Einschlafmittel. Sie wird auch immer ich-bezogener und mit immer weniger Rücksichtnahme auf den Partner.

Es fehlt die Zärtlichkeit; es fehlt die Spiritualität

Es fehlt die Zärtlichkeit.

Während des letzten Vierteljahrhunderts ist in der Sprechstunde die Hauptklage der fehlenden Zärtlichkeit immer lauter geworden. »Die Zärtlichkeit ist das Zentrale, und wenn die nicht da ist, dann klappt nichts!« oder »Zärtlichkeit fehlt heute überall, das ist ein Zeitsymptom. Es spricht einfach alles gegen Zärtlichkeit«, so zwei Gruppenteilnehmer an Gesprächen über sexuelle Probleme bei Patientinnen. Dei Gespräche wurden in Österreich 1987 durchgeführt, wobei die Teilnehmerinnen von dem gesamtgesellschaftlichen Hintergrund der Verursachung dieser »Zeiterscheinung« überzeugt waren[1].

Auch Buddeberg ist von der sanften Kraft der Zärtlichkeit im Lebenslauf jeden Menschen, jedes Paares überzeugt. Gerade im Klimax der mittleren fehlt oft die Zärtlichkeit, so Buddeberg, der die Hauptaufgabe dieser Jahre der Reife beschreibt mit den Worten: »Die mittleren Jahre — rettet die Zärtlichkeit!«[2] Buddeberg bringt die fehlende Zärtlichkeit in Zusammenhang mit der Genitalisierung und Brutalisierung der Sexualität.

Buddeberg beschreibt auch zwei Entwicklungstendenzen im Bereich der Sexualität im Verlauf der letzten 25 Jahre, wobei sich ein Wandel sexueller Einstellungen und Verhaltensweisen durchgesetzt hat. Diese Entwicklungstendenzen sind eigentlich Verwicklungen, die eine harmonische Entfaltung der Sexualität bedrohen.

„Diese betreffen vor allem die öffentliche Darstellung von Sexualität in Wort und Bild und deren kommerzielle Vermarktung. Die Liberalisierung der Pornographie-Gesetze in einigen westlichen Ländern Anfang der 70er Jahre hat zu einer zunehmenden *Genitalisierung der Sexualität* in Sexjournalen und Sexfilmen geführt. Diese Genitalisierung der Sexualität ist ein Phänomen, dem man auch in der Sexualberatung und -therapie von Paaren in längerdauernden Beziehungen häufig begegnet. Die zweite Veränderung ist seit Mitte der 80er Jahre durch die Elektronisierung der Pornographie im Gang. Die anonyme Vermarktung pornographischer Produkte mittels Videokassetten und

---

[1] J. CHR. AIGNER: »Ein Rezept ist leichter als ein Gespräch über Intimes.« Was Ärzte von Gesprächen über Sexualität halten. *Sexualmedizin* 7 (1987). 200-206.

[2] C. BUDDEBERG: *Sexualberatung.* Stuttgart. Enke Verlag, 1996.³ 218 S.

Computer-Programmen zeichnet sich durch eine zunehmende *Brutalisierung der Sexualität* aus. Dies wurde mir beim Betreten des sog. elektronischen Tabernakels im Kopenhagener Museum bewußt, einem Raum, in welchem gleichzeitig auf mehr als 20 Bildschirmen verschiedene Sexfilme zu sehen sind. Die raffinierte Verknüpfung von sexueller Lust und Gewalt und deren Bagatellisierung durch die Abspaltung des emotionalen Erlebens sexueller Kontakte löste bei mir Gefühle von Ekel, Ohnmacht und Ratlosigkeit aus.«[3]

Diese Brutalisierung der Sexualität geht mit einer Banalisierung einher. Schon 1960, d.h. deutlich vor dem Anfang der »Sexuellen Revolution« (Mai 1968) hat Ricoeur auf diese kommenden Neu-Problematisierung der Sexualität hingewiesen[4]. »*La chute à l'insignificance*«, so hat Ricoeur lapidär diese moderne Bewegung der Sexualität beschrieben. Abgeschnitten von ihren sakralen Wurzeln der kosmovitalen Lebens(strom)erfahrung und der leiblich-erotischen Partnerintimität, wird die Sexualität von jedem Sinn dahin bleiben. Der moderne Mensch wird sich entwurzelt und radikal einsam und isoliert in einem sinnlosen Leben »zum Tode verurteilt« wieder finden.

Vielleicht bietet zur Zeit Cybersex als »unschuldiger Zeitvertreib gegen die sexuelle Langeweile« den männlichen Konsumenten einige Ablenkung. Im Grunde geht es aber nur um eine neue Form der Brutalisierung: eine Brutalisierung mit technischen Hilfsmitteln, wobei die Frau zu einem elektronisch gespeicherten und manipulierbaren Sexualobjekt reduziert wird.

Auch wenn es sich nur in einer virtuellen Wirklichkeit abspielt, d.h. ohne z.b. AIDS-Gefahr, darf dieses Verhalten nicht als »safe sex« angesehen werden.

Im Einklang mit Buddeberg halte ich diese »neue Spielart« von Pornographie für bedenklich, da sie eine Übung darstellt, die »die Frau in die Rolle eines jederzeit verfügbaren und aggressiv mißhandelbaren Sexualobjektes drängt.«[5]

Es fehlt dem modernen Menschen, der sein zerstückeltes Leben lebt in einem zerstückelten (oder von der Prothesen-Medizin sogar verbauten) Körper, die Sinngebung in der Sexualität. Sinngebung macht den Menschen (wieder) empfindlich für die spirituelle Dimension des Lebens. Gerade die Spiritualität fehlt dem modernen Menschen in der a-religiösen Gesellschaft.

Mit Spiritualität ist hier nicht gemeint eine Religion, wie z.B. in *dogmatischen* Wahrheiten festgelegt. Mit Spiritualität ist hier eine *Erfahrungs*religion im ursprünglichen Sinne gemeint: religere = verbinden, sich in sinnlich erfahrenen Beziehungen leiblich eingegliedert erfahren.

Das bis heute beste und grundlegendste Buch, das den Sinn der Sexualität zutage bringt, ist das Buch von Walter Schubart. Es ist das beste Buch des 20. Jahrhunderts über die menschliche Sexualität und Erotik schlechthin. Eine solche Tiefe der Analyse und eine solche Reife der Synthese ist bis heute nicht mehr erreicht worden. Dieses Buch: *Religion und Eros*, ist 1941 von

---

[3] C. BUDDEBERG: ibidem, S.V.
[4] P. RICOEUR: La sexualité: merveille, errance, énigme. *Esprit*. 1960, 2020-2028.
[5] C. BUDDEBERG: ibidem, S. 148.

Friedrich Seifert herausgegeben worden[6]. Das Buch ist also erschienen, als die vernichtende Zerstückelung von Europa im 20. Jahrhundert angefangen hatte, wobei der Autor, einer der größten Kulturgeister dieses Jahrhunderts, im gleichem Jahr in Sibirien verschollen ist. So bietet das Leben von Walter Schubart selber eine einmalige Inkarnation eines Schicksals, geprägt von Liebe, erotischer Kultur, Religion und zerstörerischer Gewalt. Und sein Schicksal zeigt wie »im Abendland — die Lebensmächte von Religion und Eros durch eine schicksalshafte Entwicklung auseinandergerissen wurden.«[7]

Sechzig Jahre später behält dieses geniale Buch noch immer seine Aktualität für den postmodernen, zerstückelten Menschen. »Man kann die Erotik nicht heiligen, ohne dem Leib eine neue Würde zu verleihen.« so Walter Schubart, der betont: »Der wahrhaft Liebende sucht mehr als sich und seine Lust. Er sucht selbst mehr als die Geliebte. Er sucht die höhere Einheit aus beiden, die sich im Kinde verbildlicht. [...] Das Wesen der erlösenden Liebe is Aufbruch aus der Einsamkeit, Heimkehr in die göttliche Ganzheit. Auch die Geschlechterliebe will nicht etwa nur durchbrechen zu einem bestimmten anderen Menschen, sondern sie sucht in ihm oder mit ihm zusammen die absolute Einheit. Der geliebte Mensch verkörpert dem Liebenden diese Einheit oder er bietet sich ihm als Medium und Führer zu dieser Einheit an. Wenn sich zwei Liebende finden, so schließt sich an einer Stelle des Kosmos die Wunde der Vereinzelung. — Der Eros zwingt uns in die Nähe eines fremden, in eigenen Gesetzen kreisenden Wesens. Er legt uns diese Eigenwelt in liebgereicher Nacht an die Seite. Wir spüren den Atem und das Lächeln des Fremden. Die ganze außerpersönliche Welt hat Gestalt gewonnen und ist in der Person der Geliebten umarmbar geworden. Nicht nur ein Mensch liegt neben uns, ein vergänglicher, sinnengetriebener Körper, sondern in ihm schlummert das Gleichnis der Ewigkeit. [...] Die Religion ist nicht sublimierte Erotik, sondern der Eros ist ein auf die Geschlechterspannung zusammengezogenes religiöses Erlebnis.«[8]

Jeder moderne Mensch, Mann oder Frau, jeder Therapeut sollte sich von diesem Buch als einer erotischen Bibel inspirieren lassen auf seiner Lebensreise. Denn Aufgabe ist und bleibt es auch für den modernen Menschen, für das moderne Paar, die Urtragödie der Vereinzelung, die Zerrissenheit der menschlichen Existenz in der Zerstückelung des Lebens und des Leibes, mit Lust und Liebe sinnlich und sinnvoll zu einer neuen Einheit und Heilheit zu be-leben.

Willigis Jäger hat gesagt: »Der Mensch des 21. Jahrhunderts soll ein Mystiker sein, oder er wird nicht mehr sein[9].

Mystik ist nur menschlich, wenn sie erotisch ist. Diese Wahrheit zeigen alle Mystiker aus dem Rheinland und aus den Niederlanden.

---

[6] W. SCHUBART: Religion und Eros. München, Beck'sche Verlagsbuchhandlung, 1941, 246 S.
[7] F. SEIFERT: Vorwort. — In: W. SCHUBART: ibidem.
[8] W. SCHUBART: ibidem
[9] W. JÄGER: *Suche nach dem Sinn des Lebens.* Würzburg, 1991.

Erotik ist nur menschlich, wenn sie mystisch ist.

Diese Wahrheit zeigt der moderne Mensch, das moderne Paar, die sich der Mystik entfremdet haben, und sich in mechanisierter Erotik (Cybersex) leiblos verirren, ohne Lebenssinn.

In seinem dialektischen Stil betont Walter Schubart: »Das Religiöse und das Geschlechtliche sind die beiden stärksten Lebensmächte. Wer sie für ursprüngliche Widersacher hält, lehrt die ewige Zwiespältigkeit der Seele. Wer sie zu unversöhnlichen Feinden macht, zerreißt das menschliche Herz.«[10]

Darum ist die Aufgabe einer Therapie, die dem modernen Menschen oder Paar Lebensqualität und sexuelle Gesundheit bieten will, diese Einheit vom Herzen und vom Leib im Enthusiasmus der erotischen Begegnung wiederentdecken zu lassen.

Eine Studentenbefragung (Université Catholique de Louvain, 2001) zeigt, dass mehr als 80% der Studenten sich intensiv mit Spiritualität auseinandersetzt, mit einer deutlichen Abkehr von dogmatischen Werten. Die Liebe wird als der wichtigste spirituelle Wert eingeschätzt.

Die beste Prophylaxe für sexuelle Probleme ist lieben lernen. Und Lieben ist eine Kunst: eine Kunst göttlicher Natur. Und diese ganzheitliche Betrachtung bedeutet keineswegs eine Abwehrformation, die die gesonderte Beachtung sexueller Schwierigkeiten und Partnerprobleme des modernen Menschen oder Paares überflüssig macht.

Der holländische Sexualmediziner Van Ende Boas hat meisterhaft beschrieben, dass eine harmonische Entfaltung der Sexualität vier Dimensionen umfassen kann[11].

Die vier Dimensionen der Sexualität

Das sexuelle Verhalten des Menschen ist nicht nur ein instinktiver Ausdruck der Arterhaltung: der Fortpflanzung. Die Sexualität bedeutet für den Menschen eine Aufgabe. Gerade weil sie nicht instinktiv festliegt, erfordert sie Entwicklung und Erziehung. Im Gegensatz zu anderen Säugetieren ist die Sexualität des Menschen plastisch. (Deshalb wird seine Sexualität zur Aufgabe.) Sie kommt zur Entfaltung und vollzieht sich durch die persönliche Geschichte und durch die gebotenen Möglichkeiten, die ergriffen werden müssen. Diese Geschichte fängt an bei der Geburt. Werden während einer bestimmten Phase die Möglichkeiten einer Weiterbildung nicht ergriffen, so besteht die Gefahr der Missbildung. Um eine optimale Entfaltung einer befriedigenden Sexualität zu erlangen, müssen sowohl körperliche als auch psychosoziale Bedingungen erfüllt werden. Eine harmonische Entfaltung der Sexualität setzt vier Dimensionen voraus: die Lustdimension, die partnerschaftliche Dimension, die Fortpflanzungsdimension und die institutionelle Dimension. Man kann diese vier Dimensionen unterscheiden, aber nicht voneinander trennen.

---

[10] W. Schubart: ibidem.
[11] G. Van Emde Boas: (1972) Medizin und Moral. Sexualmedizin 1:9-12.

Diese vier Gebiete beeinflussen einander in einem dynamischen Spannungsfeld. Eine Schwäche auf einem dieser Gebiete wird sich auch auf die anderen auswirken können. Die anderen drei müssen, jedes auf seinem Gebiet, diese Schwächen auffangen, um nicht als Ganzes zu verdorren, obwohl eine Schwäche auf einem Gebiet nicht unbedingt dazu führt, dass die Gesamtheit verdorrt.

So kann z.B. die Unfruchtbarkeit die Partner dazu ansetzen, diese biologische »Lücke« durch grössere Kreativität zu überwinden, unterstützt durch die institutionelle Form ihrer Beziehung. Diese Unfruchtbarkeit bestärkt die Partner darin, ihre partnerschaftliche und ihre Lustdimension, die des Schutzes der institutionellen Dimension bedürfen, noch besser auszubauen.

Wenn dies einem infertilen Paar gelingt, wird es tatsächlich ein Paar, dass die Liebesbeziehung mit differenzierter Erotik gestalten und geniessen kann, auch offener für die soziale Umwelt. Wenn es aber nicht gelingt, gibt es das Risiko, dass auch die Partnerbeziehung in Schwierigkeiten kommt. Kinderlose Paare lassen sich doppelt so häufig scheiden als Paare mit Kindern. Auch die Dimension der (Lebens)lust kann mit Schwierigkeiten konfrontiert werden: bei Kinderlosen sieht man doppelt so viele Suizide als bei Personen mit Kindern.

Bis heute spielt diese Dynamik auch eine wichtige Rolle bei homosexuellen oder lesbischen Paaren. Ohne ausreichende und geeignete institutionelle Anerkennung in unserer Gesellschaft haben diese Paare die vitale Aufgabe, die »biologische Lücke der Sterilität« (H. Giese) mit grösserer Kreativität zu überspielen und ein Leben der Kreativität ohne Prokreativität zu gestalten.

Wenn homosexuelle Paare diese Aufgabe gestalten können, führen sie tatsächlich ein ästhetisch-kulturelles Leben mit intensiver erotischen Intimität in der Partnerbeziehung. Wenn dies aber nicht gelingt, sind die Risiken für die Partnerschaft gross, mit immer wechselnden Beziehungen ohne dauerhafte Befriedigung. Auch das Suizidrisiko ist bei Homosexuellen zweifach höher als bei Heterosexuellen.

In gleichem Sinne birgt auch ein *geheimes Verhältnis*, d.h. ohne gesellschaftliche Anerkennung und ohne Kinder, viele Probleme. Daher sollen die beiden Partner mit grösster Beachtung und Zuwendung sich der sinnlich-erotischen Lust und der Partnerintimität widmen. Wenn sie diese Aufgabe vernachlässigen, wird diese Beziehung nicht für längere Zeit überleben, obwohl sie am Anfang vielleicht ausgezeichnet vital war.

Die Fortplanzungsdimension der Sexualität: verantwortliche Elternschaft

Jahrhundertelang wurde die Sexualität als ein Fortpflanzungsinstinkt angesehen. So kannte z.B. die Medizin die sexuelle Aktivität als Fortpflanzungsaktivität (Schwangerschaft und Geburt). Durch die einfache und effektive Schwangerschaftsverhütung wurde das Band zwischen Sexualität und Fortpflanzung gelöst. Dieses soll aber nicht heissen, dass Sexualität und Fortpflanzung nicht mehr aufeinander hinweisen. Es ist daher auch verständlich, dass die Sexualität damals in den Rahmen der monogamen, unlösbaren Ehe gezwängt wurde.

Die reproduktive Lebensphase der modernen Frau ist stark eingekürzt, obwohl das Alter der Menopause sich ständig verspätet. Bis ca. 1800 war die Zeit vom letztgeborenen Kind bis zur Menopause kaum 8% der Lebensjahre der Frau; jetzt ist es ca. 30% geworden.

Die Medizin mit ihrer historischen Blindheit hatte eine auffallend beschränkte Ansicht über die Sexualität. Freud hat gezeigt, dass diese Scheuklappen den Ärzten nicht angeboren sind, ihnen jedoch frühzeitig durch ihre Umgebung aufgesetzt werden. Sie scheinen angeboren, sind aber angewachsen.

Das 20. Jahrhundert ist das Jahrhundert der Antikonzeption geworden: das Jahrhundert der Pille.

Heute kann man sich kaum noch vorstellen, wie massiv früher die sexuelle Lusterfahrung der Frau ohne sichere Antikonzeption von wiederkehrenden Schwangerschaftsängsten gehemmt worden ist.

Mit Recht sprechen manche von einer antikonzeptiven Revolution, die das Band zwischen Sexualität und Fortpflanzung gelöst hat. Dieses hat schwerwiegende Folgen, denn die Fortpflanzung ist nicht länger ein *biologisches Schicksal*. Geplante Elterschaft bedeutet, dass Partner jetzt planen können und müssen, wann das Kind kommen kann. Ein Kind soll nie mehr ein (biologische) Akzident sein, sondern als ein neues und ankommendes Menschenkind liebevoll erwartet und empfangen werden. Jedes Kind wird gut aufgenommen, wenn sowohl das Paar als auch die Gemeinschaft genügend Raum und Stabilität gewährleisten, damit das Kind zu einem erwachsenen Menschen heranreifen kann.

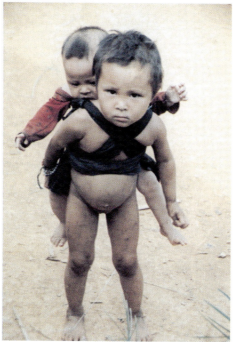

Verantworliche Elternschaft...
(zwei Kinder im Dörflein Maesaen)

Im 20. Jahrhundert bedeutete Geburtenregelung 50 Jahre lang die Regelung der Kinderzahl in einschränkendem oder förderndem Sinn. Es geht um Geburtenregelung mit den *quantitativen* Aspekten.

Während des letzten Viertels des 20. Jahrhunderts eröffneten sich noch neue Perspektiven, die eine *Qualität* der Menschwerdung durch verantwortungsbewusste Elternschaft ermöglichen (z.B. Donorselektion bei Donorinsemination).

Die Funktion biologischer Erzeuger und die psychosoziale Rolle der Elternschaft sind komplementär: es handelt sich um ein Gleichgewicht, das nicht in abstracto, sondern in der lebendigen Wirklichkeit eines konkreten Paares immer wieder gesucht werden muss. Obwohl die biologische Fortpflanzung die Möglichkeiten und Schwierigkeiten des Paares in Bezug auf seine Fruchtbarkeit bestimmt, so sind es doch die Partner, die ihrer Elternschaft den Sinn geben oder vorenthalten. Elternschaft ist mehr als der Wunsch nach Kindern (G. Buyse); Elternschaft bedeutet, die partnerschaftliche Beziehung primär zu stellen. Elternschaft wird von dem Wunsch, zufrieden und zusammen mit dem Partner ein gemeinsames Kind empfangen zu dürfen, getragen. Diese gemeinsame Zufriedenheit will aber nicht immer heissen, dass man auch immer über das Kind zufrieden ist.

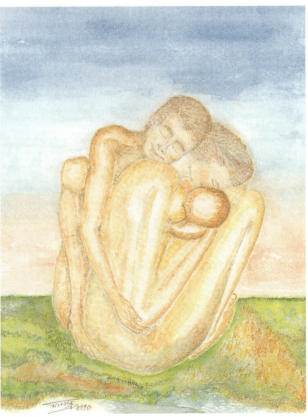

Das Kind: inkarnierte Liebe

Ein Kind kann die menschgewordene Liebe einer harmonischen Beziehung zwischen zwei Partnern sein; ein Kind kann auch das Ergebnis eines Konfliktes, einer problematischen Beziehung voller Missverständnisse sein: ein inkarnierter Konflikt. Ein jedes Kind hat nicht nur das Recht auf ein harmonisches familiäres Klima, sondern auch, so gesund wie möglich geboren zu werden, vor allem auf körperlichem Gebiet, denn dieses bleibt die Basis menschlicher Entfaltung.

Das Kind braucht ein optimales intra-uterines Milieu, gut vorbereitet mit einer Schwangerschafts-Voruntersuchung (A. Van Assche).

Diese Untersuchung beugt somatischen Risikofaktoren vor (z.B.: Rauchen, Alkoholabusus, einseitige Ernährung,»maskierter« Bluthochdruck, Prädiabetes, Drogen- und/oder Medikamentenabusus, teratogene Medikation u.s.w.).

Diese Untersuchung soll aber auch die psychosozialen und partnerschaftlichen Aspekte zur Sprache bringen.

So können *beide* Partner ihren Lebensstil auf das kommende Kind umstellen. Weniger Hektik im Beruf und in den sozialen Verpflichtungen, der so viele junge aktiv-dynamische Paare überfordert, ist unbedingt notwendig. Nicht nur die schwangere Frau, zunehmend durch das Schwangerschaftsgewicht belastet, braucht Verlangsamung. *Das Paar braucht Verlangsamung*, damit die erotische Intimität neue Variationen geniessen lernt, gerade wenn sich die (genitale) Sexualität der schwangeren Frau zu Sensualität ausbreitet und weiterentwickelt.

Für das kommende Kind ist diese Wiedergeburt des Paares in der weiterentwickelten erotischen Intimität sehr wichtig. Denn als Mensch geboren werden bedeutet die Lust- und Beziehungsfähigkeit erwerben und geniessen können.

Und dafür ist gerade an erster Stelle die soziale Gebärmutter der Mann-Frau-Beziehung, in der das Kind geboren wird, bedeutsam. Es geht um das Modell, das beide Partner erotisch und prägend dem Kind vorleben als Mann und Frau, die das Leben gemeinsam geniessen können. Aus dieser zwischenmenschlichen Erfahrung entwickelt das Kind die Basis seiner (Lebens)lust- und Beziehungsfähigkeit und seines sexuellen Identitätsgefühls. Um diese Fähigkeit stabil zu erwerben, braucht jedes Menschenkind nicht nur neun Monate intrauterin, sondern etwa zwanzig Lebensjahre im Schoss einer Familie mit sinnlich liebenden Partnern.

Die psychosomatischen Grundbedingungen der Schwangerschaft als pränataler Umgang mit dem kommenden Kind sind deutlich.

Eine *menschliche* Fortpflanzung findet ihre konkrete Gestalt in der Gestaltung einer verantwortlichen Elterschaft.

Sexualpädagogik ist dann auch nicht allein, Jugendlichen die Kenntnisse über und die Fähigkeit zum sicheren Antikonzeptionsverhalten darzureichen. Eine noch wichtigere sexualpädagogische Aufgabe ist, den Sinn der verantwortlichen Elternschaft entdecken und reifen zu lassen.

Selbstverständlich gilt dies auch für ältere Paare, die als post-moderne Geliebte in den traditionellen Werten oft nur noch wenig Halt finden.

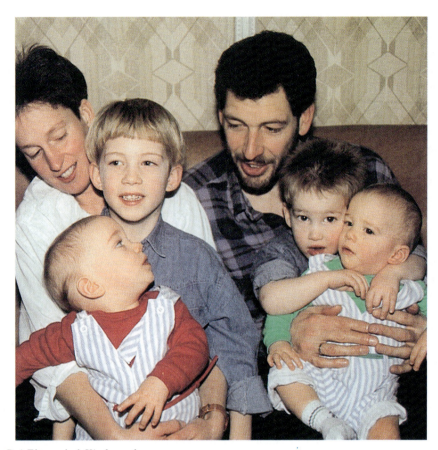

Bei Eltern sind *Kinder geborgen*

Von der Geburtenkontrolle zum Bewußtsein der Kindesankunft

Petersen hat die positiven Aspekte der technischen Möglichkeiten der Geburtenregelung nie außer Betracht gelassen. Denken wir zunächst an die Chance einer
humanen Fruchtbarkeit: jedes Kind kann also ein gewünschtes, willkommenes,
akzeptiertes Kind sein. Es gibt aber auch negative Aspekte der Geburtenkontrolle[12].

So spricht man heute von einer ungewollten Schwangerschaft, weil diese
Schwangerschaft nicht geplant war, d.h. sie paßt nicht in den rationalen
Lebensplan. Petersen hat dabei betont, daß hier im Hintergrund unsere
produktivitätsorientierte Zivilisation steht, die die Züge eines Zwangneuroti-
kers mit unflexiblem Schema-Denken ohne Offenheit trägt. In dieser rigiden
Auffassung ohne Offenheit für Wandlung bedeutet eine ungeplante Schwangerschaft auch ipso facto ein ungewünschtes Kind und schließlich einen unge-
wünschten Menschen, lebenslang unglücklich, nur weil er von Anfang an nicht
erwünscht, d.h. nicht rational geplant war.

---

[12] In: P. Nijs, P. Petersen: Alles hat seine Zeit. Leuven, Peeters Press, 1998.

Kann Kontrazeption nicht mißbraucht werden gegen die zukunftsorientierte Welt des Kindes, gegen neues Leben? Mit der Verbreitung von effektiver Kontrazeption in der westlichen Gesellschaft ist es zu einer drastischen Reduktion der Geburtenzahl gekommen. Gerade in den wohlhabendsten Ländern der westlichen Welt ist offensichtlich immer weniger Platz für Kinder.

Demographische Studien haben inzwischen darauf hingewiesen, daß in mehreren westeuropäischen Ländern die Geburtenrate so gesunken ist und parallel dazu die Suizidrate so angestiegen ist, daß der Generationwechsel nicht mehr gesichert ist.

»Dienstablösung« wird immer schwieriger, mit der Aussicht auf ein Aussterben der Bevölkerung in der nahen Zukunft. Innerhalb der kommenden zwei Generationen wirdt sich dieser Prozeß vollziehen, und das Problem der multikulturellen Gesellschaft, das sich seit Beginn der neunziger Jahre so drastisch stellte, wird von selbst verschwinden. Einige beunruhigte Europäer fürchten, daß sie schon im 21. Jahrhundert als geschützte Art in ein Reservat kommen werden, neben dem weißen Panda, dem Zwergkrokodil und einigen anderen bedrohten Tierarten.

Angst vor Sexualität wird ersetzt durch Angst vor dem Kind. In der alten traditionellen Moral war Sexualität schlecht und schmutzig; nun wird Fortpflanzung als schmutzig abgewertet oder besser als verschmutzend, da der Mensch, dieses Wohlfahrtstier der Selbstverwirklichung im Ego-Zeitalter, immer deutlicher die am meisten verschmutzende Tierart zu sein scheint und deshalb in der Anzahl drastisch beschränkt werden muß.

In dieser selbstzerstörerischen Krise einer einseitig technisch programmierten Geburtenplanung hat Petersen mit seiner These über Fruchtbarkeit und die Freiheit zum Kinde die Diskussion heilsam belebt. Wiederholt hat er betont, daß ein Paradigmenwechsel notwendig ist, nämlich von der Familienplanung hin zur Kindesankunft.

Denn: Auf welche Welt hin wollen wir uns entwickeln, und welche Welt wollen wir unseren Kindern bereiten? Eine manipulierte Welt oder eine durch ein neu zu bildendes Bewußtsein gewandelte Welt?

Wenn Petersen von unserer Verantwortung zum ankommenden Kind spricht, so meint er mit Verantwortung immer die individuelle Begegnung zwischen einzelnen Menschen, eine Begegnung, in der Ich und Du einander Antwort geben.

Kindesankunft bedeutet: transpersonale Individualität, nicht isolierender Individualismus. Der einseitige Kinderwunsch bezieht zich vor allem auf die Befriedigung eigener Bedürfnisse des Paares, am wenigsten hat er zu tun mit der Zukunft und den Bedürfnissen des so sehr erwünschten Kindes.

Kindesankunft bedeutet: gesteigertes Offensein, nicht Herstellung nach Plan.

Das Kind ist die Inkarnation reiner Zukunft. Die Zukunft ist aber nicht planbar oder herstellbar — nur das aus dem vergangenheitsverhafteten Denken stammende Reprodukt ist machbar. Der Mythos der Machbarkeit hat deshalb auch gar nicht die spontane Ankunft eines individuellen Menschen im Blick.

Kindesankunft bedeutet Freiheit, Loyalität, Liebe und die Konstitution der Dreierbeziehung.

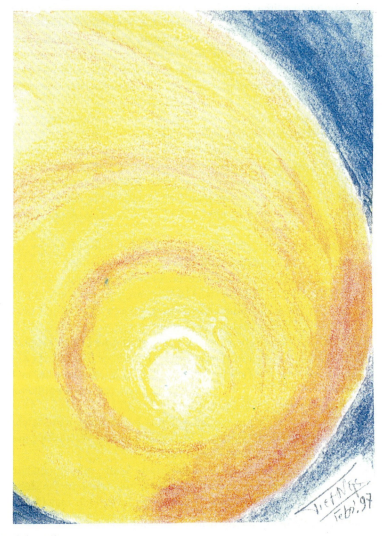

Kind des Alls

Ein Kind ist ein Geschenk, vom Leben empfangen, vom göttlichen Leben, über-persönlich, das Menschen nur in begnadeten Augenblicken erfahren können. Die Begegnung mit dem geliebten Menschen kann dieses seltene Geschenk bieten, wenn die Liebenden empfänglich sind: offen für Leben, für *das* Leben.

Dieses Leben darf dann auch Liebe genannt werden, die große, alles erfassende Menschenliebe, die bestätigt: so ist die Schöpfung gut, der Kosmos mit seiner fühlbaren »Harmonie der Sphären« (Max Wildiers). Die Liebe lebt, mit demselben Geist, neu weiter in dem Kind, das so geist-beseelt empfangen wird. Dies ist das Wunder des Kindes, das so persönlich gezeichnet ist mit den kleinen Kennzeichen seiner Eltern, als Gaben und Gebrechen gemeißelt und verborgen in seinem neuen Wesen. *Ein Kind ist, was es ist.* Elternschaft ist also erhoben, sie richtet sich über die banalen Lasten des alltäglichen Lebens hinaus. Es geht um das höhere Leben, um die höhere Liebe, die in den Eltern als Liebenden wohnt. Es geht um die höhere Liebe, die in der Familie einzieht, wo Menschen zusammenwohnen, offen für die höhere Liebe, offen füreinander, geisthaft beseelt durch den neuen Anfang, der das Kind ist.

Chancen und Risiken der Reproduktionsmedizin

Die Chancen strahlen aus dem selbstsicheren Blick von Louise Brown, dem ersten IVF-Kind, fotografiert an ihrem 10. Geburtstag (Photo: Seite 309).

In der modernen Therapie der Fertilitätsstörungen wird man vor allem mit der Problematik der Mechanisierung, der Entfremdung des Leibes konfrontiert. Die Behandlung bedeutet für die Frau, für das Paar eine eingreifende Veränderung. Der Leib, Ort der Liebe und sexueller Hingabe, wird zum Betätigungsfeld hochspezialisierter technischer Interventionen. An die Stelle der spontan empfundenen Körperlichkeit tritt eine Mechanik, eine neue computerisierte Fruchtbarkeits-Maschine. Ist es dann nicht verständlich, daß die Frau, falls sie nicht begleitet wird, sich aus diesem ihr unheimlich gewordenen Körper narzißtisch zurückzieht und einkapselt, um sich zu schützen? Es entsteht eine tiefgreifende Entfremdung und Abspaltung vom eigenen Körper, vom Leiberleben, von der Sinnenfreude, von der Sinnlichkeit des Leibes, des Liebeslebens.

Für labile Paare droht die IVF-Behandlung nicht nur Fortpflanzung ohne Sexualität zu sein, sondern auch zu Fortpflanzung mit Sexualstörungen zu werden, wenn sie nicht angemessen begleitet werden.

Aus der Psychosomatik wissen wir, daß funktionelle Infertilität als eine Schutzfunktion gegen unbewältigte biographische Erlebnisse anzusehen ist. Die Seele dieser Frau oder dieses Paares ist noch so labil strukturiert, daß sie durch die Erziehung eines Kindes überfordert wäre. Hier ist Psychotherapie notwendig, nicht Fruchtbarkeitsmanipulation.

In der Lebensgeschichte vieler moderner Frauen zeigt sich oft, daß ihre Schuldgefühle in bezug auf die Unfruchtbarkeit auch mit einer Abtreibung zusammenhängen können, die sie früher als Adoleszenten oder junge Frau in einer aussichtslosen Situation und Beziehung gezwungenermaßen hat durchführen lassen.

Illustriert die Biographie einer solchen Frau nicht auch, wie Beginn und Ende ihres erotisch-sexuellen und fruchtbaren Lebens durch eine eingreifende Entfremdung und Abspaltung vom eigenen Körper gekennzeichnet sind, durch eine Abspaltung vom eigenen Leib und Leiden?

Daher bewegt den Therapeuten die Frage: Wie kann man die moderne Frau begleiten auf ihrem Weg zum Heil; leider auf ihrem modernen Weg zwischen Couch und Curette, zwischen Couch und Pipette?

So lädt die neue, integrale Therapie ein auf den Weg zur Würde der Frau und zur Würde des Kindes.

Ein Kind um welchen Preis? Welches Kind und welcher Preis? Oder gerade ein Kind um den Preis der Menschlichkeit?

Die modernen Fertilitätstechniken lassen sich, nach Petersen, auf eine reduzierte Anthropologie mit folgenden Aussagen zurückführen:

> *Der Mensch ist eine Maschine*, eine hochkomplizierte biopsychosoziale Fruchtbarkeitsmaschine. Der einzelne Mensch mit seiner Biographie wird dabei eliminiert.
>
> *Das Ethos des Machens* mit dem Anspruch des Fortschritts: »alles, was noch nicht machbar ist, muß machbar gemacht werden«. Die Frau ist dem psychophysiologischen Programm der IVF-Behandlung unterworfen. Sie muß ihre Angstgefühle ausschalten, Partnerschaftlichsinnliche und sinnerfüllte Befruchtung wird ersetzt durch Fertilisation in der kühlen, neutralen Laboratoriumatmosphäre. Ihr eigenes Gefühlsleben wird passiv und unbeweglich, einziges Motiv zum Durchhalten ist der zwanghafte Gedanke, ein Kind haben zu müssen, allein auf dieses Ziel ist ihr Denken hin orientiert.
>
> *Das Ethos des Kinderwunsches und der Wunscherfüllung.* Der unerfüllte Kinderwunsch ist die entscheidende Legitimation für das ärztliche Handeln.

Als seelische Haltungen gegenüber der eigenen Fruchtbarkeit und der Kindesankunft in Verbindung mit Manipulation (z. B. IVF) zeigen sich Passivität, ausgeschaltetes Gefühl, Abspaltung vom eigenen Leib, zwanghaftes Getriebensein und zweckgerichtetes, abgeschlossenes Denken. Demgegenüber zeigen sich als innere Einstellungen in bezug auf Fruchtbarkeit in Verbindung mit integraler Therapie gesteigerte Bewußtheit, Aktivität, Sensibilisierung für emotionale Prozesse, vertiefte Verbindung zum eigenen Körper und zur eigenen Sexualität, gesteigerte Offenheit gegenüber dem Partner und dem möglichen Kind, Gelassenheit (»es kommt, wann es will«), zweckfreies und offenes Denken.

Freiheit heißt Bereitsein für das Unerwartete und Unerwartbare. Das Kind kommt, wann es will — sein Kommen ist jenseits von raumzeitlich begrenzender Erwartung. Das Unerwartete ist identisch mit dem Spontanen: wenn Eltern sich in der konzipierenden Haltung des Bereitseins finden, so läßt sich der andere durch keinerlei Wunschvorstellungen festlegen. Denn welche körperlichen oder seelischen Eigenschaften das Kind haben wird, entzieht sich im Augenblick der Konzeption. Das Kind ist Risiko.

Loyalität ist ethische Verpflichtung, das konzipierte Kind muß unbesehen aufgenommen und akzeptiert werden. Eine derartige, schlechthin jede Möglichkeit und jede riskante Eigenschaft akzeptierende Beziehung gibt es sonst nicht.

In der Dreierbeziehung ist der Mann wesentlich beteiligt. Die dreierhafte Beziehung ist eine neue Einheit. Mann und Frau begegnen sich in absichtsfreier Liebe. Im ungegenständlichen Zwischenraum absichtsfreier Liebe verwirklicht sich ein Drittes, das Kind als Kommendes. Es lebt aus dem Zwischen und vom Bereitsein.

So akzeptieren Eltern in der Haltung des gesteigerten Offenseins auch das ganzheitliche Anderssein ihres ankommenden Kindes, anders, als es ihren Wünschen entsprach.

Die Fortpflanzungsdimension der Sexualität bedeutet also mehr als die Arterhaltung der Menschheit auf *natur*biologischem Gebiet.

Die Elternschaft ist eine typische Aufgabe der *Kultur*, mit der Verantwortlichkeit, neue Menschen als Kulturwesen geboren und aufwachsen zu lassen.

Nicht die biologische Rolle des Zeugens, sondern die psychosoziale Rolle des Erziehens ist entscheidend für die Menschwerdung einer Generation.

Elternschaft als Kulturaufgabe bringt den Kindern den Reichtum der Muttersprache in der Tradition der Kulturwerte, die von einer zur nächsten Generation weitergegeben werden.

Elternschaft ist das Weitergeben von (geistlichen) Kulturgütern.

Ist es darum, dass im Laufe der Evolution die menschliche Art als *Kultur*art ca. 10% der Menschen als Homosexuelle von der Prokreation freistellt?

Homosexuelle Personen möchten keine Kinder *haben*, obwohl sie ästhetisch-pädagogisch oft äusserst begabt sind.

Die »biologische Lücke« der *Pro*kreativität ist human transformiert in eine grössere *Kreativität* und Rekreativität.

Homosexuelle lieben Kinder nicht wie heterosexuelle »Habe-Eltern«, die Kinder *haben* wollen (z. B.: »drei *Stück haben* wir«, sagt das stolze Elternpaar). Typischer für Homosexuelle ist eine eher kollektive Kinderliebe (und eine kollektivere Menschenliebe), statt einer individuelleren Kinderbesitzliebe nach heterosexuellem Modell. Mit ihrer ästhetisch-pädagogischen Begabung sind homosexuelle Personen in ihrer kreativen Lebensgestaltung sehr geeignet, um Kunst, Schönheit und Kultur der neuen Generation als Kulturgüter zur Menschwerdung zu schenken. Ein fruchtbares Leben, fruchtbare Elternschaft ist nicht (egozentrisch) gebunden an Kinder haben. Fruchtbarkeit ist Kreativität; nicht reine Prokreativität. Die menschliche Art als Kulturart schafft also einen Freiraum von ca. 10% der Menschen, die vom »prokreativen Druck« freigestellt sind und sich der Elternschaft als Kulturaufgabe widmen können auf einer kollektiveren Ebene. Homosexuelle sind die Zeugen, dass die menschliche Art eine Kulturart ist. Darum rotten inhumane bzw. diktatorielle Systeme immer die Homosexuellen aus. Das humane Niveau einer Gesellschaft zeigt sich in der Toleranz und Akzeptanz Homosexueller.

Mit ihren ästhetisch-pädagogischen Qualitäten sind homosexuelle Paare für die Kindererziehung sehr begabt und können die Elternschaft auf »den neuen Wegen« der Fertilitätstechnologien oder durch Adoption verwirklichen, auch wenn dies in unserer Gesellschaft eine Ausnahme bleibt.

Die Lustdimension: die Sinnlichkeit als Lebenskunst

Die Lustdimension der Sexualität sollte nicht eng genital oder koital verstanden werden. Die Lustdimension der Sexualität in ihrer menschlichen Fülle entwickeln bedeutet die Fähigkeit, das Leben und einander sensuell und sexuell geniessen zu können.

In der unmittelbaren, westlichen Vergangenheit wurde die Lustdimension der Sexualität während zweier Jahrhunderte stark unterdrückt. Vor dieser »Fortpflanzungsmoral« bestand die Illusion des asexuellen Kindes und des geschlechtlosen Greises. Selbstbefriedigung, sowie jedes sinnliche Erlebnis, das nicht der Fortpflanzung diente, wurde abgelehnt. Über die Sexualität der Behinderten wurde gar nicht ernsthaft gesprochen.

Freud hat als erster um die Jahrhundertwende (1905) die Aufmerksamkeit auf die vitale Rolle der Lustdimension der Sexualität gelenkt. Obwohl unsere Kultur eine Kultur der Lust ist — auf kulinarischem, akustischem und visuellem Gebiet — ist die sexuelle Lust, von der Fortpflanzung unabhängig, eher verdrängt worden. Die Geschichte zeigt uns, wie vital der mittelalterliche Mensch lebte. Nach der Renaissance verschrumpfte dieser Mensch zu einem trockenen Puritaner, voller Angst vor der Lust und dem eigenen Leib misstrauend. Der Körper, nicht länger zur Lebenslust geschaffen, wurde ein Leistungsorgan. Der Mensch entwich seinem Körper, hauptsächlich in die höheren Regionen des Willens und des Verstandes. Darin liegt auch die Gefahr, dass der sexuelle Tastsinn verkümmert, d. h. das sinnliche Erleben, das die ganze Haut erfasst mit der erhöhten Empfindsamkeit der erogenen Zonen, die meistens am Übergang von Haut und Schleimhaut liegen.

Freud hat auch darauf hingewiesen, dass die Lustfunktion schon von frühester Kindheit an gepflegt werden muss. Ausserdem muss diese angeborene Fähigkeit in einer einladenden Umgebung angeregt werden nach dem Grundsatz: »die Funktion befähigt das Organ«.

Mit der Psychoanalyse betonen wir auch die Wichtigkeit der ersten Kinderjahre für die Lust- und Beziehungsfähigkeit der Erwachsenen.

Wenn wir die Entfaltung der vier Dimensionen der Sexualität im Laufe eines Menschenlebens beobachten, stellen wir fest, dass sich von der Geburt an zwei Dimensionen manifestieren: die Lustdimension und die zwischenmenschliche Dimension. Die Lustfunktion steht an erster Stelle. Von Geburt an verlangt das Kind nach sinnlicher Lust in der Form von Nahrung, Wärme, Geborgenheit und Streicheln. Dieses ist lebenswichtig: ohne Nahrung, Wärme und Zuneigung kann ein Kind nicht am Leben bleiben. Diese Lusterfahrung ist körperlich, hat aber gleichzeitig eine psychologische Bedeutung im Zusammenhang mit der Beziehung, die das Kind zu der Person hat, die ihm diese Lusterfahrung vermittelt. Körperliche Lusterfahrung und psychische Beziehung gehören ursprünglich zusammen. Von einem anderen Menschen liebevoll Lust empfangen, ist die erste Form einer zwischenmenschlichen Beziehung.

Es muss auf die Notlage hingewiesen werden, in die ein Säugling geraten könnte, wenn durch ein streng medizinisch-hygienische Behandlungsschema ein Teil der taktilen Lusterfahrung eingeschränkt würde.

Im Gegensatz zu einer derartigen »harten Technik« müssen die Vorteile einer sanften kind- und familienorientierten Geburt betont werden, wobei sowohl der Vater als die Mutter mit dem Neugeborenen durch Berührung in Kontakt kommt. In ihrem natürlichen, sensiblen Zustand ist die Mutter nach der Entbindung die angemessene Person. Hier muss die Möglichkeit eines möglichst langen »Entbindungsurlaubs« der Mutter angestrebt werden, denn das Kind braucht während des ersten Lebensjahres Wärme, Fürsorge und Zärtlichkeit. Deshalb bleibt die Wärme auch zeitlebens der Vermittler der Lust. Neben der Basis eines gesunden Lusterlebens wird hier auch die Fähigkeit, sich stabil zu binden oder zu lösen angeregt. Mängel oder Fehler auf diesem Gebiet können sich später als Depression, Sucht, Drogenmissbrauch und Toxicomanie oder als Beziehungsstörungen manifestieren.

Nicht zufällig bilden die Lustprobleme gerade eine Problematik, die die moderne Gesellschaft nicht allein mit technischen Mitteln beseitigen kann: die Lustabhängigkeitsprobleme mit zunehmender Gewalttätigkeit einerseits, der Lebenslustverlust bei Depressionen bis zum Suizid andererseits.

Auch die Defizite in der Beziehungsfähigkeit zeigen sich in den modernen Beziehungsstörungen: Unfähigkeit zur dauerhaften Bindung, Bindungsängste, Trennungsprobleme, zunehmende Vereinsamung.

Präventiv wäre hier vielleicht viel zu erreichen, wenn den Kindern während der Kindheit mehr taktile und stabile Geborgenheit und sinnliche Freuden in liebevoller Zuwendung geschenkt würden. Selbstsicherheit (basic trust) mit Vertrauen ins Leben und in die Menschen würde sich dann auch harmonischer entwickeln.

Auch nicht zufällig bestätigt die klinische Erfahrung, dass Paare mit Sexualstörungen sehr oft Defizite in der Körperwahrnehmung mit Atrophie der sensuellen Lustfähigkeit zeigen.

Eine sexualitätsfreundliche Erziehung ist die Grundlage für eine harmonische Entfaltung der Lustdimension. Diese erkennt, bestätigt und unterstützt das sexuelle Verlangen des heranwachsenden Kindes als einen Drang zur Lebensbejahung. Wenn verschiedene Möglichkeiten der Lust angeboten werden, wird das heranwachsende Kind sich nicht auf eine einseitige Erfahrung festlegen. Dieses, z. B. Daumenlutschen, wäre ein Alarmzeichen und würde ein Problem der Lustentwicklung anzeigen. Für das Kind sind neue Quellen der Lust eine Einladung und Herausforderung, das bisher erreichte Niveau der Lust zu übersteigen. Wenn Kinder schon von früh an in ein monotones und leistungsgerichtetes Schulsystem »hölzerig und mit verschlossenen Sinnen« eingezwängt werden, wird die harmonische Entwicklung der Lust- und Beziehungsfähigkeit gefährdet.

Ein Auge, das nach der Geburt nicht regelmässig stimuliert wird, erblindet. Genauso besteht die Gefahr, dass der Tastsinn verkümmert, wenn er nicht genug stimuliert, d.h. gestreichelt wird. Wenn wir also die Entfaltung der vier

Dimensionen der Sexualität im Laufe eines Menschenlebens beobachten, bemerken wir, dass zwei Dimensionen von der Geburt an ihren Weg suchen: die Lustdimension und die partnerschaftliche Dimension. *Die Lustdimension ist dabei führend.*

Körperliches Lustempfinden und psychische Beziehung sind ursprünglich nicht zu trennen. Von einer Person Lust empfangen ist die fundamentale und ursprüngliche Form menschlicher Beziehung. Wärme bleibt lebenslang der Vermittler menschlicher Lust. Neben einer positiven, lebensfrohen Einstellung, der Basis eines gesunden Lustempfindens, wird hier auch die Fähigkeit angeregt, sich stabil zu binden und selbständig und autonom zu leben. Die Bejahung der eigenen Persönlichkeit hängt auch von der Bejahung des eigenen Körpers ab. Wie bereits gesagt, ist der Körper ein lebensfrohes Instrument, um mit dem anderen in Beziehung zu treten. Auf den ersten Blick scheint eine Körperbehinderung daher auch ein unüberwindbares Hindernis für eine Mann-Frau-Beziehung, Mensch-Mensch-Beziehung zu sein.

Das ist aber nicht wahr!

Der menschliche Körper ist ein Beziehungsleib, gerade weil sein Heranwachsen auch von zwischenmenschlichen Faktoren bedingt ist. Nicht das *biologische* Heranwachsen, sondern das *biographische* »Wachrufen« der erogenen Zonen als *Begegnungs*felder schafft den Beziehungsleib.

So ist der menschliche Körper die lebende und lebendige Landkarte der Lust- und Beziehungsgeschichte dieses Menschen: eine einmalige Landkarte, ständig in Veränderung, nicht festzulegen und nie reproduzierbar.

Es gibt keine Selbstentfaltung ohne den anderen, von der Geburt an gilt diese *Lebens*wahrheit lebenslang.

Nur in einem interpersonal erfahrenen Körperdialog wächst der Mensch auf sexuellem Gebiet zu einer selbstsicheren und genital-orgastisch orientierten sexuellen Identität.

Der menschliche Körper besitzt daher so viele Möglichkeiten, ist er doch mehr als die Summe seiner Organe, die untereinander funktionieren müssen. Er ist auch beseelt und wird durch die menschliche Vorstellungskraft und die sensuellen Lebenserfahrungen gehalten. Das Bild, das ein Mensch von seinem Körper aufbaut, besitzt eine grosse Schmiegsamkeit und Anpassungsfähigkeit. Wenn daher z. B. ein Organ oder Glied behindert ist oder fehlt, so kann dieses gerade dazu anregen, um auf emotionalem Gebiet, den anderen Begegnungsgebieten des Körpers intensiver zu erleben.

Diese plastische Anpassungsfähigkeit des Leibbildes bedeutet auch, dass Partner mit einer körperlichen Behinderung im Liebesspiel technische Hilfsmittel (z. B. Exo- oder Endoprothesen) integrieren und einverleiben lernen, so wie das mit den Antikonzeptionsmitteln auch der Fall ist.

Die Beziehungschance Körperbehinderter braucht keinesfalls durch die Behinderung eingeschränkt zu werden, denn die sexuelle Beziehung hat nicht nur körperliche, sondern auch imaginäre Aspekte. Die körperlichen Defizite müssen und können durch eine reichere Formgebung, dank sei einer kreativen Phantasie, überwunden werden.

Die partnerschaftliche Dimension: Beziehungslust als Lebensqualität

Der sinnliche Genuss des sexuellen Tastgefühls eröffnet den Weg zum Kontakt: taktvoller Umgang mit dem Partner. Es handelt sich hier um Sexualität als »eine Sprache ohne Worte«, als Kommunikation: ein Instrument »gegenseitiger personaler Forderung« (die partnerschaftliche Dimension), wie Ricoeur dieses betont. In unserer der Lust abgeneigten westlichen Vergangenheit war ein grosses Misstrauen entstanden; der Tastsinn wurde als ein oberflächlicher Haut-zu-Haut-Kontakt abgelehnt. Dann wird aber die expressive und dialogale Dimension der Haut als Abgrenzungs- und Kontaktorgan im mitmenschlichen Verkehr ausser Betracht gelassen.

Dabei verkennt man die interpersonale Dimension der Sexualität als Liebesverhältnis, die gerade eine der grössten Errungenschaften unserer heutigen Kultur ist. Andererseits darf man in unserer Konsumgesellschaft das Risiko einer Erotik nicht unterschätzen, die nicht nur von der Fortpflanzung, sondern auch von der partnerschaftlichen Dimension der Sexualität unabhängig geworden ist. »Sex for fun« bleibt fast immer »funless sex« (Van Emde Boas).

Die Gefahr der Verkümmerung der menschlichen Beziehungen — mit der Problematik der Vereinsamung — kann hier besonders stark auftreten, sowohl bei Jugendlichen, von einer erotisierten (Anti)Kultur fehlgeleitet, als auch bei Älteren, durch eine lustfeindliche Erziehung früher frustriert und jetzt enttäuscht.

Die Lustdimension und die partnerschaftliche Dimension entwickeln sich bei einer harmonischen Entfaltung während der Entwicklung des Kindes zu zwei breiten, soliden Bahnen, die parallel nebeneinander laufen und sich wechselseitig beeinflussen.

Sie sind die beiden Seiten derselben Medaille. Und dies bleibt so das ganze Leben hindurch.

Es wurde schon betont, wie wichtig die ersten Lebensjahre sind und bleiben. Daher ist eine stabile Figur, zumindest im ersten Lebensjahr, notwendig. Dazu ist am Anfang sowohl aus körperlichen als emotionalen Gründen die Mutter hervorragend geeignet. Zwischen dem 3. und 5. Lebensjahr findet das Kind seine sexuelle Identität, indem es sich an erster Stelle mit den Eltern misst und sich nach ihnen ausrichtet. Hierbei handelt es sich nicht nur um die physische Anwesenheit der Mutter oder des Vaters, sondern um das *Erleben* der Mutter- oder Vater-Figur als Frau und Mann. Das Kind sollte hier seinen Platz finden und einnehmen in einer *Beziehungswelt* von zwei Bezugspersonen. Und diese (duale) Beziehungswelt sollte am Anfang dem Kind auch klar strukturiert und mit fester Regelmässigkeit als ein stabiles Begegnungs- und Lebensklima angeboten werden.

Es handelt sich also um eine zwischenmenschliche Erfahrung, die neben der physischen Anwesenheit auch eine imaginäre Seite hat. Wird sich diese Struktur nicht schwieriger abzeichnen, wenn das Kind sich zwischen vielen wechselnden Personen situieren muss, bevor es sich deutlich innerhalb des

Mann/Frau-Verhältnisses orientiert hat? Besondere sexuell-pädagogische Aufmerksamkeit muss den Kindern in Kinderheimen gewidmet werden.

So wachsen während der kindlichen Entwicklung die Lustdimension und die zwischenmenschliche Dimension parallel und in Wechselwirkung miteinander. Bei der biologischen Reife der Pubertät meldet sich nicht nur in verstärktem Masse die Lust. Es ist auch die (Krisen-) Periode des eigenen Identitätsbewusstseins, die sich gerade auf dem zwischenmenschlichen Gebiet abspielt.

Die harmonische Entfaltung der Sexualität verlangt daher, dass sich erst die beiden ersten Dimensionen (Lust- und Beziehung) entfalten, bevor die beiden anderen Dimensionen (Fortpflanzung und institutionelle Anerkennung) zu ihrem Recht kommen.

Es ist deutlich: die Schulen brauchen nicht nur das Fach Sexualaufklärung (mit nur Information über Antikonzeption und sexuell übertragbare Krankheiten).

Die Schulen bedürfen einer Mentalitätsveränderung, damit im Rahmen einer Erziehung zu positivem Lusterleben die körperliche Ausdrucksfähigkeit mehr gepflegt wird. Auch den Jugendlichen muss die Möglichkeit körperlicher Erfahrungen in gemischten Gruppen geboten werden, um einander in begleiteten Spielübungen und Trainings näherzukommen (G. Lambrechts). Eine derartig freie Erziehung bedeutet nicht die Befreiung von der Sexualität, sondern zur Sexualität. Eine freie Erziehung will, dass die Jugendlichen ihre eigene Sinnlichkeit entfalten, diese auf eine lustvolle Weise lenken in Respekt für einander, ohne sich dabei von Sexstimulanzen überspülen zu lassen. In einer erotisierten Gesellschaft mit aufgezwungener Sexualität ist diese Aufgabe besonders wichtig: die Entfaltung einer taktvollen Sexualität. Umgekehrt, für diejenigen, die in einem sexfeindlichen Erziehungssystem aufgewachsen sind, bleibt es schwierig, die sexuelle Lustdimension als leibliche Gestalt einer egalitären Partnerschaft zu geniessen.

In einer technokratischen Gesellschaft mit einem High-tech-Gesundheitsbetrieb wird für jeden modernen Mann und jede moderne Frau die sexuelle Gesundheit immer wichtiger. Der Mensch ist und bleibt ein Sozialwesen. Auch der moderne Mensch ist nicht nur ein kommunikativer Techniker, fasziniert von der Telekommunikation. Für sein Lebensglück und für seine mitmenschliche Kommunikation ist *die Sprache der Sexualität*[13] das typische menschliche Instrument, wie Loewit immer wieder betont.

Loewit geht explizit von den universellen psychosozialen menschlichen Grundbedürfnissen und von der beziehungs-orientierten oder sozial-kommunikativen Dimension der Sexualität aus.

Beredt fasst Loewit die Einheit von psychosozialen Grundbedürfnissen und partnerschaftlicher Lebensqualität zusammen:

»Mit den erwähnten unverzichtbaren Grundbedürfnissen sind diejenigen psychophysischen Existenzminima gemeint, deren Erfüllung offen oder

---

[13] K. LOEWIT (1992): Die Sprache der Sexualität. Frankfurt: Fischer.

insgeheim von befriedigenden Beziehungen (im besonderen von Liebesbeziehungen) erwartet wird. Konkret handelt es sich um die 'Not-wendigkeiten' von Akzeptanz und Wertschätzung, Dazugehören und Beheimatung, Autonomie und Entfaltungsmöglichkeit bei gleichzeitiger Nähe, Wärme und Geborgenheit in verlässerlicher Beziehung usf. Sie machen also *den* zentralen Inhalt partnerschaftlichen Lebens und Kommunizieren bzw. subjektiven Glücksempfinden aus. Die Verbindung zur Sexualität ergibt sich über deren — wiederum explizit bewusst gemachte — sozial-kommunikative Dimension: Als non-verbale Körpersprache, 'begriffen', kann Sexualität extragenital und genital im Austausch von Zärtlichkeiten wie im Koitus die erwähnten Grundbedürfnisse über alle Sinne zum Ausdruck bringen, also verkörpern und dadurch gleichzeitig verwirklichen. Die sinnenhaft im sexuellen Verhalten erlebte An- und Aufnahme, Nähe, Wärme, Gehaltensein bzw. Geborgenheit, Offenheit, Verbundenheit usw. werden also nicht bloss symbolisiert, sie ereignen sich real. Sexualverhalten kann somit als Verkörperung der in Beziehungen gesuchten und erhofften Erfüllung unverzichtbarer Grundbedürfnisse verstanden werden, soferne die zugrundeliegende Beziehung eine liebevoll-zärtliche und keine feindselig aggressive ist«[14].

Solche psychosexuelle Reife erreichen bedeutet einen langen Weg, einen lebenslangen Weg. Es bestätigt auch, wie wichtig es ist, dass während Pubertät und Adoleszenz die Lustdimension und die zwischenmenschliche Dimension sich entfalten können. Wenn sich die Fortpflanzung wegen einer fehlenden Kontrazeption vorzeitig ankündigt (eventuell mit institutioneller Dimension), wird diese Dimension der Fortpflanzung versuchen, sich auf dem Gebiet zu entwickeln, das eigentlich den beiden ersten zur Entfaltung vorbehalten ist. Dieser Raubbau wird die Struktur der vier Dimensionen verformen. Erst wenn die doppelte Spur der Lustdimension und der zwischenmenschlichen Dimension deutlich vorgezeichnet ist, kann sie beiderseitig von den beiden anderen gehalten werden, der Fortpflanzungsdimension und der institutionellen Dimension.

Es handelt sich um Liebes- und Leibeserziehung.

Lust und Beziehung sind die beiden Seiten der Lebensmedaille. Theoretisch kann man diese zwei Dimensionen zwar unterscheiden; in der konkreten Lebensrealität eines Menschen sind sie, als menschliche Sexualität, miteinander verflochten. Auch wenn das Pflegepersonal einem querschnittgelähmten Mann z. B. bei Masturbation Hilfe bietet, soll nie vergessen werden, dass es sich nicht nur um Lustphysiologie handelt.

Es ist ein Risiko, dass neben der Hilfe, bzw. therapeutischen Abhängigkeit, sich auch eine *Beziehungs*abhängigkeit auf psychosexuellem Gebiet entwickelt, auch wenn die zwei Personen sich am Anfang deutlich auf nur »funktionsorientierte« Masturbationshilfe geeinigt haben.

Sozialsexuologische Untersuchungen bestätigen, dass die Mehrheit der modernen Jugenlichen die Sexualität als einen Ausdruck der Liebesintimität

[14] K. LOEWIT: »Das ganze Leben hat sich geändert!« Psychosoziale Grundbedürfnisse und partnerschaftliche Lebensqualität. Sexuologie 8 (2) 2001 88-93.

erfährt. Die »Wiedergeburt der romantischen Liebe« (Giese und Schmidt, 1968) dauert noch an, während die Gestaltung dieser Liebe am Anfang des 21. Jahrhunderts, nüchterner und pragmatischer verlauft.

»Zunehmende sexuell-körperliche Intimität bei zunehmender affektiver Liebesintimität« bleibt die Regel.

Die »serielle Monogamie« ist seit dem letzten Viertel des 20. Jahrhunderts immer deutlicher geworden, von der Adoleszenz bis ins hohe Alter.

Schätzungsweise lebt ca. 10% der Jugendlichen in Promiskuität. Wie schon Van Emde Boas früher bestätigte, spielen hier noch immer weniger die sexuellen Faktoren eine Rolle als die affektive Verwahrlosung durch die Familie und die soziale Isolierung, bzw. die Ungebundenheit in einer anonymen Großstadt.

Seit den achtziger Jahren hat jedoch das »Zeitalter der elektronischen Sexualität« angefangen: von Videoclips bis (Internet) Pornographie.

Nicht nur die Gesellschaft ist immer aggressiver geworden im Verkehr, im Beruf(skonkurrenz), in der Werbung.

Die Aggressivität hat auch die Sexualität »in den Griff« genommen, wie der Sextourismus, die Kinderpornographie es weltweit zeigen.

Sexualisierte Gewalt von Inzest bis Vergewaltigung hat sich immer ungehemmter durchgesetzt, bis zum Töten des Opfers.

Diese Pervertierung, die sich als ein Krebs in der Gesellschaft und nicht (mehr) in einer individuellen Person verbreitet, ist typisch für die neunziger Jahre des 20. Jahrhunderts.

Belgien ist Mitte der neunziger Jahre für diese grenzenüberschreitende Pervertierung weltweit bekannt geworden. Die Namen von Julie und Melissa, von An und Eefje sind die wehrlose und leise Hoffnung geworden, für immer.

Diese Problematik der Aggressivität zeigt sich auch in der Sprechstunde, wo mehr in den sexuellen Erfahrungen verletzte Personen Hilfe suchen, sowohl Jugendliche als auch Erwachsene.

Angst vor Sexualität ist Angst *vor Gewalt* in der Sexualität geworden.

Das Verschwinden des Tabus hat andererseits die Sexualität auch harmlos und banal gemacht.

Sex als Entertainment, als spielerische Unterhaltung in flüchtigen Kontakten ist auch für ca. 10% der Jugendlichen attraktiv als »momentane Interaktion« für (nur) einen Abend oder ein Wochenende (»one night stand«). Es muss betont werden, dass *Sex for entertainment* auch bei Erwachsenen ein attraktives Modell ist. In einer Gesellschaft, die von Sensationen und Erfolg (»succes-society«), von Prestige und Produktivität geprägt ist, sind vor allem unsichere Adoleszenten und frustrierte Erwachsene fasziniert von diesen »neuen Angeboten« der Infotainment-Gesellschaft. Reibungslose sexuelle Spielchen, scheinbar ohne Risiko für Bindung und Intimität, sind Schmuck für eine »good look«-Identität, die gerade in einem Ego-Zeitalter floriert.

Nicht nur ein psychoanalytisch orientierter Therapeut kann verführt werden, dieses Spiel zu deuten als das hysterische Theater, das hundert Jahre nach der Entdeckung von Freud wieder aufgeführt wird.

Dieses Theater maskiert die (depressive) Leere einer Person, die in ihrer Existenz die Lust- und Beziehungsfähigkeit nicht entfalten konnte.

Unfähigkeit zur Intimität, Angst vor Nähe und Bindung können nur theatral überspielt werden in angenehmen Sex-entertainment als bindungslose Verhalten ohne Zeitperspektive.

Es wurde schon betont, dass der moderne Mensch nicht nur in der Kindheit die Basis der Lust- und Beziehungsfähigkeit *spielend* erlernen kann. Lebenslang sollte er diese Fähigkeit auch *geniessend* aus- und weiter üben, Tag und Nacht.

Es ist eine lebenslange Aufgabe, die menschlichen Beziehungen »zu hegen und pflegen«. Das erfordert immer neuen Einsatz, Zuneigung, Inspiration, Sorge, Zärtlichkeit und Kreativität, getragen von »dem Willen zur Liebe«.

Eine wichtige Voraussetzung für eine gute partnerschaftliche Beziehung ist eine gute Partnerwahl.

Die Bedingungen und Chancen einer richtigen Partnerwahl werden später noch erörtert.

Die gelungene Entwicklung der Lust- und Beziehungsfähigkeit kulminiert nämlich in der *Kunst*, den richtigen Partner zu finden.

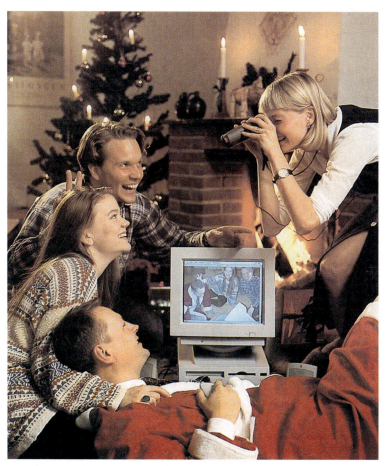

Weihnachten
Die Familie, nicht bei der Wärme des Herdes, sondern im Glanz des Computers.

Die institutionelle Dimension: Ritus und Symbole als Geborgenheit

Im vergangenen antikonzeptiven Jahrhundert wurden Ehe und Familie in Frage gestellt, vor allem seit Mai 1968 und dem frontalen Angriff auf Autorität, Strukturen und Institutionen. Der Tod der Familie (Cooper) wurde wiederholt vorhergesagt. Die Ehe wurde entlarvt als ein patriarchales Mittel, um materielle Besitze und Güter sicherzustellen und um die Frau zu beherrschen. Die Familie, Kern der Gesellschaft, sollte im Klassenkampf vernichtet werden. Wenn die Sexualität, an die Ehe als Fortpflanzungsinstitut gekettet, befreit wäre, würden die Arbeiter nicht mehr willige Sklaven im kapitalistischen System sein.

Diese sexuelle Revolution hat die neue Utopie des erotischen Paradieses geschaffen, vielleicht auch weil das gelbe und das rote Paradies nicht mehr so attraktiv waren.

Auch Soziologen hatten die »Funktionsverluste« der Familie seit den siebziger Jahren festgestellt, während auch die Ehescheidungen immer häufiger wurden.

In bestimmten patriarchalen Kreisen wurde die Emanzipation der Frau für diese (letale) Krise der Ehe und der Familie verantwortlich geachtet. Soziologen wiesen auf die Privatisierung von Ehe und Familie hin. Einige Pessimisten betrachteten dieses als den Verfall der Familie. Andere hielten die institutionellen Aspekte nur für die Fortpflanzung nötig (wegen der rechtlichen Abstammung der Kinder). Sie waren daher auch von der Trennung von Sexualität und Institution seit dem kontrazeptiven Zeitalter überzeugt. Andererseits, Familiensoziologen hielten das unverheiratet Zusammenwohnen junger Paare eher für eine Alternative der Verlobungszeit als der Ehe (Dumon).

Während früher eine Schwangerschaft oft die Pflicht zur Heirat war, entschieden die jugendlichen Partner sich jetzt auch wegen der gesellschaftlichen Lebenschancen der Kinder für die Ehe.

Diese sexuelle Revolution (oder beschleunigte Evolution) hat viele positive Veränderungen mitgebracht (obwohl die Pille vielleicht einen noch grösseren gesellschaftlichen Einfluss, »hormonal katalysiert«, hatte).

Die Scheinheiligkeit in der Ehe muss ständig entlarvt werden.

Unserer Meinung nach bleibt die institutionelle Dimension der Sexualität eine wesentliche Dimension an sich (also viel mehr als nur im Zusammenhang mit der Fortpflanzung). Die Sexualität ist beim Menschen nie (mehr) einfach biologisch wie bei anderen Säugern. Nur über den »humanen Umweg über die Kultur« kann der Mensch auch natürlich sexuell leben. Dieses verursacht andererseits ein dauerndes Spannungsverhältnis. Die sexuellen Normen und Institutionen, als Teil der menschlichen Geschichte sind insofern eher statisch, wohingegen der lebendige Mensch in der Dynamik seines Zusammenlebens immer mit einem gewissen Vorsprung lebt. Kulturanthropologische Untersuchungen bestätigen die Relativität sexueller Normen. Ihre Veränderlichkeit hängt mit der Evolution gesellschaftlicher Strukturen innerhalb einer bestimmten Gesellschaft zusammen (Van Ussel).

Ohne Norm oder Regel ist eine geordnete Gesellschaft nicht möglich, obgleich eine unlösbare Spannung zwischen »Eros und Zivilisation« bestehen bleibt (Marcuse). Die Ehe ist nicht nur eine starke Institution, sondern auch eine lebendige Realität zwischen Partnern, wobei die konstruktive Rolle der erfolgreichen Bewältigung von Krisen eine dynamische, gestaltende Rolle spielt. Während einer kritischen Übergangsphase wird der institutionelle Rahmen eine schützende Rolle in Hinblick auf eine Stabilisierung haben. Wie bereits gesagt, spielen bei der stabilen Entwicklung der beiden Hauptdimensionen der Sexualität die beiden anderen Dimensionen eine sicherheitsgewährende Rolle. Einerseits die institutionelle, andererseits die prokreative Dimension. So wird die Institution der Ehe, wie eine Wohnung, in der die sexuelle Partnerschaft des Paares sich lebensbejahend mit den Kindern entfalten kann, innig und dauerhaft.

Ohne Norm oder Regel ist eine geordnete Gesellschaft nicht möglich. Ohne Norm oder Regel, ohne institutionelle Gestaltung ist eine sexuelle Partnerschaft, die den Partnern mehr als eine flüchtige Befriedigung schenkt, nicht möglich. Nur die Utopie des erotischen Paradieses träumt von der himmlischen (Dauer-)Befriedigung, wo Geliebte immer und überall mit jedermann Sexualverkehr orgastisch geniessen, freischwebend als Engel (die gerade keine Sexualität und daher keine Biographie haben).

Die institutionellen Aspekte der Sexualität sollten anerkannt werden, gerade in ihrer Rolle für die Gestaltung und Beheimatung einer menschlichen Sexualität.

Eine sexuelle Liebesbeziehung zwischen zwei Partnern ist nur wahr, wenn sie in irgendeiner Form von der Gesellschaft anerkannt ist (von einem Bindestrich zwischen zwei Namen auf einem Briefkasten bis zur Hochzeitsfeier vor dem Altar). Ohne eine gesellschaftliche Anerkennung ist die Beziehung zwischen zwei Partnern, wie intensiv sie auch sei, nicht wirklich wahr. Ohne Bestätigung von aussen besteht sie nur in Gefühlen, nicht in der mitmenschlichen Wirklichkeit. Sie ist nicht *wahr*; sie bleibt ein (Liebes-)Wahn: »une folie à deux«... Eine erotische Liebesbeziehung ist nicht ein Zustand (der Glückseligkeit), sondern ein Prozess.

Ein Ritus gibt einer Beziehung zwischen Partnern einen Mehrwert. Die beiden Partner bekommen rituell von der Gesellschaft eine neue Identität, nämlich die Partneridentität. Anerkennung und Respekt von der Gesellschaft den beiden Partnern gegenüber sind damit verbunden.

Diese fundamentell zwischenmenschliche Dynamik macht deutlich, warum homosexuelle Partner auch die Ehe als Anerkennung der Gesellschaft so sehr gewünscht und gefragt haben.

Es macht auch den tragischen Untergang von so vielen geheimen Beziehungen deutlich, trotz grösster erotischer Liebe und sexueller Befriedigung am Anfang.

Die gesellschaftliche Anerkennung der Institution schützt die Partner vor sich selbst, vor anderen, vor sozialer Unterdrückung und, vor allem, vor (auto-)destruktiven Impulsen.

Die Partner sind aber keine Sklaven, keine Gefangenen dieser Institution.
Die Institution ist nicht (mehr) das einzige Fundament einer sexuellen Partnerschaft. Sie ist die öffentliche Anerkennung, Organisation und Schutz der Partnerwahl, die sich hier auch, sei es auf kirchlichem oder bürgerlichem Gebiet
zu erkennen gibt (M. Christiaens).

Jede Wohnung muss auf das Mass ihrer Bewohner zugeschnitten sein, auch
wenn sie gewissen Einschränkungen unterliegt. Auch hier kann wieder auf die
Not hingewiesen werden, wenn Jugendliche zu früh heiraten und in eine Wohnung, d. h. eine institutionelle Wohnung kommen, die nicht dem Mass ihres
(späteren) Erwachsenseins entspricht. Tragisch bleibt auch die Not derer, die
nach einer gescheiterten Ehe sich nur mühevoll und mit juristischen Streitig-
keiten aus dieser einengenden Institution lösen können.

Eine Institution, die an sich das Menschliche beheimaten und zum erotisch-
sexuellen Wachstum kommen lassen sollte, hat tragischerweise oft einen (zu)
hohen Preis, gerade weil sie auch zu einer gewissen Destruktivität des Zwischenmenschlichen und des Erotischen führen kann.

Man darf vielleicht beschliessen, dass sich seit den siebziger Jahren nicht so sehr
ein Abbruchprozess als ein kritischer Säuberungsprozess in bezug auf Ehe und
Familie vollzogen hat, wobei alternative Formen des Zusammenlebens (wenn auch
nicht ohne Risiko) eine neue Botschaft verkünden können. Vielleicht entsteht hieraus ein Verantwortungsgefühl für die institutionelle Dimension, unentbehrlich für
die harmonische Entfaltung der Sexualität, auch im 21. Jahrhundert.

Denn ohne institutionelle Beheimatung oder rituelle Anerkennung bleiben
Sexualpartner in der modernen oft so anonymen Gesellschaft heimatlos: sie
sind die erotischen Asylsuchenden in dieser einsamen Welt.

Sexuelle Gesundheit und Lebensqualität

Am Anfang dieses neuen Jahrhunderts ist deutlich: Im Vergleich zu früher
ist der »biologische Heiratszwang« wegen vorehelicher Schwangerschaft
und der soziale Heiratszwang (geplante Heirat zwischen 2 Familien) verschwunden. Die Ehe wird eine Liebesbeziehung und dadurch stabiler, aber
auch verletzlicher. Wenn die Liebe das bindende Element wird (im Gegensatz zu früher), wird eine gute, freie Partnerwahl der Ausgangspunkt für die
Entfaltung der zwischenmenschlichen Dimension der Sexualität und der
Sexualität überhaupt). Die Aufgabe, eine Beziehung dauerhaft und stabil
aufzubauen, ist von grosser Bedeutung. Die zunehmende Scheidungsproble-
matik deutet bedauerlicherweise auf die Unfähigkeit zur Partnerschaft hin,
sowohl was die Partnerwahl als was die zwischenmenschliche Beziehung
betrifft.

Und Gesundheitsuntersuchungen haben bestätigt: Personen, die in einer
festen Beziehung leben, leben länger, bleiben länger gesund.

Vor allem die Gesundheit der Männer wird von einer stabilen Beziehung
mit befriedigender Sexualität stabilisiert.

Die zehn Gebote für die Sexualerziehung

1. Du sollst die Sexualerziehung nicht loslösen aus der gesamten Erziehung und wissen, daß diese in der Wiege beginnt.
2. Du sollst Dir klarmachen, daß die Haut und die Hände unsere wichtigsten Sexualorgane sind.
3. Du sollst die spontanen sexuellen Äußerungen des Kindes nicht unterdrücken, aber auch nicht künstlich stimulieren.
4. Du sollst immer wahrheitsgetreu jede Frage Deines Kindes beantworten, wenn möglich sofort und immer auf einem Niveau, das dem Kind emotionell und rational angemessen ist. Deshalb antworte nie mehr, als das Kind gefragt hat.
5. Du sollst wissen, daß Sexualaufklärung in der Schule niemals mehr sein kann als eine Ergänzung der Erziehung zu Hause.
6. Du sollst wissen, daß das vorgelebte Beispiel immer schwerer wiegt als Worte.
7. Du sollst wissen, daß eine zu starke Betonung der biologischen Aspekte der Sexualität zu einer Unterbewertung der emotionalen Aspekte und der gegenseitigen Beziehungen führt.
8. Du sollst Deinen Kindern beibringen, daß sexuelle Ausbeutung des Mitmenschen genauso verwerflich ist wie jede andere Art der Ausbeutung.
9. Du sollst Deinen Kindern beibringen, daß die Vorsilbe »Co« von Coitus beinhaltet: zusammen, zusammen gehen, eins werden und somit eine intime menschliche Beziehung voraussetzt.
10. Die Pille: lieber ein Jahr zu früh als eine Nacht zu spät.

Coenraad van Emde Boas
(Deutsche Übersetzung: Dr. med. Bettina Leysen)

Dabei geht es nicht nur um intaktes Funktionieren (oder Abwesenheit von Störungen) der sexuellen Lustphysiologie. Es geht vor allem um den *subjektiven* Aspekt der sexuellen *Zufriedenheit*. Nach Matussek bringt nur dieser Frieden der Zufriedenheit die sexuelle Befriedigung.

Auch Weig hat »den Nutzen der sexuellen Zufriedenheit« für die Gesundheit aus der Literatur zusammengetragen[15].

»Palmore fand einen signifikant negativen Zusammenhang zwischen sexueller Aktivität und Mortalität (Palmore 1982). Stereotype Erwartungen sehen sich durch den Umstand eher bestätigt, dass ausschlaggebender Parameter für die Lebensverlängerung bei Frauen die Qualität und subjektive Zufriedenheit mit ihrem sexuellen Erleben, bei Männern die Frequenz sexueller Aktivität war...

Noch aktueller und aussagekräftiger ist die Caerphilly cohort study, wonach für Männer eine Senkung der Mortalität um 50% nach Bereinigung bekannter Risikofaktoren wie Rauchen, Hochdruck, etc. zu erwarten ist, wenn sie häufig (zweimal in der Woche oder öfter) sexuelle Aktivitäten hatten gegenüber solchen mit seltenen Aktivitäten (weniger als monatlich), die Gruppe mit mittlerer sexueller Aktivität nahm auch hinsichtlich des Sterberisikos einen mittleren Platz ein (Smith et al. 1997)...

Allerdings sind die vorliegenden Studien zumindest für Männer auch dahingehend zu interpretieren, dass allein die physiologischen Effekte sexueller Aktivität schon zu Gesundheit und Lebensverlängerung beitragen. Vermittelnde Effekte können Umstimmungen des vegetativen Nervensystems, beispielsweise mit der Folge der Blutdrucksenkung, Stimulation des Immunsystems mit Verbesserung der Prognose für Infektions- und Tumorerkrankungen, sowie endokrine Einflüsse sein (Weeks 1998). Kürzlich konnte für eine kleine Stichprobe von Frauen ein positiver Effekt sexueller Aktivität auf den Verlauf von Krebserkrankungen belegt und mit einem orgasmusbezogenen Anstieg der T3- und T4-Lymphozyten erklärt werden (Chapman, zitiert nach Weeks 1998).

Sexuelle Aktivität vermindert die Neigung zu offener und destruktiver Aggressionsbereitschaft bei Primaten und Menschen (De Waal 1989).

Schließlich stabilisiert sexuelle Zufriedenheit Paarbeziehungen und läßt damit für alle Beteiligten die schwierigen und langfristig negativen Effekte von Trennung und Scheidung weniger wahrscheinlich werden (Klann & Hahlweg 1994). Neben dem Konfliktbereich Finanzen und Kindererziehung gehört die sexuelle Disharmonie zu den häufigsten Ursachen des Scheiterns von Partnerschaften. Auch unter dem Aspekt der Infektionsprophylaxe in den Zeiten von Aids ist die Stabilisierung sexueller Zweierbeziehungen wünschenswert«. (Weig, 1999)

---

[15] W. WEIG: Sexuelle Gesundheit und die Entwicklung einer prophylaktische Sexualmedizin. Sexuologie 7 (1) 1999: 50-55.

Es ist (wieder) zu bemerken, dass Frauen die Qualität ihres Sexuallebens höher einschätzen als die Frequenz der sexuellen Aktivität.

Frauen gehen, geistig und körperlich, bewusster mit dem kontakvollen Aspekt der Sexualität um, *eine sexuelle Beziehung ist eine Beziehung*, wie fehlerhaft sie oft auch bleibt.

Mechanisierte Sexualität gibt ihr wenig Befriedigung: ein Vibrator ist oft mehr ein Defibrillator der Liebe!

Der Mann braucht oft viele Jahre, um die Zärtlichkeit der Sexualität hautnahe zu »begreifen«. Oft erreicht ein Mann die Fähigkeit, Nähe und Hautkontakt liebkosend zu geben und zu empfangen erst in der Andropause. Tragischerweise für ihn hat oft seine Partnerin nach mehr als fünfundzwanzig Jahren Warten schon eine andere Lösung gefunden.

Van Emde Boas hat immer die Hände die Hauptorgane der sexuellen Befriedigung des Menschen genannt. Die Liebkosung ist der non-verbale Weg zur sexuellen Befriedigung.

Für die non-verbale Körpersprache der Sexualität sind Hände und Mund die geeigneten Sprach-Organe.

Auch (männliche) Sexualtherapeuten haben oft mehr Interesse für die Koitusfrequenz der Paare als für das Kussverhalten. Sie vergessen, dass der erotische Kuss das Thermometer der erotischen Liebe ist.

In einer phallokratischen (Männer-)Gesellschaft ist diese Wahrheit nicht einfach mit dem *Verstand* vertikal *stehend* zu begreifen. Es geht ja um die *horizontal* liegende *Erfahrungs*wahrheit, in der sinnlichen Lebensfreude das Inkarniert-Sein als Mann oder Frau mit langsamer Leidenschaft sexuell zu geniessen bis zum Höhepunkt der »Verleiblichung« (Loewit).

Am Anfang des neuen Jahrhunderts ist eine neue, auch prophylaktische Sexualmedizin notwendig. Das funktions- und verhaltenstherapeutisch orientierte Verfahren nach Masters und Johnson hat seine therapeutische Effektivität bewiesen. Auch die modifizierten Sexualtherapien (Kaplan, Molinski, Kockott, Arentewicz & Schmidt) behalten, nach wie vor, ihren therapeutischen Wert.

Eine prophylaktische Sexualmedizin muss nicht nur präventiv Sexualstörungen vorbeugen. Im Rahmen einer Salutogenese sollte sie der sexuellen Gesundheit, jenseits von Symptomen, Chancen zur ständigen Weiterentwicklung bieten. Denn Gesundheit, auch sexuelle Gesundheit, ist mehr als Abwesenheit sexueller Störungen.

Weig definiert die sexuelle Gesundheit »als die uneingeschränkte Fähigkeit, Sexualität entsprechend den eigenen Wünschen zu leben und zu verwirklichen«[16]. Selbstverständlich spielen sozialpsychologische Aspekte hier eine mitbestimmende Rolle: Achtung vor Würde und Selbstbestimmungsrecht des sexuellen Partners, auch unter dem Gesichtspunkt der Sozialverträglichkeit.

Sexuelle Gesundheit wird natürlich nicht normiert von statistischen Durchschnittwerten. Die kreativen Ausdrucksformen und Variationen sind intra- und

[16] W. WEIG: ibidem.

interindividuell so reichlich unterschieden, dass die Frage der »sexuellen Normalität« sich kaum allgemein festlegend beantworten lässt.

Sexuell gut ist, was uns gut tut.

Die richtige Antwort wird jeder Mensch, jedes Paar nur in der jeweiligen Lebenssituation des Paares und in der aktuellen Lebensphase der Partner immer wieder konkret suchen und finden müssen. Offener und ehrlicher Dialog mit sich selbst und mit dem Partner bleibt hier unentbehrlich. Gut ist, was *uns* gut tut; d. h. es geht um mehr, als sich *allein* nur gut fühlen. Es geht um die körperlich-seelische Entwicklung der einzelnen Partner und der Partnerbeziehung, auch in Zukunftperspektiven. Sich allein (narzißtisch) gut *fühlen* tut nicht immer gut, wie der Rausch eines Süchtigen nachträglich bestätigen lässt, sowohl auf individuellem körperlichen als auf zwischenmenschlichem Gebiet.

Sensibilisierung sowohl Jugendlicher als Erwachsener wird eine Hauptaufgabe der prophylaktischen Sexualmedizin des 21. Jahrhunderts.

Sensibilisierung für die *Sensualität*, damit der moderne (Computer-)Mensch mit offenen Sinnesorganen, in Ehrfurcht vor seinem Körper, sein Leben mit sinnlicher Lust sinnvoll gestalten kann.

Sensibilisierung für die *Beziehung*, damit der moderne Mensch, dieser Monade, oft so einsam wandernd im Ego-Zeitalter, sich nicht hungrig tot isst an Ersatzbeziehungen oder enttäuscht und anorektisch sich isoliert in der Vereinsamung.

In jedem Menschen schläft ein Künstler, oft sehr tief verborgen und nie geweckt, oder sogar von traumatischen Erfahrungen eingemauert.

Diese Sensibilisierung weckt den modernen Menschen, damit er ein Künstler werden kann, der das Leben sinnlich geniessen kann, der das Zusammenleben sinnlich geniessen kann. So schafft dieser Mensch ein sinnvolles Leben: Sinnlichkeit erfahren schenkt, als Lebenslusterfahrung, die Lust auf das Leben und lässt so, in der lebendigen zwischenmenschlichen Begegnung, den Sinn dieses Lebens erfahren.

Die Melodie seiner Lebensmusik hat jeder Mensch selbst zu schaffen. Die harmonische Aufführung kann einmalig und reichlich gelingen mit dem »voll besetzten« und gut eingespielten Orchester der Sinnesorgane als Lebensinstrumente.

Für die Aufführung ist eine geglückte und beglückende Sexualität die Solistin im Orchester.

Hat der Prophet (Kahlil Gibran) nicht gesagt: »Dein Leib ist die Harfe Deiner Seele«.

Die Aufgaben einer prophylaktischen Sexualmedizin sind nicht so einfach zu verwirklichen, obwohl es eigentlich auf eine künstlerische und spielerisch-ernsthafte Weise stattfinden sollte.

> »Eine Kultur von Sinnlichkeit und Erotik ist aber in unserer heutigen leistungs- und konsumorientierten Kultur, die noch Relikte puritanischer Askese mit sich herumschleppt, wenig entwickelt«[17].

---

[17] W. WEIG: ibidem.

Zu dieser Feststellung kommt Weig, der auch praktische Hinweise gibt:

>Individuell sind aber Hilfen durchaus vorstellbar: Der Vermittlung
geeigneter Informationen in angemessener Atmosphäre beim ärztlichen
Gespräch, gezielter individueller Beratung, der Entwicklung von Anten-
nen für die frühe Wahrnehmung von Beeinträchtigungen und dann einer
entspechend frühen sexualtherapeutischen Intervention vor der Fixierung
von Störungen kommt Bedeutung zu. Auch die angemessene und hinsichtlich der Sexualität positive Begleitung bei relevanten Erkrankungen,
medikamentösen Behandlungen und Operationen sowie im Zusammenhang mit — insbesondere der ersten — Schwangerschaft und Geburt ist in
diesem Kontext bedeutsam« (Weig 1988).

Diese Kontakte, oft während Reifungskrisen im Lebenslauf der Frau (von
Menarche bis Menopause) oder des Mannes, bieten auch privilegierte Chancen
für Anstösse zur kreativen Weiterentwicklung der Frau, des Mannes, des Paares, jenseits der Krise und jenseits der Symptome.
Gerade psychosomatische Patienten und Paare mit Sexualstörungen sind
während dieser »*psychosomatischen Wendezeiten*« sehr offen für eine Neuge-
burt ihrer Sexualität, wenn sie wenigstens das Glück haben, einem begeister-
tem Therapeuten zu begegnen.
Andererzeits bleibt eine prophylaktische Sexualmedizin bescheiden und
ohne Allmachtsphantasien.

>Prophylaktische Maßnahmen werden immer nur punktuell Stolpersteine
aus dem Weg räumen können, Risikofaktoren für Störungen mindern und
die soziale Kompetenz der Adressaten erhöhen können. Schicksal zu spielen, geglückte Partnerschaften zu vermitteln und schließlich Glück und
Zufriedenheit zu garantieren sind sie nicht geeignet«, so betont Weig
entschieden und bescheiden[18].

Schließlich geht es auch um die Gestaltung des Glücks und der Harmonie in
den erotischen Beziehungen, trotz und in der Hektik des Alltagslebens. Eine
realistische Einstellung ist der Schlüssel, um diese für viele sehr schwierige
Tür zu öffnen.
>Sexualität und Alltagsleben, Kommunikation und Beziehung auch in allen
anderen Lebensbereichen existieren nicht unabhängig voneinander, sondern
sind eng verwoben. Lustvolle und befriedigende Sexualität wird in einer
Beziehung auf die Dauer nur gedeihen, wenn auch diese anderen Aspekte der
Beziehung angemessen entwickelt und gepflegt werden. Zur Lebensaufgabe
eines Paares gehört es, mit den Wechselfällen der Beziehung konstruktiv
umzugehen und unterschiedliche Akzentuierungen, wie sie sich in einzelnen
Lebensphasen ergeben, als 'Gezeiten der Liebe' konstruktiv zu gestalten«
(Weig, 1999)[19].

---

[18] W. WEIG: ibidem.
[19] W. WEIG: ibidem.

DIE KUNST, DEN RICHTIGEN PARTNER ZU FINDEN

Einführung

In der heutigen Gesellschaft wird die erotische Beziehung als Lebensgemeinschaft angesehen. Im Mittelpunkt steht die zwischenmenschliche »Einheit« der Partner. Es wird von der Art der Beziehung abhängen, ob die Erotik gut oder befriedigend sein wird. Die *Neigungsehe* ist der Basistyp der modernen westlichen Ehe; die Partnerwahl spielt also eine große Rolle. Die Partner wählen sich vor allem auf Grund eines (romantischen) Liebesgefühles. Diese Liebesbeziehung muß außerdem die persönliche Entfaltung jedes einzelnen Partners ermöglichen. Ein allzu romantisches Liebesideal und die zu starke Idealisierung der erotischen Liebe und des Partners können durch eine Überbewertung der Sexualität noch verstärkt werden. In der modernen Partnerbeziehung kommt der affektiven Funktion, der Intimität und gegenseitigen emotionalen Befriedigung, der Zärtlichkeit und intensiv erlebten Erotik ein besonderer Stellenwert zu. Das erzeugt allerdings auch Druck auf die Partner, und die Beziehung wird sehr leicht verletzbar. Wenn die Intimität zwischen Mann und Frau und die persönliche Entfaltung derart zentral stehen, wird das Gelingen nicht einfach sein.

Die richtige Partnerwahl: Ideal oder Illusion?

Eine gute Partnerwahl ist die Wahl des richtigen Partners im richtigen Augenblick aus dem richtigen Grund (*G. Buyse*). Die Partnerwahl ist die Wahl eines sexuellen Liebespartners und Lebenspartners; sie muß also als entscheidender Augenblick angesehen werden. Es ist aber kein einmaliger Augenblick, denn während der ganzen partnerschaftlichen Beziehung muß diese Wahl immer wieder erneuert und bestätigt werden, d.h. jeden Tag neu wie am Anfang: *ja*, nach dem Motto: »semper incipe = immer beginne«. Die Entwicklungspsychologie hat gezeigt, daß die Fähigkeit zur mitmenschlichen Beziehung und zur richtigen Partnerwahl nicht angeboren ist. Man lernt diese auch nicht von alleine, sie muß also erlernt werden. Die Wahl des richtigen sexuellen Lebenspartners kann daher als »Krönung« einer Entwicklung, eines psychosexuellen Wachstums angesehen werden. Auf Grund seiner Veranlagung und vor allem während der Kindheit erfahrener Einflüsse entwickelt jeder Mensch eine eigene Art, eine sexuelle Beziehung zu gestalten. Unbewußt hat er bestimmte Vorstellungen darüber, was einen Partner erotisch reizvoll erscheinen läßt.

Freud sprach hier von *Liebesbedingungen*, d.h. von der Biographie des einzelnen Menschen bestimmte Merkmale, die einen möglichen Partner erotisch aufladen zum attraktiven Partner.

Diese Merkmale sind nicht rationell, sondern emotionell im Gefühlsleben aufgebaut. Als erotogene Faktoren haben sie einen quasi Fetisch-Wert, worüber nicht rationell diskutiert werden kann; z.B. die Sympathie — oder Antipathie! — für das Timbre einer Stimme, für die Haarfarbe, für das Augen- oder Händespiel, für das Parfum und/oder den Körpergeruch, für bestimmte »faszinierende« Merkmale, u.s.w. Diese sogenannten Liebesbedingungen bestimmen das erotische Feld der Partner-Attraktivität mit. Sie umgrenzen die Gruppe der attraktiven Personen, mit denen eine erotische Beziehung ins Spiel, ins Lebensspiel kommen kann.

Diese Liebesbedingungen können den Zugang zum erotischen Spielfeld auch verschließen. Wenn jemand nicht den richtigen Partner finden kann, so liegt es keineswegs immer daran, daß dieser ihm nicht begegnet oder nicht zu finden ist. Innere Schranken verhindern, den »richtigen Partner« kennenzulernen.

Es scheint, als hätte dieser Mensch eine Sehstörung, ja eine beschränkte und typische Blindheit: einen blinden Fleck für den richtigen erotischen Partner. Diese »erotische Sehstörung« ist nicht biologisch, sondern biographisch bedingt. Nicht biologische Mittel (z.B. Aphrodisiaka), sondern Psychotherapie heilt diese typische Blindheit, die mit angemessener Therapie immer umkehrbar ist, unabhängig vom Lebensalter.

Die Partnerwahl findet nicht *zufälligerweise* statt, obwohl Partner oft der Meinung sind, daß sie einander zufällig begegnet sind.

Beispiel

> Ein 40-jähriger Ingenieur kommt wegen Partnerproblemen in der Sprechstunde. Seit Monaten erträgt er die »naiven« Bemerkungen seiner Frau nicht mehr, gerade weil er »ein rational-technischer Geist« sei und immer gewesen ist.
> Wie sind die Partner, scheinbare Gegenpole, einander begegnet?
> Der Ingenieur ist überzeugt, daß es ein reiner Zufall gewesen sei. »Ein Unglück kommt nie allein«, so seine enttäuschte Aussage.
> Abends unterwegs nach Hause mit seinem Auto will er sofort einer panisch-hilflosen Dame helfen, die mit ihrem Wagen auf der Landstraße nicht weiter fahren kann.
> Er stellt sofort fest, daß nur ein Reifen kaputt ist und will die ratlose junge Frau beruhigen mit der Aussage, daß es wirklich nicht schlimm sei. Sie reagiert beglückt mit der Aussage: »Ja, ich hatte schon gehofft, es sei nicht so schlimm, weil der Reifen nur ganz unten platt ist«. Bei dieser naiven Bemerkung wird aber der »rettende« Ingenieur so fort so verliebt, daß er »alles getan hat, um sie heiraten zu können«. Es ist aber zu bemerken, daß gerade das Verhalten, daß ihn damals masslos verliebt machte, ihn jetzt seit Monaten masslos irritiert.

Die Partnerwahl ist nicht *determiniert*, obwohl viele Partner überzeugt sind, daß sie vom Schicksal für einander prädestiniert sind, und quasi automatisch zu einander geführt bzw. verführt oder getrieben worden sind.

Die Partnerwahl sei ein Schicksal(sschlag), woran man schließlich ausgeliefert ist, und entfliehen kann ein Mensch sowieso nicht. In dieser fatalistischen Auffassung bleibt nur die (kleine) Hoffnung, daß ein Mensch auch mal Glück haben kann, auch in der Lotterie der Partnerwahl.

Diese Unfreiheit bzw. dieses Determiniert-Sein in der Partnerwahl kann gerade bei leidenschaftliche Verliebtheit sehr intensiv erlebt werden.

Beispiel

> Ein 50-jähriger Klinikdirektor verliebt sich »plötzlich« in eine attraktive 35-jährige Sekretärin, wobei nicht nur seine bis dahin gute Ehe und Familie, sondern auch sein soziales und professionelles Leben vernichtet werden.
>
> Nachher arbeitslos und depressiv sagt er in der Sprechstunde: »Alles war determiniert; das war mein Schickal. Ich war total wehrlos. Immer bin ich ein eiserner Mann gewesen, aber diese Frau, sie war ein Magnet. Und ein Magnet zieht Eisen an, und auch einen eisernen Mann. Widerstand war unmöglich in einem solchen erotischen Magnetfeld. Ja, ich bin zerschmettert worden; ein automatisches und determiniertes Geschehen in meinem Leben. »Die Einengung bei extremer Verliebtheit scheint der Einengung, von Ringel als typisch für das präsuizidale Syndrom beschrieben, sehr ähnlich, und hat oft auch die gleichen selbstzerstörerischen Tendenzen, vor allem auf sozial-professionellem Gebiet. Extreme Verliebtheit ist auch oft Zeichen einer maskierten Depression.
>
> Das Schwärmen des Verliebten ist hier ein Abwehrverhalten gegen Gefühle von depressiver Leere und Insuffizienz.

Wir sind der Meinung, daß die Partnerwahl weder Zufall noch Determiniertheit ist.

Eine *freie* Partnerwahl muss sich gestalten in einem Spielraum, begrenzt von persönlich-biografischen und sozial-psychologischen Möglichkeiten und Einschränkungen.

Zufall und Determiniertheit sind, als Gegenpole, die äussersten Grenzen dieses Spielraums.

Daher ist die Partnerwahl ein Prozess: nicht nur ein Prozess, einander in der Annäherung kennenzulernen, sondern auch ein Prozess der Befreiung. Die Partner sollen sich bei und mit einander von innerlichen und äusserlichen Zwängen befreien, damit beide als selbstverantwortliche Personen autonom wählen können. Nicht Komplexe oder Probleme sollen die Wahl lenken, aber auch nicht die Familie, die Freunde oder die Peergroup.

Eine Volksweisheit sagt: »Der gute Partner ist einer aus tausend«.

Es kann natürlich so sein, dass die erste Wahl die richtige Partnerwahl ist: ein Zufallstreffer! Es kann aber auch so sein, dass 999 mögliche Partner erst begrüsst werden müssen, um dem richtigen Partner begegnen zu können. So zeigt sich die Partnerwahl als eine Begegnungsarbeit. Und nie ist bei einer

Arbeit die Arbeitsmotivation immer gleich gut; vor allem bei Pech, Müdigkeit oder Zweifel an den eigenen Talenten. Unerschütterlicher Einsatz und Ausdauer sind notwendige Fähigkeiten, um die *Reise der richtigen Partnerwahl* zum Endziel verfolgen zu können. Auf dieser Reise ist jede Partnerbegegnung, die als nicht richtige Partnerwahl beendet wird, ein Schritt näher zu der richtigen Wahl, wenigstens, wenn man beim Scheitern mehr Selbstkenntnis und realistische Partnererwartungen gewonnen hat.

Es ist nicht einfach, den richtigen Partner zu finden, wenn man ihn in der ersten Euphorie durch eine bestimmte Brille sieht. Er wird mit Wunschbildern, Phantasien, Illusionen, eventuell auch vergangenen Enttäuschungen assoziert. Das ist die Situation der Verliebtheit, wenn aus der grauen Menge der möglichen Partner, plötzlich jemand erotisch anziehend wirkt und als ein *fantastischer* Partner erscheint. Man meint vor der Erfüllung seiner Träume zu stehen.

»Aus dem *richtigen Grund*« wählen heißt auch aus der Situation des gegenwärtigen Verlangens wählen. Es handelt sich hier um das Verlangen nach affektiver Gemeinschaft, nach einer »Wir-Bildung«: Zuneigung und Zärtlichkeit geben und empfangen; das Verlangen nach sexuellen Beziehungen und das Verlangen nach sozialen Beziehungen, die das Paar in der großen Gemeinschaft der Familie, der Freunde und der Umgebung aufnimmt.

Die richtige Partnerwahl braucht Selbstkenntnis

Um den *richtigen Partner* erkennen zu können, braucht man als erstes genügend Selbstkenntnis. Ein Mensch muß seine eigenen Fähigkeiten und Fehler kennen, um den richtigen Partner zu finden, der grundsätzlich die gleiche Lebensauffassung und Interessen teilt. Diese Selbstkenntnis wird in der Familie, in der Offenheit und ausgeglichene affektive Beziehungen untereinander herrschen, erworben. Die pädagogischen Bedingungen außerhalb der Familie (Schule, Jugendvereine, etc.) können diese Selbstkenntnis weiterhin fördern. Erst dann kann man mit realistischen Erwartungen dem Partner entgegentreten. Für Jugendliche ist die Situation nicht einfach. Die diesem Alter eigene Schwärmerei wird noch durch die Überidealisierung der Erotik in inserer heutigen Gesellschaft erschwert. Und die Fähigkeit, den richtigen Partner zu finden, lernt man eben in jedem Fall erst in einem Alter, das wesentlich höher liegt als das der biologischen Reife.

Es ist also leicht nachvollziehbar, warum bei Jugendlichen, die vor dem 20. Lebensjahr geheiratet haben, die Scheidungsrate so hoch ist. Teenager sind weder emotional noch materiell auf eine Ehe vorbereitet. Außerdem stammen sie häufig aus einer niedrigen sozialen Schicht mit wenig persönlichen Entwicklungsmöglichkeiten und mit einem gespannten Verhältnis zu den Eltern. Häufig werden die Mädchen vor der Ehe schwanger. Hinzu kommt, daß Jungverheiratete schlechter Enttäuschungen innerhalb ihrer Partnerschaft verkraften.

Eine gute Partnerwahl ist also nur dann möglich, wenn auf Grund einer guten Erziehung eine gewisse Frustrationsschwelle mit Anpassungsfähigkeit für unvorhergesehene Schwierigkeiten erworben wurde.

Partner müssen ganz einfach genügend Zeit haben, um sich kennenzulernen, brauchen aber auch für sich selber genügend Freiraum. Wenn für die entscheidende Wahl als Prozess (»decision making process«) nicht genug Zeit bleibt, besteht das Risiko einer Fehlentscheidung. Die Partner müssen sich also realisieren können — und nicht von idealen Vorstellungen ausgehen, wie groß die Liebe auch immer sein mag —, daß sie füreinander die richtigen Partner sind.

Die richtige Partnerwahl braucht Dialog

Um zu erfahren, dass man den richtigen Partner gefunden hat, ist der ständige Dialog notwendig. Die Kommunikationsfähigkeit ist aber nicht angeboren. Die Fähigkeit, miteinander zu sprechen, muß gelernt und geübt werden. Auch hier gilt wieder die Voraussetzung, daß junge Menschen in ihrer Familie oder schulischen Umgebung gelernt haben, ihre Wünsche, Gefühle und Erwartungen nuanciert auszudrücken. Jede Beziehung besteht wesentlich aus der Dialektik: Ich und der andere. Der andere muß in seinem einmaligen Anderssein, mit seiner Geschichte und Persönlichkeit ernst genommen werden. Man will auch dem anderen die Mögichkeit der Selbstverwirklichung und Selbstentfaltung geben. Das impliziert nicht nur Dauer und Dauerhaftigkeit — die Dimension der Treue —, sondern auch Verantwortungssinn.

Eine gute Partnerwahl erfordert nicht zuletzt die Fähigkeit zur Hingabe, die weiter reicht als die unmittelbare Befriedigung, ebenso wie eine emotionale Stabilität. Dieser Einsatz und diese Hingabe sind weit entfernt von dem Mythos der alles automatisch regelnden Liebe. Eine gute partnerschaftliche Beziehung braucht Ordnung — kein Chaos! — und natürlich auch Standhaftigkeit in der Wahl.

Die richtige Partnerwahl braucht Verbundenheit und Eigenheit

Voraussetzung einer guten Partnerschaft ist, daß die Partner ihrer Verbundenheit sowie ihrer Eigenheit Ausdruck verleihen können. Sie müssen lernen, das Abgrenzungsprinzip (*J. Willi*) zu respektieren. Sie dürfen nicht in dem Erlebnis des Einswerdens und der Verliebtheit stehenbleiben, in einer ideal erlebten Einheit und Gemeinschaftlichkeit, deren Grenzen verwischt wurden, mit einer strengen Abschirmung von der Außenwelt. Oft isolieren sich die Partner extrem in ihrer Verliebtheit. Dieser Verlust der eigenen Grenzen — man verliert sich in dem anderen — ist ein vorübergehendes Geschehen, während dessen die beiden Partner die neue Brücke der Beziehung schmieden. Um Nähe und Intimität zu ertragen, ist eine große Selbstsicherheit erforderlich. Ein Maximum an Intimität ist nicht für jeden ein Optimum!

Die emotionale Zusammengehörigkeit der Partner wird verstärkt, wenn diese lernen, ihre Konflikte realistisch und positiv zu bewältigen. Während der Phase der Verliebtheit werden oft alle Konflikte vermieden. Angstfrei mit Konflikten umgehen können, ist aber eine wesentliche Voraussetzung, um Einsicht in das zu gewinnen, was die Partner als fundamentale Werte oder als

Lebensziel ansehen, und in das, was sie darin von einander unterscheidet. Unrealistische Konflikte entfernen die Partner voneinander und machen das Bild des anderen undeutlich.

Notwendige Fähigkeiten für eine gute Parnerwahl

- *Selbstkenntnis*: Ohne genügend Selbstkenntnis kann man nicht den richtigen Partner erkennen.
- *Selbständigkeit*: Erst unabhängig und selbständig leben können ist notwendig, um frei verbunden in einer intimen Beziehung leben zu können, mit Aufrechterhaltung der Distanz der Selbständigkeit.
- *Frustrationsschwelle* und *Anpassungsfähigkeit*: Der richtige Partner erfüllt nicht alle Wünsche und ist radikal ein anderer Mensch, der in Liebe immer nur eine beschränkte Antwort bieten kann. Man wird nie endlos und total eins; man bleibt und wird immer mehr zwei.
- *Kommunikationsfähigkeit: verbal und non-verbal*: Die erotische Beziehung ist Dialog, intelligenter und emotionaler Dialog. Die Fähigkeit, Worte für Gefühle in Dialog bringen zu können und einander zuhören können, ist die sinnliche Basis für das Zusammengehören. In der Erotik sind die verbale und die non-verbale (= taktile) Kommunikation zwei Seiten derselben Medaille. Die Zärtlichkeit als taktiles Vokabularium der Erotik sollte gelernt und immer wieder im Partnerdialog leiblich erlebt werden.
- *Liebesfähigkeit*: Zur Selbstliebe und zur Freude der Selbstentwicklung muss die Freude kommen, aktiv teilnehmen zu dürfen an der Freude der Selbstverwirklichung eines Mitmenschen. Es ist die sinnliche Fähigkeit, die Beziehungslust zu geniessen als kreativen Akt der wechselseitigen (Selbst)verwirklichung als Liebeskunst. Respekt, Toleranz und Treue sind Fundamente dieser Liebesfähigkeit, deren Stabilität auch ruht auf der Welt des Willens: Liebe nicht nur als Tat der Zärtlichkeit, sondern auch als Tat des Willens.

Kennzeichen einer riskanten Partnerwahl (nach G. Buyse)

1. Das Gefühl, von der Anziehungskraft überwältigt zu sein und zu bleiben: Es gibt keine freie Wahl, man bleibt von seinem Partner fasziniert. Eine solche Faszination ist sehr anstrengend für den Betreffenden: »Ich verliere mich in dir, ich gehe ganz in dir auf«. Dieser Ich-Verlust resultiert in einem Gefühl von Leere, wird oft von körperlichen Beschwerden und Stimmungswechsel begleitet.
2. Die Starrheit des Verhältnisses: Die Partner können nur eine einseitige Rolle spielen, es fehlt ihnen die spielerische Fähigkeit, verschiedene Rolle zu übernehmen, z.B.: nur die aktive, die dominante Rolle des Stärkeren; oder nur die passive, abhängige Rolle des Hilfsbedürftigen.
3. Die Starrheit der Wahl: Bei sich folgenden, mißglückten Versuchen wird immer derselbe Partnertyp gewählt (z.B. stets ein Mann mit familiären Problemen).

4. Der Verlauf der Beziehung: Trotz der Konflikte untereinander oder mit der Umgebung wird an der Beziehung festgehalten, obwohl sie für beide unbefriedigend und sinnlos geworden ist. Oder sie wird abgebrochen (anstatt sie zu beenden, weil man den Irrtum eingesehen hat) und dann in neuen Beziehungen auf dieselbe Weise wiederholt.

...Gleichwertigkeit

Zur guten Partnerwahl gehört auch *das Gefühl der Gleichwertigkeit*. Das Paar erstrebt eine Verbundenheit, in der beide gleichwertig einander gegenüberstehen und miteinander umgehen. Es ist ein *Gefühl* der Gleichwertigkeit, obwohl vielleicht der eine von beiden auf Grund eines sozialen Standes, des Berufes, sportlicher Qualitäten oder anderer Eigenschaften in unserer Gesellschaft einen höheren »objektiven« Mehrwert erzielt.

Außer schmerzlichen Ausnahmefällen entscheiden sich Partner meist für jemanden, der gleichgeartet ist, wodurch man spontan das gleiche und gleichwertige Niveau findet. Die soziale Situation und persönliche Eigenschaften — nicht nur intellektuelle — spielen dabei eine Rolle und werden intuitiv erfaßt. Unterschiede müssen daher auch als solche, und nicht als Qualitäten oder Fehler angesehen werden. Denn das wäre schädlich für die Beziehung. Eine negative Beurteilung des Partners in bezug auf seine Gewohnheiten und seine Tradition enthält meistens auch einen schmälernden Angriff auf seine Familie und somit auf seine Vergangenheit.

Die Entscheidung für einen Partner wird problematisch, wenn sie im Zeichen der »Rettung« steht. Das Gefühl der Gleichwertigkeit ist in Gefahr, wenn zum Beispiel familiäre Gründe (von zu Hause fortgelaufen), psychosoziale Schwierigkeiten (Studienabbruch, Probleme am Arbeitsplatz) oder emotionale Probleme (Depression, sexuelle Störungen, Drei-Eckbeziehungen) vorliegen. Eine Partnerschaft, in der später einer der beiden Partner seine Fähigkeiten nicht entfalten kann oder sich zurückhalten muß — um das Gefühl der Gleichwertigkeit zu retten —, wird nicht nur diesem Partner, sondern auch der Partnerschaft schaden. Eine gute Verständigung erfordert ein großes gemeinschaftliches Interessenfeld, auf dem ein echter Dialog zustande kommt (gleichartiges Erleben auf psychosozialem Gebiet, gemeinsame Hobbies etc.).

...Regression und Progression

Es müssen ebenfalls die nötigen Fähigkeiten vorhanden sein, um auf flexible Art Aufgaben, Verantwortung und Rollen untereinander zu verteilen. Angstfrei und beweglich müssen die Partner aktiv und passiv, unabhängig und abhängig, führend und folgsam, dominierend und nachgiebig, Zuneigung gebend und nehmend, stark und schwach, begeistert und niedergeschlagen und sowohl stark verletzlich und verletzt sein können, dürfen und wagen.

In der Verliebtheit vollzieht sich immer eine »Überschätzung des Liebesobjektes« (Freud): eine Phase der Hochkonjunktur der (gegenseitigen) Projektionen, wobei weniger angenehme Eigenschaften oft verkannt oder verleugnet werden.

Verliebtheit macht blind, so lautet die Auffassung, die nur die negativen bzw. die riskanten Seiten dieses aussergewöhnlichen Hochgefühls betont. Tatsächlich wird dabei vergessen, dass gerade die Verliebtheit, obwohl sie irre führen kann, die *Liebe auch hellseherisch macht*. Denn der verliebte Mensch sieht in dem Partner viel mehr, als die anderen Menschen sehen können. Gerade die Verliebtheit öffnet die Augen des Liebenden, der in dem Geliebten mehr sieht, als was schon an-wesend ist! Verliebtheit ist ein natürlicher Gnade-Zustand, in der der Liebende in dem Geliebten den noch nicht gelebten Traum, den Lebenstraum gerade in seiner Einmaligkeit hellsehend erkennt.

So wird der Liebende ein lebendiger Aufruf, dass mit der Ansteckung der Liebesfreude der Geliebte mit erotischer Kraft den Lebenstraum verwirklichen kann. So ist der richtige Partner der Partner, der einen Menschen auf seinem richtigen Weg hält. *Der richtige Partner hütet den Lebenstraum des Geliebten.* Er bleibt der Aufgabe dieses Lebenstraums treu. Er gibt nicht nach, er gibt nicht auf, gerade wenn der Partner, mutlos oder erschöpft, die Ideale der Selbstverwirklichung über Bord werfen möchte.

Konfrontation und Konflikte sind hier die positive Kehrseite der Verliebtheit, die immer der erotische Enthusiasmus der Liebe bleibt. So bietet sie den beiden Partnern lebenslang die Herausforderung der Selbstentwicklung nach dem Motto: »Plus est en Vous!«

Beim erotischen Partner kann man ohne Gefahr laut träumen mit offenen Augen, denn es geht um eine sanfte Herausforderung.

Und diese gegenseitige Herausforderung wird nie fanatisch oder intolerant. Im Gegenteil, Schwäche und Versagen können akzeptiert, ja geschützt werden unter dem Mantel der erotischen Liebe, die dulden kann und weiss, dass Zärtlichkeit nur aus zarten, verletzlichen und verletzten Quellen strömen kann.

Der Brief des Paulus und die Kortinther konkretisiert dies in poetischer Weise.

> »Die Liebe ist geduldig, ist gütig; die Liebe beneidet nicht, handelt nicht prahlerisch, bläht sich nicht auf, sie ist nicht ehrgeizig, nicht selbstsüchtig; sie läßt sich nicht erbittern, sie denkt nichts Arges; sie freut sich nicht am Unrecht. Sie hat Freude an der Wahrheit. Sie erträgt alles, glaubt alles, hofft alles, duldet alles. Die Liebe hört nie auf. Ja, wenn ich die Sprache der Menschen und der Engel redete, hätte aber die Liebe nicht, so wäre ich ein tönendes Erz und eine klingende Schelle!«

Jeder Mensch braucht dieses Wechselspiel von Regression und Progression wie Ein- und Ausatmen. Dieses Wechselpiel bildet die Inspiration der erotischen Liebe. Nur dank dieses Klimats kann der Kind-Künstler, der in jedem Menschen oft tief verborgen schläft, sich kreativ entfalten im erotischen Liebes- und Lebensspiel.

Auch Walter Schubart war überzeugt, dass nicht gilt: Liebe macht blind, sondern: Liebe macht sehend.

In seinem genialen Buch: Eros und Religion schreibt er:

>»Nur dem Liebenden entschleiert sich das wahre Wesen eines Menschen, seine Totalität, sein absoluter Gehalt. Daher kennt der Liebende die Geliebte besser, und liebt er sie mehr, als sie sich selbst kennt und liebt. Er sieht ihre Möglichkeit des Vollkommenen, die Idealität ihres Wesens, nicht dessen Realität. Er sieht das, wozu sie tatsächlich vielleicht nur schamhafte Ansätze in sich birgt. Er sieht ihr besseres Ich. 'Der Blick der Liebe nimmt im geliebten Wesen die göttliche Vollkommenheit und Unendlichkeit wahr, und er täuscht sich nicht' (A. Coomaraswamy). Liebe ist ja die Kraft, die uns befähigt, die Geliebte als Sinnbild des Göttlichen zu schauen, die Stelle erkennend, wo sie mit dem unsterblichen Teil ihres Wesens das Göttliche streift. Und diese Kraft selbst sollte nicht von den Göttern sein?«

Dank der Verliebtheit *schaut* der Geliebte mit den liebenden Augen.

>»Dann öffnet gerade der Glanz des inneren Bildes unser Auge für den verborgenen Wert in der Person der Geliebten«[1].

Der erleuchtende Blick des erleuchteten Liebenden wirkt konkret und absolut. Er *sieht* den Geliebten äusserst konkret sowohl in seiner leiblichen Gestalt als in seinem inneren Liebesbild, und er *schaut* die transpersonale, ja transzendente Tiefe und Höhe des kosmischen Göttlichen. Zugleich taucht der Liebende in der Begegnung mit dem geliebten Menschen in einer tieferen Selbstkenntnis dank der liebenden Erfahrung, dank dem Widerfahren des geliebten Menschen, bis in die erotisch-religiösen Wurzeln.

>»In der Wahl des Partners enthüllt der Liebende seinen wesenhaften Seelengrund, das Geheimnis seiner Person. Das Rätsel der geschlechtlichen Anziehung ist mit dem Rätsel unserer unergründlichen, tief ins Metaphysische hinabgreifenden Persönlichkeit verknüpft, für deren transzendente Natur uns erst das Christentum die Augen geöffnet hat. Damit vollbrachte es eine der größten Leistungen für die Erotik.«

Betrachtet man die Regression im Dienst der Ich-Entwicklung (*Balint*), stellt sich auch hier wieder die Frage, inwieweit die Partner früher als Kind Zärtlichkeit erfahren und gelernt haben. Auch die wortlose Sprache der körperlichen Zärtlichkeit ist nicht angeboren und muß erlernt werden. Ein echter Kontakt gelingt nur auf taktvolle Weise. Die Entfaltung des taktilen Sinnesorgans als Kontaktorgan vollzieht sich im Rahmen der sinnlichen Lustfähigkeit. Eine gute Partnerwahl hängt — das ist evident — von der Fähigkeit zur sexuellen Kommunikation ab. Die sexuelle Ausdrucksweise muß daher auch gelernt werden.

---

[1] W. SCHUBART: ibidem, S. 103.

Est ist deutlich, daß eine gute Partnerwahl das Resultat einer guten Sexualerziehung ist. Diese Sexualerziehung ist die beste Präventivmaßnahme für Schwierigkeiten bei der Partnerwahl und späteren partnerschaftlichen Problemen. Jeder Zweifel muß ernst genommen und aufgehoben werden, bevor eine definitive Entscheidung getroffen wird (Ehe, Trennung). Wenn Probleme bei der Partnerwahl andauern, soll ein psychotherapeutisch ausgebildeter Fachmann (Psychiater, Psychologe, Sexuologe) zu Rat gezogen werden.

Literatur

BRANDEN, N.: The Psychology of romantic love. New York: Bantom Books Ic. (1980).
MUSAPH, H.: Seksualiteit en Partnerkeuze. Deventer: Van Loghum Slaterus (1979).
NIJS, P.: Tegenstromingen in de Seksuologie. Leuven: ACCO (1976).
NIJS, P.: De eenzame samenspelers. Antwerpen, Amsterdam: De Ned. Boekhandel (1982)
WILLI, J.: Die Zweierbeziehung. Reinbek: Rowohlt (1975).

DER KUSS:
THERMOMETER UND GENERATOR DER EROTISCHEN LIEBE

Einführung

Es stimmt uns nachdenklich, wenn sich ergibt, daß diejenigen, die sich beruflich mit Beziehungen, Sexualität und Intimität beschäftigen, nicht so viel über den Kuß erzählen können. Wieso wird dieses Thema in der umfangreichen Literatur der Psychologie und der Sexuologie so vernachlässigt? Verlieren Autoren, die die Phantasie viel mehr mit Themen wie dem Koitus, dem Orgasmus oder dem Funktionieren der sexuellen Beziehungen erregen, nicht manchmal den Kuß aus den Augen?

Vom Anfang bis zum Ende ist das Leben von Küssen durchdrungen. Vom ersten Kuß, den die Mutter ihrem neugeborenen Kind gibt, bis zum letzten, den die (Enkel)kinder ihren (Groß)eltern am Sterbebett geben. Im Leben wird reich variiert geküßt: elterlich, brüderlich, schwesterlich, ehebrecherisch, gestohlen, gestattet, mitfühlend oder oberflächlich, berechnet oder spontan, falsch oder aufrichtig. Wenige Tage gehen vorbei, ohne daß wir jemanden küssen oder von jemandem geküßt werden. Am meisten verweilen wir (wortwörtlich und im übertragenen Sinn) nicht lange bei dieser Geste, und so ist es am besten. Zuviel darüber nachdenken würde sich vielleicht hemmend auswirken auf die fließende Ausführung.

Die Reichtum des Kusses: dreifältige Sinnlichkeit

Der erotische Kuß ist der typischste aller Küsse. Er regt am meisten die Phantasie an. Alle anderen Küsse hängen von ihm ab und leiten sich aus ihm ab. Dieser Liebeskuß hat wie kein anderer eine erregende und aufreizende Natur. Er wird aus einem spontanen Impuls lustvoller Gefühle gegeben und trägt seinerseits zur Erhöhung der erotischen Erregung, die auf diese Weise ihren Höhepunkt erreichen kann, bei. Ein solcher Kuß weist im allgemeinen auf die Wende im Verhältnis zwischen den Liebespartnern hin. Der »erste Kuß« festigt erheblich eine sich entwickelnde Bindung oder weckt auf alle Fälle in die beiden Partner die Erwartung, daß das frühe Verhältnis vertieft werden darf, auch wenn dieser erotische Kuß keine Gewähr für Enttäuschung leistet.

Für ständige und verheiratete Partner sind Liebesküsse ein Signal für die Gefühle und die Qualität der Liebesbeziehung. Sie zeigen als eine Art »Wegweiser« an, ob die Partner noch (oder nicht mehr) die gleiche Wellenlänge haben. In dauerhaften Beziehungen ist die Entwicklung des intimen Kußverhaltens eine gute Angabe für den Herzschlag der Beziehung. Der Kuß ist also das Thermometer, das über die Jahre hinweg die Wärme der Liebesbeziehung anzeigt.

Küssen verstärkt die Beziehung und hält sie in wichtigem Maße aufrecht. Und es sieht so aus, als könne der erotische Kuß sich einer langen Geschichte, die wahrscheinlich bis in die Zeit des vorgeschichtlichen Menschen zurückreicht, rühmen. Über das menschliche Kußverhalten in diesen frühesten Zeiten wird man selbstverständlich nie viel erfahren. »Heiße Küsse« hinterlassen nun einmal wenig Fossilien. Und soviel uns bekannt ist, haben die Höhlenbewohner in ihrer Höhlenmalerei auch keine küssenden Figuren dargestellt.

Der tiefe Zungenkuß ist der Prototyp des erotischen Kusses. Es ist der Kuß, bei dem die betroffenen Münder beide aktiv sind und die Zungen sich leidenschaftlich bewegen. Dieser Kuß wird gegeben, um »sinnlich« zu berühren. Er hat also einen ausgesprochenen erotischen Einschlag und unterscheidet sich von dem »Ehrenkuss«, der diese Nebenbedeutung nicht hat und der als »unschuldig« betrachtet wird. Die Sinneswahrnehmungen, die beim tiefen Kuß einsetzen, sind vielfältig. Sie fließen in einer Gesamterfahrung, die diesem Kuß seine unverfälschte Sinnlichkeit gibt, zusammen. An einem solchen Kußkontakt sind ja Mund, Lippen, Zunge und Nase bzw. Tast-, Geschmacks- und Geruchsempfindung beteiligt.

Der Geruch des Kusses

Am Mundkuß ist die Nase im Grunde genommen nicht direkt beteiligt — dies im Gegensatz zum Nasengruß[1]. Aber trotzdem ist das Geruchsorgan von essentieller Bedeutung bei der Wahrnehmung des Partners, gerade über den Geruch seiner oder ihrer Sekretionen. Der sehr intime Kontakt zwischen den beiden Münden beim tiefen Kuß sorgt dafür, daß die Küssenden unfreiwillig den gegenseitigen Geruch wahrnehmen. Dies ist eine Mischung aus Teilgerüchen, die aus der Haut um den Mund, aus der Mundhöhle selber und aus der ausgeatmeten Luft stammen. Dadurch daß Parfums, Eau de Toilette, Gesichtscremes, Make-up, After-Shave-Lotions, Zahnpasten, Seifen und sonstige Pflegeprodukte benutzt werden, kann dieser persönliche Geruch mit allen entsprechenden Vor- und Nachteilen eingehend geändert werden. Denn beim intimen Küssen nimmt man auch diesen »verkörperten Geruch« wahr.

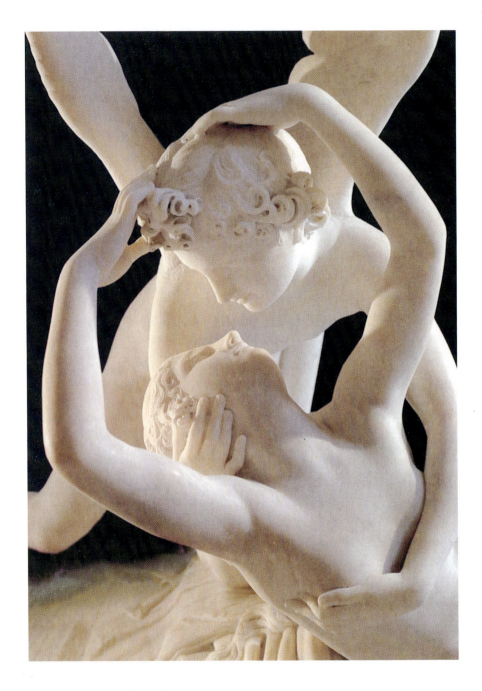

Antonio Canova (1757-1822): *Amor und Psyche*
Paris: Musée du Louvre

Das »Fühlen« eines Kusses

Ein anderes, wichtiges Element der sinnlichen Kußerfahrung stellen die »Eindrücke«, die man dank der Tastempfindung des Mundes, der Lippen und der Zunge gewinnt, dar. Mit diesen Organen verfügt der Mensch über ein äußerst sensibles Ausdrucksorgan, das sich für die gesprochene Sprache sowie für die Körpersprache äußerst eignet. Die stark durchbluteten und reichlich mit Nerven versorgten Lippen und Zunge sind, abgesehen von den Genitalien, die empfindlichsten Körperteile. Auf der saugenden Suche nach der feuchten Mundhöhle und beim spielerischen Kreuzen der Zungen erreichen die Tastwahrnehmungen ihre maximale Intensität. Diesen Eindrücken kann man noch kleine, feine, manchmal etwas scharfe, aber nie schmerzhafte Bisse hinzufügen. In dergleichen Momenten besuchen die Hände meistens streichelnd andere Kopf- oder Körperteile. So tragen diese in ihrer Weise dazu bei, daß die wohltuenden Tastempfindungen zu einer als Ganzes erlebten Liebkosung werden.

Der Geschmack des Kusses

In vielen romantischen Liedern und in den Liebesgedichten und -romanen bejubelt man den »unvergeßlichen Geschmack der Lippen«. Dies weist darauf hin, daß küssende Feinschmecker das Geschmackvolle der geliebten Lippen sehr schätzen. Es wird wohl keinen einzigen Lyriker oder Songwriter stören, daß die Entladung der Geschmackspapillen hauptsächlich dem Speichel der angebeteten Lippen und den umliegenden Mund zuzuschreiben ist. Physiologische Untersuchungen haben bewiesen, daß die Mundsekretionen nach der zu sich genommenen Nahrung jedesmal gewisse Unterschiede aufweisen. Bestimmte Stoffe in der Nahrung werden in den Speichel aufgenommen. Zusammen mit dem nahe damit zusammenhängenden Geruch bekommt jeder Kuß so einen eigenen Geschmack. Jeder einzelne Kuß schmeckt also anders, auch mit derselben Person.

Im Zusammenhang mit dem Geschmack des Mundkusses ist es angebracht, einiges zu sagen zu der Benutzung von Lippenstift. Seit den alten Ägyptern — vor etwa 5000 Jahren — haben Frauen sich daran gewöhnt, ihre Lippen mit allerhand Rotschattierungen runder und voller zu machen, um expressiver und attraktiver auszusehen. Aber nicht jeder Mann ist vollkommen glücklich mit dem so entstandenen Kußgeschmack. Hinzu kommt noch, daß während des Küssens die männlichen Lippen etwas roter werden. Kluge Lippenstiftfabrikanten stellen kußechte Lippenstiftsorten her. Dank dieser großen Auswahl an Lippenstiftgeschmacken kann sich jetzt also jeder Kußlustige an speziell für ihn abgeschmeckten Lippen zugute tun.

Der Klang des Kusses

Küsse können auch klingen. Dadurch daß man beim Einatmen die küssenden Lippen plötzlich öffnet, hört man den bekannten »Schmatz«. Bei einem leidenschaftlichen Kuß kann sich ebenfalls ein ähnlicher Schmatz hören lassen. Dies weist darauf hin, daß ein kurzfristiges Vakuum in den sich aneinander festgesaugten küssenden Münden verlorengegangen ist. Im allgemeinen werden diese platzenden Laute als eine sympathische Nebenerscheinung von heissen Küssen betrachtet und reizen sogar die Leidenschaft der Küssenden auf. Diese Gefühlsregung kommt in noch viel größerem Maße beim Hören der Liebesschreie, der sogenannten »sitkrta« beschrieben im Koka Shastra, vor. Es sind kleine, genüßliche Laute, die innige Küsse begleiten und eine stöhnende synchrone Atmen beim Küssen teil der Sinnlichkeit des tiefen Kusses mit oder ohne das sanfte Winken der Köpfe. Es ist das konkrete Erlebnis der Leidenschaft.

Das Gesicht eines Kusses

Die von einem intimen Kuß hervorgerufene Verzückung fordert praktisch, daß man die Augen schließt. Erst dann kann der Rausch des intimen Küssens völlig erlebt werden. Erst dann wird man nicht unnötig von der gefühllosen, kalten Umgebung abgelenkt. Außerdem hat sich durch den Mund-zu-Mund-Kontakt der Abstand zwischen den Geliebten so verkleinert, daß das Anschauen des Liebespartners eher einem einander kurzsichtig Ansehen oder einem Im-Auge-Behalten ähneln würde. Und wie würde man in dergleichen Umständen noch scharf sehen oder nicht allzu viel schielen? Dies würde ja eine entnüchternde Wirkung haben. Aus diesem Grund küßt man sich meist nicht mit offeren Augen und stellt die große Mehrheit der küssenden Geliebten sich mit den angenehmen Empfindungen, die sie über andere Sinne spüren, zufrieden. Wenn man sich Großaufnahmen von Filmküssen etwas näher ansieht, merkt man auch, daß die Umschlingenden sich immer mit geschlossenen Augen küssen. Nur wenn das Küssen unterbrochen wird, sehen die Partner sich nur einen »Augenblick« tief in die Augen, um nachher das Küssen eventuell mit geschlossenen Augengliedern weiterzuführen. Das Beobachten des Liebespartners ist also viel eher ein Gefühlsbeobachten als ein visuelles Betrachten. Es ist eine Art Kontemplation. Die Küssenden dürfen auch ruhig die Augen schließen, denn beim Versinken in die sinnlichen Freuden des erotischen Küssens, in sicherer Übergabe aneinander braucht man nicht wachsam zu sein. Es ist das Himmelreich der Dreifaltigkeit der Sinne. Der »Forscherblick« hat keinen Zutritt zu diesem Paradis!

Das Lustempfinden beim tiefen Küssen

Führen die vielfältigen Wohltaten des sinnlichen Küssens von selbst zur Ekstase? Gar nicht. Der intime Kontakt mit den sanften warmblütigen Lippen und der feuchten Mundhöhle leistet nicht gleich Gewähr dafür, daß tief Küssen zu einem großen Vergnügen wird. Der ständig wachsende Gefühlsstrom kann jeden Augenblick verzögert oder sogar plötzlich gestoppt werden. Im folgenden gehen wir etwas tiefer auf die Faktoren, die eine hemmende Wirkung auf den Genuß am erotischen Küssen haben können, ein.

Wir sagten schon, daß »das Küssen mit offenen Augen« entnüchternd wirken kann. Dies gilt auch für die anderen sinnlichen Eindrücke. Manche können sich so sehr an dem als kindisch betrachteten Geschmatze ärgern, daß die ganze erotisierende Wirkung des tiefen Kusses dabei verlorengeht. Gutgemeinte, leidenschaftliche Bisse können außer Kontrolle geraten und die ursprünglich lustvollen Küsse ungewollt zu einer schmerzhaften Angelegenheit machen. Das könnte auch der Fall sein bei einem überempfindlichen Partner, wenn der Mann einen Stoppelbart hat. Der leckere Speichel, den man sonst so gierig »trinkt«, könnte jetzt bitter schmecken. Er wird zu einer unangenehmen Mundflüssigkeit, in der der Liebeskuß lustlos ertrinkt. Das Entfernen des hinterbliebenen Speichels nach einem (zu) nassen Kuß soll aber nicht notwendig bedeuten, es habe einen ekelhaften Geschmack. Manche Leute können keine Feuchtigkeit um den Mund ertragen, aber der Partner betrachtet es als sehr beleidigend. Er beurteilt dieses Entfernen des Speichels als eine Zurückweisung des »süßen Küssens« und damit seiner Person. Auch ein unangenehmer Mundgeruch kann eine hemmungslose »turn-off«-Reaktion auslösen. Hauptschuldige an der allerorts gefürchteten übelriechenden Atemluft sind eine mangelhafte Mundpflege, Zahnfäule und Verdauungsstörungen (z. B. bei einer Depression). Bestimmte scharfe Speisen, alkoholische und andere Getränke und vor allem Zigaretten haben einen störenden Mundgeruch zur Folge. Wenn die Küssenden z. B. aber beide Knoblauch gegessen, Whisky getrunken oder Zigaretten geraucht haben, ist der Mundgeruch vom anderen Partner viel weniger oder sogar nicht mehr störend. Für Personen, die Alkohol und Zigaretten als positiv (männlich und hart) bezeichnen, kann der nach Nikotin oder Alkohol riechende Mundkuß sogar sehr aufreizend wirken, auch wenn man selber noch nicht getrunken oder geraucht hat. In diesem Zusammenhang wollen wir aufmerksam machen auf den Riesenerfolg erfrischender Mundsprays und Zahnpasten. Dieser Erfolg erklärt sich zum großen Teil dadurch, daß Leute sehr empfindlich sind für einen übelriechenden Atem und also eine entsprechende Angst davor haben, keine begierigen Zungenküsse zu bekommen. Diese Produkte werden aber vor allem verwendet, weil man einen frischen, kräftigen und inspirierenden Eindruck vermitteln will.

Es gibt auch eine Menge sekundäre Faktoren, die die Lustgefühle beim Küssen verderben können: Unerfahrenheit und ungeschickte Bewegungen, wodurch Zähne und Nase offenbar dauernd dem angenehmen Küssen im Wege stehen; eine Zahnspange, eine Zahnprothese, die locker werden kann, eine große Nase oder hervorstehende Zähne, die den intimen Kontakt zwischen den Mündern behindern. Mit ein bißchen Übung lassen sich diese Probleme immer schnell lösen. Und Brillen stören nur, bis man sie abnimmt. Tiefe Küsse können aber viel grundsätzlicher durch die allgemeine Einstellung zum sinnlichen Genuß, die Erziehung und die Situation, in dem man sich befindet, unterbrochen werden. Für die betroffene Person wirken sie sowohl bewußt als unbewußt störend. Das Küssen kann man nur genießen, wenn man nicht nur körperlich, sondern auch in Bezug auf die Einstellung die gleiche Wellenlänge hat.

Das Gefühl: der Führer des Lustempfindens

Das ausschlaggebende Element beim Genuß am Zungenkuß ist das Maß, in dem sich die Partner gegenseitig verbunden fühlen. Richtige emotionale Verbundenheit mit dem anderen betrachtet man im allgemeinen als den einzig richtigen und berechtigten Grund, jemanden intim zu küssen. Man küßt jemanden erst auf eine intime Weise, wenn man sich als Mensch innig mit dieser Person verbunden fühlt. Diese Verbundenheit versetzt den Partner in eine solche günstige und sichere Lage, daß alle möglich störenden Faktoren sich verwischen oder sogar verschwinden. Einen Kuß intensiv zu fühlen ist erst möglich für Küssende, die wirklich etwas füreinander fühlen. Der intime Kuß bestätigt so, daß man nur echt intim verkehren kann mit demjenigen, mit dem man intim lebt. Tiefe Zuneigung aber ist nicht der einzige Grund zum Geben eines Zungenkusses. Dieser Kuß gilt auch als Statussymbol des Erwachsenseins und wird verwendet, um die eigene sexuelle Reife bzw. Begehrlichkeit zu demonstrieren. Prestigegewinn hat schon mancher Mann und manche Frau dazu veranlaßt, den Partner intim zu küssen, obwohl man sich gar nicht so innig mit ihm verbunden fühlt. Dies schließt aber nicht aus, daß der ursprünglich nüchterne, eigennützige, tiefe Kuß unverhofft herrlich sein und »fleischliche« Lüste auslösen kann. Dies hat zur Folge, daß man den Kußpartner höher einschätzt. Van da an gerät man in eine Art »Kreislauf«, in dem die gestiegene Achtung vor dem Partner den erotischen Kuß noch süßer macht und die Freude am intimen Kuß die frühe Zuneigung zum Partner vertiefen kann.

Dies gilt um so mehr für diejenigen, die von Anfang an voller zärtlicher Gefühle füreinander sind. Sie träumen vom ersehnten ersten Kuß. Wenn der einmal gekommen ist, greifen sie der glücklichmachenden Wirkung des nächsten Mund-zu-Mund-Kontaktes mit dem Geliebten vor. Für sie ist dieser Kuß eine unversiegliche Quelle des Lustempfindens.

Die mehrfache Sensibilität des Küssens als Lustempfinden

Der intime Kuß kann als symbolischer Ausdruck der Liebe erfahren werden. »Zwei Lippen sollen küssend auf zwei andere gedrückt werden, sonst werden sie nie wissen, welche Wirkung die Liebe hervorrufen kann« so klingt es im Love-Song: »To each his own«. Offensichtlich löst der Liebeskuß etwas aus. Um dieses »etwas« herausfinden zu können, werden wir uns in den Unterschied zwischen dem Lustempfinden beim Kuß und beim Koitus vertiefen. Wenn sich zwei Menschen intim küssen, dann werden sie auf eine direkte Weise mit der lebendigen Anwesenheit (und also auch mit dem Anderssein) des Liebespartners konfrontiert. Der Kontakt, der beim Koitus zustandekommt, ist im Gegensatz dazu viel weniger »konfrontierend«. Der Großteil der Positionen beim Sexualverkehr eignet sich nicht so sehr für Körperkontakt, »face to face«, und noch weniger zum intimen Mund-zu-Mund-Kontakt. Dadurch besteht eine reelle Chance, daß der Koitus weniger personenbezogen wird und so einen großen Teil seines intimen Inhalt als »Begegnung« (siehe die Bedeutung vom lateinischen »Coire« = zusammengehen, sich treffen) verliert. Außerdem läßt bei der sich steigernden sinnlichen Verzückung während des Geschlechtsverkehrs das Bewußtsein der Umgebung und also auch des Partners systematisch nach. Letzendlich kann sich das Bewußtsein so verringern, daß man sich höchstens noch des eigenen Genusses, in man dem sich buchstablich verliert, bewußt ist. Die hohe Reizbarkeit der Geschlechtsorgane ermöglicht rein körperlich-ekstatische bis zu orgastischen Genußmomenten, in denen die Partner sich aber trotz der großen physischen Nähe nicht wirklich nahe fühlen.

Diese widersprüchliche Situation, bei der körperliche Lust und gefühlsmäßiger Abstand zusammengehen können, ist beim tiefen Küssen ausgeschlossen. Da kommt das Lustempfinden auf eine viel subtilere Art und Weise zustande. Durch das direkte Zusammengehen von zumindest drei Sinnen (Tast-, Geschmacks- und Geruchssinn) erfährt man die leibliche Anwesenheit des Partners sehr intensiv. Das eventuelle Hören oder Ansehen des Partners kann diese Erfahrung nur stärken. Gerade das macht den tiefen Kuß als Lustquelle zu einem empfindlichen Erlebnis, das sich leicht verstören läßt. Die Geliebten werden in solchem Maß mit der Nase aufeinander gestoßen, daß sie sich sinnlich völlig wahrnehmen. Dem Partner keine oder weniger Aufmerksamkeit zu widmen, ist denn auch nicht möglich. Jede unangenehme Wahrnehmung genügt, um das Küssen als weniger lustvoll, als unangenehm oder in schlimmeren Fällen sogar als ekelhaft erfahren zu lassen.

Wenn diese rein sinnlichen Wahrnehmungen aber angenehm sind und auch die Umgebung nicht ernüchternd wirkt, genügt die Reizbarkeit des Mundes nicht, um sich rein körperlich an einem Kuss zu berauschen. Man braucht mehr dafür. Nennen wir sie »aufreizende Vorstellungen oder Phantasmen«. Die bringen die verschiedenen lustweckenden sinnlichen Wahrnehmungen zu einem großen sinnlichen Vergnügen. Gerade diesem geistigen Eingreifen hat der tiefe Kuß seinen erotischen Inhalt zu verdanken. In außergewöhnlichen Fällen, wenn die Erregung sehr groß ist, können leidenschaftliche Küsse übrigens zu einem Orgasmus führen.

Um beim intimen Küssen ständig oder doch mehrfach genießen zu können, müssen die Phantasmen über und Gedanken an den anderen auf einer tiefempfundenen Zärtlichkeit und einem Liebesglühen beruhen. Wenn die Erregung mehr mit Neugier oder mit dem Erobern des anderen zu tun hat, wird das Vergnügen beim Küssen nur kurzfristig sein. Der Reiz des tiefen Küssens erlischt dann sehr schnell. Was übrigbleibt, ist nur noch lustloses Geschmatze zweier Münder, »Bewegungen« ohne »Verzückung«, eine Gefühllosigkeit, die der Partner natürlich schnell bemerkt. Wie gut könnte man den enttäuschten Liebhaber verstehen, wenn er singt: »Du küßt mich, aber Dein Herz ist leer, mein Schatz, denn Deine Lippen sind kalt«. Küsse sind also erst wirklich eine Lust, wenn sie nicht nur mit den Lippen, sondern auch mit großer Zärtlichkeit gegeben werden und wenn eine gegenseitige, zärtliche Verbundenheit besteht. Mit einem solchen Gemütszustand der Küssenden besteht eine wirkliche Chance, daß die beiden in eine Lage der präkoitalen Erregung kommen.

Wenn sie dann Geschlechtsverkehr haben wollen und sich noch intimer küssen, erreichen sie die größtmögliche physische Nähe, die es zwischen zwei Individuen geben kann. Im vierten Teil seiner »Metamorphosen« spricht Ovid von einer zeitlosen Verschmelzung, die über Küsse und Umarmungen zustandekommen kann. Es handelt sich um die Geschichte der Nymphe der Quelle Salmacis und des Sohns des Mercurius, Hermaphroditus. Salmacis wird von Liebesgefühlen überrumpelt, wenn sie den schönen Knaben nacktbadend im See entdeckt. Wie von Sinnen stürzt sie ihm nach. Noch bevor er sich widersetzen kann, hat sie sich wie ein Efeu um seinen Körper geschlungen und überhäuft ihn mit Küssen. Sie bat die Götter darum, sie nie mehr voneinander zu trennen. Ihre Bitte wurde erhört und Ovidius schreibt:

> »So sind die Körper seit dieser innigen Umarmung vereinigt. Sie verloren aber in ihrer Vereinigung beide ihr Wesen nicht, sondern setzten es in neuer Gestalt fort. Man kann nicht mehr sagen, daß dies eine Frau und das ein junger Knabe ist. Es sieht so aus, als gehörten sie zu gleicher Zeit zu einem Geschlecht und beiden Geschlechtern«.

Warum küssen Menschen? Psychodynamik des erotischen Kusses

In aller Welt küßt der Mensch beim Liebesspiel. Der formalisierte Kuß kommt jedoch nur in bestimmten Kulturen vor. Angenommen wird, daß die Erklärung für das Küssen in der menschlichen Psychophysiologie liegt.

Die Lippen, die Zunge und die ganze Mundhöhle bilden für die meisten Leute erogene oder lustgefühlerregende Kontaktgebiete.

Untersuchungen haben herausgestellt, daß bei sexueller Aufregung auch eine seelische Entladung in der Mundgegend stattfindet. Dies sei dann die rein physiologische Erklärung, weshalb bei sexueller Reizung eine Neigung zum sinnlichen Reizen der Mundgegend entsteht. Die warme Haut des Partners ist wortwörtlich die »auf dem Mund liegende« und also die richtige Stelle für die Befriedigung dieses sinnlichen Hungers. Das Vorkommen von »Mund-Tätigkeiten« bei verschiedenen Tierarten beweist, daß es sich hier um ein biologisch fundiertes Verhalten handelt. Bei Reptilien (Echsen), Vögeln (siehe den englischen Ausdruck »bill (= Schnabel) and coo« für Kosen) und Säugetieren (Schimpansen, Makaken, Haussperlingen, Elefanten, Seelöwen, Pferden) werden die sexuellen Tätigkeiten von »Mund-Kontakten« begleitet.

Bei manchen Vögeln und Säugetieren können diese oralen Kontakte stundenlang angehalten werden. Bei den Säugetieren besteht diese Tätigkeit meistens darin, daß die Lippen gegen die Schnauze oder in den Nacken gedrückt werden. Manchmal werden die Zungen miteinander in Kontakt gebracht oder zu gegenseitigem Lecken verwendet. Bestimmte Affenarten nuckeln an den Lippen des Partners bei der Paarung (oder beißen sogar darein).

Das Wiesel hingegen beißt sich völlig in dem Fell seines Liebespartners fest. Auf diese Art und Weise befriedigt es zugleich seine Not an Mundkontakt und hat es seinen Partner im Griff. Bei manchen Tierarten geht es gelegentlich schlimm aus, wenn sie sich in Liebesraserei die Maulränder abbeißen.

Die sexuelle Bedeutung des Mundes hat also tiefe Wurzeln bis weit in die Geschichte des Lebens auf der Erde. Von allen Säugetieren ist nur der Homo sapiens frei genug, auf der Grundlage kulturbestimmter, sozialer, moralischer oder hygienischer Erwägungen diesem psychophysiologisch »determinierten« Verhalten zu entsagen.

Umgekehrt befähigen ihn seine Phantasie und sein Intellekt, dieses Kußverhalten zu verfeinern bis zum Raffinement des erotischen Kusses in all seinen Erscheinungsformen oder zu stilisieren bis zum formellen Kuß der Etikette. Der Kuß hat also seine endgültige Form dem kreativen menschlichen Beitrag zu verdanken. Anstatt die psychophysiologischen Spannungen um den Mund herum, die durch sexuelle Reizung oder ausführliches Streicheln hervorgerufen werden, durch Beißen oder Nuckeln freien Lauf zu lassen, entlädt er diese Spannungen durch Küsse. Der Kuß als Sieg über den Biß, als Versöhnung: als Beweis der menschlichen Herrschaft über seine aggressiven beißenden Triebimpulse. So kommt es, daß der Kuß zum Sinnbild zärtlicher Intimität oder freundschaftlicher Zuneigung geworden ist, und daß »Liebesbisse« auf aggressive Sexualität verweisen.

Die Psychoanalyse hat die Rolle und die Bedeutung der oralen Erotik verdeutlicht.

Die erste Entwicklungsphase des Menschen nach seiner Geburt ist die orale Phase, in der die Ernährung und der Mund als libidinöse Zone (»erogene Zone«) im Mittelpunkt stehen. Wenn das Neugeborene an der Mutterbrust liegt, um seinen Hunger zu stillen, erfährt es unmittelbar ein starkes Lust- und Befriedigungsgefühl in der Gegend des Mundes. Bei dem Kontakt mit der weichen Brust und bei dem Hereinfließen der warmen Milch werden der Mund und die Lippen als erogene Kontaktzonen aufgeladen. Das Kind lebt also in einer verfließenden Einheit mit seiner Mutter. Am Anfang fällt die Befriedigung des Ernährungsbedarfs noch größtenteils mit der Lustbefriedigung des Mundes zusammen. Dies liegt der ersten und grundlegenden emotionalen Beziehung des Kindes zu der Mutter (oder der Mutterfigur) zugrunde. Die Volksweisheit »die Liebe geht durch den Magen« ist darauf eine Anspielung. Wenn aber die Intervalle zwischen dem Säugen immer größer werden, fängt der Säugling damit an, immer mehr alternative Befriedigungsarten zu suchen. Seine erste Lusterfahrung hat ihn dermaßen angesprochen, daß er die immer wieder erleben will. Beim Abstillen, dem Moment, wo die enge Beziehung zwischen Mutter und Kind ein endgültiges Ende nimmt, muß das Kind notgedrungen auf die höchste orale Befriedigung, die es an der Mutterbrust gefunden hat, verzichten.

Der Drang zur Lusterfahrung am Mund hat aber nicht nachgelassen. Deshalb versucht das Kind jetzt seine orale organische Lust zu befriedigen, indem es alles mögliche in den Mund steckt und probiert, daran schleckt und lutscht, darin beißt, daran nuckelt und kaut. Auch wenn das Kind in dieser Phase die ganze materielle Welt an die Lippen setzt, ist die Befriedigung nicht mehr so total und bestimmt nie restlos. Auch die vielen und schmackhaften Süßigkeiten, an denen es sich jetzt gütlich tun kann, lassen es mit einem unbefriedigten Gefühl zurück. Später, wenn es als Erwachsener in anderen Formen von oraler Befriedigung wie z.B. Naschen, Rauchen, gut Essen und Trinken, denkt eine Lösung zu finden, stellt sich heraus, daß seine oralen Lüste unersättlich sind. Schlimmer noch, er ist schon auf dem besten Wege, Sklave seiner Suche zu werden. Es gelingt ihm nicht, ein gutes Maß für seine orale Lust zu finden. Kein Gegenstand aus der materiellen Realität kann seine unbeschränkte Not endgültig befriedigen. Für manche fangen hier übrigens Schwierigkeiten und Störungen an. An erster Stelle ist es aber ein allgemein menschliches Problem. Jedes Luststreben — also auch das orale — stößt auf Widerstand. Der »Gegenstand«, der am besten seine oral-erotischen Strebungen befriedigen kann, ist die andere Person. Beim Mund-zu-Mund-Küssen werden zugleich zwei orale Lüste befriedigt, gegenseitig. Dies gibt genau dieser Form von Berührung eine große erotische Bedeutung. Und zugleich besteht hier noch die Möglichkeit, daß zwischen beiden Personen eine gefühlsmäßige Bindung entsteht. Auch wenn er beim Küssen einer anderen Person Lust erfahren hat, bleibt der Mensch trotzdem mit einem Gefühl der Entbehrung zurück. Das ruft bei ihm gleichsam folgende Reflexion hervor: »Schade für mich selbst, daß ich nicht immer küssen kann!« Schon lange bevor die Psychoanalyse das Kussverhalten interpretierte, betrachtete Lukretius, ein römischer Schriftsteller aus dem ersten Jahrhundert vor Christi Geburt, inspiriert von Platon, das Kußverhalten als verzweifelte Versuche der menschlichen Einswerdung, als mißlungenes Streben nach einer völligen »Unio«. Von der Geburt an bleibt diese vollkommene Einheit tatsächlich ein unerreichbares Ideal. Bei Bossuet, dem bekannten französischen Schriftsteller und Bischof aus dem siebzehnten Jahrhundert, finden wir ähnliche Ideen im Zusammenhang mit dem Kuß und dem Koitus. So hat er geschrieben:

> »Wer ist sich dessen nicht bewußt, daß wir in der Ekstase der menschlichen Liebe einander begehren und auffressen, daß wir völlig Teil des anderen werden wollen, daß wir in den Geliebten beißen wollen, ihn zu uns nehmen wollen, eins mit ihm werden wollen?«

Dies hat Freud dazu angeregt, den Drang nach Vereinigung durch Küsse oder Koitus auch als eine narzißtisch gefärbte Neigung zur Rückkehr in die »Eutopia«, d.h. den guten Ort des Mutterschosses zu betrachten. Andere Schriftsteller hingegen, wie C.G. Jung, sind der Meinung, daß das Küssen direkt in der Ernährungshandlung (und also viel weniger oder gar nicht in der Sexualität) seinen Ursprung hat. Das ist auch die Auffassung der alten Ägypter. In ihrer Sprache verwenden sie dasselbe Wort für die Begriffe »essen« und »küssen«. Einer ähnlichen Ansicht huldigt der französische Ethologe Paul d'Enjoy. Er bemerkt, daß die Chinesen das Küssen verabscheuen, weil sie der Meinung sind, daß dieses Verhalten ursprünglich eine kannibalische Tat war.

Es ist nicht so schwer, das Küssen mit dem Mund und der Zunge als geänderte Ernährungsbewegungen zu betrachten. Früher — aber auch noch bei primitiven Völkern und in Bauerndörfern — wurde das kleine Kind nach dem Abstillen und bevor es feste Nahrung bekommt, von Mund zu Mund genährt.

Die vorgekaute Nahrung wurde unmittelbar aus dem Mund der Mutter in den des Kindes gebracht. Durch den Mund- und Zungenkontakt, der auf diese Weise entstand, und durch die innige Sorge und Zuneigung, die daraus hervorging, sei diese Mundernährung zum Vorläufer des Liebeskusses geworden. Dieser Auffassung zufolge sei der Zungenkuß also ein Relikt, ein Eltern-Kind-Verhalten, das sich später erneut als eine Intimität zwischen Erwachsenen manifestiert.

Diese Ansicht geht einigermaßen an der Bedeutung des Mundes als Quelle der Lust vorüber. Man betont allzusehr die formelle Ähnlichkeit zwischen der Mundernährung und dem Zungenkuß. Die Ernährung, die zwar Sorgsamkeit

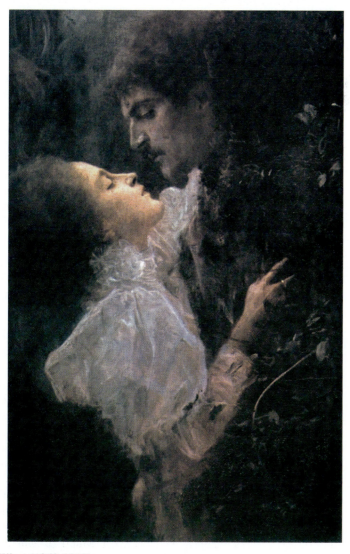

Gustav Klimt (1862-1918)
Liebe (Detail, 1895 — Historisches Museum Wien

und Zuneigung voraussetzt, ruft an erster Stelle libidinöse Sinneswahrnehmungen hervor. Das ist auch der Grund, wofür auch später nach Befriedigung
in dem erotischen Kuß gesucht wird.

Die Küsse der Geliebten

Der innige Zungenkuß ist der typischste Vertreter der erotischen Küsse. Es
gibt aber auch noch andere weniger typische erotische Küsse. Der Liebeskuß,
schnell und flüchtig oder länger gegeben, hat tatsächlich eine ganze Reihe von
Variationen. Gemäß der Berührungsintensität z.B. fängt der erotische Kuß mit
dem intim streichelnden Kuß — einer zärtlichen Massage — an und endet er
mit dem harten Kuß-Biß eventuell mit Blutergüssen. Im ältesten und
bekanntesten Werk, das der Liebeskunst gewidmet ist, dem *Kama Sutra* von
Vatsyayana, werden in einem speziellen Kapitel die verschiedenen Variationen des erotischen Küssens behandelt. Wir geben einen kleinen Überblick. Bei
dem formellen Kuß berührt das Mädchen nur den Mund ihres Verehrers, aber
selbst macht sie nichts. Einen zitternden Kuß gibt ein Mädchen, wenn sie ihre
Schüchternheit überwindet und sie die Lippe, die ihr in den Mund gedrückt
wird, berühren will und dabei die Unterlippe, aber nicht die Oberlippe bewegt.
Der berührende Kuß wird gegeben, wenn ein Mädchen die Lippe ihres Freundes mit der Zunge berührt und, nachdem sie die Augen geschlossen hat, die
Hände in die ihres Kußpartners legt.

Vatsyayana fügt noch hinzu, daß andere Schriftsteller die folgenden Küsse
unterscheiden: den echten Kuß, wenn sich die Lippen der zwei Geliebten völlig berühren; den gebogenen Kuß, wenn sich die Köpfe der beiden Geliebten
nähern und die Lippen sich in dieser Haltung berühren; den erzwungenen Kuß,
wenn einer der zwei Geliebten das Gesicht des anderen aufhebt, indem er
Kopf und Kinn festhält und dann küßt; den sehr harten Kuß, wenn die Unterlippe zwischen den zwei Fingern angefaßt, mit der Zunge berührt und danach
sehr heftig mit der Lippe gedrückt wird. Dieser Kuß ist die intensivierte Ver-
sion des »harten Kusses«, bei dem die Unterlippe lediglich mit großer Kraft
auf den anderen Mund gedrückt wird.

Der Autor des *Kama Sutra* unterscheidet selber noch: den Kuß der Unter-
lippe, wenn der Mann die Oberlippe der Frau küßt und sie dann als Gegenlei-
stung seine Unterlippe; den umschlingenden Kuß, wenn einer der beiden
Geliebten die Lippen des Partners zwischen den seinen bzw. ihren nimmt; den
Zungenkampf, wenn einer von beiden, während der vorige Kuß stattfindet, die
Zähne, die Zunge und den Gaumen des Partners mit seiner bzw. ihrer Zunge
berührt. Auf dieselbe Art und Weise kann man Küsse geben, wobei einer die
Zähne gegen den Mund des anderen drückt.

Im *Koka Shastra*, einem späteren indischen Werk über Erotik, finden wir
teilweise dieselben Kußformen zurück: den formellen Kuß, den geschlossenen Kuß oder den umschlingenden Kuß und den »Zungenkampf«. Aber es
werden auch noch andere Küsse erwähnt: der Oberlippenkuß, wenn der Mann
beim Küssen an der Oberlippe der Frau nuckelt; der Saugkuß, wenn die Frau
saugend an der Unterlippe des Mannes zieht; der drückende Kuß, wenn sie die
Lippen ihres Mannes nimmt, die sanft an die ihren drückt, ihm die Hand auf die

Augen legt und ihm die Zunge leicht in den Mund steckt; der spazierende Kuß, wenn er das Kinn des Partners unten festnimmt und ihr Gesicht leise hin und her bewegt, während sie gegenseitig an den Lippen lutschen; der Seitenkuß ist eine Form des vorigen Kusses, wobei hier von der Seite im Profil geküßt wird.

Anschließend an den Kuß als »Kämpfen mit der Zunge« werden auch noch die drei besonderen Küsse von Padmarsi erwähnt: die »Suci« (= Nadel), wenn die Zunge in der Form einer Stecknadel in den Mund der Frau gebracht wird; der »Pratata«, wenn die Zunge platt wie ein Blatt in den Mund des Partners gesteckt wird und der »Kari«, wenn man mit der Zunge im Mund des Partners zitternde Bewegungen macht. Padmarsi nennt auch eine eigene Klassifikation. Er unterscheidet die »stimmlosen« Küsse von den »stimmhaften«. Letztere Klasse ähnelt der Varietät »Küsse von Liebesschreien begleitet«. Sowohl im *Kama Sutra* als auch im *Koka Shastra* ist auch noch von dem übertragenen Kuß die Rede. Das ist der Kuß, den man einem Bildnis des Geliebten oder einem Kind in Gegenwart dieses Geliebten gibt, und mit dem Gefühle sinnlicher Liebe ausgedrückt werden.

Ob man einen Kuß als erotisch bezeichnen kann, hängt von der Intensität, mit der er gegeben wurde, ab. Eigentlich kann man jemanden im wörtlichen Sinne von Kopf bis Fuß mit erotischen Küssen überschütten, solange sich aus der Absicht, mit der die Küsse gegeben bzw. empfangen werden, die erotische Art zeigt. In bezug auf die Körperteile, die man küssen kann, läßt sich im *Koka Shastra* folgendes lesen. Die Stellen, die dort als geeignet zum Küssen erwähnt werden, sind die Augen, der Nacken und die Backen, das Zahnfleisch und die Innenseite des Mundes, der Busen und die Stelle zwischen den Brüsten. Bei den Leuten aus dem Land von Lat ist es auch üblich, passionierte Küsse auf die Geschlechtsorgane, unter und um den Nabel herum und in die Achselhöhlen zu geben. Vatsyayana schreibt darüber:

> »Folgende sind die zu küssenden Stellen: die Stirn, die Augen, die Backen, die Kehle, der Busen, die Brüste, die Lippen und die Innenseite des Mundes. Außerdem küssen die Laten auch noch folgende Stellen: die Gelenke der Arme, die Schenkel und den Nabel«.

Der Schriftsteller ist aber der Meinung, daß das Küssen obengenannter Stellen von diesen Leuten durch die Heftigkeit ihrer Leidenschaft und durch die Bräuche ihrer Gegend praktiziert wird, aber daß das nicht von allen nachzufolgen ist.

Dieselbe Mischung von Beschreiben und Vorschreiben finden wir bei Vatsyayana im folgenden Abschnitt zurück:

> »Wenn ein Liebhaber, der abends spät heimkehrt, seine Geliebte, die schon im Bett liegt und schläft, küßt, um ihr seine Sehnsucht zu zeigen, dann ist dies 'ein weckender Kuß'. Bei solch einer Gelegenheit kann die Frau tun, als ob sie schläft, während ihr Geliebter hereinkommt, um so seine Absichten kennenzulernen und zu erreichen, daß er Respekt vor ihr fühlt. Einige Zeilen weiter können wir aus der Beschreibung des enthüllenden Kusses schlußfolgern, daß sich noch andere Stellen dazu eignen, seine Absichten zum Ausdruck zu bringen. Wenn ein Mann abends in

einem Theater oder bei einer Versammlung von Männern, die seiner Kaste angehören, auf eine Frau zutritt und einen Finger ihrer Hand, oder wenn sie sitzt, eine Zehe von ihrem Fuß küßt, oder wenn eine Frau, die den Körper ihres Geliebten massiert, den Kopf auf seinen Oberschenkel legt (als ob sie schläfrig wurde), um seine Leidenschaft zu erregen, und seinen Oberschenkel oder seine große Zehe küßt, dann wird dies ein 'enthüllender Kuß' genannt«.

Die beiden letzten Beispiele zeigen, daß der erotische Charakter eines Kusses vom Kontext und von der Absicht, in dem bzw. mit der der Kuß gegeben wird, abhängt. Das bedeutet auch, daß jeder Kuß, der außerhalb eines romantischen Rahmens oder einer amourösen Einstellung gegeben wird, per definitionem kein erotischer Kuß ist. Daraus ist aber nicht die Schlußfolgerung zu ziehen, daß jeder nicht-erotische Kuß ein nicht-sexueller Kuß ist. Es bedarf keiner weiteren Erörterung, daß ein Zungenkuß, ein Kuß auf eine weibliche Brust oder auf die sexuellen Organe sexuelle Handlungen sind. Aber auch das Küssen von vielen anderen Körperteilen, wie dem Rumpf, den Schenkeln und den Ohren und eben das übliche Mund-zu-Mund-Küssen läßt sich schnell als sexuell interpretieren. Diese Interpretation ist davon abhängig, ob man bestimmte Stellen zur sexuellen Intimität seines Körpers zählt oder nicht. Welche Körperteile als intim betrachtet werden, ist hauptsächlich kulturbestimmt.

Küssen: eine Kunst

Die ethischen Betrachtungen Ton Lemaires über den Kuß gehen aus jener Frage hervor: »Warum küßt der liebkosende Mund vorzugsweise die Lippen des anderen?« Im folgenden werden in gekürzter Form die Überlegungen von Lemaire und Buytendijk wiedergegeben. Die Lippen sind das nach außen gekehrte Innere. Sie sind an der Außenseite sichtbar und fühlbar anwesend, aber gehören durch ihre feuchte, rosige und weiche Wärme auch zum Reich des Inneren. Die Lippen sind die bevorzugte Stelle, wo Äußeres und Inneres zusammenfließen. Dort ist der andere am meisten »in Fleisch und Blut« anwesend; nicht nur als Körper (Außenseite) oder nur als Geist (Innenseite), sondern als vollständige Person. Dadurch bedeutet das Mund-zu-Mund-Küssen mehr als das bloße Kontaktschließen zwischen zwei Epidermaten. Im authentischen Kuß bzw. in der aufrichtigen Liebkosung oder Umschlingung erleben und bilden sich die Partner als liebenswürdige Personen in der Ungegliedertheit ihrer Anwesenheit. Der nicht authentische Kuß, die nicht authentische Liebkosung ist ein zu vermeidender Eingriff in die Verletzlichkeit des anderen, denn innerhalb der rein sexuellen Begierde werden ich selbst und der andere in eine begehrliche und begehrte Außenseite und ein mitschuldiges, sich schämendes Inneres zerlegt. In dieser Hinsicht erscheint der authentische Kuß eher als eine Aufgabe denn als eine Tatsache, vor allem für den Mann. Der Kuß soll also eine tröstende Umschlingung, eine Versöhnung mit dem Leben, mit dem »In-der-Welt-Sein« und mit dem eigenen Tod und diesem seines Geliebten betrachtet werden. Dieser harte ethische Anspruch auf Authentizität beim Küssen soll von der grundlegenden Wehrlosigkeit des Menschen aus, von der menschlichen Verletzlichkeit aus verstanden werden. Jede Authentizität vermissende Beziehung zwischen zwei Menschen erweist sich früher oder später für die beiden als personenzerstörerisch. Dies gilt umsomehr für sehr intensive Kontakte, wie beim Koitus oder beim Kuß. Mit dem zusätzlichen Unterschied, daß der Mensch den anderen beim Küssen manchmal tiefer, subtiler durchfühlt als beim eigentlichen Geschlechtsakt. Der Mund ist ja als Tast- und Geschmacksorgan das raffinierteste menschliche Organ. Außerdem ist der Wahrheitsgehalt des Urteils beim Küssen noch sehr hoch, aber geht dieser später im sexuellen Rausch großenteils verloren. »Küssen Sie, bevor Sie sich geben, und machen Sie dies nicht, ehe Sie geküßt haben, mit vollkommener Konzentration ihrer Gefühle«. Dieser Rat von Kahn und Jeijerman setzt sich zum Ziel, einen Geschlechtsakt auch zu einer authentischen Begegnung zwischen zwei Menschen wachsen zu lassen.

Die kosmische Bedeutung des Küssens

Küssen ist mehr als ein »epidermales Lustverhalten«, dass sich flüchtig und oberflächlich abspielt.

Niemand hat besser als Walter Schubart die kosmische Dimension des Küssens beschrieben. Wir können uns nur von seinen Worten durchdringen lassen, sprachlos gegenüber der kosmischen Tiefe, gegenüber dem Mysterium der Liebe zwischen zwei Menschen.

> »In den Küssen der Geliebten brennt das himmlische Feuer, das in uns den Willen zur großen Verwandlung entfacht, den Willen, aus der Enge der Person hinaus ins Freie zu kommen. Wie in der Muschel die ferne Riesenmacht des Meeres, so rauscht aus dem Atem der Geliebten die ganze Natur. Du sollst aus deiner Einsamkeit erlöst werden, sagt dieses Rauschen. Du sollst hinausgehen und deinem Du begegnen, der Gehilfin zu Gott. Zuletzt treibt die Geschlechterliebe den Menschen der Gottheit in die Arme und löscht den Trennungsstrich aus zwischen Ich und Du, Ich und Welt, Welt und Gottheit. Die echte Geschlechterliebe ist ein testimonium spiritus sancti. Sie entzündet sich am Göttlichen, empfängt von dort ihren Adel und weist schließlich auf das Göttliche zurück. Sie ermöglicht den Kreislauf der himmlischen Kräfte mitten durch die Welt hindurch. In der Liebestätigkeit spüren die Liebenden den Zusammenhang zwischen ihrem Bunde und dem göttlichen Atem des Alls. Der Liebende umschlingt in der Geliebten mehr als den Leib; er umschlingt in ihr das Eine, von dem alles umschlungen ist [...].
> Weil der Eros zu den Göttern hinführt, haben ihn die Griechen mit Recht zu den Göttern gerechnet [...].
> Da die erotische und religiöse Liebe wesentlich dasselbe sind, Suche nach der absoluten Einheit, können beide Gefühle aneinander wachsen«.[1]

---

[1] W. Schubart: *Eros und Religion.* 1941.

Der Lauf der Küsse im Menschenleben

Den Säugling grüßt der erste Strahl der Sonne,
Willkommen tönt ihm laut des Vaters Gruß,
Allein der Mutter Seligkeit und Wonne
Spricht stumm zu ihm durch ihren Kuß.

Im Auge glänzt ein himmlisches Entzücken,
Im Herzen woget nie geahnte Lust,
Die trunk'ne Lippe schweigt, nur fest zu drücken
Vermag sie stumm ihn an die Mutterbrust.

Denn in das Auge blickt sie stets von neuem
Dem Liebling, den mit Schmerzen sie gewann.
Ja, solch ein Kuß, daß sich die Engel freuen,
Ja, dieser Kuß gehört dem Himmel an...

Die Zeit entflieht, zum Jüngling wird der Knabe,
In ihm erwacht ein namenlos Gefühl.
Entgegen eilt am leichten Wanderstabe
Sein Fuß dem fernen, unbekannten Ziel.

Da tritt ihm sanft ein holdes Bild entgegen —
Ihr Busen wallt, verschämt senkt sich ihr Blick —
Da pocht sein Herz in nie gefühlten Schlägen,
Mit starkem Arm umfasset er sein Glück.

Im Busen schweigt die sträfliche Begierde.
Rein' einet Lipp' an Lippe sich zum Kuß.
Ein solcher Kuß, er ist des Lebens Zierde
Und aus der bessern Welt ein sanfter Gruß!

Ja, herrlich ist's, an treuer Brust zu hangen
Und trunken ins geliebte Auge sehn.
In reiner Glut sich immer neu umfangen,
Und still in solcher Trunkenheit vergehn.

Im höchsten Glanz steht jetzt ihr ird'sches Leben
Und in des Glückes goldnem Sonnenschein.
Was auch die Stunden ferner ihnen geben,
Nur Abglanz wird's von dieser Stunde sein...

Allein, das Leben flieht auf raschen Schwingen
Und bald bedeckt das Haupt sich silberweiß.
Was er verlor, kann nichts ihm wiederbringen.
Und sehnlich nach dem Grabe blickt der Greis.

Die Lieben all', die seinem Herzen teuer,
Die Kränze, die dereinst die Stirn umlaubt
Des Körpers Kraft, der Seele heilg'es Feuer —
Ach, alles hat das Leben ihm geraubt!

Die Lust der menschlichen Kommunikation: eine dreifache Mündigkeit

Der Kuss bleibt lebenslang der empfindlichste Indikator der erotischen Liebe.

Der Kuss begleitet den Menschen durch alle Lebensjahreszeiten hindurch: von dem Mutterkuss für das Neugeborene bis zum Abschiedskuss beim Sterbenden. Küssen ist gezähmte Aggressivität und Versöhnung für Ärger und Konflikte.

Jeder Mensch sollte lebenslang diese »Mündigkeit« des Küssens üben, täglich und mit erotischer Fleissigkeit.

Die non-verbale Kommunikation verkörpert sich am intensivsten in dem Kuss, und dies auf dreifache sinnliche Weise: im Kuss-spiel der extrem tastempfindlichen Lippen; die tiefe empfindliche Zunge mit ihrem Geschmack, der himmlische Gaumen…, und die geruchempfindliche Nase, die das Sekret des geheimnisvollen geliebten Mitmenschen in der Sekretion erotisch geniesst oder »verrät« (z.B. mit Knoblauch oder Zigarettenzähnen).

Küssen ist eine Kunst, die wie jede Kunst tägliches Üben mit kreativer Hingabe fragt. Küssen stärkt die Beziehung, aber sie bleibt eine verletzbare Kunst, auch weil die Küssenden einander so intim und intensiv — vom Wesen zu Wesen! — erfahren, während man die Augen schliesst in himmlischer Freude. Die Tiefenpsychologie hat den Ursprung des Küssens erhellt: es ist das Vehikulum der Oralerotik, wo die Beziehung erfahren wird als Dualunion ohne Grenzen: ineinander fliessen über den sinnlichen Weg der warmen Muttermilch, die tiefste Sättigung der Kommunion als wortlose Kommunikation. Die wirklich erste Muttersprache ist non-verbal.

Dies ist hier schon ausreichend beschrieben worden. Aber es sollte auch betont werden:

Die anfängliche Oralerotik jedes Menschen entwickelt sich rasch in eine zweifache Mündigkeit, die lebenslang geübt und genossen werden soll: die gemeinsame Freude beim Essen, die innig tiefe Lust beim Küssen.

Aber die Bekronung der Mündigkeit gestaltet sich in der mitmenschlichen Kommunikation. Aus der Musik der Koseworte wird beim Kind das Wunder der Sprache geboren: dieser mysteriöse Sprung in Universum der Sprache.

Mitmenschliche Beziehungen sind also wesentlich kommunikative Beziehungen.

Der Mensch lebt nur im Dialog: er bewegt sich als Mit-Mensch mit einem zwischenmenschlichen »Sprache-Leib«.

Gerade in unserer Gesellschaft der Telekommunikation leidet der moderne Mensch an einer sprachlichen Austrocknung (Ringel). Das weiss ja jeder Therapeut. Es geht hier um die vitale Rolle dieser dreifachen Mündigkeit.

Zuhören und Lauschen sind nicht passiv, sondern höchst aktiv-rezeptiv: sie verlangen wache Energie.

Es geht um Lebensenergie, zwischenmenschlich vital. Solange Partner einander hören, gehören sie zueinander. So gehört es. Und wenn sie nicht mehr hören, hört es auf. *Das Ohr ist der Weg*; das Gehör ist das empfindlichste und ästhetischste Sinnesorgan. Heilsam ist das Wort. Ein Wort ist die zärtlichste

Berührung des Ohres, das zuhört. Die Partnersprache ist eine »Wirsprache«.

Diese »Wirsprache« spielt sich ab im Gegenspiel des Zuhörens und des sich Aussprechens. Sich aussprechen können als sich mitteilen ist nur möglich, wenn der/die Parner(in) empfänglich zuhören kann. Nur in dieser Geborgenheit wächst das Selbst des Menschen in einer Selbstenthüllung: (*self disclosure*). In der modernen Wüste der sprachlichen Austrocknung gelingt dem Menschen seine Lebensreise nur mit dem Kompass seines Ohres, im Zeichen des Zusammengehörens und mit dem Kompass des Kusses.

Wie er wolle geküsset sein

Nirgends hin als auf den Mund,
Da sinkt's in des Herzens Grund;
Nicht zu frei, nicht zu gezwungen,
Nicht mit gar zu faulen Zungen.

Nicht zuwenig, nicht zuviel,
Beides wird sonst Kinderspiel,
Nicht zu laut und nicht zu leise,
Beider Maß ist rechte Weise.

Nicht zu nahe, nicht zu weit,
Das macht Kummer, jenes Leid;
Nicht zu trocken, nicht zu feuchte
Wie Adonis Venus reichte.

Nicht zu harte, nicht zu weich,
Bald zugleich, bald nicht zugleich,
Nicht zu langsam, nicht zu schnelle,
Nicht ohn' Unterschied der Stelle.

Halb gebissen, halb gehaucht,
Bald die Lippen eingetaucht,
Nicht ohn' Unterschied der Zeiten,
Mehr alleine, denn bei Leuten.

Küsse nun ein Jedermann,
Wie er will und soll und kann;
Ich nur und die Liebste wissen,
Wie wir uns recht sollen küssen.

(altdeutsches Gedicht — Renaissance-Musik)

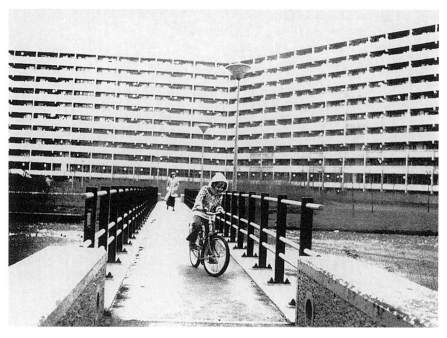

Emanzipation

In hohen Käfigen
aus Stein und Stahl
wohnen Menschen.
Die mit Falten
tätowierten Männchen
verschwinden morgens
kurzatmig zu ihren Computern.
Die Frauchen
sitzen mit glatten Gesichtern
hinter den Fenstern,
und ganz selten
heult da ein Kind
oder ein Hund.
Eines nur.

Langsam
sterben sie aus.
Die Männchen
an Gefässkrankheiten,
die Frauchen
an Gebärmutterhalskrebs
Genau so überflüssig
geworden
wie Blinddarm oder
Mandeln.
Ausser Betrieb gesetzt
durch 21 rosa Pillen
pro Monat.

Avenue 1970

DIE KUNST DES ZUSAMMENWOHNENS

Wohnstruktur,
zwischenmenschliche Erfahrung und Kommunikation

Unser 21. Jahrhundert mit seinen unglaublichen technischen Möglichkeiten bietet einerseits neue Chancen, andererseits auch neue Risiken für Wohngestaltung und Kommunikation, vielleicht sogar eine neue Welle von Kommunikationsschwierigkeiten.

Mensch-Sein bedeutet immer auch Mitmenschsein, heißt ein dynamisches Aktivsein in einem ständigen Austausch mit der menschlichen Umgebung. Auf biologischem Gebiet ist ein Organismus tot oder sterbend, wenn er keinen Sauerstoff oder keine Nahrung aus der Umgebung aufnimmt. Auf psychosozialer Ebene ist dieser Austausch ebenfalls lebensnotwendig: Austausch, Dialog, Kommunikation sind unentbehrlich. Und dabei sei betont, daß es mehr als nur verbaler Kommunikation bedarf. Man könnte also sagen: Der andere ist mein tägliches Brot. So ist menschliches Leben immer ein gemeinsames Leben. Der Mensch lebt aktiv verflochten in einem zwischenmenschlichen Netz; im kleinen Netz der Mann-Frau-Beziehung, weil jeder Mensch doch die Inkarnation einer Mann-Frau-Beziehung, flüchtig oder glücklich, darstellt. Hier meinen wir also eine Paar- oder Familienbeziehung.

Andererseits gibt es das große Netz unserer modernen Gesellschaft mit den vielen psychosozialen Beziehungen. Ein Mensch kann nicht leben ohne die Räumlichkeit seines Leibes. So braucht er aber auch im Flechtwerk unserer Gesellschaft einen eigenen Platz, einen Halteplatz zum Einnisten. Nach der Geburt beginnt für jeden Menschen ein einsames Leben, der Weg zur Unabhängigkeit: nicht mehr gebunden, gefangen, sondern frei und doch verbunden und geborgen bei anderen Menschen. Jeder Mensch im Flechtwerk der Gesellschaft soll einen festen Platz als Knoten im Netz innehaben, verwoben in einer gewissen Distanz zu den anderen menschlichen Knoten.

Vereinsamung bedeutet mehr und mehr ein Ablösen aus diesem dynamischen Flechtwerk ins Leere und Konfrontation mit der Lebensangst zum Tode. Dieser Halteplatz hat zwischen-menschliche und räumliche Aspekte, und jeder Mensch hat den Anspruch auf einen eigenen, ganz privaten Halteplatz. *Kahlil Gibran* betonte in seinem Werk »Der Prophet« *(1923):* »Dein Haus ist dein größerer Leib«.

Wohnen bedeutet immer, ein bestimmtes Gebiet zum Wohnort einzurichten, einen eigenen Raum, ein nach außen begrenztes Territorium zu schaffen und zu ummauern, in dem der Mensch, geschützt von aussen, seine eigene Innerlichkeit äußerlich erleben kann. Die Wohnung als größerer Leib des Menschen bedeutet also einen Platz, in dem der Mensch sich sicher und geborgen fühlt, weil er in ihr seine Innerlichkeit darstellt. Das Heim ist der Ort der Selbstbe-gegnung und ein Ruheplatz von dynamischer Aktivität, ein Ort, wo der Mensch der sozialen Außenwelt entzogen ist.

Es handelt sich hier auch um einen Grundaspekt des Lebens und der Natur: Sich öffnen und wieder schließen können — wie der Atemrhythmus. Die Wohnung ist ein fester Aufenthaltsort, im Gegensatz zu einem von Nomaden errichteten Zelt als wandernde Wohnung, was im obigen Sinne noch keine echte Wohnung ist. Denn Wohnen bedeutet bleiben, verbleiben; nicht ein zufälliges, sondern ein dauerhaftes Zu-sich-selbst-zurückfinden-Können. Im Französischen heißt die Wohnung *la maison*, und das lateinische *manere* heißt bleiben, wohnen. So vermittelt ein Haus auch das Bild der Stabilität und Beständigkeit.

Der moderne Mensch: (un)geborgen in seinen vier (Glas-)Wänden

Leider aber zieht der moderne Mensch viel und fast ständig um und verliert dadurch seinen festen Wohnsitz[1]. Dieses Risiko der Ungebundenheit resultiert aus der modernen Wohnungsnot, derzufolge der Mensch die Kunst des Woh-nens verliert, zumal er oft auch in Wohnungen von nicht dauerhaftem Material leben muß.

Das Heim, das Zuhause, wird als Ort der Mitte seiner eigenen Innerlichkeit erlebt, worin der Mensch sich frei fühlt. Diese Innerlichkeit kann er äußerlich im Raum der Wohnung ummauert erleben. Vom Genießen des häuslichen Friedens soll in vielen modernen Stadtwonungen keine Rede sein. *Alexander Mitscherlich* hat gerade bei der Beschreibung der Unwirtlichkeit unserer modernen Städte das Thema »Anstiften zum Unfrieden«, d.h. den Verlust des häuslichen Friedens, angedeutet.

Menschen wohnen in Häusern. Das Haus ist die konkrete Gestalt des Woh-nens und schützt seine Bewohner vor Naturelementen: vor Hitze, Kälte, Wasser, wilden Tieren und vor Eindringlingen und unbescheidenen Blicken. Wie schon gesagt, leben heißt zusammenleben. Also bedeutet wohnen dann auch zusam-men wohnen können unter einem Dach; nicht nur nebeneinander, sondern zusammen, miteinander — obwohl jeder Bewohner des Hauses seinen ganz pri-vaten Platz haben soll, ein Territorium mit dem Schild: »Eintritt verboten!«

Ummauert in diesem Haus, bekommt das Zusammensein auch eine gewisse Geschlossenheit. Die Hausbewohner können am Tisch und am Herd den Haus-frieden und die Häuslichkeit genießen. Sie leben nicht in Förmlichkeit, son-dern in Intimität zusammen. Gegenstände als ständige Erinnerung an Höhe-punkte des gemeinsamen Lebensweges zieren die Innigkeit dieser Intimität. Dieses erfordert dann auch vom Gast Takt und Diskretion.

Weiterhin wird die Intimität der Wohnung auch vom Duft bestimmt; nicht nur von Essensdüften, von Blumen, Feuer und Möbeln, sondern auch vom sogenannten »Leibesduft der Wohnung«, dem geheimnisvollen Duft eines

---

[1] Mehr als 3% der Einwohner einer modernen Stadt wechselt pro Jahr den Wohnsitz.

Hauses, der nicht nur aus dem salzigen Keller stammt. Wenn sich gerade die Vergangenheit im Dufterleben der Wohnatmosphäre darstellt und sich dabei die Zukunft anmeldet, fragt man sich, inwieweit der moderne, entwurzelte Mensch durch die anonymen Parfumgerüche in Küche, Badezimmer und Toilette irregeführt wird.

Licht und Wärme strahlen ebenfalls Häuslichkeit und Gemütlichkeit aus. Die Wärme des Mutterschoßes bedeutet für alle, die aus Weibern geboren sind, das Ur-Erleben von Sicherheit und Geborgenheit; eine unauslöschliche Erfahrung für das ganze Leben. Wärme ist der Vermittler der Lebenslust. Darum nennt man auch die Unfähigkeit der Wärmeintimität Frigidität; d.h., die Kontaktstörung zwischen Mann und Frau wird durch den Begriff von Wärme bzw. Temperatur zum Ausdruck gebracht.

Für viele Leute ist das Geburtshaus oder das Haus der Kindheit das Haus schlechthin: der geheimnisvolle Dachboden, der salzige Keller, die viel zu große Treppe — alles Einladungen zum Abenteuer. Solch ein Haus hat nicht nur funktionelle Räumlichkeit. Die Gewohnheit des Wohnens festigt also auch für den Menschen als homo viator eine andere Stelle seines Lebensweges, daß nämlich dieses Geburtshaus, Jugendhaus, Haus der Reife auch einmal zum persönlichen Sterbehaus wird, d.h. der Ort im Leben, vom dem man einmal sagen kann: »Hier war es gut zu leben.« Von hier kann man dann dankbar von seinen Lieben Abscheid nehmen.

Der Sexualforscher *Hans Giese* hat früher auf den Zusammenhang zwischen Intimität der Wohnung und der sexuellen Mann-Frau-Beziehung — der Kohabitationsgewohnheiten und Vertraulichkeit des Bei-wohnens — hingewiesen. Er betont auch, daß traditionell der Mann das Haus baut, derweil die Frau mehr die Intimsphäre einrichtet; daher diese dynamische Bedeutung des Wohnens und der Wohnung für die zwischenmenschlichen Beziehungen.

Diese dynamische Vorstellung des Wohnens ist auch tiefenpsychologisch mitbestimmt. Eine Raumorientierung mit dem Innen- und Außengefühl wird nämlich ab dem Geburtsvorgang und vielleicht von vorgeburtlichen Erlebnissen mitbestimmt. Wir können uns kaum vorstellen, wie das Kind bei der Geburt vom Innenraum in den Außenraum eintritt: aus einer ganz eigenartigen Welt in eine ganz neue Welt. Der französische Gynäkologe *F. Leboyer* hat uns vor allem in seinem Buch »Pour une naissance sans violence«, (die sanfte Geburt), darauf aufmerksam gemacht. Er plädiert für eine Geburt ohne Gewalt und Schmerzen für das Kind. Bei der Geburt verläßt das Kind einen engen Innenraum, der einen harmonischen Schutz mit filtrierten Stimuli vor Licht, Ton und Temperatur bietet.

Suche nach der Urheimat

Mit seiner physiologischen Frühgeburt erlebt der Mensch im Nachhinein die Urheimat des Mutterschoßes als Urbild der Sicherheit und Geborgenheit. Außerdem erlebt er auch den Ursprung der Sehnsucht nach Wärmegeborgenheit. Einige Psychologen haben, mit Otto Rank, vom Trauma der Geburt gesprochen, denn das Neugeborene ist plötzlich mit seinen fünf Sinnen nackt der Umwelt ausgeliefert. In seiner Überempfindlichkeit ist es noch nicht in der Lage, die chaotischen Empfindungen wahrzunehmen und zu organisieren. Das grelle Kunstlicht im Kreißsaal ist für den modernen Menschen bei der Geburt oft die erste Wahrnehmung. Es ist laut um ihn herum. Der Tastsinn der Haut wird nicht mehr vom sanften Fruchtwasser gestreichelt. Es tritt die Schwere des Gewichtserlebens ein, der Rücken entrollt sich. Mit dem Atmungsrhythmus endet das alte und das neue Leben beginnt. Alles steht in schärfstem Kontrast zu der ehemals zeitlosen Kontinuität der fließenden Beziehungen im Mutterleib. Dort gab es Sicherheit ohne Grenzen.

Deshalb wird heute auch die Bedeutung der sanften Landung des Kindes aus dem Mutterleib auf das weiche, warme und zarte Kissen des Mutterleibes betont. Die erste reale Kommunikation des Kindes mit der Mutter ist die zärtliche Berührung in der ersten Wohnung des Kindes, im direkten, warmen, leiblichen Kontakt. Dort gibt es keine Diktatur der kalten Technik.

Bei der Geburt soll man leise sprechen, weil das Kind sich sonst nicht unmittelbar an der mütterlichen Stimme orientieren kann, mit der es schon im Mutterschoße vertraut war. Im Anfang war nicht das Wort, sondern der Klang. Vielleicht sagt *Friedrich Nietzsche* deshalb: »Musik ist die Ursprache von uns allen.« So beeinflußt die Stimme ursprünglich die Stimmung. Auf diese Weise kann das Kind langsam seinen Platz in Raum und Zeit einnehmen. Es bekommt eine Basis der Selbstsicherheit und Geborgenheit, die später auch selbständig in der Wohnung ausgestaltet werden kann und soll.

So spielt vielleicht das Basiserleben der prä- und postnatalen Beziehungen die ausschlaggebende Rolle in der menschlichen Fähigkeit, die Leere der Raumgestaltung mit dynamischen Möglichkeiten zu erfüllen. Ein Kind orientiert sich z. B. auch späterhin immer an der Geborgenheit des Mutterleibes. Und die Geliebten erleben sich gegenseitig als leibliche Wohnung, wobei direkter und unmittelbarer Kontakt und Intimität des Berührens diese Urharmonie der früheren Zweiheit konkret vergegenwärtigt in »Wohlgetragenheit«: *in Euphorie*. Die *Mauthausen*-Lieder z. B. drücken Geborgenheit aus: »O, mein Geliebter, o, mein Geliebter, wenn du wiederkommst, trägst du mich, trägst du mich.«

Funktion der Kommunikation als Maßtab

Man kann sagen: Das Haus als Heim auf Erden trägt den Menschen als Erdbewohner. In unserer technischen Gesellschaft gilt fast nur die intellektuelle Ausbildung. So entsteht bei vielen Menschen eine Atrophie der leiblichen Struktur. Er kann eine total-menschliche Kommunikation nicht mehr genießen.

Eine Auferstehung dieses abgestorbenen, verlassenen Leibes in unserer modernen westlichen Gesellschaft ist unentbehrlich mit einer Neugestaltung der Räumlichkeit des Leibes verbunden. Das ist sehr wichtig, damit unsere neue Generation nicht ein süchtiges Opfer der Sinnlichkeit wird, sondern daß sie diese Sinnlichkeit als vitale Basis der Kommunikation meisterlich steuern kann.

Muß aber der moderne Mensch im analogen Sinne sich nicht auch die Wohnung aufs neue einverleiben? Wir leben und wohnen tatsächlich inmitten der offenen Wunden, den Bauwunden der Vergangenheit, auf dem Wege in eine für viele unsichere Zukunft. Es gibt kein Kleindorf mehr, die Welt ist unser Dorf geworden. Überall klaffen Kontraste zwischen Vergangenheit und Zukunft. *Mitscherlich* hat die Unwirtlichkeit unserer Städte, auch die der reichen, isolierten Villenviertel, warnend beschrieben.

In Häusern wohnen Menschen. Darum sollte die Funktion der Kommunikation bei der Planung einer Wohnung beachtet werden und nicht nur der Elastizitätsquotient der anorganischen Materialien. Auch die psychische Elastizität des zwischenmenschlichen Zusammenlebens ist von großer Wichtigkeit. Der Mensch ist das Maß der Wohnung. Aber wer ist dieser moderne Mensch?

Viele haben eine einsame Jugend ohne Wurzel, vor ihnen liegt eine ungewisse Zukunft; sie sind überempfindlich und verletzbar. In der Renaissance der romantischen Liebe ist das Herz fast wehrlos den neuen Erwartungen für die Kohabitation ausgesetzt. Die Liebenden sind ganz allein in den steinernen Großstädten mit der winzigen Hoffnung auf ein einziges Kind. Es kommt dann in eine neue Welt mit einsamen Kindern, die durch Krieg und vielleicht auch durch Adoption eine Kulturtransplantation in einen neuen psychischen Raum ertragen mußten, wie z. B. die Gastarbeiterkinder. Auch im Alter sind sie noch allein, verloren in einer Produktionsgesellschaft: Große Massen vereinsamen ohne Kommunikation, auch bei scheinbarem Gruppenerleben des modernen Massensports und auch in der scheinbar zwischenmenschlichen Offenheit der Gruppendiktaturen oder sogar im Gruppenterror.

Der moderne Mensch, der Sicherheit vergangener Tage und vitaler Basisdynamik des Wohnens und der Wohnung entrückt, riskiert auch, verrückt zu werden. Welche Wohnungen werden denn für diese Menschen des 20. Jahrhunderts gebaut?

Leben im Aquarium

Fast überall, auch in der alten Innenstadt, entstehen Hochhäuser mit lautlosen Fahrstühlen und lärmenden Gängen; alle gleich. Man lebt über-, unter-, nebeneinander. Wie soll man hier zusammenleben und zwischenmenschliche Kontakte entwickeln können? Solche massigen Bunker — numerierte, aber namenlose Schlafstätten — sind für so viele Menschen verpflichtende Wohnzellen, steinerne Krebszellen der Vereinsamung, die immer tiefer auch in die Grünzonen eingezwängt werden. Abends sehen die Hochhäuser wie erleuchtete Aquarien aus, voll mit Menschen bis in den obersten First. Nein, hier ist kein First, kein geheimnisvoller Dachboden, kein sicherer Griff eines Daches. Ist dies das Reich der Obdachlosen, aufgehängt im leeren Raum, ohne festen Fuß auf dem Boden, ohne festen Fuß auf dem Grund? Der Eisenbeton widersteht anonym der Zierart personaler Merkmale, die sonst ein Heim bietet. Und das wird eben so wichtig, wenn das Vaterhaus abgebrochen ist. Man wohnt heute hoch, verloren in der anonymen Großstadt. Wie stark ist gerade dann auch die vitale Kommunikation mit der Natur in Frage gestellt?

In vielen Hochhäusern ist der Lärm-Schmutz die grösste Verschmutzung. Auch in vielen Strassen nimmt der Verkehrslärm ständig zu. Wie kann man hier einander (leise) sprechen hören? Wie kann man hier zu-hören?

Ist diese Wohnstruktur des modernen Menschen die konkrete Gestalt eines *künstlichen* Lebens, dass nur scheinbar ein Zusammenleben ist? Es ist die konkrete und versteinerte Gestalt des Lebens in einer Luftblase, wo der »Sauerstoff der Mitmenschlichkeit fehlt«, wie der Nobelpreisträger Samarago die *Stadt der Blinden* beschrieben hat. In seinem isolierten Dasein lebt dieser moderne Mensch als ein Mensch, der für die mitmenschliche Bezogenheit immer blinder wird.

Die Kunst des Wohnens: den häuslichen Frieden geniessen

Die Wohnung des Menschen ist eine Aufgabe, die er in den Jahreszeiten seines Lebens immer neu und weiter gestalten sollte, auch auf Mass seines sich verändernden Schiksals.

In der radikalen Ungeborgenheit der Natur seines menschlichen Lebens bietet die Kultur des Wohnens Geborgenheit. In den Abwechslungen der Jahreszeiten sollte das Haus stehen bleiben, wenigstens auf emotionellem und zwischenmenschlichem Gebiet.

Den häuslichen Frieden geniesen können ist nur möglich mit Sorge und Engagement für das Haus, für die Mitbewohner.

Diese Sorge für die Wohnung ist der konkrete Ausdruck der Selbstsorge und der Sorge für den Partner und/oder die Mitbewohner, mit denen man die Freude des Lebens teilt und den häuslichen Frieden geniesst.

Man kann in diesem Rahmen gut verstehen, dass ein depressiver Mensch nicht mehr in der Lage ist, seine Wohnung aufzuräumen. Aufräumen »macht Luft«; gerade diese Luft, die das Leben inspiriert, fehlt dem depressiven Menschen, der auch seine Aufgeräumtheit verloren hat, innerlich und äusserlich. Ohne Geborgenheit kann der »élan vital« (Bergson) seinen Lauf ins Leben nicht nehmen.

Diese Geborgenheit ist zweifach: innerlich in Verbundenheit mit den geliebten Mitmenschen und äusserlich im Schutz einer Wohnung als zuhause, als Heim.

Und wieviel Freude und Friede dieses Heim auch bieten kann, Zufriedenheit ist nur möglich im Akzeptieren, dass das Heim-weh nie völlig verschwindet oder gelindert werden kann.

Der Schrei nach Geborgenheit, der im 20. Jahrhundert so laut wurde, hallt auch im 21. Jahrhundert noch nach. Der moderne Mensch sucht Geborgenheit, leibliche Geborgenheit in der dauerhaften Wohnung eines Hauses, dass er verwalten kann, in der lebenden Wohnung des Geliebten, mit dem er »in einem Fleische« zusammen wohnen darf.

Der Verlust des häuslichen Friedens ist einer »der grössten Verluste der modernen Menschen.« Es ist die unsichtbare Armut einer Luxus-Gesellschaft, die den Glauben an und das Gefühl für diesen Frieden verloren hat. Es ist die postmoderne Gestalt einer Vereinsamung, von der Rilke schrieb:

»Wer jetzt kein Haus hat, baut sich keines mehr.«

In dem Schrei nach Geborgenheit hallt die flehentliche Bitte nach, um nicht allein gelassen zu werden, um nicht verlassen, um nicht losgelassen zu werden. Es wundert uns nicht, dass Frankreich als Chanson des 20. Jahrhunderts ein Lied von Jacques Brel gewählt hat: »Ne me quitte pas«.
»Ne me quitte pas«: *Verlass mich nicht.* Dieser Hilfeschrei ist und bleibt auch der Schrei des modernen Menschen am Anfang des 21. Jahrhunderts; es ist auch sein Urschrei.

Die Treue zur Erde hat *Nietzsches* »Zarathustra« beschworen. Auch der moderne Mensch, obgleich er den Mond besucht, ist und bleibt ein Erdbewohner. Das griechische Wort ἦθος bedeutet die Gesamtheit der Sitten, alle Gewohnheiten, die Moralität, ἦθος bedeutet aber auch das Nest, die Wohnung. Der Mensch ist ein Nesthocker, kein Nestflüchter. Ist es dann nicht gerade sein ethischer Auftrag, mit seinen Häusern die Natur nicht zu verschandeln, sondern dieser Natur auch das Gesicht des menschlichen Daseins anzubieten und Kultur zu schaffen? Und ein menschliches Gesicht schenken bedeutet immer, der Welt das Wort der Kommunikation zu bieten[2].

---

[2] Der Autor bleibt Frau A. Molinski († 2001) dankbar für die kritische Hilfe bei der Übersetzung.

SEXUALMEDIZIN IM ÄRZTLICHEN ALLTAG

Bedingungen für eine praktische Sexualmedizin

Welche Bedingungen sind notwendig, damit Sexualmedizin in der Praxis ermöglicht wird?

Sexualmedizin gehört zu der psychosomatischen Medizin, deren Entwicklung von H. Molinski (5) in drei Stufen gesehen wird. In einer ersten Periode (um den 1. Weltkrieg) wurde der psychosomatische Patient von jeweils zwei ärztlichen Disziplinen gleichzeitig behandelt, z. B. vom Internisten und vom Psychotherapeuten.

Diese psychosomatische Medizin kannte noch keine Integration beider Aspekte; es kam lediglich zu deren Addition. Die zweite Stufe war erreicht, als manche Gynäkologen diese therapeutische Doppelgleisigkeit überwanden und die psychotherapeutische Behandlung selbst in die Hand nahmen (formale Psychotherapie im Zweitberuf abends). So blieb dennoch eine Trennung zwischen somatischer und psychologischer Medizin erhalten: nicht verteilt auf zwei Fachgebiete, sondern von demselben Arzt ausgerichtet, der die Rolle des Psychosomatikers und des Gynäkologen getrennt wahrnahm. Diese therapeutische Spaltung versuchte Molinski in einer dritten Entwicklungsstufe zu überwinden. Ohne seine typischen ärztlichen Aufgaben aufzugeben und ohne aus dem Rahmen seiner traditionellen Praxis herauszutreten, soll der Arzt seine Sprechstunde um den psychosozialen Bereich erweitern.

Molinski betont, daß eine solche psychosomatische Medizin sich von formaler Psychotherapie unterscheidet, indem der praktizierende Arzt eine Sprechstunde führt, welche gleichzeitig biologisch, psychologisch und sozial orientiert ist.

Wie wird Sexualmedizin in der ärztlichen Praxis ermöglicht?

Auf Grund seiner Ausbildung stellt sich der Arzt in der Sexualsprechstunde noch zu häufig fast automatisch auf organisch-technische Aspekte ein. Sexualprobleme sind aber nicht nur organisch-technisch, sondern auch psychosozial und psychodynamisch gelagert. Sexual*medizin* in der Praxis verlangt vom Arzt daher mehr als die Lösung somatisch-technischer Probleme. Im psychischen Erleben des Patienten ist es unvorstellbar, »daß der Arzt die Antwort auf die Frage nicht weiß«. Das ist eine Hürde, die es zu überwinden gilt.

Die medizinischen Empfehlungen werden gerade nicht immer neutral-objektiv gegeben, sondern differieren nach Alter, Geschlecht, religiöser Überzeugung oder nach der Ausbildung des Arztes, und zwar in dem Maße, wie diese Faktoren seine eigene Einstellung zur Sexualität mitbestimmen.

Man vergesse außerdem nicht: »Doctors are not experts on sex« (Mary Calderone). Die wissenschaftliche Ausbildung des Arztes auf dem Gebiet der gesamten Sexualproblematik ist und bleibt häufig noch etwas lückenhaft. Daher sieht er die Sexualität allzusehr durch die Brille seiner eigenen Erfahrungen.

Individualistische Ansätze würden fehlschlagen

Sexualverhalten ist kommunikatives Verhalten. Gestörtes Sexualverhalten bedeutet denn auch gestörte Kommunikation. Sexuelle Probleme sind also Beziehungsprobleme, die bei somatischer Behandlung (mit einem individualistischen Modell) nur zum Teil einbezogen werden können (die medizinisch-somatische Myopie). Die sexuelle Beziehung ist (immer) auch komplex: Sie ist ebenso imaginär wie real.

»Solange wir Symptome von Sexualstörungen als Merkmale und Eigentümlichkeiten von Personen ansahen, waren wir blind für die Tatsache, daß sie auch einen kommunikativen Aspekt hatten«, so sagt W. Dmoch (3). Er unterstreicht auch folgendes: »Achtet der Arzt bei der Erhebung der Anamnese darauf, Symptome auf ihren Verhaltensanteil, ihren Beziehungsaspekt und ihren Kommunikationsgehalt abzuklopfen, so ist diese Wahrnehmungseinstellung bereits ein therapeutisches Verhalten«.

Welche ist die ärztliche Aufgabe?

Sexualprobleme sind biologisch, psychosozial und auch imaginär-dynamisch gegliedert. Als Kommunikationsprobleme können sie nicht in einem individualistischen Modell verstanden werden. Sie spielen eine Rolle in der Beziehung zwischen den beiden Partnern, aber auch in der Beziehung zum Arzt, und jede dieser Personen, die in der triangulären Situation zusammenwirken, hat ihre eigene Dynamik. Ein Grundsatz der Gesprächstherapie formuliert: »Man wird in der Psyche der Patienten nicht klüger, als man auf dem eigenen psychischen Gebiet ist«. (Weijel)

Die eigenen (un)bewußten Widerstände kann der Arzt z. B. innerhalb dieser therapeutischen Beziehung (Arzt-Patient) mitteilen, wenn auch nicht unbedingt in explizit verbaler Weise. In jeder gesprächstherapeutischen Situation gilt auch die Grundregel, daß der Arzt lernen soll, eigene Gefühle (und Widerstände) wahrzunehmen und unter Kontrolle zu halten. In Fallseminaren oder in Balintgruppen kann dies am besten gelernt, erarbeitet werden. »Es geht um die Entwicklung der Fähigkeit zu Eigen- und Fremdwahrnehmungen im emotionalen Bereich«. (Molinski)

Vom aktiven Eingreifen zum passiven Abwarten

So lernt der Arzt in vivo das Verständnis für emotionale und interaktionale Aspekte dessen, was zwischen Arzt und Patient bzw. Paar vor sich geht. Molinski unterstreicht auch, wie schwierig es für den Arzt sein kann, eine

Ausgewogenheit zwischen Aktivität und Passivität zu erwerben (5). Der Arzt neigt häufig zu einer zu aktiven Haltung. In der Sexualsprechstunde ist aber oft eine abwartende Haltung angemessen, um die schrittweise Lösung der Probleme zu ermöglichen. Der Arzt weiss selber nicht die Lösung für den Patienten, für das Paar, sondern überläßt es den Patienten, die Lösung zu finden. Freud hat diese therapeutische Grundeinstellung als *Gelassenheit* definiert. Auch sollte der Arzt ein Gleichgewicht zwischen Nähe und Distanz wahren. Maximal heranzutreten an den Patienten, dabei aber die Distanz zu erhalten, das ist die paradoxe Aufgabe des Arztes in der sexualmedizinischen Gesprächstherapie.

Eine abwartende Haltung ermöglicht es, Probleme schrittweise zu lösen. Man überläßt es dem Patienten, die individuelle Lösung selbst herauszuarbeiten.

Von seiner chirurgischen Einstellung her neigt der Gynäkologe — im Rahmen der modernen technisch-mächtigen Medizin — nicht selten zu einer eher aktiven, eingreifenden Haltung, obwohl *Obstetricus* bedeutet: derjenige, der steht, der abwartet... Das Berufsbild vieler Ärzte impliziert noch immer ein »alles wissen, alles können, alles heilen«. I. Angermann (1980) sprach angesichts solcher Omni-Potenz von einer »Dauererektion« und legte dar, daß die Konfrontation mit einem »Potenzschwächling«, der sich nicht heilen läßt, den Arzt mit den eigenen beruflichen Versagensängsten konfrontiert. Er muß sich mit seiner Angst vor dem Versagen seiner ärztlichen Fähigkeiten auseinandersetzen. Aus Versagensangst kann der Arzt dann (aktiv) immer neue Tabletten verordnen (1).

Obwohl die Arztpersönlichkeit das eigentliche Medikament ist, das die Überträgersubstanz für diese Wirkung liefert, sollte doch der Arzt nicht das aktivste Aphrodisiakum für die Sexualprobleme seiner Patienten sein wollen.

Wichtigkeit der somatischen Untersuchung

Masters und Johnson wiederholen die absolute Notwendigkeit einer sorgfältigen medizinisch-somatischen Untersuchung, was ipso facto eine medizinische Ausbildung voraussetzt. In ihren Augen steht oder fällt die Diagnose mit der klinischen Untersuchung. Deshalb muß ihrer Anschauung nach einer der beiden Kotherapeuten ein Mediziner sein (1). Wie alle wissen aber, daß vor allem Nicht-Mediziner sich auf die Sexualtherapien gestürzt haben.

Durch seine sexfeindliche Vergangenheit gänzlich unvorbereitet, muß der heutige Arzt sich mit allerhand neuen Sextherapien auseinandersetzen, die seit Masters und Johnson den Markt überflutet haben.

Erfahrungen aus unserer Sexualsprechstunde in Leuven bestätigen immer wieder, wie schwierig es für die Patientinnen ist, sorgfältig körperlich, untersucht zu werden. Bedauerlicherweise muß ich eingestehen, daß gerade Hausärzte ohne vorhergehende medizinische Untersuchung überweisen. Eine solche Überweisung ohne körperliche Untersuchung ist ein medizinischer Kunstfehler.

Außerdem dürfen wir die psychologische Bedeutung einer sorgfältigen somatischen Untersuchung nicht aus den Augen verlieren. Eine gründliche körperliche Untersuchung bestätigt dem Patienten, daß seine Beschwerden ernst genommen werden. Außerdem wird damit auch das Vertrauensverhältnis zwischen Arzt und PatientIn bestätigt. Eine sorgfältige körperliche Untersuchung gleich zu Beginn verhindert auch, daß der Patient einer endlosen Folge somatisch-technischer Untersuchungen ausgesetzt wird. Das Risiko, den Patienten sofort auf seine somatischen Beschwerden zu fixieren, wiegt dagegen nicht auf.

Es muß betont werden: auch wenn ein körperliches Leiden festgestellt wird, bleibt eine gute psychologische Begleitung notwendig. Ein organisches Leiden hat immer eine Bedeutung: der Patient ist nämlich in seinen »Organen« getroffen, das Instrumentarium des Sexuallebens funktioniert nicht (mehr). Die Sexualpsychologie lehrt uns, wie ich-nahe die sexuellen Organe in unserem Körperempfinden sind (z. B. ein Mann mit Hypospadie, eine Frau mit einem Scheidenseptum oder Scheidenatresie).

Es ist eine bekannte Tatsache, daß das Versagen auf sexuellem Gebiet bei chronischen körperlichen Defekten, z. B. Diabetes, als Folge von psychosozialem oder sexuellem Streß auftritt, auch wenn die körperliche Krankheit schon lange besteht. Wenn eine körperliche Krankheit festgestellt wird, dann muss der Patient auch lernen, diese zu akzeptieren und zu verarbeiten. Für den Arzt bedeutet dies, daß er den Patienten nicht nur behandeln, sondern auch bei dem Verarbeitungsprozeß begleiten muß. Dabei spielt es keine so große Rolle, *was* der Arzt sagt, sondern *wie* der Arzt sich verhält. Es ist diese Haltung, die den Patienten davon überzeugen wird, ob dieser seine Beschwerden ernst nimmt oder nicht.

Der Arzt sollte in der Sexualsprechstunde die Tragweite einer klaren und deutlichen Information über das sexuelle Funktionieren nicht überschätzen und auch nicht unterschätzen. Der Arzt soll die körperliche Untersuchung auch nicht schweigend vornehmen.

In seiner Ausbildung hat er erst gelernt, sich dem Patienten gegenüber schweigsam und distanziert zu verhalten und nur zu sprechen, wenn er einen pathologischen Befund festgestellt hat. Durch begleitenden Kommentar bei *normalen* Befunden während der körperlichen Untersuchung informiert der Arzt nicht nur seinen Patienten, sondern er nimmt ihm hiermit die unausgesprochene Ungewißheit oder Angst, z. B. zu kleine oder mißratene Organe zu haben.

Zusammenfassend wiederholen wir also, daß eine sorgfältige und vollständige körperliche Untersuchung, begleitet von mündlichem Kommentar, eine erste und wichtige Maßnahme von psychotherapeutischer Bedeutung ist. Das direkte und einfache Benennen in sexologischen Termini hat vor allem eine bejahende Funktion für den Patienten, der die sexuellen Schwierigkeiten nur schwer oder andeutungsweise zu formulieren vermag.

Wer sich während der Untersuchung direkt und einfach über die Sexualorgane äußert, wird dem Patienten, der sich scheut, sexuelle Schwierigkeiten zu formulieren, eine Brücke bauen. Unter solchen Aspekten stellt die sorgfältige,

von mündlichem Kommentar begleitete körperliche Erstuntersuchung eine
Maßnahme von psychotherapeutischem Wert dar.

Der Arzt wird also in seiner Sprechstunde die Tragweite einer deutlichen
Information weder über- noch unterschätzen. Aber er muß sie geben.

Gesprächseinstellung des Arztes

Eine gute Anamneseerhebung ist in vielen medizinischen Fächern die halbe,
bei psychisch bedingten Störungen die ganze Diagnose. Das gilt auch für die
Mehrzahl sexueller Störungen (2). Es geht nicht darum, möglichst viele Tatsachen zu ermitteln, und sicher nicht solche, die weit zurückliegen. »Für den
Einstieg in die Therapie taugt die Datenflut nicht, denn sie lenkt vom Wesentlichen ab«, so Dmoch (3), der auch darauf hinweist, daß Fragen dazu dienen,
das Gespräch im Fluß zu halten.

Die unbegrenzte Möglichkeit der Selbstoffenbarung des Patienten im sexuellen und psychischen Bereich ist an eine professionelle Zurückhaltung des
Arztes geknüpft. W. Bräutigam (2) betont den »asymmetrischen Charakter«
einer solchen Beziehung: »Der Arzt, Therapeut oder Berater kann seine eigenen sexuellen Wünsche und Befriedigungen nicht im Rahmen dieser Beziehung haben, will er hier den helfenden und therapeutischen Charakter nicht
zerstören«. Gleichzeitig muß der Arzt aber auch folgendes berücksichtigen:
»Nach Sexualität sollte nicht in einer falschen Sachlichkeit gefragt werden,
denn der emotionale und persönliche Aspekt ist mit dem Sexuellen eng verbunden« (2). Das ist keine Aufforderung zur Vertraulichkeit, denn nach
Sexualität sollte auch nicht in falscher Zärtlichkeit gefragt werden. Zärtlichkeit
und Sachverständigkeit schließen sich gegenseitig aus.

Der Arzt wird eine bestimmte Gesprächstherapie mit großer Flexibilität und
Elastizität handhaben. Die strikten Regeln der Gesprächstherapie stammen aus
dem Gebiet der formalen Psychotherapie und sind deshalb im Rahmen einer
sexualmedizinischen Sprechstunde nicht direkt brauchbar (5). Es kommt nicht
so sehr auf die freie Assoziation als auf den freien Dialog an.

Vergangenheitsbewältigung ist nicht gefragt

Der Fokus des Gesprächs liegt eher im zwischenmenschlichen Charakter des
Symptoms als Beziehungsstörung — auf dem sozialen und zwischenmenschlichen Umfeld im Hier und Jetzt (2, 5, 7). Den psychosozialen Faktoren wird
hier also mehr Aufmerksamkeit geschenkt als psychogenetischen Untersuchungen einer fernen Vergangenheit in der Kindheit. Ebenso haben psychosoziale Faktoren den somatischen gegenüber Vorrang. Das bedeutet aber nicht,
daß psychogenetische oder somatische Aspekte vergessen werden dürfen. Der
Arzt wird also nicht nur hellhörig für die Fragen (oder Beschwerden), mit welcher der Patient kommt, sondern er wird sich auch fragen, warum kommt der
Patient, das Paar ausgerechnet *jetzt*?

Ziel der therapeutischen Intervention ist es, die Psychodynamik der gestörten Interaktion und nicht etwa deren psychogenetische Wurzeln zu erhellen. H.-G. Rechenberger (7) sagt ferner, »daß unsere Interventionen Teil einer pragmatischen Gesamtstrategie sind und schließlich die andersartigen Zielsetzungen, nämlich Installierung oder Wiederherstellung *befriedigender* Sexualbetätigung, eine Modifikation und eine Beschränkung erzwingen«.

Bei der Mehrzahl der psychisch gesunden Paare mit sexuellen Problemen soll das ärztliche Gespräch auf einer rationalen Ebene verlaufen und im wesentlichen an der Bewußtseinslage des Paares orientiert bleiben.

Molinski betont aber, daß der Arzt nicht selten auch mehr oder weniger unbewußte Haltungen seiner Patienten aufgreifen muss, wenn eine gewisse Psychopathologie vorhanden ist. Es sei hier nur an konflikthafte Haltungen zu Kontrazeption, Schwangerschaft, Sexualität, Lust und Partnerschaft erinnert. Dann spielen nicht nur reale, sondern auch irrationale Ängste und Befürchtungen eine Rolle. Dies bedeutet aber auch, daß der Arzt in der sexualmedizinischen Sprechstunde lernen muß, mit dieser Unvernunft sachgemäß umzugehen (5).

Das auf rationaler Ebene geführte Gespräch mit dem Patienten muß formal abgeschlossen werden; am günstigsten ist es, wenn der Arzt Bilanz zieht. So ist z. B. das Maximum an Intimität nicht immer das Optimum für ein Paar! Dieses erfordert vom Arzt die angemessene Resignation (Hans Giese).

Ziel einer solchen Sexualmedizin in der Praxis ist es einerseits, die (Lust-) Wahrnehmungsfähigkeit wiederherzustellen und andererseits Beziehungen transparent zu machen (7). Mit W. Eicher (4) sind wir einverstanden, wenn er einschränkend bemerkt: »… übende Verfahren sind nach unserer Erfahrung jedoch nur sinnvoll und erfolgversprechend, wenn es gleichzeitig zu einer Konfliktaufhellung und Bearbeitung gekommen ist (konfliktzentrierte Gesprächspsychotherapie)«. An erster Stelle führt der Arzt in der Sexualsprechstunde vom Symptom ausgehende konfliktzentrierte Gespräche. Molinskis Modifikation der Sexualtherapie nach Masters und Johnson mit der sogenannten fokussierenden Deskription hat sich als erfolgreich und in der Ein-Mann-Praxis des niedergelassenen Arztes brauchbar erwiesen.

»Glücklicherweise erfordern viele Fälle von funktioneller Sexualstörung weniger aufwendige Vorgehensweisen« so betonte Molinski selbst bei der Vorstellung seiner »fokussierenden Deskription«.

Das aufdeckende Gespräch als Beratung

Ein aufdeckendes Gespräch ermöglicht es dem Patienten, eine notwendige Umorientierung vorzunehmen.

Auch bei derartig aufdeckend-beratenden Gesprächen geht es auch um mehr oder weniger unbewußte Motive, Ängste, Konflikte«.

Molinski hat wiederholt darauf hingewiesen, dass ein aufdeckend-beratendes Gespräch auch ausserhalb der Psychotherapie, d. h. in der medizinischen Sprechstunde eines biopsychosozial orientierten Arztes stattfinden kann.

»Derartige aufdeckend-führende Gespräche können in einem doppelten Setting durchgeführt werden. Der Arzt kann den Patienten in formaler Kurztherapie behandeln. Der Allgemeinarzt und etwa der Gynäkologe können derartige Gespräche aber auch begleitend zu der somatischen Diagnostik und Therapie innerhalb ihrer traditionellen Sprechstunde durchführen. Dabei kann das Gespräch von Mal zu Mal über Wochen und Monate fortentwickelt werden. Gerade die lezte Vorgehensweise ist in der Hand eines psychosomatisch orientierten Arztes oft sehr erfolgreich. Sowohl bei der formalen Kurztherapie als auch bei der die Praxis begleitenden Gesprächsführung sollte häufig — aber keineswegs immer — der Partner mit einbezogen werden. Einerseits neige ich zu der Meinung, der Allgemeinarzt und der Gynäkologe können vielen funktionellen Sexualstörungen gerecht werden, ohne wesentlich aus dem Rahmen ihrer üblichen Praxis herauszutreten. Andererseits sind jedoch neurosenpsychologische Kenntnisse, die erst erworben werden müssen, notwendig«[1].

Sexuelle Potenzprobleme bei PatienInnen — therapeutische Potenzprobleme bei ÄrztInnen

Es ist ein klinischer Befund, dass Frauen bei Gesundheitsproblemen schneller Hilfe suchen. Dies gilt auch für sexuelle Probleme, selbst wenn diese Probleme maskiert von körperlichen (Schmerz) Beschwerden angeboten werden.

Gerade der Frauenarzt sollte eine Antenne für Sexualstörungen haben. Aus einem doppelten Angst-Reflex fährt der Arzt diese Antenne nicht aus: Angst vor Unwissen und Angst vor therapeutischer Inkompetenz.

Man könte diese Angst nachvollziehen, wenn es komplizierte Sexualprobleme betrifft, z. B. eine transsexuelle Identitätsstörung oder eine sexualisierte Gewalttragödie (Inzest, Vergewaltigung).

Aber auch die Sexualprobleme des Alltags lösen bei vielen ÄrztInnen noch immer Abwehr und Versagensängste aus.

Diese Versagensängste sind sowohl realistisch (fehlende Kenntnisse auf dem Gebiet der Sexualität und der Partnerprobleme) als (emotional) irrealistisch (Hilflosigkeit, Inkompetenz- und Insuffizien*gefühle*, Intimitätsängste). Diese Ängste sind irrealistisch, weil sie als (unbewusste) Gegenübertragungseffekte angesehen werden sollen. Die ÄrztInnen lassen sich von den (psychosexuellen) Ängsten der PatientInnen emotional infizieren. Der Fluchtweg ist einfach: »Ein Rezept ist leichter als ein Gespräch über Intimes«[2] und zwischen ÄrztIn und PatientIn wird das antizipatorische Impotenz-Spiel gespielt: »die wollen ja nur ein Rezept«.

Ähnlich wie seit Jahren die Pille der Tochter ein gutes Schlafmittel für die Mutter ist, so muss Viagra oft als die blaue Pille für die therapeutische Impotenz des Arztes angesehen werden.

---

[1] H. MOLINSKI: Die fokussierende Deskription. *Sexualmedizin* 1976 (5), 712-716.
[2] J.C. AIGNER: Ein Rezept ist leichter als ein Gespräch über Intimes *Sexualmedizin*. 7/1987, 201-204.

Versagungsängste werden hier nach dem männlichen Trias-modell abgewehrt: das therapeutische Verfahren soll kurz, schnell und treffend sein[3].

Hilflosigkeit und Hoffnungslosigkeit gegenüber der Heilbarkeit von Beziehungsprobleme werden, teilweise mit Recht, abgewehrt mit der Rationalisierung: »für Sexualberatung oder Paargespräche gibt es bis heute keine angemessene Zahlung«.

Die Notwendigkeit einer qualifizierten Aus- und Weiterbildung

In keiner anderen medizinischen Disziplin ist die Tendenz, sich vorwiegend autodidaktisch in Theorie und Praxis Fachwissen anzueignen, so verbreitet wie im Bereich der Psychotherapie, so warnte Angermann (4) zurecht. So erfreulich das zunehmende psychotherapeutische Engagement vieler Ärzte auch ist, so bedenklich ist das »wilde Psychotherapieren« ohne entsprechende Ausbildung und praktische Erfahrung.

Die Voraussetzung für die psychotherapeutische Arbeit basiert auf drei Säulen (4): Selbsterfahrung, theoretisch-technische Ausbildung und Kontrolle durch die Supervision eines erfahrenen Therapeuten.

Wenn diese drei Säulen nicht ausreichend stabil aufgebaut werden und bleiben, ist die Gefahr für »Arbeitsunfälle« bei der sexualtherapeutischen Arbeit gross: einerseits Burnout des Therapeuten, oft verwickelt mit Sexualstörungen in seinem persönlichen Liebesleben; andererseits sexuelle Übergriffe in der Therapie.

Gerade der Gynäkologe braucht Vitalität und die Fähigkeit, Dauerstress zu verkraften, auch weil sein Arbeitsfeld immer die gynäkologische Untersuchung einschliesst; eine Situation, »in der der Behandler/die Behandlerin im wahrsten Sinne des Wortes in die Intimsphäre der Frau eindringt, verweist (sie!) »eindringlich« auf das Thema Sexualität«[4].

Die Spannung zwischen Intimität und Distanz ist, nach Falck, sogar »der Grundkonflikt des Gynäkologen«.

Und die Grenzziehung zwischen Nähe und Distanz bleibt auch immer wieder schwierig, weil die gynäkologische Tätigkeit gerade im »Intim-Gebiet« der Sexualorgane stattfindet, auch wenn sie dadurch natürlich nicht ipso facto »sexualisiert« wird.

Zurecht hat Ringler betont, dass jeder Patieninnenkontakt manifest oder latent psychosexuelle Problemkreise tangiert:
– weibliche und männliche Identität
– sexuelle Erlebnisfähigkeit

---

[3] J.C. AIGNER: ibidem.
[4] M. RINGLER (1996): Sexuelle Probleme in der gynäkologischen Praxis. In: M. RAUCHFUSS, A. KUHLMEY, H.P. ROSEMEIER (Hrsg.): Frauen in Gesundheit und Krankheit: Die neue frauenheilkundliche Perspektive. Trafo Verlag, Berlin: 137-150.

– Partnerbeziehung
– Störungen der oder Interaktionen mit diesen drei Bereichen durch eine gynäkologische oder geburtshilfliche Erkrankung«[5].

Daher gehört Sexualberatung zum Praxisalltag des Gynäkologen.

Gerade der Gynäkologe braucht eine qualifizierte Aus- und Weiterbildung, denn die Patientin erwartet einen Experten zum Thema Sexualität, auch wenn sie dieses Thema nur indirekt mit funktionellen Beschwerden als Eintrittskarte anspricht, um die Aufmerksamkeit des Gynäkologen zu gewinnen, oder als »Testballon« (Rauchfuss), um die kompetente Verfügbarkeit des Gynäkologen zu prüfen.

Leider bleibt es noch so, auch am Anfang des 21. Jahrhunderts, dass die traditionelle Facharztausbildung für Gynäkologie und Geburtshilfe die Aussage von Mary Carderone nicht ungültig gemacht hat: »Doctors are not experts on sex«.

Die Facharztausbildung bleibt, nach wie vor, eine überwiegend technisch-medizinische Ausbildung. In der sexualmedizinischen Ausbildung sind technisch-biologische Kenntnisse der Sexualität sowie Kenntnisse der psychosozialen Parameter des Sexual*verhaltens* unentbehrlich. Aber für *qualifizierte* Sexualberatung sind die Interaktions- und Beratungskompetenz entscheidend. Es ist Begegnungsarbeit eines Gynäkologen/einer Gynäkologin. Und beide haben als Mann oder Frau auch immer ihre eigene Biografie, auch auf sexuellem Gebiet.

Als FachärztIn kompetent mit Fragen und Problemen im Gebiet der Erotik umzugehen, ohne die Gesprächsituation zu erotisieren, ist nur gewährleistet, wenn dieser/diese FachärztIn entsprechend ausgebildet ist und nicht die Flucht in die sachliche Distanz der Verleugnung nehmen muss.

Begegnungsarbeit ist Gefühlsarbeit, deren Fähigkeit sich z. B. in einer Selbsterfahrungsgruppe entwickeln lässt. Und es bleibt auch eine lebenslange Aufgabe der Selbstarbeit, um diese Kompetenz der Patientin immer wieder einfühlsam und stabil anzubieten. Der Arzt ist das Instrument der Begegnung. Und dieses Instrument sollte, wie jedes empfindliches Instrument, für jede Aufführung neu gestimmt werden.

Nur auf diese Art und Weise bleibt die Kompetenz auch lebendig eingestimmt für die Begegnungsmelodie zwischen Nähe und Distanz.

> »Wenn es gelingt, die erotischen Gedanken und Empfindungen, die in der Begegnung mit der Patientin ausgelöst werden, zu fühlen, ohne handeln zu müssen, können sie in einem guten diagnostischen und therapeutischen Sinn wirksam werden. Dem Behandelnden helfen sie in seiner ärztlichen Funktion, die Persönlichkeit der Patientin in einem sehr viel umfassenderen Sinn zu würdigen und zu behandeln, und in der Patientin setzen sie in aller Regel Lebenslust und Kraft frei«[6].

---

[5] M. RAUCHFUSS: Zum Umgang mit Sexualstörungen in der gynäkologischen Praxis. Sexuologie 8 (1) 2001, 42-50.
[6] V. FRICK-BRUDER (1997): Erotische Spannung und sexueller Übergriff in der Arzt-Patientin-Beziehung — eine Grenzziehung. In: E. BAUER, M. BRAUN, U. HAUFFE, M. KASTENDIECK (Hrsg.): Psychosomatische Gynäkologie und Geburtshilfe. Psychosozial Verlag: Gießen: 17-24.

Diese Aufgabe, immer wieder die *wohltuende Mitte* zwischen Nähe und Distanz (=*medi*-care!) gemeinsam mit der Patientin zu finden ist schwierig sowohl für den Gynäkologen als für die Gynäkologin.

»Die Angst vor homosexuellen Wünschen wird umso brisanter, als hier ungehörige Gefühle zwischen Frauen auftauchen, wie sie auch in der vergangenen Mutter-Tochter-Beziehung eine konflikthafte Rolle spielten«[7].

Auch Kastendieck hat mit besonderer Sensibilität auf diese Problematik hingewiesen[8].

Sexualstörungen sind Beziehungsstörungen.

Der Gynäkologe braucht in der Sexualberatung Beziehungskompetenz. Es ist seine Aufgabe, der Frau bei der Lösung ihres Beziehungsproblems beizustehen, auch wenn sie nur allein in die gynäkologische Sprechstunde kommt. Das Paradox seiner Aufgabe ist es, der Frau in ihren Beziehungs(problemen) beizustehen, ohne sich einbeziehen bzw. verwickeln zu lassen und ohne in ihre Beziehung einzu*greifen*.

Die gynäkologische Untersuchung findet »leibnahe« statt in den Körpergebieten für Lust und Intimität. Im Alltagsleben jeder Frau spielen Berührungen dieser Gebiete sich ab zwischen den Polen der zärtlichsten Zuwendung der Lebensluststeigerung oder der sexualisierten Gewalttätigkeit des Übergriffes, der die Körperintimität tödlich vernichtet. Provokant fragt Ringler daher:

»Was also bedeutet es affektiv und kognitiv für den Gynäkologen, die Gynäkologin, in einer beruflichen Situation zu arbeiten, die den Behandler zwischen Liebespartner und Vergewaltiger ansiedelt? Wie kann/soll/muss in diesem Spannungsfeld über Sexualität gesprochen werden?«[9]

In diesem Rahmen kann eine Selbsterfahrungsgruppe ihren unersetzlichen Beitrag leisten, so beschreibt Dmoch:

»damit eigene Einstellungen zur Geschlechtlichkeit und zu Lust und Liebe sowie Ideal- und Normvorstellungen bewusster werden«[10].

Auch Rauchfuss betont:

»Eine Reflexion eigener sexueller Wert- und Normvorstellungen ist also Grundvoraussetzung für jeden Arzt, jede Ärztin, die sich dem Thema

---

[7] E. POLUDA-KORTE (1993): Der »lesbische« Komplex. In: E.M. ALVES (Hrsg.): Stumme Liebe. Kore. Freiburg: 73.
[8] M. KASTENDIECK (1997): Erotik zwischen Frauenärztin und Patientin. In: E. BAUER, M. BRAUN, U. HAUFFE, M. KASTENDIECK (Hrsg.): Psychosomatische Gynäkologie und Geburtshilfe. Beiträge der Jahrestagung 1996. Psychosozial-Verlag: Gießen: 25-31.
[9] M. RINGLER: ibidem.
[10] W. DMOCH (1999): Sexualstörungen und Sexualberatung. In: M. STAUBER, H. KENTENICH, D. RICHTER (Hrsg.) (1999): *Psychosomatische Geburtshilfe und Gynäkologie.* Springer: Berlin, Heidelberg.

Sexualität und sexuelle Störungen im Rahmen ihrer medizinischen Tätigkeit widmen will«[11].

Es ist deutlich: in der Sexualberatung geht es, neben eingehender Kenntnis der psychophysiologischen Bedingungen der Sexualität im Lebenslauf des Menschen, bzw. des Paares, vor allem um *das Gleichgewicht zwischen Nähe und Distanz*. Dieses Gleichgewicht muss der Arzt/die Ärztin immer wieder in der konkreten Begegnung mit der Frau/dem Paar suchen. Und dieses Gleichgewicht ist auch nie festgelegt: die Dynamik der therapeutischen Begegnung bringt immer wieder subtile Gleichgewichtsverschiebungen, die der Arzt/die Ärztin bewusst wahrzunehmen lernt.

Selbstwahrnehmung und Selbstkenntnis bleiben hier lebenslang notwendig. Diese wohlwollende und selbstkritische Einstellung ist die persönliche Voraussetzung des Arztes/der Ärztin für die Aufrechterhaltung des Gleichgewichts zwischen Nähe und Distanz.

Daher ist Rauchfuss auch der Meinung:

> »Dies wird um so schwerer, je weniger sich der Gynäkologe, die Gynäkologin mit eigenen internalisierten Einstellungen, Normen und Wertvorstellungen und mit der eigenen Sexualität auseinandergesetzt hat«[12].

Die Aufgabe der Sexualberatung kann nur gelingen, wenn eine tragfähige Arzt/Ärztin-PatientIn in einer Atmosphäre von »tender loving care« sich entwickeln kann, *mit zeitlicher Begrenzung*.

Nicht zufällig erwähnte Kumpan als wichtigste Fähigkeit, die er während des 1. Düsseldorfer Kurses von Molinski gelernt hatte, die Fähigkeit, das (Beratungs)gespräch zeitlich zu begrenzen und zu beenden (statt das Gespräch abzubrechen)[13]. Diese Fähigkeit beeindruckte viele engagierte Kollegen, mit hier und dort fast einem Anflug von Eifersucht!

Sexual- und Familientherapie in der Praxis

Ein Hausarzt, der seinen PatientInnen Sexualmedizin anbieten will, ist gleichzeitig auch ein »Family Doctor«. Sexual- und Familientherapie erlebten in den letzten 25 Jahren eine beschleunigte Entwicklung bis hin zur Superspezialisation. Beide Disziplinen können zwar unterschieden, aber nicht voneinander getrennt werden; sie sind auch die beiden Kehrseiten einer Medaille.

---

[11] M. RAUCHFUSS: ibidem.
[12] M. RAUCHFUSS: ibidem.
[13] G. KUMPAN: Persönliche Mitteilung. *Folgetreffen Raesfeld*, 1987: Ich habe gelernt: »*Na, machen wir Schluss!*« (Molinski).

Die Sexualwissenschaft is die Lehre des menschlichen Geschlechts- und Liebeslebens in all seinen Erscheinungsformen und Variationen (van Emde Boas). Zur Wissenschaft wurde sie 1906, als Iwan Bloch den Begriff Sexualwissenschaft prägte; sie entstand also innerhalb der Medizin und war deshalb eine medizinische Sexualwissenschaft. Es handelt sich aber um menschliches Verhalten auf dem Gebiet des Sexual- und Liebeslebens. Die Sexualwissenschaften (man beachte den Plural!) haben stets interdisziplinären Charakter: Als Naturwissenschaften untersuchen sie die biophysiologischen Voraussetzungen des sexuellen und erotischen Verhaltens; als humane Wissenschaften untersuchen sie die psychosozialen Bedingungen. Wir erinnern auch an eine Bemerkung Sigmund Freuds zu Beginn seines Beitrags über die Psychologie des Liebeslebens. Darin unterstreicht er, daß es vielleicht besser wäre, dieses den Künstlern und Dichtern zu überlassen. Er war sich völlig im klaren über das Risiko, das Liebesleben durch eine kalte wissenschaftliche Analyse zu töten.

Auch die Lehre der Familie — die »Familialogie« — muß mutatis mutandis in der Mehrzahl definiert werden. »Familienwissenschaften« untersuchen einerseits die biophysiologischen Aspekte des Phänomens Familie und andererseits die sozialpsychologischen Faktoren des Familienlebens.

Sexualität und Familie werden seit 1968 neu interpretiert. Autorität, festgefügte Strukturen und Institutionen wurden in Frage gestellt, z. B. durch H. Marcuse, der in einem ungestümen Versuch die Spannung zwischen Eros und Zivilisation beheben wollte. Ebenfalls Ende der sechziger Jahre publizierten Masters und Johnson ihre Ergebnisse zur Anatomie und Physiologie der sexuellen Reaktion beim Menschen. Dies war der Anfang eines wissenschaftlichen Studiums der Sexualität. Jahrhundertelang war eine abgeklärte wissenschaftliche Betrachtungsweise unmöglich und undenkbar; schließlich ging es ja auch um eine Physiologie der Lust. Mit dem von Masters und Johnson konzipierten therapeutischen Programm wurde eine neue Bewegung in der Geschichte der Psychotherapie sexueller Dysfunktionen eingeläutet.

Trotzdem darf man das Risiko, daß sexuelles Verhalten nur auf physiologische Reflexe zurückgeführt wird, nicht aus den Augen verlieren. Den Schmerz eines betrübten Menschen bewertet man ja schließlich auch nicht allein anhand der präzisen Messung seiner Tränensekretion.

Sexuelles Verhalten läßt sich nicht anhand noch so präziser Messungen der physiologischen Reflexe bewerten.

Sexualtherapie und Familientherapie sind unentbehrliche Gegner

1. Der Arzt in der Sexualmedizin bedarf auch einer Basiskenntnis und Ausbildung in der Familienkunde.

Trotz Liberalisierung der Sexualität und kontrazeptiver Revolution bleibt die Familie ein »Schlüsselsystem« im erotischen und sexuellen Leben. Sicher hat die Familie an Funktion eingebüßt durch die Infragestellung traditioneller Rollen. Aber nach wie vor steht die Sexualpädagogik (der Lust- und Beziehungsfähigkeit) als essentieller Auftrag an erster Stelle im Rahmen der Familie.

Genauso wie Frau und Mann normaliter unersetzlich sind zur Zeugung eines Kindes, genauso bleibt das elterliche Paar unersetzlich in seinem elementar-pädagogischen Auftrag: Entwicklung zur Beziehungsfähigkeit und zur Lust-fähigkeit (trotz der modernen alternativen Zusammenlebensformen).

Der Arzt in der Sexualmedizin wird sich also nicht kurzsichtig beschränken auf das Gebiet der Sexualfunktion strictu sensu. Er muß auf der Höhe des biosozialen Systems sein, worin diese Sexualfunktion eine Schlüsselposition einnimmt. Das System Familie als spezifische Gruppe zweier Generationen entspringt der Sexualität, die mehr als nur Fortpflanzungssexualität ist. Durch diese sexuelle Dimension ist das familiäre System auf kein anderes System zurückzuführen. Der »Family Doctor« kann sich auf dem Gebiet der Sexua-lität keine blinden Flecke mehr leisten, wie es die Medizin gehabt hat mit ihrer historischen Blindheit in Sachen Sexualität.

Die Bereitschaft des Arztes, sich sexualmedizinischen Fragen in der Praxis zuzuwenden und die Rolle des »Family Doctor« zu übernehmen, ist notwen-dig, aber sie kann an seinen eigenen Hemmungen scheitern.

Theoretisches Wissen ist hier notwendig und nützlich, unentbehrlich sind aber auch gewisse Beziehungsfähigkeiten. Selbstwahrnehmung und Selbster-fahrung des eigenen Körpers — womit er in der Sexualmedizin tätig ist als geschlechtliches Wesen — stellen also eine Hauptaufgabe dar. Und fragen wir uns doch, ob diese Aufgabe nicht besser gelingen wird, wenn der Arzt selbst-erfahrener in einem musischen Gebiet wird, wie z. B. dem des Tanzes. Die reine, auf das Gebiet der Natur- oder humanen Wissenschaften begrenzte Beschäftigung reicht nicht aus.

2. Sexualtherapie und Familientherapie sind therapeutische Fachgebiete, die zurückgreifen auf eine therapeutische Grundausbildung (Einzel- oder Grup-pentherapie).

Die Komplexität und das Wechselspiel von Sexual- und Familienproblema-tik schließen also den »Elektrotherapeuten« aus: den Pseudofachmann, der sich an ein therapeutisches Schema hält, von dem er nichts begriffen hat. Als Elektriker wird er beim Einbauen der Steckkontakte einen Kurzschluß vermei-den können, vom erotischen »Schwach- oder Starkstrom« versteht er nichts.

Meint ein Arzt, in der Sexualmedizin sei jedes sexuelle Partnerproblem auf die objektiven Grenzen der Anatomie und Physiologie der sexuellen Reaktionen zu reduzieren und in diesem Sinne zu behandeln, so geht er ein großes Risiko ein. Eine therapeutische Technik, die von sich behauptet, jede Störung behandeln zu können, verliert schließlich jede therapeutische Indikation. Was den Anspruch erhebt, überall erfolgreich zu sein, könnte vielleicht *jegliche* Wirksamkeit verlie-ren. Werden nämlich die Grenzen des therapeutischen Indikationsgebietes undeutlich, so bedeutes dies ipso facto einen Verlust an therapeutischer Kraft.

Manchmal scheinen »Schnellkurstherapeuten« zu vergessen, dass die Erfin-der einer nur scheinbar einfachen Therapie selber immer erst eine gründliche Ausbildung und Praxis in einer klassischen grundtherapeutischen Richtung durchlaufen haben. Der Arzt in der Sexualmedizin praktiziert keine formale

Familientherapie, sondern er ist in seiner tagtäglichen Praxis eher familienthe-
rapeutisch orientiert.

3. Der Arzt in der Sexualtherapie und der Arzt als »family doctor« wird nur
dann therapeutisch wirksam sein können, wenn er eine solide Basis in der
traditionellen Psychotherapie (Psychoanalyse, Verhaltenstherapie, Kommu-
nikationstherapie, Gestalttherapie, Systemtherapie) hat.

Der Arzt wird hieraus eine persönliche Synthese destillieren, wobei er als
Kriterium die praktische Brauchbarkeit in der Sexualmedizin heranzieht. Die
heutige Inflation der neuen Sexualtherapien, der Wildwuchs in der Familientherapie und die Konfabulationen in den Sexualwissenschaften unterstreichen
die Notwendigkeit einer interdisziplinären Ausbildung, einer interdisziplinären
Forschung und eines Dialoges auf akademischem Niveau. In der heutigen Zeit
verirren viele Partner sich in der Wildnis der Partnerprobleme oder sexuellen
Dysfunktionen. Laufen sie nicht ein noch größeres Risiko, sich in dem Urwald
eines üppigen Wildwuchses auf sexualtherapeutischem Gebiet zu verirren?

Jahrhundertelang haben moralisierende Mythen verhindert, daß wissenschaftliche Untersuchungen des Phänomens Sexualität und Familie stattfan-
den. Besteht aber heutzutage nicht die Gefahr, daß die ehemaligen Mythen
durch Pseudowissenschaften ersetzt werden?

Fall-Vignette: *Notwendigkeit einer sexualmedizinischen und familienorientierten (d. h. bio-psycho-sozial orientierten) Sprechstunde*

Ein ratloses Ehepaar und ihre 9-jährige Tochter, einziges Kind, werden vom
klinischen Biologen, der beim Mädchen eine (toxische) Agranulocytose diagnostiziert hat, in unsere Sprechstunde überwiesen.

Seit etwa einem Jahr hat das Mädchen Einschlafschwierigkeiten mit abendlichen Angstanfällen und Atemnot.

Eine Palette von Schlaf- und Respirationsmitteln, vom Hausarzt und/oder
Pädiater verschrieben, haben keine Heilung gebracht, wohl ein gestörtes Blut-
bild bei der wiederholten (!) Blutkontrolle. Die ratlosen Eltern konnten dem
Labormediziner die Medikamente »mit den schwierigen Namen«, die ihre
Tochter während der letzten Monate eingenommen hat, nicht sofort mitteilen.
Zuhause macht die Mutter mit ihrer Schreibmaschine sorgfältig die Liste der
Medikamente (sie hat alle Packungen aufbewahrt!), die vom Hausarzt und/oder
Pädiater, auch ein wenig ratlos, verschrieben worden sind (Abb. I).

Abb. I: Liste von Medikamenten, die einem 9-jährigen Mädchen wegen Einschlafstörungen mit abendlichen Angstanfällen und Atemnot 1966 verschrieben
wurden:

Prednicortelone [R 5mg]   Paxhepar
Codéthyline Houdé (supp.)   Sigmamycine (caps. 250 mg.)
Hypnone (supp.)   Prazine (drupp.)
Kenacort   Librium
Minikel   Perphyllone (supp.)

Ilosone
Hebuccol
Rovamycine
Spasmo-Cibalgine
Aureomycine
Sirop Eucalyptine Pholcodine
Elkosine
Lactolysine
Ephydion
Atarax siroop
Panvirene
Detigon
Bayrena
Gretyl
Abexol (supp.)
Bio-Lysan
Tessalon
Lactacyd liquide
Synthomycétine Lepetit
Crinhemol
Redoxon
Trentadil
Tuclase
Véganine
Ephargyrol
Histryl

Prominalettes
Sulfa-retard I.A.M.
Sulfavit
Dianabol
TRAL-druppels
Neutraphylline (supp.)
Terramycine sirop
Largactil
Synasteron
Di-Cratrene
Maxipen
Aethone
Fludiose
Softenon Sirop
Buscopan
Neomycine
Furadantine
Angimuth quinine
Anabolhémine
Campho-Pneumine
Dimitronal
Latépyrine-quinine
Pénicilline V calcique
Balsoclase
Trilafon
Probamyl

Beim Erstgespräch melden die Eltern, dass das Mädchen wohl (ein)schlafen kann, wenn die Mutter (stundenlang!) an ihrem Bett sitzen bleibt, oder wenn das Mädchen (dies ist ihr Wunsch) zwischen den Eltern schlafen darf.

Das letzte verhindert aber den guten Schlaf (und Beischlaf) der Eltern.

Darauf reagiert das Mädchen, ein anmutiges und verwöhntes Einzelkind (Rubens hätte sie porträttieren sollen!), dass sie es sehr unrechtfertig findet, dass sie allein schlafen soll, während Mutti wohl bei Papi schlafen darf... Damit ist sie gar nicht einverstanden!

Dieses Beratungsgespräch hat stattgefunden im Dezember 1966, d. h. in einer Zeit, in der die Sexualmedizin und Psychosomatik in Belgien noch nicht einmal in ihren Kinderschuhen steckten.

Es ist und bleibt in diesem Zusammenhang bemerkenswert, dass Freud schon 1905 seine Theorie der infantilen Sexualität in den »Drei Abhandlungen einer Sexualtheorie« formuliert hat (Abb. II).

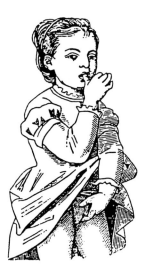

Abb. II: Illustration des ungarischen Kinderarztes Lindner (1872), die Freud in seinen
»*Drei Abhandlungen einer Sexualtheorie*« (1905) zitiert. Die Abbildung zeigt die erotische Verbindung des Daumenlutschens für das Kind: die Freudsche Entdeckung der
kindlichen Sexualität.

Die Wichtigkeit einer qualifizierten sexualmedizinischen Versorgung

Viele Ärzte unterschätzen noch immer die Rolle der Sexualität und widmen
diesem Bereich zu wenig Aufmerksamkeit. Die Bedeutung der sexuellen
Gesundheit für die Lebensqualität wurde hier schon zusammengefasst.

Auch am Anfang des neuen Jahrhunderts gilt noch die Aussage, die Mary
Calderone schon vor fünfzig Jahren machte: »Doctors are not experts on sex«.

Sie zeigen sich nicht als Experten, der erotischen Sexualität, weder in- noch
ausserhalb ihrer Praxis.

Sexuelle Funktionsstörungen gehören zu den häufigsten Krankheitsbildern
unserer Zeit.

Die Bedarfsanalyse zur sexualmedizinischen Versorgung, von Beier, Hartmann und Bosinski durchgeführt, versehen die Autoren mit folgenden Schlussfolgerungen.

»Sexuelle Funktionsstörungen sind aufgrund ihrer hohen Prävalenz und
ihrer Folgewirkungen auf Lebensqualität und Partnerbeziehung *ernsthafte Gesundheitsprobleme*. In Erhebungen an repräsentativen Bevölke-
rungsstichproben berichten jeder dritte Mann und zwei Fünftel aller
Frauen über sexuelle Dysfunktionen, von denen etwa die Hälfte als
behandlungsbedürftige Störungen anzusehen sind. Da nach heutigem
Kenntnisstand sexuelle Funktionsstörungen oftmals ein *Frühsymptom
von Körperkrankheiten* (Hypertonie, KHK, Diabetes, neurologische

Krankheiten) sind, ist eine adäquate Diagnostik und Behandlung besonders wichtig. Diesem Gebot steht derzeit noch eine ausgeprägte Unterversorgung gegenüber, die dazu führt, dass sexuelle Dysfunktionen als *in hohem Maße unterdiagnostizierte und untertherapierte Störungsbilder* anzusehen sind. Es ist davon auszugehen, dass weniger als die Hälfte der betroffenen Personen eine adäquate, qualifizierte Behandlung erhalten. Dabei besteht sowohl eine *Unterversorgung* als auch eine *Fehlversorgung*, da sexuelle Funktionsstörungen überwiegend mit somatomedizinischen Therapieoptionen (v.a. mit oral wirksamen Medikamenten) behandelt werden, während kausal und dauerhaft wirksame Verfahren wie Sexualberatung und Sexualtherapie sehr viel seltener zum Einsatz kommen«[14].

Es ist auch bemerkenswert, dass das Angebot zur sexualmedizinischen Ausbildung an den Universitäten in Europa sehr beschränkt bleibt. In Belgien z. B. bieten nur die zwei katholischen (»Schwester«)-Universitäten Leuven und Louvain-la-Neuve ein vollständiges (interdisziplinäres) Programm an.

In der Bundesrepublik Deutschland ist an vier Universitäten (Berlin, Frankfurt, Hamburg, Kiel) die Sexualmedizin in Lehre und Forschung vertreten. In der Schweiz gibt es an zwei Universitäten (Genf, Zürich) sexualmedizinische Institute, die international in Forschung und Lehre hoch geschätzt werden. Für Österreich ist Innsbruck der Name mit Anerkennung in Europa.

Es ist auch bekannt, »dass durch den altersdemographischen Wandel und die Zunahme von chronischen Erkrankungen die (sekundären) *Sexualstörungen aufgrund einer Erkrankung und/oder deren Behandlung* weiter zunehmen werden«[15].

Jedoch gibt es eine deutliche Tendenz des Verlustes an Interesse für Sexualtherapie von Seiten der Fakultäten mit traditionell grossem Interesse für Therapie (Medizin und Psychologie). Auch wenn diese Fakultäten sich während der letzten Jahre gesundheitsbewusster (»präventiv und kurativ«) profilieren, bekommt der Bereich der Sexualität kaum Aufmerksamkeit. Sowohl Studenten, Verwaltungspersonen für Weiterbildung (der Ärztekammer oder die klassischen Therapieschulen) reagieren zögernd, wenn es um sexualtherapeutische Fort- und Weiterbildung geht. Und die Anerkennung sexualtherapeutischer Aktivitäten von den Krankenkassen gleicht, nach wie vor, eher einer chronischen Krankheit.

Anlässlich der 17. Fortbildungstagung für Psychosomatik in Geburtshilfe und Gynäkologie (München, 1989) hielt Prof. Molinski einen Festvortrag: »Steckt die psychosomatische Medizin in einer Krise?«

Nach den »golden sixties« und den »reichen« siebziger Jahren hat die Psychosomatik in den achtziger Jahren in der Medizin weitgehend Anerkennung gefunden.

---

[14] K.M. BEIER, U. HARTMANN, H.A.G. BOSINSKI: *Bedarfsanalyse zur sexualmedizinischen Versorgung.* Sexuologie 7 (2): 2000: 63-95.
[15] K.M. BEIER, U. HARTMANN, H.A.G. BOSINSKI: ibidem.

Molinski musste aber auch ehrlich zugeben:

>Anschließend soll aber nicht verschwiegen werden, daß das Angebot
von seiten der psychosomatischen Medizin nicht überall eine gute Rezeption finden kann und daß Schwierigkeiten aufgetreten sind«.

Und er sucht (selbst)kritisch nach möglichen Ursachen:

>In unseren eigenen Kreisen weist man gerne auf eine angebliche Ableh-
nung, auf Misstrauen, auf Mißachtung von seiten der anderen Fächer hin,
wobei gerne die Frage eines Dominanzstrebens diskutiert wird. Umgekehrt sagen die anderen Fächer uns bisweilen eine gewisse überhebliche
Haltung nach, so als wenn wir alle anderen Ärzte belehren und bekehren
wollten und uns für die allein richtigen Vertreter der Medizin halten würden.
Man würde es sich aber zu leicht machen, wenn man die spürbare Krise in
der psychosomatischen Medizin auf derartige persönliche Reaktionen
zurückführen wollte«.

Als wichtigen Faktor nannte Molinski gerade das Psychochaos, in dem die
moderne Gesellschaft lebt mit irrealistischen Erwartungen, die zur Enttäuschung führen müssen.

>Krisenhafte Tendenzen in der psychosomatischen Medizin stammen
nicht nur aus dem Denken der Ärzte. Der Begriff einer psychosomatischen Medizin genießt eine weitverbreitete Attraktivität in der Öffentlichkeit und löst Überzeugungen und Erwartungen aus, die an das Unrealistische grenzen«[16].

Findet die Sexualmedizin sich, kaum zehn Jahre später, nicht auch wieder in
einer ähnlichen Krise, wobei es in der technokratischen Gesellschaft um ein
sexuelles Chaos geht?
Und wird eine ähnliche Lösung erwartet werden können, wie Molinski mit
Optimismus vorhergesagt hat für die Psychosomatik:

>Die Zukunft der psychosomatischen Medizin liegt bei dem praktizieren-
den Arzt und weniger bei den Fachpsychotherapeuten und bei den Uni-
versitäten. Die Zukunft der psychosomatischen Medizin liegt bei einer
Basisgesellschaft, wie der hier versammelten.
Zum Abschluß möchte ich eine Anschauung der Welt aussprechen: In
Gefahr und Krise ist die Welt immer gewesen, das war wohl nie anders.
Dennoch ist Optimismus angebracht. Der Geist hat immer eine Lösung
gefunden. Und ein guter Geist wirkt in dieser Deutschen Gesellschaft für
Psychosomatische Geburtshilfe und Gynäkologie«.

---

[16] H. MOLINSKI: Steckt die psychosomatische Medizin in einer Krise? In: W. DMOCH,
M. STAUBER, L. BECK (Hrsg.): Psychosomatische Gynäkologie und Geburtshilfe. Berlin-Heidelberg-New York-London-Tokyo. Springer Verlag, 1990, 237-247.

Zeichen der Hoffnung sind da: das sexualmedizinische Curriculum der Akademie für Sexualmedizin (Vogt et al., 1995) ist in Deutschland schon an einigen Orten (Berlin, Düsseldorf, Hannover, München) durchgeführt worden und kann an anderen Orten angefangen werden.

Auch die Deutsche Gesellschaft für Psychosomatische Frauenheilkunde und Geburtshilfe (DGPFG) hat Modelle entwickelt, die sowohl theoretische Lehrinhalte vermitteln als praktische Fähigkeiten (»therapeutical skills«) trainieren.

Wie grundsätzlich und detailliert dieses Programm entworfen und verfeinert wird, zeigt das hier folgende Modell.

1. **Signalisierung und Realisierung von Gesprächsbereitschaft**
   Erkunden des psychosozialen Umfeldes der Patientin. Lassen sich Zusammenhänge zwischen den Symptomen und Versuchungs- bzw. Versagungserlebnissen aufspüren? Die Gruppe sollte die Wahrnehmungsfähigkeit für die verbalen und nonverbalen Signale der Kontaktaufnahme trainieren. Gegebenenfalls sollte die Patientin zu bestimmten erforderlichen Handlungen ermuntert werden.

2. **Rezeption kommunikativer Absichten und emotionaler Gegebenheiten**
   Hierbei haben Arzt und Gruppe die Aufgabe, Absichten bzw. Zielstellungen der Patientin zu erkunden bzw. zu hinterfragen. Dabei sollte der emotionale Hintergrund der Patientin (latente Bedürfnisse, unbewußte, vorbewußte und auch bewußte Motivationen) erhellt werden.

3. **Verbalisierung emotionaler Erlebnisinhalte**
   Hierbei strebt der Arzt an, emotionale Erlebnisinhalte, wie Gefühle, Wünsche, Interessen, Selbsteinschätzungen usw. sehr genau aus der Sicht der Patientin wahrzunehmen und dies der Patientin widerzuspiegeln.

4. **Positive Wertschätzung und emotionale Wärme**
   Der Arzt ist bemüht, die Patientin in ihrem So-sein grundsätzlich zu akzeptieren, dieses ihr durch verbales und nonverbales Verhalten auszudrücken und dabei eine grundsätzlich wohlwollende Haltung zu entwickeln.

5. **Einfluß medizinischer Maßnahmen auf die Arzt-Patientin-Beziehung**
   Bei der Realisierung dieser Variablen kommt es besonders darauf an, daß der Arzt sein Verhalten in der Weise kontrolliert, auf ein internales, emotionales Kommunikationsanliegen der Patientin nicht mit einer diagnostischen oder medizinisch-therapeutischen Maßnahme zu reagieren.

6. **Iatrogene Beeinflussung der Lebensbedingungen**
   Hierbei lernt der Arzt, die aktive Mitarbeit der Patientin nicht durch medizinische Maßnahmen zu ersetzen oder gar einzuschränken, sondern wird stattdessen der Patientin ihre persönliche Verantwortung für Gesundsein und Kranksein nahebringen.

Weiterhin werden **Fragen des Settings** trainiert: Es geht u.a. um die psychosomatische Anamnese, Zeitmanagement und Strukturgebung im ärztlichen Gespräch, Beenden des Gespräches. Die Teilnehmer sollen auch das Erkennen von Übertragungs- und Gegenübertragungsphänomenen erlernen.

Anschliessend gibt es noch Theorieseminare, Fall-Supervisionen und Selbsterfahrungsgruppenarbeit. Und die permanente Weiterbildung (Theorie und Praxis) findet statt im gesicherten Rahmen eines Qualitätszirkels.

Am Anfang des 21. Jahrhunderts gibt es Zeichen einer Renaissance der Sexualmedizin und der Psychosomatik. Diese Geburt findet (leider?) nicht statt in den Uni-Kliniken. Man kann sie aber nicht abtun als eine riskante Hausgeburt bei alternativen Eltern.

Es geht um eine Renaissance mit bescheidenen Zeichen der Hoffnung, weltweit.

An der Katholischen Universität Leuven nehmen an dem einjährigen Kurs (in englischer Sprache) jeder Jahr immer mehr Studenten aus dem Osten teil, vor allem Ärzte aus China, Taiwan, Hongkong, Japan, Indien und Bangladesch: »Ex oriente Lux«. Auch aus Afrika finden immer mehr Studenten den Weg (Burundi, Nigeria, Uganda, Süd Afrika).

Sexualstörungen in der Allgemein bevölkerung[17]

Männliche Funktionstörungen	
Appetenzstörungen:	12-15%
Erektionsstörungen: (= altersabhängig)	52% (40-70j.): leicht ⎯ 17% minimal / 25% mittelgradig / 10% komplett 68% (70j.)
Orgasmusstörungen:	- vorzeitiger Samenerguss: 25-40% (nicht altersabhängig) - Orgasmushemmung: 8%

Weibliche Funktonsstörungen	
Appetenzstörungen: Erregungsstörungen:	33,4% (Lubrifikation): 18,8% (= altersbedingt: 11% (30j.) 77% (70j.)
Orgasmusstörungen:	24,1%
Vaginismus:	keine Zahlen (klinische Stichproben: 10-15%)
Dyspareunie:	14%

Dieser Überblick macht deutlich, wie wichtig eine *qualifizierte* sexualmedizinische Versorgung ist. Diese Versorgung wird wegen des altersdemographischen Wandels in den kommenden Jahren immer mehr beansprucht werden.

---

[17] Nach: K.M. Beier, U. Hartmann, H.A.G. Bosinski (2000).

Und es darf nicht vergessen werden, dass in diesem Überblick nicht die Paraphilien und auch nicht die sexuellen Gewalttäter vertreten sind. Auch hier gibt es den Trend einer Zunahme: die sexuellen Probleme äussern sich immer mehr gewalttätig. Und gerade auf diesem Gebiet geht es um eine schwierige (Langzeit)therapie nach einem integrierten Modell von *höchst qualifizierten* Therapeuten.

Literatur

ANGERMANN, I., Sexualtherapeutische Plazebos. In H.-J. VOGT, V. HERMS u. W. EICHER (Hrsg.), Praktische Sexualmedizin, 245-250, Wiesbaden: Medical Tribune (1980).

BRÄUTIGAM, W., Sexualmedizin im Grundriß. Stuttgart: Thieme (1977).

DMOCH, W., Sexualanamnese als Einstieg in die Sexualtherapie. In H.-J. VOGT, V. HERMS u. W. EICHER (Hrsg.), Praktische Sexualmedizin, 231-235, Wiesbaden: Medical Tribune (1980).

EICHER, W. (Hrsg.), Sexualmedizin in der Praxis. Stuttgart: G. FISCHER (1980).

HERTZ, D.G. u. MOLINSKI, H., Psychosomatik der Frau. Berlin-Heidelberg-New York: Springer (1980).

MASTERS, W. u. JOHNSON, V., Impotenz und Anorgasmie. Hamburg: Goverts, Krüger v. Stahlberg (1977).

RECHENBERGER, H.-G., Kurztherapie bei sexuellen Dysfunktionen. In H.-J. VOGT, V. HERMS u. W. EICHER (Hrsg.), Praktische Sexualmedizin, 261-263. Wiesbaden: Medical Tribune (1980).

DIE FOKUSSIERENDE SEXUALTHERAPIE
ALS MODIFIZIERTE PAARTHERAPIE

Einführung

Jahrzehntelang blieben die therapeutischen Möglichkeiten für PatientInnen oder Paare mit Sexualstörungen sehr beschränkt.

Sexualstörungen sind psychosomatische Störungen, und die angebotenen Therapien waren einseitig:

- entweder einseitig somatisch orientierte Therapien in der Medizin: medikamentös, chirurgisch;
- oder einseitig psychologisch orientierte Therapien in der Psychotherapie: Psychoanalyse, Hypnose, Verhaltenstherapie.

Es verwundert nicht, dass die Resultate sehr bescheiden blieben.

Die »neue Sexualtherapie« von Masters und Johnson war der historisch erste Versuch, ein integrales Konzept zu entwickeln, das sowohl den biologischen Determinanten als den zwischenmenschlichen (Verhaltens)psychologischen Faktoren diagnostische und therapeutische Aufmerksamkeit bietet.

Diese intensive Therapie, mit »therapeutischer Doppelbelastung« hat sich schnell profiliert als geeignet für finanziell potente Patientenpaare, wobei sie den Vorwurf, eine elitäre Therapie zu sein, teilt mit der klassischen Psychoanalyse.

Es war das humane Anliegen von Molinski, ein gutes therapeutisches Verfahren auch PatientInnen und Paaren aus einer breiteren sozialen Schicht zur Verfügung zu stellen.

K.-D. Höffken hat die wesentlichen Elemente der Zwei-Wochen-Sexualtherapie von Masters und Johnson zusammengefasst[1].

1. Sexuelle Funktionsstörungen sind immer auch Sache einer Partnerschaft und nie nur einer Person. Deshalb wird die Partnerschaft behandelt.
2. Sexualstörungen sind Kommunikationsstörungen. Der Therapeut ist Katalysator der Kommunikation. Wechselseitiges Verstehen und Mitteilen der Bedürfnisse sind wichtige therapeutische Akte.
3. Lustentfaltung ist ein autonomer physiologischer Vorgang. Er kann nicht aktiv herbeigeführt werden. Lernziel ist, für dieses physiologische Geschehen optimale Voraussetzungen zu schaffen.
4. Leistungs- und Versagensängste sind bei allen Formen sexueller Funktionsstörungen von größter Bedeutung. Nicht-leistungsbezogenes Verhalten beider Partner ist zu üben.

---

[1] K.-D. HÖFFKEN et al.: Modifizierte Paartherapie. Die tiefenpsychologische Variante der Masters & Johnson-Therapie. Sexualmedizin 11/1982, 501-504.

5. Die Behandlungen werden von Teams aus einem männlichen und einem weiblichen Therapeuten durchgeführt. Anlaß, dies zu erproben, war der Gedanke, daß ein Mann die Dysfunktion einer Frau et vice versa nie ganz verstehen kann.

6. Je nach Form der Störung, Persönlichkeit der Partner und Dynamik der Partnerschaft, werden spezielle Instruktionen vom Therapeuten gegeben.

7. Während der zwei Wochen wird täglich geübt, und es finden täglich therapeutische Sitzungen statt«.

Das Fehlen effektiver Therapien für Sexualstörungen führte der Frauenarzt William H. Masters auf die unvollständige Kenntnis der sexuellen Lustphysiologie zurück. Mit Virginia Johnson begann er gemeinsam eine mehrjährige Laborforschung der sexuellen Reaktion des Menschen, um diese Lücke zu schliessen (1966). Daraus entwickelten beide Forscher die erfolgreiche, »neue« Sexualtherapie, die seit den siebziger Jahren weltweit bekannt, durchgeführt, verfeinert bzw. modifiziert wurde.

In der Sprechstunde braucht der Hausarzt oder Gynäkologe einfache und schnelle Hilfsmittel; auch für sexuelle Probleme.

Die klassische Psychoanalyse (langzeitig über mehrere Jahre) ist nicht geeignet für Patienten mit Sexualstörungen, gerade weil es psychosomatische Patienten sind. Auch eine einseitige medizinisch-technische Therapie (Pillen, Prothesen) hat ein beschränktes Resultat, weil die psychologischen Aspekte der sexuellen *Befriedigung* oft vernachlässigt bleiben.

Die Therapie nach Masters und Johnson, eine intensive, fast obsessionell-rigide Zwei-Wochen-Team-Therapie, ist zwar höchst effektiv, bleibt schliesslich, ähnlich wie die Psychoanalyse elitär (Preis, zwei Wochen Urlaub, entfernt von Familie und Beruf, usw.).

Die Mehrzahl der z. B. gynäkologisch psychosomatischen Patientinnen können sich mit dem Partner keine »klassische Sexualtherapie« leisten.

Und es geht hier nicht um tiefenpsychologische Widerstände; wohl um realistische finanzielle Barrieren oder praktische Familienverhältnisse, die dem Elternpaar zwei Wochen Abwesenheit unmöglich machen.

Vielleicht ist nur 5% der Patienten mit psychoneurotischen Schwierigkeiten für eine klassische Psychoanalyse geeignet. Vielleicht ist auch nur 5% der Paaren mit Sexualstörungen für eine klassische Sexualtherapie geeignet.

Das Fehlen hervorragender Therapieresultate bei Sexualstörungen hängt, an erster Stelle, zusammen mit dem Fehlen geeigneter Therapien, die für den Patienten auch erreichbar und zahlbar sein müssen[2].

Sollten therapeutische Möglichkeiten der Mehrheit der Patienten oder Paaren versagt bleiben?

---

[2] So kann in Leuven seit Jahren noch immer das klassische sexualtherapeutische Programm (2 Wochen) weiterlaufen, weil die Paare in einem (fast leeren) Kloster zu einem sehr günstigen Preis ein »Hotelzimmer« bekommen können. Dieses Kloster ist vielleicht das einzige Kloster in der Welt, wo immer wieder auf eine systematische Weise Sexualübungen mit gutem Erfolg gemacht werden.

Die Fokussierende Deskription nach Molinski

Es war das Anliegen von Molinski, gerade dieser Mehrheit der Patienten einen Zugang zu dem therapeutischen Fortschritt zu bieten.

So will die fokussierende Sexualtherapie von H. Molinski vor allem »schnell wirksame« Hilfsmittel anbieten, die sich auch in einer (allgemein) ärztlichen, psychosomatischen Sprechstunde eingliedern lassen.

H. Molinski hat Ziel und Methode seiner »fokussierenden Deskription« in seinem typischen Stil beschrieben[3]:

Im äußeren Rahmen halte ich mich weitgehend an Masters und Johnson. Der Arzt muß das Paar suggestiv zum Erfolg mitreißen. Er muß eine das Paar warm machende und die Sexualität bejahende Atmosphäre ausstrahlen. In manchen amerikanischen, insbesondere kalifornischen Schulen verdrängen elaborierte aufwärmende Techniken fast alle anderen Aspekte der Methode. Demgegenüber soll betont werden, daß die gleichzeitig aufrechterhaltene sachliche Distanz den Erfolg fördert.

Ähnlich wie bei Masters und Johnson beschreiben mir die Patienten das Üben vom Vortrag ausführlich. Im Gegensatz zu Masters und Johnson wird dabei aber die ganz ausführliche Deskription des psychologischen Aspektes während des Übens zum Fokus des gesamten therapeutischen Verfahrens, statt nur eine beiläufige Beachtung zu erfahren.

Die larvierte Sexualstörung

Diese Deskription der geheimen Interaktionen und Verhaltens- sowie Erlebensweisen führt zu einem Phänomenbereich, der zwischen dem manifesten Symptom und jenen tief unbewußten Motiven, Ängsten und Konflikten liegt, welche in der psychoanalytischen Literatur abgehandelt werden.

Ein Beispiel: Gegenstand des therapeutischen Gespräches waren nicht etwa die tiefe Beschädigungsangst oder die inzestuösen Phantasien, aus denen heraus der betreffende Mann in seiner Potenz beeinträchtigt war. Aber die Frau beschreibt, daß sie durch eine bestimmte Art des Lachens immer alles lächerlich machen würde; und daß sie auf diese Art und Weise auch beim Üben und beim Verkehr die Rolle derjenigen spielen müsse, die nichts ernst nimmt. So kommen ihre depotenzierenden Verhaltensweisen zum Vorschein. Nach einer Woche des Übens sagt sie zu ihrer eigenen Überraschung: »Ich habe meinen Mann wahrscheinlich ausgesucht, weil er schwächer ist. Und ich muß immer alles nicht ernst nehmen, weil ich ihn schwächer machen will. Ich habe ein großes Geltungsbedürfnis, und das will ich über ihn geltend machen«. In den folgenden Tagen lernt sie, während des Übens ihr depotenzierendes Verhalten durch ein Verhalten zu ersetzen, welches mit der Erektion des Mannes pfleglich umgeht, und eine seit drei Jahren nicht vollzogene Ehe kann im Verlaufe einer Behandlung von drei Wochen vollzogen werden.

---

[3] H. MOLINSKI: Die fokussierende Deskription. Praktische Hinweise für die Behandlung funktioneller Sexualstörungen au analytischer Sicht. Sexualmedizin (1976) (5), 712-716.

Ich nenne diese geheimen Verhaltensweisen die larvierte Sexualstörung. Dieser Ausdruck bezieht sich nicht etwa auf unbewußte Phantasien oder Konflikte. Bei der larvierten Sexualstörung handelt es sich um manifestes Verhalten, wenn auch geheimes manifestes Verhalten. Die Konflikte, die zu diesem geheimen manifesten Verhalten führen, sind noch etwas anderes.

Die geheimen Interaktionen und Verhaltens- und Erlebensweisen, welche ich die larvierte Sexualstörung nenne, stehen zwischen dem manifesten Symptom und den tief unbewußten Ängsten und Konflikten. Die Deskription führt zu einer Diagnose: Es wird herausgearbeitet, welche wechselseitigen Verhaltensweisen und Interaktionen zu der Symptomatik führen. Nicht herausgearbeitet werden die tief unbewußten Ängste und Konflikte. Das Bemühen um eine auch in diesem Sinne vollständige Diagnose würde bei der vorgeschlagenen Vorgehensweise eher schaden als Nutzen bringen.

Methodologische Bemerkungen

Sind funktionelle Sexualstörungen durch die intrapsychische Dynamik des Symptomträgers bedingt? Müssen also mittels eines psychoanalytischen Verfahrens das tief Unbewußte, die inneren Konflikte und die infantile Genese des Symptomträgers aufgedeckt werden?

Oder sind die funktionellen Sexualstörungen ein interpersonales Phänomen in dem Sinne, daß die Art der konkreten Partnerbeziehung die Entfaltung der Lustphysiologie hemmt? Muß also nicht auf den sehr viel direkteren Wegen nach Masters und Johnson ein adäquates interpersonales Milieu hergestellt werden, so daß es zur Entfaltung der Lustphysiologie kommen kann?

Die detaillierte Deskription des Verhaltens und Erlebens während des Übens vereinigt beide Zielsetzungen. Das übende Verfahren wird im gleichen Atemzug ein Verfahren, welches unbewußtes gegenwärtiges Erleben, assoziativ dazu gebrachte Erinnerungen und Einsicht umfaßt. Der scheinbar prinzipielle Gegensatz zwischen a) interpersonaler und intrapsychischer Theorie sowie b) zwischen übendem Verfahren und auf Einsicht beruhendem Verfahren wird zu sich wechselseitig ergänzenden Akzentsetzungen relativiert«.

Soweit diese ausführliche Darstellung von Molinski.

In den siebziger Jahren wurde in unserer rheinisch-flämischen Arbeitsgruppe geprüft, ob diese fokussierende Deskription als modifizierte Sexualtherapie auch unabhängig von der Person des Erfinders funktioniert. Es ist ja bekannt, dass z. B. die hervorregenden Resultate von Masters und Johnson von den Nachfolgern nie mehr erreicht worden sind[3a].

Im Jahre 1977 behandelten wir in unserer rheinisch-flämischen Arbeitsgruppe 38 Paare bzw. 56 Personen mit sexuellen Funktionsstörungen. In knapp 60% erzielten wir eine Symptombeseitigung und bei weiteren 20% bemerkenswerte Besserungen.

Im Prinzip halten wir uns weitgehend an das Programm von Masters und Johnson, aber mit Flexibilität bezüglich:

[3a] K.-D. HÖFFKEN, W. DMOCH, L. BEUSEN, P. NIJS, H. MOLINSKI: Modifizierte Paartherapie. *Sexualmedizin.* 1982 (11), 501-504.

– der »Intensitität« (einmal täglich, einmal wöchentlich, einmal 14täglich),
   also mit einer Therapiedauer von zwei Wochen bis drei Monaten,
– der »sozialen Isolierung«: völlig, partiell, keine,
– der Durchführung in der Ein-Mann-Praxis, also ohne weibliche Ko-Thera-
   peutin,
entweder in der Klinik-Ambulanz oder beim niedergelassenen Nervenarzt.

Wie schon betont worden ist: Der Schwerpunkt liegt auf der detaillierten
Beschreibung des manifesten *Verhaltens* der Partner beim Üben, nicht
des *Denkens* und des psychologisierenden *Erklärens* der Sexualpartner. Vom
Therapeuten wird ein höchst aktives, suggestives und aufforderndes Verhalten
erwartet, das sich immer wieder auf die konkrete Verhaltensbeschreibung
richtet. Im Gegensatz zu Masters und Johnson liegt der Schwerpunkt der Verhal-
tensanalyse *während* der Therapie-Sitzungen und nicht vor den Therapie-Übungen.

Spezifische Rolle und Aufgaben des Sexualtherapeuten

Es muß betont werden, daß wir niemals Erfolg suggerieren; zum Schutz vor
Erfolgszwang. Wir suggerieren nicht Erfolg und Heilung, wir suggerieren
Lust. Die Gefühle, die taktilen Lustgefühle sollen wachsen dürfen; wir gehen
also mit der Lustphysiologie suggestiv um. Hier ist der Arzt wesentlich weniger autoritär als Masters und Johnson es sind, auch weniger rigide. Seine Einstellung ist vielmehr bejahend suggestiv, was vom Arzt einen ungewöhnlichen
persönlichen Einsatz erfordert.

Kaum ein Arzt dürfte die emotionale Kapazität besitzen, um eine derartige
Behandlung routinemäßig und bei mehreren Fällen gleichzeitig durchführen
zu können. Es gibt einmal die emotionale Belastung der mitreißenden Sugges-
tivität für den Therapeuten, andererseits besteht als weiteres emotionales
Problem die unangenehme Notwendigkeit, in einen fremden Intimbereich
»hineinsehen« zu müssen. Daher sind wir der Meinung, daß sich in diesem
Punkt auch die Zurückhaltung der Paare äußert, die sich nach Beendigung der
Therapie nicht mehr sehen lassen.

Als Anfänger traut man sich die suggestiv-bestimmte Art nicht ohne weiteres zu. Wer suggestiv sein will, muß bereit sein, sich in Frage stellen zu lassen,
er muß sich aber auch stark und selbstsicher fühlen bezüglich seiner eigenen
Sexualität und Emotionalität. Der Anfänger kann diesen Ängsten ausweichen,
solange er eher passiv und »non-direktiv« bleibt und das Gefühl hat, so kaum
Fehler machen zu können.

Ähnlich wie Masters und Johnson verlangen wir von den Patienten eine ausführliche Beschreibung des Übens vom Vortag. Es werden keine Deutungen
und Erklärungen zum Unbewußten, sondern lediglich eine genaue Beschreibung des Erlebens und Verhaltens während des Übens herausgearbeitet.
Die Aufmerksamkeit muß darauf gerichtet werden, die beiden Partner
wahrnehmen zu lernen, daß sich die Lust autonom durch den Leib bewegt. Das
leibliche Üben ist ein mentales Üben.

Wir unterscheiden bei den sexuellen Funktionsstörungen
– die Ätiologie, das sind die (tief) unbewußten (infantil-inzestuösen) Ängste,
  Phantasien und Konflikte,
– die larvierte Sexualstörung,
– die funktionelle Sexualstörung.

Die larvierte Sexualstörung ist ein manifestes Verhalten, das zwischen den
unbewußten Ängsten und Phantasien und der funktionellen Sexualstörung
liegt. Aus unbewußten Motiven verhalten die Patienten sich so, daß die Entfaltung der Lustphysiologie wechselseitig gestört wird. Im täglichen Beschreiben des Übens werden diese unbewußten pathologischen Interaktionen in
Worte gefaßt; dadurch gelingt der therapeutische Einstieg.

Für das Üben ergeben sich auch neue Aspekte. Das Herausarbeiten der larvierten Sexualstörung erfordert in vielen Fällen zusätzlich ein individuelles,
auf die spezielle Problematik abgestimmtes Üben. Solche Interaktionen, die
dem Paar und zunächst auch dem Therapeuten verborgen sind, gehören dem
eben erwähnten Zwischenbereich an, der zum therapeutischen Feld wurde.
Molinski nennt die geheimen Interaktionen die larvierte Sexualstörung und das
Vorgehen, das sie zutage fördert, die »fokussierende Deskription«. Diese
fokussierende Beschreibung des Verhaltens schließt konkret auch die imaginären Aspekte des Verhaltens ein.

Es ergibt sich also die Frage: Wie und was macht er oder sie? Was machen
die beiden, daß die Lust sich nicht autonom (weiter) entfaltet? Die detaillierte
Beschreibung, ganz konkret mit beiden Partnern zusammen besprochen, zeigt
gerade diese Störung.

Die genaue Deskription des Verhaltens und Erlebens während des Übens
gibt fast dieselbe Information, die in einer psychoanalytischen Behandlung
durch das deskriptive Aufarbeiten der Übertragung gewonnen wird.

In der Serie der Kurzgespräche von nur etwa 20 Minuten — der Arzt hört
zu, erklärt, bejaht (»Stimmt es?«) — verhält er sich bei dieser detaillierten
Beschreibung durchaus suggestiv. So unterstützt er die Einstellung der Partner,
damit sie die autonome Lustentfaltung wahrnehmen lernen. Im Üben lernen
sie Lust wahrnehmen, nicht so sehr die Leistung. Ein Beispiel: Statt sich mit
geschlossenen Augen auf das taktile Lust-Fühlen beim Streicheln zu konzen-
trieren, kontrolliert eine Frau heimlich ihren Mann, der wie ein Experte perfekt
streicheln muß, und die Frau assoziiert bei diesem Üben im Bett: »Er macht
es ja doch pünktlich, dieses Streicheln meiner Körpergebiete. Ähnlich wie er
im Haus den Staub von den Möbeln auch pünktlich wegwischt«. Dann fühlt
sie aber nichts mehr! Dieses mentale und physische Verhalten im Bett ist also
auch ein Übertragungsäquivalent. Der Therapeut zentriert aber immer wieder
die Partner auf das taktile Gebiet der Lustwahrnehmung. Während dieses therapeutischen Verfahrens lernen die Partner, wahrzunehmen, wie die Lust
(physiologisch) sich im Leib autonom entfaltet, wie sie Lust sich autonom
entfalten lassen können. Die fokussierende Beschreibung zeigt, wie und was
getan wird (= Verhalten) und wie und was erlebt wird (= Erlebnis). Ihre Deskription ist zugleich Interpretation, wenn auch nicht auf tiefenpsychologischer

Ebene. Neue Spielübungen überspielen also die Hemmung der larvierten Sexualstörung. Es ist Lust- und Lernpsychologie, Lust-Wahrnehmungspsychologie, Spiel-(und)-Therapie.

Das »androzentische Effizienzstreben« (Lange, 1994) mit koitalem Orgasmus als *Ziel* der amerikanischen Sexualtherapien wird radikal verlassen.

Es geht um Lernen von Achtsamkeit in Wahrnehmung und Tun, damit die Behinderung der sexuellen Lusterfahrung verschwinden kann, so beschreibt Dmoch.

> »Die Aufmerksamkeit ist z. B. ganz mit den technischen Vollzügen befasst oder bei Bemühungen um Effizienz und Orgasmen, nicht aber sind die Geschlechtspartner bei der aufmerksamen Wahrnehmung emotionaler, körperlicher und sinnenhafter Vorgänge. Hier haben wir Übungen zur Schulung der Spürsamkeit und Achtsamkeit gegenüber körperlichen und Gefühle und psychischer Gestimmtheit (6) zur Aufhebung der selektiven Unaufmerksamkeit (vorwiegend bei Frauen) gegenüber dem autonomen Anwachsen angenehmer körperlicher Gefühle.
> Die Sensualitätsübungen bei zeitweise erteiltem Koitusverbot sind nicht etwa ein 'Prae', das dem 'Eigentlichen' vorausginge. Vielmehr geschieht hier ein Umlernen — teils auch ein Neulernen — von emotionaler und körperlicher Begegnung frei von Leistungsforderungen«.

Sowohl Sexualtherapeuten als Paare mit Sexualstörungen sind oft fixiert auf das »Höhepunkt-Ideal«, nach dem Modell: »Vorspiel-Hauptakt-Nachglühen« (Dmoch). Der Anfang der Streichelerfahrungen wird dann minimalisiert: »ein unwesentlicher Aperitif zum Einstimmen in das weitaus wichtigere »eigentliche Sexuelle« (Dmoch). Dann wird aber vergessen, dass jedes gesunde Paar, zielfixiert auf Orgasmus, den sensuellen Weg zur sexuellen Befriedigung *aus den Augen*, ja aus den Händen verliert.

Es geht um einen Weg der erotisch-sexuellen Begegnung als Prozess, der seiner *Ordnung frei* folgt. Es geht um gewährende, nichtfordernde Zärtlichkeit und sensorische Fokussierung. Der Tastsinn ist dabei führend; nicht das Auge!

> »Behutsame Berührungen dienen als Medium emotionalen Ausdrucksverhaltens: Der Tastsinn ist dabei führend und visuelle, auditive oder olfaktorische Wahrnehmungen werden in das Erleben und Verhalten integriert« (Dmoch).

Für die Paare ist es eine Umschaltung, die oft als eine Offenbarung mit sinnlicher Freude genossen wird, wenn sie die Aufgabe dieser »Übungen« verstehen und erfahren lernen.

»Der Übungsablauf soll den Partnern eine körperliche Annäherung in gelassener und leistungsfreier Armosphäre möglich machen; *'Genießen Sie das schöne Gefühl, nichts Besonderes leisten zu müssen!'*« (Dmoch)[4].

---

[4] W. DMOCH: Sexuelle Funktionsstörungen. *Der Gynäkologe* 2001 (34), 4, 283-290.

Im Grunde geht es um das (wieder) Entdecken und Geniessen lernen der taktvollen Begegnung von einander, mit immer verfeinertem Gefühl bei dieser gegenseitigen körperlichen Annäherung.

Es geht um eine *haptonomische Erfahrung* im Sinne von Veldman[5], wie Dmoch auch den Sinn dieser Übungen beschreibt[6]:

>»Die Partner haben keine andere Aufgabe, als einander abwechselnd zärtliches Erleben und Verhalten zu geben. Zärtlichkeit ist nach Sullivan definiert als *'das Bedürfnis, die Bedürftigkeit eines Anderen zu befriedigen'*. Die Grundhaltung der spendenden Person ist nicht fordernd oder nötigend, sondern sie strebt unaufdringlich und behutsam danach, den Partner *'in seinem Gutsein zu bestärken'* und die berührte Person in ihrem Sein *'affektiv zu bestätigen'*, wie Frans Veldman das Prinzip der Haptonomie formuliert: Die Liebespartner teilen einander in tätiger Zärtlichkeit mit, dass jeder nichts *von* dem Anderen will, wohl aber etwas *mit* ihm.
>Körperlich erfahrenes Wohlbehagen in ansteigend lustvoller Spannung zu spenden, dient aber gleichzeitig der Erfahrung, welches Vergnügen es bereitet, die geliebte Person wahrnehmend zu berühren und ihre Ausstrahlung zu erfahren, ihre Wünsche zu erfassen, wie unterschiedlich sie sich 'unter den Händen' anfühlt und wie sich ihre Ausstrahlung während dieser Begegnung verändert«[7].

Die sexuelle Befriedigung wird immer *aus den Augen* verloren. Tatsächlich; denn das erotische Liebesgefühl ist ein *Ge*-fühl, d.h. eine Sammlung von Sinnesfühlungen, ähnlich wie ein *Ge*-birge eine Sammlung Berge ist, die miteinander zur Gestalt des Gebirges strukturiert sind.

Das erotische Gefühl lässt sich nicht strukturieren bzw. unterjochen vom Diktator des Visuellen.

Das Visuelle will herrschen und unterwerfen, wie der Blick vom Adler im Waffenschild *sichtbar* demonstriert.

Die Erotik entfaltet sich in den Zwischenwelten der Zärtlichkeit; sie findet keine Wohnung in den Herrscherwelten der Macht.

Darum schliessen Liebende während der erotischen Intimität die Augen. *Liebe macht blind*, damit hier in dieser Intimität die beiden Geliebten als Blinde, gegenseitig von einander *tastbar* geführt, die lebende Landschaft des Partners erforschen können in strahlender Wonne.

Vielleicht ist die häufigste maskierte Sexualstörung des modernen Mannes das visuelle Fasziniert-Sein vom Orgasmusziel, wobei die Frau sich im Adlersauge dieses modernen Jägers als sexuelle Beute (gefangen) *fühlt*. Der Blick auf den eigenen Körper ist nach Gisela Dmoch auch der »distanzierte Blick der Anderen«. Das bedeutet nicht nur Konkurrenzphantasien, sondern auch die Bewertung bzw. die Erniedrigung als Sexualobjekt[8].

---

[5] F. VELDMAN: *Haptonomie*. Wetenschap van de affectiviteit. Utrecht, Bijleveld, 1988, 444 S.; *Haptonomie*. Science de l'Affectivité. Paris, Presses Universitaires de France, 1998[(7)], 585 S.

[6] W. DMOCH: ibidem.

[7] W. DMOCH: ibidem.

[8] G. DMOCH (1996): Objekt fremder Blicke: Scham und Schamängste essgestörter Patientinnen.

So ist die häufigste maskierte Sexualstörung eine Problematik der Macht-verhältnisse in der Beziehung zwischen Mann und Frau, auch in dieser moder-nen Zeit der emanzipierten Frau.

Schliesslich bringt die Zärtlichkeit die wahre Revolution: die Befreiung durch die zarte Gewalt der Zärtlichkeit ohne visuelle Demonstration, ja ohne Worte.

Stille Wasser sind tief, vor allem die Wasser der Liebe. Nur non-verbale Boote führen hier zu den glückseligen Inseln. »*In principio erat verbum.* Im Anfang was das Wort«. Mit diesen Worten beginnt das Evangelium der Gottesliebe. »*In principio erat tactus.* Im Anfang war der Tastsinn«. So beginnt das Evangelium der erotischen Liebe zwischen Menschen.

Eine zweite wichtige Aufgabe ist es, neben dem Fördern der nonverbalen Kommunikation und Begegnung, die Sprache für (sensuelle) Gefühle ent-wickeln zu lassen, nicht in *abstrakten Begriffen*, sondern in konkreten sinnli-chen Worten des Wahrnehmens und des Erlebens (in *Verben*). Im Fokus die-ses *Dialogs* steht das Zusammengehören auf den eigenen sensuellen Körper als Beziehungsleib.

Dmoch nennt dabei zwei wichtige Regeln für diese Harmonie: die »Egois-musregel« und die »Vetoregel«.

> »Die Grundregeln sollen die Konzentration auf sich selbst und das eigene Erleben fördern, um sich nicht mit Gedanken an die Lust des anderen abzulenken.
>
> Was vordergründig als Entdeckung der eigenen Lust und des eigenen Ver-langens vermittelt wird, ist für Frauen zugleich eine Gelegenheit, Selbst-bestimmung für sich in Lust und Liebe zu erobern. Dazu gehört vor allem, die Wahrnehmung eigener Bedürfnisse als gleichberechtigt neben die des Mannes zu stellen. Insofern ist die sogenannte Egoismusregel ein bedeut-samer Schritt zur angemessenen Selbstfürsorge und Selbstverantwortlich-keit. Sie verlangt, dass beide Partner sowohl in der spendenden als auch in der empfangenden Rolle nur das tun sollen, was ihnen selbst Vergnügen bereitet.
>
> Da Frauen wohlgeübt sind, sich in die Bedürfnislage anderer einzufühlen, ist dies für sie eine Herausforderung mit hohem Veränderungspotenzial. Auch die 'Vetoregel', nach der keiner der Partner unangenehme Reizun-gen zulassen soll, hat für Frauen eine andere Bedeutung und größeres Gewicht als für Männer, da Frauen in unmittelbarem Zusammenhang mit dem Erleben von Körperlichkeit und Sexualität alltägliche Erfahrun-gen mit Grenzverletzungen haben«[9].

Eine solche modifierte Sexualtherapie bietet, als Paartherapie, den beiden Partnern die Chancen zu einer gleichwertigen, sei es nicht gleichen, sinnlichen Lust- und Liebeserfahrung. Die Bereicherung des Vokabulars, verbal und non-verbal, spielt eine Hauptrolle in dieser gegenseitigen sexuellen Befriedigung

---

In: H. KENTENICH, M. RAUCHFUß, J.BITZER (Hrsg.) Mythos Geburt. Psychosozial-Verlag, Giessen, 217-221.

[9] W. DMOCH: ibidem.

der Partner. Diese Befriedigung ist kein Ziel, das die Partner leistungsorientiert erreichen, sondern ein Geschenk, das vom Gefühl widerfährt: ein Geschenk der wachsenden Freiheit. Daher sagt Dmoch:

>Es muss deutlich werden, dass die therapeutische Person die Frau in ihren Bedürfnissen ernst nimmt und dass keine funktionelle Anpassung ihrer Bedürfnisse an die des Mannes angestrebt wird.
Vielmehr ist hier wie auch sonst in der Psychotherapie ein generelles Ziel, die Wahlmöglichkeiten des Paares zu erhöhen«[10].

Die Gruppe der Teilerfolge taucht in der Statistik von Masters und Johnson nicht auf, verdient aber besondere Beachtung: Wenn z.B. ein Paar sieben Jahre wegen Vaginismus die Ehe nicht vollziehen konnte, und nun in zwei Wochen lernt, schmerzfrei und mit Lust eine Immissio penis vorzunehmen, allerdings ohne orgastische Reaktion der Frau, so kann man nicht von einem Mißerfolg reden. Zudem wissen wir, daß die orgastische Reaktion oft im Laufe der nächsten Wochen eintritt.

Masters und Johnson hatten — wie bekannt — in 81% ihrer Paare Erfolg und in 19% Mißerfolg.

	Erfolg	Teilerfolg	Mißerfolg
Eigene Paartherapie	58%	21%	21%
Masters-Johnson	81%		19%

Wir haben statistisch belegt, daß die soziale Isolierung keine conditio sine qua non ist. Zuvor aber noch eine Bemerkung zur Behandlungsdauer: Bleibt man hinsichtlich der Beendigung einer solchen Therapie flexibel, so dauern immerhin 30% über drei Wochen, aber nur 5% über drei Monate. Therapeutische Sitzungen jenseits der dritten Woche waren nur ein- bis zwimal wöchentlich notwendig. Immerhin beträgt die direkte Erfolgsrate jenseits der dritten Woche noch 50%, während ausgesprochene Mißerfolge schon nach der zweiten Woche große Ausnahmen sind.

In einem Rückblick auf mehr als zwanzig Jahre therapeutischer Erfahrung ist dieser Gruppe in der Erfolg immer deutlicher geworden. Wir teilen die Meinung von Dmoch (2001):

>Die eigentlichen Erfolge werden in der Regel innerhalb eines halben Jahres nach Abschluss der Übungsbehandlung erreicht, wenn nicht mehr der Druck des Berichtenmüssens und der imaginierte Blick der ärztlichen Person stört«[11].

Prognose und Indikation

Die fokussierende Sexualtherapie ist bei allen Paaren mit funktionellen Sexualstörungen angezeigt, die nicht zu krank sind und die einander hinreichend lieben. Zu dieser Faustregel kamen wir in unserer Arbeitsgruppe.

---

[10] W. DMOCH: ibidem.
[11] W. DMOCH: ibidem.

Es ist wohl deutlich: ähnlich wie die Pille nur Antikonzeptionsprobleme und nicht Sexualprobleme beseitigen kann, kann eine Sexualtherapie nicht die Liebe retten. Was aber heißt »nicht zu krank« und »hinreichende Liebe«? Zunächst ist zu betonen, daß eine neurotische Symptomaik bei einem oder beiden Partnern nicht prognostisch ungünstig zu bewerten ist. Aber bei Patienten mit stark narzißtischen Neurosen kann nur schwer vorausgesagt werden, ob die Entfaltung der Lust das labile psychische Gleichgewicht eher bedrohen oder eher festigen wird. Bei psychosomatischen Krankheiten sollte der Arzt in allen Zweifelsfällen zurückhaltend sein, auch wenn der Patient sich um eine solche Behandlung müht (z. B. Colitis ulcerosa, Herzinfarkt).

Die prognostisch ungünstigste Gruppe, die den größten Teil unserer Mißerfolge ausmacht, sind Paare, bei denen nicht einer der Partner zu krank ist, sondern das Paar; eine »gemeinsame Krankheit des Paares« — die Kollusion im Sinne von J. Willi. Wesentlich besser sind die therapeutischen Möglichkeiten, wenn es bei den Partnern zu keinem Zusammenspiel der neurotischen Strukturanteile gekommen ist, sondern das Verbindende der Beziehung in den gesunden Persönlichkeitsbereichen liegt.

Die notwendige Metamorphose des Sexualtherapeuten

Persönlich brauchte ich etwa drei Monate, bis ich die larvierte Sexualstörung in der Sprechstunde erkennen lernte. Auch unsere Einstellung hat sich während dieses Therapie-Programms allmählich geändert. Statt einer mehr passiven Psychiater-Einstellung im Rahmen einer »kontemplativen Medizin« von Imaginärem und Träumen fasziniert, sind wir auf ein mehr aktives therapeutisches »Spiel«-Programm umorientiert. Dies war auch ein angenehmer Weg: Vom Denken und Psychologisieren zu einer mehr lustorientierten Einstellung. Solche Umstellung ist notwendig, denn »für die Medizin heißt gesunde Sexualität — noch immer — Fortpflanzungsaktivität« (V. Sigusch). Die sexuellen Organe sind nicht nur Fortpflanzungswerkzeuge, sie sind an erster Stelle Lust- und Kontaktorgane. Sie sind vor allem Organe für Lebenslust und zwischenmenschliche Beziehung. Solche Lebenslust und zwischenmenschliche Beziehung sind die Basis humaner Fruchtbarkeit (statt Reproduktionsverhalten) und humaner Geschlechtlichkeit im Sinne von P. Petersen).

Der Mensch ist und bleibt noch immer ein (sexuelles) Beziehungswesen, und *es gibt keinen Kontakt ohne Takt.*

Bescheiden und hoffnungsvoll bietet Dmoch einen kritischen Ausblick:

> »Übende Sexualtherapie kann nicht eine instabile Beziehung festigen oder mangelnde Liebe durch sexuelles Funktionieren ersetzen. Wir sehen das therapeutische Ziel in der Sensibilisierung des Paares für seine affektive und sexuelle Bezogenheit und in der Förderung der Individuation beider Partner, denn diese ist die wesentliche Voraussetzung für ihre authentische Entwicklung als Paar«[12].

[12] W. DMOCH: ibidem.

Schluss[13]

Die große Zahl therapiewilliger Patienten erfordert für die breite praktische Anwendung eine flexible Methode, die auch für den psychotherapeutisch nicht spezialisierten Arzt, also ohne Kotherapeut und in einer Einzelpraxis, anwendbar ist.

Molinski führte den Begriff der »larvierten Sexualstörung« ein für einen Phänomenbereich zwischen den tief unbewußten Phantasien und dem manifesten Verhalten der Partner bei Lust und Liebe. Unter Anwendung des Begriffs der larvierten Sexualstörung entwickelte Molinski nun das therapeutische Instrument der »fokussierenden Deskription«.

Im Rahmen der stufenweise übenden Therapie nach Masters und Johnson wird das Paar konsequent angeleitet, sein Verhalten während des Übens genau zu beschreiben. Dabei findet eine Akzentverschiebung statt von den technischen Aspekten des Übens hin zum handelnden, wahrnehmenden und emotionalen Verhalten bei der autonomen Entfaltung der Lust. Die subtile Beschreibung des Verhaltens, gerade der Übungsabschnitte, die nicht gelingen, fördert das tatsächliche sabotierende Verhalten der Partner im phantasierenden, wahrnehmenden und handelnden Tun zutage.

Dabei ist ein warmherziges, schwungvolles und mitreissendes, mitunter auch suggestives Verhalten des Arztes hilfreich. Er sollte eine die Liebe bejahende und in die Fähigkeiten des Paares vertrauende Haltung haben.

Ein Ausweichen in eine historisierende psychogenetische Betrachtung wird konequent als Widerstandsverhalten gegen die Beschreibung des Übens und Erlebens entlarvt und nicht geduldet.

In den siebziger Jahren wurde in unserer kleinen niederrheinisch-flämischen Arbeitsgruppe geprüft, ob die Methode von Molinski unabhängig von der persönlichen Eigenart des Erfinders funktioniert.

Unter verschiedenen äußeren Bedingungen wurden alle Formen funktioneller Sexualstörungen behandelt, bei großer Spielbreite bezüglich Sitzungsdauer. Sitzungshäufigkeit und Gesamtdauer der Therapie (56 Symptomträger).

Die mittlere Behandlungsdauer betrug drei Wochen mit durchschnittlich drei Terminen wöchentlich bei erheblicher Variationsmögichkeit.

Die große Erfolgsrate war bei Anwendung der gleichen Kriterien etwa dieselbe wie bei Masters und Johnson, allerdings bei einem weniger ausgewählten Patientengut.

In der praktischen Arbeit haben wir erfahren, daß die Unterschreitung der Dauer eines Einzeltermins von zehn Minuten kaum zu leisten, die Überschreitung von 20 Minuten nur selten begründet oder nützlich ist.

– Unsere Methode kann bei sorgfältiger Indikationsstellung auch bei schwersten psychischen Störungen angezeigt sein.

– Eine Kombination mit tiefenpscholischer Behandlung ist möglich. Selbst bei Psychosekranken kann nach Abklingen der produktiven Symptomatik

---

[13] K.-D. Höffken et al.: ibidem.

diese Methode in Kombination mit tiefenpsychologischer Behandlung sehr segensreich sein.

– Der therapeutische Wert darf nicht nur an der Symptombeseitigung gemessen werden, wie es bei Masters und Johnson geschieht. Die *Qualität* der sexuellen Zufriedenheit bei sensueller Entfaltung ist wichtiger.

Literatur

MASTERS, W.H. und JOHNSON, V.E., Anorgasmie und Impotenz. Frankfurt: Goverts, Krüger, Stahlberg (1973).

MOLINSKI, H., Die fokussierende Deskription. Praktische Hinweise für die Behandlung funktioneller Sexualstörungen aus analytischer Sicht. Sexualmedizin, 5, 712-716 (1976).

NIJS, P. und CHRISTIAENS, M., Nieuwe vormen van seksuele Therapie (Leuvense Cahiers voor Seksuologie, Nr. 3). Antwerpen, Amsterdam: De Nederlandsche Boekhandel (1978).

NIJS, P. und STEPPE, A., Masters and Johnson's Sex Therapy: (Anti)psychotherapy? A Historic and Methodologic Analysis. In: FORLEO, R. und PASINI, W. (eds.), Medical Sexology. Littleton: Publishing Co. (1980).

MIT TAKT UND TAKTIK

Deutliche Grenzen in der Sexualtherapie

Die menschlichen Geschlechtsorgane dienen nicht nur der Fortpflanzung, sondern sie sind, und das an erster Stelle, Lustorgane, die in der zwischenmenschlichen Beziehung eine große Rolle spielen. Sie besitzen in höchstem Maß die Fähigkeit des taktilen sinnlichen Fühlens, schenken »Höhepunkte äußerster Lebenslust«. So besagt schon das Sprichwort: »das Leben genießen«. Und die Geschlechtsorgane haben die Funktion der Kontaktorgane, als äußerst empfindliche Instrumente des intimen Verkehrs und des Erlebens einer sexuellen Beziehung. Als »Kontaktinstrumente« helfen sie in der Kunst des Liebens: das Leben und einander zu genießen. Um aber eine derartige Lebenskunst beim Geschlechtsverkehr entwickeln zu können, gehören Einsatz, gegenseitige Zuwendung und der Wille, eine sexuelle Beziehung zu gestalten, dazu. Die Kunst, das Leben (gemeinsam) zu genießen, kann sich bei einem Individuum nur dann voll entfalten, wenn sich die Partner vollständig und mit Ausdauer der erotischen Dimension des menschlichen Daseins zuwenden.

Adäquates körperliches Funktionieren ist die Voraussetzung für adäquates psychosexuelles Funktionieren. Sinne, Organe, Glieder, der ganze Organismus müssen sich in gutem Gesundheitszustand befinden. Diese körperliche Basis ist und bleibt die Basis für die Entfaltung des psychosexuellen Lebens (G. Buyse). Aber vieles muß erst gelernt werden. Denn obwohl der Mensch mit Füßen geboren wird, kann er deshalb noch lange nicht laufen. Während der sehr sensiblen Phase in frühester Kindheit, und ohne sich dessen bewußt zu sein, lernt der kleine Mensch an der Hand eines anderen Menschen (normalerweise an der Hand der Eltern, die neben ihm gehen), aufrecht zu gehen. Und so wie der Mensch das Gehen lernen muß, so muß er auch den Umgang mit anderen erst erlernen, d.h. die Fähigkeit zur zwischenmenschlichen Beziehung. Obwohl der Mensch ein soziales Wesen ist, heißt das nicht, daß die Fähigkeit, eine zwischenmenschliche Beziehung einzugehen, angeboren ist. Im Gegenteil, die menschliche Entwicklung kann als eine Entwicklung auf zwischenmenschlichem Gebiet angesehen werden, wobei die Fähigkeit dazu schrittweise gelernt werden muß. Als ein anfänglich völlig abhängiges Wesen lernt der Heranwachsende Schritt für Schritt in aufeinanderfolgenden Entwicklungsphasen ein Niveau zu erreichen, auf dem er unabhängig, selbständig und gemeinsam mit anderen leben kann.

Aber auch die Fähigkeit der Lustempfindung muß erlernt werden. Obwohl der Mensch im Zeichen der Lust entstanden ist, die in einer sexuellen Mann-Frau-Beziehung — human befriedigend oder leider nicht — erlebt wurde, muß sich jeder Mensch erst zu einem lustfähigen und lebenslustigen Wesen entwickeln. Die Psychoanalyse hat die Zusammenhänge über das Wachsen zur Lustfähigkeit ausführlich beschrieben. In aufeinanderfolgenden Stadien, bereits im Kindesalter, werden bestimmte empfindliche Körperteile »aufgeladen« zu erogenen, d.h. lustempfindlichen Körperteilen, korreliert mit typischen Beziehungsmustern.

Übung macht den Meister

Eine positive Lustentwicklung setzt eine positive Lusterfahrung voraus. Ist diese Lusterfahrung positiv erlebt worden, wird sich automatisch ein stimulierender Effekt auf die Lustfunktion einstellen. Um aber optimal zu funktionieren, muß natürlich regelmäßig geübt werden. Das gilt gleichermaßen für Musiker und Athleten. Beide pflegen ihre gut einstudierten Übungen durch intensives Training.

»Wer rastet, der rostet«

Jede Störung, die die Ausübung einer Funktion verhindert oder unterbricht, bedroht prinzipiell das weitere unbehinderte Funktionieren. Auch eine zeitweilige Unterbrechung kann einen Funktionsverfall zur Folge haben. Deshalb ist eine Anpassungs- und Lehrzeit danach immer nötig, so kurz sie auch sein mag. Nach jeder Operation oder Krankheit, die mit einer Unterbrechung der sexuellen Aktivität einhergeht, müssen die Partner erst wieder lernen, sich sexuell aufeinander einzuspielen. Es ist also notwendig, einen Kranken, der operiert wurde, zusammen mit dem Partner ausführlich über das »anders reagieren als vorher« zu informieren. Ebenso sollte man die Partner ermutigen, damit sie sich nicht auf ein mögliches »Versagen« fixieren.

Die Lustdimension und die zwischenmenschliche Dimension bilden die Basis der Sexualität; sie kommen vor der Fortpflanzung und den institutionellen Aspekten. Sie formen die Grundlage für eine harmonische Entfaltung der Sexualität. Und das gilt für jeden Menschen von Geburt an. Lust empfangen ist die erste Form des menschlichen Kontaktes. Dies bedeutet, daß Lust und zwischenmenschliche Beziehung (zu anderen und zu sich selbst) unlösig miteinander verbunden sind. Das sexuelle Fühlen bedeutet immer, jemand fühlen, sich selbst oder den anderen.

Das antisexuelle Syndrom

Mit Recht hat Sigmund Freud auf die »historische Blindheit« der Medizin hingewiesen, die nur den Fortpflanzungsaspekt der Sexualität kennt. Die Medizin erkennt zwar die Fortpflanzungsdimension an, verkennt aber noch immer die anderen Funktionen der Sexualität. Gemäß ihrem therapeutischen Auftrag beschränkt sich die Medizin also vorwiegend auf Fertilitätsprobleme. Sie beschäftigt sich traditionell damit, Leiden zu verhindern, zu lindern und zu heilen. Auf der Beschwerdeliste — wobei die Schmerzempfindung im Mittelpunkt steht — ist naturgemäß wenig Platz für die Lust. Das führt zu einem

Einstellungsproblem für den Arzt, der, bereits überlastet durch die Sorge um das Leiden, sich leicht überfordert fühlt, wenn er dann noch mit der Frage nach der Lust »belästigt« wird.

Um V. Sigusch zu zitieren: »Lust kommt selten aus medizinischer Hand«.

Man darf auch nie vergessen, dass das medizinische Modell ein organisches Modell ist, individualistisch auf einen Organismus gerichtet, nämlich den kranken Körper. Es ist traditionell kein Modell, das die zwischenmenschliche Beziehung, also zwei (oder mehr) Subjekte in intersubjektiver Wechselwirkung berücksichtigt.

Heilung heißt Lustfunktion aufrechterhalten

Die dynamische Medizin betrachtet den Körper nicht nur als Summe seiner Organe und Glieder, die koordiniert gut funktionieren müssen. Der Körper steht auch in Beziehung zu anderen und besitzt eine Lustfähigkeit: Er ist ein Beziehungskörper. Sie erkennt daher auch, daß die Geschlechtsorgane in der Hauptsache die Instrumente des lustvollen Kontaktes sind.

Bei der Behandlung (körperlicher) Beschwerden dieser Organe soll der Arzt die Heilung stets im Zusammenhang mit der Lustfunktion sehen. Falls er diesen Aspekt aus den Augen verliert, so wäre das ungefähr so, als wenn er bei der Behandlung eines gebrochenen Beines nur auf den Gips achten würde, ohne an das Gehen(lernen) zu denken. Die Heilung eines gebrochenen Fußes kann aber nicht unabhängig von der Funktion des Körperteiles gesehen werden, nämlich Stehen, Gehen, Laufen, Springen und Tanzen.

Wie weit ein Arzt in der Sexualberatung und -therapie gehen sollte.

Was kann ein Arzt nun konkret tun, wenn er in der Sexualberatung tätig ist oder die Sexualtherapie im strikten Sinne des Wortes anwendet? Auf Grund seiner somatischen Fachkenntnis wird er zuerst die körperlichen Beschwerden behandeln, z. B. das Schmerzempfinden dämpfen, Infektionen behandeln. Wenn er die Geschlechtsorgane untersucht, kann er Schmerzen oder Beschwerden, verheilte Wunden oder Entzündungen feststellen und secundum artem behandeln. Dabei sollen immer Handschuhe getragen werden, sie verhindern an erster Stelle die Übertragung von Infektionen. Zweitens findet die körperliche Untersuchung der Geschlechtsorgane am Körper statt, den der Patient dem Arzt vertrauensvoll anvertraut, eine Untersuchung also in sehr intimen Bereich.

Ein begleitender Kommentar während der genitalen Untersuchung klärt den Patienten über den organischen Zustand der Geschlechtsorgane auf, die ja auch die Instrumente des sexuellen Kontaktes sind. In diesem Zusammenhang ist es sehr wichtig, dem Patienten mitzuteilen, daß beispielsweise eine körperliche Verletzung ausgeheilt ist, daß auf körperlichem, funktionellem Gebiet noch eine Rekonvaleszenzzeit einzuhalten ist etc. Eine Kontrolluntersuchung nach Gebärmutteroperation verschafft also Klarheit über den körperlichen funktionellen Zustand. Der Gynäkologe sollte aber nicht nur über die wieder-gewonnene Blasenfunktion und eventuelle Kegel-Übung (zur Stärkung der Beckenbodenmuskeln) informieren.

Nachdem die Patientin wieder angezogen ist, empfiehlt es sich, in einem kurzen Gespräch, möglichst mit beiden Partnern am Schreibtisch sitzend, die Befunde zusammenzufassen und sexualmedizinische Aspekte zu erörtern, d.h. über die Wiederaufnahme der sexuellen Beziehungen zu beraten und zu infor-mieren. Wie bereits erwähnt, ist es wichtig, daß der Arzt auf den Aspekt der Lehrnzeit hinweist. Die Organe, ob sie sich nun verändert haben oder nicht, müssen erst wieder ihre Funktion aufnehmen. Die Partner dürfen sich nicht von dem Fehlschlagen oder dem Anderssein beim »ersten Mal danach« ent-mutigen lassen.

Natürlich sollte dem Arzt ständig bewußt sein, daß er in einem »Bereich« arbeitet, in dem die Lustdimension und der sinnliche Kontakt eine wichtige Rolle spielen. Manche Ärzte zeigen sich — vielleicht aus unbewußter Verteidi-gung — kurz angebunden und kühl, manchmal sogar unfreundlich, um keinen falschen Eindruck zu erwecken, wenn sie ihre Patientin im Genitalbereich untersuchen. Handschuhe und weißer Kittel symbolisieren in unserer Kultur die Distanz des Fachmannes. Sie unterscheiden auch deutlich zwischen der Rolle des fachkundigen Arztes und der (sexuellen) Rolle des Mannes (oder der Frau), die der Arzt ebenfalls ist. Um jedes Mißverständnis zu vermeiden, ist es des-halb ratsam, das Aktionsfeld des Fachkundigen durch deutliche Zeichen (Hand-schuhe, Kittel) abzugrenzen und ein unzweideutiges Verhalten zu zeigen.

Sexuelle Übergriffe in der Therapie hängen zusammen mit Dysfunktionen und Defiziten in der Übertragung-Gegenübertragung. Sie werden gerade auch begünstigt, weil der Arzt oder Therapeut nicht (mehr) in der Lage ist, deutli-che Grenzen darzustellen und zu handhaben.

Gespräche nicht während, sondern nach Untersuchung führen

Das sexualmedizinische Gespräch, Beratung oder Counseling, wird deshalb auch nicht während der andrologischen oder gynäkologischen körperlichen Untersuchung, d.h. wenn der Patient auf dem Untersuchungstisch liegt, geführt. In dieser hilflosen Lage liegt der Patient wehrlos vor dem stehenden Arzt.

Die sexualmedizinische Information und/oder Beratung der Beschwerden, die kurz zuvor Anlaß zur Angst vor Schädigung, Krankheit oder Operation gegeben haben, findet am besten erst hinterher statt, wobei alle — also mög-lichst zusammen mit dem Partner — neben dem Untersuchungsraum im Sprechzimmer sitzen. Die Patientin hat selbstverständlich Zeit gehabt, um sich umzuziehen, wie schon betont worden ist.

Amerikanisches Modell kein Vorbild

In einigen amerikanischen Zentren für Sexaltherapie untersucht bzw. sti-muliert der Arzt bei der körperlichen Untersuchung auch die sexuelle Emp-findsamkeit, die zur sexuellen Reaktion nötig ist. Diese »californian grips« ist eine Behandlungsweise, die in unserer europäischen medizinischen Welt nicht denkbar und inakzeptabel ist.

Mit der Kontrolle der sexuellen Empfindsamkeit durch körperliche Stimulierung gelangt man automatisch auch in die Dimension der zwischenmenschlichen Beziehung mit all ihren emotionellen Aspekten. Der Arzt, dem der Körper zur Behandlung anvertraut wird, bekommt Zugang zum intimen Bereich der Erotik. Weil Lust und zwischenmenschliche Beziehungen bei einem gesunden Gefühlsleben eng miteinander verflochten sind, wird der Arzt zum Eindringling in den persönlichen Lebensraum. Dieses Eindringen in die persönliche Sphäre wird von der Patientin oder dem Paar nicht nur als ein nur (sexual)physiologisches »sexual check-up« erfahren. Es wird auch wegen der zwischenmenschlichen Dimension der Sexualität einen emotionalen Impakt haben. Diese emotionale Reaktion kann verständlicherweise Gefühle wie Kränkung, Schuld, Scham oder Erotisierung, zur Folge haben, vor allem, wenn sexuelle Frustrationen bestehen. So wird es z.B. für einen Mann verwirrend sein, wenn eine Ärztin, die eine Wasserzyste auf genitalem Gebiet behandelt hat, hinterher diesen nackten Mann am Penis stimuliert, um die intakte Erektionsfähigkeit zu kontrollieren (es ist nicht ausgeschlossen, daß der Mann aber dabei vor Schreck versteift...).

Ebenso wird eine Frau die Prüfung der sexuellen Reaktion (durch genitale Stimulierung) als taktlos empfinden. Sie wird nicht verstehen, warum diese »Behandlung« nach einer medizinisch-chirurgischen Behandlung der Geschlechtsorgane erfolgen soll. Denn, zu dem Arzt besteht ja auch keine »normale« Mann-Frau-Beziehung. Ein therapeutisches Vorgehen in dieser Weise ist taktlos und verkehrt, da die sexuelle Körpersprache falsch und hohl klingt, weil kein realer Kontakt zwischen Mann und Frau entstanden ist, sondern nur eine Arzt-Patient-Beziehung existiert. Der Arzt darf es niemals als eine erotische Herausforderung ansehen, wenn eine Frau sich bei ihm zu einer gynäkologischen Untersuchung auszieht.

Es ist im Rahmen einer Sexualtherapie immer notwendig, ausführlich über die sexuellen Reaktionen und Erlebnisse zu informieren. In Form eines Gespräches werden sowohl Informationen erteilt als auch die Erlebnisse der Partner miteinander und die des einzelnen besprochen. Bei einer sexuellen Dysfunktion, wie z.B. Vaginismus, werden zur Behandlung manchmal auch Dilatatoren angewendet. Mit Hilfe der ärztlichen Anweisungen wird die Patientin (oder das Paar) während der Sprechstunde diese selbst anwenden. In der häuslichen Intimität können die Partner diese »therapeutische Aufgabe« spielenderweise lernen. Leidet ein inhibierter Mann unter Ejakulationsunfähigkeit und hat er den Ejakulationsreflex noch nicht gelernt, wird der Androloge oder Urologe zuerst einmal über die Anatomie und Physiologie der sexuellen Reaktion aufklären. Der Arzt soll auch das emotionale, hemmende Verhalten ansprechen. Mit ruhiger und beruhigender Distanz über Selbststimulierung durch Masturbation Information verschaffen, heißt aber nicht, daß der Arzt dieses beim Patienten selbst vornimmt, auch nicht wenn es sich um einen Vibrator handelt.

Intimität und Therapie vertragen sich nicht

In der therapeutischen Beziehung zwischen Arzt und Patient kann auch mit didaktischem Material (Zeichnung, Foto, Video) die nötige Information gegeben werden. Der Arzt wird die sexuelle Anatomie keinesfalls am eigenen Körper oder eigenen Erfahrungen demonstrieren. Dieses würde eine Intimität suggerieren, die nicht in den Rahmen der therapeutischen Tätigkeit paßt. Dahingegen kann nicht ausgeschlossen werden, daß im sicheren Rahmen einer Selbsthilfegruppe solche sexuell-pädagogischen Erfahrungen möglich sind, die in der Therapie als taktlos und als ein Mangel an Respekt vor der Intimität angesehen würden.

Auch bei der Brustuntersuchung muß der Arzt äußerst taktvoll vorgehen. Eine taktvolle Untersuchung bei Sekretion aus den Mamillen bedeutet, daß der Arzt die Frau bittet, durch Druck selbst eine Sekretion hervorzurufen. Sie weiß am besten, wie dieses zu geschehen hat. So wird kein schmerzhafter und peinlicher Druck auf die Frau bzw. auf die Brüste ausgeübt. Denn innerhalb jeder partnerschaftlichen Beziehung sind für jeden Mann und jede Frau die Brüste Ausdruck der Zartheit und Zärtlichkeit, und rufen ipso facto Erinnerungen an Wärme und erotische Zuneigung wach.

Körperliche Untersuchungen und Behandlungen können nur durchgeführt werden von einem Fachmann mit somatischer Ausbildung. Körperliche Untersuchungen und somatische Interventionen dürfen nicht von klinischen Psychologen, Sozialarbeitern und Eheberatern vorgenommen werden. Psychologen und Psychotherapeuten sind für die Psychotherapie zuständig, nicht für die somatische Therapie oder Untersuchung. Sie sind auch nicht zuständig für die fachgerechte Behandlung mit Antidepressiva. Sexualpädagogen, Psychologen und Psychotherapeuten sind aber wohl zuständig für das Anlernen eines adäquaten Verhaltens für Personen, die aus irgendeinem Grund dieses nicht gelernt haben, und das gilt auch für das sexuelle Verhalten. Dies ist nämlich nicht das Resultat eines angeborenen Instinktes, sondern muß wie jedes Verhalten gelernt werden.

MASTERS' UND JOHNSON'S SEXUALTHERAPIE: (ANTI-) PSYCHOTHERAPIE?
EINE HISTORISCHE UND METHODOLOGISCHE ANALYSE

»Im Anfang war die Tat« (Goethe)

Wahrscheinlich ist es noch zu früh, um die genaue Bedeutung und Reichweite der wissenschaftlichen Untersuchungen und des neuen therapeutischen Programms von Masters und Johnson zu erfassen. Trotzdem kann jetzt schon gesagt werden, daß ihr Werk in der Geschichte der Therapie einen Wendepunkt bedeutet und an der Basis einer neuen Richtung in der Psychotherapie liegt. Das ursprüngliche Mißtrauen, womit ihren Ergebnissen in medizinischen Kreisen begegnet wurde, ließ man auf Grund überzeugender therapeutischer Resultate fallen. Diese argwöhnische Haltung äußerte zich z.B. in der Tatsache, daß sie ihre Resultate nicht in führenden medizinischen Zeitschriften publizieren konnten.

Im Rahmen der Geschichte der Medizin hat die gesunde Sexualität an erster Stelle eine Fortpflanzungsfunktion. Übrigens zögern manche Autoren nicht, die Geschichte der Medizin als die Geschichte des Kampfes gegen die Sexualität als Lust zu sehen (Sigusch, 1973).

Das Studium der Anatomie und Physiologie der sexuellen Reaktion des Menschen war in diesem Rahmen der »conspiracy of silence« einfach unvorstellbar, gerade weil es hier auch um eine Physiologie der Lust ging. Freud hat in diesem medizinischen Bollwerk eine Bresche geschlagen mit der kopernikanischen Revolution seiner Entdeckungen: die Rolle nämlich des dynamisch Unbewußten und der infantilen Sexualität. Diese Entdeckungen setzen voraus, daß die menschliche Sexualität nicht die Äußerung eines monolithischen Instinkts zur Erhaltung der Art ist. Das Gelingen des menschlichen Sexualverhaltens impliziert deshalb auch eine Entwicklung innerhalb der persönlichen Lebensgeschichte mit seinen jeweiligen Möglichkeiten, Chancen und Risiken. Dem empirischen, positiv-wissenschaftlichen Ideal entgegengesetzt hat Freud einen neuen, originellen Weg eingeschlagen.

Wie bekannt, lernte Freud während seines Aufenhalts in Paris J.M. Charcot kennen, den »spécialiste de la psychopathologie et de l'hystérie, qui enseignait à l'Hôpital de la Salpêtrière«. Die Art des Unterrichts war typisch für Charcot und seine Zeit. Die klinischen Demonstrationen glichen mehr einer Theateraufführung: dramatisch, demonstrativ wurde etwas gezeigt und gab es etwas zu sehen. In gewisser Hinsicht war dies eine Antwort auf die hysterischen Tendenzen des viktorianischen Lebensstils am Ende des neunzehnten Jahrhunderts. Freud hat den neuen Weg in der Behandlung psychischer Störungen — Psychotherapie — durch Hypnose, ebenfalls in

Gesellschaft hysterischer Frauen, eingeschlagen. Freuds Genie hat aber in der psychoanalytischen Behandlungsweise die Grenzen der hysterischen Existenz radikal überstiegen. Freud hat die Methode der Hypnose verlassen für die der freien Assoziation: alles, was einem in den Sinn kommt, kann und darf gesagt werden.

So verließ Freud buchstäblich das Theater von Charcot und zog sich aus der visuellen Welt mit der hysterischen Aktion zurück, um einsam und allein dem Patienten zuzuhören. Wenn das Visuelle einerseits auf das Handeln hinweist, so verweist andererseits das Zuhören auf die Dimension des Denkens (Schotte, 1969). Die Wahrheit ist heilsam. Die Selbstentdeckung und Selbstkenntnis in der Psychoanalyse ist das Resultat freier Assoziation. »Alles aussprechen« ist nur möglich unter Ausschließung jeglichen Handelns: strikte Abstinenz vom »acting out«.

Entgegengesetzt zu der hysterischen Welt der dramatischen Aktion, entgegengesetzt auch zu der visuellen Befriedigung unechter Theatralität setzte Freud eine strenge Behandlung voraus. Nach dem hellenischen Prinzip »γνωθι σεαυτον« wurde der einsame Weg der Selbstentfaltung zu einer Pilgerfahrt zur heilsamen Wahrheit. Darum auch hat Freud unmißverständlich gesagt: »Die Kur muß in der Abstinenz durchgeführt werden«. Nicht alle seine Nachfolger besaßen diese *Gelassenheit*; denken wir nur an Ferenczi.

Nach Freud: neue Therapeuten in einer veränderten Gesellschaft

Die Gesellschaft hat sich seit der ersten Hälfte des 20. Jahrhunderts radikal geändert, u. a. infolge wissenschaftlichen und technischen Fortschritts ist sie zu einer postindustriellen, kapitalistischen Gesellschaft geworden, die geführt wird vom Staatsapparat.

Lacan (1966) hat zu Recht auf die Zunahme obsessioneller und paranoider Tendenzen hingewiesen. Obsessionen hängen zusammen mit der Welt des Handelns, des Produzierens, der (muskulären) *Tat*.

Das Theater des 19. Jahrhunderts wurde ausgewechselt für ein neues Theater: Cape Canaveral, das Laboratorium und die Fabrik (Deleuze, Guattari, 1972).

Groß ist der Kontrast zwischen dem reflektierenden, nach dem Sinn suchenden Menschen des westlichen Abendlandes und dem aktiven unternehmenden Bürger der Neuen Welt. Obendrein gelingt das Unternehmen nur dank seines straff strukturierten und disziplinierten Teams, das im Rahmen eines zeitlich festgelegten Programms arbeitet.

Neue Therapeuten

Nach Freud kamen andere Therapeuten, z.B. Moreno, der aus dem Stegreif-Theater das Psychodrama schuf. Neben dem Haupttherapeuten fordern in diesem Psychodrama auch zusätzliche Therapeuten (auxiliary egos) das

Dramatisieren der Begierden und Ängste der Patienten. Wir kommen nicht umhin, auch hier einen visuellen Aspekt in all seiner Beweglichkeit zu sehen: das Spektakel, die Schauspieler, die Zuschauer, den Regisseur. In der ersten Hälfte des 20. Jahrhunderts tauchten allerlei Änderungen und Anpassungen auf, um den psychotherapeutischen Prozeß schneller und effizienter verlaufen zu lassen als die klassische, »ziellose« Psychoanalyse, in der das Ziel stets in Frage gestellt blieb.

Von der Psychotherapie in Bewegung zur Bewegung von Masters und Johnson

Eines der Erkenntnisse der Psychoanalyse ist, daß der Widerstand gegen den Heilungsprozeß, wodurch die Therapie ins Stagnieren gerät, auf der Ebene des Gesprächs überwunden werden muß.

Lacan kann es zum Verdienst gerechnet werden, daß er die Vorherrschaft der Sprache in der Psychotherapie voraussetzte. Es ist nicht auszuschließen, daß ein erneutes Betonen des Wertes des »Wortes« die einsame Position des Analytikers in unserer beschäftigten Gesellschaft verstärkt. In der historisch begreiflichen Unzufriedenheit unserer Gesellschaft mit der Psychotherapie, mit der Psychoanalyse als Basismodell kommen die Entdeckungen von Masters und Johnson zusammen mit einigen anderen bemerkenswerten Aspekten genau zum richtigen Moment.

»Human Sexual Response« ist das Resultat der Erforschung der Anatomie und Physiologie der sexuellen Reaktion beim Menschen. Die Messung und Beobachtung der sexuellen Reaktion auf passende Reize stehen hier im Vordergrund. Ihre diagnostischen Maßstäbe in bezug auf den Orgasmus z.B. sind physiologischer Art. Obendrein betonen sie nicht die Unterschiede, aber wohl die Übereinstimmungen der sexuellen Reaktion bei Frauen und Männern.

Die Psychoanalyse zeigt uns, wie sehr das Sexualverhalten des Menschen in der Welt der Phantasie lebt. Die Psychoanalyse brauchte Zeit, um eine anthropologische (metapsychologische, philosophische) Theorie zu entwickeln. Es würde ungerecht sein, dies schon von der Arbeit von Masters und Johnson zu fordern. Wahrscheinlich liegt hierin auch nicht die Hauptsorge dieser Richtung, die doch auf eine lustvolle Verbindung zielt. Praktische Brauchbarkeit ist ihr Hauptziel. Sexualität ist also eine physiologische Angelegenheit, sie kann und soll genauso spontan stattfinden wie das Atmen.

Die sexuelle Reaktion steht in unserer Kultur zu sehr im Rampenlicht, vor allem infolge einer Reihe von Ideologien, die die spontane sexuelle Reaktion behindert haben. Die restriktive Moral in der Erziehung wirkt sich bei vielen negativ aus. Masters und Johnson betonen die historisch nicht zufällige Hemmung durch die Zuschauerrolle: der Sexualpartner wird Zuschauer seiner eigenen Leistung auf sexuellem Gebiet. Die Behandlung liegt daher nahe, nämlich durch ausführliche und detaillierte Informationen über die sexuelle Reaktion. Zugleich muß auch das »Tun« gelernt werden in einem strukturierten Programm von Übungen, in einem Training, wodurch Schritt für Schritt ungeschicktes Verhalten von der spontanen sexuellen Reaktion abgelöst wird.

Psychotherapie oder Physiotherapie?

Sind Körperübungen nicht die fundamentelle Option der Physiotherapie? Steht die Therapie von Masters und Johnson nicht näher bei der Physiotherapie als bei der (Verhaltens-) Psychotherapie? In der neuroanatomischen und physiologischen Sicht hat die Sexualität keinen Sinn, kein Ziel, keine Geschichte, stellt sie keinen Austausch dar. Wie gesagt, unterstreichen Masters und Johnson die physiologische Vergleichbarkeit der sexuellen Reaktion bei der Frau und dem Mann in dem fundamentell identischen Verlauf. Dieser fundamentell identische Verlauf wird zur Norm des therapeutischen Verfahrens. Also gehen Masters und Johnson nicht zurück zu Freud (sie bilden eher eine Ergänzung zum Kinsey-Report); aber ihre Stellung in den heutigen gesellschaftlichen Trends ist äußerst merkwürdig.

Sie kehren nicht (wie Lacan) zurück zu Freud, sondern zum vorfreudianischen Zeitalter: das organisch-medizinische Modell, das mit fachmännischer Autorität dem Patienten vorgelegt wird. Genauso wie Freud haben sie eine essentialistische Sicht auf die Sexualität, die ebenfalls unter der Tyrannei des Genitalen steht. Im Gegensatz zu Freud aber sind ihre essentialistischen Kriterien anatomischer und physiologischer Art. Es ist wesentlich ein neuro-anatomisches Reflexmodell: die Behandlung wird dann auch nach dem Prinzip S-R (Stimulus-Response) durchgeführt.

Obwohl die Therapie von Masters und Johnson als Paartherapie dargestellt wird, kann dies doch in Frage gestellt werden. Es geht hier um die Beziehung, insofern diese greifbar ist in den anatomisch-physiologischen Veränderungen des sexuellen Reaktionszyklus: den peno-vaginalen Äquivalenten. Die Schwäche (oder der Widerspruch) in diesem Konzept der Paartherapie liegt in dem gelungenen Einbeziehen einer Ersatzpartnerin, mit der auch wörtlich eine Ersatzbeziehung in einer Mini-Ehe eingegangen wird. Übrigens werden nur weibliche Ersatzpartner erwähnt. Nicht nur Feministinnen werden hierin deutliche Spuren doppelter Moral sehen. In diesem medizinisch-somatischen Therapiemodell fordern Masters und Johnson auch, daß ein Teilnehmer des Paares Mediziner ist, da — so ihre Worte — die Diagnose ungewiß bleibt bis nach der greifbaren Verifikation in der gynäkologischen/andrologischen Untersuchung. Verschiedene Untersucher bestätigen, daß die therapeutischen Ergebnisse von Masters und Johnson nicht vollkommen reproduzierbar sind. Dies wird durch die ungewöhnliche direktive

Stärke ihrer »persuasive psychotherapy« erklärt, wobei sie bewußt nicht den Beziehungskonflikt, wohl aber die lustvolle Verbindung mit Autorität unterstützen (Verhulst, 1978).

Die neuen Sexualtherapien im Licht der heutigen gesellschaftlichen Trends: voyeuristisch und grenzüberschreitend

In den Vereinigten Staaten alleine wurden in den siebziger Jahren ungefähr 5 000 Zentren für die neue Sexualtherapie eröffnet. Der Beziehungsaspekt wird je länger je mehr in den Hintergrund gedrängt, nur noch die physiologischen sexuellen Störungen stehen im Blickfeld. Übrigens haben Zentren, die die Therapie von Masters und Johnson anwenden, die Erfahrung gemacht, daß die Therapie einer sexuellen Dysfunktion weniger erfolgreich ist, wenn auch zugleich schwerwiegende Partnerprobleme vorhanden sind. Folglich behandeln einige Zentren sexuelle Dysfunktionen und Partnerprobleme getrennt.

Diese Bewegung kristallisiert sich weiter in feministischen Tendenzen, wo Kelly z.B. den vollkommenen weiblichen Orgasmus befreien will vom heterosexuellen Orgasmus: bei oraler oder manueller Stimulation wird der Penis überflüssig. In dieser Anschauung kann man auch die revolutionäre Forderung erkennen, die Vorherrschaft des Genitalen zu stürzen. In einem solchen autoritären und radikalen medizinischen Modell ist es evident, daß der Fachmann in die Funktionsstörungen physio-therapeutisch eingreift.

In diese Richtung gehen auch die »Californian grips«, womit die (Physio-) Therapeuten an Hand von Massage die sexuelle Reaktion des Patienten direkt bewerten und stimulieren. Als europäische Therapeuten mit klinischen Demonstrationen solcher therapeutischer Handgriffe konfrontiert wurden, haben sie diese Behandlungsweise direkt abgelehnt (Pasini, 1975).

Es bleibt in diesem Zusammenhang bemerkenswert, dass gerade in den achtziger und neunziger Jahren die sexuellen Übergriffe im therapeutischen Setting deutlicher geworden sind, nicht nur in Amerika.

Die neue Sexualtherapie: Physiotherapie oder Psychotherapie?

Nach einem halben Jahrhundert Psychotherapie nach psychoanalytischem Modell hat die Psychotherapie die Neurosen in unserer Gesellschaft nicht überwunden. Wegen Verschiebungen in der Symptomatologie organisierte sich der Widerstand gegen die Behandlung auch auf neuen Wegen. Folglich strandete die Psychotherapie in vielen Zentren, und die Unzufriedenheit erreichte in den 50er Jahren einen Höhepunkt. »Die Kur muß in der Abstinenz durchgeführt werden«, so die bekannte Aussage von Freud. Die Grundhaltung in der Psychotherapie (nicht aktiv intervenierend, nicht direktiv) wurde eingetauscht für ein autoritäres, medizinisch fundiertes Modell vorprogrammierter Interventionen. Der Arzt ist ein Experte in Sachen Anatomie und Physiologie des Sexuallebens der Frau und des Mannes. Sein sexualmedizinisches Handeln richtet sich nach den (Zahlen-)Ergebnissen des Labors, also empirisch geprüft. Erst diagnostiziert er, was schief geht, danach beginnt er mit der Therapie. Seine persönliche Autorität scheint von mitbestimmendem Einfluß auf das Resultat zu sein. Mit der Vorherrschaft der Medizin stimmt die (männliche) Vorherrschaft des Genitalen überein: der heterosexuelle Koitus begleitet von mehreren Orgasmen. Die Welt des Wortes wurde ersetz durch die Welt der Tat. Die unmittelbare Berührung ersetzt die Distanz des Wortes.

Ausweglosigkeit?

Freud definierte meisterhaft den Weg der psychotherapeutischen Aufklärung, die zu gleicher Zeit Selbstbefreiung des Ichs der Person sein soll, mit folgenden Worten: »Wo Es war, soll Ich werden«.

Bewegen die modernen Sexualtherapien sich nicht in eine entgegengesetzte Richtung? Wo Ich war (bin), soll Es werden? Der Mensch entfaltet sich nicht durch Bewusstwerdung, durch Konfliktbeherrschung oder Integration des Trieblebens, nein, ganz im Gegensatz, das Ich breitet sich eher aus im Untertauchen in die Lust, die sich autonom entfaltet im Beischlaf.

Ist dieses Untertauchen die historische Antwort auf die Stagnation in der Psychotherapie? Dann liegt die Zukunft, wenigstens insofern es die Behandlung der sexuellen Dysfunktion betrifft, nicht in Händen der klinischen Psychotherapie, aber wohl in denen der physiotherapeutischen Richtungen. Bei dem Bankett läßt Plato Phaedius sagen: »Eros ist ein großer Gott, besonders wegen seiner Geburt aus dem Chaos«. Ist es vermessen zu hoffen, daß aus dem Chaos heutigen Wildwuchses neuer Sexualtherapien der Eros einer lebensfähigen Therapie geboren wird?

Literatur

SIGUSCH, V., Medizin und Sexualität. Sieben Thesen zur kritischen Reflexion ihres Verhältnisses. In: SIGUSCH, V. (Hrsg.): *Ergebnisse zur Sexualmedizin*. Köln: Wissenschaftsverlag, 1973.

SCHOTTE, J., Psychologie phénoménologique des modes d'existence sensoriels. *Rev Psychol Sci Educ*. 4 (1): 210-219, 1969.

LACAN, J., Fonction et champ de la parole et du langage en psychanalyse. In: LACAN, J.: *Ecrits*. Paris: Le Seuil, 1966.

DELEUZE, G. and GUATTARI F., *Capitalisme et Schizophrénie*: L'Antioedipe. Paris: Les Editions de Minuit, 1972.

MASTERS, W.H. and JOHNSON, V.E., *Human Sexual Response*. Boston: Little, Brown and Company, 1966.

SINGER, I., *De zin van seks*. Utrecht-Antwerpen: Bruna and Zoon, 1977.

MASTERS, W.H. and JOHNSON, V.E. Seksuele stoornissen bij man en vrouw. Paris, Amsterdam, Brussels: Manteau, 1971.

VERHULST, J., Ontwikkelingen op het gebied van de nieuwe seksuele therapieën. In: *Leuvense cahiers voor sexuologie*. (In press) 1978.

PASINI, W. Mitteilung: Symposium International de Gynécologie, Psychosomatique et Sexologie. Luxembourg, 13-14 December 1975.

NIJS, P. and STEPPE, A., Masters' and Johnson's Sex Therapy: (Anti-)psychotherapy? In: FORLEO, R., PASINI, W. (eds.): *Medical Sexology*. Massachusetts, Littleton, 1980, 548-552.

DER ARZT UND DIE KONTRAZEPTIVE BERATUNG

Kontrazeptive Beratung sollte mehr als die nur somatisch ausgerichtete Information beinhalten. Sie wird auch psychische Aspekte berücksichtigen, Einstellungen entdecken und unterschiedliche Motivation erkennen müssen und damit die Akzeptabilität der gewählten Methode mitbestimmen. Für die hormonale Kontrazeption wird schwerpunktartig aufgezeigt, welche Faktoren in das Arzt-Patient-Verhältnis einfließen und wie sie bewältigt werden können.

Obwohl schon seit vierzig Jahren sichere Antikonzeption zur Verfügung steht, bleibt effektive Beratung nach wie vor sehr wichtig. Am Anfang des 21. Jahrhunderts ist 50% der Schwangerschaften in Deutschland noch ungeplant. Und dies gilt sowohl für die erste als für die zweite Schwangerschaft, wobei das moderne Paar maximal zwei Kinder wünscht, laut einer Untersuchung von E. Brähler et al.[1]

Auf Grund seiner Ausbildung stellt sich der Arzt in der Kontrazeptionsberatung noch zu häufig fast automatisch auf technische Aspekte ein. Klinische Erfahrungen bestätigen immer wieder, daß die Paare Schwierigkeiten haben, die außerhalb des Gebietes der technisch-somatisch orientierten Gynäkologie liegen, d. h. Kontrazeptionsprobleme sind nicht nur technisch, sondern auch psychosozial und psychodynamisch gelagert. Also ist es Aufgabe des Arztes, sich zu fragen, was für dieses Paar technisch möglich und psychisch annehmbar ist: er muß die Frage der Akzeptabilität in den Mittelpunkt der Beratung und in den Mittelpunkt des Paargespräches bringen.

Die ärztliche Aufgabe

Sichere Kontrazeption verlangt vom Arzt mehr als die Lösung technischer Probleme; sie ist eine Aufgabe, der emotionale, irrationale Faktoren von schwerwiegender Bedeutung immanent sind. Bei der Geburtenregelung, die als eine bewußte Regelung der Schwangerschaft (in hemmendem oder förderndem Sinn) durch ein Paar mit (regelmäßigen) sexuellen Beziehungen charakterisiert wird, sind emotionale Elemente (unbewußter Natur) beteiligt.

Die Akzeptabilität hängt nicht nur eng mit der Art der Methode selbst zusammen, mit ihren mechanischen oder chemischen Merkmalen, sondern sie spiegelt auch die emotionale Einstellung zu Sexualität, Schwangerschaft und Leib wider. Die Akzeptabilität beschränkt sich nicht nur auf das Paar, auf

---

[1] E. BRÄHLER: *Kinderwunsch bei Männern.* 25. Fortbildungstage für Sexualmedizin und Pychosomatik. Dresden, 24.-26. Mai 2001.

die beiden Partner in ihrer gegenseitigen Beziehung, sondern sie betrifft auch den Arzt, bei dem kontrazeptiver Rat eingeholt wird. Die Akzeptabilität ist stets eine zweifache, sie gilt für die Partner wie für den Arzt.

Der Patient (ein gesunder Patient oder ein gesundes Paar) wendet sich an den Arzt, um bei ihm einen Rat zu erhalten. Im psychischen Erleben des Patienten ist es unvorstellbar, »daß der Arzt die Antwort auf die Frage nicht weiß«. Das ist eine Hürde. Die medizinischen Empfehlungen werden gerade nicht neutral-objektiv gegeben, sondern differieren nach Alter, Geschlecht, religiöser Überzeugung oder nach der Ausbildung des Arztes, und zwar in dem Maße, wie diese Faktoren seine eigene Einstellung zur Kontrazeption mitbestimmen.

Es sei betont: der Arzt weiss nicht im voraus, d. h. aus seinen Fachbüchern, die richtige Antwort für die Antikonzeptionsfragen. Wohl kann er im Beratungsgespräch des Paar die Antwort wissen lassen, d. h. die dem Paar angemessene Lösung, die er nicht im voraus wusste.

Außerdem sollte man nicht vergessen: »*Doctors are not experts on sex!*« Die wissenschaftliche Ausbildung des Arztes auf dem Gebiet der gesamten Sexualproblematik ist häufig noch etwas lückenhaft. Daher sieht er die Sexualität allzusehr durch die Brille seiner eigenen Erfahrungen.

Die ärztliche Aufgabe der Kontrazeptionsberatung muß auch klar vom moralisierenden Hintergrund abgegrenzt werden. Es handelt sich hier um eine psychosomatische Beratung: eine somatische und psychologische Untersuchung des Paares auf Grund eingehender Anamnese und sorgfältiger klinischer Untersuchung. (Es ist nicht die Aufgabe des Arztes, Gewissensprobleme anderer Menschen zu lösen.)

In dieser Beratung wird vom Arzt die angemessene und notwendige Information erwartet. Eine klare ärztliche Auskunft, die sich der Intelligenz der Frau und/oder des Mannes anpaßt, müßte mit der Bereitschaft verbunden sein, geduldig zuzuhören und auf eventuelle Fragen eine Antwort zu geben. Praktisch bedeutet dies, daß der Arzt ein Minimum an Zeit aufbringen kann und will.

Mit der Bereitschaft, Zeit freizuhalten — »*time is money*« —, muß er auch die Atmosphäre der Beratung so vorbereiten, daß ein Gespräch über dieses Thema möglich ist. Die Hemmung der Paare, über Sexualität und Fortpflanzung zu sprechen, kann ja erheblich sein. Sie scheuen sich, ihre Gefühle auszusprechen, wenn z. B. ein Assistent oder andere Patienten mithören könnten. Das würde die Intimität verletzen.

Die horizontale Wahrheit

Das Kontrazeptions-Beratungsgespräch soll nie stehend geführt werden: z. B. der Arzt stehend bei der Frau, die in gynäkologischer Untersuchungsposition liegt. Aber auch nicht beide stehend an der Tür am Ende der Sprechstunde, die Frau schon die Türklinke in der Hand: »Bitte ein Rezept für die Pille, noch schnell... ich hatte es fast wieder vergessen!«. Die kommende

Fehlleistung des Vergessens der Pilleneinnahme wird hier schon angekündigt! Auch sollte der Arzt am Bett der Wöchnerin sitzen. Empfängnisverhütendes Verhalten ist ja doch eine Maßnahme des Verstandes; es wird vor der Ausübung vernünftig geplant und soll dann liegend durchgeführt werden. Da gibt es die vertikale Wahrheit des Verstandes und die horizontale, liegende Wahrheit der emotionalen Wirklichkeit. Wo liegt die Wahrheit der richtigen Kontrazeption?

Dazu gehört die kontrazeptive Beratung in sitzender Position: die Brücke, welche die beiden antithetischen Welten verbindet. Ist nicht in unserer Gesellschaft (und vor allem in der medizinischen Ausbildung) fast nur die rationale, vertikale Dimension akzeptiert, geschätzt und eingeübt, und kommen nicht die affektiven, horizontalen Dimensionen viel zu kurz? Vergessen wir nicht, daß lebenswichtige Entscheidungen, wie Partnerwahl oder einen neuen Menschen zeugen, liegend getroffen oder ausgeführt werden. Wer hat gelernt, sich auf dieser Ebene wirklich frei zu bewegen? Wird es darum vielen Menschen, wenn sie nach der liegenden Entscheidung wieder »aufstehen«, schwindelig?

Angemessene Information bedeutet Information über technische, somatische Aspekte, aber auch Information über psychologische Aspekte. Ausgeglichenes kontrazeptives Verhalten setzt einen Lernprozeß voraus; dieser soll aber nicht als Arbeit verstanden werden, sondern als Einspielen, auch mit Humor, wenn es nicht sogleich klappt. Es geht also nicht nur darum, Wissen zu vermitteln und zu sammeln, sondern um ein Verhalten, das man natürlich erlernen muß.

In ihrem Spannungsverhältnis zur Technik bleibt die Sexualität suprainstrumentell (antitechnisch): ihre Instrumente müssen sich gleichsam dem Denken entziehen, denn der Zauber erlischt, sobald die Aufmerksamkeit sich auf koitale oder kontrazeptive Techniken richten soll.

Theoretisch sichere Kontrazeption ist verfügbar; praktisch einfache Kontrazeption, d. h. ohne einige Anstrengung (vorübergehend oder dauerhaft), ist dagegen eine Illustion.

Die trianguläre Situation

Kontrazeption belastet die Partner und das Partner-Verhältnis auf psychosexuellem Gebiet. Das Gewicht dieser Belastung hängt mit den Methoden zusammen, aber auch mit der Persönlichkeit der Partner. Also kann dieses Gewicht sehr klein sein oder unerträglich schwer (mit Absetzen der Kontrazeption). Auch daraus geht hervor, daß für gute kontrazeptive Beratung eine nur-technische Behandlung auf Grund nur-technischer Information insuffizient bleibt.

Die empfängnisverhütende Maßnahme bei einem Paar spielt sich, psychisch gesehen, in der sexuellen Sphäre ab. Es handelt sich dabei um Beziehungsprobleme, die bei somatischer Behandlung (mit einem individualistischen Modell) nur zum Teil einbezogen werden können (die medizinisch-somatische Myopie). Die sexuelle Beziehung ist (immer) komplex: sie ist ebenso imaginär wie real. Die Akzeptabilität der Kontrazeption ist in gleichem Maße mit diesen Phantasmen verbunden wie mit biologisch-technischen Aspekten. Dabei geht es nicht nur um die Frau, die sich durch die Pille schützt, sondern ebensosehr um ihren Partner wie um den Arzt selbst. In diese trianguläre Situation spielt die Dynamik all dieser Personen hinein, auch mit den tieferliegenden und oft schwer zu durchleuchtenden Facetten ihrer Persönlichkeit. Ein Grundsatz der Gesprächstherapie formuliert: »Man wird in der Psyche der Patienten nicht klüger, als man auf dem eigenen psychischen Gebiet ist« (*Weijel*). Die eigenen (un)bewußten Widerstände kann der Arzt innerhalb dieser therapeutischen Beziehung (Arzt-Patient) mitteilen, wenn auch nicht unbedingt in explizit verbaler Weise. In jeder gesprächstherapeutischen Situation gilt auch die Grundregel, daß der Arzt lerne, eigene Gefühle (und Widerstände) wahrzunehmen und unter Kontrolle zu halten.

Wechselnde Motivation

Die Motivation zur Kontrazeption variiert; sie ist nicht immer gleichermaßen gut. Die Ausdauer hängt von diversen Faktoren ab, die miteinander in Wechselwirkung stehen. In diesem Sinne könnte man von einer Kontrazeptions-Motivationswaage sprechen. In der einen Schale ruhen die positiven Elemente, welche die Akzeptabilität vergrößern, auf der anderen lasten die negativen Elemente, die dem Widerstand gegen Kontrazeption Gewicht verleihen. Diese Motivationswaage kann sich stark zum Positiven neigen, sie kann stark zum Negativen ausschlagen oder im mehr oder weniger labilen Zustand des Gleichgewichtes verharren.

Die gegensätzlichen Einstellungen der Ärzte (Hausarzt, Gynäkologe) und der Apotheker können so die Problematik bei Paaren verstärken, die selbst in innere Widersprüche mit der Empfängnisverhütung verstrickt sind.

Da eine sichere Verhütungsmethode als eine Maßnahme der Vernunft innerhalb einer emotional geprägten Situation gelten muß, könnte man die Faustregel aufstellen: Je kleiner das Einverständnis der Partner (Konflikte, Unreife), desto einfacher und unabhängig von der wechselden Motivation muß die Methode (IUP, Sterilisation) sein (*Van Oenen*).

Als kritische Momente lassen sich einige Situationen aufzeigen, die der Arzt kennen und erkennen muß) und immer wieder im Laufe der Zeit »checken«:

– Veränderungen (Beruf, Wohnung, Partner), wie z. B. Umzug: Wenn man umzieht, findet man nichts wieder, auch die Pille nicht.
– Plötzliche Änderungen in der öffentlichen Meinung: Presseberichte über Embolien, Enzykliken etc.
– Krankheit des Partners: z. B. nimmt eine Frau die Pille nicht mehr, weil ihr Mann krank geworden ist. Sie vergißt aber, daß er nie so viel Freizeit hatte und zu Hause sein konnte wie während dieser Krankheit.

– Leiden und Tod in der Familie (Eltern, ein Kind): kritische Situation für die Motivation!

Der Arzt muß die Fähigkeit haben, mit den Patienten ein Gespräch anzuknüpfen; er muß aber auch in der Lage sein, dieses Gespräch klar zu beenden (das heißt nicht, daß er das Gespräch abbricht). Ein solches Vorgehen erfordert nicht nur Training, sondern vor allem Vitalität. Cave: das Überlastungssyndrom des Arztes! Die Überlast des Leidens kann beim Arzt eine negative Einstellung — *attitude problem!* — gegenüber Kontrazeptionsfragen, d. h. Fragen nach der Lust, erzeugen: »Lust kommt ganz selten aus ärztlicher Hand« (*V. Sigusch*).

Unter der Voraussetzung, daß der Arzt für Kontrazeptionshilfe wirklich »frei« ist, muß er sich vor allem davor hüten, vom engen Medizinisch-somatischen auszugehen. Erinnern wir auch, daß Kontrazeption nur bei (sexuellen) Beziehungen — nicht bei Masturbation! — notwendig ist. Daher kommen die Beziehungsaspekte (i. e. das Verhalten) an erster Stelle, nicht die rein technisch-somatischen Aspekte.

Die drei Phasen der Geburtenregelung eines Paares in unserer kontrazeptiven Gesellschaft

• Phase 1 — Die *Geburtenplanung* wird mit sicheren und akzeptablen kontrazeptiven Maßnahmen verwirklicht. Ganz im Sinne der geplanten Elternschaft verantworten beide Partner ihre Entscheidung für oder gegen ein Kind, vor dem Hintergrund der Partnerschaft, der Lebenssituation, in die das Kind geboren würde, und der Gesellschaft. In dieser prokreativen Phase werden die Wunschkinder gezeugt.

Null phase — Dieser 1. Phase geht noch eine sogenannte Phase-0 voran, wobei jugendliche Partner, auf der Suche nach ihrer sexuellen Identität im sexuellen Sozialisationsprozess, schon koitusaktiv sind.

Ohne ausreichende Stabilität der Partnerschaft und ohne genügend psychosoziale Maturität sind sie den Aufgaben der Elternschaft noch nicht gewachsen. Daher brauchen sie höchst effektive Antikonzeption im Rahmen eines verantwortlichen Antikonzeptionsverhaltens. Darüber hinaus soll auch Schutz gegen sexuelle übertragbare Krankheiten nie ausser Betracht gelassen werden.

• Phase 2 — Geburtenregelung wird *Geburtenbeschränkung*. Die Familie hat ihre definitive Größe erreicht. Das noch junge Paar sieht eine lange Spanne möglicher Fertilität vor sich. Die Partner brauchen jetzt eine sehr sichere, aber reversible Methode der Kontrazeption. Gleichzeitig wächst mit Erziehungsrolle aber auch die Entscheidung zur definitiven Kontrazeption, zur freiwilligen Sterilisation eines Partners.

• Phase 3 — Der Entschluß zur *irreversiblen Kontrazeption* wird jetzt getroffen. Eine solche Entscheidung kann nur langsam reifen. Der Arzt wird daher bereits in der Beratung über die reversiblen Methoden definitive Kontrazeption beim Paar im Gespräch einbringen.

Die Entscheidung zur definitiven Kontrazeption soll immer ohne Druck und ohne Eile getroffen werden; voreilige Interventionen, z. B. im Anschluss an einen Schwangerschaftsabbruch, schließen das Risiko des Irrtums ein. So soll sich das Paar gemeinsam — frei von Zwängen oder Problemen — zur Sterilisation entschließen können. Jedes Paar hat das Recht, selbst frei über die Größe seiner Familie zu bestimmen. Der erfüllte Kinderwunsch läßt sich nicht auf eine bestimmte Zahl fixieren, sondern er muß, gemessen an der sozial-psychologischen und wirtschaftlichen Tragfähigkeit des einzelnen Paares, realiter als befriedigt gelten, gleichgültig ob das Paar kein Kind oder fünf Kinder hat. Und vergessen wir dabei nicht, daß auch ein verwitweter oder lediger Mann oder Frau diese in der Situation einseitige Entscheidung im Rahmen eines möglichen Partnerverhältnisses sehen und verantworten kann und soll.

Die Angst vor der Pille

Eine unerwartete Nebenwirkung der oralen Kontrazeptiva stellte sich an der gynäkologischen Klinik von Leuven ein: es wurde dort ein *full-time*-Psychiater-Sexualtherapeut geboren! Der Gynäkologe sah sich seit der Einführung der Pille in steigendem Maße mit psychologischen und sexuellen Problemen konfrontiert — vor allem Angstphänomenen.

Die erste solcher Befürchtungen hängt mit dem Umstand zusammen, daß es sich hier um ein Medikament handelt. Bekanntlich haben viele Menschen eine Aversion, gegen Medikamente überhaupt. Sie argumentieren, jedes Medikament sei eine körperfremde Substanz und somit eigentlich Gift. Ein Beispiel aus der Praxis: Ein hochintelligenter Akademiker sagt über die Pille, die er ablehnt: »Ich bin gegen Medikamente, aus Prinzip. Das kann nicht gesund sein. Im übrigen: Ärzte nehmen selbst nie Medikamente. Medikamente sind für Kranke.« Diese Einstellung spiegelt die archetypische Einheit von Medikation und Krankheit wider. Darüber hinaus bedeutet Ablehnen oder Annehmen der Medikation in gewissem Sinne auch Ablehnen oder Annehmen des Arztes, der die Medikation empfiehlt.

Ovulationshemmer sind auch Medikamente, die per os eingenommen werden. Darauf scheinen bestimmte Frauentypen — oral stigmatisierte Frauen — äußerst empfindlich zu reagieren. Sie werden allein durch den Weg der Verabreichung unangenehm berührt.

Aus der Tiefenpsychologie wissen wir, dass oralneurotische Personen leiden unter Cancerophobien (Otto Fenichel, 1936). Hier handelt es sich um die (neurotische) Angst, dass die Pille früh oder spät zum Krebs führt. Selbstverständlich wird diese neurotische Angst nicht allein durch technische Informationen behoben.

Ovulationshemmer sind auch hormonale Produkte. Und die Konsumenten beschäftigen sich mit der Frage, ob ein solches Medikament das Gleichgewicht des hormonalen Systems vielleicht sogar endgültig oder in hohem Grade stören wird. In den Pillen-Gesprächen taucht häufig die Problematik des — wie *Musaph* es nannte — Sich-selber-die-Fruchtbarkeit-Abnehmens auf, eine Problematik, die auf Selbstbeschädigungsängsten basiert. Ein Beispiel aus der Praxis: In der psychotherapeutischen Behandlung ist eine Patientin einige Tage nach dem Beginn der oralen Kontrazeption in dysphorischer Stimmung, die sie mit »dieser ekelhaften Pille« begründet. »Das kann doch nicht gut sein: mit diesen Pillen macht man alles in meinem Leib kaputt; so ein Gefühl habe ich. Zerstört das nicht das ganze feine System der Frau?« — Es leuchtet ein, daß eine solche Fragestellung nicht notwendigerweise auf eine unverarbeitete Konfliktsituation zurückgeführt werden muß. Vielmehr ist es vollkommen normal, daß ein Patient sich über die angeordnete Medikation informiert. Hier läßt sich jedoch unterscheiden:

• Es handelt sich um eine realistische Fragestellung, die mit einer sachlichen Erklärung befriedigend beantwortet werden kann. Solche Fragen beziehen sich meist auf folgende Punkte: nachteilige Folgen für das Kind, das während der Pillenmedikation oder nach Absetzen der Pille konzipiert wird; nachteilige Folgen für die Frau, wie maskulinisierende oder canzerogene Effekte, endgültige Sterilität, vorzeitige Menopause, Gefahr von Leberschädigungen oder Thrombophlebitis bzw. -embolie, Sicherheit, Wirksamkeit und Zuverlässigkeit der Methode.

Oder aber:

• Es stellt sich heraus — innerhalb der ersten zwei Monate —, daß es sich nicht so sehr um eine mit einer gewissen Angst formulierte Frage handelt, sondern um das Offenbarwerden einer phobischen Einstellung, eines tief(er)liegenden Konflikts, einer Partnerproblematik. In diesem Fall geht es um pathologische Widerstände.

Und es geht hier um ein Hormon, das in die Sexualsphäre eingreift. Schuld, Angst, Hemmungen und Aggressivität haben hier eine besondere Bedeutung für die vielen, die sich in diesem Bereich ohnehin unsicher fühlen. Diese Unsicherheit bedeutet außerdem eine größere Verletzbarkeit. Und dieser verletzbare Bereich kann zudem als sehr »Ich-nahe« bezeichnet werden. So gibt eine einfache, schmächtige Patientin, der kontrazeptive Medikation nahegelegt wird, mit rührender Naivität zur Antwort: »Ich lasse meinen Lebensbaum nicht fällen! Ein Baum soll Früchte tragen. Je mehr Früchte, desto tiefer die Wurzeln, desto kräftiger der Stamm...«

Die Anwendung von Ovulationshemmern kann auch Ängste freisetzen, wenn die Patientin unter solchen Umständen befürchtet, daß sie vom Libidinösen überwältigt würde. Es ist die Furcht, die sexuellen Impulse nicht mehr unter Kontrolle halten zu können, gleichsam steuerlos überflutet zu werden, wenn die schützenden Dämme des Schwangerschaftsrisikos weggenommen werden. Es handelt sich hier um Triebangst. Die Triebangst, die beim Fortfall der Hemmungen aufsteigt, lehnt sich eng an das Gefühl an, sexuelle Lust müsse mit dem Risiko der Schwangerschaftsbürde sanktioniert werden.

Exogener oder psychogener Einfluß

Andeutungsweise wird gesagt, daß die orale Kontrazeption für die Frau eine psychische Belastung bedeuten kann, während sie auf physikochemischen Gebiet hormonalen Gleichgewichtsänderungen bzw. -störungen ausgesetzt ist. Weil die hormonalen Änderungen das physiologische Substrat des psychosexuellen Funktionierens darstellen, können Ovulationshemmers als physikochemisch aktive Präparate prinzipiell die normale Psychosexualität ändern. Die Frage, ob die exogen angebotenen Sexualhormone die gleiche Wirkung auf psychosexuellem Gebiet haben, ist nicht ausreichend geklärt. Die Psyche bleibt aber das empfindlichste Reagens auf körperliche Änderungen und Störungen (*Rümke*, 1958).

Ohne die biochemischen Einflüsse der Ovulationshemmer zu leugnen, müssen wir doch — auch auf Grund eigener Untersuchungen — den psychogenen Faktoren den Vorrang geben. Die große Variabilität der Anzahl der »pill-stopping-women« bei den verschiedensten Autoren ist seit längerer Zeit ausreichend nachgewiesen (*Mellan*, 1965). Um diese Variabilität, die von 9% bis 70% schwankt, bei biochemisch sehr ähnlichen oder identischen Produkten weiter abzuklären, müßte der sozialpsychologischen Frage der Akzeptabilität — sowohl für die Frauen als für die Autoren — nachgegangen werden.

In unserer follow-up-Studie (*Nijs*, 1972) an selektiertem Material von Problemfällen einer gynäkologischen Klinik konnte eine neurotische Fehlentwicklung in 80% der Falle nachgewiesen werden (n = 188). Bei klinisch latent neurotischen Frauen erfolgte eine psychische Dekompensation durch Aktivierung der neutorischen Problematik bzw. der Partnerproblematik mit Mißlingen sexuellen Erlebens. Die Ovulationshemmer wirken also durch ihre Bedeutung in dieser neurotischen Problematik wie Neurose-Detektoren.

Kleine Mythologie der Pille

Eine Abfolge von drei Bildern soll die Problematik der Pille illustrieren. So unterschiedlich die Darstellungen, so sehr gleichen sie sich in der Komposition: Alle erwähnen die Trias »Frau — Mann — Pille«. Das erste Bild (S. 125) wurde als wissenschaftliche Produktinformation im Jahr 1964 den Ärzten dargeboten. Das zweite Bild (S. 125) erschien 1966 in einer französischen populärmedizinischen Monatszeitschrift. Das dritte Bild entstand als erstes (1962; S. 126) und stammt von einer psychiatrischen Patientin. Gerade dieses Bild könnte uns deutlich machen, daß eine Frau gegen die »Anti-Baby-Pille« mit einem »Anti-Pillen-Baby« reagiert.

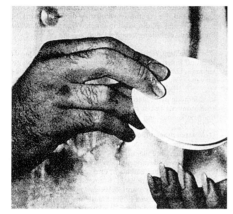

Abb. I
Das abstrakte Ritual
Der Arzt im weißen Kittel bleibt apersonal,
ein Symbol der Distanz und der Anonymität.
Er hat entschieden, und er händigt der Frau
die Pille aus. Doch diese Frau wird als
weibliches Individuum mit ihrem nur für sie
selbst gültigen psychosexuellen Leben nicht
gesehen. Es ist hier kein Platz für die Emo-
tionalität subjektiver Probleme. Obwohl die
beiden Akteure im Hintergrund bleiben, kul-
miniert die Aussage in deren Aktion: im
Moment des Gebens und Empfangens der
Pille. Wie in einem magisch-religiösen
Ritual (vgl. Die Kommunion) wird das
weiße Medikament (hier die Packung), das
ins Leben selbst eingreift, gespendet. Gibt
es auch in der objektiven Gynäkologie die
»geheimen Verführer«? Offenbar spielen
in diesem »neutralen« Fach auch psycho-
dynamische Faktoren eine Rolle.

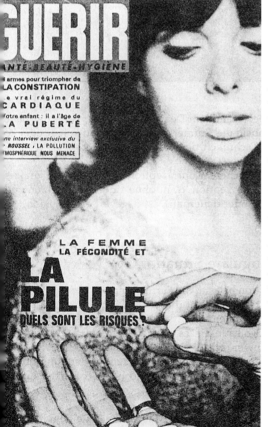

Abb. II
Die massapsychologische Ambivalenz
Hier wird die junge Frau sichtbar und
mit der Pille konfrontiert ins Bild
gestellt. Ihre Haltung drückt zugleich
Anziehung und Zögern aus. Der Arzt, in
dessen Hand die Pille (und die Ent-
scheidung) ruht, bleibt auch hier
unsichtbar und distanziert. Zweifellos
spielt der Titel »Die Frau, die Frucht-
barkeit, die Pille: Welches sind die
Risiken?« an auf massenpsychologi-
sche Fragen und Unsicherheiten. Die
Laienpresse reflektiert das emotionale,
kontradiktorische Verhalten und die
Einstellung der Bevölkerung: Angst
und Bedrohung, Freude und Triump.

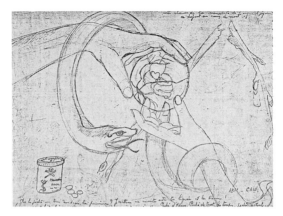

Abb. III
Die ursprüngliche Sünde
Dieser Zeichnung nahm schon vorweg, was die pharmazeutische Produktinformation zwei Jahre später ausführte. Ihre Zeichnung ist in echtem Sinne ursprünglicher; sie liegt in archäologischer Tiefe. Zur Situation: Die 40 jährige ledige Kinderpflegerin entwickelte mit 23 Jahren einen erotisch-mystischen Wahn; im Rahmen einer Schizophrenie blieben deutliche Kontaktdefekte zurück. Sie kommentiert: »Die Frau gibt dem Manne die Frucht, oder ist es umgekehrt? Im Hingeben wird die Frucht zerbrochen, der knospende Lebensbaum verdort, das Band der Liebe — das Kind — wird zerrissen. Der Egoismus schlingt ein neues, sündiges Band — die Schlange mit dem Gift. Adams Sünde, Sünde aller Zeiten, aktuelle Sünde; die Pille, welche die Natur opfert und in Egoismus vergewaltigt... »Vielleicht entdeckt diese Zeichnung einer psychotisch offenliegenden Psyche auch im alltäglichen Massenmenschen Verborgenes.

Zum Schluss dieses Antikonzeptionskapittels folgt hier noch ein Facsimile-Abdruck der ersten deutschsprachigen Publikation des Autors über die Pille. Dieser Text war das (erste) Kurzreferat des Autors im deutschsprachichen Raum, (Göttingen 1969; Symposium Deutsche Neurovegetative Gesellschaft). Neben einem Gefühl der Nostalgie bringt es dem Autor vor allem Gefühle der Dankbarkeit, weil diese Kurzmitteilung über die Pille aussergewöhnlich fruchtbar war: — die erste Begegnung mit Prof. Dr. Hans Molinski war die direkte Folge und der Beginn einer jahrzehntelangen Zusammenarbeit und Freundschaft.

---

[2] Mit Dank an den Springer Verlag für die freundliche Genehmigung des Facsimile-Abdruckes.

Journal of Neuro-Visceral Relations, Suppl. X, 444—449 (1971)
© by Springer-Verlag 1971

Exogener oder psychogener Einfluß der Ovulationshemmer auf das Sexualverhalten und die Psychosexualität Klinische Bemerkungen

Piet Nijs*

Kath. Universiteit Leuven (Belgium), Instituut voor Familiale en Seksuologische Wetenschappen, Akademisch Ziekenhuis St. Rafael, Dienst voor Gynaecologie (Direktor: Prof. Dr. *M. Renaer*), Huwelijk en Gezin (Prof. Dr. *G. Buyse*).

---

* Für die kritische Hilfe bei der Übersetzung dankt der Autor Frau Dr. *L. Reimann* (Hamburg).

Auch folgt hier noch die Titelseite des ersten Buches des Autors auf deutsch: *Psychosomatische Aspekte der oralen Antikonzeption*. Es wurde auf Anfrage von Prof. Dr. Dr. Hans Giese geschrieben und erschien in der Reihe: *Beiträge zur Sexualforschung* als 50. Band. Dieses Buch wurde Frau Dr. Hélène Michel-Wolfromm (Paris), der viel zu jung verstorbenen Pionierin der psychosomatischen Gynäkologie in Frankreich, gewidmet.

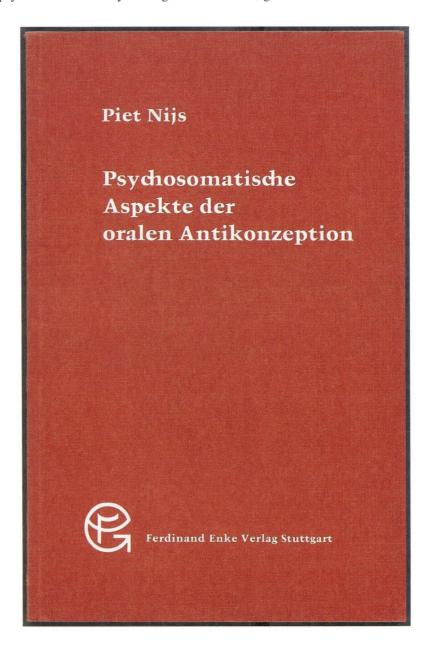

Literatur

NIJS P.: Orale Contraceptie. Een medisch-psychologische studie over de »pil«. Leuven Acco (1968).

NIJS P.: Psychosomatische Aspekte der oralen Antikonzeption, Stuttgart: Enke (1972).

NIJS P.: La pilule et la sexualité. Mythes et faits. Leuven: Acco (1975).

NIJS P.: De eenzame samenspelers. 3 Bde. Antwerpen, Amsterdam: De Ned. Boekhandel (1976, 1977).

DIE PILLE: PROMOTOR ODER INHIBITOR DER WEIBLICHEN SEXUALITÄT ?
MÖGLICHER EINFLUSS DER PILLE AUF DAS SEXUELLE VERLANGEN

»Alles am Weibe ist ein Rätsel und alles hat nur eine Lösung:
sie heisst Schwangerschaft«
(F.W. Nietzsche: *Also sprach Zarathustra*)

Ein befriedigendes Geschlechtsleben ist bekanntermaßen von vielen Voraussetzungen abhängig. Zum einen gibt es die körperlichen Faktoren wie Veranlagung und Körperbau oder eine gute bzw. schlechte körperliche Verfassung. (Man denke nur an die Grippe, die ja zeitweise das sexuelle Verlangen mindern kann.) Auf einen Nenner gebracht: Ein Mensch muß körperlich gut funktionieren, um auch sexuell gut zu funktionieren.

Weiterhin spielen sozialpsychologische Faktoren eine nicht unwesentliche Rolle. Das sexuelle Verhalten ist schließlich eine von vielen Verhaltensweisen und muß eben wie alle anderen erlernt werden.

Es ist bekannt, daß während der Pubertät unter Einfluß der Hormone, parallel zur Entwicklung der primären und sekundären Geschlechtsmerkmale, die »Erotisierung« des Organismus stattfindet. Das sexuelle Verlangen setzt ein, und der männliche und weibliche Organismus werden in Wechselwirkung mit der Umwelt für die sexuelle Aktivität empfänglich. Durch diese hormonelle Reifung setzt das sexuelle Verhalten ein, obwohl es nicht ausschließlich hormonell bedingt ist. Von dem Augenblick an, wo der Organismus erotisch stimuliert werden kann, ist das sexuelle Verhalten weniger abhängig von hormonellen Faktoren als von der Erfahrung und dem Erleben, der sexuellen Sozialisation. Das erklärt auch, weshalb das Geschlechtsleben der Frau später während der Menopause nicht plötzlich ein Ende nimmt.

Hat die Pille einen Einfluß auf das sexuelle Verlangen? Um diese Frage zu beantworten, muß man untersuchen, inwiefern die Zusammensetzung der Pille biologische Veränderungen im Körper verursacht, die Libidoveränderungen zur Folge haben. Es muß weiterhin geprüft werden, in welchem Maße die Pille Änderungen des sexuellen Verlangens bewirkt bei einer Frau, die mit einem Mann zusammenlebt. Es ist selbstverständlich, daß eine zufriedenstellende Antwort auf diese Frage nicht nur beinhaltet, ob es die Zusammensetzung der Pille *oder* ihre Bedeutung ist, sondern es muß differenziert werden, in welchem Maße der Einfluß durch die chemische Zusammensetzung der Pille *und* durch deren Bedeutung bestimmt ist.

(Geslechts-)Hormone und Verhalten

»Es ist eine alltägliche Erfahrung, daß die hormonellen Veränderungen während des menstruellen Zyklus das Verhalten der Frau beeinflussen (oder bedrohen), vor allem die prämenstruelle Periode ist in dieser Hinsicht wichtig und bekannt« *(G. Buyse, 1966).* Geschlechtshormone können deutlich das Verhalten der Frau (zyklisch) beeinflussen. Normalerweise bereitet die Menstruation einer Frau wenig Beschwerden, wenn auch die meisten — etwa 70% — unter ihnen sich weniger wohl fühlen als sonst. Auch die prämenstruellen Verstimmungen sind bekannt. Sie müssen hauptsächlich als von körperlichen (hormonellen) Faktoren beeinflußte emotionelle Schwierigkeiten angesehen werden. Selbstmord oder Selbstmordversuche, kriminelles Verhalten, das Ausbrechen einer Psychose kommen während dieser Phase häufiger vor. Die (prä)menstruelle Labilität äußert sich auch in dem erhöhten Risiko von Arbeits- und Verkehrsunfällen und in einer geringeren Schuldisziplin und schlechteren schulischen Leistungen der Mädchen. Mütter gehen während der prämenstruellen Phase häufiger mit ihrem (schwierigen) Kind zum Kinderarzt.

Eine Frau kann sich während der Schwangerschaft psychisch deutlich verändern: eigenartige Gelüste, Verträumtheit, Änderungen der Eß- und Schlafgewohnheiten und der sexuellen Lust sind keine Seltenheit. Eingreifende hormonelle Veränderungen während der Schwangerschaft spielen dabei eine wichtige Rolle.

Auch die Übersensibilität, die jede Frau in mehr oder weniger deutlicher Form nach der Entbindung kennt, entsteht durch die plötzlichen hormonellen Veränderungen durch die Entbindung. Hiermit wird bestätigt, daß hormonelle Faktoren im Gefühlsleben und Verhalten der Frau eine große Rolle spielen.

Haben Kontrazeptiva den gleichen Einfluß wie die Hormone, die auf natürliche Weise im weiblichen Organismus produziert werden? Welcher Zusammenhang besteht zwischen dem normalen, körperlich-physiologischen Zustand einerseits und dem (sexuellen) psychologischen Zustand andererseits? Mit der endokrinologischen Psychiatrie hat sich *M. Bleuler (1954)* intensiv beschäftigt. Er ist zu dem Schluß gekommen, daß das Wesentliche über die Art der hormonellen Einwirkung auf psychische Veränderungen noch zum größten Teil unbekannt ist. Er behauptet im Zusammenhang mit der prämenstruellen Spannung, man müsse (vorläufig) annehmen, daß die emotionale Zerrüttung aufgrund verschiedener hormoneller Gleichgewichtsverschiebungen auftritt, und zwar dann, wenn die psychologische Entwicklung der Frau dafür prädestiniert. Natürlich, so *Bleuler*, hängt es davon ab, was wir aus den hormonellen Einflüssen auf die persönliche und menschliche Entwicklung machen. Es ist *Bleuler* geglückt, eine Abgrenzung des endokrinen Psychosyndroms zu finden. Dieses umfaßt eine typische Zusammenfassung psychologischer Symptome, die bei endokrinen Störungen auftreten. Das Syndrom wird durch plötzlichen Stimmungswechsel, Änderungen des Antriebs und der sogenannten elementären Triebe (Schlaflust, Eßlust, Trinklust, Geschlechtslust) gekennzeichnet.

Die Wechselwirkung zwischen dem hormonellen Zyklus der Frau einerseits und den sexuellen und psychodynamischen Prozessen andererseits haben *T. Benedek u. G.B. Rubinstein* schon 1942 untersucht. Sie kamen zu der Feststellung, daß das psychosexuelle Leben der Frau von zyklischen Hormonschwankungen innerhalb großer Bahnen gelenkt wird. Diese Wechselwirkung kann wie folgt zusammengefaßt werden: Während der ersten Zyklushälfte besteht, parallel zur Östrogenproduktion, eine aktive und nach außen gerichtete heterosexuelle Tendenz, die das Verhalten der Frau bestimmt, was sich auch in Träumen und Phantasien feststellen läßt. Im Gegensatz dazu richtet sich die psychosexuelle Energie während der zweiten Zyklushälfte parallel zur Progesteronphase als eine eher passive und rezeptive Tendenz nach innen.

Zum Zeitpunkt des Eisprungs wird durch das Zusammentreffen der aktiven sexuellen Energie mit der rezeptiven Tendenz das höchste Niveau psychosexueller Integration erreicht. Unmittelbar nach dem Eisprung folgt eine (kurze) Periode der Entspannung und des Wohlbehagens. Die Autoren stellten auch fest, daß bei Jugendlichen während der zweiten Zyklushälfte eine Wiederholung der Konflikte mit der Mutter innerhalb verschiedener Entwicklungsstadien auftreten kann. Stimmungswechsel und Anwandlungen von Überessen oder auch Nichtessen werden beobachtet.

Prämenstruelle Phase: Die psychosexuelle Integration nimmt ab, im Vordergrund steht der eigene Körper

In der prämenstruellen Phase (mit starker Hormonverringerung) nimmt die psychosexuelle Integration wieder ab. Eine Rückkehr zu früheren Kindheitserlebnissen (den sogenannten prägenitalen Manifestationen) kann intensiv erlebt werden. Während dieser Tage stehen Besorgtheit um den eigenen Körper, Angst vor Verletzungen und die Wiederkehr kindlich-sexueller Phantasien, die Reizbarkeit, Ängstlichkeit und Beklemmung im Vordergrund. *Mary Chadwick* spricht in diesem Zusammenhang von der wiederkehrenden Neurose der Frauen (recurrent neurosis of women). Die Erfahrungen von *T. Benedek u. G.B. Rubinstein* wurden während psychoanalytischer Sitzungen gesammelt. Leider konnten sie nicht statistisch geprüft werden. Deshalb haben *R.H. Moos et al. (1969)* dieses Thema auf eine mehr empirische und statistische Art untersucht (z. B. mit Fragebogen). Sie bestätigen die Erfahrungen von *Benedek u. Rubinstein*. Allerdings konnten sie die Entspannungsperiode nach dem Eisprung nicht feststellen. Sie bestätigen ebenfalls ein vielfältigeres Auftreten psychologischer Symptome während und vor der Menstruation als auch einen Unterschied zwischen den Frauen mit wenigen oder vielen Symptomen prämenstrueller Spannungen. Frauen mit geringer prämenstrueller Spannung sind weniger ängstlich, aggressiv oder depressiv. Dagegen ist die sexuelle Stimmung während der (prä)menstruellen Phase bei Frauen mit erhöhter prämenstrueller Spannung auch gering.

Hormonelle Antikonzeption und die Psychosexualität

Haben die in der Pille vorhandenen Hormone, die eingenommen werden, den gleichen Einfluß wie die Hormone, die auf natürliche Weise im weiblichen Organismus produziert werden?

Die Untersuchungsbefunde weisen in die gleiche Richtung, auch wenn sie nicht alle zu den gleichen Resultaten oder Schlussfolgerungen führen. Hierzu eine Übersicht verschiedener diesbezüglicher Untersuchungen.

A. Die ersten Untersuchungen (1968-1980)

G. Grant u. J.B. Pryse-Davies (1968) untersuchten sechs Jahre lang 1217 Frauen. Bei 16% wurden Depressionen und der Verlust des sexuellen Verlangens festgestellt. Diese Frequenz lag allerdings bedeutend höher bei den Frauen, die hochdosierte Progesteronpräparate einnahmen (28%) im Vergleich zu den Frauen, die ein hochdosiertes Östrogensequenzpräparat einnahmen (5 und 7%).

MAO-AKTIVITÄT UND PILLE: SIND DEPRESSIVE STIMMUNGEN ZWANGSLÄUFIG?

Es zeigten sich auch wichtige Anknüpfungspunkte zur Erklärung dieser unerwünschten Nebenwirkungen der Pille. Untersuchungen ergaben zahlreiche biochemische Befunde über die Monoaminoxydase (MAO). Pillen mit hohem Progestogengehalt korrelieren tatsächlich mit einer hohen MAO-Aktivität während des größten Teils des Zyklus. Hingegen korrelieren hochdosierte Sequenzpräparate mit einer schwachen MAO-Aktivität während des größten Teils des Zyklus. Warum sind diese Feststellungen so wichtig? Im Zusammenhang mit der Biochemie von Gemütserkrankungen ist bekannt, daß depressive Zustände mit einem absoluten oder relativen Mangel an biogenen Aminen im Zentralnervensystem erklärt werden. Eine erhöhte MAO-Aktivität spielt hierbei eine Rolle. Die Behandlung mit Antidepressiva erweist sich als wirkungsvoll. Die Hormone der Pille können eine Veränderung der MAO-Aktivität verursachen. Diese Veränderungen weisen vielleicht auf gleichartige Variationen anderer sensibler Zonen, und zwar im Zentralnervensystem. Das würde bedeuten, daß bestimmte Kontrazeptiva aufgrund ihrer hormonellen Zusammensetzung eine biochemische Wirkung haben, die der antidepressiven Wirkung antidepressiver Medikamente entgegengesetzt ist. Bestimmte Kontrazeptiva sollen also bei bestimmten Frauen zu einer depressiven Stimmung führen können.

DYSPHORISCH ANTRIEBSSCHWACHES SYNDROM BEI FRAUEN

Der ausgezeichneten Arbeit von *Peter Petersen (1969)* verdanken wir die Abgrenzung des sogenannten »dysphorisch antriebsschwachen Syndroms«. Der Autor bezeichnet damit einen Zustand der Verstimmung und eine

Schwächung der Antriebe. *Petersen* stellt dieses Syndrom bei fast jeder zweiten Frau fest, die die Pille nimmt, wobei bei 46% eine Stimmungsänderung und bei 56% eine Änderung der Initiative, vor allem während der ersten Monate der Einnahme, auftritt. Später sind diese leichten Veränderungen von der Dauer der Einnahme unabhängig. *Petersen* notiert ebenfalls eher eine harmonischere Zunahme des sexuellen Verhaltens (sexuelles Verlangen, Koitusfrequenz, Orgasmus, Befriedigung) als eine Abnahme. Er hat diese Befunde während einer sechs Monate dauernden sozial-psychologischen und psychiatrischen Untersuchung bei 189 Frauen gewonnen. Die Befunde wurden auch statistisch ausgewertet. Laut *Petersen* sind diese Nebenwirkungen sowohl hormonell (mehr bei relativ hohem Progestogenanteil) als auch sozial-psychologisch (mehr bei neurotischen, hypochondrischen Frauen oder Frauen mit gespanntem Partnerverhältnis) bedingt.

Petersen meint aber, daß die Motivation zur Kontrazeption keinen Einfluß auf die Entstehung von Nebenwirkungen hat. Denn Frauen, die wegen schmerzhafter Regel die Pille einnehmen, klagen über die gleichen Nebenwirkungen wie die Frauen, die sie zur Kontrazeption einnehmen. *Petersen* bestätigt auch, daß es sich bei den Nebenwirkungen zum großen Teil um Plazeboeffekte mit suggestivem Einfluß handelt. Seiner Ansicht nach spielt der hormonelle Einfluß der Pille auf das sexuelle Verlangen eine untergeordnete Rolle. Manche Frauen mit großer körperlicher Sensibilität bemerken allerdings eine gewisse Nivellierung des sexuellen Verlangens, das sonst eher in Phasen verläuft.

Die meisten Forscher behandeln die Veränderungen des sexuellen Verlangens zusammen mit dem depressiven Stimmungswechsel. Aus der DDR wurde von einer Studie berichtet, in der 500 Frauen einbezogen wurden, welche die Pille für zwei bis drei Jahre geschluckt haben *(L. Aresin, 1967)*. Davon beobachtet 35% einen positiven Einfluß auf das sexuelle Erleben, was diese Frauen auf den Fortfall der Schwangerschaftsangst zurückführten. Bei 18% wurde eine Verringerung des sexuellen Verlangens festgestellt, wobei in 12% andere Gründe angegeben wurden, wie z. B. Partnerkonflikte. Ebenfalls eine vergleichende Studie über Sequenz- und Kombinationspräparate führten *R.H. Moos et al. (1969)* durch. Aufgrund ihrer Erfahrung fanden sie eine große individuelle Variabilität der Reaktionen auf die Pille, obwohl ihre Resultate global mit denen von *Grant u. Pryse-Davies* zu vergleichen sind.

Über psychosexuelle Nebenwirkungen befragten *G. Nahrendorf et al. (1978)* 186 Frauen. Das Interview fand vor der ersten Pilleneinnahme und sechs Monate danach statt. Bei den meisten Frauen stellten sich ebenfalls Stimmungswechsel, Veränderungen der Initiative und der elementaren Triebe (Eßlust, Schlaflust, Wärmebedürfnis) ein. Bei 139 Frauen änderte sich auch das sexuelle Verhalten, bei 111 im positiven, bei 28 im negativen Sinn. Die Autoren fanden ebenfalls einen statistischen Zusammenhang zwischen sexuellen Schwierigkeiten und anderen unerwünschten Nebenwirkungen. Das bedeutet, daß die Störung des sexuellen Verlangens Teil einer globalen

Anpassungsproblematik ist. Es handelt sich also nicht nur um einen direkten und ausschließlichen Einfluß der Pille auf das sexuelle Verlangen. Weil die Frauen sich ganz allgemein in einer (negativ) veränderten Stimmung befinden, wird ihr sexuelles Verlangen auch hiervon beeinflußt. Die Autoren beobachten weiterhin einen statistischen Zusammenhang zwischen negativer Beeinflussung und Information der Massenmedien und psychosexuellen Nebenwirkungen.

FRAUEN OHNE PILLE SIND WÄHREND DER OVULATION SEXUELL WESENTLICH AKTIVER

Interessante Befunde aus den USA sind bei *D.B. Adams et al. (1978)* nachzulesen. Sie untersuchten bei einer Anzahl von Frauen, die Kontrazeptiva benutzten, ob ein Höhepunkt sexueller Aktivität während der Ovulation erreicht wird. Deshalb verglichen sie eine Gruppe verheirateter Frauen, die die Pille einnahmen, mit einer Gruppe verheirateter Frauen, die andere Kontrazeptiva benutzten. Die verheirateten Frauen, die keine orale Kontrazeption angewandt hatten, bemerkten eine deutliche Zunahme des sexuellen Verhaltens während der Ovulation. Es handelt sich hier ausdrücklich um das sexuelle Verhalten, das auf Initiative der Frau erfolgt, und zwar sowohl autoerotisch (sexuelle Phantasien, Tagträume, Masturbation) als auch beim heterosexuellen Verkehr. Wenn die Initiative vom Mann ausging, fanden sie keine deutliche Zunahme des sexuellen Verhaltens während der Ovulation. Die Männer dieser Frauen ergriffen also nicht häufiger die Initiative zum Geschlechtsverkehr während der Ovulation. Das Gegenteil war eher der Fall; bei einigen wurde das sexuelle Verhalten deutlich durch das kontrazeptive Verhalten beeinflußt.

Es muß betont werden, daß in vielen früheren Studien dieser ovulatorische Höhepunkt des sexuellen Verhaltens nicht festgestellt wurde. Die Autoren stellten die Frage, ob dies nicht damit zusammenhängt, daß meistens das sexuelle Verhalten auf Initiative des Mannes untersucht wurde, wobei den Kennzeichen weiblicher Sexualität oder dem auf ihre Initiative erfolgten Verhalten zuwenig Bedeutung beigemessen worden ist. Nur so ist es auch möglich, daß in den Untersuchungen über das Koitusverhalten keine Schwankungen während des menstruellen Zyklus festgestellt wurden. Allein das Endresultat, der Koitus, war von Bedeutung, und es wurde kein Unterschied gemacht, ob die Initiative vom Mann oder von der Frau ausging. Verheiratete Frauen, die mit oraler Kontrazeption verhüten, erleben laut den Ausführungen von *D.B. Adams et al.* während der Zyklusmitte keine erhöhte sexuelle Aktivität — auch dann nicht, wenn die Aktivität auf Initiative der Frau erfolgte. Die Autoren erklären dies als eine Folge des durch die Pille unterbundenen normalen hormonellen Zyklus.

B. Die neueren Untersuchungen (1980-2000)

Den Zusammenhang zwischen sexuellen Problemen und der Pille untersuchten *J. Bancroft et al. (1980)*. Sie verglichen 20 Frauen mit sexuellen Problemen und Pillenkonsum mit 20 Frauen ohne sexuelle Probleme und Pillenkonsum. Es erfolgte auch eine Laboruntersuchung der Sexualhormone im Plasma. Bei beiden Gruppen war der Blutspiegel dieser Hormone gleich und der absolute Androgenspiegel (des männlichen Hormons) niedrig. Die Autoren fanden eine positive Korrelation zwischen dem Plasmatestosteron und der Östrogen-Konzentration im Blut und dem sexuellen Verlangen in der Gruppe der problemlosen Frauen. Dagegen konnten sie in der anderen Gruppe keine Korrelation zwischen den Sexualhormonen und den sexuellen Problemen beobachten. Während einer double-blind-Untersuchung wurden der Problemgruppe Hormone verabreicht — allerdings ohne positive Resultate.

Bancroft (1980 und 1983) und Persky und Mitarb (1982) haben auch gezeigt, dass es keine eindeutige Assoziation gibt zwischen den Testosteron-Spiegeln (Midcycle Spiegel; Mittelwert der Testosteron-Spiegel während des Zyklusses) und spezifischem Sexualverhalten (z. B.: Frequenz der Masturbation, sexual Arousal). Die meisten Untersuchungen beziehen sich leider auf Messungen des totalen Testosteron, obwohl nur das freie Testosteron ($\pm$ 20%) und das (während des Zyklusses schwankende) proteingebundene Testosteron als biologisch aktiv angesehen werden (Manni et al. 1985).

Es gibt eine positive Korrelation zwischen der sexuellen Erlebnisfähigkeit der Frau und ihrem allgemeinen Wohlbefinden. Mit den Ovulationshemmern geht ein »tonisches oder flaches Muster« von Testosteron-Produktion einher, weil die Ovulationshemmer FSH. und LH. hemmen und also die mitzyklische ovarielle Sekretion von Testosteron herabsetzen.

In einer retrospektiven Untersuchung von mehr als 300 Frauen haben Bancroft und Warner (1988) festgestellt, dass Frauen, die keine orale Antikonzeption benutzen, mehr ein fluktuierendes sexuelles Verlangen erfahren als Frauen, die orale Antikonzeption verwenden.

Alexander und Mitarb. (1991) haben auch gezeigt, dass Frauen mit normalen Ovulationszyklen nach der Ovulation bis zur Menstruation eine Abnahme des sexuellen Verlangens erfahren; Frauen mit oraler Antikonzeption erfahren dieses Herabsetzen nicht.

Frauen mit normalen Ovulations-Zyklen berichten auch über mehr perimenstruelle Beschwerden als Frauen, die Ovulationshemmer benutzen. Und diese Beschwerden können auch indirekt die sexuelle Erlebnisfähigkeit der Frau stören.

In einer ersten Untersuchung zeigten Bancroft et al. (1980), dass bei Frauen mit Libido-Verlust während oraler Antikonzeption die Androgen-Spiegel sich nicht signifikant unterscheiden von den Androgen-Spiegeln der Frauen ohne Libido-Verlust während der oralen Antikonzeption (mit gleichen Ovulationshemmern).

Eine Plazebo-kontrollierte Studie zeigte nachfolgend darüberhinaus keine signifikante Effektivität von Androgen-Therapie. Nur in der Gruppe ohne sexuelle Probleme korrelierten Libido und sexuelles Interesse mit dem Plasma-Testosteron. Dieser Befund legt die Vermutung nahe, dass *psycho*sexuelle Probleme die Beziehung zwischen Androgenen und Sexualleben der Frau undeutlicher machen.

In einer zweiten Untersuchung haben Bancroft et al. (1990, 1991) einige wichtige Aspekte von Frauen mit oraler Antikonzeption, die (wie bekannt) das frei zirkulierende Testosteron herabsetzt — verglichen mit Frauen, die keine Ovulationshemmer benutzen (und mit physiologisch normalen Testosteron-Spiegeln). Hohe freie Testosteron-Spiegel korrelieren mehr mit höherer sexueller Aktivität und Interesse (Libido), und auch mit mehr weiblicher Gender-Role in der Partnerbeziehung nur bei den »Pille-Frauen«.

Die Frauen mit oraler Kontrazeption haben einerseits niedrige Spiegel von frei zirkulierendem Testosteron und andererseits ein aktiveres Sexualleben mit ihrem Partner, verglichen mit den Frauen, die keine Ovulationshemmer benützen.

Vielleicht waren diese Frauen schon von Beginn der oralen Antikonzeption sexuell aktiver. Es ist auch unwahrscheinlich, dass die Ovulationshemmer die sexuelle Aktivität dieser Frauen gehemmt hat (jedenfalls: keine Beschwerden über Libido-Verminderung in dieser Gruppe).

Nicht hormonelle Faktoren können hier jedoch auch eine Rolle spielen, denn die beiden Gruppen Frauen sind in psychosozialer Hinsicht nicht gleich.

Die Frauen, die Ovulationshemmer benützen, unterscheiden sich tatsächlich auch in ihrer Persönlichkeit und in ihrer sexuellen Einstellung von den Frauen, die keine orale Antikonzeption benützen.

»Pille-Frauen« zeigen sich weniger sexuell restriktiv (Ehe-Moral, voreheliche Sexualität, und soziale Ausdruckformen der Sexualität). Sie zeigen sich auch empfindlicher für sexuelle Stimuli (Interesse für erotische Bilder), d. h. sie sind nach Fischer (1979) mehr erotophil (statt erotophob).

Eine Beschränkung der Untersuchung zeigt sich auch darin, dass es sich in beiden Gruppen um Freiwillige handelt, die vielleicht nicht reprässentativ sind für Studentinnen oder für Frauen dieses Alters. (Restriktivere Frauen werden z. B. weniger bereit sein, täglich über ihre sexuelle Intimität zu berichten).

Die Frauen beider untersuchten Gruppen füllten eine Reihe von Fragebogen aus (Sexuelle Einstellung und Verhalten, Gender Role Merkmale) und führten während 4 Wochen ein Tagebuch mit täglichem »Rating« über die sexuelle Aktivität, die sexuellen Interessen und über das globale Wohlbefinden.

Die Androgene wurden wöchentlich gemessen.

Welche Faktoren können den positiven Einfluss des Testosteron auf das Sexualleben der Frau stören oder »bedrohen«?

Zyklische Stimmungsschwankungen, vor allem mit prämenstruellen Beschwerden — möglicherweise in Zusammenhang mit Progesteron-Schwankungen in der lutealen Phase — können bei Frauen, die keine Ovulationshemmer benützen, die Sexualität stören.

Höhere Testosteron-Spiegel können auch die Assertivität der Frau aktivieren, und mit einem eher traditionell geprägten Partner, der eine nicht assertive, d. h. »nicht aggressive« Frau bevorzugt, zu Partnerkonflikten führen, die aber die sexuelle Lustentfaltung der Frau stören können.

Sherwin und Gelfand (1985) haben jedoch in ihrer Untersuchung gezeigt, dass höhere Testosteron-Spiegel nach parenteraler Verabreichung nicht zu einer vermehrten interpersonalen Aggressivität führten.

Der aktivierende Effekt der Androgene auf das Sexualverhalten der Frau wird von psychosozialen Faktoren leicht gestört.

So hat Udry (1985, 1986) gezeigt, dass am Anfang der Pubertät für den Knaben der beste Prädiktor der sexuellen Aktivität und Interesse der Index des freien Testosteron ist. Bei Mädchen ist jedoch nicht das freie Testosteron, sondern sind die Sexualnormen und Verhalten der »Peergroup« (der Freundinnen) der kräftigste Prädiktor. Bei dem Mädchen dominieren also psychosoziale Einflüsse, die hormonale Effekte überfahren, während bei dem Knaben eine klare Beziehung zwischen Testosteron und Sexualverhalten vorliegt.

Androgene: Libido-Hormone für Mann und Frau?

Die Rolle der Androgene für die weibliche Sexualität muss noch weiter erforscht werden, auch weil seit Jahren Testosteron als das Libido-Hormon sowohl für den Mann als für die Frau angesehen worden ist.

Untersuchungen nach Korrelation zwischen zirkulierenden Androgenen und Sexualverhalten der Frau zeigen in zwei Studien eine Beziehung zwischen zirkulierendem Testosteron und Koitus-Frequenz und Orgasmuskapazität (Persky et al. 1982; Morris et al., 1987), und in zwei Studien auch eine Beziehung mit auto-erotischer Aktivität (Masturbation — Bancroft et al., 1983 — und mit vaginalem Response zu erotischen Stimuli — Schreiner et al., 1983).

Nur in einer Untersuchung (Morris et al., 1987) wurde das biologisch aktive Testosteron gemessen. Dabei ist zu bemerken, dass bei Frauen, neben der Zyklusvariation der ovariellen Androgene, eine grössere Reihe von Faktoren die Steroid-Bindung (der Androgene) beeinflussen als beim Mann (z. B. Östrogen). Dass Testosteron die weibliche Sexualität spezifisch stimulieren kann, haben Sherwin, Gelfand und Breuder (1985) bewiesen: Testosteron, allein oder kombiniert mit Estradiol parenteral verabreicht, stimuliert die Libido und die Frequenz der sexuellen Phantasien bei Frauen nach Ovarektomie.

Kontrollierte Studien zeigen den Einfluss von Testosteron auf das Sexualleben bei Frauen nach Ovarektomie: dieses parenteral verabreichte Testosteron führt aber zu supraphysiologischen Spiegeln des zirkulierenden Testosteron.

Placebo-kontrollierte Untersuchungen von Testosteron zur Behandlung von Libido-Störungen bei prämenopausalen Frauen sind überwiegend negativ geblieben nach Carney et al. (1978), Mathew et al. (1983) und Dow (1985).

Dennerstein und Burrows haben in ihrer kritischen Gesamtbeurteilung der Untersuchungen über den Einfluss der Androgene auf die weibliche Sexualität den Schluss nahe gelegt, dass für die weibliche Sexualität ovarielle Androgene nicht notwendig sind; nur die adrenalen Androgene sind notwendig.

Psychosoziale und psychodynamische Aspekte der Pille

Die sexuelle Lusterfahrung erfordert einen auch emotional sicheren Rahmen. Die Pille nimmt als ein sicheres Kontrazeptivum die Schwangerschaftsangst und stört »technisch« sehr wenig. Dadurch kann die Frau als gleichwertige Partnerin ihre Sexualität harmonisch erleben. Es ist daher auch nicht verwunderlich, dass die meisten Untersuchungen eine harmonische Verbesserung des sexuellen Verhaltens (sexuelles Verlangen, Koitusfrequenz, Orgasmus, Befriedigung) bestätigen. Nicht nur die sexuelle Zufriedenheit der Frau selbst, sondern auch die Partnerbeziehung wird günstig beeinflusst. Der positive Einfluss der Pille ist daher ihrer Bedeutung zu verdanken, nicht ihrer chemischen Zusammensetzung. Andererseits ruft die Pille bei einigen Frauen eine neue Unsicherheit und neue Ängste hervor. Das ist ebenfalls verständlich. Die Pille ist nicht nur ein kontrazeptives Mittel, sie ist auch ein Medikament. Manche Menschen lehnen a priori alle Medikamente als körperfremd und gesundheitsschädlich ab. Ein Medikament gehört in die Welt des Krankseins: »Es ist ein Totenkopf darauf abgebildet, wie soll man mit solchen Kontrazeptivum unbeschwert das Leben geniessen können?« Die Pille ist obendrein ein Hormonpräparat. Wenn ein Medikament die Angst vor Selbstschädigung hervorruft, dann wird sie sicher bei gleich in das Blut ausgeschütteten Hormonen hervorgerufen werden. Im Gegensatz zu den äusserlich lokal angewandten Kontrazeptiva greift die Pille im Inneren des Körpers ein, und so können leicht tieferliegende Angstphantasien auftreten. Ausserdem ist die Pille ein Geschlechtshormon. In den letzten Jahren haben die Medien vor Hormonmissbrauch gewarnt. Als Geschlechtshormon wird sie deshalb bei einigen Frauen Ängste wecken: »Werde ich nicht dem, was die körperfremde Hormone mir antun, willenlos ausgeliefert sein?« Das ist die Triebangst (selbst-)unsicherer Frauen, die befürchten, mit sicheren Kontrazeptiva triebhaft zu werden. »Eine sichere Kontrazeption nimmt auch den sicheren Schutz des Schwangerschaftsrisikos«.

Ein weiteres Phänomen ist die Lustangst, die Angst, sich rettungslos durch die Lust zu verlieren. Frauen ebenso wie Männer, mit einer der Lust und geschlechtlicher Triebhaftigkeit feindlich gesonnenen Erziehung, können durch die Pille in eine derart unsichere sexuelle Lage geraten, dass ihre Lust zur Sexualität erlischt, was eine Verringerung des sexuellen Verlangens zur Folge hat. Dieses kann als Abwehr- oder Selbstverteidigungsmechanismus angesehen werden.

Als Geschlechtshormon verhindert die Pille auch eine Schwangerschaft. Bei manchen Menschen ist Sexualität nur reizvoll, wenn die Möglichkeit einer Schwangerschaft erhalten bleibt, obwohl sie in concreto nicht sofort ein Kind haben wollen. Auch in unserer kontrazeptiv beeinflussten Kultur gibt es eine bedeutende Anzahl von Menschen, die der Ansicht sind, dass an Sexualität und Fortpflanzung nicht gerührt werden darf (mit einer Überbewertung der »natürlichen Methode der Familienplanung«).

In unserer Gesellschaft, mit ihren Problemen der Umweltverschmutzung, wird der Ruf »zurück zur Natur« immer lauter. Zu dieser Rückkehr zu natürlicher Lebensweise gehört auch die natürliche Geburtenregelung.

Orale Kontrazeption stellt der Partnerschaft eine Aufgabe. Bei Partnerkonflikten kann die Frau die einseitige Belastung der Pille abschieben. »Ich schlucke *es* nicht länger!«

Störungen des sexuellen Verlangens sind Ausdruck des Partnerkonfliktes. Obwohl die Pille ein bedeutender Schritt auf dem Weg zur Frauenemanzipation ist — der freie Entschluss zur Mutterschaft —, kann sie ebenfalls eine neue Form sexueller Hörigkeit und Ausbeutung hervorrufen. Diese Erniedrigung der Frau als Lustobjekt, der obendrein die Belastung der Kontrazeption aufgebürdet wird, drückt sich dann in der gesunden Abwehrreaktion, der Ablehnung von Sexualität, aus.

Schliesslich ist die Pille auch ein Medikament. Und ein Medikament erinnert an die Welt des Krankseins, gleichzeitig wird damit auch das Arzt-Patient-Verhältnis assoziiert.

Eine ambivalente Einstellung der Frau oder des Paares zur Pille kann durch eine sich widersprechende Information oder die Einstellung der Ärzte (Frauenarzt, Hausarzt) verstärkt werden. Ebenso kann eine sich widersprechende Information von Arzt und Apotheker die Frau beunruhigen und so das sexuelle Verlangen beeinflussen. Alle diese Faktoren führen möglicherweise zu dem emotionellen Entschluss »Ich schlucke sie nicht länger.« Das ist vielleicht ein Anlass, die Pille unregelmässig oder gar nicht mehr einzunehmen. Ihre Beschwerden werden sich körperlich äussern oder in sexuellen Schwierigkeiten, wie z. B. Störungen des sexuellen Verlangens.

Die Wichtigkeit der ärztlichen Begleitung

Aufgrund der vorliegenden Literatur und eigener klinischer Untersuchungen kann folgendes festgestellt werden: Die Pille, vor allem die (moderne) niedrig dosierte und hormonell »ausbalanzierte« Pille, hat keinen direkt störenden Einfluss auf das sexuelle Verlangen der Frau. Sie kann jedoch bei gewissen Frauen aus emotionalen Gründen das sexuelle Verlangen beeinflussen. Es sind die »pill regretting women«, die bedauern, dass sie die Pille nehmen müssen, und schlecht informierte Frauen oder Frauen mit Partnerproblemen oder neurotischen Konflikten.

Bei einem bestimmten Frauentyp übt die Pille indirekt einen negativen Einfluss auf das sexuelle Verlangen aus. Stimmungslabile Frauen können durch die Zusammensetzung der Pille Änderungen der Stimmung, des Antriebs und der elementaren Triebhaftigkeit erfahren, die sekundär das sexuelle Verlangen beeinflussen. Eine sichere Kontrazeption erfordert deshalb auch, dass die Frau oder das Paar eine kontrazeptive *Begleitung* hat. So kann eine »Pillenmüdigkeit« (Thiery) rechtzeitig aufgefangen werden. Der Arzt soll fähig sein, die ersten Anzeichen eines Stimmungswechsels mit negativen Folgen für das sexuelle Verlangen rechtzeitig zu erkennen. Dann ist eine Behandlung möglich. Hierbei soll bei jeder konkreten Situation jeweils untersucht werden, inwieweit eine andere (niedrig dosierte) Pille nötig oder nützlich ist. Möglicherweise sind leichte antidepressive Medikamente und/oder Vitamin (B_6) indiziert. Während der kontrazeptiven Begleitung soll der Arzt auch die emotionalen Beschwerden gegen die Pille auffangen. Eine wiederholte deutliche Information und eine gute »counseling«-Haltung sind daher unbedingt nötig. Diese Beratung über Kontrazeption muss die reelle Möglichkeit eines offenen Zweigespräches bieten, das über Monate, ja Jahre weitergeführt werden kann.

Nur auf diese Weise kann die Frau oder das Paar, für die die Zeit der Fortpflanzung endgültig vorbei ist, langsam die Möglichkeit der definitiven Kontrazeption, Sterilisation der Frau oder des Mannes, erwägen.

Es gibt nicht nur die Pillenmüdigkeit der Frauen; es gibt auch die Beratungsmüdigkeit der Ärzte, die meinen Antikonzeption sei jetzt doch kein Problem mehr. Diese Ärzte scheinen zu vergessen, dass es immer neue Generationen von antikonzeptionsbedürftigen Patientinnen und Paaren gibt. Diese Ärzte scheinen auch blind zu sein gegenüber der Realität des Schwangerschaftsabbruches, der (fast immer) Folge einer fehlenden Antikonzeption ist.

Zwei Gruppen Patientinnen sind dabei gefährdet. Einerseits sind es die Jugendlichen, die spezifische angemessene antikonzeptive Hilfe und Betreuung brauchen. Die Worte von Myriam de Senarclens sind noch immer aktuell: »Es wäre eine Täuschung zu glauben, die Unabhängigkeit oder die sexuelle Emanzipation von vielen Jugendlichen habe alle Probleme ausgelöscht. Oft besteht eine Diskrepanz zwischen ihrem anscheinend sicheren Auftreten und der Wahrnehmung ihres Körpers, der die Ursache konstanter Besorgnis bleibt.

Die kontrazeptive Konsultation bringt oft diesen biologischen und emotionellen Wirrwarr zutage, der der Entwicklung der Jugend eigen ist, in der die evolutiven Stadien nicht mehr erlebt werden können, sondern aufeinanderprallen. [...]

So wird man sich bewußt, daß die meisten jungen Mädchen hoffen (mehr noch als die jungen Erwachsenen), am Beginn ihres Sexuallebens, nach stürmischen Anfängen, nach erfüllenden oder enttäuschenden Erfahrungen, ihre Vorstellungen mit dem Arzt auszutauschen.

Ein guter Berater in Kontrazeptionsfragen muß nicht notwendigerweise wohlwollend, freundlich oder den Jugendlichen sehr nahestehend sein; das könnte sie gerade zur Flucht bewegen. Er muß ihnen gegenüber vielmehr die richtige Distanz wahren, natürlich sein und sie als gleichwertige Partnerinnen annehmen.«[1]

Andererseits gibt es die Gruppe der emanzipierten Frauen, deren Selbstständigkeit ein Risiko für Verwahrlosung der ärztlichen Betreuung sein kann. Fervers-Schorre hat darauf hingewiesen:

»Wir alle können in den letzten Jahren eine Veränderung bezüglich des Umgangs mit Kontrazeptiva beobachten. Bei einem großen Teil der jungen, insbesondere der kritischen jungen Frauen, besteht eine zunehmende Abneigung gegen Ovulationshemmer und eine zunehmende Tendenz zu sog. »natürlichen« Verhütungsmitteln — was aber auch bedeutet: eine Abwendung von

---

[1] M. DE SENARCLENS: Kontrazeptionsberatung bei Jugendlichen. In: V. Frick-Bruder & P. Platz (Hrsg.): Psychosomatische Probleme in der Gynäkologie und Geburtshilfe. Berlin-Heidelberg, Springer Verlag, 1984, 117-119.

sicherer zu unsicherer Verhütung. Mir scheint sehr wichtig, darüber nachzudenken, was die Frauen zu dieser Verhaltensänderung bewegt, welche vernünftigen und welche möglicherweise auch irrationalen und ideologischen Gründe sie dafür haben.[2]

Literatuur

ADAMS, D.B., GOLD, A.R., BURT, A.D. Rise in female initiated sexual activity at ovulation and its suppression by oral contraceptives, N. Engl. J. Med., 299, p. 1145-1150, 1978.

ALEXANDER, G.M., SHERWIN, B.B., BANCROFT, J., DAVIDSON, D.W.: Testosterone and Sexual Behaviour in oral contraceptive users and nonusers: A prospective study, Horm. Behav. 24, p. 435-441, 1990.

BANCROFT, J., DAVIDSON, D.W., WARNER, P., and TYRER, G.: Androgens and sexual behaviour in women using oral contraceptives; Clin. Endocinol. 12, p. 327-340, 1980.

BANCROFT, J. DAVIDSON, D.W., WARNER, P. and TYRER, G.: Androgens and sexual behaviour in women using oral contraceptives, Clin. Endocrinol., 5, p. 657-669, 1980.

BANCROFT, J., SANDERS, D., DAVIDSON, D.W. and WARNER, P.: Mood, sexuality, hormones, and the menstrual cycle. III. Sexuality and the role of androgens, Psychosom. Med. 45, p. 509-516, 1983.

BANCROFT, J., SHERWIN, B.B., ALEXANDER, M.G., DAVIDSON, W.D., WALKER, A.: Oral Contraceptives, Androgens, and the Sexuality of Young Women: I. A Comparison of Sexual Experience, Sexual Attitudes, and Gender Role in Oral Contraceptive Users and Nonusers, Arch. Sex. Behav., Vol. 20, No. 2, p. 105-119, 1991.

BANCROFT, J., and SARTORIUS, N.: The effects of oral contraceptives on wellbeing and sexuality: A review, Oxford Rev. Reprod. Biol., 12, p. 57-92, 1990.

CARNEY, A., BANCROFT, J., MATHEWS, A.: Combination of hormonal and psychological treatment for female sexual unresponsiveness: a comparative study, Brit. J. Psychiat., 133, p. 339-346, 1987.

DENNERSTEIN, L. BURROWS, G.: Androgens and female sexuality, Patient Management, p. 92, April, 1981.

DENNERSTEIN, L., BURROWS, G.: Androgens and female sexuality, Patient Management, p. 92, April, 1981.

DENNERSTEIN, L., BURROWS, G., HYMAN, G., SHARPE, K.: Some clinical effects of oestrogen-progesteron therapy in surgically castrated women, Maturitas, 2, p. 19-28, 1979.

DOW, M.G.T.: Unpublished Ph. D. dissertation, University of Glasgow, Scotland, 1985.

GRANT, E.C.E. and PRYSE-DAVIES, J.: Effect of oral contraceptives on endometrial momoamine oxidase and phosphates, Br. Med. J., 3, p. 777-780, 1968.

MANNI, A., PARDRIDGE, W.M., CEFALU, W., NISULA, B.C., BARDIN, C.W., SANDNER, S.J., SANTEN, R.J.: Bioavailability of albumine-bound testosterone, J. Clin. Endocrinol. Metab., 61, p. 705-710, 1985.

---

[2] B. FERVERS-SCHORRE: Einführung. In: B. Fervers-Schorre, H. Poettgen & M. Stauber (Hrsg.): Psychosomatische Probleme in der Gynäkologie und Geburtshilfe. Berlin-Heidelberg, Springer Verlag, 1986, 8-10.

MATHEWS, A., WHITEHEAD, A., KELLET, J.: Psychological and hormonal factors in the treatment of female sexual dysfunction. Psychol. Med. 13, p. 83-92, 1983.

MORRIS, N.M., UDRY, J.R., KHAN-DAWOOD, F., DAWOD, M.Y.: Martial sex frequency and midcycle female testosterone. Arch. Sex. Behav. 16, p. 147-157, 1987.

NIJS, P.: Psychosomatische Aspekte der oralen Antikonzeption, Ferdinand Enke Verlag Stuttgart, 1972.

PERSKY, H., DRESIBACH, L., MILLER, W.R., O'BRIAN, C.P., CHAN, M.A., LIEF, H.I., CHRNERY, N., STRAUSS, D.: The relation of plasma androgen levels to sexual behaviour and attitudes of women. Psychosom. Med. 44, p. 305-319, 1982.

PETERSEN, P.: Psychiatrische und psychologische Aspekte der Familienplanung bei oraler Kontrazeption, Stuttgart, Thieme, 1969.

SCHREINER-ENGEL, P., SCHIAVI, R., SMITH, H., WHITE, D.: Plasma testosterone and female sexual behaviour. In HOCH, Z. and LIEF, H.I. (eds.): Sexology, Sexual Biology Behaviour, and Therapy International Congress Series, No. 556/88, Excerpta Medica, Amsterdam, 1982.

SHERWIN, B.B., GELFAND, M.M., BRENDER, W.: Androgen enhances sexual motivation in females: A prospective crossover study of ex hormone administration in the surgical menopause. Psychosom. Med., 47, p. 339-351, 1985.

SHERWIN, B.B. and GELFAND, M.M.: The role of androgen in the maintenance of sexual functioning in oophorectomised women. Psychosom. Med., 49, p. 397-409, 1987.

UDRY, J.R., TALBERT, L.M., MORRIS, N.M.: Biosocial foundations for adolescent female sexuality. Demography, 23, p. 217-229, 1986.

DAS PAAR UND DIE SCHWANGERSCHAFT

Einführung:
Die Schwangerschaft: pränataler Umgang mit dem kommenden Kind

Das 20. Jahrhundert ist ein kontrazeptives Jahrhundert geworden mit einer kontrazeptiven Revolution: einfache und sichere Kontrazeptionsmittel stehen heute zur Verfügung. Es hat aber ein halbes Jahrhundert gedauert, um die Idee der Geburtenregelung als eine Regelung der Kinderzahl zu akzeptieren. Diese so langsame Akzeptierung hat viele Gründe. So gibt es zweifellos den Widerstand einer Haltung, die jeden technischen Eingriff des Menschen in das mit Tabu und sakralem Inhalt beladene Phänomen der Sexualität und Schwangerschaft ablehnt.

Der französische Philosoph P. Ricœur hat darauf hingewiesen, daß die moderne Technik der Antikonzeption der sakralen Vorstellung der Sexualität ein unwiderrufliches Ende bereitet hat: ein Zusammenbruch alter, kosmisch-vitaler und sakraler Vorstellungen bzw. vegetativer, infrapersonaler Vorstellungen, um im Lebensstrom der Geschlechter aufzugehen.

Daneben weist Ricœur nach, daß die Sexualität, die sich rätselhafterweise nicht auf die den Menschen konstituierende Dreiheit: *Sprache — Instrument — Institution* zurückführen lasse, weiterhin in einem fundamentalen Spannungsverhältnis zur Technik verharrt. Der Eros gehört zur prätechnischen Daseinsweise; die Sexualität bleibt suprainstrumentell.

Im letzten Viertel des 20. Jahrhunderts hat die Geburtenregelung noch einen neuen Inhalt bekommen. Es handelt sich nicht nur um die Regelung der Kinderzahl, sondern auch, und noch viel mehr, um die Qualität des harmonischen Menschwerdens, das den geborenen Kindern geboten werden kann. Also: nicht nur *quantitative*, sondern auch *qualitative* Aspekte der Geburtenregelung (I). Ein Kind hat das Recht, so unbeschädigt, unversehrt und gesund wie möglich zur Welt zu kommen, vor allem auf körperlichem Gebiet, der Basis späterer Menschwerdung.

I

Geburtenregelung:	
quantitative Aspekte:	Kinderzahl
qualitative Aspekte:	Menschwerdung

Schwangerschaft: pränataler Umgang mit dem kommenden Kind

»Planned parenthood«, *die geplante Elternschaft*, bekommt also einen neuen doppelten Inhalt. Geplante Elternschaft bedeutet nicht ein nur kaltes, logisches Einkalkulieren. Es wird vermieden, daß das Kind die Frucht einer falschen Berechnung wird. Man akzeptiert nicht mehr, daß der Ursprung eines neuen Menschen nur von biologischen Prozessen, d.h. auf zufälliger Ebene bestimmt bzw. determiniert wird. Die nur rational geplante Elternschaft kann auch als Abwehr gegen die irrationalen Aspekte verstanden werden. Die Freiheit zum Kinde erfüllt sich unter dem Schutz der Liebe und des Lebensmutes: *der Hoffnung.*

Verantwortliche Elternschaft bedeutet auch, daß die beiden Partner dem Kind, einander und der Gesellschaft gegenüber verantworten können und müssen, warum sie dem Kind das Leben schenken.

Von zufälliger zu geplanter Elternschaft (Cliquet) bedeutet also auch die Chance, daß jedes Kind ein willkommenes, akzeptiertes Kind ist, d.h., daß diesem Kind der notwendige euphorische Raum auf biologischer Erbene (intrauterin während 9 Monaten) und auf psychosozialer Ebene (das Erwachsenwerden durch die Loslösung von der Familie nach etwa 2 Jahrzehnten) stabil gewährleistet werden kan.

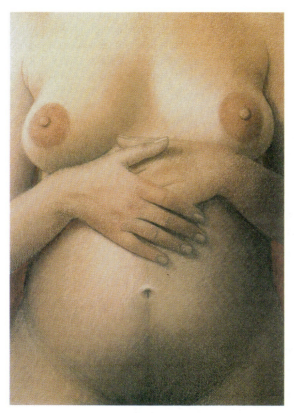

Ein Kind wird erst in der physiologischen Gebährmutter, dann in der sozialen Gebärmutter, der Mikrogesellschaft des Paares, und danach in der Makrogesellschaft als Erwachsener ausgetragen: so bekommt dieses Kind seine Identität als Homo socius.

Menschliche Fortpflanzung ist nicht nur biologische Fortpflanzung. Die biologische Dimension des Menschen entwickelt sich nur dann integer, wenn das Humane formend und gestaltgebend wirkt. Und die humane Dimension kann sich nur dann integer entfalten, wenn sie von der biologischen Basis getragen wird.

Biologisch Erzeuger sein und Elternschaft als psychosoziale Rolle sind komplementär (II). Es handelt sich um ein Gleichgewicht (Waage), das nie in abstracto, sondern in der lebendigen Wirklichkeit eines konkreten Paares immer neu gesucht werden muß.

II

Biologisch Erzeuger sein
+ Elternschaft als psychosoziale Rolle
= komplementär

»Elternschaft ist normal, wenn sie aus einer sexuellen Partnerschaft ensteht, nämlich aus dem Wunsch, mit dem Partner gemeinsam ein Kind empfangen zu dürfen« (G. Buyse). Elternwunsch, im Gegensatz zu einseitigem Kinderwunsch, stellt immer die Partnerbeziehung primär (III).

III

Elternwunsch stellt immer die Partnerbeziehung primär
(im Gegensatz: Kinderwunsch = einseitig)

Das Kriterium für gelungene Elternschaft ist die Zufriedenheit — mit Befriedigung (Matussek) — über das gemeinsame Kind, d.h. über die Tatsache, mit dem Partner ein Kind zu haben bzw. zu genießen. Und dieses schließt eine mögliche Unzufriedenheit über das Verhalten des Kindes natürlich nicht aus. Also nicht: »Mein Kind von dir«, sondern »Unser Kind, das ich *mit* dir, das wir erwarten«.

Für einen solchen pränatalen Umgang mit dem werdenden Kind bietet die moderne Medizin neue Hilfsmittel (Doppler, Ultraschall, Fruchtwasserpunktion) nicht ohne Einfluß auf das Schwangerschaftserleben und auf das Identifizieren des kommenden Kindes. Sie verhilft zu neuen Kenntnissen auf dem Gebiet der pränatalen Lebensentwicklung. Diese neuen technischen Mittel stellen tatsächlich eine tiefgehende Änderung des Schwangerschaftserlebens als pränatalen Umgang mit dem werdenden Kind dar. Der moderne Mensch soll darum auch die emotionalen Aspekte dieser neuen technischen Verfahren berücksichtigen. In bezug auf diese moderne Wissenschaft, die ins pränatale Leben eindringt, werden Gefühle wie Bewunderung, aber auch Wut, verständlich.

Andererseits sammelt die moderne Tiefenpsychologie neue Kenntnisse bzw. Einsichten über die pränatale Psychodynamik, von der wir die postnatale lebensgestaltende Tragfähigkeit erst langsam erkennen.

Auch Petersen hat immer wieder auf das Risiko und die Chance einer Trennung von Fruchtbarkeit und Geschlechtlichkeit hingewiesen. Er sagt:

»Wir haben die Chance, uns mit intensiverer Bewußtheit und liebevoller Achtsamkeit unserer Fruchtbarkeit und Geschlechtlichkeit zuzuwenden; die in den letzten hundert Jahren entwickelten biologisch-medizinischen und psychologischen Techniken können die Voraussetzung für diese Bewußtheit abgeben. Insofern können diese Techniken bewußtseinsbildend wirken«.

Peterson betont aber auch:

»Es ist aber unser Risiko, diese Techniken zu handhaben, ohne uns ihres *Sinnes* gewiß zu werden; riskant ist die Sinnfrage. Für die Sinnfrage können die beiden Worte Reproduktion und Fruchtbarkeit einen Einstieg geben: Re-Produktion ist die Wieder-Herstellung des Gleichen, das Re-Produkt ist Neu-Auflage eines schon Vorhandenen — dabei ist alles definiert und festgelegt«.

Man könnte sagen: es ist nur Kopie, Wiederholung. Die scheinbar neue Identität ist im Grunde Pseudo-Identität, Ersatz-Identität (IV).

IV

Reproduktion oder Fruchtbarkeit? (P. Petersen)
Re-Produktion = Wiederherstellung des Gleichen 　　　　　　　　　　　(Kopie, Wiederholung) = Pro-Kreativität) Fruchtbarkeit läßt Neues kommen → Offenheit, Freiheit 　　　　　　　　　　　　　　　= Schöpfung, Kreativität

»Fruchtbarkeit dagegen«, so zeigt er, »läßt Neues kommen — dabei ist es offen, ob das Zukünftige, nämlich das Kind, mehr vom Ursprünglichen oder von einem Neuen bestimmt ist. Fruchtbarkeit deutet auf Offenheit und Freiheit hin«. Man könnte sagen: nur das ist wirklich Schöpfung, Kreativität (und nicht einfach biologische Pro-Kreativität).

Petersen betont auch:

»*Das Kind kommt, wann es will* — unabhängig von Kinderwunsch und oft trotz Kontrazeption. *Zeugung, Empfängnis ist Widerfahrnis* — nicht absichtsvolle, zweckgerichtete oder wunschbesetzte Terminierung«.

Wie sehr hat der moderne Mensch seine Geschlechtlichkeit und Fruchtbarkeit von der Tiefe seines Empfindens und Wahrnehmens getrennt bzw. entfremdet, dieser schöpferischen Aktivität sprachlos gegenüber. Wie kennt der moderne Mensch, das moderne Paar das vorgeburtliche Leben des kommenden Kindes?

Auch Kirchhoff hat gerade für die Schwangerschaft die Dialektik zwischen Humanität und Fortschritt in der Frauenheilkunde dargestellt:
»Bis vor nicht allzu langer Zeit sah man das Neugeborene als einen schreienden Fleischkloß an, unfähig aller seelischen Reaktionen. Heute ist selbstverständlich, daß der Fötus im Mutterleib hört, schmeckt, trinkt, auf äußeren Druck reagiert, auf dem Daumen lutscht, kontinuierliche, rhythmische Spontanbewegungen zeigt und unmittelbar nach der Geburt über sein Reflexsystem verfügen kann.

Das Neugeborene wird also nicht erst nach der Geburt Mensch, sondern ist bereits Mensch!

Zur uterinen Umwelt des Kindes gehört zwangsläufig auch die Umwelt der Mutter, mit der die Frucht 9 Monate verbunden ist.

Da man berechtigterweise eine Art Speicherung solcher »intrauterinen Erlebnisse« im Sinne eines frühzeitigen Gedächtnisses annehmen darf, so sind logischerweise mannigfache Folgeerscheinungen im postnatalen Leben nicht auszuschließen, wenn auch nicht naturwissenschaftlich exakt zu beweisen«[a].

Für das Paar in unserer kontrazeptiven Gesellschaft ist die Schwangerschaft ein *pränataler Umgang mit dem kommenden Kind*. Schwangerschaft ist nicht nur eine bio-psychologische Umgestaltung der Frau. Schwangerschaft ist nicht allein ein physiologischer Prozeß, auf biologischer Ebene. Auf rein biologischer Ebene ist der Fetus ein Parasit; ein Endo-Parasit (Ferencksi), der den weiblichen Organismus ausbeutet.

Während des biologischen Vorganges der Schwangerschaft werden auch schon die psychologischen Fundamente der späteren zwischenpersönlichen Beziehungen des Kindes zu den Eltern begründet.

Für das Kind ist dies sehr wichtig: denn das biologische Geschlecht, das es bei der Geburt *hat*, soll es nachher in einer sexuellen Rolle (Mann oder Frau zu *sein*) aufnehmen: die Grundlage der späteren psychosexuellen Identität. Dem Kind wird dies gelingen, wenn es sich an der Frau, am Manne des Paares, die beispielhaft diese Rolle vorleben, modellieren bzw. einspielen kann. Also bedeutet der Vorgang der Schwangerschaft, daß, lange bevor das Kind physisch bei der Geburt zur Welt kommt und sich erkennen läßt, es nicht nur eine physiologische, sondern auch eine zwischenmenschliche Entwicklung mitgemacht hat.

Vorstellungen über das Ungeborene

Die reale zwischenmenschliche Geschichte des Kindes zur Selbständigkeit und Identitätsbildung kennt also eine pränatale Vorgeschichte. Und es handelt sich hier auch um eine Art von Kontakt: nicht nur physiologisch gebunden, sondern in der Einbildung verbunden. In der Phantasie der Frau und des Paares wird dem Kind imaginär eine Rolle zugeteilt.

[a] H. KIRCHHOF: Humanität und Fortschritt in der Frauenheilkunde. In: B. FERVERS-SCHORRE, H. POETTGEN, M. STAUBER (Hrsg.): Psychosomatische Probleme in der Gynäkologie und Geburtshilfe. Heidelberg-Berlin, Springer Verlag, 1986.

Schwangerschaft ist die Frucht einer sexuellen Beziehung einer Frau, die mit einem Mann schläft bzw. zusammen wohnt (Co-habitatio). Die Frau erfährt die physische Realität der Schwangerschaft, aber das Paar erfährt das Phantasma des Erwartens. So zeigt z.B. die Analyse von den Tagträumen eines Paares, das ein Kind erwartet, daß die Partner das werdende Kind zur Sprache kommen lassen, wenn sie ihre eigenen tiefstverborgenen Erwartungen, Gefühle und ungelebten Wünsche aussprechen. Sie schenken dem kommenden Kind bewußt und unbewußt die Gestalt ihrer persönlichen Phantasien (V).

V

> Schwangerschaft der Frau = pränataler Umgang des Paares mit dem kommenden Kind

In diesem Identifizierungsprozeß bekommt das Kind einen Platz wie eine vorgespielte Rolle im Rahmen menschlicher Beziehungen, die stets nicht nur real, sondern auch imaginär sind.

So ist z.B. die Wahl des Namens und der Paten für das Kind ein vielbedeutendes Spiel. Vor der Geburt wird das Kind symbolisch in die Verwandtschaft eingeordnet; ein Prozeß der Beseelung, das Geschenk der Identität: der arme Reichtum eines Namens.

Über das Kind wird schon gesprochen worden sein, lange bevor mit dem Kind gesprochen werden kann, mit dem imaginär eine Beziehung progressiv aufgebaut wird. Auf rein biologischer Ebene ist Schwangerschaft eine Neubildung, ein Gewächs, d.h. eine Geschwulst, die sich nach 9 Monaten selbst eliminiert.

Dieser prokreative Vorgang erreicht nur menschliche Kreativität, wenn im erwartungsvollen Partnergespräch das Kind »bei seinem Namen gerufen wird«, während biologische Fortpflanzung radikal anonym bleibt. Geschenk der Identität: »Du wirst derjenige sein, den wir erwarten«. So wird dem Kind eine Identität geschenkt, die es später in seinem Leben verwirklichen wird und muß.

Es ist ohne weiteres klar, wie schwer diese (mit-)menschschaffende, d.h. auch schöpferische Einordnung gelingen wird, wenn die (nur) biologischen Erzeuger über das Kind nicht sprechen können bzw. es totschweigen, wenn die Frau sich das Kind nicht in der Perspektive einer Beziehung zum Mann vorstellen kann.

Dieser Prozeß nimmt normalerweise nach der Konzeption progressiv Gestalt an, wenn die Partner dem erwarteten Kind einen »eingebildeten Leib«, mit dem sie ihre Beziehung pflegen, geben.

Überspitzt formuliert: In unserer kontrazeptiven Gesellschaft konzipieren die Partner ihr Kind innerhalb der Erwartung, die dem werdenden Kind den Platz schafft, und erst nach der Konzeption gewinnt das Kind — wenn es kommen will — mehr und mehr eine leibliche Gestalt.

Zu wiederholen ist, daß dieser eingebildete Leib sich vom realen Fetus, der auf physiologischer Ebene von der Medizin überwacht wird, gründlich unterscheidet. Und dieser für die Menschwerdung eines Kindes notwendige Prozeß beginnt nicht immer ipso facto mit dem Anfang einer Schwangerschaft (VI). Der Arzt kann — jedenfalls zu Beginn einer Schwangerschaft — bestätigen, daß für die Schwangeren, für die das Kind nicht sein kann oder darf, häufig auch niemand da ist, nur »etwas mit der Blutung«, d.h. infrapersonal.

VI

> Der eingebildete Leib des Kindes, vom Paar erwartet, unterscheidet sich vom realen Fetus, von der Medizin überwacht

Die Genetik, die Embryologie, die Biologie können als naturwissenschaftliche Disziplin nur feststellen, daß mit der Konzeption ein neues Individuum der Spezies Homo sapiens entstanden ist. Eine biologische Disziplin allein kann *per definitionem* also nicht auf die Frage antworten, wann das menschliche Wesen mit der Identität einer Person zu leben angefangen hat.

Die biologische, statische Feststellung bzw. Festlegung braucht also die dynamische Definition der Menschwissenschaften (= Geisteswissenschaften), die das menschliche Wesen als ein zunehmend autonom und bewußt in aktiven kommunikativen Beziehungen lebendes Wesen beschreiben.

Ein Kind ist immer Frucht einer Mann-Frau-Beziehung, wie glücklich oder flüchtig sie auch sei. Am Ursprung jedes Menschen *liegt* — zu betonen: liegt — eine sexuelle (Lust-)Beziehung. Entstanden aus einer Mann-Frau-Beziehung kann der Mensch als Mensch nur in und von Beziehungen leben: »Der andere ist mein tägliches Brot«. Mensch sein heißt Mitmensch sein.

Dies bedeutet: Der Leib des Menschen ist nicht nur als Körper eine Sammlung von Organen und Funktionen. Der Leib des Menschen ist, an erster Stelle, ein Beziehungsleib. Eine Hand ist nicht allein ein kompliziertes Greiforgan; der Arm ist lebendes Instrument zur Umarmung (7).

VII

> Der Leib des Menschen = ein Beziehungsleib
>
> Am Urspurng des Menschen liegt eine sexuelle (Lust-)Beziehung
> Der Mensch = leibgewordene Beziehung
> Der Mensch = leibgewordene Lust

Am Ursprung jedes Menschen liegt eine sexuelle (Lust-)Beziehung. Der Mensch ist nicht nur eine leibgewordene Beziehung, »verdichtete oder kondensierte« Eros-Energie; der Mensch ist auch leibgewordene Lust. So kann (oder soll) es wenigstens sein. Denn aus der klinischen Erfahrung weiß der Berater: Ein Mensch kann inkarnierte Liebe sein, er kann aber auch leibgewordener Konflikt sein oder eine Mischung von beiden.

Jedenfalls, als Beziehungswesen hat der Mensch Beziehungsfähigkeit zu lernen. Diese Fähigkeit ist ja nicht angeboren. Wie das Gehen, so hat er auch das Umgehen zu lernen. Und als Lustwesen soll das Kind bzw. der Mensch auch Lustfähigkeit entwickeln: eine lebenslustige Einstellung erwerben.

Emotionale Aspekte der neuen technischen Verfahren

In der imaginären Beziehung wird dem Kind auch ein Leib, ein imaginärer Leib zugedacht. Und dieser imaginäre Leib des erwarteten Kindes unterscheidet sich natürlich vom realen Fetus, der auf physiologischer Ebene im Mutterleib wächst.

Der Arzt, von den neuen technischen Möglichkeiten begeistert, soll eine gewisse Enttäuschung der Frau oder des Paares verstehen. Er darf nicht vergessen, daß diese nicht gelernt haben, die Ultraschallbilder zu lesen.

Außerdem haben sie, von diesen »technischen« Bildern fasziniert, nicht immer die notwendige Aufmerksamkeit für die sachliche Information des Arztes. Um Widerspruch und Mißverständnis zu vermeiden, soll der Arzt umsichtig und deutlich informieren. Man soll sich des Unterschiedes zwischen dem Körperschema des Fetus und dem Bild, das die Frau oder das Paar sich von dem Kind machen, bzw. träumen, immer bewußt bleiben.

Dieses Leibbild wird vor allem von den Vorstellungen, Illusionen, Wünschen und Ängsten, die die Frau bzw. das Paar (un)bewußt erleben, gebildet.

Phantasieren und träumen können sind notwendige Ingredienzen des normalen Schwangerschaftsgeschehens.

Darum macht die Frau auch einen gewissen Rückzug aus der Realität, besonders während des ersten Schwangerschaftstrimesters. Weniger extravert aktiv versinkt die Frau in dieser Phase mehr introvert und spinnt in dieser »Traumarbeit« das intime und ursprüngliche Gewebe von Verbundenheit mit dem kommenden Kind. Auf imaginärer Ebene, und vor allem auf dieser Ebene, bekommt das Kind eine vorgeburtliche Identität.

Frau und Fetus

Die Frau benötigt diese erste narzißtische Phase einer selbstbehagenden Zweieinheit, einer intensiven Symbiose. In einer zweiten Phase wird dann die Brücke zu dem werdenden Kind, von dem die Frau bei der Entbindung leiblich geschieden wird, entworfen.

Emotional braucht die Frau für ein solches Geschehen Zeit. Die Natur schenkt ihr dazu einige Monate, nämlich vom Augenblick der ersten Kindesbewegungen an. Darum kann die Frau es als für ihr innerliches Zwiegespräch störend erleben, wenn objektive Daten aus der Realität zu früh gezeigt werden (Ultraschall-Bilder, Fruchtwasserpunktion mit der Geschlechtsbestätigung).

Außerdem kann eine Monitor-Aufnahme auch stören, weil die Frau in intimer Traumarbeit mit dem Kind den Blick des Arztes oder des Partners als invasiv erlebt (Intrusions-Problematik).

Andererseits gibt die Technik neue Chancen. Wenn diese Erfahrung für die Frau, für das Paar, nicht vorzeitig, sondern rechtzeitig, d.h. im Gespräch über die emotionalen Aspekte vorbereitet kommt, bietet dieses Verfahren auch neue Möglichkeiten für die Frau, für das Paar. Aus der narzißtischen Zwei-Einheit kann der Abschied der Geburt konkreter und harmonischer gelingen. So ist das Risiko für neonatale Enttäuschung kleiner, wenn das zerknitterte Baby sich so deutlich vom geträumten Kind unterscheidet. Und die ganze Familie hat also auch, schon lange vor der Geburt, ein Photo des kommenden Kindes für das Familien-Album bekommen (oder eine Video-Aufnahme)!

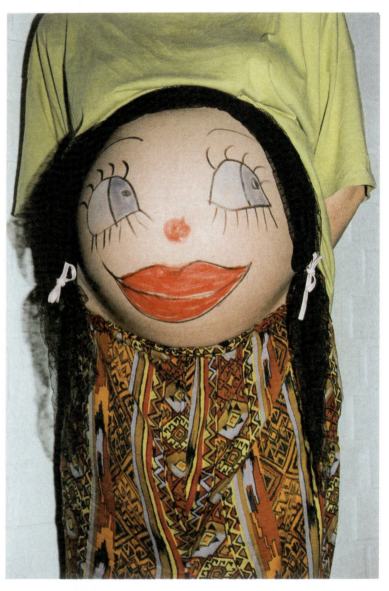

Frau und Fetus: 3 Tage vor der Geburt.

Partnerschaft und Sexualität während der Schwangerschaft

Seit dem Kinsey-Report sind viele Untersuchungen über das sexuelle Verhalten des Menschen erschienen. Dahingegen wird das Geschlechtsleben während der Schwangerschaft noch immer mit zahlreichen Tabus belegt. So wird z.B. im Hite-Report (1976) kein Wort darüber verloren.

Ford und Beach (1970) behaupten, daß kulturelle Elemente eine wichtige Rolle im sexuellen Verhalten während der Schwangerschaft spielen. Bei manchen Bevölkerungsgruppen herrscht ein absolutes sexuelles Tabu für die ganze Dauer der Schwangerschaft, andere wiederum befürworten den Koitus bis zum Ende der Schwangerschaft. Bei den Amazonasindianern wird die Geburt sogar durch einen Koitus eingeleitet.

Auf diesem Gebiet besteht noch große Unsicherheit, und es bleiben viele Fragen unbeantwortet. Das wissenschaftliche Material über den physiologischen und psychologischen Einfluß der Schwangerschaft auf die Sexualität ist beschränkt und häufig sich widersprechend.

Von praktischem Nutzen für den Geschlechtsverkehr ist die Frage der Enthaltsamkeit während der Schwangerschaft. Wie groß ist das Risiko einer Fehlgeburt oder Frühgeburt als Folge des Geschlechtsverkehrs? Ist der Koitus möglicherweise riskant für den Fetus oder die werdende Mutter? Wie steht es mit der Infektionsgefahr? Außerdem kann diese Unsicherheit auch die Gefühlswelt beeinflussen.

Welchen Einfluß hat die Schwangerschaft auf das sexuelle Verlangen und die sexuellen Reaktionen der Frau und des Paares? Wie reagiert der Mann auf die Schwangerschaft und die größere Empfindlichkeit, oder auf die manchmal »merkwürdigen Reaktionen« der Frau? Welches sind die Implikationen der Schwangerschaft auf das Mann-Frau-Verhältnis?

Nacheinander wollen wir beide Fragenreihen beantworten und dabei 2 verschiedene Methoden gebrauchen.

Auf der Suche nach einer Antwort auf die Frage, ob die Sexualität während der Schwangerschaft Risiken oder schädliche Folgen für das körperliche Wohlbefinden von Mutter und Kind hat, haben wir uns auf die vorhandene Literatur gestützt.

Was die Empfindungen anbetrifft, zitieren wir in Kürze einige Resultate einer klinischen Untersuchung, die in der Universitätsfrauenklinik St. Rafaël stattgefunden hat. Wir schicken aber voraus, daß für beide Fragenreihen niemals eindeutige, allgemeingültige Antworten bestehen. Wie auf allen Gebieten des Geschlechtslebens geben letzten Endes auch hier die individuellen Faktoren den entscheidenden Durchschlag.

Risiken des Geschlechtsverkehrs während der Schwangerschaft

Unsere Kenntnis des sexuellen Geschehen und der physiologischen Veränderungen während der Schwangerschaft beruht erstens auf den Untersuchungen von Masters & Johnson (1966). Während der drei Trimester der

Schwangerschaft wurden 111 Frauen interviewt, und bei 6 Frauen wurden Laboruntersuchungen über die Physiologie der sexuellen Reaktionen vorgenommen. Von Masters & Johnson (1966) wissen wir, daß die schwangere Gebärmutter an Stelle einer normalen rhythmischen Aktivität beim Orgasmus dazu neigt, länger dauernde Kontraktionen zu haben, die zu tonischen Krämpfen und möglich zu einer Frühgeburt führen können. Diese uterinen Kontraktionen sollen bei Masturbation noch heftiger und noch gefährlicher sein. Ebenso soll der Herzrhythmus des Kindes im Augenblick des Orgasmus langsamer werden. Nach dem Orgasmus bleibt, nach Goodlin (1968), ein höherer Oxytocinspiegel, der die Wehen herbeiführen kann. Dabei können die Prostaglandine im Sperma in der Induktion der uterinen Kontraktionen eine Rolle spielen.

Pystynen und Numi (1975) entdeckten bedeutend mehr Frühgeburten bei den Frauen, bei denen man Spermazellen im Schleim des Zervikalkanals gefunden hatte. Weiterhin wiesen Masters & Johnson auf eine mögliche Schädigung der Frucht durch rein mechanische Einflüsse während des Koitus.

Die ausführlichsten und interessantesten Studien auf diesem Gebiet wurden 1979 von Perkins in de USA bei 155 Primipari und von Herms und Eicher 1980 in Deutschland gemacht.

Perkins erläutert die genannten Studien auf methodologische Weise. Er berichtet, daß manche Frauen, und zwar sowohl multipare als auch nullipare Frauen, wie auch Masters & Johnson feststellten, während der Schwangerschaft Orgasmen mit Uteruskontraktionen hatten. Manche Frauen verhindern einen Orgasmus aus Angst »um den Fetus«. Der Autor findet keinen statistisch bedeutenden Zusammenhang zwischen Orgasmus — ungeachtet der sexuellen Technik — und Frühgeburt, zwischen Koitus und Blasensprung. Seiner Ansicht nach liegt die Gefahr eines vorzeitigen Einsetzens der Wehen nicht beim Orgasmus. Frauen mit gutem orgastischem Respons würden sogar häufiger die Schwangerschaft ohne Beschwerden austragen. Die Gefahr vorzeitiger Wehen würde eher die Folge eines Streßzustandes sein, der u.a. durch ein unbefriedigendes sexuelles Verhältnis herbeigeführt worden wäre. Ebenso könnte eine entspannte Haltung während der Geburt mit einer größeren Koitusfrequenz vor und während der Schwangerschaft in Zusammenhang gebracht werden.

Herms und Eicher stellten fest, daß Frauen mit den Anzeichen einer drohenden Fehlgeburt auch vor dem Beginn der Uteruskontraktionen einen Libidonachlaß und eine geringere Koitusfrequenz aufwiesen, und im allgemeinen auch den Koitus als unbefriedigender erlebten (nur 30% zu normal 86%). Die Koitusfrequenz war auch viel stimmungsbedingter.

Bei den meisten Paaren stellten sie Partnerkonflikte, wirtschaftliche und andere Schwierigkeiten fest, so daß man »vorzeitiges Einsetzen der Wehen und eine Verminderung des Geschlechtsverkehrs als zwei verschiedene Symptome ansehen muß, die beide durch psychosozialen Streß hervorgerufen werden«. Geschlechtsverkehr ist, nach Ansicht dieser Forscher, nicht schädlich, ganz im Gegenteil, ausgenommen bei Blutungsgefahr und Blasensprung, bei

Plazenta-Insuffizienz, bei habituellem und drohendem Abort. Eicher und Herms raten den Schwangeren Enthaltsamkeit an, deren Zervix in der 31. Woche reif ist oder deren Anamnese eine Frühgeburt enthält. Sie betonen, daß die vorgeschriebene sexuelle Enthaltsamkeit klinisch verantwortet sein muß. Ein Koitusverbot soll von den individuellen Umständen abhängig gemacht sein. Untersuchungen haben gezeigt, daß ein leichtsinnig ausgesprochenes Koitusverbot beide Partner emotional verunsichern kann, was ein Gefühl der Reizbarkeit einander, und dem erwarteten Kind gegenüber, mit sich bringt.

Es ist darum von größter Bedeutung, daß Ärzte und Gynäkologen über die Implikation der Schwangerschaft auf die Sexualität und Partnerbeziehung informiert sind, und nicht leichtfertig eine »allgemeine« sexuelle Enthaltsamkeit vorschreiben.

Eine deutsche Studie (Pacharzina, 1975) hat nachgewiesen, daß die meisten Ärzte darüber nicht informiert sind. Einer von drei Ärzten schrieb eine Enthaltsamkeitsdauer von 5-8 Wochen vor, einer von sieben Ärzten schrieb zwischen 9 und 35 Wochen vor. Nur einem von sieben Ärzten war bekannt, daß Schwangerschaft keine prinzipielle Kontraindikation für Geschlechtsverkehr darstellt.

Der Einfluß der Schwangerschaft auf das sexuelle Verhalten und auf die Partnerbeziehung

DIE SEXUELLE REAKTION

Masters & Johnson haben die sexuelle Reaktion während der Schwangerschaft gründlich untersucht, und sie stellten eine erhöhte Vasokongestion der Brüste und Beckenorgane fest. Dieses soll die sexuelle Erregung aktivieren und alle Reaktionen auf die sexuellen Reize akzentuieren. Vor allem primipare Frauen sollen während des ersten Drittels der Schwangerschaft ein schmerzhaftes Gefühl in den Brüsten haben können. Masters & Johnson führen dieses darauf zurück, daß die Brüste während der Schwangerschaft 40 bis 50% an Umfang zunehmen können, und andererseits auch auf die sexuelle Erregung.

Während des 2. und 3. Trimesters nimmt die Empfindlichkeit mit der Umstellung auf den veränderten Zustand ab. Bei sexueller Reizung soll in der Erregungsphase die vaginale Öffnung durch die massive Vasokongestion kleiner werden (75% im 2. Trimester), die orgastische Plattform mehr entwickelt sein und soll eine größere vaginale Lubrifikation auftreten. Dieses impliziert eine Verzögerung der sexuellen Befriedigung durch lokale Reizung. In der Resolutionsphase nimmt die Vasokongestion auch langsamer ab. Dieses kann den Wunsch nach weiterer sexueller Reizung wecken, und Masters & Johnson erklären damit die Libidosteigerung mancher Frauen während der Schwangerschaft.

Die erhöhte sexuelle Sensibilität soll während des 2. Trimesters ihren Höhepunkt erreichen, falls die sozialökonomischen Probleme gelöst sind und die Frau ihre Schwangerschaft akzeptiert hat. Während des 3. Trimesters soll dieses noch zeitweise nachwirken, bis die Vasokongestion in den letzten Wochen vor der Entbindung so groß wird, daß die Intensität des Orgasmus nicht mehr gefühlt wird und ein »taubes« Gefühl auftritt.

Masters & Johnson basieren sich auf diese Studien, um die Zunahme des Geschlechtsverkehrs physiologisch zu erklären, die sie in einer anderen Untersuchung bei 111 Schwangeren feststellten. Bei 80% der Schwangeren nahm — unabhängig von Alter und gesellschaftlicher Stellung — Verlangen, Frequenz, vor allem aber die Orgasmuskapazität besonders während des 2. Trimesters zu.

Fast alle anderen, hauptsächlich europäischen Studien zeigen eine lineären Abnahme des sexuellen Verlangens. Die wichtigsten Studien auf diesem Gebiet machten Pasini in der Schweiz (1973) und Herms und Eicher in Deutschland (1980).

RESULTATE EINER KLINISCHEN UNTERSUCHUNG IN DER UNIVERSITÄTSFRAUENKLINIK ST. RAFAËL

Absicht und Methode der Untersuchung: In der pränatalen Sprechstunde der Frauenklinik St. Rafaël in Leuven wurden 200 schwangere Frauen befragt. Die definitive Form eines standardisierten Fragebogens basierte sich auf eine Voruntersuchung, wobei die Aufsteller sich auf die eigene Erfahrung und die bestehende Literatur über das psychologische Erleben während der Schwangerschaft stützen.

Diese Studie soll wiedergeben, wie eine bestimmte Gruppe von Frauen die Schwangerschaft erlebte[1].

Sie will die Gefühle dieser Frauen sich selbst, dem werdenden Kind und dem Partner gegenüber beschreiben. Sie will auch die Entwicklung dieser Gefühle während der verschiedenen Stadien der Schwangerschaft aufzeichnen.

Außerdem sollen die Unterschiede des Erlebens bei den verschiedenen Gruppen untersucht werden, bei berufstätigen und nichtberufstätigen Frauen, bei Frauen mit einem oder mehreren Kindern, bei Frauen mit gewünschter oder ungewünschter Schwangerschaft, bei Frauen, die bereits eine Fehlgeburt hatten, bei denen, die noch keine hatten. Es mußte aus praktischen Gründen darauf verzichtet werden, die Entwicklung der Empfindungen der Schwangeren während der ganzen Dauer der Schwangerschaft zu verfolgen, ebenso war es nicht möglich, den Partner bei dieser Untersuchung einzubeziehen.

Die Gruppe von 200 Schwangeren soll den Durchschnitt der Schwangeren, die in der Frauenklinik in Leuven behandelt wurden, repräsentieren. Diese Frauen stimmten freiwillig einer Teilnahme an der Studie zu, und die in Betracht kommenden Frauen wurden dann von den Gynäkologen und Krankenschwestern ausgewählt. Das betont nochmals den eher selektiven als repräsentativen Charakter dieser Gruppe. Das bedeutet, daß die Resultate nicht ohne weiteres verallgemeinert werden dürfen.

Die Frauen wurden in 3 Gruppen eingeteilt. 50 Frauen befanden sich im 1. Trimester, 50 Frauen im 2. Trimester und die übrigen 100 Frauen im 3. Trimester der Schwangerschaft. Aus statistischen Gründen wurden die 3 Gruppen nochmals aufgeteilt.

---

[1] Diese Untersuchung geschah unter Mithilfe des »Centrum voor Bevolkings- en Gezinsstudiën« in Brüssel.

Beschreibung der Versuchsgruppe: Das Duchschnittsalter der befragten Frauen betrug 27 Jahre. Die Mehrheit (94%) war verheiratet und wohnte zusammen mit dem Ehemann, mehr als die Hälfte (56%) wohnte in Leuven und Randgemeinden. 88% nannte sich katholisch, 6% atheistisch. Ein Drittel der Frauen hatte eine Fachschule oder Universität besucht. Nur 8% hatte nur die Volksschule besucht. Zum Zeitpunkt der Untersuchung war 61% berufstätig, und nur 13% hatte nie gearbeitet. Mehr als die Hälfte übte einen intellektuellen Beruf aus. Fast alle (85%) arbeiteten fulltime, und mehr als die Hälfte wollte die Arbeit nicht aufgeben.

Zum Zeitpunkt der Untersuchung ist die Familienkonstellation der Frauen; 6 von 10 haben noch kein Kind, 1 von 4 hat 1 Kind und 1 von 10 hat 2 Kinder. Nur 5 von den 100 Frauen haben 3 oder mehr Kinder.

Ein Viertel der gesamten Gruppe berichtete in der Anamnese von einer Fehlgeburt.

Es ist deutlich, daß die meisten dieser Gruppe einem städtischen Milieu entstammen und einen höhere sozialökonomischen Statut und eine bessere Ausbildung haben als der Durchschnitt. Das kann wahrscheinlich nicht ohne Einfluß auf das Erleben von Schwangerschaft und Entbindung sein.

Wir betonen deshalb, daß unsere Resultate nicht zu verallgemeinernde Tatsachen interpretiert werden dürfen. Trotzdem meinen wir, daß die Resultate einer derart selektierten Versuchsgruppe den Weg nach einer humaneren und angepaßten Begleitung der Schwangeren weisen können.

SEXUALITÄT UND PARTNERSCHAFT WÄHREND DER SCHWANGERSCHAFT

Wir heben aus dieser Untersuchung einige Resultate hervor, die sich auf die Sexualität und die Partnerschaft während der Schwangerschaft beziehen. In wieweit treten Veränderungen auf und was sind die Ursachen?

Um sich ein Bild vom Verlauf der Veränderungen zu machen, wird das Jahr vor der Schwangerschaft als Referenzzeit genommen. So kann für jede Gruppe festgestellt werden, wie die Sexualität während der Schwangerschaft zum Unterschied mit dem vorhergehenden Jahr eingeschätzt wurde. Die Resultate machen abermals die Subjektivität dieses Referenzpunktes deutlich, wie auch u. a. die Gefahren einer retrospektiven Untersuchung, die immer ein mehr oder weniger verzeichnetes Bild der Vergangenheit wiedergibt.

Der globale Verlauf der Sexualität: Im Vergleich zur Zeit vor der Schwangerschaft wird bereits während des 1. Trimesters bei mehr als der Hälfte der Frauen eine Veränderung auf sexuellem Gebiet festgestellt (Tabelle 1). Die Koitusfrequenz zeigt proportionell die größte Verringerung (48%, wovon 8% keinen Koitus mehr haben). Bei einer kleinen Gruppe (± 20%) nehmen Verlangen und Orgasmusfähigkeit zu, was aber offensichtlich wenig Einfluß auf die Koitusfrequenz hat. Während des 2. Trimesters wird eine weitere Verringerung der Sexualität festgestellt. Vor allem die Koitusfrequenz nimmt ab (65% Verringerung oder totale Abstinenz), und Verlangen und Orgasmusfähigkeit nehmen nicht mehr zu. Das Verlangen bleibt aber konstant für eine gleiche Anzahl wie während des 1. Trimesters (36 und 38%).

Im 3. Trimester nimmt die Sexualität weiter und schneller ab, vor allem wieder die Koitusfrequenz. Fast die Hälfte der Schwangeren (46%) hat keinen Geschlechtsverkehr mehr, obwohl bei 19% das Verlangen bleibt.

Wenn wir die Frauen, die keinen Geschlechtsverkehr mehr haben, berücksichtigen, stellen wir fest, daß eine ebenso große Anzahl wie während des 2. Trimesters (14%) leichter den Orgasmus erreicht. Aber die Gruppe, der es nun schwerer fällt, ist viel größer geworden (70%).

Tabelle 1. Globaler Verlauf der Sexualität während der drei Trimester (Referenzzeit: 1 Jahr vor der Schwangerschaft)

	(x)	1.Trimester	2. Trimester	3. Trimester
Verlangen				
	+	20	8	22
	-	34	44	50
	=	38	36	20
	0	8	22	19
N (100%)	=	50	50	99
Frequenz				
	+	8	20	4
	-	40	55	41
	=	44	25	9
	0	8	20	46
N (100%)		50	49	96
Orgasmus				
	+	18	14	8
	-	27	50	39
	=	47	28	9
	0	8	8	44
N (100%)	50	49	96	

(x) +: Zunahme -: Abnahme =: unverändert 0 = Koitus-Abstinenz

Tabelle 2. Zufriedenheit beim Koitus (in %)

Grad der Zufriedenheit	1. Trimester		2. Trimester		3. Trimester	
	vor	während	vor	während	vor	während
	der Schwangerschaft		der Schwangerschaft		der Schwangerschaft	
sehr zufrieden	45	49	47	47	44	21
zufrieden	35	31	49	44	43	46
nicht zufrieden	8	9	2	6	3	13
N (100%) =	49	45[a]	47	43[a]	94	52[a]

[a] Der Rest, 4,4 und 42 vollkommene Koitus-Abstinenz

Wir können also behaupten, daß bei dieser Gruppe die Sexualität im Laufe der Schwangerschaft langsam abnimmt, und daß während des 2. Trimesters keine Steigerung festgestellt wurde. Die Verringerung der Sexualität ist vor allem während des 3. Trimesters auffallend, wobei eine Diskrepanz zwischen Verlangen und Koitusfrequenz besteht. Dahingegen nimmt bei 1 von 5 Frauen das Verlangen während des 1. Trimesters zu und bei 1 von 3 Frauen bleibt est während des 2. und 3. Trimesters unverändert.

Bei einer kleineren Gruppe (14%) nimmt die Orgasmusfähigkeit während der Schwangerschaft zu. Während des 1. Trimesters bleibt die subjektive Zufriedenheit im Vergleich zum Vorjahr fast unverändert (8 von 10 Frauen sind sehr zufrieden oder zufrieden). Im 3. Trimester nimmt sie stark ab. Von den Frauen, die sexuell noch aktiv sind, ist 1 von 3 wenig oder nicht zufrieden, und 1 von 5 ist sehr zufrieden nach dem Koitus. Anscheinend geht die Zufriedenheit nach dem Koitus nicht parallel mit dem erreichten Orgasmusniveau, das eine lineare Abnahme aufweist. Auch andere Elemente scheinen bei der relativen Zunahme der Zufriedenheit während des 2. Trimesters eine Rolle zu spielen. Es ist nicht ausgeschlossen, daß die geringere Orgasmusfähigkeit während des 3. Trimesters die Unzufriedenheit verursacht.

Die sexuelle Interaktion (Tabelle 3): Bei dieser Versuchsgruppe wurde festgestellt, daß die sexuelle Initiative auch vor der Schwangerschaft mehr dem Mann überlassen wurde. Diese Haltung verstärkt sich noch während der Schwangerschaft, obwohl eine kleine Gruppe gerade jetzt eher die Initiative zu ergreifen wagt. Im allgemeinen reagiert die Frau auch weniger auf die Aufforderung des Mannes. Wir stellten fest, daß vor allem die multiparen und die nichtberufstätigen Frauen weniger Initiativen ergreifen und eine passivere Haltung annehmen. Weiterhin scheint der Mann ebenfalls weniger aktiv zu sein. Nach der Meinung seiner Frau scheint er auch weniger auf ihre Aufforderung zu reagieren.

Tabelle 3. Die sexuelle Interaktion: sexuelle Initiative und Reaktion (des Mannes, der Frau) während der Schwangerschaft. (Referenzzeit: 1 Jahr vor der Schwangerschaft)

Sexuelle Interaktion	Respons der Frau auf die sex. Initiative des des Mannes		Respons des Mannes auf die sex. Intiative der Frau	
	vor der Schwangerschaft	während der Schwangerschaft	vor der Schwangerschaft	während der Schwangerschaft
immer	37	14	70	42
sehr oft	26	19	13	8
oft	25	16	7	10
selten	1	4	1	1
nie	1	1	-	1
keine Aufforderung	2	25	8	37
N (100%) =	194	196	194	196

Sexuelle Beziehung versus Paarbeziehung (Tabelle 4): Mehr als 3/4 der Frauen findet das Partnerverhältnis sehr gut oder gut. Es findet seinen Höhepunkt während des 2. Trimesters und einen relativen Tiefpunkt während des 3. Trimesters.

Im Gegensatz hierzu ist die subjektive Bewertung der sexuellen Beziehung, vor allem im 2. Trimester, weniger günstig, während sich im 3. Trimester eine leichte Verbesserung abzeichnet. Quantitativ nimmt sie während des 3. Trimesters am meisten ab, was aber für die Frau problemloser zu sein scheint als während des 2. Trimesters.

Tabelle 4. Bewertung des Partnerverhältnisses und der Sexualität während der Schwangerschaft (in %)

	1. Trimester			2. Trimester			3. Trimester		
	sehr gut	gut	nicht gut	sehr gut	gut	nicht gut	sehr gut	gut	nicht gu
Partnerbeziehungen	77	21	2	84	16	-	72	28	-
Sex. Beziehungen	63	27	10	52	36	12	50	44	6
N (100%) =	48			50			97		

Das Verhalten dem Partner gegenüber ändert sich (Tabelle 5): Während der ganzen Dauer der Schwangerschaft finden 2 von 3 Frauen, daß sie abhängiger sind, mehr Unterstützung brauchen und der Mann sie besser begreift und unterstützt. Die Hälfte der Frauen findet, daß der Mann freundlicher ist und/oder mehr Zuneigung zeigt, während weniger als 1 von 3 Frauen dieselbe Haltung dem Mann gegenüber annimmt. Nur 2% der Frauen findet, daß der Mann negativ reagiert. Aber 1 von 3 Frauen findet, daß sie sich dem Mann gegenüber aggressiver verhält.

Tabelle 5. Änderungen im Partnerverhältnis (in %)

	Haltung des Mannes gegenüber d. Frau	Haltung der Frau gegenüber d. Mann
jetzt freundlicher	40	20
mehr Zuneigung	51	34
abhängiger	-	67
gewährt mehr Unterstützung	67	-
begreifender	64	-
gleichgültig	8	7
aggressiver	8	30
böse	2	3

Tabelle 6. Intensität des sexuellen Verlangens (gewünschte/nicht gewünschte Schwangerschaft).

Intensität des sex. Verlangens	gewünschte Schwangerschaft		ungewünschte Schwangerschaft	
	vor	während	vor	während
	der Schwangerschaft		der Schwangerschaft	
sehr oft	14	2	-	-
oft	60	26	25	25
ab und zu	23	45	58	8
selten	2	18	17	-
nie	-	9	-	67
N (100%)	57	57	12	12

Die Verringerung der sexuellen Aktivität scheint keinen negativen Einfluß auf das Partnerverhältnis zu haben. Diese Untersuchung zeigt, daß die Schwangerschaft das Verhalten positiv verändert, welches mit den Wörtern: »Abhängigkeit, Unerstützung, Begriff« eher als mit »Freundlichkeit« oder »Zuneigung« ausgedrückt werden. Die Studie von Pasini (1974) bestätigt dieses. Er hat festgestellt, daß 2/3 der Männer positiver eingestellt ist.

In dieser Versuchsgruppe hat die Schwangerschaft auf das affektive Verhältnis einen eher positiven als negativen Einfluß gehabt. Die Annäherung liegt mehr auf dem mütterlichen, oralen Gebiet — die Aggressivität kann sich auch darin ausdrücken — als auf dem genital-sexuellen Gebiet. Wir können daraus aber nicht sofort beschließen, daß die starke Verringerung der Sexualität während des 3. Trimesters keine negativen Folgen für die Beziehung zum Partner haben kann.

Koitale und nicht-koitale Variationen: Da unsere Untersuchung uns nichts über die koitalen und nicht-koitalen Variationen während des sexuellen Verkehrs gesagt hat, möchten wir auf die Resultate anderer diesbezüglicher Untersuchungen hinweisen.

Aus der Untersuchung von Herms (1980) geht hervor, daß die Koituspositionen sich ändern. Im Laufe der Schwangerschaft nimmt die Mann-oben-Position von 80% auf 30% ab und nehmen die collaterale und die a-tergo Positionen zu.

Aus dieser Untersuchung lernen wir, daß nur 5% der Schwangeren von ihrem Arzt darauf hingewiesen wurde.

Aus der Studie von Pasini (1974) geht hervor, daß die Hälfte der Paare auf die Dauer den Koitus durch gegenseitige manuelle Stimulierung, ein Drittel durch oro-genitale Kontakte ersetzen. 3/4 der Paare empfindet diese als befriedigend.

Solberg (1975) schreibt, daß die im Laufe der Schwangerschaft abnehmende sexuelle Aktivität zu größerer Zärtlichkeit zu allen Körperteilen führt. Tolor und Disgrazia (1976) schreiben, daß alle Frauen viel mehr danach verlangen, umarmt und gestreichelt als koital befriedigt zu werden. Sie stellten fest, daß am Ende der Schwangerschaft die erogenen Zonen sich von der Vagina zu Brüsten und Clitoris verlagern. Dieses könnte ein Grund sein, weshalb diese Frauen weniger nach den genitalen Formen des Verkehrs verlangen.

Die Steigerung der sexuellen Aktivität: Nur bei einem sehr kleinen Teil unserer Versuchsgruppe stellten wir eine Steigerung der sexuellen Aktivität fest (s. Tabelle 1). Vor allem während des 1. Trimesters werden dafür eher partnerschaftliche Gründe angegeben: »Ich fühle mich mehr zu meinem Mann hingezogen«. Sexuell-phychophysiologische Gründe, wie »größere Befriedigung durch den Koitus« werden von diesen Frauen kaum genannt.

Masters & Johnson betonen vor allem die Rolle physiologischer Veränderungen bei einer Steigerung der sexuellen Aktivität während der Schwangerschaft.

Pasini (1974) meint, daß die Frauen, die während der Schwangerschaft aufblühen und sich als Frau bestätigt fühlen, auch sexuell aufblühen, und damit ihrem Mann danken, indem sie ein größeres Verlangen und eine größere Befriedigung zeigen. Aus anderen Untersuchungen geht hervor (Falicov, 1973: Lukesch 1976), daß eine konfliktlose Haltung der Sexualität im allgemeinen gegenüber für die Steigerung oder Stabilität der Sexualität während der Schwangerschaft von Bedeutung ist. Sie soll auch eine größere und bessere Integration der Variationen und eine höhere Koitusfrequenz mit sich bringen.

Die Verringerung der sexuellen Aktivität: Bei den meisten Frauen unserer Versuchsgruppe nimmt die sexuelle Aktivität während der Schwangerschaft ab (Tabelle 1). Das deckt sich mit den Resultaten der meisten europäischen Studien. Pasini (1974) beobachtet eine allmähliche, harmonische Verringerung der sexuellen Aktivität bei psychisch ausgeglichenen Paaren, das gleichzeitig mehr Variationen ermöglicht. Im allgemeinen begründen diese Frauen die Verringerung des Verlangens und der Koitusfrequenz eher mit physischen, somatischen Beschwerden als mit psychologischen Gründen. »Müdigkeit« nennt die Hälfte der Frauen, »Übelkeit« spielt bei 1 von 3 Frauen während des 1. Trimesters eine Rolle. Bei 1 von 3 Frauen wird »Schmerz« und »Behinderung durch einen dicken Bauch« während des 3. Trimesters genannt.

Verschiedene Autoren (u.a. Solberg & Wagner, 1976) finden hauptsächlich biologische Gründe für die Verringerung, die durch endokrinologische Veränderungen des Körpers während der Schwangerschaft hervorgerufen werden. Wie bei Benedek (1970) wird die verstärkte Wirkung des Progesterons für die biopsychologische Regression der Frau, mit einem negativen Einfluß auf die Libido, verantwortlich gemacht. Die verstärkte Introversion kann sich durch andauernde Müdigkeit und durch ein Desinteresse für die Umwelt äußern. Es ist deutlich, daß »Müdigkeit« leicht angeführt wird, wenn noch andere psychologische oder soziale Faktoren eine Rolle spielen. Andere

Autoren (u.a. Dealoysio, 1980) meinen, daß psychologische Faktoren im Grunde einen größeren Einfluß auf die Sexualität während der Schwangerschaft ausüben. Dabei wird u.a. an die Haltung, die der Sexualität gegenüber vor der Schwangerschaft eingenommen wurde, an partnerschaftliche Faktoren, an die gewünschte oder ungewünschte Schwangerschaft, die Angst, den Fetus zu verletzen, gedacht.

Verschiedene Autoren (Masters & Johnson, 1966; Pasini, 1974; Falicov, 1973) stellen eine starke Verringerung der Sexualität während des 1. Trimesters bei Primiparen fest, und eine relative Zunahme während des 2. Trimesters bei Multiparen.

Wir konnten in unserer Studie den Vergleich zwischen Primiparae ($n = 64$) und Multiparae ($n = 36$) nur im 3. Trimester machen. Dabei stellten wir fest, daß die Koitusfrequenz bei den Multiparae stärker abnahm als bei den Primiparae. Bereits vor der Schwangerschaft ist das sexuelle Verlangen der Multiparae geringer. Es ist schwierig, sich ein deutliches Bild vom Verlauf der Sexualität vor der Schwangerschaft zu machen, wenn man davor ausgeht, daß zur Zeit des Interviews bei diesen beiden Gruppen eine gewisse Verfärbung dieses Referenzpunktes möglich ist. Wir wagen es aber, die Behauptung aufzustellen, daß in unserer Untersuchung die Sexualität für die Frauen, die bereits Kinder haben, problematischer ist. Sie sind aggressiver und abhängiger, und weniger zufrieden mit dem allgemeinen und sexuellen Verhältnis vor der Schwangerschaft.

Pasini (1974) stellt fest, daß eine sexuelle Abstinenz gleich zu Beginn der Schwangerschaft eher auf eine schlechte Partnerbeziehung als auf die Besorgtheit um das Kind hinweist und als ein willkommenes Alibi gebraucht wird.

Wir beobachteten, daß eine ungewünschte Schwangerschaft einen negativen Einfluß auf die Frau haben kann. Im Vergleich zwischen den Gruppen (im 3. Trimester), zwischen ungewünschter ($n = 12$) und geplanter ($n = 57$) Schwangerschaft ist bei der ersten Gruppe das sexuelle Verlangen auch bedeutend geringer. Diese Frauen haben bereits vor der Schwangerschaft ein viel schlechteres Verhältnis zu ihrem Partner. Auch die Antikonzeption wird weniger sorgfältig befolgt. Es wäre interessant, einmal zu untersuchen, inwieweit die allgemeine Einstellung zum Partner und zur Sexualität eine ungewünschte Schwangerschaft beeinflussen. Ein anderer psychologischer Faktor, der die Sexualität während der Schwangerschaft beeinflußt, ist die Angst, den Fetus zu verletzen. Bei 1 von 3 Frauen (und Männern) wird aus diesem Grund während des 3. Trimesters der Geschlechtsverkehr eingeschränkt.

Pasini (1974) und Charbonnier (1980) beobachteten, daß die Frau den mechanischen Effekt des Penis wegen einer Frühgeburt fürchten. Der Mann glaubt, er könne mit dem Penis das Kind verletzen.

Alle Untersuchungen nennen die Angst — wenn auch nicht in gleichem Maße — als Grund der verringerten Sexualität. Charbonnier (1980) schreibt, daß »die Autorität des Gynäkologen, der die Erlaubnis erteilt«, und damit die Schuldgefühle nimmt, wichtiger ist als die Information.

Pasini stellte fest, daß die Angst je nach Intelligenzniveau einen anderen Charakter hat. Auf niedrigem Niveau spielen »magische Ängste« mit, auf höherem Niveau lebt die Angst vor Fehl- und Frühgeburt (über die der Gynäkologe eine »objektive« Aufklärung erteilte). Der Gynäkologe oder andere Begleitpersonen haben daher einen wichtigen Auftrag. Im Hinblick auf die Stabilität der Partnerschaft ist es wichtig, die emotionalen Bedürfnisse und den psychischen Zustand der Frau zu besprechen, keine unnötigen Verbote zu verhängen und keine vagen Andeutungen zu machen. Letzteres kann die eingebildete Angst des Paares nur noch verstärken (Pasini, 1974), und daher eine Gereiztheit dem ungeborenen Kind gegenüber und eine gegenseitige Ablehnung erzeugen.

Alle Untersuchungen bestätigen, daß beide Partner fast ebenso viel Angst haben. Charbonnier fügt hinzu, daß sie vor allem bei Frauen, die bereits eine Fahl- oder Frühgeburt hatten, auftritt, und abnimmt bei Frauen, die schon Kinder haben. Unsere Untersuchung stellte zwischen Primiparae und Multiparae keinen Unterschied fest. Die Frage, inwieweit diese Angst gerechtfertigt ist, so daß man die inhibierende Wirkung als einen adaptiven Schutz des Kindes interpretieren kann, wurde im ersten Teil verneint.

In unserer Untersuchung begründete 30% der Frauen — vor allem Multiparae — die Verringerung des Geschlechtsverkehrs mit dem geringeren Verlangen des Mannes. Die Fragen, die den Frauen gestellt wurden, ergaben, daß die Haltung des Mannes sich auf sexuellem Gebiet vom Beginn der Schwangerschaft bei 2 von 3 Männern, bis zum Ende der Schwangerschaft bei 9 von 10 Männern ändert. Nach Ansicht der Frauen nehmen 3 von 4 Männern Rücksicht auf ihren körperlichen Zustand, 1 von 2 Männern hat Angst, den Fetus zu verletzen, und 1 von 3 berücksichtigt den psychologischen Zustand der Frau.

Einige sporadische Untersuchungen über die Sexualität des Mannes während der Schwangerschaft ergaben, daß eine Änderung des sexuellen Verhaltens zu bemerken ist.

Während des 1. Trimesters suchen die Männer, froh über die gute Nachricht, eine Annäherung auf sexuellem Gebiet (Charbonnier, 1980). Vom 2. Trimester an nehmen Koitusfrequenz und sexuelles Verlangen stark ab. Interessant ist die Feststellung Charbonniers, daß die Kindsbewegungen, die ersten Anzeichen einer reellen Anwesenheit, bei 40% der Männer eine Verringerung der sexuellen Aktivität zur Folge haben. Masters & Johnson, die sich nicht ausdrücklich mit der Sexualität des Mannes während der Schwangerschaft beschäftigten, stellten fest, daß während des 3. Trimesters bei 40% der Männer, ohne deutlichen Grund, das Verlangen nachließ.

Obwohl der Mann die Schwangerschaft nicht am eigenen Leib spürt, ist er während dieser Zeit verletzbar; denn jedes werdende Kind ist eine Bedrohung oder Einschränkung seiner Unabhängigkeit. Darum ist es normal, daß er »fremd geht«, wenn er allein gelassen wird und nicht an der Schwangerschaft teilhaben kann.

Unsere Untersuchungen ergaben, daß in den Gesprächen zwischen Mann und Frau während der Schwangerschaft relativ selten über die eigenen Ängste und über die sexuellen Beziehungen gesprochen wird. Es ist deshalb von größter Bedeutung, den Mann mit den physiologischen und psychologischen Reaktionen der Schwangeren vertraut zu machen, ebenso, wie Mann und Frau die Möglichkeit zu geben über ihre Ängste, Wünsche und Phantasie, die oft komplementär, aber unausgesprochen bleiben, mit einander zu sprechen. Auf diese Weise kann die Unsicherheit auf sexuellem Gebiet genommen werden, und es können noch für beide Teile annehmbare Variationen gesucht werden.

Dieses ist die Aufgabe des Begleiters: Mann und Frau den Weg weisen, um aus Liebenden Eltern zu werden. Das werdende Kind soll dabei kein Eindringling sein, es kann sogar ganz im Gegenteil die Rolle des Moderators spielen, wenn die Eltern nach neuen Regeln für ihr Liebesspiel suchen.

Man sollte neben den seelischen Einflüssen die körperliche Anstrengung nicht unterschätzen. Vor allem die Multiparae können auf Grund ihrer Arbeit in eine Streßsituation geraten. Zweifellos hängt das sexuelle Wohlbefinden vom körperlichen Wohlbefinden ab. Wir wissen, daß eine Frau auf mannigfaltige Art zu sexueller Befriedigung fähig ist, andererseits aber auch empfindlicher ist für negative Einflüsse. Während der Schwangerschaft — vor allem während der 1. Phase — treten plötzlich eingreifende biologische Veränderungen sowohl auf vitalem als auch auf vegetativem Niveau auf. Nicht nur die Schlaf-, Eß- und Arbeitslust, sondern auch die sexuelle Lust werden aus Gleichgewicht gebracht. Während des 2. Trimesters, wenn die Kindsbewegungen gefühlt werden, kommt die Frau zu einer »ruhigen Einkehr«, und das Verlangen nach Zärtlichkeit und Aufmerksamkeit bestimmt das Geschlechtsleben. Damit wird auch die Verringerung des koitalen Geschlechtsverkehrs und gleichzeitig die größere Zufriedenheit erklärt.

Während des 3. Trimesters beeinflussen eher die körperlichen Beschwerden beim Gehen, Stehen und Liegen das sexuelle Verhalten. Außerdem stört die Angst vor der Entbindung den Frieden und die Befriedigung. Wir dürfen nicht vergessen, daß der allgemeine Lebensrhythmus einer werdenden Mutter langsamer wird, und sie dieses auch von ihrer Umgebung erwartet, denn auch auf anderen Gebieten ergreift sie weniger Initiative und ermüdet schneller. Eine Schwangerschaft darf nicht achtlos behandelt werden. Das geschieht auch selten bei einer ersten Schwangerschaft. Man sollte aber der multiparen Frau, häufig mit Haushaltspflichten und Beruf, mehr Aufmerksamkeit schenken. Es genügt nicht, neue Variationen des Geschlechtsverkehrs zu besprechen, um zu einer größeren Befriedigung auf sexuellem Gebiet zu kommen. Wenn die Frau ihren Lebensrhythmus nicht anpassen kann, indem sie z.B. Schwangerschaftsurlaub nimmt, oder wenn dem Mann, durch seine tägliche Arbeit so sehr in Anspruch genommen, die Zeit fehlt, um mit Lust und Langsamkeit nach neuen Formen des Geschlechtsverkehrs zu suchen und diese zu genießen. So kann man begreifen, wenn die Aggression und Irritation sich eher gegen den Partner als gegen das Kind richtet (mit Risiko für ernsthafte Partnerprobleme). Es ist die Aufgabe des Begleiters, die Risiken und Chancen der Schwangerschaft mit dem Paar zu besprechen, und zusammen mit ihnen nach anderen Möglichkeiten, die im Rahmen ihrer eigenen Lebensweise liegen, zu suchen.

Literatur

BALLINGER, C.B. (1982), Emotional disturbance during pregnancy and following delivery. *Journal of Psychosomatic Research, 26,* 629-634.

BANCROFT, J. (1981), Hormones and human sexual behaviour. *British Medical Bulletin, 37,* 153-158.

BAXTER, S. (1974) Labour and orgasm in primpiparae. *Journal of Psychosomatic Research, 18,* 209-216.

BENEDEK, T. (1970), The psychobiology of pregnancy. IN E.J. Anthony and T. Benedek (eds.), *Parenthood, Its Psychology and Psychopathology.* Boston: Little, Brown, 137-151.

CHARBONNIER, G. (1980), Sexuality of the male during pregnancy. In R. Forleo and W. Pasini (eds.), *Medical Sexology.* Amsterdam, New York: Elsevier/North-Holland Biomedical Press; 349-353.

CHRISTENSEN, E. and HERTOFT, P. (1980), Sexual activity and attitude during pregnancy and the postpartum period. In R. Forleo and W. Pasini (eds.), Medical Sexology. Amsterdam, New York: Elsevier/North-Holland Biomedical Press; 357-364.

CULL, H. (1977), Childbirth. In J. Money and H. Musaph (eds.), *Handbook of Sexology.* Amsterdam, London, New York: Excerpta Medica; 705-716.

NAEYE, R.L. (1981), Safety of coitus in pregnancy. *Lancet, 2,* 686.

PASINI, W. (1977), Sexuality during prgegnancy and postpartum frigidity. In J. Money and H. Musaph (eds.), *Handbook of Sexology.* Amsterdam, London, New York: Excerpta Medica; 887-893.

PEREZ-GAY, B. (1982), Postpartale Sexualstörungen aus psychologischer Sicht. In W. Eicher, V. Herms and V. Vogt (eds.), *Praktische Sexualmedizin.* Wiesbaden: Medical Tribune GmbH; 113-125.

PERKINS, R.P. (1979), Sexual behaviour and response in relation to complications of pregnancy. *American Journal of Obstetrics and Gynaecology, 134,* 498-505.

PERKINS, R.P. (1982), Sexuality in pregnancy: what determines behaviour? *Obstetrics and Gynecology, 59,* 189-198.

PERSKY, H., CHARNEY, N. , LIEF, H.I., O'BRIEN, C.P., MILLER, W.R. and STRAUSS, D. (1978), The relationship of plasma estradiol level to sexual behaviour in young women. *Psychosomatic Medicine, 40,* 523-535.

PERSKY, H., DREISBACH, L. MILLER, W.R., O'BRIEN, C.P., KHAN, M.A., LIEF, H.8I., CHARNEY, N. and STRAUSS, D. (1982), The relation of plasma androgen levels to sexual behaviours and attitudes of women. *Psychosomatic Medicine, 44,* 305-319.

PUGH, W.E. and FERNANDEZ, F.L. (1953), Coitus in late pregnancy. *Obstetrics and Gynecology, 2,* 636-642.

PYSTYNEN, P. and NUMMI, S. (1974), Beziehund des Koitus zu Beginn der Uteruswehen und der Geburt gegen Ende der Schwangerschaft. *Zentralblatt für Gynäkologie, 96,* 430-432.

SCHREINER-ENGEL, P., SCHIAVI, R.C., SMITH, H. and WHITE, D. (1981), Sexual arousability and the menstrual cycle. Psychosomatic Medicine, 43, 199-214.

SEIDEN, A.M. (1978), The sense of mastery in the childbirth experience. In M.T. Notman and C.C. Nadelson (eds.), *The Woman Patient: Medical and Psychological Interfaces,* Vol. 1. New York: Plenum Press; pp. 85-105.

SEMMENS, J.P. (1971), Female sexuality and life situations: an etiologic psycho-sociosexual profile of weight gain and nausea and vomiting in pregnancy. *Obstetrics and Gynecology, 38,* 555-563.

SMITH, S.L. (1976), The menstrual cycle and mood disturbances. *Clinical Obstetrics and Gynecology, 19,* 391-397.

SOLBERG, D.A., BUTLER, J. and WAGNER, N.N. (1973), Sexual behaviour in pregnancy. *The New England Journal of Medicine, 288,* 1098-1103.

STEEGE, J.F. and JELOVSEK, F.R; (1982), Sexual behaviour correlates of female orgasm and marital happiness. *The Journal of Nervous and Mental Disease, 166,* 335-342.

TOLOR, A. and DIGRAZIA, P.V. (1976), Sexual attitudes and behaviour patterns during and following pregnancy, *Archives of Sexual Behaviour, 5,* 539-551.

TREADWAY, C.R., KANE, F.J., JARRAHI-ZADEH, A. and Lipton, M.A. (1969), A psychoendocrine study of pregnancy and puerperium. *American Journal of Psychiatry, 125,* 1380-1386.

TRETHOWAN, W.H. (1968), The Couvade syndrome: some further observations. *Journal of Psychosomatic Research, 12,* 107-115.

VAN DEN BERG, B.J. (1980), Coitus and amniotic-fluid infections. T*he New England Journal of Medicine, 302,* 632.

VELLAY, P. (1974), Psychologie de la femme enceinte. J*ournal de Gynécologie Obstétrique et Biologie de la Reproduction, 3,* 1129-1133.

WAGNER, N. and SOLBERG, D., Pregnancy and Sexuality, in: *Medical Aspects of Human Sexuality,* March, (1974), 53-54.

WAGNER, N.N., BUTLER, J.C. and SANDERS, J.P. (1976), Prematurity and orgasmic coitus during pregnancy: data on a small sample. *Fertility and Sterility, 27,* 911-915.

WALDRON, H. and ROUTH, D.K. (1981), The effect of the first child on the marital relationship. *Journal of Marriage and the Family, 43,* 785-788.

WALKER, J., MAC GILLIVRAY, I. and MACNAUGHTON, M.C. (eds.) (1976), Combined Textbook of Obstetrics and Gynaecology. 9th edition. London, New York: Churchill Livingstone.

WHITE, S.E. and REAMY, K. (1982), Sexuality and pregnancy: a review. *Archives of Sexual Behaviour, 11,* 429-444.

WILLIAMS, C.C., WILLIAMS, R.A., GRISWOLD, M.J. and HOLMES, T.H. (1975), Pregnancy and life change. *Journal of Psychosomatic Research, 19,* 123-129.

PSYCHOSOMATISCHE FEHLANPASSUNGEN, SEXUALSTÖRUNGEN UND PSYCHIATRISCHE ERKRANKUNGEN WÄHREND DER SCHWANGERSCHAFT

Die Schwangerschaft: Chancen und Risiken einer Reifungskrise

Schwangerschaft und Geburt sind komplexe Ereignisse, bei denen biologische, (intra-)psychische und soziale Faktoren mitspielen. Die Schwangerschaft an sich kann nicht als eine selbständige »Krankheitsursache« mit »spezifischen« psychiatrischen Krankheitsbildern angesehen werden. Sie bildet höchstens eine Disposition für einzelne psychische Störungen, die auch sonst vorkommen. Diese Dispositionen sind zum Teil endokrin, aber zum Teil auch »sozial-psychologisch« bedingt. Es geht also um eine »Ergänzungsreihe« (Freud) von biologischen, psychologischen und sozialen Faktoren.

Schützt die Schwangerschaft die werdende Mutter vor psychiatrischen Erkrankungen? Oder ist es vielleicht umgekehrt, daß die Kombination von eingreifenden physiologischen Veränderungen der Schwangerschaft mit den Streßfaktoren des modernen Lebens gerade zu psychiatrischen Erkrankungen führen kann? Die retrospektiven Untersuchungen von Kendall et al. (1976) haben erwiesen, daß eine Schwangerschaft das Risiko für ernsthafte psychiatrischer Episoden nicht herabsetzt. Außerdem steigt die Prävalenz psychiatrischer Erkrankungen während der ersten 3 Monate postpartal deutlich an.

Die prospektive Studie von Kumar und Robson (1978) zeigte eine Durchschnittsprävalenz von 21% neurotischen Erkrankungen während der Schwangerschaft und erhöhte Prävalenzraten postpartal. Die Schwangerschaft kann also nicht als eine Periode des Geschütztseins gegen psychische Erkrankungen betrachtet werden.

Schwangerschaft, Geburt und Wochenbett sind für die Frau bzw. für das Paar eingreifende Ereignisse: Die Frau wird Mutter, das Paar wird eine Familie. Durch Schwangerschaft und Entbindung finden in der Physiologie der Frau rasche Veränderungen statt, aber ebenso eingreifende Veränderungen vollziehen sich in den intrafamiliären Beziehungen.

Eine Schwangerschaft und die Geburt eines Kindes stellen für viele Frauen eine wichtige Station in ihrem Leben dar, für manche sind sie die wichtigsten und größten Ereignisse ihrer Lebensgeschichte.

Manche Frauen sind jedoch den Anforderungen, die die Erfüllung der Mutterschaft an sie stellt, nicht gewachsen. Besonders wenn Schwangerschaft, Geburt und Wochenbett nicht mehr als ein natürlicher Vorgang erlebt werden, ist das Risiko für Störungen groß.

Die Schwangerschaft ist auch »eine Phase der Labilisierung und der Verunsicherung« (Wimmer-Puchinger, 1992).

Die zunehmende Emanzipation der Frau bringt neue Aufgaben im Beruf mit sich und erweckt viele neue Interessen. Dadurch kommt es oft zu einer Entfremdung vom eigenen Körper oder zu einem psychovegetativen Überlastungssyndrom.

Die harmonisch erlebte Schwangerschaft und die gelungene Entbindung sind indes wesentliche Momente der Selbstverwirklichung der Frau, damit zugleich ein Gradmesser weiblicher Reife (Gödtel 1979).

Die Anpassungsschwierigkeiten der Frau in der Schwangerschaft und im Wochenbett muß man immer im Zusammenhang mit der Entwicklung der Weiblichkeit und Mütterlichkeit einerseits und den psychischen Anforderungen von Schwangerschaft, Geburt und Wochenbett andererseits sehen. Molinski (1986) und Fervers-Schorre (1983) haben gezeigt, daß Schwangerschaft und Geburt bei jeder Frau die Entwicklungsstufen der Weiblichkeit und Mütterlichkeit wiederbeleben. Konflikte und Störungen dieser Entwicklung, außerhalb der Schwangerschaft kompensiert, können durch diese Wiederbelebung unter Umständen nicht länger abgewehrt werden.

Schwangerschafts- und Geburtsängste werden aus mehreren Quellen gespeist. Insbesondere die tiefe, unbewußte, elementare Angst, die aus dem Verlust der Einheit mit dem Kind kommt, nämlich die Trennungsangst, begleitet in zunehmender Weise die Schwangerschaft und erreicht einen Höhepunkt bei der Geburt. Molinski (1986) hat betont, daß die Einstellung zur Schwangerschaft fast unausweichlich konflikthaft sein muß.

Zugleich mit dem Wunsch nach einem Kind durchlebt die Frau auch Angst vor dem Kind. Neben Angst wegen realer psychischer Schwierigkeiten und Aufgaben können vor allem neurotische Ängste eine störende Rolle spielen (Angst vor der zeitweiligen Regression und Symbiose in der Rolle der Nur-Mütterlichkeit).

Die psychisch gesunde Frau findet eine Lösung für diesen Konflikt, in dem Wissen, daß jede Wahl auch zugleich einen Verzicht bedeutet. Sie wird ausreichende Schutzmechanismen gegen die Geburtsangst entwickeln und die Geburt freudig erwarten.

Für eine Frau, die in ihrer Entwicklung zur Weiblichkeit oder zur Mütterlichkeit gefährdet oder gestört ist, können Schwangerschaft und Geburt jedoch ein so dramatisches Erlebnis bedeuten, daß sie die Ängste nur noch durch eine Symptombildung beherrschen kann oder zu beherrschen versucht. Bei dieser Symptombildung handelt es sich um psychosomatische Symptome, Sexualstörungen und auch psychiatrische Erkrankungen.

Die frühe Mutter-Kind-Beziehung, deren Entwicklung schon während der Schwangerschaft anfängt, kann ebenfalls gestört sein. Der mütterliche Altruismus fordert nichts für sich, sondern besteht in der Bereitschaft, alles zu geben. Vor allem Frauen mit einem verletzbaren Ich-Gefühl sind hierbei gefährdet: Angst vor Ich-Verlust in der Symbiose mit dem Kind, das sich wie ein Endoparasit im mütterlichen Organismus, in dem er sich buchstäblich eingefressen hat, entwickelt. Frauen mit gestörter Mütterlichkeit haben auch Schwierigkeiten, was die Fähigkeit des Gebens und Nehmens betrifft. Die Ansprüche des werdenden Kindes bedeuten eine orale Konkurrenz zu den eigenen, im Bewußtsein aber nicht zugelassenen Ansprüchen. Diese Problematik kann bei der oral-aggressiv gehemmten Frau während der Schwangerschaft zur Hyperemesis, im Wochenbett zu Schuld- und depressiven Gefühlen führen.

Da das Kind die Zärtlichkeit des einen Partners in Anspruch nimmt, kann der andere Partner sich plötzlich aus einer gewohnten Rolle gedrängt fühlen und (orale) Trauer-, Konkurrenz- und Neidgefühle entwickeln, die ihm seinerseits den Zugang sowohl zum Kind als auch zur Partnerin versperren. In diesem Zusammenhang von Wut und Rache sei erwähnt, daß ein Mann, der seine Frau schlägt, oft während der Schwangerschaft damit beginnt.

Dieses Kapitel beschränkt sich auf die ernsthaften Erkrankungen während der Schwangerschaft. Diese lassen sich folgendermaßen unterteilen:

– die (Angst-)Depression und depressive Symptome
– psychotische Reaktionen und Schizophrenie (»Schübe«)
– Zwangssyndrome
– die verdrängte bzw. verleugnete Schwangerschaft.

Es sind Frauen betroffen, die entweder während der Schwangerschaft erstmalig erkranken oder die schon in der Vorgeschichte psychiatrische Erkrankungen aufweisen. Bei letzteren kann es zu einer Verschlimmerung der Symptomatik kommen, u.a. auch, wenn die Dauermedikation abgesetzt wird.

Effektive antipsychotische Medikamente haben dazu geführt, daß Frauen nach einer psychotischen Episode, z. B. einem schizophrenen Schub, relativ schnell aus der stationären Behandlung entlassen werden und mit einer Dauermedikation (z. B. Depotneuroleptika) ein quasi normales Leben führen können. Sie sind in der Lage, neben einer Berufstätigkeit partnerschaftliche Beziehungen aufzunehmen, und möchten dabei oft auch eine Familie gründen.

Sowohl unter kurativen als auch unter präventiven Gesichtspunkten sollte der Gynäkologe sich in der biopsychosozial orientierten Schwangerenvorsorge bemühen, chronisch psychiatrische Patientinnen zu begleiten, auch und gerade mit ihren durch die Erkrankung eingeschränkten Möglichkeiten.

Es bleibt daher eine entscheidende Aufgabe für den Arzt, schon bei der ersten Schwangerschaftsvorsorge mit einer postpsychotischen Frau trotz ihrer Kontaktscheu und ihres Mißtrauens mit besonders taktvoller Zuwendung ein Vertrauensbündnis aufzubauen.

In der normalen (leichten) Euphorie der Schwangerschaft kann der mitfühlende Arzt gerade für Symptome, die auf eine psychopathologische Störung hinweisen, weniger aufmerksam sein bzw. sie minimalisieren oder verleugnen.

Im Hintergrund steht oft noch die alte Auffassung, daß Schwangerschaft ein Zeichen der Gesundheit ist und die Frau glücklicher, stärker und gesünder macht, ja sogar heilsam ist für psychoneurotische Probleme oder psychopathologische Störungen der Frau. Obwohl die Schwangerschaft als biopsychosoziale Reifungskrise tatsächlich als eine Chance zur Weiterentwicklung der Frau, ja sogar als Wiedergeburt der Frau angesehen werden kann, stellt sich doch diese positive Entwicklung nicht automatisch ein, als wäre sie katalysiert von der Psychoendokrinologie der Schwangerschaft, die auch das Leben der Frau auf unwiderrufliche Weise ändert.

Psychosoziale Faktoren wie der eheliche Status, Unterstützung von der Familie, der soziale »support«, finanzielle und berufliche Situation bekommen im Licht der neuen Verantwortlichkeit und Erwartungen eine veränderte Bedeutung. Aber auch biologische Faktoren, die immer das menschliche Verhalten mit beeinflussen, ändern sich tiefgreifend während der Schwangerschaft. Außerdem können die hormonalen, neurophysiologischen und physiologischen Veränderungen die genetische Prädisposition für psychiatrische Erkrankungen aktivieren.

Epidemiologische Untersuchungen haben aufgezeigt, daß mindestens 20% der Frauen eine Life-time-Prävalenz für psychiatrische Erkrankungen aufweisen: Depression (8%), bipolare Stimmungsstörungen (1%), Schizophrenie (1-2%), Panikstörungen (2%), Zwangsyndrome oder sogenannte obsessiv-kompulsive Störungen (3%). Diese Erkrankungen treten meist während der fertilen Lebensphase auf und machen oft Medikamente notwendig.

Die Anzahl der Untersuchungen über den Verlauf dieser Störungen während der Schwangerschaft ist bisher erstaunlicherweise beschränkt. Es gibt viele »case reports«, aber wenige methodisch gut durchgeführte epidemiologische Studien.

Auch der Einfluß der Schwangerschaft auf vorher bestehende psychiatrische Krankheiten ist bis heute nur in begrenztem Ausmaß untersucht worden. Diese Untersuchungen stellen den positiven Einfluß der Schwangerschaft auf den Krankheitsverlauf eher in Frage. So wird z. B. auch von Rezidiven bei Frauen berichtet, deren Krankheit gut medikamentös behandelt werden konnte und die in der Schwangerschaft die Medikation abgesetzt haben.

Das Herabsetzen der Medikation vor der Konzeption und zu Beginn der Schwangerschaft muß in bezug auf die Risiken für die werdende Mutter und für das ungeborene Kind sorgfältig abgewogen werden.

Das Hauptrisiko der psychotropen Medikation ist die Teratogenität. Vor allem bei Einnahme dieser Pharmaka in der ersten bis achten Schwangerschaftswoche kann es zur Organdysgenese kommen.

Auch Verhaltensstörungen des Neugeborenen in Zusammenhang mit intrauteriner Exposition an diese Medikation sind beschrieben worden: verzögerte Entwicklung und neurologische Defizite.

Andererseits können die Risiken des Herabsetzens einer effektiven psychotropen Medikation während der Schwangerschaft nicht unterschätzt werden. Das Rezidivrisiko steigt an. Die psychiatrisch kranke Frau läuft dadurch Gefahr, weniger gut für sich selbst und für das ungeborene Kind sorgen zu können (z. B. schlechte Ernährung mit mangelnder Flüssigkeitszufuhr, herabgesetzte Fähigkeit, sich um die angemessene Schwangerschaftsvorsorge zu kümmern). Auch der Lebensstil der Frau kann ungesund werden (z. B. Alkohol- und Nikotinabusus oder Rauschmittelmißbrauch), mit negativem Schwangerschaftserleben und gestörter Entwicklung der Mutter-Kind-Beziehung.

Die intrauterine Umwelt eines Feten von einer Mutter mit nicht behandelter psychiatrischer Erkrankung unterscheidet sich deutlich von der einer Mutter ohne psychiatrische Störung. Dies kann die neonatale Entwicklung beeinflussen bzw. bedrohen.

Inwieweit psychiatrische Erkrankungen selbst den Verlauf und das Ergebnis der Schwangerschaft mit beeinflussen (z. B. Frühgeburt und/oder niedriges Geburtsgewicht), wird später noch erläutert.

In der ersten Hälfte der Schwangerschaft treten eher atypische Beschwerden auf: vasomotorische Labilität, eine eigenartige Traumhaftigkeit und ab und zu plötzlich auftretende kriminelle Neigungen (Kleptomanie, Pyromanie). Die plötzlichen hormonellen Veränderungen im ersten Trimenon spielen hierbei eine auslösende Rolle (wie z. B. auch bei den Schwangerschaftsgelüsten, der »Pica gravidarum«). Bei »Pica gravidarum« geht es um sonderbare Gelüste nach Nahrung, z. B. nach sehr scharfen Speisen, die oft auch in großen Mengen gegessen werden. Diese Erkrankungen gehen oft zurück auf eine hysterisch-psychopathische Prädisposition, die in der Biographie der Frau meist auch schon zum Ausdruck gekommen ist.

In der ersten Hälfte der Schwangerschaft treten Angstsyndrome (Panikanfälle), Depressionen und auch Zwangsphänomene auf.

Die Anpassungsstörungen dieser Periode können sich auch mehr dem »endokrinen Psychosyndrom« (nach Bleuler 1954) annähern: wechselhafte Veränderungen der Stimmung, Störungen einzelner Triebe in unberechenbarer Weise (Hunger, Durst, Sexualität, Schlaf, Bewegungsbedürfnis) und Störungen der gesamten Antriebshaftigkeit. Meist kommen nur in der zweiten Hälfte der Schwangerschaft psychotische Ausbrüche vor. Diese Psychosen sind eher selten bei Primiparae und treten meist auf bei etwas älteren Gravidae. Im dritten Trimenon tendieren diese psychotische Zustände dazu, sich unberechenbar und atypisch zu verschlimmern. Wahn und Halluzinationen kommen vor bei (leicht) gestörtem Bewußtsein oft nach einer Phase von Schlaflosigkeit und (hypomanischer) Agitation. Typisch ist also die atypische Symptomatologie.

Postpartum-Psychosen ist oft auch schon eine Präpartum-Psychose vorangegangen.

Die Schwangere mit Angst und Depression

Obwohl der Ausdruck depressiv oft verwirrend und ungenau gebraucht wird, kann das depressive Symptom wie folgt zusammengefaßt werden:
a) Die Depression ist eine Gemütserkrankung, mit niedergedrückter Stimmung, eventuell Gleichgültigkeit (mangelnde Lebensfreude, häufig Schuld-, Ohnmachts- und Minderwertigkeitsgefühle, Selbstmordgedanken).
b) Die psychomotorische Hemmung hat ein verlangsamtes Verhalten zur Folge, verzögerte Gedankengänge (Monoideismus z. B. in bezug auf eine unheilbare Krankheit), Konzentrations- und Gedächtnisschwierigkeiten.

c) Die motorische Hemmung führt zu einem erstarrten Gesichtsausdruck (eine depressive Maske), langsamer Sprache, langsamem Gang und fast bewegungslosem Sitzen oder Liegen. Bei einer Angstdepression können auch Unruhe, Agitiertsein und Ungeduld auftreten.

d) Bei der vitalen Depression fallen die körperlichen Symptome auf: herabgesetzter Stoffwechsel, langsamer Puls, kalte Glieder, Verstopfung, Appetitmangel, Schlafstörungen, Verlust des sexuellen Verlangens, eventuell Menstruationsstörungen. Die funktionellen Schmerzbeschwerden stehen an erster Stelle der negativen Körperempfindungen. Die Diagnose eines derartigen depressiven Syndroms bereitet keine Schwierigkeiten, so daß die erforderliche Behandlung mit Antidepressiva erfolgen kann.

Bei einer larvierten Depression stehen die körperlichen Symptome im Vordergrund. Die psychische Symptomatik scheint unter den funktionellen körperlichen Beschwerden, z. B. den Schmerzen, verborgen zu sein.

Diese Patientin sucht eher den praktischen Arzt oder den Gynäkologen als den Psychiater auf. Das kann irreführen, da die depressiven Symptome durch die Schmerzbeschwerden »aufgehoben« werden.

Depressive Patienten klagen vor allem über Kopfschmerzen, an zweiter Stelle folgen Schmerzen in der Brust, im Rücken und im Abdomen.

Eine Schwangerschaft, auch die sehr gewünschte, ist für die Frau nicht nur ein freudiges Ereignis. Angstgefühle können auftauchen: Angst vor einem mißgebildeten Kind, Angst vor dem Geburtsschmerz, Angst vor dem Unbekannten der neuen Mutterrolle. Die meisten Frauen, unterstützt vom Partner, von der Familie und vom Arzt, sind in der Lage, sich mit diesen Ängsten auseinanderzusetzen.

In bezug auf Angstsyndrome sei erwähnt, daß Frauen mit Panikanfällen in der Vorgeschichte während der Schwangerschaft eine deutliche Verminderung in Frequenz und Intensität der Panikanfälle und Begleitsymptome erfahren. Postpartal nimmt jedoch die Symptomatik oft zu.

Andererseits leiden bis zu 25% aller Frauen unter Depressionen und/oder Angststörungen, die also auch während der Schwangerschaft auftreten können.

Obwohl Depressionen sehr häufig sind, werden sie doch oft vom Arzt nicht diagnostiziert, vor allem während der Schwangerschaft, auch weil sie nicht selten durch körperliche Beschwerden maskiert sind. Ein Verdacht auf Depression liegt vor, wenn die Frau verstärkt über körperliche Beschwerden, Müdigkeit, Appetits- und Gewichtsverlust klagt, und ohne Augenkontakt einen hilflosen oder hoffnungslosen Eindruck macht. Auch trostlose Tränen können ein Hinweis auf Depression sein.

Die Frau mit einer Depression während der Schwangerschaft hat ein vermehrtes Risiko für eine postpartale Depression und für ein Heulbaby. Darum muß bei einem Heulbaby nicht nur die Diagnose einer (allergischen) Verdauungsstörung ausgeschlossen werden. Die Mutter sollte auf das Vorliegen einer (maskierten) Depression untersucht werden. Das Heulbaby kann ein weinender Lautsprecher seiner Mutter sein, die in ihrer Depression oft hilflos ohne Zärtlichkeit und ohne Worte bleibt.

Darüber hinaus ist es eine wichtige Frage, inwieweit die Depression der Frau während der Schwangerschaft den Verlauf dieser Schwangerschaft negativ beeinflussen kann.

Niedriges Geburtsgewicht und vorzeitige Entbindung sind die wichtigsten Ursachen von perinataler Mortalität und Morbidität. Die technologischen Fortschritte der Medizin haben in den letzten Dekaden Neonatal-Intensivstationen zur Verfügung gestellt und die perinatale Mortalität herabgesetzt. Prävention von niedrigem Geburtsgewicht und vorzeitiger Geburt bleibt jedoch weiterhin eine wichtige Aufgabe: So ist in den Vereinigten Staaten von den achtziger bis in die neunziger Jahre die Anzahl der Kinder mit niedrigem Geburtsgewicht angestiegen, vor allem wegen Frühgeburt. Hierbei spielen neben medizinischen Bedingungen (Diabetes, Hypertonus, Plazentainsuffizienz etc.) auch Verhaltensfaktoren eine Rolle (Alkohol- und Nikotinabusus, inadäquate Schwangerenvorsorge). Es ist auch darauf hingewiesen worden, daß dieselbe soziodemographische Gruppe mit hoher Depressionsrate auch die Gruppe ist mit niedrigem Geburtsgewicht und Frühgeburt.

Obwohl die klinische Diagnose einer Depression einfach ist, wird die Depression während der Schwangerschaft vom Arzt oft verkannt. Andererseits werden in epidemiologischen Untersuchungen Screeningtests für depressive Symptome verwendet (Zung, Beck etc.), die eigentlich nicht eine klinische Diagnose einer Depression beanspruchen können, sondern das Niveau von depressiven Symptomen in verschiedenen Untersuchungsgruppen messen. Bestimmte Erscheinungen der Schwangerschaft, vor allem im ersten Trimenon, sind Symptomen einer Depression sehr ähnlich, z. B. die Müdigkeit. Dies bedeutet also nicht, daß die Hälfte der Schwangeren im ersten Trimenon depressiv reagiert. Die Müdigkeit kann jedoch die Diagnose »Depression« verschleiern.

In einer großen prospektiven Untersuchung in den USA von beinahe 2000 Schwangeren konnten Orr und Miller 1995 beweisen, daß hohe Niveaus von depressiven Symptomen statistisch signifikant assoziiert waren mit Frühgeburt bei farbigen Amerikanerinnen, während für weiße amerikanische Frauen vorzeitige Geburt mit Nikotinabusus assoziiert war.

Schließlich korrelierten hohe Depressionsscores auch signifikant mit wichtigen klinischen und Verhaltens-Risikofaktoren für vorzeitige Geburt: Kokain-, Marihuana- oder Alkoholabusus.

Die Autoren nennen zwei Mechanismen, die die Assoziation von depressiven Symptomen mit niedrigem Geburtsgewicht und Frühgeburt erklären. Erstens haben Frauen mit depressiven Symptomen Verhaltensweisen, die die Schwangerschaft gefährden: Kokaingebrauch, inadäquate pränatale medizinische Versorgung, Medikamentenabusus, geringe Gewichtsvermehrung während der Schwangerschaft oder zu niedriges Gewicht vor Beginn der Schwangerschaft. Zweitens gibt es bei einer Depression auch Veränderungen im Spiegel der Katecholamine und Kortison, die einen Einfluß haben auf die Plazentafunktion, den uterinen Blutfluß und die Gebärmutterkontraktilität.

Sie beeinflussen also direkt und indirekt auch die Entwicklung des Feten und den Anfang der (vorzeitigen) Wehen. Die beiden Autoren kommen aus ihrer Untersuchung zum Schluß, daß man, wenn man die Zahl der Kinder mit niedrigem Geburtsgewicht noch weiter herabsenken will, neben dem technischen Fortschritt vor allem der depressiven Frau mehr Aufmerksamkeit widmen muß.

Prädisponierende Faktoren für eine Antepartum-Depression sind: Depressionen in der Vorgeschichte oder in der Familie, Eheschwierigkeiten, alleinstehende Mütter, junges Alter, geringe Bildung, niedrige soziale Schicht und große Kinderanzahl.

Auch Frauen mit Defiziten im interpersonalen Kontakt haben ein Risiko für soziale Isolation und für Depression. In einer Biographie von Verwahrlosung und/oder Vernachlässigung sind sie einem erhöhten Risiko ausgesetzt, auch in der Schwangerschaftsvorsorge vom Arzt verwahrlost zu werden bzw. in ihrer Depression nicht richtig diagnostiziert zu werden.

Der Prozentsatz von klinisch diagnostizierbaren Depressionen variiert von 4% bis 17,6%, mit erhöhtem Auftreten im ersten Trimenon, der Phase der größten Vulnerabilität für Depression. Zum Vergleich: Die Prävalenzschätzung für Postpartum-Depressionen geht von 9% bis 20%. Suizid und Suizidversuch sind die größten Risiken in einer Depression. Die Schwangerschaft schützt wenig vor Suizidversuchen, die nicht ohne Gefahr für den Fetus sind. Suizid während der Schwangerschaft ist eher weniger frequent als bei nicht schwangeren gleichaltrigen Frauen. Depressive Hoffnungslosigkeit kann sich auch in der Frage nach Schwangerschaftsabbruch maskieren, weil die depressive Frau keine Zukunftsperspektive mehr hat. Sie kann, belastet von Minderwertigkeits- und Schuldgefühlen, einem Kind keinen Raum, keinen Lebensraum mehr geben. Ein Kind ist und bleibt der lebendige, spielerische Zeuge einer Zukunft, an die die Eltern noch glauben können. Bei einer Frau mit Frage nach Interruptio sollte der Arzt immer besonders aufmerksam auf (maskierte) depressive Symptome achten. Kitamura und Mitarbeiter (1993) haben darauf hingewiesen, daß Frauen, die nach Schwangerschaftsabbruch fragen, ein höheres Risiko haben, an einer Depression zu leiden. Eine Interruptio ist kein Antidepressivum und wird die Depression nicht heilen. Im Gegenteil: Das Risiko für eine durch Schuld- und Strafgefühle komplizierte Depression nimmt zu.

Dies alles macht die Notwendigkeit deutlich, daß der Arzt Depressionen oder depressive Symptome während der Schwangerschaft diagnostiziert. Während die postpartale Depression vor allem in den letzten Jahren mehr Beachtung bekommen hat, bleibt noch immer zu wenig Aufmerksamkeit für die Antepartum-Depression, sowohl in der klinischen Tätigkeit als auch in der wissenschaftlichen Forschung. Auch in den meisten geburtshilflichen Handbüchern findet sich selten ein Kapitel über »Depression während der Schwangerschaft«.

Die manisch-depressive Schwangere

Nach Bleuler (1975) besteht das manisch-depressive Kranksein in Phasen von Verstimmungen, die in verschieden langen Intervallen kommen und gehen.

Unter den Verstimmungen sind manische und depressive am charakteristischen: die manische Verstimmung ist gekennzeichnet durch gesteigertes Selbstbewußtsein, Euphorie (die in Gereiztheit umschlagen kann), Ideenflucht, Tatendrang und Größenideen. Die depressive Verstimmung ist gekennzeichnet durch Selbstunsicherheit, Traurigkeit, Hemmung des Denkens und des Wollens, Ideen der Versündigung, der Verarmung und der Hypochondrie. Bei Mischzuständen können manische und depressive Symptome nebeneinander vorkommen. Der Verlauf ist phasisch mit Intervallen bis zu mehreren Monaten und hinterläßt keine Defekte oder nur unbedeutende Spuren. Bei Mischpsychosen (schizoaffektive Psychosen) finden sich manische oder depressive Symptome, gemischt mit schizophrenen.

Manisch-depressive Krankheiten können während einer Schwangerschaft anfangen, wie schon Kraepelin betont hat. Obwohl Fälle von präpartaler Psychose und bipolaren Krankheiten beschrieben worden sind, geht es den meisten manisch-depressiven Patientinnen während einer Schwangerschaft besser. McNeil et al. (1984) haben in ihren Untersuchungen gezeigt, daß 80% der Frauen mit einer Vorgeschichte von affektiven Störungen (meist vom bipolarem Typ) sich während der Schwangerschaft besser fühlte. Die Schwangerschaft ist also keine Hochrisikoperiode für ein Rezidiv bei Frauen mit einer bipolaren Stimmungsstörung, auch wenn die Lithiumtherapie vor der Schwangerschaft unterbrochen worden ist. Vor allem die Frequenz der Hospitalisierung ist bei Patientinnen mit manisch-depressiven Erkrankungen während der Schwangerschaft gering. Sharma und Persat (1995) beschreiben drei klinische Fälle von Patientinnen mit einer langen Vorgeschichte von affektiven Störungen, die während der Schwangerschaft eine Stimmungsstabilität erreichen. Wie andere sind auch diese beiden Autoren der Meinung, daß die vermehrte Produktion von Östrogenen und Gestagenen während der Schwangerschaft therapeutische Effekte bei Patientinnen hat, die gerade die Erfüllung der Weiblichkeit und Mütterlichkeit genießen können.

Dahingegen steigt das Risiko für ein Rezidiv postpartal stark an.

Nach unserer Erfahrung treten besonders die manischen Rückfälle gehäuft auf und stellen eine große Belastung für die Angehörigen dar.

Die psychotische Frau während der Schwangerschaft

Bei schizophrenen Patientinnen verbessern psychotische Symptome sich während der Schwangerschaft oder bleiben gleich.

Brockington et al. (1981) haben auf den Zusammenhang zwischen Präpartum-Psychose und postpartaler Psychose hingewiesen. Verschiedene Fälle von steroidinduzierter präpartaler Psychose sind beschrieben worden, z. B. bei einer Behandlung mit Dexamethason in der 31. Schwangerschaftswoche wegen intrauteriner Wachstumsretardierung. Adrenale Steroide können eine angeborene Prädisposition für vor allem manisch-depressive Postpartum-Psychosen triggern. Da Progesteron und Östrogene Präkursoren von adrenalen Steroiden sind, könnte nach Brockington den Spätschwangerschaftspsychosen und den steroidinduzierten Psychosen eine gemeinsame Ätiologie zugrundeliegen.

Generell gesagt sind präpartale Psychosen mehr von Stimmungsstörungen wie hypomanischer bis manischer Agitiertheit und Wahnideen bei klarem Bewußtsein charakterisiert, während postpartale Psychosen meist bei der Wahnbildung auch von Bewußtseinsstörungen begleitet sind. Obwohl im wechselhaften Verlauf schwer vorherzusagende Rezidive und (postnatale) prämenstruelle Verschlimmerungen auftreten können, ist die Prognose insgesamt günstig. Die Psychose heilt ohne Persönlichkeitsdefekte, die Frau kann sogar in ihrer Persönlichkeitsentwicklung deutliche Reifungsschritte gemacht haben. Besondere Aufmerksamkeit muß natürlich der wachsenden Mutter-Kind-Beziehung gewidmet werden, wobei die psychotische Frau oft eher von Familienmitgliedern als vom Arzt oder Pflegepersonal pädagogische und praktische Ratschläge akzeptieren kann. In Hinsicht auf den Verlauf unterscheiden sich die Psychosen während der Schwangerschaft und Postpartum deutlich von endogenen Psychosen, wo z. B. nach einem schizophrenen Schub Defekte in der Persönlichkeit bleiben. In der Literatur sind Fälle beschrieben worden, in denen nach einem Schwangerschaftsabbruch (wegen einer Präpartumpsychose) ein Zustand von Pseudoschwangerschaft auftrat. Die Frau wähnte sich weiter schwanger und zeigte auch auffällige neurovegetative »schwangerschaftstypische« Veränderungen.

Die zwangsneurotische Frau während der Schwangerschaft

Zwangsvorstellungen sind Ideen, die sich gegen den Willen des Kranken beständig aufdrängen, deren Inhalt aber — außer in Zuständen starken Affektes — als unrichtig erkannt wird. Ein Zwangskranker leidet unter Befürchtungen, die er als falsch anerkennen muß (Phobien), und die ihn zu bestimmten Handlungen und Unterlassungen zwingen. In den Zwangsneurosen werden die Patienten von Gedanken, Ängsten oder Antrieben geplagt, die sich ihnen unter dem subjektiven Eindruck des Zwanges aufdrängen. Sie entstehen meist bei Menschen mit ängstlicher Übergewissenhaftigkeit und starkem Ehrgeiz (anankastisches Wesen), so Bleuler (1975).

Im Gegensatz zum Überfluß der Literatur über postpartale psychische Störungen gibt es nur wenige Untersuchungen, die die Auswirkung der Schwangerschaft auf den Beginn oder Verlauf von Zwangssyndromen beleuchtet haben. Hieraus geht hervor, daß in ungefähr 5-15% der Fälle Zwangssyndrome während der Schwangerschaft beginnen. Zwangssyndrome können nach wiederholtem

Schwangerschaftsabbruch in Zusammenhang mit Schuldgefühlen über die Abruptio entstehen. In einer retrospektiven Studie haben Neziroglu et al. (1992) festgestellt, daß bei 39% der Frauen Zwangssyndrome während der Schwangerschaft angefangen haben. Generell beginnen Zwangssyndrome bei kinderlosen Frauen früher als bei Frauen mit Kindern, meist ohne Zusammenhang mit »life events«. Frauen mit Zwangssyndromen entscheiden sich gegen Kinder, aus der Angst heraus, daß sie aufgrund ihrer Zwangssymptomatik keine guten Mütter sein könnten.

In einer Untersuchung von Williams u. Koran (1997) berichtet 13% der Frauen, daß die Zwangssymptome während der Schwangerschaft angefangen haben. Auch beschreibt 15% eine Veränderung ihrer Symptomatologie während der Schwangerschaft, die unabhängig vom Herabsetzen der Medikation ist. Über 17% der Frauen mit Zwangssyndromen vor der ersten Schwangerschaft zeigt eine Verschlimmerung der Symptomatik. 14% dieser Gruppe weist eine Verbesserung der Symptome während der Schwangerschaft auf. Bei 29% der Frauen verschlimmert sich die Symptomatik postpartal. Eine postpartale Verschlimmerung der Zwangssymptome ist also das wichtigste Ergebnis dieser Untersuchung.

Diese Befunde unterstützen die Hypothese, daß bei bestimmten Zwangssyndromen hormonale Faktoren pathophysiologisch eine Rolle spielen: Dysregulation der serotoninergen Neurotransmission, moduliert von Östrogenen und Progesteron-Herabsetzung.

Der postpartale Streß durch die Versorgung eines hilflosen Kindes darf nicht unterschätzt werden. Für eine zwangsneurotische Frau kann diese Situation noch deutlich mehr Streß bedeuten. Inhalt der Zwangsvorstellungen ist oft die Verletzung des wehrlosen Kindes, z. B. durch Ertränken in der Badewanne, Strangulation, Messerstich.

Die Untersuchung von Williams u. Koran (1977) hat bestätigt, daß Postpartum-Depression zweimal so oft vorkommen bei Frauen, die vor Beginn der Schwangerschaft Zwangssyndrome hatten. Zwangsneurotische Frauen bilden also eine Risikogruppe für Postpartumdepressionen.

Die »schwierige« Patientin

Die psychiatrische Patientin ist oft eine schwierige Patientin, d.h. eine Patientin, mit der schwierig ein stabiles Arbeitsbündnis in der Schwangerenvorsorge aufgebaut werden kann. Sprechstundentermine werden nicht eingehalten, die Regeln für gute Ernährung verschwimmen in Alkohol oder dem Naschen von Süßigkeiten, die (geschenkten) Vitamin- und Eisen-Präparate werden in den Mülleimer geworfen usw. Dies alles kann negative Gefühle beim Arzt und beim Pflegepersonal provozieren. Oft wird vergessen, daß in den Verhaltensauffälligkeiten dieser Frau ihre psychiatrische Erkrankung zum Ausdruck kommt.

Häufig zeigt diese schwierige Patientin kein deutlich zu diagnostizierendes Krankheitsbild (atypische Borderline-Persönlichkeitsstörung). Auffällig ist ihre Biographie: als Kind aus einem »broken home« war sie konfrontiert mit Alkoholismus, Kriminalität, sexualisierter Gewalt und/oder psychiatrischen Erkrankungen. Impulsiv und instabil ist sie nicht in der Lage, eine feste Beziehung aufrechtzuerhalten, sie wechselt sehr häufig ihren Wohnsitz. Durch das Sexualisieren der mitmenschlichen Kontakte und durch die Indifferenz in Zusammenhang mit Alkohol- und Nikotinabusus provoziert sie Wiederholung ihrer Mißhandlung und ihrer Miß-Behandlung.

Prospektive Untersuchungen haben darauf hingewiesen, daß die Trennung von einem oder beiden Elternteilen vor dem elften Lebensjahr eine wichtige Rolle für spätere Schwierigkeiten im Aufbauen der Beziehung zum eigenen Kind spielt.

Therapeutisch ist hier enge Zusammenarbeit mit einer Sozialarbeiterin absolut notwendig, die als ein alter ego diese Patientin schützt und ihr Halt bietet. Diese schützende und haltgebende Zuwendung kann dieser Frau helfen, gerade während der Schwangerschaft nachreifen zu können.

Diese Patientin ist auch besonders gefährdet für Postpartum-Depressionen. Little und Mitarbeiter (1982) haben bestätigt, daß der »Hostility and direction of hostility«-Fragebogen der beste Prädiktor für Postpartum-Depressionen ist.

Wichtig ist, daß der Arzt und das Pflegepersonal sich nicht von der Hoffnungslosigkeit und der aggressiven Ärgerlichkeit dieser Patientin anstecken lassen. Denn dies würde ein Fehler im Umgang mit der Gegenübertragung sein.

Obwohl die Epilepsie keine psychiatrische Erkrankung ist, stellt sie oft doch psychopathologische Probleme, auch während der Schwangerschaft. Die epileptische Schwangere zeigt sich auch oft als eine »schwierige« Patientin.

Die emotionalen Wallungen und Verstimmungen, die lange andauern können, die reizbaren Erregungszustände mit Gefühlsexplosionen von z. B. blinder Wut und ein egozentrisches »Gerechtigkeitsgefühl« können die pränatale Betreuung ernsthaft erschweren. Das typisch weitschweifige Denken (Pedanterie) mit Perseverationen und »klebriger Gefühlsduselei« (Bleuler) irritiert oft den Arzt, der droht, mit »epileptoidem« Zorn zu reagieren.

Dämmerzustände komplizieren die Kontinuität der Schwangerschaftsvorsorge. Diese Dämmerzustände treten meist plötzlich auf und verschwinden ebenso plötzlich wieder, nachdem sie stunden- oder tagelang gedauert haben; sie hinterlassen teilweise oder vollständige Amnesie. Im besonnenen Dämmerzustand erscheint die Patientin dem Arzt klar orientiert, aber eingeengt auf irgendein traumhaftes Ziel (»Traumzustand«). Im hocherregten Dämmerzustand reagiert die Schwangere mit Schimpfworten oder mit Wutanfällen (cave: gefährliche Gewalttaten), oder sie schwebt in erotisch-religiöser Ekstase, der realen Welt durch Illusionen, Halluzinationen und wahnhafte Traumvorstellungen entrückt.

Bei dieser wechselnden psychopathologischen Symptomatologie darf nicht außer Betracht gelassen werden, daß die epileptische Schwangere immer auch eine ängstliche Patientin ist. Sie hat nicht nur Angst vor der erblichen Epilepsie-Belastung für ihr Kind und vor der fetalen Schädigung durch Antiepileptika. Sie weiß auch, daß ihr Kind in ihren Händen wegen möglicher epileptischer Anfälle oder Absencen nicht ohne Gefahr ist, z. B. Verbrennung beim Kochen, Ertrinken beim Baden.

Die verdrängte bzw. die verleugnete Schwangerschaft

In unserer aufgeklärten Gesellschaft, mit schnellen und einfachen Schwangerschaftstesten zur Verfügung, sollte man erwarten, dass jede Schwangerschaft von der betroffenen bzw. gesegneten Frau auch frühzeitig bewusst erkannt und gelebt wird.

Eine gewisse Perplexität ist daher auch verständlich beim Internisten, der die Diagnose einer Schwangerschaft stellt bei einer Frau, die wegen starker Gewichtszunahme seine Sprechstunde aufsucht; beim Notdienstarzt, der wegen eines akuten Abdomens eingreifen soll (d.h. bei Beginn der Wehen); beim Geburtshelfer, der überrascht wird, wie eine Frau so lange so elegant eine Schwangerschaft »unsichtbar« halten kann; beim Gynäkologen, der um Hilfe gebeten wird bei wiederholten Unterbauchschmerzen.

Die Problematik der verdrängten bzw. verleugneten Schwangerschaft muss von der Problematik der verheimlichten Schwangerschaft unterschieden werden. Hier handelt es sich um eine Schwangerschaft, der die Frau sich wohl, meistens stark bewusst ist, die sie wegen psychosozialer Probleme aber (noch) nicht bekannt machen kann, z. B. die verheiratete Frau, schwanger von einer ausserehelichen Beziehung; eine Jugendliche, die vom Freund verlassen, ihren Studienplatz zu verlieren oder die elterliche Rache fürchtet, gerade wenn sie gemeint hatte, durch die Schwangerschaft die Eltern zur Akzeptanz ihres Freundes zu zwingen.

Gemeinsam für alle diese Schwangerschaften ist die fehlende kontinuierliche Schwangerschaftsbetreuung. Es handelt sich also immer um eine Risiko-Schwangerschaft, sowohl auf biologischem als auf psychosozialem Gebiet für Mutter und Kind.

Es geht bei dieser Problematik um viel mehr als um nur interessante Einzelfälle.

Tatsächlich ist es meistens der Vorbote von dramatischen Risiken und Veränderungen im Leben der betroffenen Frau. Ohne eine Hilfe, die *allen* biopsychosozialen Faktoren Aufmerksamkeit widmet, und die intensive Zuwendung und Toleranz bietet, wird die Frau diese dramatische Krise in ihrer Biographie nicht bewältigen können.

Der Arzt sollte also nicht, in der Gegenübertragung gefangen, die Problematik (mit)verleugnen und die dramatischen Risiken minimalisieren.

D. Richter (1990) beschreibt drei Fälle von verleugneter bzw. verdrängter Schwangerschaft[1]. Er zeigt auch, dass dieses Phänomen der Verdrängung/

---

[1] D. RICHTER: Schwangerschaftsverdrängung. *Münch. med. Wschr.* 132 (1990), 23, 367-368.

Verleugnung nur aus der jeweiligen Situation der Frau verständlich wird, und wie es vom unlösbaren Konflikt zur Verdrängung kommt, wobei es tiefenpsychologisch meistens zu einer Erschütterung der Ich-Struktur kommt, und wobei durch die Verleugnung/Verdrängung zumindestens vorübergehend eine Art von »innerer Stabilisierung« erreicht wird. Dietmar Richter zeigt die tiefen Ängste, die wie in jeder Schwangerschaft, die auch immer Konflikte beinhaltet, vor allem auch in dieser Situation mobilisiert werden können.

Diese tiefen Ängste sind immer da, auch wenn sie hinter den vielen praktischen und psychosozialen Problemen verborgen bleiben.

»Solche nur tiefenpsychologisch verstehbaren Ängste können so gravierend sein, dass sie enorme Abwehr — bzw. Verdrängungsmechanismen in Gang setzen« (Richter)[2].

Rohde (2001) unterscheidet auch die *verspätet wahrgenommene Schwangerschaft*, weil die Regelblutungen weiter auftreten bei der Frau, die die Pille wohl einnimmt, jedoch nicht effektiv geschützt ist. Entweder sie hat die Pille vergessen einzunehmen, oder die Wirksamkeit der Pille ist durch andere Faktoren (Erbrechen, Diarrhoe, andere Medikamente) sabotiert worden[3].

Fehlinterpretationen der Übelkeit und der Gewichtszunahme führen zu einer verspäteten Diagnose.

Die Flexibilität der schwangeren Frau macht hier oft eine gute Einstellung zur Schwangerschaft möglich.

Nach unserer klinischen Erfahrung (18 Fälle) geht es überwiegend um intelligente und auch naive Frauen (Uni-Studentinnen!) mit beschränkter Körperwahrnehmung (in Zusammenhang mit sexualpädagogischen Defiziten).

Die *verheimlichte Schwangerschaft* oder bewusst »ignorierte« Schwangerschaft (Rohde, 2001) kommt, zumindest in der von uns untersuchten Gruppe, mehr vor bei Frauen mit hysterischen Zügen bei einer narzisstischen Persönlichkeit mit Verwahrlosungsmerkmalen.

Ein Beispiel dieser Problematik gibt eine 26-jährige erstschwangere Krankenschwester, die unsere Sprechstunde aufsuchte für die praktische und emotionale Vorbereitung der Adoption ihres »geheimen Kindes«. Diese grosse vollschlanke Frau, 8 Monate schwanger, versteckt hinter schöner Kleidung das Kind so geschickt, dass weder Ärzte noch Schwestern ihrer (gynäkologischen!) Abteilung etwas gemerkt haben.

Reiten ist ihr Lieblingssport: sie liebt Pferde sehr, »weil sie treu sind und nie im Stich lassen«. Und sie wird auch weiter reiten bis 2 Tage vor der Entbindung. Jetzt hat sie aber einen »extra-heimlichen Spass«, weil niemand in ihrer Reitkleidung das Kind vermuten darf, und sie erreicht ihr Ziel bis zum Ende der Schwangerschaft.

Nach der Entbindung gibt sie das Kind frei zur Adoption, »aus Liebe für das Kind, damit es in einer warmen, harmonischen Familie kein Risiko zur Verwahrlosung läuft«. Inwieweit diese Adoption eine Wiederholung oder eine

---

[2] D. RICHTER (1990): ibidem.
[3] ROHDE: *Der Gynäkologe* (2001), 4, 315-322.

Befreiung ihres Schicksals der Verwahrlosung sein kann, wird die Zukunft zeigen.

Die *eingebildete Schwangerschaft* (Pseudogravidität) bildet das entgegengesetzte Phänomen. In Freudschen Zeiten war diese »grossesse nerveuse« ein interessanter Einzelfall, den die hysterische Dame demonstrierte. Mit der analytischen Aufdeckungstherapie verschwand die eingebildete Schwangerschaft, sowie die grosse hysterische Krise mit den arc-de-cercle-Positionen als Darstellungshöhepunkten.

Mit den zunehmenden (hysterischen) Darstellungstendenzen der modernen Gesellschaft in der zweiten Hälfte des 20. Jahrhunderts kommt auch die moderne, junge Hysterika wieder auf die Bühne (oft noch attraktiv gekleidet in Grossmutters Kleidern!).

Es soll den Gynäkologen nicht überraschen oder verwundern, dass gerade diese Frauen auf die Pille hysterisch neurotisch reagieren mit einer verschleierten Form von »grossesse nerveuse« und immer wieder einen Schwangerschaftstest wollen. Die psychosomatische Antwort ist deutlich: »mit soviel Übelkeit jeden Morgen und mit diesem Anschwellen meines Bauches fragen die Kolleginnen, ob ich schon vier Monate schwanger bin«.

Diese (leichten) Formen der eingebildeten Schwangerschaft sind sehr häufig, bleiben der Diagnose verborgen, auch weil sie schnell verschwinden.

Der Arzt sollte sich nicht verführen lassen, nur einen Schwangerschaftstest zur Beruhigung anzubieten. Er muss auch den ambivalenten Kinderwunsch ansprechen, um zu vermeiden, dass die hysterisch-neurotische Fehlleistung (die Pilleneinnahme vergessen) zu einer ungeplanten Schwangerschaft führt.

Die *verdrängte* bzw. *verleugnete Schwangerschaft* sensu stricto betrifft meistens eine Frau mit ernsthaft gestörter Persönlichkeit (Borderline-Persönlichkeit, Traumapatientin mit (sexualisierter) Gewalt in der Kindheit, oder eine (extrem) verwahrloste Frau mit hysteropathischen Zügen.

Typisch ist die Fähigkeit zur extremen Verdrängung bzw. Verleugnung bis zur Abspaltung bei einer Patientin, die mit ihrem provokativen und hemmungslosen Verhalten auch in der (pränatalen) Betreuung schnell Verwerfung auslösen kann.

Beispiel: Eine 26-jährige sehr intelligente und männlich muskulär gebaute Hebamme kommt zur Schwangerschaftsbetreuung in die Sprechstunde. Diese Schwangerschaft hat sie 7 Monate völlig verdrängt.

Während des Nachtdiensts wurde sie schwanger von einem frisch promovierten Gynäkologen, der in ihrer Abteilung einige Wochen Stellvertretung machte. Im Laufe von mehreren Wochen hatte sie mehrmals mit ihm Sexualverkehr ohne Antikonzeption. Als Motiv nannte sie Langeweile, vor allem, wenn zu »wenig Kinder im Kreißsaal zur Geburt kamen«.

Der Gynäkologe, der bereit war, einmal mit in die Sprechstunde zu kommen, sagte lakonisch in bezug auf die fehlende Antikonzeption: »Ein Unfall. Hebammen werden normalerweise nicht schwanger während des Nachtdiensts«. Er zeigte sich störend gleichgültig für den weiteren Verlauf: »Sie ist schwanger geworden. Es ist ihr Kind. Es ist ihre Entscheidung«.

Wie stark die Verleugnung war, ist deutlich: ohne Träumereien hatte sie keine einzige Beziehung zum kommenden Kinde aufgebaut: »*es* hat natürlich noch keinen Vornamen!« Sie hat sich nie schwanger gefühlt: »Keine Übelkeit, keine Beschwerden; ich habe mich noch nie so fit und gesund erlebt. In meinem Sport, Judo, bin ich auch sehr stark geworden«.

Andererseits hatte sie auch »noch nie soviel Spass an ihrer Arbeit im Kreißsaal gehabt: es gibt so viel tiefe Freude, den Müttern bei der Geburt beistehen zu dürfen und das Neugeborene in die Arme der glücklichen Mutter zu legen«.

Bemerkungen zur Therapie und zur Betreuung

Die depressive Schwangere

Die Behandlung einer Depression während der Schwangerschaft ist nicht einfach, aber auch nicht unmöglich. Depression bedeutet herabgesetzte Lebenslust und vermindertes Selbstwertgefühl; ein depressiver Mensch ist unfähig, das Leben zu genießen (Anhedonie) und Zukunftsträume zu machen. Gerade die Schwangerschaft als pränataler Umgang mit dem kommenden Kind sollte für die Frau eine Phase der verstärkten Lebensintensität mit Zukunftsträumen und vertieften erotischen Intimität mit dem Partner sein. Dies bildet die Basis der pädagogischen Aufgabe der Eltern: die Entwicklung der Lust- und Liebesfähigkeit des Kindes.

Die Therapie eines depressiven Syndroms besteht in einer Behandlung mit geeigneten Antidepressiva in ausreichender Dosis und mit ausreichender Dauer.

Aufgrund der vorhandenen Literaturbefunde gibt es kein statistisch bewiesenes erhöhtes Risiko von kongenitalen Mißbildungen bei Feten, deren Mutter im ersten Trimenon mit trizyklischen Antidepressiva behandelt worden war. Bei Neugeborenen, deren Mutter bis zur Geburt trizyklische Antidepressiva genommen hat, sind postnatale Entzugssyndrome beschrieben: Irritabilität und Zittern, anticholinerge Symptome (Obstipation, Urinretention) und kardiale Rhythmusstörungen.

Tierexperimente haben den teratogenen und fetotoxischen Effekt von trizyklischen Antidepressiva gezeigt. Epidemiologische Studien bei schwangeren Frauen und Neugeborenen haben bisher kein erhöhtes Risiko beim Menschen nachweisen können. Trizyklische Antidepressiva sind in der Schwangerschaft kontraindiziert, insbesondere wegen der anticholinergen Nebenwirkungen beim Neugeborenen. Diese Nebenwirkungen verschwinden normalerweise nach zehn Tagen, können jedoch eine Behandlung notwendig machen.

Bei Kindern, deren Mutter während der Schwangerschaft trizyklische Antidepressiva genommen hat, sind keine Verhaltens- und Entwicklungsstörungen beschrieben worden. Doch bleibt die Frage, inwieweit die dienzephalen Stimmungszentren des Feten pränatal mit einem anders orientierten Biofeedbacksystem ausreifen, weil durch die Antidepressiva die Neurotransmission exogen im Aufbau und in der Funktion verändert worden ist. Diese Frage wissenschaftlich zu klären ist nicht einfach, weil das Ausreifen der Stimmungszentra des Kindes auch postnatal vom Erziehungsklima und von der (eventuell gestörten) Stimmung der Mutter mit bedingt ist.

Die ersten gut durchgeführten prospektiven Untersuchungen bestätigen, daß die neueren Antidepressiva wie die selektiven Serotonin-Reuptake-Inhibitoren (SSRI) kein erhöhtes Risiko für kongenitale Mißbildung bringen, auch wenn sie während des ersten Schwangerschaftstrimenons genommen werden. Es ist beschrieben worden, daß Fluoxetin-Einnahme während des ersten Trimenons mit einem erhöhten Risiko für Spontanabort korreliert. Fluoxetin zeigt kein erhöhtes Risiko für angeborene Defekte, perinatale Anpassungsstörungen des Neugeborenen oder für verzögerte neuropsychologische Entwicklung.

Monoaminooxidase-Inhibitoren, so zeigen Untersuchungen bei Tieren, können Wachstumsretardierung in utero und Fehlbildungen mit sich bringen. Sie können bei der schwangeren Frau eine Hypertonie verstärken. MAO-Inhibitoren zeigen unerwünschte Wechselwirkungen mit Analgetika, auch während der Geburt. Aus diesen Gründen sollen MAO-Inhibitoren nicht während der Schwangerschaft eingenommen werden.

Selbstverständlich soll eine depressive Schwangere nicht mit Amphetaminen behandelt werden. Einerseits sind sie nicht die geeignete Medikation, um die Stimmungsstörungen einer Depression zu behandeln, andererseits haben sie einen möglichen teratogenen Effekt (Herz, Gallenwege und Palatinum). Sie können zur Hypertonie und zur Plazentahyperfusion führen. Außerdem können intrakraniale Blutungen beim Fetus auftreten. Eine Studie hat gezeigt, daß achtjährige Kinder, die während der Schwangerschaft Amphetaminen ausgesetzt waren, gewalttätiger sind als Kinder, die intrauterin nur wenig Amphetaminen ausgesetzt waren.

Chronischer Amphetamin-Mißbrauch kommt auch vor bei übergewichtigen Frauen, die oft maskiert depressiv sind, im Rahmen eines (ineffektiven) Versuchs zur Gewichtsreduktion.

Obwohl der teratogene Effekt der Lithiumtherapie während des ersten Trimenons vielleicht niedriger ist als in den ersten Untersuchungen beschrieben, sollte Lithium nur begonnen oder weitergeführt werden, wenn keine andere Therapie möglich ist. Erhöhte Frequenz von kongenitalen kardiovaskulären Defekten, vor allem Morbus Ebstein, ist beschrieben worden. Die Toxizität von Lithium bei Einnahme im dritten Trimenon kann sich im Floppy-Infant-Syndrom des Neugeborenen zeigen: Es ist hypoton, lethargisch, zyanotisch, hypotherm und hat Saugschwierigkeiten. Verhaltens- und Entwicklungsstörungen sind nicht dokumentiert.

Elektroschock-Therapie kann in bestimmten Fällen von schweren und medikamentenresistenten Depressionen eine effektive und schnelle Behandlung darstellen, dies gilt auch für extreme Zustände von agitierter Manie oder Präpartum- und Postpartum-Psychosen. Wenn diese Elektroschock-Therapie unter allgemeiner Narkose, mit fetaler kardialer Monitorüberwachung und zusätzlicher Sauerstoffgabe durchgeführt wird, zeigen sich laut den vorliegenden Untersuchungen für den Feten oder den Neugeborenen keine Risiken für Entwicklungsstörungen oder Defekte.

Die neueren Antidepressiva wie Mianserin und Trazodon zeigen in tierexperimentellen Untersuchungen kein erhöhtes Risiko von Teratogenität.

Auch für reversibele Monoaminooxidase-Inhibitoren ist Teratogenität nicht bewiesen. Prospektive Untersuchungen bei schwangeren Frauen und Neugeborenen liegen jedoch bisher nicht ausreichend vor, auch nicht für die NARI.-Produkte.

Im Licht der vorliegenden wissenschaftlichen Befunde ist und bleibt es abzuraten, im ersten Schwangerschaftstrimester Antidepressiva zu verschreiben, wenn es nicht absolut notwendig ist. Ebenso ist es zu empfehlen, einer Frau mit Kinderwunsch vorzuschlagen, einige Monate vor der geplanten Konzeption mit den Antidepressiva aufzuhören. Wenn eine antidepressive Medikation doch notwendig ist, sollten auf keinen Fall in der Periode der Embryogenese Antidepressiva eingenommen werden, d.h. bis zur 12. Schwangerschaftswoche. Wenn sie während des ersten Trimenons keine Antidepressiva genommen hat, muß die Frau während des zweiten und dritten Trimenons keine Angst wegen eventueller Mißbildungen haben. Lichttherapie kann als eine gute Therapiemöglichkeit statt Antidepressiva eingesetzt werden.

Unterstützung und Begleitung der schwangeren Frau mit depressiven Schwierigkeiten sind die wichtigsten Alternativen zur Pharmakotherapie. Eine Schwangere mit depressiver Symptomatologie, wie minimal diese auch erscheinen mag, sollte als eine Frau mit einer Risikoschwangerschaft angesehen und so betreut werden. Für diese typische psychosoziale Risikoschwangerschaft sollte der Arzt eine geeignete Form der Begleitung anbieten: wöchentliche Kurzgespräche, in denen die Frau das »Holding« (nach Winnicott) erfährt. Im Rahmen dieser Gespräche sollte auch auf die Partnerbeziehung und das soziale Umfeld eingegangen werden, immer unter dem Aspekt des »tender loving care«.

Der Arzt sollte sich mit darum kümmern, daß die Patientin Hilfe bei den häuslichen Aufgaben (z. B. Familienpflege) und für die praktische Vorbereitung auf die neue Mutterrolle erhält. Diese (sub)depressive Frau braucht immer wieder Ermutigung bei ihren zögernden Schritten. Auch die Unsicherheit und die Minderwertigkeitsgefühle sollten durchgesprochen werden. Die neurotischen Konflikte sollen nicht erörtert werden, auch nicht, wenn die Frau darauf drängt. Sie sollten als eine spätere Therapie-Aufgabe (nach der Entbindung) im Auge behalten werden.

In einer Pilotstudie hat Spinelli (1997) gezeigt, daß interpersonale Psychotherapie bei Frauen mit Antepartumdepressionen eine effektive Alternative für pharmakologische Therapie bietet: signifikante Verbesserung von Hamilton-Depression-Scale, Beck-self-Rating-Depression-Scale und Edinburgh-Postnatal-Depression-Scale. Auch Postpartum-Depressionen können, so zeigt diese Pilotstudie, mit dieser Therapie vermieden werden.

Die schwangere Frau mit Ängsten

Nichtpsychotische Angststörungen treten während der Schwangerschaft nicht gehäufter als bei nicht schwangeren gleichaltrigen Frauen auf (weniger als 2%). Schwangerschaft bringt keine Verschlimmerung von Symptomen bei Frauen mit Angststörungen mit sich. Da die Autonomie der Frau weniger betroffen ist als in einer Depression, ist es meist nicht so schwierig, vor der Konzeption die Medikation abzubauen. Eine gewünschte Konzeption ist ein Grund, gerade von den (abhängig machenden) Medikamenten auf Therapiestrategien umzusteigen, die die autonome Entfaltung der Frau fördern, wie z. B. autogenes Training und Entspannungsübungen.

Es sei hier auch betont, daß das Suizidrisiko bei Angststörungen minimal ist.

Das Risiko der Teratogenität von Benzodiazepinen steht noch immer zur Diskussion. Studien in den siebziger Jahren haben einen möglichen Zusammenhang zwischen Diazepam und kongenitaler Lippen-Kiefer-Gaumenspalte nachgewiesen. Spätere, methodisch besser durchgeführte Studien haben dies nicht bestätigt. Auch das Risiko für kongenitale Herzdefekte wird in späteren Studien nicht mehr gezeigt. Andererseits sind zwei typische toxische Reaktionen beim Neugeborenen nachgewiesen worden, wenn die Mutter bis zum Ende der Schwangerschaft Benzodiazepine genommen hatte. Einerseits hat Gillberg (1977) das sog. Floppy-Infant-Syndrom beschrieben: ein hypotones, lethargisches Neugeborenes, zyanotisch und hypothermisch, mit Saugschwierigkeiten. Rementaria und Bhatt (1977) haben bei Neugeborenen, deren Mütter während der Schwangerschaft Diazepam nahmen, Entzugssyndrome beschrieben: Tremor, Irritabilität, Hypertonie, sehr kräftiges Saugen, kurz nach der Geburt beginnend und bis zu sechs Wochen andauernd.

Zusammenfassend kann gesagt werden, daß Benzodiazepine wahrscheinlich ohne teratogene Gefahr sind. Es bleibt aber zu empfehlen, Benzodiazepine beim Eintritt einer Schwangerschaft abzusetzen, auch um spätere postnatale Probleme beim Neugeborenen zu vermeiden. Seit dem Contergan-Drama (Phokomelie) sind Schwangere meist bereit, Tranquilizer abzubauen.

Buspiron, ein stark wirksames Anxiolytikum, hat im Tierversuch keine teratogenen Risiken gezeigt. Solange keine epidemiologischen Studien beim Menschen vorliegen, bleibt zu empfehlen, diese Medikation bei einer schwangeren Frau abzusetzen.

Carbamazepin, ein Antiepileptikum, das sich auch für die Behandlung von Panikanfällen effektiv erwiesen hat, hat ein erhöhtes Risiko für kongenitale Anomalien: Neuralrohrdefekte (1-2%) und das fetale Carbamazepin-Syndrom (Verzögerung von Wachstum und Entwicklung, kleinere Mißbildungen im Gesicht, Neigung zur Mikrozephalie). Es darf hierbei aber nicht außer Betracht gelassen werden, daß Carbamazepin, vor allem in der Kombination mit anderen Antiepileptika (Valproid) riskant ist.

Carbamazepin soll also während der Schwangerschaft nicht weiter eingenommen werden. Wenn unter Carbamazepin-Therapie eine Schwangerschaft eintritt, können nach der 15. Schwangerschaftswoche eine Kontrolle der Serum-alpha-feto-Proteine und eine Ultraschalluntersuchung erfolgen, um einen Neuralrohrdefekt auiszuschließen.

Betablocker (Propanolol) im ersten Schwangerschaftstrimester scheinen kein erhöhtes Risiko für fetale Anomalien darzustellen. Intrauterine Wachstumsverzögerung, neonatale Bradykardie, Hypoglykämie und Atemschwierigkeiten sind jedoch beschrieben worden. Auch hier ist die Regel, schwangeren Frauen kein Propanolol zu verschreiben, vielleicht mit Ausnahme von schweren kardialen Symptomen. Wenn während einer Behandlung mit Propanolol eine Schwangerschaft eintritt, können die Risiken für den Fetus als minimal angesehen werden.

Meprobamate und Barbiturate sollten nicht mehr verschrieben werden. Sie machen abhängig, können bei Einnahme einer Überdosis letal sein und sind außerdem teratogen.

Die psychotische Schwangere

Eine psychotische Reaktion während der Schwangerschaft bedeutet immer eine Krise, akut oder chronisch. Diese Schwangerschaft sollte als eine Risikoschwangerschaft angesehen und behandelt werden. Denn die psychotische Schwangere ist oft nicht in der Lage, sich an die Gesundheitsvorschriften zu halten. Ihr chaotisches Verhalten kann auch die Schwangerschaft bzw. das Kind gefährden. Psychosen während der Schwangerschaft sind häufig durch Stimmungsstörungen kompliziert, wobei die (hypo)manische Unruhe und Agitation ein stabiles Arbeitsbündnis zwischen der Frau und dem Frauenarzt sabotieren können. Andererseits verweigert die Frau oft eine Überweisung zum Psychiater. Es ist daher notwendig, daß der Gynäkologe mit einem Psychiater, der auch psychosomatisches Interesse und Erfahrungen hat, zusammenarbeitet.

Bei einer Psychose während der Schwangerschaft sind die Wahnvorstellungen einfacher zu verstehen, z. B. die Wahnidee, ein Wunderkind, einen Messias zur Erlösung der Welt zu gebären. Der Inhalt dieser Wahnideen unterscheidet sich deutlich von dem Inhalt der Wahnideen bei einem schizophrenen Schub während der Schwangerschaft. Hier sind die Wahnvorstellungen archaischer geprägt, z. B. die Wahnvorstellung, ein Einhorn, einen Drachen, eine ägyptische Katze zur Welt zu bringen.

Auch als Nicht-Psychiater sollte der Frauenarzt in der Lage sein, mit psychotischer Inkohärenz umzugehen. Die Zusammenarbeit mit dem Hausarzt und/oder Sozialarbeiter kann eine wichtige Brücke zur Alltagsrealität der Patientin aufrechterhalten. Wenn eine stationäre Aufnahme notwendig ist, muß die psychotische Patientin mit besonderer Aufmerksamkeit von gut qualifiziertem Personal betreut werden. Denn Angst, vor allem psychotische Angst, kann ansteckend wirken. Außerdem benötigt jede Frauenklinik einige sichere Zimmer mit entsprechenden Fenstern, Türen und Mobiliar, so daß die Überweisung in eine psychiatrische Klinik möglichst vermieden werden kann. Die Familie muß darüber aufgeklärt werden, daß eine Behandlung zuhause oft ein zu großes Risiko bedeuten würde. Hingegen ist es zur Beruhigung der Patientin wichtig, daß ein Familienmitglied als Vertrauensperson fast permanent bei ihr in der Klinik bleibt. Mittlerweile gibt es in vielen Kliniken auch die Möglichkeit, daß der Partner oder eine andere vertraute Person mit aufgenommen werden kann. Der körperliche Zustand muß genau kontrolliert werden (Leberfunktion, Diabetes, Schilddrüse, Anämie, Infektion). Bei psychotischer Agitation mit Vernachlässigung oder Verweigerung von Essen und Trinken können schwere Elektrolytstörungen auftreten. Dabei kann die scheinbare Besserung nach dem Abklingen einer großen Erregung zum Koma führen. Einige Elektroschocks können hier den Teufelskreis durchbrechen und das Leben retten.

Wenn aus psychotischer Angst oder Aggression Suizid oder erweiterter Suizid (Kindestötung) drohen, ist stationäre Aufnahme in einer psychiatrischen Klinik mit dem sicheren Rahmen einer permanenten Bewachung notwendig.

Neuroleptika sind die Medikamente der Wahl für die Behandlung von psychotischen Störungen.

Kumulative Untersuchungen von Phenothiazin in niedrigen Dosierungen (meist mit Hyperemesis gravidarum als Indikation) zeigen ein möglich erhöhtes Risiko für kongenitale Anomalien, wenn diese Medikation zwischen der 6. und der 10. Schwangerschaftswoche eingenommen worden ist. In einer vergleichenden Untersuchung von Sobel (1960) bei psychotischen Frauen mit und ohne Neuroleptika-Therapie (Chlorpromazin) wurden keine Unterschiede zwischen den beiden Gruppen in bezug auf Herzanomalien und Gliedermißbildungen festgestellt. Der perinatale Tod war in beiden Gruppen zweimal so frequent wie in der Normalpopulation. Aus dieser Studie liegt die Vermutung nahe, daß das vermehrte Risiko für Anomalien und perinatalen Tod nicht von der Medikation, sondern von der Psychose oder genetischen Faktoren mitbedingt ist.

Bei Neugeborenen sind extrapyramidale Syndrome beschrieben worden, wenn die Mütter während der Schwangerschaft Neuroleptika genommen haben: Tremor und motorische Unruhe. Diese pathologische Hyperaktivität kann Monate andauern. Auch neonataler Ikterus und funktionale Darmobstruktion können vorkommen. Obwohl in Tieruntersuchungen Verhaltensanomalien gefunden worden sind, sind solche Verhaltensstörungen in Follow-up-Untersuchungen bei Kindern bis zu fünf Jahren nicht festgestellt worden. Auch die Intelligenz ist nicht reduziert.

Von den Butyrophenonen ist keine Teratogenität beim Menschen beschrieben (auch hier beziehen sich die Untersuchungen auf Haloperidol zur Behandlung von Hyperemesis gravidarum). Es liegen keine Studien vor, die das Risiko für Verhaltens- und/oder Entwicklungsstörungen belegen können.

Nach der wissenschaftlichen Literatur über die Teratogenität von Phenothiazinen ist es indiziert, diese Medikation zu Beginn einer Schwangerschaft herabzusetzen oder diese Pharmaka nicht im ersten Trimenon zu verordnen. Wenn doch Neuroleptika notwendig sind, ist es besser, sie während des ersten Trimesters nicht systematisch zu verschreiben, sondern von Tag zu Tag zu entscheiden. Hierbei sind hochaktive Neuroleptika (z. B. Haloperidol) sicherer als Phenothiazine. Diese antipsychotische Therapie ist unbedingt notwendig, wenn die Patientin gefährdet ist, sich selbst oder das Kind zu schädigen (z. B. halluzinatorischer Befehlswahn) und/oder nicht in der Lage ist, angemessen für sich selbst zu sorgen (z. B. Verweigerung von Essen aus paranoider Vergiftungsangst).

Andererseits darf auch nicht vergessen werden, daß eine von drei schizophrenen Frauen während der Schwangerschaft eine Symptombesserung zeigt (vor allem die ältere Schwangere ohne somatische Komplikationen). Es kann leider nicht mit Sicherheit vorhergesagt werden, bei welcher Frau eine Besserung auftreten wird.

Alle Medikamente zur Behandlung von extrapyramidalen Symptomen sollen wegen ihres teratogenen Risikos während des ersten Trimenons abgesetzt werden.

Die Schwangere mit zwangsneurotischen Symptomen

Die Behandlung von Zwangssyndromen während der Schwangerschaft wird an erster Stelle verhaltenstherapeutische Maßnahmen (kognitive Therapie) bevorzugen. Vor allem während des ersten Trimenons sind sie die geeignete Alternative zu Medikamenten (z. B. Benzodiazepinen). Wenn Pharmakotherapie nicht zu vermeiden ist, sollten kurzwirksame Benzodiazepine bevorzugt werden (Alprazolan, Florazepam). Am geeignetsten ist Fluoxetin, vor allem nach dem ersten Trimenon, und auch die anderen SSRI-Produkte.

Wie schon betont worden ist, stellt sich für die Frau mit Zwangssyndromen während der Schwangerschaft die Herausforderung: Die Chancen zur Wiedergeburt für die Frau sollen aufgegriffen werden, damit sie die anankastische Welt der Zwänge verlassen und damit ihr eine Metamorphose zu einem freieren und spielerischeren Lebensstil gelingen kann, mit mehr Lebensglück für die Frau, für ihren Partner, und für das kommende Kind.

Die Frau mit Schwangerschaftsverdrängung/-verleugnung

Eine rein körperlich orientierte Behandlung reicht nicht, auch wenn die körperlichen Risiken für Mutter und Kind sehr gross sein können.

Auch wenn eine gewisse Rettungsoperation mit Akutmassnahmen notwendig sein kann, soll immer die Bearbeitung der zugrundeliegenden Problematik der schwangeren Frau die therapeutische Hauptarbeit sein, auch für die Entwicklungschancen des kommenden Kindes.

Diese Entwicklungschancen sind eigentlich nur möglich, wenn der Frau selbst eine Wiedergeburt gelingen kann. Und dieser Prozess wird länger als neun Monate dauern, d.h. die Betreuung soll längerfristig angelegt sein, gerade weil insbesondere kindheitsbedingte Ängste, Ärger, Frustrationen und Konflikte in den aktuellen psychosozialen Schwierigkeiten dieser Schwangerschaft kristallisiert sind.

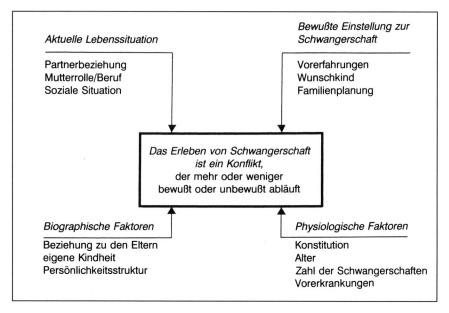

Abb.: Schwangerschaftskonflikt und Einwirkfaktoren (Richter, 1990).

Wie Richter betont, ist gerade die verdrängte Schwangerschaft eine enorme Abwehr der Frau, um nicht im psychosozialen Chaos überflutet zu werden.

Richter hat auch das komplexe Wechselspiel dieser störenden Faktoren dargestellt (Abb.)[4].

Schwangerschaft bietet keinen hormonellen Schutz vor psychischen Erkrankungen. Schwangere Frauen mit psychiatrischen Erkrankungen bekommen oft nicht die angemessene Aufmerksamkeit, Betreuung und Behandlung. Die moderne Medizin, als psychosomatische Medizin biopsychosozial orientiert, könnte diesen Frauen eine adäquate Behandlung anbieten. De facto findet diese oft nicht statt, weil der Arzt nicht über die angemessenen Kenntnisse und Fähigkeiten verfügt. Es ist zu bedauern, daß auch die neuesten Handbücher für Geburtshilfe und für Psychiatrie den psychiatrischen Erkrankungen während der Schwangerschaft kaum Aufmerksamkeit widmen[5].

Die meisten psychiatrischen Erkrankungen während der Schwangerschaft können und sollen vom Frauenarzt behandelt werden. Dazu soll als präventive Maßnahme die sogenannte Vorschwangerschafts-Sprechstunde oder Schwangerschafts-Voruntersuchung (engl. »preconceptional clinic«) ausgebaut werden.

---

[4] D. RICHTER (1990): ibidem.
[5] ICD 10 oder die DSM-IV-Klassifikation widmet der schwangeren Frau mit psychischen Störungen keine diagnostische Aufmerksamkeit. Auch die Diagnose der Postpartum-Psychose kommt im DSM-IV nicht vor, obwohl der französische Arzt Marcé schon vor 200 Jahren die Postpartum-Psychose in ihrer tragischen Symptomatologie beschrieben und effektive therapeutische Maßnahmen angegeben hat.

Dies ist ein geeigneter und integraler Teil der Beratung bei der Geburtenplanung jedes Paares und vor allem bei der Frau mit Risiko für psychiatrische Krankheitsbilder. Es handelt sich hier um eine biopsychosozial orientierte Beratung, wenn ein Kind geplant wird. Das Ziel ist, Risikofaktoren, z. B. teratogene Medikation, und Risikoverhalten (Nikotin, Alkoholabusus) abzubauen bzw. zu verändern in Therapien und Verhaltensweisen ohne Gefahr für das ungeborene Kind (z. B. autogenes Training, intensive Begleitung).

Wenn der Gynäkologe effektiv mit einem Psychiater mit psychosomatischem Interesse zusammenarbeitet, sind Überweisungen in eine psychiatrische Klinik nur in Einzelfällen und/oder kurzfristig notwendig.

Für die adäquate Behandlung der Frauen mit psychiatrischen Erkrankungen während der Schwangerschaft sollte der Gynäkologe einige Antidepressiva und Neuroleptika (mit geringen neurovegetativen Nebenwirkungen) und vor allem ohne Risiko für Teratogenität (und in einfacher Dosierung) kennen und verordnen können. Diese Neuroleptika sind nicht nur indiziert bei psychotischen Erkrankungen. In niedriger Dosierung haben sie einen nachhaltig sedativen Effekt und lösen Ängste und Aggressivität, ohne das Bewußtsein zu trüben.

Unentbehrlich ist, neben dem theoretischen Wissen über psychiatrische Erkrankungen, die methodisch geübte Fähigkeit, der schwangeren Frau auch im Chaos der psychiatrischen Erkrankung Halt und heilsame Geborgenheit zu bieten.

Grundregeln der Betreuung bei Risiko-Schwangerschaft

Der richtige pränatale Umgang mit dem Kind erfordert von den Eltern bestimmte Kenntnisse über die biologisch-medizinischen Grundlagen sowie das richtige Verhalten zueinander. Denn ebenso wichtig wie die Aufklärung über die technische Seite ist das Selbstverständnis (beider Eltern!), das die Voraussetzung für ein »harmonisches Menschwerden« bildet. Erst durch ein bewußtes Miteinander können die Eltern der Geburt ihres Kindes so ruhig wie möglich entgegensehen, auch wenn es um eine Risiko-Schwangerschaft geht.

Jede Schwangerschaft ist auch Konflikt, wie Molinski betont, auch die sehr erwünschte Schwangerschaft, z.B. nach einer Vorgeschichte von Subfertilität.

Wenn bei der Diagnose einer Risikoschwangerschaft ambivalente Gefühle überwiegen, muß der Frau, dem Paar beruhigende Einsicht geboten werden. Die Frau (oder das Paar) soll aufgefordert werden, solche ambivalenten Gefühle zur Sprache zu bringen, damit die Möglichkeit besteht, mehr Einsicht und Distanz gegenüber den neuen verwirrenden Aufregungen zu gewinnen.

Ein Kind kostet Geld, Zeit, Anstrengung, Freiheit.

Bei einer Risikoschwangerschaft wird die Frau diese Beschränkungen sehr stark erfahren. Sie bleibt Tag und Nacht, wochen- oder monatelang eingesperrt in einem Klinikzimmer, an der Kette einer (Prepar-)Infusion, mit einem Gerät als ständigem Begleiter. Unter solchen Umständen ist eine freie Entwicklung zur Mutterschaft äußerst schwierig zu erreichen.

> Eine nur positive Gefühlseinstellung ist kein Ideal, sondern eine Illusion, besonders auch in der Risiko-Situation einer Risikoschwangerschaft. Die Unsicherheit darf nicht verdrängt, sondern sie muß ausgesprochen werden.
> Unruhe mitteilen schenkt Beruhigung.
> Jedenfalls sollen die Ängste vor dem Kind besprochen werden.

Eine Frau sagte: »Ich habe den Eindruck, der Arzt nimmt es mir übel, daß ich dabei bin und daß nicht nur mein Bauch allein hier ist. Ich störe dabei (mit meinem Fragen) seine Ultraschalluntersuchung, ich störe die technische Überwachung«.

Oft bleibt die Frau über Wochen mit einer anderen Frau (oder mehreren Frauen) in einem Zimmer, d.h. mit extremer Beschränkung partnerschaftlicher und erotischer Kontakte. Auch die häusliche Intimität mit den Kindern ist extrem reduziert.

In der pünktlichen Bewachung der Schwangerschaft erlebt die Frau, vor allem die emanzipierte Frau, wie stark sie an die Naturvorgänge der Fortpflanzung gefesselt bleibt.

Während der langen Zeit der Inaktivität erfährt die Frau auch den Konflikt zwischen Schwangerschaft und Beruf, Mutterrolle und sozialer Rolle.

Sie erfährt unter Umständen auch, wie stark die Risikoschwangerschaft ihre Gesundheit belastet. Ferner tauchen regelmässig Ängste um die Gesundheit des Kindes auf.

Angst vor dem Kinde aus inneren Gründen kann externe Schwierigkeiten verstärken. Fast jede Frau mit einer Risikoschwangerschaft kennt diese Zweifelsmomente: »Bin ich eine gute (biologische) Mutter?«

Eine Frau mit Minderwertigkeitsgefühlen wird die (biologisch-technische) Hilfe der modernen Medizin problematisch erleben (Macht- und Ohnmachterleben).

Tiefliegende Ängste vor dem Kind werden laut in der Furcht der Frau, nur noch mütterlich (im archaisch-symbiotischen Sinne) leben zu können, solange sie sich in der Klinik als eine technisch gut überwachte Brutmaschine befindet.

Psychosoziale Maßnahmen

Abwechslung in der Beschäftigung (kleine Handarbeiten, Hobbys, Lektüre usw.) sind für die Frau notwendig. Für den Mann, für die Kinder sollte Flexibilitäten der Besuchsregelung befürwortet werden.

Das Krankenhauspersonal sollte gefühlvolle Diskretion in bezug auf ein Bedürfnis an Intimität unter den Ehepartnern zeigen (z. B.: nicht unangemeldet das Zimmer betreten).

Die risikoschwangere Frau braucht also in der Klinik eine gewisse Atmosphäre von Gemütlichkeit und Häuslichkeit.

Regelmäßig bekommen beide Partner — nicht nur die Frau allein! — eine angemessene Information über Schwangerschaftsentwicklung (mit emotioneller Unterstützung bei andauernder Unsicherheit).

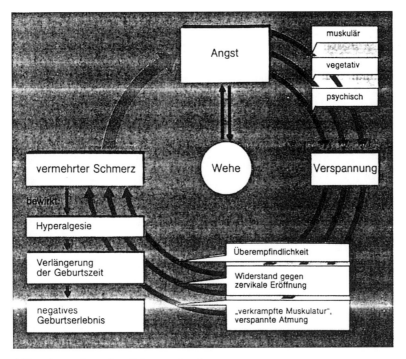

Abb.: Angst-Spanning-Schmerz-Syndrom.
(nach: Hebammenlehrbuch, Hrsg. G. Martius, Georg Thieme Verlag, 1983)

Bei möglichem Kaiserschnitt wird die Frau emotional vorbereitet, damit die Mutter-Kind-Beziehung nach dem »Adamsschlaf« nicht ungläubig beginnt.

Bei Zwillingen wird die Frau bzw. das Ehepaar psychopädagogisch schon pränatal vorbereitet, damit sie später die Unterschiede akzentuieren und die Ähnlichkeiten herabzuwerten lernen (z. B. keine gleichlautenden Namen, keine identischen Kleider usw.).

Besondere Aufmerksamkeit soll den größeren Kinderen zu Hause gewidmet werden, weil sie sich meistens ohne Vorbereitung von der Mutter verlassen fühlen. Die normale Eifersucht bei der Geburt eines Geschwisterchens kann vorübergehend ernsthaft gesteigert werden.

Negative oder aggressive Verwünschungen gegen das kommende Kind, das die Mutter in die Klinik entführt hat, sollen nie bestraft werden. Sie müssen besprochen werden, damit sich die Kinder zu Hause nicht verdrängt fühlen, sondern an der Erwartung des kommenden Kindes beteiligt sind.

Literatur

ALTSHULER, L.L., SZUBA, M.P. (1994): Course of psychiatric disorders in pregnancy. *Neurologic clinics* 12:613-635.

BLEULER, M. (1954): Enkokrinoogische Psychiatrie. Thieme, Stuttgart.

BLEULER, E. (1975): Lehrbuch der Psychiatrie. Springer, Heidelberg.

BROCKINGTON I.F., CERNIK, K.F., SCHOFIELD E.M. et al. (1981): Puerperal Psychosis. *Arch Psychiatry* 38:829-833.

CONNOR, V., KENDALL, R.E. (1982): Prospective study of the psychiatric disorders of childbirth. *Brit J Psychiat* 140:111-117.

DEVINSKY, O., BARTLIK, B. (1994): Psychiatric disorders and pregnancy. In: DEVINSKY, O., FELDMANN, E., HAINLINE, B. (Hrsg.): Neurological complications of pregnancy. Raven, New York, S 215-230.

DIKET, A.L., NOLAN, T.E. (1997): Anxiety and depression. Obstetrics and Gynecology clinics of North America 24:535-558.

FINNERTY, M., LEVIN, Z. (1996): Acute manic episodes in pregnancy. *Am J Psychiatry* 153:261-263.

FERVERS-SCHORRE, B. (1983): Postpartale Sexualstörungen. Sexualmedizin 12:232-237.

GILLBERG, C. (1977): »Floppy infant syndrome« and maternal diazepam. Lancet 2:244.

GÖDTEL, R. (1979): Seelische Störungen im Wochenbett. Fischer, Stuttgart.

GOLDSTEIN, D.J. (1995): Effects of third trimester fluoxetine exposure on the newborn. *Journal of Clinical Psychopharmacology* 15:417-420.

HOLCOMB, W.L., STONE, L.S. et al. (1996): Screening for depression in pregnancy: Characteristics of the Beck Depression Inventory. *Obstetrics and Gynecology* 88:1021-1025.

KENDALL, R.E. et al. (1976): The influence of childbirth on psychiatric morbidity. *Psychol Med* 6:297-302.

KITAMURA, T. et al. (1993): Psychological and social correlates of the onset of affective disorders among pregnant women. *Psychol Med* 23:967-75.

KUMAR, R., ROBSON, K. (1978): Neurotic disturbance during pregnancy and the puerperium: preliminary report of a prospective survey of 119 primiparae. In: SANDER, M. (ed.): Mental illness in pregnancy and the puerperium. Oxford University Press, London.

LITTLE, B.C. et al. (1982): Psychophysiological ante-natal predictors of post-natal depressed mood. *J Psychosomat Research* 26:419-428.

MCNEIL, T., KAIJ, L., MALMQUIST-LARSSON, A. (1984): Women with nonorganic psychosis: factors associated with pregnancy's effect on mental health. *Acta Psychiatrica Scan* 70:209-219.

MOLINSKI, H. (1986): Schwangerschaft als Konflikt. In: FERVERS-SCHORRE, B., POETTGEN, H., STAUBER, M. (Hrsg.): Psychosomatische Probleme in der Gynäkologie und Geburtshilfe 1985. Springer, Berlin, S 67-77.

NEZIROGLU, F., ANEMONE, R., YARYURA-TOBIAS, J.A. (1992): Onset of obsessive-compulsive disorder in pregnancy. *Am J Psychiatry* 149:947-950.

OPPENHEIM, G. (1985): Psychological disorders in pregnancy. In: PRIEST, R.G. (ed.): Psychological disorders in obstetrics and gynaecology. Butterworths, London, S 93-146.

ORR, S.T., MILLER, C.A. (1995): Maternal depressive symptoms and the risk of poor pregnancy outcome. *Epidemiologic Reviews* 17:165-171.

PERKIN, M.R., BLAND, J.M., PEACOCK, J.L., ANDERSON, H.R. (1993): The effect of anxiety and depression during pregnancy on obstetric complications. *Britisch Journal of Obstetrics and Gynaecology* 100:629-634.

REMENTARIA, J.L., BHATT, K. (1977): Withdrawal symptoms in neonates from intrauterine exposure to diazepam. *J Pediatr* 90:123.

SHARMA, V., PERSAD, E. (1995): Effect of Pregnancy on three patients with bipolar disorder. *Annuals of Clinical Psychiatry* 7:39-42.

SOBEL, D.E. (1960): Fetal damage due to ECT, insulin coma, chlorpromazine or reserpine. *Arch Gen Psychiatry* 2:606-611.

SPINELLI, M.G. (1997): Interpersonal Psychotherapy for depressed antepartum women: a pilot study. *Am J Psychiatry* 154:1028-1030.

WELLNER, A. (1982): Childbirth related psychiatric illness. *Comprehensive Psychiatry* 23:143-154.

WILLIAMS, K.E., KORAN, L.M. (1997): Obsessive-compulsive disorder in pregnancy, the puerperium and the premenstruum. *J Clin Psychiatry* 58:330-334.

Die emotionell gelungene Entbindung:
wesentliches Moment der Selbstverwirklichung der Frau

Schwangerschaft, Geburt und Wochenbett sind für die Frau bzw. für das Paar tief eingreifende Ereignisse: die Frau wird Mutter, das Paar wird eine Familie. Durch die Entbindung finden in der Physiologie der Frau rasche Veränderungen statt, aber ebenso eingreifende Veränderungen vollziehen sich auch in den intrafamiliären Beziehungen (Abb. I).

Abb. I

Schwangerschaft, Geburt, Wochenbett = Umgestaltung

Frau → Mutter

Paar → Familie

Der Körper der Mutter muß sich wieder in den nichtschwangeren Zustand zurückverwandeln, wobei entscheidende hormonelle Umstellungen stattfinden. Wichtig ist u.a. die Frage, ob die Frau stillt oder nicht. Außerdem müssen sich beide Eltern an die neuen Umstände gewöhnen. Ihre Beziehungen zueinander, aber auch ihr Selbstverständnis sind nicht mehr dieselben. Sorgende und liebevolle Gefühle, die sie früher füreinander hegten, sind jetzt auch auf das Kind gerichtet.

Die Erschöpfung nach der Anstrengung und die häufig unterbrochene Nachtruhe durch einen gleichmäßigen Ernährungsrhythmus machen diese Periode schwierig selbst für ein Paar, das noch während der Schwangerschaft körperlich und seelisch eng verbunden war (Herms 1982).

Das Wochenbett (die ersten 6 Wochen post partum) stellt tatsächlich eine Periode erhöhter Anfälligkeit für psychische Schwierigkeiten bzw. Störungen dar. Die Schwangerschaft — besonders im 2. Trimenon — scheint eher eine Schutzfunktion gegenüber solchen Störungen zu haben.

Eine Häufung psychischer Störungen in den ersten Wochen nach der Entbindung ist statistisch erwiesen. Der Häufigkeitsgipfel fällt in die 1. Hälfte der 2. Woche (7.-10. Tag) — in die Zeit um den üblichen Entlassungstermin aus stationärer Behandlung (v. Zerssen 1977). Deshalb merken viele Geburtshelfer diese Störungen nicht, zumal Prodromalerscheinungen nicht selten einfach übersehen oder als harmlos verkannt werden. Voraussetzung für eine schnelle und wirksame Hilfe ist dann für die niedergelassenen Ärzte eine frühzeitige Erkennung dieser psychischen Störung. So werden in die Mutter-Kind-Abteilung in Manchester Frauen mit einer beginnenden Psychose am häufigsten während der ersten 3 Wochen nach der Niederkunft eingewiesen (Brockington u. Kumar 1982).

Postpartale psychische Störungen sind solche, die nach der Geburt eines Kindes manifest werden. Die Geburt selbst und/oder die postpartale Situation hat/haben auslösende Funktion für das Auftreten des Symptoms.

Wir beschränken uns vorwiegend auf die Problematik der Frau und nicht des Mannes (z. B. Couvadesyndrom).

Die Geburt eines Kindes stellt für viele Frauen eine wichtige Station in ihrem Leben dar, für manche ist sie das wichtigste und größte Ereignis ihrer Lebensgeschichte. Viele Frauen sind den Anforderungen, welche die Erfüllung der Mutterschaft an sie stellt, nicht immer gewachsen. Besonders wenn Schwangerschaft, Geburt und Wochenbett nicht mehr als ein natürlicher Vorgang erlebt werden, ist das Risiko für Störungen sehr groß. Und auch ein verstandesmäßig ausgetragener Kampf gegen die etablierte technische Medizin und für eine sanfte Geburt unter der Devise »Zurück zur Natur« gibt noch keineswegs die Garantie für eine gesunde, natürliche Einstellung zu Schwangerschaft und Geburt.

Die zunehmende Emanzipation der Frau bringt neue Aufgaben im Beruf mit sich und erweckt viele neue Interessen. Dadurch kommt es aber auch oft zu einer Entfremdung vom eigenen Körper und/oder zu einem psychovegetativen Überlastungssyndrom. Die emotionell gelungene Entbindung ist indes ein wesentliches Moment der Selbstverwirklichung der Frau, damit zugleich ein Gradmesser weiblicher Reife (Gödtel 1979) (Abb. II).

Abb. II

Die emotional gelungene Entbindung =
– wesentlicher Moment des Selbstvollzuges der Frau
– Gradmesser weiblicher Reife

(Gödtel)

Die Anpassungsschwierigkeiten der Frau im Wochenbett muß man immer im Zusammenhang mit der Entfaltung der Weiblichkeit und Mütterlichkeit einerseits und den psychischen Veränderungen und Anforderungen von Geburt und erweitertem Wochenbett mit den psychosozialen Folgen (Familie, Beruf) andererseits sehen. Molinski (1972) und Fervers-Schorre (1983) haben aufgezeigt, daß durch Schwangerschaft und Geburt bei jeder Frau eine Wiederbelebung der Entwicklungsstufen ihrer Weiblichkeit und Mütterlichkeit zu beobachten ist. Das bedeutet auch, daß Konflikte und Störungen innerhalb dieser Entwicklung, die außerhalb der Schwangerschaft möglicherweise kompensiert werden, durch diese heftige Wiederbelebung u. U. nicht länger abgewehrt werden können (Abb. III).

Abb. III

Schwangerschaft, Geburt, Wochenbett =
Wiederbelebung der Entwicklungsstufen
    – der Weiblichkeit
    – der Mütterlichkeit

(Molinski)

Während der Schwangerschaft und v.a. während der Entbindung erlebt die Frau eine Art »Weltuntergang« dadurch, daß die Beziehungen zur Umwelt eine Zeit lang abgebaut bzw. abgebrochen werden. Mit der narzißtischen Introversion während der Schwangerschaft verbinden sich beeindruckende Veränderungen des Leibbildes der Frau und nicht zuletzt eine zunehmende körperliche Unbeholfenheit. Die Geburt selbst bedeutet eine tiefgehende körperliche und seelische Erschütterung. Dabei wird die Geburtsangst aus mehreren Quelles gespeist, insbesondere die tiefe, unbewußte, elementare Angst, die aus dem Verlust der Einheit mit dem Kind kommt — *die Trennungsangst* — begleitet die Geburt von Anfang an. Zudem kann die Geburtsangst verstärkt werden durch mehrere Faktoren, die der individuellen Lebens- und Entbindungssituation der Frau entsprechen. Bei einer Geburt, unter pathologischen Bedingungen wird die Angst z. B. mehr den Charakter der Realangst haben, die auch sonst einer realen Lebensgefahr entspricht. Nach einer Risikoschwangerschaft, z. B. mit unerwartetem Kaiserschnitt und/oder Totgeburt, kann diese Angst- und Verlustproblematik die Frau schwer belasten (Abb. IV).

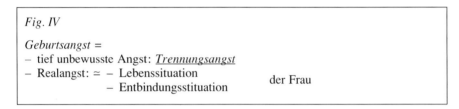

Fig. IV

Geburtsangst =
– tief unbewusste Angst: *Trennungsangst*
– Realangst: ≃ – Lebenssituation
               – Entbindungsstituation   der Frau

Eine psychisch gesunde Frau wird während der gesamten Schwangerschaft ausreichende Schutzmechanismen gegen die Geburtsangst entwickeln und die Geburt mit optimistischen Gefühlen und in freudiger Erwartung erleben.

Für eine Frau, die in ihrer Entwicklung zur Weiblichkeit und Mütterlichkeit gestört ist, kann der Geburtsakt jedoch im zuvor beschriebenen Sinne ein so traumatisierendes Erlebnis bedeuten, daß sie die Ängste nur noch durch eine Symptombildung beherrschen kann oder zu beherrschen versucht.

Und auch nach der Geburt besteht noch eine Fülle von Schwierigkeiten und Belastungen, die zu einer Desintegration der Persönlichkeit und zu Störungen führen können. Bei dieser Symptombildung handelt es sich um psychopathologische Symptome, psychoneurotische oder psychosomatische Störungen, psychiatrische Störungen, Sexualstörungen (Abb. V).

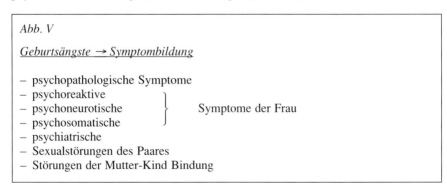

Abb. V

Geburtsängste → Symptombildung

– psychopathologische Symptome
– psychoreaktive
– psychoneurotische   }   Symptome der Frau
– psychosomatische
– psychiatrische
– Sexualstörungen des Paares
– Störungen der Mutter-Kind Bindung

Auch die frühe Mutter-Kind-Beziehung kann gestört werden. Für die Frau ist die freudige Feststellung, nun wieder »wie früher« zu sein, nur ein Trugschluß. Mit der Tätigkeit der Milchdrüsen bleibt der gesamte Körper der Frau nach der Geburt zunächst noch auf die Fortpflanzungsfunktion ausgerichtet. »Zärtlichkeit und Altruismus« bilden die seelische Atmosphäre der sich entwickelnden Mütterlichkeit. Der mütterliche Altruismus fordert nichts für sich, sondern besteht in der Bereitschaft dem Kind gegenüber, *ohne Schranken und Grenzen alles zu tun*. Da sich diese Liebe aber sozusagen auf Kosten der Selbstliebe entwickelt, besteht für die Frau die Gefahr der *Ich-Verarmung*, denn das Ich der Mutter hat auch andere Interessen, die mit der Fortpflanzungsfunktion nichts zu tun haben. Solche Frauen mit gestörter Mütterlichkeit haben auch Schwierigkeiten, was die Fähigkeit des Gebens und Nehmens betrifft. Die Ansprüche der Neugeborenen bedeuten eine orale Konkurrenz zu den eigenen riesigen, im Bewußtsein aber nicht zugelassenen Ansprüchen. Diese Problematik kann bei der oral aggressiv gehemmten Frau während der Schwangerschaft zur Hyperemesis, im Wochenbett zu Schuld- und depressiven Gefühlen führen (Abb. VI).

Abb. IV
Die Ansprüche des Neugeborenen =
– orale Konkurrenz für die oral-agressiv gehemmte Frau
  → (Hyper) Emesis gravidarum
  → Schuld- und depressive Gefühle im Wochenbett
– orale Konkurrenz für das Paar mit oraler Kollusion (Willi)
  → Dekompensation des Paares: – Neid
                                  – Wut
                                  – Rache

J. Willi nennt das Zusammenspiel eines Paares auf Grund eines gemeinsamen Unbewussten *Kollusion*. Ein solches Paar trägt seine Konflikte meist in der unablässigen Variation eines immer gleichbleibenden Themas mit nur scheinbaren (polaren) Gegensätzen aus.

Auch Buddeberg betont die kritischen Aspekte:

> »Es scheint jedoch, daß wir dazu neigen, die Schattenseiten einer Schwangerschaft und die Zeit nach der Geburt eines Kindes zu wenig ernst zu nehmen. Die Schwierigkeiten der Erweiterung einer Zweierbeziehung zur familiären Dreierbeziehung werden von vielen Eltern und Ärzten unterschätzt. Eine Ehe erfordert den Mut, sich mit kritischen Phasen und Krisen auseinanderzusetzen. *In Wirklichkeit ist die Ehe aber nicht ein Zustand, sondern ein Prozeß*. Viele Paarkonflikte entstehen dadurch, daß die Partner zögern oder nicht in der Lage sind, sich auf einen Entwicklungsprozeß einzulassen. Sie klammern sich an die Ausgangskonstellation ihrer Beziehung und wagen nicht, diese in Frage zu stellen und zu verändern.

Schwangerschaft und die Zeit nach der Geburt eines Kindes erfüllen in hohem Maße die Merkmale einer solchen Reifungskrise (Buddeberg 1978). Sie sind für eine Paarbeziehung eine Phase, welche durch grundlegende Veränderungen und Belastungen gekennzeichnet ist. Nicht selten stellen Ehepartner viele Jahre später im Rückblick auf Enttäuschungen und Frustrationen in ihrer Beziehung fest, daß sich damals mit der Geburt eines Kindes etwas Entscheidendes in ihrer Ehe verändert hat«[1].

Libido post partum

Sicherlich ist ein Kind kein Allheilmittel, um bisher fehlende Libido entstehen zu lassen. Die Geburt eines Kindes ist aber auch nicht von vornherein eine Kontraindikation für bestehende Libidoprobleme, die therapeutisch angegangen werden müßte.

Eine Entbindung ist ein tiefgreifendes Erlebnis für eine Frau. Innerhalb kurzer Zeit treten große psychologische, hormonale und emotionale Veränderungen auf. Handelt es sich um eine unerwünschte oder problematische Schwangerschaft, vermischt sich dieses tiefgreifende Erlebnis mit ambivalenten Gefühlen. Das sexuelle Verlangen der Frau wird verständlicherweise hierdurch beeinflußt. Man darf aber nicht denken, daß nach der Entbindung kein sexuelles Verlangen empfunden wird. Die Gynäkologen raten aber vom Koitus während des ersten Monats nach der Entbindung ab, damit sich die Geschlechtsorgane von der Geburt erholen können. In dieser Phase vertieft sich das innige Gefühl des Paares zu dem Neugeborenen, und die Frau kann ein großes Bedürfnis nach erotischem (nicht genitalem) Kontakt haben. Schon während des letzten Trimesters erfahren die meisten Frauen, daß die erotischen Empfindungen sich zu nicht-koitalen Formes des sexuellen Kontaktes verlagert haben, und zwar wegen der körperlichen Beschwerden und aus Angst vor einer Verletzung des Kindes beim Koitus.

Die Entbindung bestätigt der Frau, daß sie nicht zu eng gebaut ist, und hilft ihr, die Genitalien — vor allem die Vagina — besser in ihr Körperempfinden zu integrieren. Auch können Frauen, die befürchten, unfruchtbar zu sein oder sich für unfähig halten, ein Kind zur Welt zu bringen, sexuell gehemmt sein. Das Erlebnis von Schwangerschaft und Geburt kann diese Hemmungen abbauen. Sie haben sich selbst ihre Fraulichkeit bewiesen, die sie in der Folge auch mit ihrem Partner auf sexuellem Gebiet harmonischer erleben.

Durch die anatomischen und physiologischen Veränderungen des Beckens kann z.B. ein bisher bestehender Scheidenkrampf verschwinden. So ist die Geburt eines Kindes häufig für die Frau eine Offenbarung. Die Tatsache, ein

---

[1] C. BUDDEBERG: Vom freudigen Ereignis zum ehelichen Unglück. In: B. FERVERS-SCHORRE, H. POETTGEN, M. STAUBER (Hrsg.): *Psychosomatische Probleme in der Gynäkologie und Geburtshilfe 1985*. Heidelberg, Springer Verlag. 1986, 192-198.

gesundes Kind geboren zu haben, hebt das Selbstgefühl. Auch das Verhältnis zwischen den Partnern, die jetzt Eltern geworden sind, ändert sich, und zwar auf eine derart subtile Weise, daß dieses weder von den Außenstehenden noch von den Betroffenen unmittelbar wahrgenommen wird. Das zarte, neugeborene Kind bedeutet für die Partnerschaft eine tägliche Quelle der Zärtlichkeit. Gleichzeitig kann der zärtliche Umgang mit dem Kind einen zärtlich-erotischen Kontakt zwischen den Partnern herstellen. Das heißt jedoch nicht, daß eine sexuelle Dysfunktion oder Probleme in der Partnerschaft stets durch eine Schwangerschaft behoben werden. Ein Kind ist kein Arzneimittel!

Nach der Entbindung kann die sexuelle Reaktion aber auch schlechter werden, denn jede Frau weiß um die folgende Überempfindlichkeit, die mit Ermüdungserscheinungen und emotionaler Labilität verbunden ist. Erholt sie sich nicht richtig von der Anstrengung der Entbindung, kann eine chronische Überempfindlichkeit entstehen.

Sie ist dann zwar nicht direkt depressiv, fühlt sich aber zu müde und zu ermattet, um sexuell aktiv zu sein. Ihre Gereiztheit belastet das Verhältnis zu ihren Kindern und ihrem Mann. Daraus resultieren Mißverständnisse, die sich auch negativ auf das Geschlechtsleben auswirken.

Die Frau hat dann — ganz zu Unrecht — Schuldgefühle und der Partner fühlt sich vernachlässigt. Diese »sexuelle Gefühllosigkeit« hat keine emotionale, sondern körperliche Ursachen. Es ist unbedingt nötig, daß der Partner über diese Empfindlichkeit, die sexuell so störend sein kann, gut unterrichtet wird. Er muß wissen, daß seine Frau noch mehr als sonst Zärtlichkeit, Pflege und Unterstützung braucht. Dann vertieft diese Periode ihre partnerschaftliche Beziehung.

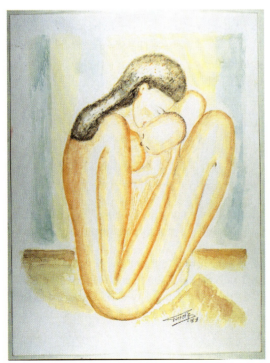

Anpassungsschwierigkeiten

Die Anpassungsschwierigkeiten bzw. Störungen im Wochenbett lassen sich folgendermaßen unterteilen (Abb. VII):

Abb. VII

Anpassungsstörungen im Wochenbett
- hyperästhetisch emotioneller Schwächezustand (»Maternity blues«): 60-80%,
- postpartale Depression: 10-20%
- postpartale posttraumatische Streßstörung: 3-5%
- Störungen der Mutter-Kind-Bindung: 10-15%
- Wochenbettpsychose als körperlich begründbare Psychose: 1-3‰
  → *Rezidiv-Risiko* ohne Präventionsmassnahmen: 20%

Hier wird die Thematik der endogenen Psychosen nicht erörtert. Ein schizophrener Schub kann auch während Schwangerschaft und Wochenbett vorkommen, ebenso kann im Wochenbett eine manische gereizte expansive Verstimmerung oder eine endogene Depression mit verstärker Suizidgefahr mit Risiko auf Kindestötung auftreten.

Die Probleme, die eine Frau im Wochenbett haben kann, können also in 2 Gruppen eingeteilt werden: einerseits die eher gewöhnlichen psychischen Anpassungsschwierigkeiten, die immer noch verkannt und daher sehr störend bleiben können, obwohl deren Häufigkeit anscheinend zunimmt; andererseits die ernsten psychopathologischen Störungen, die weniger verkannt, jedoch manchmal inadäquat behandelt werden.

Der hyperästhetisch-emotionelle Schwächezustand (HES)

Der HES wird oft verkannt, obwohl es vielleicht die am häufigsten vorkommende exogene psychische Anpassungsschwierigkeit ist. Es gibt keine Frau, die dies nicht mehr oder weniger deutlich während des Wochenbetts erlebt: Entlastungsstreß (Prill 1964), emotionale Insuffizienz (Benedek 1959: Kraus, zit. nach Rümke 1954).

Die Voraussetzung für diese Anpassungsschwierigkeiten sind hauptsächlich exogener, d.h. körperlicher Art. Es ist die schnell auftretende große biologische Veränderung, die auf das zentrale neurovegetative Regulationszentrum einwirkt.

Außerdem spielen auch psychogene Faktoren eine Rolle. Man kann den psychischen Zustand mit dem nach einer Examensperiode vergleichen: eine plötzliche Entspannung, die Abnahme des psychischen und physischen Druckes, das Ende des Stresses lassen ein Gefühl der Leere aufkommen. Andererseits wird die Frau von dem Erlebnis der Mutterschaft überwältigt, wodurch eines ihrer tiefsten Bedürfnisse befriedigt wird. Kraus hat schon im Jahr 1954 dieses Bild gut beschrieben: die Überempfindlichkeit für Eindrücke und die emotionelle

Labilität, die in häufigen und plötzlichen Weinkrämpfen zum Ausdruck kommt, sind neben dem Gefühl, den Dingen nicht gewachsen zu sein, die wichtigsten Beschwerden, für die um Hilfe gebeten wird.

Eine Volksweisheit sagt, daß jede Frau sich nach der Entbindung einmal ausweinen muß, nämlich wenn die Milch kommt (»Heultag«). Während des 1. Monats nach der Entbindung, vom Beginn der Milchsekretion an, befindet sich die Frau in einem physiologischen Zustand, der mit der Menopause zu vergleichen ist. Die Überempfindlichkeit der Mutter (für Licht und Geräusche) kann schwierige Kinder besonders irritieren, v.a. wenn sich die Gereiztheit häufig durch unverdiente Ohrfeigen äußert, wonach die Kinder nur noch schwieriger werden und ein Teufelskreis entsteht.

Der HES ist nicht nur oberflächlich, wie z.B. bei der emotionellen Inkontinenz bei Dementen: er berührt auch die kleinen, als angenehm empfundenen Dinge des Lebens: alltägliche Vorkommnisse werden plötzlich wieder wichtig, wie z.B. die Schritte des heimkommenden Mannes, seine Stimme in der Ferne, das Geräusch des Schlüssels im Schloß.

Neben diesem hyperästhetischen emotionellen Reagieren besteht eine ausgesprochene *Asthenie* (große Müdigkeit und Schwächegefühl), weshalb die Frau auch kleine Aufgaben gern von sich schiebt (wie z.B. das Adressenschreiben für die Geburtsanzeigen). Man kann dies als »*reizbare Schwäche*« bezeichnen. Wenn dieser Zustand andauert, wird die Frau ihren Haushalt vernachlässigen, oder sie wird sich, falls sie von Natur aus große Anforderungen an sich selbst stellt, krampfhaft um alles bemühen, wobei das Syndrom große periodische Schwankungen aufweisen kann. Die Frau schleppt sich weiter und kämpft gegen ein deutliches Unvermögen.

> »Die ehelichen Beziehungen werden dann oft gefährdet. Abends ist die Frau nicht mehr fähig, um an der Entspannung, die der heimkommende Ehemann erwartet, teilzunehmen. Außerdem ist sie während dieses Zustandes, der oft, auch wenn er lange dauert, von den Hausgenossen nicht bemerkt wurde, frigide geworden, weil sie zu schwach ist und die triebhaften Impulse, die zum Geschlechtsverkehr gehören, ebenfalls durch die allgemeine Schwäche gedämpft werden. Oft hat sie auch Angst vor einer neuen Schwangerschaft, die mit Recht als eine unerträgliche Belastung angesehen wird, die zum Zusammenbruch führen würde. Eine beiderseitige Abkühlung trifft sich mit zum Siedepunkt steigenden Spannungen« (Kraus).

Diese Beschreibung hebt besonders die Gefahr hervor, daß dieser Zustand verkannt wird. Das aktuelle Bild wird chronisch, es entsteht ein Zustand innerlichen Unbehagens mit objektiv unbegründeter Gereiztheit, wobei die Frau unter der vermehrten Hausarbeit zusehends verwelkt und ungenießbar wird. Meistens kommt es zu einer gewissen Bewußtseinsstörung. Konzentration und Denkvermögen nehmen ab. Eine leichte Depersonalisation und eine »Derealisation« machen sich bemerkbar, z.B. das Sich-befremdet-Anstarren im Spiegel (»le signe du miroir«) und ein Gefühl der Fremdheit beim Aufwachen im eigenen Schlafzimmer, oder z.B. das Gefühl, als läge man in einem schiefstehenden Bett.

Beim Einschlafen treten Illusionen, manchmal Halluzinationen auf. Eine solche Patientin macht häufig einen ängstlichen und verschreckten Eindruck. Es besteht außerdem eine lästige neurovegetative Labilität: plötzlich starke Schweißausbrücke, verfärbtes Gessicht und Hals, feuchte Hände, Herzklopfen und Schwindel (Abb. VIII).

Abb. VIII

Hyperästhetisch-emotioneller Schwächezustand — »*Maternity blues*«
- Überempfindlichkeit
- emotionelle Labilität: { Ausgelassenheit
  { »Heultag«: 3-5. Tag
- Asthenie: *reizbare Schwäche*
- Bewusstseinsstörung: – Konzentration: ↓
             – Depersonalisation
             – Derealisation
             – vorübergehend: – Illusionen
                                – Halluzinationen
             – neurovegetative Labilität

Der »Heultag« als ängstliche Versagenszustand einer Wöcherin kann, muß aber nicht Ausdruck eines psychogenen Versagenszustands sein. Dieses jedem Geburtshelfer vertraute Phänomen weist durch seine Häufigkeit, seine meist mehrtägige Latenz zum Geburtstermin, seine Flüchtigkeit, seine Uniformität und durch seine Ähnlichkeit mit den Begleiterscheinungen körperlicher Erkrankungen auf eine vorwiegend somatische Genese hin. Die Tatsache, daß der »Heultag« gewöhnlich erst mehrere Tage nach der Entbindung stattfindet — man spricht deshalb ja auch vom »Syndrom des 3. Tages« — macht den Geburtsstreß als unmittelbare Ursache unwahrscheinlich. Diese dürfte vielmehr in der fundamentalen Umstellung des Hormonhaushalts in den ersten Tagen post partum, insbesondere im rapiden Abfall der Östrogene und des Progesterons, zu suchen sein. Die Ausstoßung der Plazenta kommt — physiologisch betrachtet — der Totalexstirpation eines endokrinen Organs ohne entsprechende Hormonsubstitution gleich. Es liegt deshalb nahe, den »Heultag« als ein durch Hormonentzug bedingtes psychisches Syndrom zu interpretieren. Erstgebärende Frauen und Frauen mit prämenstruellen Spannungszuständen bzw. solche mit starken Schwangerschaftsbeschwerden, sind besonders zur Ausbildung eines solchen Syndroms disponiert (v. Zerssen 1977).

Dies bedeutet schließlich, daß eine junge Mutter mit Anpassungsschwierigkeiten im Wochenbett nicht ipso facto als eine neurotisch-labile Frau betrachtet werden muß. Es geht um psychische Schwierigkeiten der im Grunde psychisch gesunden Frau.

In einer Studie über »maternity blues« hat Stein den Verlauf der Symptome des HES zu beschreiben versucht. Zusammenfassend kann gesagt werden, daß das Weinen, das Deprimiertsein, die Ruhelosigkeit, das Träumen, die Gereiztheit und die Kopfschmerzen einen Höhepunkt um den 4.-5. Tag erreichen,

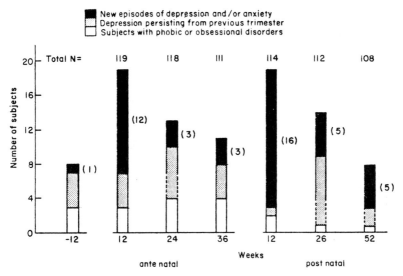

From: R. Kumar. -In: I.F. Brockington & R. Kumar (Eds.): *Motherhood and Mental Illness*, 1982

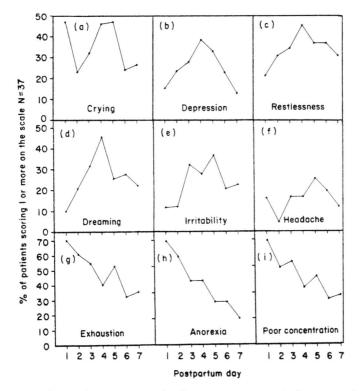

The pattern of mental symptoms in the first postpartum week. Symptoms (a)-(f) show a day 4-5 peak, while symtpms (g)-(i- show a gradual diminution with no day 4 peak. From: G. Stein. -In: I.F. Brockington & R. Kumar (Eds.): *Motherhood and mental Illness*, 1982.

weil die Erschöpfung, die Anorexia und die Konzentrationsschwäche allmählich abklingen.

Der »Heultag« wird von verschiedenen Autoren unterschiedlich angesetzt:
2.-3. Tag (Leysen 1985), 3. Tag (v. Zerssen 1977. Brockington u. Kumar
1982) (Abb. I & Abb. II).

Behandlung

Eine Frau mit einem HES bedarf der Schonung. Sie braucht psychische
und physische Ruhe und muß gehegt und gepflegt werden: die Schonung
darf aber nicht in erzwungenes Nichtstun ausarten. Neben einer guten
Ernährung, einem Tonikum, Eisen- und Vitaminpräparaten ist ein leichtes
Sedativum oft vorübergehend nützlich und wirksam (erholsamer Schlaf,
angstfreie Zeiten). Neuroleptika oder Thymoleptika sind meist zu stark und
daher besser nicht einzusetzen. Bei andauernden Beschwerden muß festgestellt werden, ob zu Hause die nötige Ruhe gewährleistet ist und ob die Frau
ihren Beruf nicht zu schnell nach dem Mutterschutz wieder aufgenommen
hat. Eine psychologisch verständnisvolle und unterstützende Haltung ist sehr
wichtig, doch sollten mit der Betroffenen *keine psychischen Probleme erörtert werden*. Es handelt sich hier in erster Linie um eine exogene, also körperliche Reaktion und nicht um eine Neurose. Außerdem ist die Patientin
viel zu schwach und zu müde, um mit Erfolg tiefliegende Probleme besprechen und bearbeiten zu können.

Es geht hier lediglich um die Frage, inwieweit der Frau mit guter
Ernährung, ohne Überlastung durch Beruf oder Familie eine entspannte
Lebensführung gelingen kann; denn ein Kind kostet Freiheit, Raum, Energie,
Geld, Karriere. Selbstverständlich ist eine kontrazeptive Beratung nötig. Information über den HES ist nicht nur für die Frau im Wochenbett notwendig: es
ist ratsam, auch den Mann und dessen Familienangehörige über die vorübergehenden Schwierigkeiten der jungen Frau und Mutter aufzuklären, damit sie
in diesem hilflosen Zustand wirkliche Unterstützung, Zuwendung und Wärme
bekommt. Wenn der Partner weiß, daß seine Frau in dieser Zeit noch mehr als
sonst Zärtlichkeit, Pflege und Unterstützung nötig hat, dann wird damit eine
Chance zur Verinnerlichung der partnerschaftlichen Beziehung genutzt. So ist
ein Kind gebären für die Frau häufig eine Offenbarung, im guten oder im
schwierigen Sinne.

Während der ersten Monate nach der Entbindung erholen sich die
Geschlechtsorgane der Frau, zugleich vertieft sich das innige Gefühl zu dem
Neugeborenen: außerdem kann sie ein großes Bedürfnis nach erotischem —
nicht unbedingt sexuellem — Kontakt haben. Die meisten Frauen erfahren
übrigens schon während der Schwangerschaft, daß ihre erotischen Empfindungen mehr auf nichtkoitale Formen des sexuellen Kontakts ausgerichtet sind. In
diesem Zusammenhang ist es auch wichtig, dass die Frau während der
Schwangerschaft zusammen mit ihrem Partner andere Formen und Variationen der sexuellen Befriedigung kennengelernt hat. So werden dabei die

Geschlechtsorgane in das Leibbild als Organe sinnlichen Kontaktes positiv integriert.

Die Brüste sind ausserdem wichtige erogene Zonen, was das Stillen nach der Entbindung noch mehr beweist. Einige Frauen werden durch das Stillen stark erregt bis zum Orgasmus. Manche schämen sich auch noch deshalb und verzichten — zu Unrecht — auf das Stillen.

Kinsey und Masters & Johnson haben gezeigt, dass die Brüste, nach den Genitalien, die wichtigsten sexuellen Organe der Frau sind. Brüste haben ebenfalls eine tiefe, emotionelle Bedeutung: für jeden Mensch sind sie eine zarte Erinnerung an den ersten körperlich-zärtlichen Kontakt mit einem anderen Menschen. Wenn die Frau das Stillen in der Kontemplation des Neugeborenen geniessen kann, so bedeutet dieses für sie eine Rückkehr zu einem sinnlichen Erlebens ihres ganzen Körpers — *die Regression im Dienst der Ich-Entwicklung* (Balint) — was sie dann auch gerade empfindsamer macht für erotische Kontakte mit ihrem Partner.

Eine Unterbrechung (durch Entbindung) des Sexuallebens erfordert nachher eine *Lernzeit* für beide Partner: sich in einem veränderten Körper aufs Neue sexuell einspielen ohne z.B. in einer Zuschauerrolle (des sexuellen Mißlingens) zu verharren.

Eine modifizierte Sexualtherapie nach Molinski kann hier empfehlenswert sein, damit beide Partner die autonome Lustentfaltung wieder wahrzunehmen lernen.

Die Tatsache, ein gesundes Kind geboren zu haben, hebt das Selbstgefühl. Auch das Verhältnis zwischen den Partnern, die jetzt Eltern geworden sind, ändert sich auf eine subtile Weise, wie schon beschrieben worden ist.

Der HES kann die Sexualität der Frau und damit das Verhältnis zu ihrem Mann auch ernsthaft stören (z.B. wenn die Gereiztheit zu Mißverständnissen Anlaß gibt). So kann der Verlust des sexuellen Begehrens als postpartale Libidostörung das einzige Anzeichen dafür sein, daß sich die Frau nicht richtig von der Entbindung erholt hat, obwohl Schlaf, Appetit und Arbeitskraft normal zu sein scheinen. Die Frau hat dann ganz zu Unrecht Schuldgefühle, und der Partner fühlt sich vernachlässigt. Diese »sexuelle Gefühllosigkeit« hat in erster Linie körperliche Gründe. Man soll nie vergessen, daß das Stillen viel Energie erfordert, mehr als die Schwangerschaft.

Neben dem HES können noch andere (leichte) psychische Anpassungsschwierigkeiten auftreten:

1. Unberechenbare Stimmungsschwankungen, Dysphorie (grundlose schlechte Laune: Post-partum-Dysphorie)
   – Gereiztheit
   – Euphorie (Ausgelassenheit)
   – schleichende (deprimierte) Gleichgültigkeit
2. Die Fähigkeit, zielbewußt Initiative zu ergreifen oder eine Aufgabe z. B. im Haushalt) zu erledigen, nimmt ab (Antriebsschwäche)
3. Veränderung der sog. elementaren Triebe: Ab- oder Zunahme der Eß- bzw. Trinklust, der Libido, der Schlaflust oder des Bewegungsdranges, des Wärmegefühls

4. Eine hysterisch gefärbte Verhaltensweise: egozentrische, infantile und etwas auffallende Reaktionen bei Belastung oder unvorhergesehenen Schwierigkeiten (wohingegen früher jede Situation meisterhalft beherrscht wurde).

Die postpartale Depression

Die Depression im Wochenbett wird immer noch vom Arzt verkannt, obwohl die Häufigkeit anscheinend zunimmt (10-20%). Depression bedeutet eine niedergedrückte Stimmung (evtl. Gleichgültigkeitsgefühl; *cave*: Suizidgefährdung) mit (psycho)motorischer Hemmung und körperlichen funktionellen Symptomen. Gefühllosigkeit bedeutet hier: das schmerzliche Gefühl nicht fühlen zu können für das Kind, für den Partner. Nach Kumar und Robson treten *neue* Depressionen deutlich mehr auf während des 1. Schwangerschaftstrimesters und bis 12 Wochen postpartal (Kumar & Robson, 1982) (Abb. I + II).

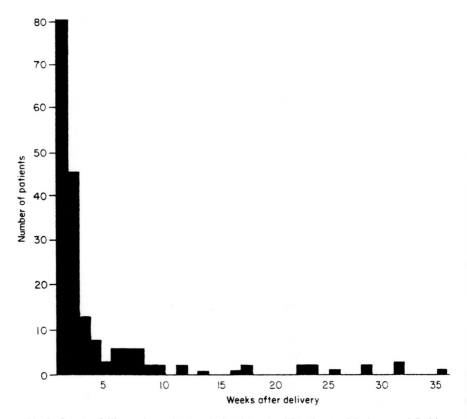

Abb. 1. Onset of illness in patients admitted to the Manchester Mothers and Babies Unit. From: I.F. Brockington et al.: *Motherhood and mental Illness*, 1982.

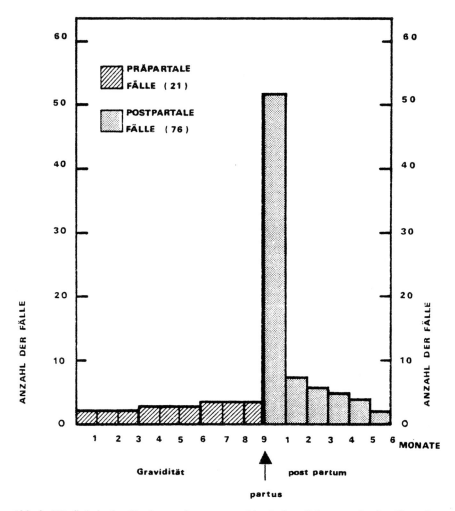

Abb. 2. Häufigkeit des Beginns schwerer psychiatrischer Störungen in der Gestation (nach Pfaffenbarger u. Mitarb. 1966).

In der modernen Kleinfamilie kann die junge Mutter in ihrer Unerfahrenheit auch sehr isoliert sein, ohne Unterstützung von Freundinnen, Schwestern oder (Schwieger)Mutter.

Jede Schwangerschaft ist auch Konflikt, wie Molinski immer betonte, auch die sehr erwünschte Schwangerschaft. Gerade nach einer Vorgeschichte von Subfertilität können die Anpassungsschwierigkeiten im Wochenbett die Frau überlasten.

Diese Depression wird deswegen oft verkannt, weil die körperlichen Symptome die depressive Verstimmung maskieren. Auch eine Bewußtseinstrübung oder die Wirkung von Beruhigungsmitteln können das depressive Krankheitsbild verschleiern. Schließlich kann der Arzt die Anpassungsschwierigkeiten bei jungen (erstgebärenden) Müteern so sehr nach- und mitfühlen, daß er zu deren Einschätzung nicht mehr genügend Distanz aufbringt.

Biologische Faktoren spielen eine wichtige Rolle in der Situation, in der die postpartale Depression entsteht: es handelt sich um den Streß (»post-partum discomfort« nach Youngs 1980, z.B. schmerzhafter Dammschnitt mit Schlaflosigkeit) bis zur Erschöpfung. Schwangerschaft, Geburt und die Zeit direkt danach stellen aber auch eine psychische Belastung für die Frau dar, und zwar besonders dann, wenn ihr Organismus hormonalen Gleichgewichtsverschiebungen ausgesetzt ist, die prinzipiell die psychische Tragfähigkeit herabsetzen.

Wenn die Frau stillt, kann sie das Gefühl haben, Tag und Nacht, wochen- und monatelang zu Hause eingesperrt zu sein. Unter solchen monotonen, isolierten Umständen ist eine freie Entwicklung zur Mutterschaft schwierig, niemals frei von Angst, Ambivalenz und Ärger, nicht ohne Enttäuschung und Depression

So wird die »Schwangerschaft als Konflikt« (Molinski) in der Realität des Wochenbettes — »le choc du réel« — bis zur Depression ausgetragen.

Nirgends ist eine biopsychosozial orientierte Sprechstunde so notwendig wie für die Frau im Wochenbett.

Für diese körperlich begründbare Depression — trotz aller Psychodynamik! — ist eine Behebung der körperlichen Erschöpfung (Anämie!) notwendig und eine syndromorientierte psychopharmakologische Behandlung: Thymoleptika (eventuell kombiniert mit Neuroleptika) *mit geringen Nebenwirkungen*. Es ist wichtig, für eine gute Nachtruhe zu sorgen. Progesterontherapie (Dalton) hat sich nicht eindeutig als effektiv bewiesen. Neben Antidepressiva soll auch an Entspannungsübungen (autogenes Training) gedacht werden, die die Wöchnerin nicht nur entspannen, sondern auch zur Aktivität anregen.

Der Arzt sollte auch das Tempo des Gesprächs herabsetzen und die Gespräche immer nach *Vereinbarung* führen, weil die depressive Wöchnerin keine Initiative zum Gespräch nimmt.

Präventiv sind Vorbereitungskurse für Schwangere sehr wichtig, damit die Frau lernt Ambivalenz, Ängste und Ärger zu steuern. Die Frau soll auch nicht bis zum letzten Tag dem Stress der Berufsarbeit ausgesetzt werden, d.h. bis die Arbeit der Geburt schon angefangen hat! Die Überwachung, und taktvolle Begleitung bei der Entbindung mit angemessener Schmerzbekämpfung reduzieren erheblich den Stress der Frau. Vor allem soll auch die Qualifikation der Säuglingsschwestern beachtet werden, wie Prill immer betont hat.

Wir sollten hier auch nicht den Hinweis von Kirchhoff vergessen:

> »Schließlich scheint es mir erforderlich, unseren Hebammen wieder mehr Selbstvertrauen für ihre Beziehung von Frau zu Frau zu schenken. Aus persönlichen Gesprächen ergibt sich, daß die Hebamme sich zum Handlanger für Mechanismen unter der Regie des Arztes degradiert sieht«[3].

---

[3] H. KIRCHHOFF: Humanität und Fortschritt in der Frauenheilkunde; – In: A. TEICHMANN, W. DMOCH, M. STAUBER (Hrsg.): Psychosomatische Gynäkologie und Geburtshilfe 1988. Heidelberg-Berlin, Springer-Verlag, 1989, 115-124.

Der Arzt soll nicht nur den Partner über den wechselhaften Verlauf der postpartalen Depression informieren, sondern auch soziale Massnahmen stimulieren (z.B. praktische Hilfe im Haushalt). Auch für ein effektives antikonzeptives Verhalten soll das Paar unterstützt werden.

Selbsthilfegruppen für Frauen mit postnataler Depression können eine reintegrative Rolle spielen, vor allem für ledige, isolierte Frauen, ohne Unterstützung vom Partner oder Grossfamilie.

Das Elternpaar post partum: veränderte Paarbeziehung

Die Anpassungsschwierigkeiten im Wochenbett, sowohl körperlich als emotional bedingt, haben einen tiefgreifenden Einfluss auf die Partnerbeziehung. Als Reifekrise in der *Ehe als Prozess* ist die Geburt sowieso ein »point of no return«, d.h. der vorangegangene Zustand ist nie wiederherstellbar.

Schwangerschaft und Geburt bieten einerseits eine Chance zur Entwicklung der Partnerintimität, sowohl auf emotionalem als auf sensuellem bzw. sexuellem Gebiet. Andererseits bringt die »reizbare Schwäche« *beider* Partner auch das Risiko auf Intimitätsverlust und Distanzierung. So beschreibt Buddeberg eindrucksvoll den Weg »*vom freudigen Ereignis zum ehelichen Unglück*«. Er betont den Diskrepanz zwischen Eheideal und Familienrealität:

> »Die Idealvorstellungen von Mann und Frau hinsichtlich einer Paarbeziehung betreffen in erster Linie die Hoffnung auf eine intensive emotionale Bindung und die Erwartung, sich mit Unterstützung des Partners entfalten und verwirklichen zu können. Eine Ehe soll einerseits Sicherheit und Geborgenheit, andererseits jedoch auch Abwechslung und Anregung bieten. Nicht selten sind die Erwartungen, welche Mann und Frau an eine Paarbeziehung haben, übersteigert und unrealisierbar. Die Grenzen der individuellen Entfaltungsmöglichkeit und der emotionalen Zweisamkeit werden während der Schwangerschaft und nach der Geburt eines Kindes besonders deutlich«[4].

Es kommt zu Werte- und Rollenkonflikten:

> »Ein *Wertekonflikt* ensteht v.a. zwischen Leistungsdenken einerseits und Lebensqualitätsdenken andererseits. Während die Männer heute noch häufig einem Arbeitsmythos mit Leistung, Karriere und materiellen Lebensstandard huldigen, fühlen sich die Frauen eher einem Lebensstil verpflichtet, in dem die sinnvolle Gestaltung und Freizeit Priorität vor der Arbeit hat. Dabei werden Lebensfreude, Lebensgenuß und Offenheit wichtiger eingeschätzt als Leistung und Besitz. Wertekonflikte finden sich überwiegend bei traditioneller Ehestruktur, d.h. wenn zwischen Mann und Frau hinsichtlich Ausbildung und Beruf Unterschiede bestehen.
> In einen *Rollenkonflikt* geraten v.a. Paare mit einer egalitären Beziehungsstruktur, von der man spricht, wenn zwischen Mann und Frau

---

[4] C. BUDDEBERG: Vom freudigen Ereignis zum ehelichen Unglück. – In: B. FERVERS-SCHORRE, H. POETTGEN, M. STAUBER (Hrsg.): Psychosomatische Probleme in der Gynäkologie und Geburtshilfe 1985. Berlin-Heidelberg, Springer-Verlag, 1986, 183-191.

hinsichtlich Ausbildungsniveau und Beruf keine oder nur geringe Unterschiede bestehen. In diesem Fall stellt sich beiden Partnern die Aufgabe, insbesondere ihre berufliche Lebensziele und ihr Eheleitbild aufeinander abzustimmen und sich allenfalls auf einen Kompromiß zu einigen. Sowohl bei Wertekonflikten wie bei Rollenkonflikten weichen viele Paare einer Klärung aus oder schließen faule Kompromisse. Diese Versäumnisse machen sich dann im weiteren Verlauf einer Ehe früher oder später bemerkbar«[5].

Die Geburt eines Kindes bringt dem Elternpaar nicht nur Veränderungen in der Familienstruktur, sondern auch den Konflikt zwischen dem Gleichheitsideal und der Ungleichheit der Geschlechter.

Hier betont Buddeberg die unterschiedlichen Chancen und Risiken für Paare mit traditioneller oder mit egalitärer Familienstruktur.

»Während die *traditionelle Familienstruktur* — bildlich gesprochen — den beiden Partnern häufig einen sonnigen, unbeschwerten Frühling und einen stürmischen Herbst beschert, ist bei der *egalitären Familienstruktur* der Frühling häufig gewitterhaft und der Herbst eher mild und warm. Beide Formen der Paarbeziehung haben sowohl Vor- als auch Nachteile. Traditionelle Familien bieten ein höheres Erholungspotential für die einzelnen Familienmitglieder, sind aber anfälliger für Ablösungs- und Identitätskonflikte. Egalitäre Familien haben weniger Reserven zur Bewältigung zusätzlicher Belastungen, bieten aber dem einzelnen mehr individuelle Entfaltungsmöglichkeiten. Enttäuschungen bleiben Mann und Frau in beiden Beziehungsformen nicht erspart«.

Für diese Probleme gibt Buddeberg wichtige therapeutische Ratschläge, auch auf präventivem Gebiet:

»Die Enttäuschung läßt sich nach meinen Erfahrungen jedoch dann in Grenzen halten, wenn beide Partner bereit sind anzuerkennen, daß Kinder für ihre Eltern nicht nur Freudenbringer, sondern ebenso Störenfriede sind. Eltern, welche die Enschränkung ihrer individuellen Freiheiten und Erlebensmöglichkeiten bagatellisieren oder verleugnen, verlieren früher oder später die Freude an ihren Kindern. Wer in der Beziehung zum Kind nur die Sonnenseiten sieht, für den rückt der Ehepartner immer mehr in den Schatten. Die Auseinandersetzung mit den Nachteilen und Frustrationen einer Elternschaft und das Zulassen ärgerlicher Gefühle dem Kind gegenüber sind Voraussetzungen für die Zufriedenheit und Entwicklungsfähigkeit in einer Ehe. Eltern, die sich im Hinblick auf das Störpotential ihrer Kinder einig sind, haben es leichter, diese Störungen zu bewältigen und sich genügend Raum für ihre Zweierbeziehung zu schaffen. Uneinigkeit über die Belastungen und Einschränkungen durch ein Kind fördern dagegen eine emotionale Distanzierung zwischen den Ehepartnern.

---

[5] C. BUDDEBERG: Vom freudigen Ereignis zum ehelichen Unglück. Ibidem: 193-194.

Wir als Ärzte sollten die Klagen von Eltern über ihre Kinder positiver sehen. Allzuoft reagieren wir im Sinn einer Schuldzuweisung an die Mutter, den Vater oder das Kind. Wir sehen zu wenig, daß uns die Klage über ein Kind oder einen Ehepartner die Möglichkeit bietet, Familien frühzeitig in der Bewältigung familiärer Reifungskrisen zu unterstützen. Die präventive Aufgabe sollten wir ernster nehmen.

Vielleicht sollten wir uns als Ärzte und Psychotherapeuten nicht nur darum kümmern, wie wir manifeste Symptome und Konflikte lösen und behandeln können, sondern uns in vermehrtem Maße Gedanken darüber machen, wie wir Ehepaare und Familien bei der Bewältigung von familiären Reifungskrisen beraten und unterstützen können.

Nach meinen Erfahrungen haben viele Ehekonflikte ihren Ursprung darin, daß beiden Partnern der Übergang von der Ehe zur Familie nicht oder nur teilweise glückt. Ein häufiges Phänomen in der Phase der Familiengründung ist eine emotionale Distanzierung zwischen den Partnern mit wechselseitiger Vernachlässigung. Die Frau wendet sich den Kindern zu, der Mann dem Beruf. Charakteristisch für solche Ehepaare ist von seiten der Frau ein weitgehendes sexuelles Desinteresse nach der Familiengründung und von seiten des Mannes eine zunehmende Genitalisierung der Sexualität«[6].

Die postpartale posttraumatische Streßstörung

In unserer erfolgs- und leistungsorientierten Gesellschaft können schwangere Frauen unbewusst genötigt sein, die Geburt mit Erfolg leisten zu müssen wie eine mechanisch technische Aktivität.

Die programmierte Geburt, technisch gut überwacht, kann das so persönliche Geschehen der Geburt mehr anonym als eine Routine-Aktivität erfahren lassen. Mit weniger persönlichen Kontakten und Zuwendung kann die Frau gerade der Angst, nicht mehr geborgen zu sein, ausgeliefert sein.

Auch die Geburtshelfer erfahren zunehmend Stress, weil ihre Arbeit immer mehr effizient (»time is money«) sein muss und mehr von vielen Instanzen auf mögliche Fehler kontrolliert wird. In den Vereinigten Staaten von Amerika ist die Berufshaftpflicht der Geburtshelfer fast nicht mehr zu bezahlen.

Dieses Gesamtklima von Stress und Hektik bedroht natürlich die sanfte Geburt, die die moderne Frau sich wünscht und auch nach den empfangenen Informationen und Vorbereitungskursen erwartet.

Vor allem bedeutet es Risiko für Enttäuschungen, Kränkungen und Traumatisierungen.

Einerseits können ernsthafte Komplikationen mit schwierigem Geburtsverlauf (mit aggressiv erlebter Betäubung) ein verwirrendes Ereignis für die

---

[6] C. BUDDEBERG: ibidem.

traumatisierte Frau sein: »ich habe mein Kind nicht einmal sehen können, als eine Kuh bin ich von diesem Tierarzt für Frauen behandelt worden«.

Auch A. Rhode bestätigt unsere klinische Erfahrung, dass bei zu vielen Frauen die Geburt eine Verletzung der Schamgefühle bedeutet, gerade wenn das Personal sich unpersönlich und unsensibel verhält[7]. Die Frau kann reagieren mit einer Ein-Kind-Sterilität oder unangemessenen Geburtsängsten (A. Rhode); der Partner reagiert meistens mit Potenzstörungen.

Andererseits können biographische Faktoren die Verletzbarkeit der Frau so verändern, dass gerade die »Schlüsselerfahrung« der Geburt zur (Re)Traumatisierung der Frau führt.

Hier wird die Geburt als konkrete Gestalt (sexualisierter) Gewalt erlebt.

Oft geht es um Frauen, die in ihrem Leben schon Opfer von Gewalt waren.

Sie haben ein erhöhtes Risiko auf eine postpartale Depression, die auch schwieriger heilt.

Bei der Therapie sind die präventiven Aspekte sehr wichtig. Jede Frau hat bei der Entbindung das Recht, eine gut informierte Frau zu sein (Vorbesprechung und Begleitung, wenn die Entbindung technische Eingriffe braucht; Nachbesprechung, wenn dringende Massnahmen notwendig waren). Ausreichende Zeit und Raum sollten zur Verfügung sein, um die Emotionen (wiederholt) zur Sprache bringen zu können.

Während der Schwangerschaftsbetreuung wird den Frauen mit Gewalt in der Vorgeschichte extraAufmerksamkeit gewidmet werden, damit das Risiko auf eine komplizierte postpartale Depression vermieden werden kann.

Wenn eine postpartale Depression trotz angemessener Therapie nicht rechtzeitig heilt, muss untersucht werden, ob keine posttraumatische Streßstörung vorliegt.

Nach unserer klinischen Erfahrung müssen die (SSRI)-Antidepressiva in höheren Dosen (wie bei Zwangserkrankungen) verabreicht werden, um eine Besserung zu erreichen.

Auch ein nicht sedierendes Neuroleptikum (in niedriger Dosierung) ist hilfreich, um chaotische Angstanfälle und Wutausbrüche (dem Partner gegenüber) zu vermeiden. Selbstverständlich bleibt eine (oft schwierige) Psychotherapie zur Traumaverarbeitung notwendig.

Ernste psychopathologische Erkrankungen: Wochenbettpsychosen

Meistens geht diesen ein deutlich zu erkennendes HES voraus (allerdings mit einem akuten exogenen Reaktionstyp). Sie erfordern eine stationäre Aufnahme mit intensiver Versorgung und sicherer Bewachung. In einer gynäkologischen Klinik sind psychiatrische Behandlung und Beratung notwendig.

---

[7] A. RHODE (2001): Psychiatrische Erkrankungen in der Schwangerschaft und im Wochenbett. *Der Gynäkologe* 2001 (34), 4, 315-323.

Nach von Zerssen ist an die, Möglichkeit einer *Wochenbettpsychose* zu denken, besonders wenn die Verstimmung sehr ausgeprägt ist, mit schwerer Schlaflosigkeit, Umtriebigkeit oder psychomotorischer Erstarrung einhergeht und sich nicht innerhalb von ein bis zwei Tagen aufhellt. Vor der Klinikentlassung sollte auf jeden Fall sichergestellt sein, dass bei der Wöchnerin keine ernsthafte Verstimmung mehr besteht. Starke innere und äussere Unruhe bzw. scheinbare Abstumpfung (infolge depressiver Hemmung) sowie schwere Schlaflosigkeit sollten immer den Verdacht auf eine gravierende psychische Störung lenken; denn diese Erscheinungen gehören zu den häufigsten — wenn auch ganz unspezifischen — Frühsymptomen einer Wochenbettpsychose (Prodromi).

Typisch für die Wochenbettpsychosen sind die atypischen Krankheitsbilder, im Unterschied zu den endogenen Psychosen (manisch-depressive Psychose oder Schizophrenie), und sie sind immer begleitet von geringen Bewusstseinsstörungen. Der Verlauf ist wesentlich wechselvoller als bei den endogenen Psychosen.

In plötzlich auftretenden Störungen der Stimmung (manisch, depressiv, vermischt) kann ein katatones Bild sich einschieben (vom katatonen Stupor oder »Amentia« bis zum Bewegungssturm). Die Motorik kann eigenartig unnatürlich und bizarr sein, womöglich geradezu automatenhaft wie bei einer katatonen Schizophrene (von Zerssen).

In diesem Zusammenhang sagte Rümke: »die ausgeprägteste Katatonie ist nie Schizophrenie, sondern immer exogen«. Ausser einem raschen Syndromwandel beobachtet man bei postpartalen Psychosen häufig ebenso abrupt erscheinende Änderungen des Schweregrades der klinischen Symptomatik. Die Krankheitserscheinungen können plötzlich wie ein Spuk verschwinden und ebenso plötzlich — eventuell in anderer Form — wieder auftreten. Bei der klinischen Visite kann daher eine solche Patientin ganz unauffällig erscheinen, obwohl sie kurz vorher und auch kurze Zeit später hell psychotisch ist.

Der Verlauf ist also sehr wechselhaft und entsprechend schwer vorhersagbar, außer hinsichtlich der Dauer: es kommt fast immer innerhalb von einigen Wochen oder längstens Monaten zur völligen Remission (v. Zerssen 1977). So kann die Frau nach der psychotischen Desintegration einen Reifeschritt gemacht haben.

Bewußtseinsveränderung

Im Wochenbett kann sich das Bewußtsein meist leicht eintrüben: die Frau erscheint benommen; ist zerstreut oder »nicht ganz da«.

Bei leichtem Bewußtseinsschwund nimmt auch die psychische Aktivität (Denken, Fühlen) ab. Hinterher hat die Patientin eine lakunäre Amnesie. Die Erinnerung fehlt, weil die Bilder sich nicht genug eingeprägt haben.

Hier handelt es sich um eine Senkung des Bewußtseins. Bei einer Bewußtseinsveränderung geht es um noch etwas anderes.

Hierbei handelt es sich nicht so sehr darum, daß das helle Licht (d.h. die Aufmerksamkeit), welches das Bewußtseinsfeld belichtet, schwächer wird, sondern um eine Änderung der »Belichtung«.

Dämmerzustand, Traumzustand — amentielle Syndrome

Die Frau träumt mit offenen Augen, und zwar so, wie ein gesunder Mensch nur während des Schlafes träumt. Das Bewußtseinsfeld ist eingeengt, aber gut organisiert. Es herrscht ein Dämmerzustand, als ob das Verhalten nicht mehr klar (d.h. rational) gesteuert, sondern teilweise durch Gefühle von Angst und Aggression wie von farbigen Scheinwerfern beeinträchtigt wird. Daraus entstehen meistens Illusionen und Halluzinationen. Eine Frau im Dämmerzustand ist — wegen ihres gefühlsgeladenen Verhaltens — eine Gefahr für sich selbst und für das Kind und ihre Umgebung, obwohl man ihr äußerlich nicht viel davon anmerkt und der Zustand verkannt wird. Solche Traumzustände fangen plötzlich an und nehmen gewöhnlich ein abruptes Ende, und die Patientin erinnert sich nur an Fetzen dieses Traums oder Alptraums.

Bei einem amentiellen Syndrom (a-mentia: ohne Verstand) ist das Bewußtsein der Frau akut traumhaft verändert. Die Wöchnerin zeigt sich ganz desorientiert in Raum und Zeit (Unruhe oder ratloses Staunen). Die Frau ist »hors situation«: sie erlebt sich und ihre Umwelt offenbar verändert und weiss mit dieses eigenartigen Situation nichts anzufangen. Es fehlt jede Kontinuität des inneren Erlebens. Sie hat Personenverkennungen, Halluzinationen; obwohl die Wahnideen aller Systematik entbehren, kreisen sie doch oft thematisch um das Baby oder die eheliche Situation (von Zerssen).

Je ausgeprägter die Bewußtseinsstörung während einer Wochenbettpsychose ist, desto mehr muß man an eine rein exogen entstandene Psychose denken. Sie weist auf eine primär körperliche Erkrankung hin, die in Zusammenhang mit der Geburt (Blutverlust) oder dem Wochenbett (Puerperalsepsis, fieberhafte Mastitis) steht, kann allerdings auch durch eine Überdosierung von Psychopharmaka hervorgerufen sein, die evtl. wegen einer andersartigen psychischen Störung verabreicht wurden. Ein Drogenentzugs- oder Alkoholentzugsdelirium bei bis dahin womöglich verkanntem Alkoholismus sollte nie vergessen werden.

Vorsorgemaßnahmen

Wenn die Gefahr eines Dämmerzustands vermutet wird, muß die Patientin permanent durch gut ausgeruhtes Personal bewacht werden (Angst kann nämlich ansteckend wirken!). Deshalb benötigt jede Entbindungsanstalt einige sichere Zimmer, (entsprechende Fenster, Türen, Mobiliar), so daß die Überweisung in eine psychiatrische Klinik ohne große Risiken vermieden werden kann. Die Familie muß darüber aufgeklärt werden, daß eine Behandlung zu Hause ein großes Risiko bedeuten würde (Gefährdung des Neugeborenen, Suizidgefährdung der Mutter). Eine psychiatrische Untersuchung und Behandlung von einem Liaisonpsychiater ist angezeigt (sedierende Mittel: Neuroleptika und Tranquilizer in angemessenen Dosierungen). Der körperliche Zustand muß genau kontrolliert werden (Leberfunktion? Diabetes? Infektion? Anämie?), und eine behutsame Pflege ist erforderlich. Die Pflegenden brauchen ausreichende Teamsitzungen und Supervision, damit sie immer wieder die notwendige Distanz zu den Patientinnen herstellen können und sich nicht anstecken lassen von den präpsychotischen Ängsten.

Verwirrtheit, Konfusion

Das Bewußtsein ist so verändert, daß das Bewußtseinsfeld zersplittert ist wie das Bild in einem zerbrochenen Spiegel. Der Zusammenhang zwischen den psychischen Funktionen fehlt: Wahrnehmen, Denken und Tun verlaufen unzusammenhängend. Die Patientin fühlt sich räumlich und zeitlich verloren. Meist ist sie erregt und den Affektäußerungen (Angst und Aggression, selten Ekstase) ausgeliefert. Wahnideen und Halluzinationen kommen vor. Die Patientin kann in ihrer Erregung nicht mehr allein essen oder trinken, oder sie weigert sich, dies zu tun. Verbunden mit Schlaflosigkeit führt dieser Zustand zu körperlicher Erschöpfung.

Bei ungünstigem Verlauf treten neben erhöhtem Puls Schweißausbrüche, Fieber und primitive Erregungszustände (z.B. Schneuzbewegungen) auf. Die scheinbare Besserung nach dem Abklingen einer großen Erregung kann hier zum Koma führen. Neben einer Behandlung des Allgemeinbefindens muß stets eine psychiatrische Behandlung (Neuroleptika) erfolgen. Einige Elektroschocks können hier das Leben retten.

Progesterontherapie bei Wochenbettpsychosen hat sich bis heute nicht eindeutig als effektiv bewiesen.

Die stationäre Behandlung der psychotischen Wöchnerin zusammen mit ihrem Kinde in einer psychiatrischen Mutter-und-Kind-Spezialabteilung verspricht gute Resultate.

Eine Differentialdiagnose muss auch beim Ausbruch einer endogenen Psychose (mit erblicher Belastung und Psychose in der Vorgeschichte) gestellt werden. Das ist wichtig für die Prognose (bei einer folgenden Schwangerschaft) und Vorsorgemassnahmen, wie Ruhe und Sedierung, vor allem während des 3. Schwangerschaftstrimesters sind anzuraten. Eine Berufstätigkeit vor der Entbindung sollte abgeraten werden.

Schizophrenie

Der erste Schub einer Schizophrenie tritt häufig zum ersten Mal im Wochenbett auf. Ein relativ gutes Gleichgewicht wird plötzlich durch die Konfrontation mit einer der großen Prüfungen des Lebens gestört. Um dann einer ernsten psychopathologischen Störung zuvorzukommen, sollte nicht automatisch an eine Sterilisation gedacht werden (und sicher nicht vorgenommen werden), auch nicht an einen Schwangerschaftsabbruch. Die Differentialdiagnose kann erst anhand des Verlaufs gestellt werden. Ein Konsilium zwischen Hausarzt, Gynäkologen und Psychiater ist auch hier unbedingt erforderlich.

Schluß

Die Frau im Wochenbett befindet sich in einem Zustand der Überempfindlichkeit, der sie zugleich außerordentlich fähig zum innigen Kontakt mit dem Neugeborenen macht.

»Tender loving care« — so nennt die angloamerikanische Fachliteratur die psychosomatische Grundeinstellung — bedeutet persönliche Zuwendung, mitmenschliche Wärme, mit Sicherheit und Geborgenheit; die Frau im Wochenbett ist dafür besonders empfänglich. Voraussetzung für eine solche Grundeinstellung ist eine gute fachliche Qualifikation: Sentimentalität wäre völlig fehl am Platze.

Ein guter Arzt ist ein Mensch, der die Menschen liebt, ein guter Psychosomatiker ist ein Arzt, der sich auch darüber freut, daß Menschen einander lieben und neues Leben hervorbringen; jedes neugeborene Kind verkörpert das »Prinzip Hoffnung«.

Literatur

BENEDEK, T. (1959), Sexual functions in women. In: Arieti, S. (ed.), American handbook of psychiatry. Basic Books, New York, p. 727-748.

BROCKINGTON, I., KUMAR, R. (eds.) (1982), Motherhood and mental illness. Academic Press, London.

FERVERS-SCHORRE, B. (1983), Postpartale Sexualstörungen. Sexualmedizin 12:232-237.

GÖDTEL, R. (1979), Seelische Störungen im Wochenbett. Fischer, Stuttgart.

HERMS, V. (1982), Postpartale Sexualstörungen aus gynäkologischer Sicht. In: FISCHER, W., HERMS, V., VOGT, H.J. (Hrsg.), Praktische Sexualmedizin. Medical Tribune, Wiesbaden.

LEYSEN, R., BUYTAERT, P. (1985), Maternity blues. A prospective study of postpartum women. In: NIJS, P. (ed.), Research in psychosomatic obstetrics and gynecology. Acco, Leuven/Belgium.

MOLINSKI, H. (1972), Die unbewußte Angst vor dem Kind. Kindler, München.

MÜLLER, P. (1983), Organisation des Wochenbetts aus psychosomatischer Sicht. In: RICHTER, D., STAUBER, M. (Hrsg.), Psychosomatische Probleme in Geburtshilfe und Gynäkologie. Kehrer, Freiburg.

PRILL, J.H. (1964), Psychosomatische Gynäkologie. Urban & Schwarzenberg. München, Berlin.

YOUNGS, D., LUCAS, M. (1980), Postpartum depression: Hormonal versus alternative perspectives. In: YOUNGS, D., ERHARDT, A. (eds.), Psychosomatic obstetrics and gynecology. Appleton, New York, p. 29-38.

ZERSSEN, D. VON (1977), Psychische Störungen im Wochenbett. In: ZANDER, Y, GOEBEL, R. (Hrsg.), Psychologie und Sozialmedizin in der Frauenheilkunde. Springer, Berlin-Heidelberg-New York, S. 87-110.

TRAUER NACH TOTGEBURT:
AUFFANG UND BEGLEITUNG

... und gebären wirst du,
ach: die immer Unvollgeborenheit des Leidens!...
(aus Irrequietum ... G. Gezelle)

Einführung

Seit das Sexuelle immer mehr enttabuisiert worden ist und wir in das Zeitalter der »Pornography of death« (C. Gorer) (1) oder »La mort inversée« (Ph. Ariès in »L'Homme devant la mort«) (2) eingetreten sind, ist ein großes Interesse an dem Thema »Verlust« im allgemeinen und »Tod« im besonderen entstanden. Nachdem man anfangs seine Aufmerksamkeit vor allem der Begleitung des Sterbenden widmete (Kübler-Ross), interessiert man sich in jüngster Zeit auch für diejenigen, die in Trauer zurückbleiben, die Leidtragenden. Vielleicht ist nirgendwo die Trauersituation so tiefgehend und ergreifend wie nach einer Totgeburt. Dieses Kapitel bringt Erfahrungen über das Trauern nach einer Totgeburt ergzeigend, zum größten Teil über Auffang und Begleitung.

Michaela Nijs betont die kontradiktorische Situation bei einer Totgeburt, wenn Geboren-Werden und Sterben so nahe beieinander liegen.

> »Die deutsche Sprache hat einen paradox anmutenden Begriff für Kinder, die vor der Geburt sterben: 'Tot-Geburt'. Ein Mensch wird tot geboren, das scheint uns zunächst ein Widerspruch in sich, denn wir verbinden mit dem Geborenwerden das Leben — und nicht den Tod. Wenn man die Schreibweise in Tod-Geburt verändert, könnte man auch hinweisen auf das Zusammenfallen von Tod und Geburt, auf diese Verbindung von den Geheimnissen des Lebens und des Sterbens. Im Englischen ist der Ausdruck für Totgeburt 'stillbirth', in Anlehnung daran verwendet die deutsche Selbsthilfgruppe Regenbogen den Begriff 'stille Geburt'. Wenn ein Kind tot zur Welt kommt, ist es eine stille Geburt, eine laut-lose Geburt, denn dieses Kind verkündet nicht mit einem ersten Schrei seine Ankunft auf der Welt. Diese Laut-Losigkeit der Geburt findet nicht selten ihre Fortsetzung in einer Atmosphäre der Sprachlosigkeit, die die Eltern nach dem Tod ihres Kindes erleben. Den Eltern und ihren BegleiterInnen fehlen oft die Worte, um Schmerz und auch Anteilnahme auszudrücken. Wenn das Kind plötzlich stirbt, ohne jegliche Vorankündigung, haben die Eltern keine Möglichkeit, sich innerlich auf den

Tod des Kindes vorzubereiten. Die Stimmung der guten Hoffnung, der frohen Erwartung neuen Lebens schlägt um in Verzweiflung und tiefe Erschütterung« (5b).

Daruberhinaus gibt es die Armut unserer High-Tech-Gesellschaft, wo Rituale immer weniger Raum und Aufmerksamkeit bekommen, obwohl individuelle Ansätze für eine Renaisance der Rituale glücklicherweise sich durchsetzen und mehr und mehr gestalten.

»Für ein so einscheidendes biografisches Ereignis wie den frühen Tod eines Kindes gibt es gegenwärtig keine vertrauten und allgemein akzeptierten Rituale in unserer westeuropäischen Kultur. Die Folgen, die dieses Fehlen von angemessenen Abschiedsritualen für den Trauerprozeß haben kann, sind schwerwiegend. Es ist so viel schwieriger für Eltern, um ein Kind zu trauern, von dem es keine greifbare Erinnerung und kein Grab gibt. In dieser Situation entscheiden sich immer mehr Familien, eigene Abschieds- und Trauer-Rituale zu gestalten. Neben dieser wachsenden Zahl von individuellen symbolischen Handlungen zeigen sich auch (zaghafte) Veränderungen im gesellschaftlichen Umgang mit dem frühen Tod: ein Beispiel dafür ist das Entstehen von besonderen, künstlerisch gestalteten Gedenkplätzen für früh verstorbene Kinder auf manchen Friedhöfen« (5b).

Trauern: ein in Phasen verlaufender und lebenslanger Prozeß (3, 4, 5)

S. Freuds Beschreibung (6) und die klinische Beobachtungen von E. Lindemann (7) machten deutlich, daß wir das Trauern als eine normale Lebenserscheinung ansehen müssen, die allerdings in unterschiedlichen Abschnitten beschrieben werden kann. Der Einzelne muß dazu bereit sein, seine Kraft in diese Trauerarbeit (»grief work«) zu investieren.

Nach J. Bowlby (8) führt dieser Prozeß den Trauernden über eine erste Phase des Protestes und eine zweite des Kummers und der Verzweiflung schließlich zu einem Loskommen von dem verlorenen Objekt. Andere Autoren, wie R.W. Ramsay (9), unterstreichen mehr die verschiedenen emotionellen Komponenten des Trauerns durch den Begriff des »desolate pining« (to pine: schmachten, sehnen): ein Gefühl der tiefen Leere mit Wellen starken psychischen Schmerzes und Ausbrüchen von unkontrollierbarem Weinen; Verzweiflung, Hilflosigkeit und Hoffnungslosigkeit; Einsamkeit und Verlassensängste; Angst; Schuld und Aggression; Eifersucht; Scham.

Wir möchten die folgenden fünf Aspekte des normalen Trauerprozesses beleuchten:

1. *eine Verneinung oder Verkennung des Verlustes*, die dem Trauernden die Möglichkeit gibt, sich vor der drohenden emotionellen Zerrüttung zu

schützen. Diese Verneinungsphänomene kann man vor allem in der Anfangsphase (z. B. die erste Reaktion »es ist nicht wahr«), aber auch während des ganzen Verlaufs des Prozesses wiederfinden.

2. *eine starke emotionelle Reaktion*, mit variablem Zeigen und Ausdrücken des Leidens.

3. eine *Aggressivität*, gerichtet gegen das verlorene Objekt, das »Selbst« und die Umgebung.

4. eine *soziale Isolierung, abnehmende Aktivität* und ein *zeitweiliger Rückzug* aus der tagtäglichen Realität, um die Bindung zu dem Verstorbenen verstärken zu können.

5. körperliche Erscheinungen, wie Abnahme der Eß- und Arbeitslust, Schlaf- und Libidostörungen, allgemeine Müdigkeit.

Auch wenn man Phasen unterscheiden kann, doch soll aber nie vergessen werden, dass Trauern als ein (lebens-)langer Prozeß angesehen werden soll.

»Wenn Menschen zum ersten Mal davon hören, daß Trauern ein lebenslanger Prozeß ist, bekommen sie vielleicht Angst. Manche werden sich fragen: 'Ich kann doch nicht aufhören, mein Leben zu leben, und für immer und ewig trauern, oder?' Trauer als einen lebenslangen Prozeß zu betrachten, bedeutet nicht, daß Eltern für den Rest ihres Lebens ständig weinen werden. Wenn wir Trauer als einen Prozeß sehen, der sich durch den Lebenszyklus hindurch entwickelt, dann erlaubt diese (neue) Sichtweise Eltern und Geschwistern, ihre Gefühle so zu fühlen, wie sie sie fühlen: zu jeder Zeit, an jedem Ort, mit jeder Intensität.

Der Prozeß der Integration eines schweren Verlustes vollzieht sich nicht in linear aufeinanderfolgenden Phasen. Spezifische Stimuli, die Erinnerungen an das gestorbene Kind wecken, können auch viele Jahre nach dem Verlust Gefühle von Trauer auslösen. Der amerikanische Thanatologe Rosenblatt nennt diese Stimuli 'reminders', es können Situationen oder Gegenstände sein. Jemand kann (scheinbar) die Trauerarbeit abgeschlossen haben und wird dann bei der Konfrontation mit neuen 'reminders' von intensiver Trauer beinahe überwältigt. Es ist ein Charakteristikum des normalen Trauerprozesses, daß wiederholte Wellen von Trauer im Laufe von Jahren und Jahrzehnten auftauchen.

Trauern hat seine Zeit — ein Leben lang leben Eltern und Geschwister mit ihrer Trauer. Es ist nicht die quantitativ meßbare Zeit, sondern die ganz individuelle Zeit jedes Trauernden. Jeder hat seinen eigenen Rhythmus, seine eigene Geschwindigkeit. Die Betroffenen müssen der Trauer Raum und Zeit geben, sich bewußt entscheiden, den Prozeß zu durchleben. Eltern können nicht über den Tod ihres Kindes 'hinweg' kommen. Sie können niemals dorthin zurückkehren, wo sie vor diesem Verlust waren. Sie können sich auf den Weg zu einem anderen, einem neuen, bisher unbekannten Ort machen. Ihre Trauer ist zu einem Teil der Fäden geworden, aus denen ihre Identität gewebt ist« (5b).

So betont Michaela Nijs, die die Unterstützung durch Rituale als notwendig für einen heilsamen Weg der Verarbeitung einschätzt.

»Beim Tod eines Kindes um die Geburt herum können Eltern nicht auf traditionelle Abschieds- und Trauer-Rituale zurückgreifen, sie müssen selbst neue Rituale gestalten.

Ein Abschiedsritual ist eine bewußt vorbereitete und vollzogene symbolische Handlung, die Gefühle und Gedanken des Trauernden ausdrückt. Diese Handlung ist individuell gestaltet, ihr Inhalt wird geprägt durch die Bedürfnisse und Überzeugungen des trauernden Menschen. Es geht sowohl um Rituale unmittelbar nach dem Tod des Kindes als auch um symbolische Handlungen, die lange Zeit nach dem Verlust wichtig für die Betroffenen waren. Es können einmalige Handlungen sein, wie zum Beispiel eine Beerdigung; manche Mütter haben sich auch für etwas Fortlaufendes entschieden, indem sie Briefe an ihr Kind geschrieben haben. Es finden sich auch ritualisierte Elemente, die sich wiederholen, wie ein Gebet, das regelmäßig für das verstorbene Kind gesprochen wird.

Rituale sind ein schöpferischer und aktiver Weg, um mit Gefühlen umzugehen. Symbolische Handlungen integrieren viele Funktionen in sich, und sie haben eine integrative Wirkung für denjenigen, der sie vollzieht. Ein Ritual bezieht den Menschen in seiner Ganzheit ein: seine intellektuellen Fähigkeiten, seinen physischen Leib, seine Gefühle und seine Spiritualität. Rituale gehören wesentlich zum Mensch-Sein dazu, sowohl in Krisen als auch in freudigen Momenten des Lebens« (5b).

Die pathologische Trauer

Der Trauerprozeß verläuft nicht auf normale Weise, sondern wird, vielleicht sogar von Anfang an, blockiert oder stagniert. Dies läßt sich wie folgt kennzeichnen:

1. andauernde Verneinung oder beharrliches Leugnen der Realität des Verlustes; dies kann sich zum Beispiel aus dem folgenden ergeben:
   - eine ständige Beschäftigung mit dem Verstorbenen, der im Mittelpunkt der Gedankenwelt bleibt und ausnahmsweise sogar als Wahnbild am Leben gehalten wird. Dieses Bild wird von S. Freud (10) beschrieben als »die halluzinatorische Wunschpsychose«
   - visuelle, auditive und taktile Anwesenheitshalluzinationen
   - eine protrahierte »Mumifikation« (d.h. ein Instandhalten des materiellen Kontextes, in dem der Verstorbene gelebt hat)
   - ein aktives Suchverhalten nach dem Verstorbenen (searching behaviour)
   - rituelle Gewohnheiten, die die Beziehung mit dem Toten »am Leben« erhalten
   - die Beschäftigung mit sogenannten »linking objects«, von V. Volkan (11) beschrieben. Es handelt sich um Gegenstände, die von dem Verstorbenen getragen wurden, wie Kleider, eine Armbanduhr, ein Ring, oder von ihm gebraucht wurden, wie ein Photoapparat, Gegenstände, die eine

realistische oder symbolische Ähnlichkeit mit dem Toten aufweisen, manchmal ein Photo und »last minute objects«: Gegenstände, die sich auf sein Lebensende beziehen;

2. völliges Fehlen der oben genannten Gefühlsreaktion: es tritt eine emotionelle Steifheit oder ein emotioneller Krampfzustand auf;

3. eine unverhältnismäßige »Wut«, die sich entweder als feindselige Reaktion gegen die Außenwelt richtet oder sich gegen das Subjekt wendet in Form von Selbstvorwürfen; diese Schuldproblematik kann zu Suizid(gedanken) führen;

4. ein chronischer Rückzug mit andauernder Inaktivität, mangelnder Antriebskraft und völligem Fehlen von sozialem Verhalten;

5. eine Verschlimmerung der beschriebenen somatischen Zeichen; weiter können auch noch Beschwerden entstehen, die auf einer Identifikation mit dem Verstorbenen beruhen oder auf verschiedene psychosomatische Erkrankungen zurückzuführen sind (Parkes, Wachsberger) (12, 13).

Trauer nach Totgeburt

Im Bereich der Geburtshilfe und der Gynäkologie wird man oft mit ernsthaften Verlust-Situationen konfrontiert, z.B. bei Infertilität und spontaner oder künstlich herbeigeführter Fehlgeburt. Es ist jedoch vor allem die Totgeburt, die ein so katastrophales Ereignis sein kann, daß es bei Betroffenen lebenslange emotionelle Störungen zur Folge haben kann. Man kann ja oft Patienten begegnen, bei denen anläßlich eines späteren Verlustes (z.B. eines Partners oder der Eltern) der nicht verarbeitete Verlust eines totgeborenen Kindes, über den man nicht genügend lange oder tief trauern konnte, reaktiviert wird.

Dieser spezifische Trauerprozeß ist in der Tat ein schwieriger Weg mit eigenen Hindernissen und Risiken:

– meistens hat der Verlust einen plötzlichen und unerwarteten Charakter: er durchbricht abrupt die Vorfreude auf das Kind, mit all dem Verlangen, den Wünschen und Phantasien der Eltern und ganzen Familie. Dort, wo Leben geschenkt werden sollte, stellt sich der Tod ein; *Tot*geburt neuen *Lebens*;

– man muß trauern, nicht um den Verlust eines Realobjektes, mit konkreter Form und Gestalt, von dem man eine tatsächliche Vorstellung hat, sondern um den Verlust von etwas, das hauptsächlich in den Vorstellungen einen Platz hat, mit einer unendlichen Kette trügerischer Wunschvorstellungen;

– bei Behinderung, Mißbildung oder Verstümmelung des Kindes kann die Mutter eine tiefe persönliche Verletzung (eine narzisstische Kränkung) erfahren (»Ich bin eine Mutter, die nur dies gebären kann«), die die Dynamik der Selbstanklage bzw. Selbstbeschuldigung verstärkt.

Begleitung

Die Risiken verlangen einen guten, d.h. einen richtig abgestimmten und strukturierten Auffang, an dem das ganze Team beteiligt sein muß. Wir heben folgende Punkte besonders hervor:

Am besten werden die Eltern über den »mors in utero« sofort nach der Diagnose davon unterrichtet. So kann der Ehemann bei der Entbindung anwesend sein, damit er seine Frau unterstützen kann und sie sich zusammen von *ihrem* Kind verabschieden können. Für die Methodik eines derartigen Gespräches verweisen wir auf das »Schlechte-Nachricht-Interview«. Der Arzt soll unter keinen Umständen Angst haben, auf klare und deutliche Weise den Todesbericht mitzuteilen, um so ein emotionelles Abreagieren zu ermöglichen.

Es ist wichtig, daß die Entbindung mit Würde ausgeführt wird, daß man mit Respekt Raum schafft für das tote Kind, das nicht einfach weggeschafft, sondern in die Hände des Paares gegeben wird, auch wenn das Baby mißgestaltet ist. Wenn man dies versäumt, ist es sehr leicht möglich, daß das Erlebnis in der Phantasie immer weiter verzerrt und verstärkt wird. Wenn möglich, wird man in diesem Moment der persönlichen Trauer die Eltern einige Zeit allein lassen.

Es ist gut, die Säuglingsschwester zu motivieren, das Baby nachher gepflegt und angekleidet den Eltern zu reichen.

Die Wöchnerin soll immer ein Privatzimmer bekommen mit Übernachtungsmöglichkeit für den Partner. Man wird jedoch den Kontakt mit anderen Müttern (mixing) nicht ausschließen, eventuell nachdem man sie im Einverständnis mit der Patientin unterrichtet hat.

Man wird versuchen, die Mutter bei den Wahl in bezug auf die Postmortem-Untersuchung, die Begräbniszeremonie und die Wahl der letzten Ruhestätte mit einzubeziehen.

Regeln der (Gesprächs)begleitung, in der unmittelbaren postpartalen Zeit:
– Vermeide den Kontakt mit der Patientin nicht, sondern versuche *Zeit* und *Raum* für ein *ehrliches* Gespräch zu finden.
– Versuche, beim Sprechen über das Kind seinen oder ihren Namen zu verwenden oder mindestens auf »dein« oder »euer« Baby zu verweisen, und rede nicht von »es« oder »dem Fetus«. Dies hat die schon erwähnte Absicht, die Existenz des Kindes möglichst real werden zu lassen, damit man *sich* so seines Todes *bewußt werden* kann. Es ist auch festgestellt worden, daß vielen Eltern bei der Verarbeitung des Verlustes ein Photo eine große Hilfe gewesen ist.
– Man hüte sich vor unüberlegten Bemerkungen wie: »Es ist ja besser, daß er tot ist«, »Was man nie hatte, kann man nicht vermissen«, »Du wirst es schnell verschmerzt haben« usw.

Unterstützung durch Rituale

Michaela Nijs beschreibt diese Abschiedsrituale ganz konkret in ihrer symbolischen Tragweite, lebenswichtig für die Frau, für das Paar, für die ganze Familie.

»Es ist die einzige Gelegenheit, dem Kind zu begegnen, es zu sehen und im Arm zu halten, zu be-greifen, daß dies nur noch die irdische Hülle ist. Wir sollten den Eltern anbieten, daß wir gemeinsam mit ihnen das Kind ansehen. Sie sollten jedoch auch mit ihrem Kind allein sein können, so lange sie es möchten. Wir müssen abspüren, ob die Familie eher Präsenz oder Zurückhaltung braucht. Wenn wir das Kind selbstverständlich im Arm halten, werden wir ein ermutigendes Vorbild für die Eltern sein, die vielleicht zum ersten Mal in ihrem Leben einen toten Menschen berühren. Manche Eltern brauchen Zeit, um die Furcht vor dem direkten Kontakt mit ihrem toten Kind zu überwinden. Möglicherweise möchten sie es zunächst nicht sehen. In diesem Fall ist es wichtig, mehrmals (einige Stunden nach der Geburt und an den folgenden Tagen) zu fragen, ob sie es sehen möchten. Es sollte ihnen auch immer wieder Begleitung angeboten werden. Damit die Eltern ihr gestorbenes Kind mehrere Tage sehen können, sollte es nicht sofort in die Pathologie überführt werden.

Wir sollten die Eltern fragen, wer das Kind (außer ihnen selbst) sehen soll: Geschwisterkinder, Familie, Freunde. Es kann sehr wichtig sein, daß Menschen, die den Eltern vertraut sind, das Kind auch gesehen haben. So können später gemeinsame Erinnerungen geteilt werden.

Geschwisterkinder sollten, ihrem Alter entsprechend, so weit wie möglich einbezogen werden. Es ist gut, wenn eine Vertrauensperson gemeinsam mit ihnen ihr totes Geschwisterchen anschaut. Die Eltern fühlen sich manchmal nicht in der Lage, in dieser Krise allein die Verantwortung für das ältere Kind zu tragen, und sind sehr entlastet, wenn sie wissen, daß jemand anders diese Aufgabe für sie übernimmt.

Wie können die Eltern fragen, ob sie ihr Kind nach seinem Tod selbst waschen, ankleiden und betten wollen. Dies kann für sie ein bedeutsamer Teil ihres Abschieds-Rituals sein.

Wir sollten die Eltern fragen, welchen Namen sie ihrem Kind gegeben haben. Die Namensgebung kann ein Symbol sein für die Anerkennung des Kindes als Individualität. Die selbstverständliche Frage nach dem Namen hilft den Eltern, die Schwelle zu überwinden, zum ersten Mal den Namen ihres gestorbenen Kindes anderen mitzuteilen.

Wir können den Eltern erzählen, daß andere Familien Mitteilungen über die Geburt und den Tod des Kindes entworfen haben und an ihnen nahestehende Menschen verschickt haben. Hierfür gibt es keine kulturell verankerten Vorgaben, so daß die Eltern selbst nach einer für sie passenden Form suchen müssen. Die Auseinandersetzung geschieht im Tun: in einem schöpferischen Prozeß entsteht etwas Sichtbares, Inneres kann ausgedrückt werden. So kann das Gestalten eine heilsame Wirkung ausüben.

Wenn die Eltern dies wünschen, können wir das Kind in einem Raum aufbahren, in dem die Eltern Totenwache halten können. Gibt es in der Klinik keinen Aufbahrungsraum, kann auch ein Patientenzimmer für die Aufbahrung genutzt werden.

Als ein Beispiel für die Verwendung von Kerzen in einem Ritual sei der Vorschlag von Michaela Nijs genannt, eine Kerze während der Geburt eines intrauterin gestorbenen Kindes brennen zu lassen und diese Kerze dann den Eltern zu schenken. Hier kann man das Licht verstehen im Sinne einer Begleitung schon während der Geburt, eines Empfangens des toten Kindes mit Kerzenlicht auf dieser Welt und einer besonderen Kerze, die die Eltern durch ihre Trauerzeit begleiten kann.

Die Beerdigungsfeier kann eine sehr wichtige symbolische Handlung für die Eltern sein, insbesondere wenn sie selbst aktiv in die Vorbereitung dazu einbezogen sind. Eine Beerdigungsfeier gibt den Eltern und den anderen Anwesenden die Möglichkeit, den Tod als Realität bestätigt zu erleben, außerdem kann während einer solchen Feier Trauer ausgedrückt werden. Eine Münchner Studie hat gezeigt, daß der Trauerverlauf bei Frauen, deren Kind ohne Feier anonym bestattet wurde, signifikant komplizierter ist als bei Frauen, deren Kind mit einer Feier bestattet worden ist«[7] (5b).

Schließlich betont Michaela Nijs die Wichtigkeit von Erinnerungsgegenständen.

»Mit 'memento' sind wichtige Gegenstände gemeint, die für die Eltern in Verbindung zu ihrem verstorbenen Kind stehen. Das Wort ist abgeleitet vom lateinichen 'memento': 'ich gedenke'. Das Suchen und Gestalten von 'mementoes' ist ein aktiver, bewußter Prozeß.

'Mementoes' müssen nicht Gegenstände sein, die schon im Besitz der Eltern waren, als das Kind starb. Es können ebenso Dinge sein, die nach dem Tod des Kindes geschaffen und gestaltet wurden. Gerade Eltern, die kaum Gegenstände haben, die sie an eine gemeinsame Zeit mit dem Kind erinnern, erleben es oft als sehr hilfreich, wenn sie selbst etwas gestalten können, und wenn sie nach Symbolen und Bildern für ihre Erfahrungen suchen können« (5b).

Während der postnatalen Follow-up Beratungen, z.B. nach sechs Wochen, nach sechs Monaten und in der Periode nach dem ersten Jahrestag, sollte man auf verschiedene wichtige gynäkologische, soziale und psychologische Momente achtgeben. Wir erwähnen jeweils drei:
– im gynäkologischen Bereich: i) das Beseitigen der Milch, ii) die erste Menstruation und iii) der erste Koitus. Die Konfrontation damit kann heftige Gefühlsreaktionen heraufbeschwören, da das schmerzhafte Ereignis wieder bewußt wird. Patienten können sehr dankbar sein, wenn sie auf diese schweren Momenten hingewiesen wurden;
– im sozialen Bereich: i) die erste Begegnung mit der Familie und den Freunden, wenn man »mit leeren Händen nach Hause kommt«. Der Berater soll versuchen, Information zu bekommen über die Art und Weise, wie innerhalb der Familie der Verlust verarbeitet wurde. Bei den kleinen Brüdern und Schwestern können Phantasien entstehen, z.B. »Mutter hat das neue Kind

---

[7] M.W. KUSE-ISINGSCHULTE, M. BEUTEL, B.C. HAHLWEG, M. STAUBER, Coping with a stillbirth emotionally: course of grieving response, determinants, satisfaction with treatment, desired care. In: J. BITZER, M. STAUBER: Psychosomatic Obstetrics and Gynecology: Monduzzi Editore, Bologna 1995.

versteckt oder getötet« Man muss sich auch nach den enttäuschten Großeltern erkundigen. ii) Der Umgang mit der vorbereiteten Baby-Aussteuer und iii) die Kontakte mit Schwangeren, Säuglingen und jungen Kindern. Das Nachprüfen dieses dritten Punkts gibt oft einen Anhaltspunkt für die spätere Entwicklung des Trauerprozesses, weil dies meistens lange Zeit schwierig bleibt.

Im psychiatrischen Bereich verweisen wir auf die oben skizzierte Differenzierung zwischen der normalen und der pathologischen Trauer, die sich wie folgt zusammenfassen läßt:

Normaler Trauerprozeß	Pathologische Trauer
1. vorübergehende Verkennung des Verlustes	1. beharrliche und zahlreiche Verneinungsmechanismen
2. tiefe, ± gezeigte emotionelle Reaktion	2. Abwesenheit eines emotionellen Momentes oder einer »Krise«: Apathie, emotionelle Steifheit oder Krampf
3. Aggressivität: dem Verstorbenen gegenüber → Umgebung	3. unverhältnismäßige Aggressivität innerhalb außerhalb
4. soziale Isolierung und mangelnde Aktivität	4. starke Regression
5. körperliche Erscheinungen	Steigerung +++ + Identifizierungsphänomene

Es kommt schon in der Anfangsperiode nach dem Tod zu einer starken Verneinung, die wie eine undurchlässige Mauer die emporwellenden Gefühle abhält, so daß das Trauern von Anfang an blokkiert wird.

Es geschieht selten, daß das Kind in halluzinatorischen Wahnvorstellungen am Leben gehalten wird. Es ist allerdings normal, daß es, im Rahmen des hyperästhetisch-emotionellen Syndroms, postnatal vorübergehend Illusionen, Halluzinationen (z.B. »Hörte ich unser Kind nicht schreien?«) gibt, vor allem bei dem Übergang Schlafen/Wachen. Man soll der Frau, dem Paar hierüber Auskunft geben. Dabei kann man auch oft beobachten, daß das Baby gleichsam mitaufwächst und die Umwelt an seine ersten Weihnachten, seinen ersten Geburtstag, seinen ersten Schultag erinnert.

Es fehlen starke, mehr oder weniger ausgedrückte emotionelle Reaktionen. Der dritte Punkt bezieht sich vor allem auf eine Vertiefung der Schuldgefühle und -gedanken: Selbstvorwürfe und Insuffizienzgefühle über das Funktionieren in der gewohnten häuslichen und beruflichen Beschäftigung, das unermüdliche Suchen nach einer Ursache der Katastrophe, wobei man sich selbst für verantwortlich hält (Rauchen oder Alkoholabusus, ein Koitus,

Erwägungen im Zusammenhang mit einer Unterbrechung, ein psychisches Trauma während der Schwangerschaft) geben hiervon Kenntnis.

Schließlich erwähnen wir noch einige schematische Bemerkungen über die drei Nachsorgeberatungen und ihre psychischen Schwerpunkte. Das Ziel der ersten Konsultation ist in drei Punkten zu sehen:
– Mitteilen der Ergebnisse der Post-mortem-Untersuchung in klarer und verständlicher Sprache, wenn nötig eine Verweisung auf genetische Beratung;
– Unterstützung bei der Motivation für eine Antikonzeption, die für diese Paare eine schwierige und lästige Aufgabe sein kann: Manchmal drängt sich als »Lösung« für den »nutzlosen Kummer« ein schnelles Suchen nach einem Ersatzkind auf. Eine prospektive Untersuchung von H.P. Vogel und E.G. Know (17) bestätigte das Bestehen dieses Phänomens des »*reproduktiven Ausgleichs*« in einer Periode von 5 Jahren nach einem postnatalen und neonatalen Tod und innerhalb des ersten Jahres nach einer Totgeburt. Dies sollte sowohl auf vorher bestehenden Fertilitätsunterschieden als auch auf Änderungen im Fortpflanzungsverhalten ruhen. Von den 50 Frauen, die von J. Wolff, P. Nielson und P. Schiller (18) über 3 Jahre beobachtet wurden, nachdem sie bei oder kurz nach der Geburt ihr Baby verloren hatten, wurde 50% wieder schwanger; ungefähr die Hälfte davon wollte anfangs einer Schwangerschaft zuvorkommen. Eine Anzahl von Frauen wollte aktiv die Sterilisation. Zweckmäßige und akzeptable Antikonzeption ist hier nicht immer einfach: Es kann manchmal nützlich sein, Mittel zu verwenden, die eine weniger aktive und andauernde Partizipation erfordern als die Pille, z.B. eine Hormon-Spirale;
– nachprüfen, ob der Trauerprozeß mit seinen affektiven Komponenten wirklich begonnen hat. Man sollte besonders auf andauernde Abwesenheitszustände, unpassende Gleichgültigkeit oder grundlose Aufregung und Ruhelosigkeit achten.
Bei der zweiten Beratung muß sich aus einer kurzen Bilanz der Entwicklung während der ersten Monate ergeben, ob der Höhepunkt der Trauer überschritten ist. Dazu erkundigt man sich am besten nach dem körperlichen und seelischen (Aggression) Befinden.
Während des dritten Gesprächs kann man dann erkennen, ob der Trauerprozeß abgeschlossen ist. Weiterhin kann man damit beginnen, Zukunftspläne zu besprechen und zu entfalten, dem Tempo des Paares angemessen.

Schluß

Eine Totgeburt rührt an die elementaren psychischen Regungen des Menschen und konfrontiert das Paar mit einem beschwerlichen Trauerprozeß. Dies erfordert daher eine dem Leiden angemessene Begleitung. Die Rückkehr zu einem status quo ante ist unmöglich. Die Beratung kann höchstens und mit etwas Glück dazu führen, daß das Paar diesem Ereignis einen angemessenen Platz in seiner geistigen und sexuellen Beziehung geben und einen gewissen

Sinn darin finden kann bzw. wenigstens die Sinnlosigkeit einigermaßen unbeschadet in seinem Lebenslauf akzeptiert.

Für einen heilsamen Weg der Betroffenen soll auch die Hilfe für das geburtshilfliche Team nie ausser Betracht bleiben, so betont Michaela Nijs.

»Menschen, die in der Geburtshilfe tätig sind, leben in ihrer Arbeit mit der Erwartung von positiven Ereignissen. Freude und Glück über den neugeborenen kleinen Menschen: diese Stimmung können sie immer wieder mit-erleben. Der Kreißsaal ist ein Ort des Glücks — jedoch nicht immer! Wenn ein Kind vor, während oder kurz nach der Geburt stirbt, wird der Kreißsaal zu einem Ort der Trauer. So verändern sich die Aufgaben des geburtshilflichen Teams grundlegend: statt mit Freude sind sie mit Traurigkeit und Schmerz konfrontiert. Der Weg, den sie mit den Eltern durchleben, geht in eine andere Richtung — und die Anwesenheit der professionellen Helfer als Menschen wird wichtiger als je zuvor. Es ist von unvorstellbar großer Bedeutung für die Familie, wie ÄrztInnen, Hebammen und Pflegende in diesen Minuten, Stunden und Tagen mit ihnen umgehen. Noch nach Jahren werden sie sich erinnern, was jemand zu ihnen gesagt hat, oder an eine Hand, die sie festhalten konnten…

Es ist keine leichte Aufgabe, trauernde Familien zu begleiten. Ärzte und Pflegende leben nicht selten in der Überzeugung, dafür verantwortlich zu sein, daß ihre Patienten keinen (seelischen) Schmerz leiden.

Ob professionelle Helfende es wagen, den Schmerz da sein zu lassen, hängt neben ihrer entsprechenden Aus- und Weiterbildung auch davon ab, wie ihre eigenen (frühen) Erfahrungen mit Verlust und Trennung sind. Haben sie selbst trauern dürfen? Hatten sie als Erwachsene die Möglichkeit, frühe Verlusterlebnisse zu integrieren?

Um diese neuen Aufgaben erfüllen zu können, brauchen auch die Helfenden Hilfe.

In regelmäßigen Teamsitzungen sollte Raum sein, um miteinander über die Erfahrungen im Umgang mit betroffenen Familien zu sprechen. So können gemeinsame Leitlinien entstehen, die dann jeweils individuell ausgestaltet werden. Die Helfenden sollten während ihrer Arbeitszeit die Möglichkeit haben, an einer (von der Klinik bezahlten) Balint- oder Supervisionsgruppe teilzunehmen. Außerdem sollten regelmäßig Weiterbildungen zum Thema Umgang mit Sterben, Tod und Trauer angeboten werden.

Nicht nur gute individuelle Begleitung ist wichtig, auch der Sorge für eine (neue) Kultur des Abschied-Nehmens kommt eine große Bedeutung zu. Die Begegnung mit anderen Betroffenen kann Hoffnung vermitteln. Die Eltern können erleben, daß andere Menschen vor ihnen den Weg durch die Trauer gegangen sind und daß es ein Leben nach dem Schmerz gibt. Deshalb ist es wichtig, daß wir trauernde Eltern über Selbsthilfegruppen und begleitete Trauergruppen informieren.

Professionelle Helfende können und sollen dazu beitragen, daß der 'Kern der Erinnerungen' entsteht, dieser Kern, der einen gesunden Trauerprozeß einleiten kann« (5b).

* * *

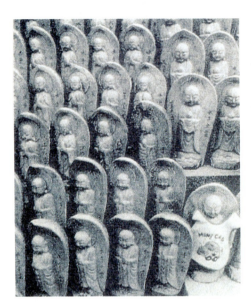 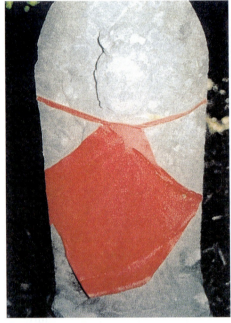

Abb. 4: »Mizuko Kuyo«-Ritual.

Ich möchte schliessen mit einigen Zeilen aus der Einladung, die Professor Petersen für das von ihm im Mai 1997 veranstaltete Symposion über »Majestät des Todes — Bewegung des Lebens« geschrieben hat.

»Der Tod ist in Gefahr, der Verleugnung mehr und mehr anheim zu fallen. Eine gewaltige Strömung der gegenwärtigen Zivilisation, wie sie auch in den Anstrengungen der High-Tech-Medizin mit der Transplantationsmedizin einen Gipfel findet, möchte den Tod beiseite schieben, es gibt dort keinen Platz mehr für ihn. Zugleich können uns die modernen Wissenschaften, Traumdeutung, Thanatologie wesentliches lehren: Beim Phänomen des Todes ist zweierlei zu unterscheiden: einerseits eine zeitfreie kosmische Energie, erfüllt von Liebe und Licht; andererseits unsere beengende Todesangst, die in einem nicht gelebten Leben wurzelt.

Der Würde des Todes, auch der Endlichkeit des Lebens, möchten wir in diesem Symposion einen Raum zur Feier geben. Künstlerische Therapien mit Musik, Bewegung, Skulptur und Malerei können unser Bewußtsein vom Tod im Leben verlebendigen.«

Soweit aus der Einladung von Professor Petersen.

Memento Mori: gedenke des Sterbens! Das Akzeptieren des Todes als einen integralen Teil des Lebens konfrontiert uns, jeden Tag neu, mit der Endlichkeit unseres Lebens. Diese zuweilen sehr schmerzhafte Konfrontation kann uns jedoch auch helfen, einmalige Schicksals-Chancen wahrzunehmen und bewußt zu ergreifen.

Der Tod kann hineinstrahlen in unser Leben in vielerlei Farben: sei es in der Begegnung mit einem schwerkranken Menschen, sei es im Gespräch mit einer jungen Mutter, deren Kind während der Geburt starb.

Die schwere Erkrankung und der Tod eines nahestehenden Menschen können uns plötzlich wach machen für existentielle Fragen: wohin will ich mit meinem Leben? Woher komme ich, wohin gehe ich? Scheinbar alltägliche Dinge wie eine blühende Blume am Wegesrand oder ein lachendes Kind nehmen wir nun wieder wahr als das, was sie sind: Geschenke des Lebens.

Oft fehlen uns angesichts des Todes, angesichts der Begegnung mit einem gestorbenen Menschen die Worte. In der Sphäre der künstlerischen Lebenseinstellung können Symbole und symbolische Handlungen zu unserem ausdrucksmittel werden. Als ein Beispiel für ein Abschiedsritual möchte ich ein Bild zeigen, das ich von einer japanischen Studentin an unserem Institut geschenkt bekommen habe. Es zeigt das sogenannte »Mizuko Kuyo«-Ritual. Mizuko bedeutet Wasserkind, Kuyo ist das Abschiedsritual für das im Schwangerschaftsabbruch gestorbene Kind. Auch Eltern, deren Kind um die Geburt eines natürlichen Todes gestorben ist, finden Trost in diesem Ritual. Das Steinbild im Tempel trägt ein rotes Lätzchen, rot ist die Farbe der Kinder. Im Ritual wird um Vergebung gebeten, damit die Seele des Kindes Ruhe finden kann und in einem neuen Kind wiederkommen kann. (Abb. 4)

Dieses Kapitel möchte ich abschließen mit einem Satz von Mahatma Gandhi:
»Das Geheimnis des Lebens und das Geheimnis des Todes sind verschlossen in zwei Schatullen, von denen jede den Schlüssel zum Öffnen der anderen enthält.«

Literatur

1. GORER, C., Death, grief and mourning in contemporary Britain. London, Cresset Press, 1965.
2. PH. ARIES, L'homme devant la mort, Editions du Seuil, Paris, 1977.
3. G. KONGS, Over de rouw. In: »De dokter en de dood«, W.V.V.H., 1975 und in: Postgraguaat Huisartsgeneeskunde, K.U.L., 1980 und 1982.
4. B. VAN HOUDENHOVE, Is dat verdriet nu echt nodig? Over pathologische rouw en rouwtherapie. Tijdschr. Geneesk., 35, 3:157-163, 1979.
5. M. VAN MOFFAERT, Pathologie van het rouwproces. Tijdschr. Geneesk., 39, 19:1203-1209, 1983.
5b. M. NIJS, Trauern hat seine Zeit — Abschiedsrituale beim frühen Tod eines Kindes. Verlag für Angewandte Psychologie, Göttingen 1999.
6. S. FREUD, Trauer und Melancholie. Gesammelte Werke, Band X.
7. E. LINDEMANN, Symptomatology and management of acute grief. Amer. J. Psychiat. 101:141-148, 1944.
8. J. BOWLBY, Processes of mourning. Int. J. Psychoanal. 42:317-340, 1961.
9. R.W. RAMSAY, The stress of bereavement: components and treatment. Vortrag gehalten auf der Konferenz über Dimensionen von Angst und Streß (Oslo, Norwegen, 1975).
10. S. FREUD, Metapsychologische Ergänzung zur Traumlehre, Gesammelte Werke Band X.
11. V. VOLKAN, The linking objects of pathological mourners. Arch. Gen. Psychiat. 27:215-221, 1972.
12. C.M. PARKES, Bereavement. Studies of grief in adult life (1972). Penguin Books Ltd., Harmondsworth (England, 1975).
13. H. WACHSBERGER, Aspects somatiques des deuils compliqués. Revue de Médecine Psychosomatique 22, 2:131-143, 1980.
14. H. JOLLY, Parental bereavement in the perinatal period. Vortrag gehalten auf dem »Ersten Internationalen Kongreß für Perinatale Medizin«, Brüssel 1982.
15. S. LOCKWOOD und T.C. LEWIS, Management of grieving after stillbirth. Med. J. Aust. 2:308-311, 1980.
16. H. JOLLY, Loss of a baby. Aust. Paediatr. J. 14:3-5, 1978.
17. H.P. VOGEL und E.G. KNOX, Reproductive patterns after stillbirth and early infant death. J. Biosoc. Sci. 7:103-111, 1975.
18. J. WOLFF, P. NIELSON und P. SCHILLER, The emotional reaction to a stillbirth. Amer. J. Obstet. Gynec. 108:73-77, 1970.

DAS ZWILLINGSPAAR: IDEAL ODER ILLUSION?

Einführung

Die moderne Reproduktionsmedizin führt zu einer erhöhten Anzahl von Zwillingen. Belgien hat in der Welt die führende Position für künstlich erzeugte Mehrlinge.

Zwillinge befinden sich von Geburt an in einer besonderen Situation: der Zwillingsbeziehung. Sie sind sich in allem ähnlich, tun, denken und wählen dasselbe, sind einander treu und streiten sich nie. So zumindest lautet der Mythos — ein Mythos, den die Gesellschaft akzeptiert hat und mit dem Zwillinge leben müssen.

Eine Zwillingsmutter ist gleich zweimal Mutter: zweimal in gesegnetem Zustand. Sie wird unmerklich gezwungen, dieses auch äußerlich zu zeigen. Ihre Zwillinge tragen die gleiche Kleidung, werden auf die gleiche Weise erzogen und tragen am liebsten auch noch Zwillingsnamen wie Annemarie und Marianne oder Hans und Franz. Von den Eltern werden dabei bestimmte positive Aspekte überwertet, andererseits unterbewertet man die doppelte Belastung der Ernährungs- und Erziehungsprobleme vielfach.

Die sexualentwicklung und Beziehungsrisiken

Von Geburt an ist der Zwilling einem besonderen Klima ausgesetzt. Die Mutter erfährt von ihrer Umgebung meistens bewundernde Blicke und, am Anfang, »helfende Hände«. Für das Kind bedeutet das häufig eine verwirrende Vielfalt von Figuren und Stimmen. Die konkrete Bezugsperson findet der Zwilling zuerst in dem anderen Zwilling und nicht — wie man vielleicht annehmen könnte — in der Mutter. Die so wichtige Bezugsperson in frühester Kindheit ist also für den Zwilling nicht die Mutter, sondern der andere Zwilling. Unter diesen Voraussetzungen beginnt und verläuft die weitere psychosexuelle Entwicklung der Zwillinge. Diese Situation bietet einerseits die Chance, in großer Verbundenheit und Solidarität heranzuwachsen, andererseits besteht die Gefahr der Abhängigkeit und des Gebundenseins.

Je ähnlicher Menschen sich sind, um so besser identifizieren sie sich miteinander. Das kann für Zwillinge bedeutungsvoll sein. Also wird die Ähnlichkeit hervorgehoben und damit das »wir gehören zusammen« bestätigt. Auch sozialökonomische Faktoren dürfen nicht vergessen werden: »Zwei Kinder kosten mehr als eins«. Vor allem für Mütter mit niedrigen Einkommen, die nicht genug Zeit für ihre Kinder haben, gilt die Lösung: »Die beiden müssen sich miteinander beschäftigen«. Menschen in einer niedrigeren Einkommensklasse lassen sich übrigens durch diese Mythen über Zwillinge mehr beeinflussen als andere.

Die Gesellschaft hat ihre genauen Vorstellungen: Zwillinge hängen aneinander, scheinen unzertrennlich, lieben sich unendlich, halten zusammen wie
Pech und Schwefel. Die Fähigkeit aber, sich zum eigenständigen Individuum
zu entwickeln, wird durch dieses »Gleichsein« wesentlich erschwert. Und das
ist die Schattenseite vom Zwillingsdasein.

Identifikationsprozeß: Risiko einer narzißtischen Fixierung auf das Ebenbild

Zwillinge stehen vor einem besonderen Problem: Sie müssen sich nicht nur
wie jedes Kind ihrer selbst bewußt werden, sondern sich auch noch von dem
anderen Zwilling unterscheiden und sich von diesem psychischen Syncytium
(*Boyer*) differenzieren. Um diesen Unterschied zu begreifen, sind zuerst eine
reife Psychomotorik und sensorielle Perzeption des Kindes erforderlich. Zwillinge können vom dritten Monat an zusammen schlafen, der eine hat dann den
Daumen des anderen im Mund. Das wird den Zwillingen aber nicht bewußt.
Erst vom fünften bzw. sechsten Monat an wird ein Zwilling sich der Gegenwart des anderen bewußt — dies kann durchaus beruhigend wirken.

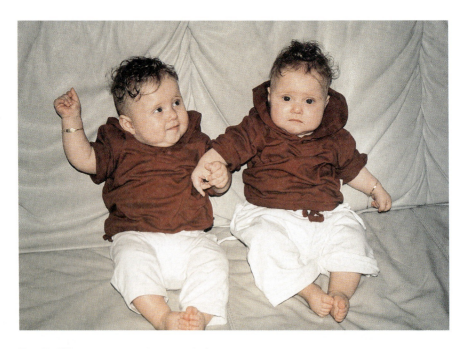

Das Zwillingspaar: gemeinsamer Anfang

In der Entwicklung kommt nun eine wichtige Phase hinzu, die sogenannte Spiegelphase (*Lacan*). Das Kind begreift zum allerersten Mal seine körperliche Einheit. Ein Zwillingskind wird buchstäblich mit seinem Spiegelbild konfrontiert. Es erforscht und erfährt seinen Körper am Körper des anderen. Es muß erfahren, daß dieses Spiegelbild mehr ist als nur sein Ebenbild. Wenn es seinen eigenen Körper an dem des anderen erforschen will, wird es mit Schrecken erfahren, daß es gebissen wird, sobald es seinen Finger in den Mund steckt...

Ein Zwilling muß ganz konkret lernen: Der andere ist wirklich ein anderer und nicht die Verlängerung seiner eigenen Person im Spiegelbild. Diese Entwicklung enthält ein Risiko. Von dem psychischen Syncytium geht eine primäre Identifikation aus. Es besteht die Gefahr, daß er eher eine Identität zu zweit wird als eine eigene Identität von zwei verschiedenen Personen. Die starke Identifizierung miteinander kann in der Tat eine Weiterentwicklung hemmen. Sprachschwierigkeiten von Zwillingen haben dies bestätigt. Nur 40% der zweijährigen Zwillingen kann ihren Namen sagen im Vergleich zu 60% der Kontrollgruppe (*Lezine*). Ebenso ist nur 42% der Zwillinge in der Lage, ihre Körperteile auf einer Zeichnung anzudeuten, im Vergleich zu 60% der Kontrollgruppe. Die Phase des Rückstandes dauert fünf Jahre lang (*Day*). Neben den Entwicklungsfaktoren spielen außerdem aber auch angeborene Faktoren eine Rolle (z.B. Prematuritas).

Zwillinge leben mit dem Risiko, sich nicht als selbständige Identität zu erfahren, sondern als zwei Hälften ein und derselben Persönlichkeit. Sie wirken dann wie die beiden Schalen einer Waage: die eine dominiert, die andere folgt, die eine ist aktiv, die andere passiv. Wenn Zwillinge in einer derartigen gegenseitigen Abhängigkeit aufwachsen, vertragen sie auch die Trennung von der Mutter sehr schlecht. Je mehr ein Zwilling sich identifiziert, um so weniger ist die Individualisierung des einzelnen möglich, denn er erfährt sich, sobald er allein ist, als ein unvollständiges Wesen. Auch das Risiko einer Stagnation der symbiotischen Beziehung zur Mutter ist größer. Das ist ganz einfach zu erklären: Durch die Erfahrung eines direkten Körperkontaktes werden der Unterschied und die Abgrenzung deutlich; Ich ↔ Mutter. Ein Zwilling hat oft nur halb so viele Möglichkeiten wie ein Einzelkind, solche intensiven Körperkontakte zu genießen. Das gegenseitige Nachahmen ist für die Entwicklung der eigenen Identität sehr wichtig. Für einen Zwilling, Gefangener seines Spiegelbildes, besteht aber auch das Risiko, in einem geschlossenen Kreis mit dem Ebenbild gefangen zu sein. Auf diese Weise entsteht bei Zwillingen eine eigene Sprache (Echolalie, Cryptophasie), die nur von ihnen verstanden wird. Die weitere Sprachentwicklung und soziale Offenheit wird dann verhindert.

Das enge Verhältnis unter Zwillingen sorgt für Verbundenheit und Solidarität. Es besteht aber auch die Gefahr der Abhängigkeit und des Gebundenseins.

Der Mythos der Verbundenheit besteht auch bei Zwillingen unterschiedlichen Geschlechts. Wir können in diesem Zusammenhang die griechische Mythologie (Apollo und Artemis), die germanischen Sagen (wo aus der Verbundenheit eine

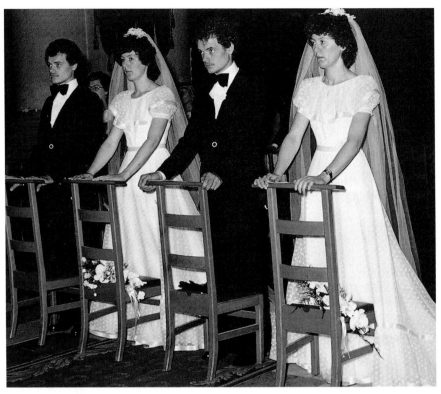

Zwei Zwillingspaare heiraten einander.

inzestuöse Liebe entsteht) und die romantischen Erzählungen nennen. In Wirklichkeit wachsen auch Zwillinge verschiedenen Geschlechts mit einem innigen, intimen körperlichen Kontakt auf. Sie teilen oft lange dasselbe Zimmer, baden, leben, essen und spielen miteinander. Die narzißtische Vertrautheit und Verbundenheit enthält nicht selten homoerotische Aspekte. Andererseits haben sie auch manchmal bei dieser narzißtischen Rivalität das Gefühl, von dem anderen zurückgesetzt zu werden. So kann ein Mädchen denken, daß ihr Zwillingsbruder »ihr Geschlecht gestohlen hat«. (Vielleicht ist das der Grund für die weitverbreitete Meinung, daß einer der beiden Zwillinge unfruchtbar ist). Die narzißtische Fixierung auf sich selbst und aufeinander kann ebenfalls auf eine mehr oder weniger gute Annahme der wirklichen Beschränkungen gekoppelt werden. So können Zwillinge sich als eine über oder außerhalb des Gesetzes stehende Ausnahme betrachten.

Psychopädagogische Regeln für die Praxis

Jeder frühzeitigen Schwangerschaftsdiagnose sollte eine psychopädagogische Beratung folgen. Denn jede Schwangerschaft — wie gewünscht sie auch ist — bedeutet immer einen Konflikt (*Molinski*), a fortiori eine Zwillingsschwangerschaft. Wenn der Arzt die Schwangerschaft mitteilt, empfiehlt es sich, der Frau oder dem Paar die auf sie zukommenden, überwältigenden ambivalenten Gefühle ganz ruhig zu erklären. So wird aus der anfänglichen Befremdung ein aktives Interesse entstehen und jedem Zwilling sowohl prä- als auch postnatal ein eigener Platz geschaffen. Sind bereits Kinder vorhanden, sollten die Eltern sogleich mitteilen, daß Zwillingskinder erwartet werden.

Zwillingskinder brauchen nicht nur doppelten Platz, sondern auch individuellen Freiraum

Um Zwillingskinder als zwei eigenständige Kinder anzuerkennen, dürfen weder gleichlautende Namen, noch die gleichen Kleider, Spielsachen oder Betten ausgesucht werden. Die Eltern sollen ermutigt werden, die Unterschiede zu betonen und die Ähnlichkeit zu minimalisieren. Hierin werden die Eltern selten von ihrer Umgebung unterstützt, die auf Abstand das Idealbild des Zwillingspaares bewundert. Sie können aber die Haltung ihrer Umgebung beeinflussen und verhindern, daß ihnen stets Geschenke in doppelter Ausführung gemacht werden. Es müssen auch verschiedene Maßnahmen beachtet werden, wenn nach der Geburt ein oder beide Zwillinge auf die Intensivstation gebracht werden. Der Körperkontakt muß innerhalb der Möglichkeiten der Intensivstation maximal gepflegt werden. Um die Beziehung zwischen den Eltern und jedem Zwillingskind zu fördern, ist es anzuraten, ihnen regelmäßig Fotos zukommen zu lassen. Hierdurch ist nicht nur ein konstanter (geistiger) Kontakt möglich, sondern die beiden Kinder bekommen — auf getrennten Fotos — bereits ihren eigenen Platz in der Familie zugeordnet.

Von Anfang an teilen

Das Zwillingskind muß von Anfang an die Mutter in der symbiotischen Lusterfahrung mit jemand anderem teilen. Durch das befriedigende Erlebnis der »(Ur-)Harmonie mit der Mutter« nach der Geburt erlebt jedes Kind eine konkrete Fortsetzung der pränatalen »ozeanischen« Erfahrung. Ein Zwillingskind hat nur halb so viele Möglichkeiten für diesen ersten körperlichen Dialog. Die Mutter sollte nach der Entbindung darüber informiert werden, damit für eine eventuelle Hilfe gesorgt werden kann (*Brazelton*).

Die Mutter benötigt die doppelte Zeit

Nur so kann sie sorglos und ungestört auch dann noch nach den notwendigen Versorgungen genug Zeit finden, um jedem Zwillingskind den so wichtigen körperlichen Kontakt zukommen zu lassen. Sätze wie »obwohl ich mir solche Mühe gebe, eines von den beiden ist doch immer hungrig, ungeduldig und protestiert« dürften der Vergangenheit angehören.

Die Identifikationsprobleme haben sie bewältigt: Beide sind sich ihrer eigenen Persönlichkeit bewußt — und tragen nie ähnliche Kleidung.

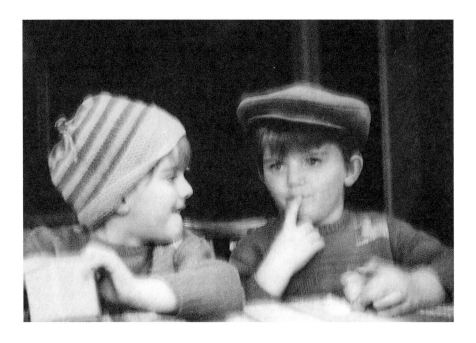

Unterschiede entdecken, schätzen, fördern

Die ganze Familie soll von Geburt an die physischen und psychischen Unterschiede der Zwillinge beachten. Beide Kinder werden von den Eltern in ihrem Verhalten, Spiel und in ihren intellektuellen Fähigkeiten individuell stimuliert. Jedes Zwillingskind — und seien sie sich auch noch so ähnlich — muß sich seine eigenen Wünsche erfüllen können. Zwillingskinder sollen (vor allem in der Schule) nicht gegenseitig ausgespielt werden. Wenn Zwillinge nach der Geburt eine Zeit lang auf der Intensivstation bleiben müssen, so soll die Heimkehr bei jedem je nach Entwicklungszustand bestimmt werden und nicht von dem anderen Zwilling abhängig gemacht werden.

Für jedes Kind eine eigene Erziehung, eine eigene Kleidung

Die persönliche Beziehung zu jedem Zwilling ist wichtiger als die globale Beziehung zu beiden Zwillingen. Deshalb müssen die Eltern über die Wachstumsmöglichkeiten und Schwierigkeiten der Spiegelphase informiert werden. Indem sie den Zwillingen den Kontakt zu Altersgenossen ermöglichen, können sich die Kleinen durch diese frühzeitigen sozialen Kontakte einfacher und schneller voneinander unterscheiden. Wenn Eltern bewußt verschiedene Entwicklungs- und Erziehungswege wählen, dann empfiehlt es sich, Zwillinge nicht immer im selben Laufstall spielen zu lassen, nicht stundenlang in symmetrischen Kinderwagen auszufahren oder in die gleichen Stühlchen zu setzen.

Ein eigenes Territorium

Wenn Eltern unterschiedliche Entwicklungswege für ihre Zwillinge wählen, so beinhaltet das, ihnen ein eigenes Territorium, über das sie (auch im Spiel) selbst bestimmen können, zur Verfügung zu stellen. Und diese Territorien dürfen nicht austauschbar sein. Deshalb muß gewährleistet sein, daß der Platz jedes Zwillings in der Familie genauestens abgesteckt ist. Ein Zwilling hat das Recht auf ein eigenes Bett und ein eigenes Zimmer (wenn die finanziellen Mittel vorhanden sind). Auch die Einrichtung sollte das Kind selbst aussuchen dürfen. Dieses eigene Territorium kann daher nicht willkürlich von den Erwachsenen gegen das des anderen Zwillings eingetauscht werden.

Zweiereinheit durch Kontakte öffnen

Zwillinge neigen dazu, »eine Isolierung zu zweit« zu entwickeln. Die Eltern müssen deshalb behutsam eine undurchdringliche Frontbildung verhindern. Durch soziale Kontakte mit Gleichaltrigen können Zwillinge leichter ihre Identität finden, weil sich auf diesem Weg das Spiegelbild auflösen kann.

Zwillinge säen Zwietracht

Zwillinge können durch ihr Verhalten verdeckte Rivalitätsgefühle der Eltern fördern. Deshalb müssen die Eltern sich selbst regelmäßig die Frage stellen, ob sie nicht einen der beiden bevorzugen. Auf keinen Fall darf der andere das Gefühl bekommen, unerwünscht oder überflüssig zu sein.

Minderwertigkeitsgefühle umgehen

Die Entwicklung eines Zwillings darf nicht gebremst werden — auch dann nicht, wenn der andere sich »langsamer« entwickelt oder sich in einer schwierigen Phase befindet. Man wird zwar keine Minderwertigkeitskomplexe bei dem schwächeren Teil verhindern können, aber eine Festigung der Zwillingsbeziehung ist möglich. Aus dieser Erkenntnis sollen Zwillinge — nicht nur um Verwechslungen zu vermeiden — verschieden gekleidet sein, sie sollen auch während ihrer Schulzeit entweder in Parallelklassen oder in verschiedene Schulen, je nach ihrer spezifischen Begabung, gehen.

Diese unterschiedliche Erziehungsweise kann vor allem bei der Mutter Widerstand hervorrufen, deren Trennungsschmerz der Geburt durch die »unzertrennlichen Zwillinge« gelindert wird. Ein unterschiedlicher Wachstumsprozeß stößt aber auch auf den Widerstand der Gesellschaft, in der Menschen in narzißtischer Bewunderung vor der Zwillingseinheit stehen, die in ihren Augen scheinbar nicht »aus dem Paradies (der Zweieinheit) in die Einsamkeit vertrieben wurden«.

Psychosexuelle Identität finden

Ein Zwillingskind kann nur dann harmonisch heranwachsen und seine psychosexuelle Identität finden, wenn es sich aus der narzißtischen Abgeschlossenheit des Zwillingspaares befreien kann.

Wählen heißt auch ausschließen. Bei der Partnerwahl muß auf die Privilegien des Ausnahmestatus des Zwillingspaares verzichtet werden. An dessen Stelle treten die alltäglichen Rechte und Pflichten eines gewöhnlichen Ehepaares. »Wählen heißt ausschließen« ist auch die Voraussetzung für die Berufswahl, wobei die wirkliche Begabung eines jeden Zwillings zur Entfaltung kommt. Dann bleibt die Verbundenheit mit dem Zwillingspartner bestehen, und diese Intensität, Zuneigung und Solidarität übertreffen die einer gewöhnlichen Geschwisterbeziehung. Die narzißtische Bewunderung wird dann zur Verwunderung über die Innigkeit und Intimität, die in diesem einsamen Leben doch noch möglich sind.

Von Intimität, Zuneigung und Solidarität ist das Verhältnis der Zwillinge auch im Erwachsenenalter geprägt.

Literatur

BRAZELTON, T.B.: Early Parent-Infant Reciprocity. In: HUBINONT, P.O. (ed.): Ontogeny of Bonding-Attachment (Progress in Reproductive Biology and Medicine, Vol. 11), 14-25., Basel: Karger (1984).

KARGER, H.L.: Wie ein Ei dem anderen. Alles über Zwillinge. 273 S. , München: dtv (1977).

NIJS, P. und SMETS, J.: De psychoseksuele ontwikkeling van tweelingen. T. Geneesk 34, 508-515 (1978).

STEPPE, M. und NIJS, P.: Het tweelingpaar: ideaal of illusie? Leuven: Acco, 260 S. (1981).

PSYCHOSOMATISCHE ASPEKTE DER
UNGEWOLLTEN KINDERLOSIGKEIT

Einführung:
Wichtigkeit des Paares als sexuelles Liebespaar für das kommende Kind

Am Ursprung jedes Menschen liegt eine Mann-Frau-Beziehung: eine sexuelle Lust- und Liebesbeziehung (wie glücklich oder flüchtig diese auch gewesen sein mag). Als Beziehungswesen hat jeder Mensch diese *Beziehungsfähigkeit* zu lernen: am Anfang in der kritischen Lebensphase der Kindheit und später während des ganzen Lebens weiter zu entwickeln (sonst: Atrophie der Beziehungsfähigkeit mit Kontaktstörungen).

Als Lustwesen hat jeder Mensch auch diese *Lustfähigkeit* zu lernen: nicht nur ein einmaliges Lernen während der Kindheit, sondern ein permanentes lernend Üben während des ganzen Lebens (sonst: Atrophie der Lustfähigkeit mit Risiken sowohl für Sexualstörungen als Suchtprobleme).

Ein Kind hat Recht auf frohe lebendige Eltern, die einander mit Lust und Liebe geniessen und gerade darin das Leben als Liebhaber geniessen (die sexualpädagogische Basis einer ausgeglichenen Elternschaft).

So und nur so bekommt ein Kind seine sexuelle Identität (als Mann oder Frau) und kann die Basis seiner Lust- und Liebesfähigkeit erwerben.

Biologisch Erzeuger sein und Elternschaft als psychosoziale Rolle sind komplementär. Es handelt sich um ein Gleichgewicht, das nie in abstracto, sondern in der lebendigen Wirklichkeit eines konkreten Paares immer neu gesucht werden muß. »Elternschaft ist normal, wenn sie aus einer sexuellen Partnerschaft ensteht, nämlich aus dem Wunsch, mit dem Partner gemeinsam ein Kind zu haben« (1). Elternwunsch, im Gegensatz zu einseitigem Kinderwunsch, kommt immer aus der Partnerbeziehung.

Das Kriterium für gelungene Elternschaft ist die Zufriedenheit über das gemeinsame Kind. Dieses schließt eine mögliche Unzufriedenheit über das Verhalten des Kindes natürlich nicht aus. Also nicht: »mein Kind von dir«, sondern »*unser* Kind, das ich *mit* dir, das wir erwarten«.

Infertilität: Trauerarbeit und Identitätskrise

Einem Kind das »Leben geben«, bleibt auch in unserer »kontrazeptiven Gesellschaft« die sichtbare Inkarnation der Liebesbeziehung, welche dem Verhältnis zwischen Mann und Frau eine neue Gestalt, ein neues Gesicht gibt. Nicht einmal 4% der Befragten in Belgien wählen bewusst eine kinderlose Ehe (3).

Selbst in unserer kontrazeptionsbeflissenen Gesellschaft fällt es einem Paar nicht leicht, sich mit biologischer Unfruchtbarkeit abzufinden, ist die Fruchtbarkeit ein menschliches Potential von hohem Wert geblieben. Neben der kreativen und der rekreativen gibt es auch eine prokreative Form des Zusammenseins.

Für ein Paar ist es nicht einfach, die biologische Infertilität zu akzeptieren und in die Ehe einzubauen. Der Weg von dem Augenblick des Verdachtes auf Unfruchtbarkeit bis hin zur gesicherten medizinischen Diagnose endet meist in einer andauernden Krisensituation, in der die Psychosexualität der Partnerbeziehung durch die einseitige Betonung der Fortpflanzung bedroht werden kann. Die Periode des Verdachts, daß bei einem von beiden oder bei beiden Partnern Sterilität vorliegt, kann unterschiedlich lange dauern, manchmal jahrelang. Oft geht eine Zeit voran, in der unregelmässige Kontrazeption betrieben wurde und in der die Aufmerksamkeit auf andere Ziele, beispielweise beruflicher Art oder auf einen Hausbau, gerichtet war. Die Lage wird dadurch kompliziert, daß aus der vorrangigen Konzentration auf materielle Existenzsicherung Schuld- und Strafgefühle entstehen. Dazu tritt ein Gefühl der Leere. Auch die Überzeugung der Partner, daß »uns so etwas gar nicht passieren kann«, ist von großer Bedeutung.

Außerdem wechseln die fraglich infertilen Partner in ihrer Unsicherheit häufig die Ärzte, wobei es sich möglicherweise um ein Verhalten handelt, das wie ein unbewußter Abwehrmechanismus (mit Ambivalenz) dazu dienen soll, der Wahrheit über die tatsächliche Sterilität auszuweichen. *Aus diesem Grunde soll der Arzt am Anfang von Fertilitätsuntersuchungen immer einen gezielten Plan — auch einen Zeitplan — besprechen und mit dem Paar ein Arbeitsbündnis herstellen.*

Das Paar hat oft das Gefühl, daß der Gynäkologe zu sehr beschäftigt ist und das Problem herunterspielt. Die Kette von den rein technischen, unpersönlichen Fertilitätsuntersuchungen (Labor) verlangt gerade eine sehr stabile Beziehung zwischen dem Arzt und dem Patientenpaar. Die auf Fertilität ausgerichtete Koitusfrequenz beeinträchtigt auch die Spontaneität der sexuellen Beziehungen.

Die definitive Diagnose der Sterilität bleibt immer für das Paar, auch wenn die Vermutung schon nahelag, eine Katastrophe: Es wird die Lebenszeit beendet, in der die Hoffnung bestand auf »biologische Kinder von uns beiden«. Auf psychischer Ebene wird also ein Prozeß der Trauer aktiviert. Es geht um den Verlust des Glücks, im Liebesakt leiblich ein Kind zu zeugen. Dies stellt eine starke Belastung, oft eine Überlastung des Paares dar. Nach einer Phase der Enttäuschung (1. Woche), Empörung, Verleugnung, Selbstzweifel (2. bis 3. Woche), sexueller Dysfunktion (2 bis 3 Monate) mit depressiven Verstimmungen oder Flucht in die Arbeit (6 Monate bis 1,5 Jahre) strebt das Paar eine neue Selbstdefinition ohne die biologische Dimension der Zeugung an. Dieser Prozeß der Trauer ist ein normales Geschehen und stellt die notwendige Verarbeitung auf dem Weg zur Überwindung des Verlustes dar (6 Monate bis 1,5 Jahre). Aggressionen und Schuldgefühle erschweren diesen Prozeß. Diese Identitätskrise des Ehepaares, welche von Schuld, Aggression, Minderwertigkeitsgefühlen beschattet ist, wird von einer sexuellen Identitätskrise begleitet.

Aus Schuldgefühlen gegenüber dem Partner, dem man das so gewünschte Kind nicht schenken kann, resultieren oft Gedanken an Ehescheidung, oder Furcht, vom Partner verlassen zu werden, ferner Minderwertigkeitsgefühle, weil ein »richtiger« Mann zeugen können muß und eine »richtige« Frau Kinder gebären soll. Das ist die biologische Definition der sexuellen Identität.

Die kulturelle Identifikation des Mannes als Erzeuger und der Frau als Gebärerin führt bei jenen, die diese biologischen Funktionen nicht erfüllen können, unvermeidlich zu Minderwertigkeitsgefühlen. Dann muß eine neue sexuelle Identität aufgebaut werden. Ein Mann zu sein, bedeutet jetzt mehr die Fähigkeit, nach wie vor mit seiner geliebten Frau sexuell zu leben, und eine Frau zu sein, heißt hinfort, das Vermögen, das sexuelle Leben mit dem geliebten Mann zu genießen.

Den Partnern muß es gelingen, Sexualität und Fortpflanzung voneinander zu trennen und sich in der neuen Situation gegenseitig zu bestätigen. Psychotherapeutische Beratung beschleunigt diese Trauerarbeit.

Das Paar muß wiederholt durch diese Krise hindurchgehen, wenn es in einem psychosozialen Vakuum steht und ohne emotionelle Unterstützung von Familie, Freunden oder Bekannten in unserer Kontrazeptionsgesellschaft bleibt, welche fast ausschließlich auf Geburtenkontrolle ausgerichtet ist. Um eine neue psychosexuelle Identität zu finden, genügt eine nur gynäkologisch technische Behandlung nicht.

Es handelt sich dabei um eine Beziehungsproblematik, die bei einer somatischen Behandlungsweise (mit einem organischen, individualistischen Modell) nur zum Teil einbezogen werden kann. Um diese neue psychosexuelle Identität zu finden, sind psychologische Unterstützung und Beratung nötig. Eine Verarbeitung der biologischen Sterilität bedeutet, daß das Paar sich als steriles Paar akzeptiert, auch wenn die biologische Ursache nur bei einem der Partner liegt.

Kommt das Paar aus dieser Krise heraus, dann erlebt es, obwohl — oder gerade weil — der Defekt vorliegt, ein Glück neuer Prägung.

Am Ende — nicht am Anfang! — dieses Erkenntnisprozesses steht die Entscheidung, ohne Kinder zu bleiben, ein Kind zu adoptieren oder durch künstliche Insemination oder In-vitro-Fertilisation zu empfangen. Hier soll die Autonomie des Ehepaares während der Beratung voll gewährleistet sein. Die Einstellungen der Ärzte (Hausarzt, Gynäkologe, Androloge) gegen oder für Adoption, Insemination und/oder In-vitro-Fertilisation können die Problematik bei den Paaren verstärken, die selbst noch in innerem Widerspruch mit dem »neuen Weg zur Elternschaft« leben. Auch in dieser gesprächstherapeutischen Situation gilt die Grundregel, daß der Arzt lernen muß, eigene Gefühle und Widerstände wahrzunehmen und unter Kontrolle zu halten. Die eigenen Widerstände und Neigungen kann der Arzt mitteilen, wenn auch nicht unbedingt in explizit verbaler Weise.

Eine Begleitung, die die individuelle Biographie des Paares berücksichtigt, bleibt sehr wichtig. Es geht darum: Wie kann man dem Paar helfen und außerdem das Wohl des Kindes berücksichtigen?

Zwei Aspekte sind dabei gleichermaßen wichtig:

Als erstes ist der Kinderwunsch zu analysieren, ob das Kind nur die Funktion eines Nachkommen hat oder z.B. die des Bundesgenossen oder die als Heiler des verletzten Selbstbildes (Messiaserwartung steriler Paare nach *Stauber*, 4).

Unter dieser Perspektive kann das »Recht auf ein Kind« erst dann zur Sprache kommen, wenn es zu einer Frage geworden ist und nicht zu einem einseitigen Anspruch degradiert wurde.

Das ist eine *Frage der Qualität, der Authentizität und der Wahlfreiheit beider Partner*. Im allgemeinen besteht kein grundsätzlicher Unterschied zwischen dem Kinderwunsch eines sterilen und eines fertilen Paares.

Das einzig wahrhaft eigene Kind, die einzig wirkliche Mutter, die einzig wahren Eltern sind — so meint unsere Gesellschaft — nur die biologisch echten. Der Mythos vom eigenen Fleisch und Blut ist also noch lebendig. Nichtsdestoweniger stellt die Elternschaft des Menschen weniger eine biologische, als vielmehr eine psychosexuelle Beziehung zum Kind und gegenüber der Gesellschaft dar. Der Kinderwunsch sollte auf die Stufe der Kreativität und der Freiheit gehoben werden und mehr als nur ein Verbergen der biologischen Unfruchtbarkeit vor dem Partner, vor der Partnerin, vor der Gesellschaft sein.

Als zweites muß die Analyse der Partnerbeziehung erfolgen. Die Qualität der Beziehung wird deutlich in dem Ausmaß der wiedergewonnenen psychosexuellen Identität. Folgende Ziele einer Beratung des infertilen Ehepaares ergeben sich:

Das Kind hat ein Recht auf Eltern. Doch ein guter Vater, eine gute Mutter ist nur, wer zunächst einmal ein guter Partner ist, auch in sexueller Hinsicht. Nur wenn die psychosexuelle Beziehung der Partner harmonisch ist, können sie die Elternrolle erfüllen. Diese Voraussetzung ist wichtig für das Kind und seine Geschlechtsrolle, die es sich durch seine Beziehung gerade zu diesem Mann beziehungsweise zu dieser Frau als vorbildlicher Bezugsperson in lebendiger Begegnung aneignen soll.

Darum ist die Donor-Insemination, ebenso wie die homologe Insemination, bei der psychosexuellen Impotenz des Mannes kontraindiziert.

Jeder Partner muß das gemeinsame Kind in der Perspektive seiner Beziehung zum Partner einordnen, dann kann sich das durch Spendersamen erzeugte Kind nicht nur der Frau, sondern auch dem Mann, dem Paar nahe fühlen. Das Kind gehört dann zu einer echten Gemeinschaft. Je mehr es sich dabei um ein »wir« handelt, desto mehr ist es auch »unser« Kind, die Verleiblichung des »wir«.

Bei einer derartigen Partnerbeziehung ist die Donor-Insemination lediglich ein technischer Eingriff auf biologischer Ebene, weder persönlich noch beziehungsgebunden.

Die Partner wählen ein Donor-Inseminations-Kind (entstanden nach *künstlicher* Insemination), weil sie eben kein »natürliches« Kind aus außerehelichen Beziehungen akzeptieren können. In ihrer Partnerschaftsgestaltung gibt es keinen Platz für den Ehebruch; aber auch die Donor-Insemination wird nicht als technischer Ehebruch erlebt, sondern, im Gegenteil, als Schutz gegen realen Ehebruch.

Genaugenommen gibt es keine Donor-Insemination. Zwischen dem Paar und dem Spender besteht keine Beziehung. Psychologisch gesehen existiert gar kein Spender, es handelt sich einfach um Samen. Hierin liegt der Grund dafür, daß es sich nicht empfiehlt, um des Familiennamens willen den Samen des Bruders oder des Vaters zu verwenden. Damit wird die Blutsverwandtschaft überbewertet und das Kind in einen komplizierten Rahmen von Beziehungen (neurotisch ödipale Rivalität) gestellt.

Die positive Einstellung zur kinderlosen Ehe: Es ist keine leichte Aufgabe, aus dem Schicksal der biologischen Sterilität einen Weg zu finden zur positiven Einstellung, ohne Kinder ein glückliches und stabiles Zusammenleben zu schaffen. Ein Beweis dafür ist: Das Ehescheidungsrisiko ist doppelt so hoch bei der kinderlosen Ehe und die Selbstmordrate zweimal so hoch bei kinderlosen Menschen. Auch die Integration in unsere Gesellschaft ist trotz der verbreiteten kontrazeptiven Einstellung schwieriger. Es besteht ein gesellschaftlicher Widerstand gegen die kinderlosen »Sartre«-Paare, die als rein egoistisch angesehen werden.

Innerhalb ihrer sozialen Beziehungen haben kinderlose Paare die »*biologische Lücke*« (*H. Giese*, 5) der Sterilität zu überbrücken. So kann nur eine stark auf den Partner ausgerichtete Ehe mit aktiver sozialer Offenheit ohne Schaden auf Kinder verzichten. So gelingt denn auch nur selten eine glückliche Partnerschaft, wenn sie jedoch gelingt, ist sie besonders erfüllt.

Das Recht auf ein Kind — Das Recht auf Eltern

In Leuven wird die fachliche Beratung von einem Team (Gynäkologen, ein Androloge, ein Urologe und ein Psychiater) durchgeführt. Das bedeutet, daß der Sexualmediziner den Beratungswunsch nach den heutigen medizinisch-psychologischen Vorstellungen als Hilferuf eines in Schwierigkeiten befindlichen Paares, als ein mit der Etikette »unerfüllter Kinderwunsch« versehenes Problem, zu behandeln hat. Der Wunsch nach Beratung verpflichtet den Arzt außerdem dazu, den wirklichen Nöten des Paares auf den Grund zu gehen. Der Sexualmediziner soll also das Paar in die Lage versetzen, die Dinge durchzudenken, so daß es seine eigene Wahl treffen kann.

Unter dieser Perspektive kann das sogenannte »Recht auf ein Kind« erst dann zur Sprache kommen, wenn es zu einer Frage geworden ist und nicht zu einem einseitigen Anspruch degradiert wurde. Das ist eine Frage der Qualität, der Authentizität und der Wahlfreiheit beider Partner. Im allgemeinen besteht kein grundsätzlicher Unterschied zwischen dem Kinderwunsch eines sterilen und eines fertilen Paares.

Wie schon betont worden ist: Die Legende vom eigenen Fleisch und Blut ist noch lebendig. Nichtsdestoweniger stellt die Elternschaft des Menschen weniger eine biologische, als vielmehr eine psychosexuelle Beziehung zum Kind und gegenüber der Gesellschaft dar. Der Kinderwunsch sollte auf die Stufe der Kreativität und der Freiheit gehoben werden und mehr als nur ein Verbergen der biologischen Unfruchtbarkeit vor dem Partner, vor der Partnerin, vor der Gesellschaft sein.

Die echte Lösung gelingt nur dort, wo das Paar im Einklang lebt. Und das ist nicht immer der Fall.

Das Kind hat ein Recht auf Eltern. Doch ein guter Vater, eine gute Mutter ist nur, wer zunächst einmal ein guter Partner ist, auch in sexueller Hinsicht. Nur wenn die psychosexuelle Beziehung der Partner harmonisch ist, können sie die Elternrolle gut spielen. So ist hier auch schon betont worden.

Jeder Partner muß das gemeinsame Kind in der Perspektive seiner bzw. ihrer Beziehung zum Partner einordnen.

Donor-Inseminations-Paare und Adoptions-Paare: eine vergleichende Untersuchung

Eine vergleichende Studie an 348 Adoptions- und 710 Donor-Inseminations-Paaren wurde durchgeführt (Tab. 1). Zunächst ist festzustellen, daß kein Paar seine Sterilität als »Wille Gottes oder der Natur« ansieht. *Adoptierende Paare*, welche die Donor-Insemination ablehnen, betrachten sie als einen Selbstbetrug, als eine Verletzung der Natur und der Ehe (»technischer Ehebruch«), die nicht zuletzt von der Kirche verboten ist. Sie sehen außerdem das gezeugte Kind als ein völlig »einseitiges« Kind der Mutter und nicht als ein gemeinsames Kind des Paares an. Manche Adoptions-Paare können sich erst nach einem gewissen Reifungsprozeß für die Donor-Insemination entscheiden.

Tabelle 1: Adoptions- und Donor-Inseminations (D.I.)-Paare (1971-1982)

		Adoption	D.I.
n		348	710
Alter	Ehemann	33 J., 6 Mo.	30 J., 4 Mo
	Ehefrau	31 J., 4 Mo.	28 J., 1 Mo.
Ehedauer		7 J., 4 Mo.	5 J., 8 Mo.

Adoptions-Paare akzeptieren im allgemeinen keine anderen Lösungen, beispielsweise Pflegefamilie, Donor-Insemination oder Kinderlosigkeit. Adoptions-Paare sind im allgemeinen älter als Donor-Inseminations-Paare und gehören dem Mittelstand an. Manche von ihnen halten sich zu alt für den

»neuen, modernen Weg« der Insemination. Sie entstammen auch mehr einer bürgerlichen Mittelschicht mit festen moralischen Vorstellungen.

Alternativen werden als Möglichkeiten nicht nur weniger akzeptiert, sondern meistens wird auch ein kleines Mädchen gesucht, wobei die Illusion eine Rolle spielt, die Erziehung von Mädchen sei einfacher.

Umgekehrt sind die jüngeren *Donor-Inseminations-Paare* gegenüber Alternativen aufgeschlossener. Die meisten von ihnen können bei Versagen einer Donor-Insemination eine Adoption gut akzeptieren. Manche von ihnen schätzen die Adoption als die richtige Lösung ein für jene Paare, die wegen Infertilität der Frau den Weg der Donor-Insemination gar nicht beschreiten können. Die Ehemänner äußern hier häufig Bedenken gegenüber einer Schwangerschaft und der Niederkunft der Ehefrau. Gar nicht selten reagieren sie auch heftig auf die Schwangerschaftsbeschwerden ihrer Frau. Donor-Inseminations-Paare wünschen sich mehr Kinder (2 bis 4) als Adoptionseltern (1 bis 3).

Keine Frau entwickelte eine postpartale Psychose, wenn auch manche nach einer schmerzhaften Niederkunft vier bis sechs Wochen lang leichte Depressionen hatten. (Eine schwere postpartale paranoide Depression heilte nach ca. 6 Monaten.) In solchen Fällen fühlten sich die Mütter außerstande, ihre Kinder zu stillen.

Donor-Inseminations-Paare befürchten im allgemeinen keine kindlichen Mißbildungen, vor allem aufgrund ihres Vertrauens in die nach ärztlichen Gesichtspunkten erfolgte genetische Auswahl des Spenders. Allerdings sind viele von ihnen zur Geburt des Kindes hinsichtlich der »Ähnlichkeit« mit dem Ehemann besorgt.

In Ausnahmefällen suchen sie Auskunft über die Gefahr blutsverwandtschaftlicher Ehen zwischen ihren Kindern und anderen auf diese Weise gezeugten Kindern (14). Die Spender sehen sie im allgemeinen als großzügige Menschen an. Trotzdem sind die meisten Paare anfangs wenig über den Samen eines Fremden erfreut. Sie brauchen Zeit, diesen Gedanken zu akzeptieren. Jede echte Beziehung zum Spender schließen sie streng aus: »Nur der Samens tammt vom Spender; das Kind ist von uns und wächst bei uns auf«. Daher ist die Anonymität der Samenspender für diese Paare wichtig.

Der Augenblick der Intervention wird als sehr kurz betrachtet, im Vergleich zur Lebensspanne des Kindes und zur eigenen wesentlich langsamer und natürlicher einsetzenden Elternschaft. Die Spendersamen-Insemination, vergleichbar der Bluttransfusion oder einer Injektion, stellt für sie die Korrektur eines Naturfehlers auf biologischer Ebene dar.
Latente psychodynamische Strukturen von 20 Paaren haben *Nijs* und *Rouffa* (15) psychodiagnostisch durchleuchtet. Die Ergebnisse sind auf drei Ebenen darstellbar:
– die Art und Weise der Selbstwahrnehmung, des Selbstbildes,
– die gefühlsmäßige Einstellung gegenüber den Eltern und der Elternschaft,
– das Erleben der partnerschaftlichen und ehelichen Beziehung.

Die inter- und intrapsychischen Probleme werden durch die Ergebnisse der projektiven Tests (T.A.T., Rorschach, Lüscher-Farbentest) bestätigt.

Männer und Frauen unterscheiden sich in ihrer Selbsteinschätzung in gewisser Weise. *Sterile Männer haben es schwieriger, die körperlichen Aspekte der Sexualität zu integrieren.* Die psychodynamische Beziehungsstruktur der beiden Gruppen ist noch komplexer. Der Mann vermag sein geschlechtliches Selbstverständnis ohne weiteres zu definieren, ist aber hinsichtlich seines Selbstbildes leichter verwundbar. Bei der Frau ist es gerade umgekehrt. Sie akzeptiert sich besser, hat aber Schwierigkeiten mit der sexuellen Identitätsfindung: folglich ist sie stärker in der Selbstbehauptung. Dies ist vielleicht der Grund dafür, daß ihr Platz in der Paarbeziehung der wichtigere ist.

Im Erleben der partnerschaftlichen Beziehung erleben die Männer ihre Frauen als dominierend und lenkend, ohne daß die Beziehung negativ beeinflußt wird. Die Frauen hegen unterschiedliche Gefühle gegenüber der ehelichen Beziehung. Die Beziehung selbst bleibt dennoch stark genug, Konflikte und Frustrationen zu bewältigen.

Dumon und Mitarb. (16) unternahmen eine psychosoziologische Analyse von 57 Donor-Inseminations-Paaren. Es lassen sich drei Gruppen unterscheiden, die keine Typologie erlauben, und in gewissem Umfang deutliche Überschneidungen zeigen.

Die dominante Ehefrau: Eine erste Gruppe besteht aus Ehen, in denen die Ehefrau offenbar dominiert. In solchen Familien wird die Sterilität des Mannes streng geheimgehalten. Die Donor-Insemination wird der Adoption vorgezogen, da Charakterprobleme beim Kind befürchtet werden. Manchmal erklärt der Ehemann, daß er sich ein Kind wünscht, um seine Frau glücklich zu machen. Zu dieser ersten Gruppe sind auch jene Paare zu zählen, in denen zwar der Mann im allgemeinen dominiert, das Kinderkriegen aber offensichtlich für eine Frauensache gehalten wird. So sagte ein Mann: »Biologisch hat der Mann ja mit dem Kinderkriegen sowieso nicht viel zu tun«. Charakteristisch für diese Gruppe ist, daß beide Partner sich wirklich ein Kind wünschen, aber kein Partner den anderen zur Hinnahme einer Donor-Insemination zwingt.

Als Vorteil sehen die Partner auch die Tatsache, daß die Hälfte der Erbmasse von der Frau und damit die Hälfte des Kindes biologisch vom Paar stammt. Weil sie sich dadurch eine (Charakter-)Ähnlichkeit ihrer Kinder erhoffen, wünchen diese Paare auch den gleichen Donor für alle Schwangerschaften. Die Tatsache, daß das erste Kind ohne Mißbildungen geboren ist, verstärkt diesen Wunsch (Tab. 2).

Tabelle 2: Donor-Insemination (D.I.)-Paare

1. Kind	710
2. Kind	127
3. Kind	11
4. Kind	4

Der dominante Ehemann: Eine zweite Gruppe mit dominantem Ehemann zeigt sehr starke Gefühle gegenüber der Sterilität. Viel eindeutiger als in der ersten Gruppe hat hier das Paar schweres Leid durchgemacht oder der Ehemann eine Periode des Trauerns zu überwinden gehabt. Das Paar hat sich dazu durchgerungen, die Sterilität zu akzeptieren und hat gelernt, mit diesem Problem zu leben. Die Donor-Insemination zieht es der Adoption vor, aber nicht, weil sie die Sterilität verheimlichen hilft. Das so gezeugte Kind ist ihnen näher, enger blutsverwandt, weniger fremd als ein Adoptivkind.

Die Konsequenz reicht weit, weil hier über das Blut der Mutter eine Sippenverwandtschaft weitergegeben wird. In gewissem Sinne könnte man sagen, daß eine der Funktionen solcher Familien darin besteht, durch die Kinder den eigenen Fortbestand zu bewahren, wie es die »Theorie des Ersatzes« (replacement theory) in der Soziologie beschreibt. Hierbei wird auch gefordert, daß die Spender passend sein müssen: Es wird erwartet, daß der Samenspender ähnliche Eigenschaften hat wie der Ehemann.

Nur ein technischer Vorgang: Die dritte Gruppe, in der junge Paare vornehmlich vertreten sind, sieht die Donor-Insemination als eine technische Lösung an. Schock, Schmerz und Enttäuschung über die eigene Sterilität sind ganz überwunden. Auch hier wird zwischen der biologischen und der psychologischen Elternschaft klar unterschieden. Die Donor-Insemination ist für sie ein medizinisch-technischer Vorgang, vergleichbar der Bluttransfusion. Sie wird der Adoption auch deshalb vorgezogen, weil sie das Erlebnis der Schwangerschaft vermittelt. Die meisten Paare sind bei Versagen der Donor-Insemination bereit, die Frage der Adoption neu zu überdenken. Die Angelegenheit wird als kein besonderes Geheimnis behandelt. Diese Paare sind kinderorientiert und erklären manchmal ausdrücklich, daß ihre Beziehung für ein gutes Familienklima bürge, in dem ein Kind sehr willkommen sei.

Diese drei Gruppen unterscheiden sich eigentlich nicht allzusehr voneinander: Sie sind alle auf die eine oder andere Art kinderorientiert und familienorientiert (*child oriented, family oriented*). Sie wollen ihre Ehe zu einer Familie weiterentwickeln. Die ehelichen Beziehungen sind stabil und harmonisch. Religiöse, moralische oder ethische Einwände werden wenig besprochen; allerdings suchten (nur) drei Paare die moralische Unterstützung eines Priesters.

Das gemeinsame Geheimnis, so zeigt eine nachgehende Untersuchung, wirkt sich günstig auf die Partnerbeziehung (»Solidarität durch Geheimbund«) und auf die pränatale Einstellung gegenüber dem Kind sowie auch auf den postnatalen Umgang mit dem Kind aus.

Die *künstliche* Insemination wird von diesen Paaren bevorzugt, weil die Schwangerschaft ein *natürlicheren* Übergang zur Elternschaft darstellt als die Adoption. Für diese Paare ist die Schwangerschaft nicht allein ein physiologischer Prozeß oder eine bio-psychologische Umgestaltung der Frau; die Schwangerschaft ist an erster Stelle ein pränataler Umgang mit dem kommenden Kinde, mit dem eine Beziehung progressiv aufgebaut wird.

Die Nachuntersuchung zeigt, daß die psychosexuellen Kontakte befriedigender erlebt werden, da der Zeugungsdruck entfällt, obwohl die Koitusfrequenz sich nicht steigert (mehr sensuell bereicherte Erotik).

Von den 710 Paaren sind uns bis heute 6 Scheidungen bekannt, obwohl eine systematische Nachuntersuchung noch fehlt (Scheidungsrate in Belgien: ca. 30%).

Ambivalenz der ärztlichen Einstellung

Auch unsere ärztliche Einstellung ist nicht einheitlich. Im Falle der Donor-Insemination erteilen wir eher Ratschläge über den technischen Eingriff und dessen Implikationen. Im Falle der Adoption wird unsere Einstellung allzu leicht gefühlsbetont, einmal, weil wir den nicht erfüllten Kinderwunsch der betroffenen Paare mit mehr Mitgefühl betrachten, zum anderen, weil wir um den Schmerz der ledigen Mutter wissen, die ihr Kind zur Adoption freigibt.

Literatur

1. BUYSE, G.: Seksuele Psychologie. Acco, Leuven 1985, S. 58.
2. PETERSEN, P.: Manipulierte Fruchtbarkeit. Psychosomatisch-psychologischer Aspekt der In-vitro-Fertilisation und andere Fertilitätstechnologien. Unveröffentl. Manuskript.
3. CLIQUET, R.L. und Mitarbeiter: Gezinsvorming in Vlaanderen. C.B.G.S., Brüssel 1983, S. 320.
4. STAUBER, M.: Die Psychosomatik der sterilen Ehe. Fortschritte der Fertilitätsforschung 7. Berlin 1979.
5. GIESE, H.: Psychopathologie der Sexualität. Stuttgart 1962, S. 419.
6. STAUBER, M.: Psychosomatische Befunde bei Sterilität. In: V. FRICK-BRUDER, P. PLATZ (Hrsg.), Psychosomatische Probleme in der Gynäkologie und Geburtshilfe. Berlin-Heidenberg-New York-Tokio 1984, S. 139.
7. Zitat in M. STAUBER a. a. O.
8. a. a. O.
9. S. Anmerkung 4.
10. DELAISI DE PARSIVAL, G.: L'enfant à tout prix. Seuil, Paris 1983, S. 277.
11. PETERSEN (s. Anmerkung 2) formuliert dazu: »Unter der In-vitro-Fertilisation kann bei der Frau eine schwere psychosomatische Störung entstehen, die sich auf die (teilweise) schon vorher bestehende, also primäre Persönlichkeitsstörung aufpfropft. Mit einem Terminus technicus ist diese Störung als pathologisch-schizoider Narzißmus zu bezeichnen«.
12. STAUBER, M.: Psychosomatische Untersuchungen zur sterilen Partnerschaft. Gynäkologie 15 (1982) 202.
13. STAUBER, M., s. Anmerkung 12.
14. Inzestängste können hier eine Rolle spielen.
15. NIJS, P., ROUFFA, L.: A.I.D.-Couples: psychological and psychopathological evaluation. Andrologia 7 (1975) 187.
16. DUMON, W., NIJS, P., ROUFFA, L., STEENO, O.: Donor Insemination. A preliminary social and psychological Report. Act. Coll. Internat. Sexolog. 13 (1973) 25.

17. Persönl. Mitteilung von *van Asche*.
18. PETERSEN a. a. O.
19. POETTGEN, H.: Die Lage der Psychosomatik in der gynäkologischen Klinik und Praxis. Therapiewoche 30 (1980) 585.

STRESS UND INFERTILITÄT

Einführung

»In der Literatur findet man keine Untersuchung, die eine psychogene Ursache der ungeklärten Infertilität bei (Ehe-)Paaren nachweist. Es gibt jedoch in der täglichen Praxis zahlreiche Hinweise für eine solche Ursache, so daß man geneigt ist, auch ohne wissenschaftliche Beweise daran zu glauben«. So sagte Prof. Dr. med. J. Kremer bei seiner Abschiedsvorlesung Utrecht, 27. August 1985. Die Beweisführung in der Psychosomatik bleibt für viele noch immer zweideutig. Jede Wissenschaft versucht Zusammenhänge zu entdecken, um so Gesetzmäßigkeiten begreifen und therapeutisch besser eingreifen zu können. In der Psychosomatik gibt es zwei Typen von Zusammenhängen mit ganz unterschiedlicher Wertigkeit. Zum Beispiel gibt es auf der einen Seite die sexuelle Impotenz eines jungen querschnittgelähmten Mannes, auf der anderen Seite die sexuelle Impotenz eines Mannes, der mit der Diagnose seiner Infertilität konfrontiert wurde.

In beiden Fällen ist die Impotenz verständlich, hat allerdings eine sehr unterschiedliche Bedeutung.

Im ersten Fall handelt es sich um einen Kausalzusammenhang (kausal *erklären*), im zweiten Fall ist der Zusammenhang aus einer inneren Evidenz heraus verständlich (*verstehen*).

Die Naturwissenschaften arbeiten mit Kausalzusammenhängen, die Geisteswissenschaften mit Evidenzzusammenhängen.

Die Psychosomatik nimmt in dieser Hinsicht eine schwierige Sonderstellung ein: Sie arbeitet zugleich mit den Methoden der Naturwissenschaften und denjenigen der Geisteswissenschaften. Der Psychosomatiker muß zählen und erzählen können: ein sonderbarer Wissenschaftler, der seiner Forschung im Zick-Zack-Kurs nachgeht.

Inwieweit kann Streß eine Infertilität verursachen? Inwieweit kann Infertilität bei den Partnern Streß verursachen? Beeinflussen oder verstärken sich Streß und Infertilität gegenseitig?

Dies sind Fragen, mit denen der Psychosomatiker nicht ohne Streß umgeht.

Die Antworten sind nicht einfach:

Die linearen Begriffe »psycho-somatisch« oder »somato-psychisch« sind auch irreführend. In der gynäkologischen Endokrinologie hat sich das zirkuläre Systemdenken als fruchtbar erwiesen. Es handelt sich hier nicht nur um Homöostase und Feedback-Mechanismen. Es gibt auch die Loop-Kreise zwischen Hypothalamus, Hypophyse, Gonaden und Nebennierenrinden, und hierbei geht es vor allem um offene Loop-Systeme: auch offen für die psychosoziale und psychosexuelle Umwelt (via Hypothalamus, Thalamus, das gesamte limbische System als tragfähiges System der Emotionen und Affekte und außerdem via kortikale afferente Bahnen in Interaktion mit der Umwelt).

Außerdem beweisen neuere Untersuchungen, daß die scharfe Trennung Hormon-Neurotransmitter nicht mehr aufrechtzuerhalten ist. Während es bereits lange Zeit bekannt ist, daß Hormone auch eine psychotrope Wirkung haben (z.B. haben die Östrogene in der postmenopausalen Substitutionstherapie den umstrittenen »mental tonic effect« oder das natürliche Progesteron bei prämenstruellen Beschwerden), erweist es sich, daß bestimmte Hormone wirklich als Neuromodulator arbeiten können (z.B. das hypophysäre Vasopressin in Gedächtnisprozessen oder das hypothalamische LHRH bei sexueller Triebhaftigkeit).

Diese Feststellungen bestätigen die Behauptung, daß Diskussionen über Ursachen und Folgen der Infertilität nicht zu eindeutigen Lösungen führen: sie bleiben selbst steril!

Streß und das Adaptionssyndrom

Der Streßbegriff nach Selye ist vielfach kritisiert worden. Selye erklärt den Begriff »Streß« auf physiologischer Ebene: »Streß ist eine nicht spezifische Antwort des Organismus auf gleichwelchen Stimulus (psychisch oder physisch)«.

Nach Selye verläuft das Adaptationssyndrom unabhängig von dem Streßauslöser in 3 Phasen:

1. Alarmreaktion;
2. kurz darauf die Adaptionsreaktion;
3. Dekompensationsphase.

Dauert die Dekompensationsphase zu lang, kommt es zu einer Erschöpferung der Kompensationsmechanismen, die in der Folge die Erkrankung nach sich ziehen kann.

Streß und Infertilität

Inwieweit verursacht Streß (akut oder chronisch) Infertilität? Im Jahre 1978 haben Koninckx, Brosens et al. und Marik und Hulka das LUF (luteinized unruptured follicle)-Syndrom als eine Ursache der Infertilität bei Frauen mit ungeklärter Infertilität und Frauen mit Endometriose (Häufigkeit: 30-40%) beschrieben.

Die Pathophysiologie des LUF-Syndroms ist noch unbekannt. Streß könnte hier in der Ätiologie eine Rolle spielen.

Wir haben versucht, diese Hypothese zu überprüfen und haben dazu drei Gruppen Frauen psychometrisch mit dem STAI-Test (State-Trait-Anxiety Inventory) untersucht (16).

Gruppe I: 10 Frauen mit einem LUF-Syndrom;
Gruppe II: 15 Frauen mit einer mechanischen Infertilität;
Gruppe III: 11 Frauen mit normaler Fertilität (d.h. mit biphasischem Zyklus
                und mit wenigstens einem Kind, die innerhalb von 3 Jahren
                noch eine weitere Schwangerschaft planen) (Tabelle 1).

Tabelle 1: Mittelwerte und Streuung des Alters, der Ehedauer oder der Dauer
der Infertilität in 3 Gruppen von Frauen. Gruppe I = LUF-Syndrom, Gruppe II
= mechanische Infertilität ohne LUF-Syndrom, Gruppe III = nachgewiesene
Fertilität

	Gruppe I n = 10	Gruppe II n = 15	Gruppe III n = 11
Alter	29 (25-31)	28 (23-38)	26 (23-30)
Ehedauer	6 (3-8)	7 (3,5-16)	3 (1-4)
Dauer der Infertilität (Jahre)	4 (2-7)	4 (1-7)	

Der STAI-Test von Spielberger unterscheidet zwischen:
a) *State-Anxiety* — Zustandsangst, d.h. der momentane Angstzustand, der
   fluktuiert und je nach Situation in der Aktivierung des neurovegetativen
   Nervensystems und im Streßerleben (situationsbedingtes Streßniveau) zum
   Ausdruck kommt; und
b) *Trait Anxiety* — die Streßdisposition, d.h. die Neigung der Person, stets mit
   mehr (oder weniger) Streß zu reagieren: ein permanenttypisches Merkmal:
   stress-prone-women.
Die Testresultate zeigen, daß Frauen mit einem LUF-Syndrom eine statistisch signifikant höhere Streßdisposition zeigen. Die Frauen mit einem LUF-
Syndrom sind eher »stress-prone-women« (trait anxiety) als Frauen mit
mechanischer Infertilität: Sie sind streßempfindlichere Frauen (Tabelle 2).

Tabelle 2: Momentane Angst und Angstneigung (Trait-Anxiety)
Mittelwerte ± Standardabweichung und Signifikanz zwischen den Gruppen
(ANOVA und Scheffe's Test)

	Momentane Angst	Angstneigung
Gruppe I	51.3 ± 11.6	48.7 ± 12.9
Gruppe II	41.1 ± 10.6	38.1 ± 8.3
Gruppe III	33.5 ± 6.8	36.4 ± 5.9
F-Rato		9.62 5.34
P-Wert	< 0.005	< 0.01
Signif. Unterschied	Gr. I und Gr. II	Gr. I versus
zw. den Gruppen	versus Gr. III	Gr. II und Gr. III
(Scheffe's Test)		

Die Zustandsangst ist bei beiden Gruppen infertiler Frauen signifikant stärker als bei normal fertilen Frauen (beide Gruppen sind dem erhöhten momentanen Streß der Infertilitätsuntersuchung ausgesetzt).

Die Ergebnisse unserer Untersuchung machen die Behauptung wahrscheinlich, daß die streßempfindlichen Frauen mit einem LUF-Syndrom auf Streß reagieren. Darüber hinaus kann der chronische Streß der Infertilität und der Infertilitätstherapie durch den Mechanismus des LUF-Syndroms ebenfalls eine ergänzende Rolle in der Ätiologie der Infertilität spielen.

Diese Hypothese steht in Einklang mit den zahlreichen wohlbekannten, doch schwer zu erklärenden Erfahrungen in der Infertilitätssprechstunde.

Hierzu gehören die sogenannte »spontane Heilung«. Es ist eine Tatsache, daß 30% der Schwangerschaften bei Frauen, die zur Infertilitätsberatung kommen, während der Voruntersuchungen und vor Beginn der Therapie eintreten. Dies kann beispielsweise folgendermaßen erklärt werden: Nach einer Infertilitätsberatung nimmt der Streß ab, da man die, »die wissen«, um Rat gebeten hat. Außerdem werden regelmäßig Schwangerschaften bei Frauen festgestellt, die aus unklarer Ursache als unfruchtbar abgestempelt wurden und die eine jahrelange Behandlung, die auch Stress bringt, abgebrochen haben. Die Frauen stehen offenbar weniger unter Streß, da sie ihre Unfruchtbarkeit endlich akzeptiert haben.

Weiterhin berichtet Steppe über eine Reihe von Spontanschwangerschaften nach mißgelungener In-vitro-Fertilisation (IVF) (klinisch-psychologische und psychometrische Untersuchung).

1. 10 Patientinnen sind vor einer zweiten IVF-Behandlung schwanger geworden;
2. Alle 10 Patientinnen hatten vor, sich einer weiteren IVF zu unterziehen:
   – davon 6 nach 3 Monaten
   – davon 2 nach 6 Monaten
   – davon 2 nach 12 Monaten
3. Alle bis auf eine Patientin hielten eine Schwangerschaft während dieses Zeitraums für unmöglich;
4. *In Wirklichkeit* hörte keine Frau mit der Behandlung auf.
   Sie unterbrachen sie lediglich und warteten auf den folgenden Eingriff.
   In ihrem Empfinden machen sie wohl einen Unterschied:
a) *Aufschub entspricht Urlaub.* Es geht hier um die Frauen, die während der Entspannungsphase ruhig weiter auf das freudige Ereignis warten. Die Spannung, der Streß, die Verantwortung für ihre Schwangerschaft werden auf die nächste IVF-Behandlung und auf den Gynäkologen, der in ihren Augen zum »Baby-Macher« wird, verschoben.
   Ihr Grad an Kummer um das Problem, schwanger zu werden, sinkt zu diesem Zeitpunkt auf Null. Die »Bogensehne« des Schwangerschaftswunsches ist nicht mehr angespannt, sondern steht in Ruhestellung. Für diese Frauen wird die Zwischenzeit zu einer Ruhepause (eine Atempause), während der sie *nicht mehr schwanger werden müssen*, denn das wird der Gynäkologe bei der nächsten IVF schon besorgen.

b) *Aufgeschoben ist aufgehoben.* Andere Patientinnen behalten die nächste Behandlung im Auge, aber durch eine zusätzliche Einwirkung von
außen reißt die »Bogensehne« ihres Schwangerschaftswunsches, die
schon längere Zeit bis auf das Äußerste angespannt war. Sie empfinden
so: Jetzt muß es nicht mehr unbedingt geschehen, es braucht nicht
mehr zu sein, getragen durch die Wirklichkeit, in der es doch geschehen wird.

Das Ventil öffnet sich plötzlich: die angestauten Ärger und Aggressivität
entweichen, der Druck sinkt merklich ab. Das *Persönlichkeitsprofil* dieser
Frauen zeigt: überkompensierte Perfektion, Pünktlichkeit und Ordnung mit
Ambivalenz.

Aus eigener Erfahrung wissen wir heute, daß spontane Schwangerschaften
nicht nur bei idiopathischer Unfruchtbarkeit, sondern erstaunlicherweise auch
in gewissen Fällen von eileiterbedingter oder sogar andrologischer Infertilität
nach einem mißlungenen IVF-Versuch eintreten können.

Streß und Konzeptionsfähigkeit

Demyttenaere (in Zusammenarbeit mit der Abteilung für Andrologie, Leitung: Prof. Dr. Steeno) hat in einer prospektiven Studie 106 Ehepaare während
der Donor-Inseminationsbehandlung psychometrisch mit dem STAI-Test
untersucht.

Die Ehepaare sind vor Beginn der Behandlung untersucht und danach bei
jeder Donor-Insemination in der Abteilung für Andrologie untersucht worden.

Tabelle 3: Trait (Mittelwert) bei Schwangerschaft im 1., 2., 3. u. 4. Zyklus

Zyklus Nr.	N (inkl. Aborte)	Trait (inkl. Aborte)	N (ausgenommen Aborte)	Trait (ausgenommen Aborte)
1	16	32.06	12	30.25
2	14	36.14	13	35.92
3	10	37.30	7	37.14
4	6	37.80	6	37.80

Tabelle 4: Trait (Mittelwert) bei Schwangerschaft im 1., 2., 3./ u. 4. Zyklus

T-Test				Aborte ausgenommen		
Zyklus Nr.	N	Mittelw.	Stan-dardab.	Varianz T	DF	Prob > !T!
1	12	30.25	5.10	ungleich – 1.91	18.9	<u>0.07</u>
2	13	35.92	9.26	gleich – 1.87	23.0	0.07
F' = 3.30 mit 12 und 11 DF PROB > F' = 0.05						
2	13	35.92	9.26	ungleich – 0.38	18.0	0.70
3	7	37.14	4.98	gleich – 0.32	18.0	<u>0.75</u>
F' = 3.46 mit 12 und 6 DF PROB > F' = 0.13						
1	12	30.25	5.10	ungleich – 2.88	12.9	0.01
3	7	37.14	4.98	gleich – 2.86	17.0	<u>0.01</u>
F' = 1.05 mit 11 und 6 DF PROB > F' = 1.00						

Die Resultate zeigen eine statistisch signifikante Beziehung zwischen der Angstdisposition (Trait Anxiety) der Frau als ein permanentes Merkmal vor Beginn der Behandlung und der Zeit, die bis zum Eintritt der Schwangerschaft benötigt wurde (Tabelle 3).

Je niedriger das Niveau der Trait Anxiety, desto schneller wird die Schwangerschaft erzielt. Ein statistisch signifikanter Unterschied konnte bereits zwischen dem 1. und 3. Zyklus (Tabelle 4) dargestellt werden.

In dieser Gruppe gab es 11 frühe Spontanaborte, wobei 8 von diesen 11 Frauen eine deutlich höhere Trait und State Anxiety zeigten als die übrigen schwangeren Frauen (nicht statistisch signifikant). Diese Frauen wiesen auch einen erhöhten neurotischen Streß auf (28).

Die aktuelle Zustandsangst (State Anxiety) nahm bei der gesamten Gruppe der 106 Ehepaare vom Behandlungsbeginn an langsam bis zum 4.-5. Zyklus ab. Danach stieg die State Anxiety bei den Frauen allmählich wieder an (Abb. 1).

Die State Anxiety ist bei den Frauen deutlicher zu demonstrieren als bei den Männern.

Der aktuelle Angstzustand während des 1., 2. und 3. Zyklus scheint, sofern die Frau in diesem Zeitraum schwanger wird, für die Konzeption keine Rolle zu spielen. Akute Schwangerschaftsangst ist also kein effektives Kontrazeptivum!

Schließlich ergab sich noch ein interessanter Befund bei einer kleinen Untergruppe von Frauen mit Ovulationsproblemen. Diese Frauen wurden hormonell stimuliert, und die klinische Erfahrung wurde wiederum bestätigt, daß diese Stimulierung (die glänzende »facies stimulata« nach P. Nijs) beim Paar Streß induziert: Hormonelle Stimulation reizt das Partnerverhältnis! Man kann diese Tatsache durch den STAI-Test verdeutlichen, der während der stimulierten Zyklen erhellich höhere Daten liefert als während der nichtstimulierten Zyklen (Abb. 2). Die interne Korrelation zwischen Trait Anxiety und State Anxiety liegt hoch (gamma = 0.67 – 0.77).

Abb. 1: Verlaut der State Anxiety (16)

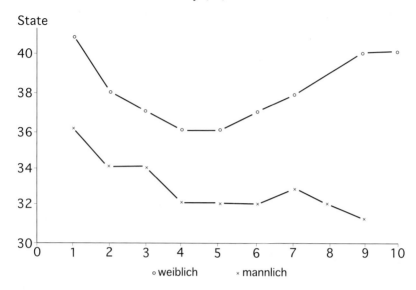

○ weiblich   × mannlich

Wir können daher annehmen, daß eine hormonelle Stimulierung über Monate auch die Trait Anxiety (als Ausdruck von chronischem Streß) beeinflussen kann. Daraus ergibt sich die drängende Frage, inwieweit eine hormonelle Langzeitstimulation nicht die Chance eines fruchtbaren Zyklus durch iatrogen bedingten Streß sabotiert.

Abb. 2: State Anxiety: Differenz zwischen stimuliert versus nicht stimuliert (16)

Difstat

State Anxiety
State

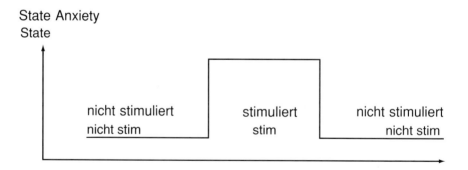

Es gilt als bewiesen, daß emotionaler Streß eine Hyperprolaktinämie verursachen kann. Diese funktionelle Hyperprolaktinämie kann die hypophysären prolaktinproduzierenden Mikroadenome erklären, die als organische Anpassung an eine chronisch gesteigerte Funktion anzusehen sind.

Parlodel (Bromocriptin), ein effektiver Prolaktinblocker, kann die Hyperprolaktinämie und den psychologischen Streß herabsetzen. Andererseits sinkt der Prolaktinspiegel bei subfertilen Frauen durch autogenes Training, während Benzodiazepam die »stress-linked prolactin spikes« unterdrückt.

Kauppila und Mitarb. (1984) haben bewiesen, daß Prolaktinerhöhungen am Zyklusbeginn die Ovulation im darauffolgenden Zyklus beeinträchtigen können.

Die Einnahme von Metoclopramid während der ersten 10 Tage des Zyklus verursacht bei Primaten in mehr als 50% der Fälle Ovulationsstörungen (LUF-Syndrom) im darauffolgenden Zyklus. Wird Metoclopramid einige Tage später eingenommen, verläuft der folgende Zyklus normal. Die Analogie zu der Situation liegt nahe, in der Frauen beim Eintreten der Menstruation so unter Streß geraten, daß sie die folgende Ovulation dadurch »in Gefahr bringen«. Wir können daher die Hypothese formulieren, daß bei Frauen im Streß die Enttäuschung über die eintretende Menstruation den Prolaktinspiegel ansteigen läßt und die folgende Ovulation damit negativ beeinflussen kann (möglicherweise durch ein LUF-Syndrom — Koninckx, Nijs et al., 1984).

Durch diese Hypothese wird eher verständlicher, daß Frauen während der Untersuchungen für die Zeit der nächsten möglichen Menstruation um Tranquilizer baten, weil das — was sie dem Untersucher mitteilten — »wesentlich günstigere Bedingungen« für die Streßforschung schaffen würde.

Streß und fruchtbarkeitsreduzierendes Verhalten

Chronischer Streß kann das Verhalten in der Weise beeinflussen, daß dadurch die Fruchtbarkeit des Paares sabotiert wird.

Chronischer Streß und gestörtes Sexualverhalten

So gibt es einen engen Zusammenhang zwischen chronischem Streß und Libidoabnahme. Eine Untersuchung konnte zeigen, daß chronischer Streß bei Intellektuellen in verantwortungsvoller Tätigkeit zu einem weniger aktiven und befriedigenden Sexualleben führen kann. Infertile Paare versuchen auch mit einem regelrechten Vermeidungsverhalten (kein Koitus in der fertilen Periode), den monatlichen Streß während der immer wiederkehrenden Menstruation zu umgehen.

Chronischer Streß und Rauchen

Rauchen während der Schwangerschaft ist sowohl für die Frau als auch für den Feten schädlich: bekanntlich sind das Risiko einer Fehlgeburt und die perinatale Sterblichkeit bei Raucherinnen erhöht. Durch starkes Rauchen des Vaters wird ebenfalls die Mißbildungsgefahr mehr als verdoppelt.

Außerdem muß man in diesem Zusammenhang die Frage stellen, inwieweit die Fruchtbarkeit vermindert ist, wenn eine Frau Raucherin ist. Läßt sich der Eintritt einer ersehnten Schwangerschaft bei einer Raucherin schwieriger oder später beobachten als bei einer Nichtraucherin? Baird und Wilcox haben diese Frage untersucht. Sie haben versucht herauszufinden, ob rauchende Frauen eine verminderte Fruchtbarkeit aufweisen. Sie sammelten neben vielen anderen Informationen auch Daten über die Rauchgewohnheiten von Frauen und die Anzahl der Zyklen ohne Antikonzeption vor dem Eintritt der ersehnten Schwangerschaft.

Diese Informationen wurden durch Telefongespräche mit 678 Schwangeren in den USA eingeholt. Es wurden hauptsächlich Weiße (98%) mit guter Ausbildung (79% besuchten die Highschool) und relativ wohlhabende Frauen (54% hatten ein Jahreseinkommen von $ 30 000,- und mehr) befragt. Von diesen Frauen konnte man 20% als Raucherinnen bezeichnen. Von den Nichtraucherinnen wurden 38% während des ersten Zyklus schwanger. Im Gegensatz hierzu gelang dies nur 28% der Raucherinnen. Darüber hinaus ergab sich, daß Frauen, die rauchen, drei- bis viermal häufiger als Nichtraucherinnen länger als ein Jahr auf eine Schwangerschaft warten müssen. Schätzungsweise besitzen Raucherinnen nur 72% der Fruchtbarkeit von Nichtraucherinnen. Bei dieser Untersuchung wurden Alter, Anzahl der voraufgegangenen Schwangerschaften, frühere medizinische Beratung wegen Sterilitätsproblemen, Frequenz der Kohabitation, vorausgegangene Kontrazeption, Stillverhalten, Alkoholkonsum und Körpergewicht beobachtet. Sozioökonomische Faktoren und Anamnese spielten keine Rolle.

Bei Frauen, die mehr als 20 Zigaretten pro Tag rauchen, liegt die Fruchtbarkeit wesentlich niedriger als bei denjenigen, die weniger rauchen (57% bzw. 75% der Schwangerschaftsrate der Nichtraucherinnen). Man kann daher zweifelsohne annehmen, daß Zigarettenrauchen die Möglichkeit eines Schwangerschaftseintritts verringert. Es ist ebenfalls interessant zu wissen, daß die Empfängnismöglichkeit nicht von den Rauchgewohnheiten des Partners beeinflußt wird. Dies steht im Gegensatz zu anderen Studien, die einen negativen Einfluß des Rauchens auf die Samenqualität festgestellt haben.

Die Untersuchungen von Baird und Wilcox haben gezeigt, daß man zu den bekannten Ursachen einer verminderten Fruchtbarkeit auch die schädlichen Folgen des Rauchens zählen muß.

Schließlich muß erwähnt werden, daß Rauchen häufig ein Zeichen von Streß ist. Paare oder Frauen, die lange vergeblich auf eine Schwangerschaft warten, leiden häufig unter Streß. Wenn eine Frau ihren Streß durch Kettenrauchen abreagiert, vermindert sie ihre Fruchtbarkeitsrate erneut und reduziert damit immer weiter die Chance, schwanger zu werden.

Infertilität und Streß

Wie die Erfahrung immer wieder lehrt, werden fast alle Paare mit Fertilitätsproblemen mit emotionalen Konflikten konfrontiert. Durch den unerfüllten

Kinderwunsch gerät das Paar in eine emotionale Krise, die oft eine andauernde komplexe Lebenskrise darstellt. Vielfältige Gründe spielen mit hinein: Frustration und Aggression, Depression und Angst. Subfertile Paare wünschen sich leidenschaftlich ein Kind. Je größer der Wunsch, um so größer ist die stets Monat für Monat wiederauftretende Enttäuschung. Sexuelle Beziehungen können durch den Empfängniswunsch zu einem quasi zwanghaften Verhalten führen. Es ist daher nicht erstaunlich, wenn solche sexuellen Beziehungen für die Frau ohne Libido zu Schmerzen und neurovegetativen Störungen und nicht zum Orgasmus führen.

Infertilität: chronischer Stress einer Trauerarbeit und Identitätskrise für die Frau, für das Paar

Für eine Frau, für ein Paar, ist es nicht einfach, die biologische Infertilität zu akzeptieren und in die Partnerbeziehung einzubauen. Der Weg von dem Augenblick des Verdachts der Unfruchtbarkeit bis hin zur gesicherten medizinischen Diagnose endet meist in einer andauernden Krisensituation.

»Die gesellschaftlichen Anforderungen und das Rollenbild sehen neben der körperlichen Attraktivität, dem beruflichen Erfolg, auch heute das Gebären und die Erziehung von Kindern als Lebensaufgabe erfüllter Weiblichkeit vor«,

so schreibt Kowalcek[1]. Und in einer Gesellschaft, wo immer mehr alles effizient geplant werden kann, wird es für infertile Paare immer schwieriger zu fassen, dass das Wunschkind als geplantes Lebensziel nicht technisch programmiert und abgeliefert werden kann.

Weiterhin wechseln die vermuteten infertilen Partner in ihrer Unsicherheit — und mit der Projektion ihrer eigenen Unzufriedenheit auf den Arzt — häufig die Ärzte, wobei es sich hier möglicherweise um einen unbewußten Abwehrmechanismus (mit Ärger und Ambivalenz) handelt, mit dem man der Wahrheit über die tatsächliche Sterilität ausweichen will. Aus diesem Grunde sollte der Arzt zu Beginn der Fertilitätsuntersuchungen mit dem Paar einen gezielten Zeitplan besprechen und so ein *Arbeitsbündnis* herstellen. Die Kette rein technischer, unpersönlicher Fertilitätsuntersuchungen (z.B. Labortests), verlangt gerade eine sehr stabile Beziehung zwischen Arzt und Patientenpaar. Die auf Fertilität ausgerichtete Koitusfrequenz beeinträchtigt ebenfalls die Spontaneität der sexuellen Beziehungen.

Auch wenn die Vermutung schon nahelag, bleibt die definitive Diagnose der Sterilität für das Paar eine Katastrophe.

Die Zeit des Lebens wird beendet, in der noch die Hoffnung auf »biologische Kinder von uns beiden« bestand. Auf psychischer Ebene wird also ein Prozeß der Trauer aktiviert.

---

[1] I. KOWALCEK: Psychische Ursachen und Folgen einer ungewollten Kinderlosigkeit, *Der Gynäkologe* (2001) 4, 291-298.

Aggressionen und Schuldgefühle erschweren diesen Prozeß. Die Identitäts-krise des Ehepaares, die von Schuld, Aggression, Minderwertigkeitsgefühlen beschattet ist, wird von einer sexuellen Identitätskrise begleitet.

Es droht das Risiko der Isolation.

Das Problem der ungewollten Kinderlosigkeit und der (invasiven) Therapie wird oft vom Paar am Arbeitsplatz geheim gehalten. Die häufigen Arztbesuche mit »Blitzabwesenheiten« am Arbeitsplatz führen zum Konflikt mit den Kol-legen. Und eventuellen Rückfragen von Kollegen, auch aus Interesse, geht das Paar aus dem Weg. Beruf und gleichzeitige Therapie überfordern so das Paar, wobei oft die Frau (teilweise) den Arbeitsplatz verlässt und Berufschancen verliert. Es gibt auch die Gefahr, dass die Partner sich von einander isolieren, weil Mann und Frau sich unterscheiden im Umgang mit dem unerfüllten Kin-derwunsch. Die Frau sucht mehr Unterstützung; der Mann neigt eher zu Ver-leugnung und Verschweigen seiner Emotionen. So kommt es zu Ausfallzeiten und Lügen (Kowalcek, 2001), sowohl am Arbeitsplatz als in der Beziehung[2].

Die psychische Belastung der Infertilitätstherapie: Entfremdung des Leibes

Auch die moderne Fertilitätstherapie kann eine Quelle von intensivem, andauerndem Stress sein. Aus einer (narzißtischen) Abwehrhaltung kann das Paar bzw. die Frau in Infertilitätsbehandlung sich sozusagen aus dem eigenen Körper entfernen. Das sehr persönliche, intime Gebiet der sexuellen Bezie-hung wird nun auch das »Operationsfeld« hochspezialisierter medizinischer Behandlung.

Ein gestörtes Körperempfinden

An die Stelle der spontan empfundenen körperlichen Einheit tritt nun eine »körperliche Mechanik«.

Dem früheren Dualismus von Leib-Seele steht ein neuer Dualismus gegenü-ber: nämlich der von Leib und *computerisiertem-robotisiertem Körper*. Als Abwehr wird die Frau sich deshalb narzißtisch zurückziehen und die technischen Interventionen negieren. Bei einer derartig narzißtischen Einstellung kann alles für ein Baby geopfert werden: »l'enfant à tout prix« (G. Delaisi de Parcefal). Paare mit Fertilitätsproblemen geraten in eine Identitätskrise mit Minder-wertigkeitsgefühlen. Bei dieser narzißtischen Unsicherheit kann das Paar auch in einer Therapie eine Kompensation suchen, da es dadurch die Aufmerksam-keit der Umgebung oder der Presse bekommt. So kann aus einem Minderwer-tigkeitsgefühl ein Verlangen nach einer starken Bestätigung entstehen: »Ich bin etwas besonderes, denn ich bin für den besonderen Weg der Donor-Inse-mination (und vor allem der In-vitro-Fertilisation) ausgesucht worden«. Es ist ganz deutlich, daß diese Ohnmachtsproblematik mit Allmachtsphantasien ver-bunden wird: »in die Macht der mächtigen Medizin«.

[2] I. KOWALCEK: ibidem.

Alle Gefühle sind gemischt, vor allem die dem Kind gegenüber, das so gewünscht wird, aber nicht kommt, und ipso facto auch manchmal verwünscht wird... In einer Abteilung, die euphorisch den Erfolg der Behandlung betont, wird oft wenig Gelegenheit geboten, die negativen oder ambivalenten Gefühle zu äußern.

Die Eltern eines Retortenbabys können dabei in ein psychosoziales Vakuum geraten. Es besteht die Gefahr, durch den Erfolg isoliert zu werden. Auch sie haben manchmal wenig Raum für ambivalente Gefühle ihrem so kostbaren Kind gegenüber. Sie sind unbewußt mit dem Auftrag, *computervollkommene Eltern* zu sein, belastet. Auch in dieser Hinsicht können diese Eltern — in der Einsamkeit des Erfolges — psychosomatische Streßsymptome eines Überlastungssyndroms zeigen.

Die Männer verarbeiten den Stress der Infertilität und der IVF-Behandlung auf eigene Art und Weise. Auch die Unterschiede zwischen Mann und Frau sind hier deutlich.

Neben dem Stress der unerfüllten Kinderwunsch hat die Frau auch noch die Last der invasiven Behandlung.

Dies wird auch bestätigt in der Untersuchung von Felder et al.[3]. Sie schreiben:

> »Unseren Ergebnissen nach scheinen die Männer auf den ersten Blick von der Behandlung wenig tangiert. Ihre Körperbeschwerden, die schon zu Beginn der Behandlung niedriger sind im Vergleich zu den Frauen, sinken im Laufe der Behandlung noch weiter, so daß man vermuten könnte, daß die Männer die Profiteure der Reproduktionstechnologie sind (...).
> Die Tatsache, daß etwas getan wird, kann zu einer momentanen Reduktion der Beschwerden führen (...).
> Die Überlegung, daß Männer weniger Körpersymptome aufweisen im Vergleich zu ihren Frauen, weil die Frauen die invasive Behandlung an ihrem Körper vollziehen lassen, muß hier eingeschränkt werden, da die Männer auch vor der Behandlung schon weniger — wenn auch nicht signifikant — Beschwerden angeben«[4].

Die Situation der Frauen während der IVF-Behandlung sieht ganz anders aus:

> »Zum Teil im Gegensatz zu ihren Männern fühlen sich die Frauen im Behandlungsverlauf zunehmend erschöpfter. Bemerkenswert dabei ist, daß sich diese Erschöpfung zum ersten Mal bedeutsam nach der Follikelpunktion zeigt...

---

[3] H. FELDER, E.-C. PANTKE-EHLERS & F. MEYER: Subjektive Körperbeschwerden von Frauen und Männern während einer In-vitro-Fertilisationsbehandlung. In: E. BRÄHLER, H. FELDER, B. STRAUSS (Hrsg.): *Fruchtbarkeitsstörungen*. Jahrbuch der Medizinischen Psychologie 17. Göttingen, Hogrefe Verlag, 2000, 102-123.

[4] H. FELDER, E.-C. PANTKE-EHLERS & F. MEYER: ibidem.

Ab dem Ultraschall, bei dem die Reife der Follikel bestimmt wird, nimmt die Aktiviertheit der Frauen im Vergleich zum Beginn der Behandlung ab, d.h. ab jetzt sind sie passiv dem weiteren Fortgang der Befruchtung und Einnistung des befruchteten Eies ausgeliefert. Dieser Zustand scheint für die Frauen einherzugehen mit der zunehmenden Wahrnehmung ihrer Erschöpfung«[4].

Die Untersuchung unterstützt und differenziert eine frühere Untersuchung in unser eigenen Klinik[5].

Zusammenfassend lassen sich folgende Merkmale beschreiben:

Die meisten Partner (hauptsächlich die Frauen), die sich in einer In-vitro-Fertilisationsbehandlung befinden, sind mehr oder weniger reaktiv-depressiv. Sie wirken verunsichert, haben Minderwertigkeitsgefühle und ziehen sich sozial zurück. Dabei sind immer psychosomatische Symptome — auch nicht-gynäkologischer Art — vorhanden, die Ausdruck einer neurovegetativen Labilität sind.

Fast die Hälfte der Paare hat psychosexuelle Schwierigkeiten. Die zwanghaft gewordene Sexualität, auf die Fortpflanzung gerichtet, führt zu einer Abnahme der Libido und zu einer verringerten Koitusfrequenz (»Sparen«). Der Mangel an Befriedigung äußert sich auch in einem abdominalen Schweregefühl und in Schmerzen. Im Gespräch mit diesen Paaren fällt eine gewisse Phantasie- und Gefühlsarmut auf.

Das atmosphärische Umfeld der In-vitro-Fertilisationsbehandlung

Im Behandlungsumfeld herrscht unter den Frauen, die sich in einer In-vitro-Fertilisationsbehandlung befinden, die Atmosphäre einer Selbsthilfegruppe. Vor allem während des stationären Aufenthaltes finden sie sich zusammen und bleiben auch hinterher in Kontakt miteinander. Dabei wird intensiv über technische Details der Behandlung diskutiert. Gelegentlich herrscht ein wahrer »Kult um das Ei«, und der Fertilitätsarzt wird als ein Osterhase bewundert.

In-vitro-Fertilisationspaare

n	52	
Alter Ehefrau	32 J. 5 Mon	
Ehemann 33 J.		
Ehedauer	8 J.	
Dauer der Infertilitätstherapie	7 J.	

[5] P. Nijs, K. Demyttenaere: Stress und Infertilität.

Das Pflegepersonal spricht leicht von schwierigen Frauen, die anspruchs-voll, eigensinnig, dominierend, unzufrieden und mit sich selbst beschäftigt seien. Auffallend häufig beschweren sich die Frauen über Qualität und Quan-tität des Essens. Vor der Laparaskopie herrscht eine gespannte, hinsichtlich des Follikelwachstums fast begeistert interessierte Stimmung. Bei schlechtem Wachstum des Follikels werden manchmal Insuffizienzgefühle und Abwehrre-aktionen mobilisiert (»Sie müssen nicht denken, daß ich ein Brutobjekt bin«). Die Angst vor einer vorzeitigen Ovulation ist bei *allen* Paaren vorhanden. Die männlichen Partner haben häufig Angst, die für die Samengewinnung notwen-dige Masturbation könnte mißlingen oder zu einer schlechten Samenprobe führen.

Während der extrakorporalen Phase kann ein Gefühl entstehen, zwischen Traum, Hoffnung und Realität zu schweben (leichte Derealisation). Viele Frauen haben in dieser Zeit kleinere Beschwerden, die ausdrücken, daß neben den geäußerten, bewußt empfundenen guten und zuversichtlichen Gefühlen auch sehr viel Angst vor einem Misserfolg der Behandlung vorhanden ist.

Aufzeichnungen von psychischen Reaktionen bei den IVF-Behandlungs-schritten

– Während der Zyklusdiagnostik: z.B. Insuffizienzgefühle bei pathologi-schem Follikelwachstum, Abwehrmechanismen.
– Während der IVF-Laborschritte: z.B. übermäßige Anspannung, Angst vor Verwechslung von Oozyten oder Sperma; Angst vor Keimzellenschädi-gung.
– Während und nach der Replantation: z.B. Partneranwesenheit, magisches Denken in bezug auf den Embryo.

Stauber et al. beschreiben sowohl Zufriedenheit, Hoffnung, Angst als Magi-sches (»jetzt beginnt das Leben) und Romantisieren (»Verschmelzung von ihm mit mir«) während der extrakorporalen Phase[6].

Stauber et al. haben die psychischen Reaktionen bei den IVF-Behandlungs-schritten aufzeichnen können.

Unsere Befunde sind auch im Einklang mit der Interpretation von Felder et al.:

»Die erhöhte Erschöpfung der Frauen nach der Follikelpunktion und dem Embryotransfer könnte im Sinne von Boivin und Takefam (1996) als aktuelle Reaktion auf invasive medizinische Maßnahmen verstanden wer-den. Zumindest sind dies jeweils Behandlungsschritte, bei denen durch Dritte der Frau etwas ihrem Körper entnommen (das Ei) oder zugeführt

[6] M. STAUBER et al.: Psychosomatisches Modell für die extrakorporale Fertilisation. In: B. FERVERS-SCHORRE, H. POETTGEN, M. STAUBER (Hrsg.): Psychosomatische Probleme in der Gynäkologie und Geburtshilfe 1985. Heidelberg, Springer Verlag, 1986, 39-51.

(das befruchtete Ei) wird, sie damit etwas an sich und ihrem Körper geschehen läßt. Die ansteigenden Herzbeschwerden der Frauen nach dem Embryotransfer in der Wartezeit bis Zyklusende sind unter anderem als Angstäquivalent aufzufassen: Angst vor dem Ausgang der Behandlung, Angst vor den Prozessen im Körperinneren, Angst um die Unversehrtheit des befruchteten Eies«[7].

Der Einfluss von Stress auf die (In)Fertilität

Vor allem seit den neunziger Jahren ist die Rolle des Stresses bei dem Erfolg der Infertilitätstherapien untersucht worden.

In unserer Leuvener Klinik haben Demyttenaere et al. als erste nachgewiesen, dass chronische Angst und Depressivität mit ineffizienter Coping-Strategie der Frau die Schwangerschaftschancen bei IVF-Behandlung statistisch signifikant beeinflussen.

Dabei wurden sowohl psychologische Faktoren (Angst, Depressivität, Neurotizismus, Coping Mechanismen) als auch endokrinologische Parameter (Prolaktin, Cortisol, Sexualhormone) in ihrer psychosomatischen Wechselwirkung gemessen[8].

Auch Christine Hölzle et al. haben psychologisch-prognostische Kriterien für den Verlauf medizinischer Sterilitätsbehandlungen festgestellt.

> »Die Ergebnisse der multivariaten Datenanalyse zeigen, daß sich medizinische Erfolgsparameter schwach, psychosoziale Zielkriterien befriedigend durch psychologische Merkmale bei Behandlungsbeginn vorhersagen lassen. Ein sehr ausgeprägter Kinderwunsch in Zusammenhang mit Depression und Angst kann als Risikofaktor für die Entstehung einer Schwangerschaft betrachtet werden. Komplikationen nehmen mit zunehmendem Alter ab. Depressive Symptome bei Behandlungsbeginn stellen den bedeutsamsten Risikofaktor für die Lebenszufriedenheit der Paare dar. Darüberhinaus erweisen sich die sexuelle und berufliche Zufriedenheit, die Arbeitsbelastung, der Gesundheitszustand sowie die Ambivalenz des Kinderwunsches als signifikante Prädiktoren für die Belastung und Zufriedenheit der Paare«[9].

Knorre hat schon 1984 darauf hingewiesen dass wenige Konflikte in der Kindheit (d.h. eine eher harmonische Biographie) den Eintritt einer Schwangerschaft bei Paaren in Infertilitätstherapie begünstigen würde[10].

---

[7] H. FELDER et al.: ibidem.

[8] K. DEMYTTENAERE et al.: Coping and the ineffectiveness of coping influence the outcome of in vitro fertilisation through stress responses. *Psychoneuroendocrinology*, 1992 (17), 655-665.

[9] C. HÖLZLE, R. LÜTKENHAUS & M. WIRTZ: *Psychologisch-prognostische Kriterien für den Verlauf von Sterilitätsbehandlungen*. In: E. BRÄHLER, H. FELDER, B. STRAUSS (Hrsg.): *Fruchtbarkeitsstörungen*. Jahrbuch der Medizinischen Psychologie 17. Göttingen, Hogrefe Verlag, 2000, 117-205.

[10] P. KNORRE: Zu einigen psychischen Faktoren der ehelichen Sterilität und ihrer Bedeutung für die spätere Erfüllung des Kinderwunsches. Geburtsh. Frauenklinik. 1984 (44), 42-66; 114-117.

P. KNORRE: Psychosomatisch bedingte gynäkologische Symptome in ihrer Bedeutung für die Sterilität. – In: P. FRANKE & M. DAVID (Hrsg.): *Der andere Weg zum gleichen Ziel – Psychosomatische Frauenheilkunde in Ostdeutschland*. Hamburg, Akademos, 2002, 72-75.

Auch Hölzle et al. sind sich der Problematik des »IVF-Stresses« sehr bewust, da schließlich 4 von 5 Behandlungen ergebnislos bleiben.

»Nach einer Dokumentation des deutschen IVF-Registers erreichten im Jahre 1996 16.8% der IVF-Behandlungen und 18.2% der ICSI-Behandlungen eine weiterführende Schwangerschaft (Felberbaum & Dahnke, 1997), die Geburtsraten sind im Register nicht dokumentiert. Angesichts der sehr großen Möglichkeit des Scheiterns sollte der psychischen Stabilität der Patient*inn*en zentrale Bedeutung zugemessen werden. Die Identifikation von Prädiktoren für die Lebenszufriedenheit und psychosomatische Gesundheit von Sterilitätspatient*inn*en stellt deshalb ein wichtiges Ziel für die psychosomatische Versorgung dar«[11].

Sie haben auch unsere Leuvener Untersuchung nuanziert zusammengefast:

»1. *Angst, Depression und Streßbewältigung:*
Eine kombinierte Messung endokrinologischer Veränderungen und psychischer Befindlichkeit im Verlauf einer IVF-Behandlung bildet die Basis der Studie von Demyttenaere, Nijs, Evers-Kieboom und Koninckx (1992). Sämtliche Daten setzten die Autoren in Beziehung zu dem Ausgang der Behandlung. Es zeigte sich eine geringere Konzeptionsrate bei denjenigen Frauen, die zu Beginn der Behandlung hohe Depressivitätswerte, aktives Coping, ausgeprägte Vermeidungstendenzen und starken Gefühlsausdruck aufwiesen. Als Ursache der erhöhten Depres-sivität mancher IVF-Patientinnen betrachten die Autoren einen chronisch ineffektiven Bewältigungsprozeß. Gleichwohl betonen die Autoren, daß die konkreten Wirkmechanismen, über die Depression und Bewältigungsstrategien den Ausgang einer IVF-Behandlung beeinflussen, noch nicht klar beschrieben werden können. Desweiteren stellten sie fest, daß hohe State-Ängstlichkeit während der Follikelpunktion und kurz vor der Eizellentnahme und dem Embryotransfer die Wahrscheinlichkeit einer Gravidität reduziert.
In einer weiteren Analyse derselben Stichprobe beobachteten Demyttenaere, Nijs, Evers-Kieboom und Koninckx (1994) eine geringere Konzeptionswahrscheinlichkeit innerhalb der IVF-Behandlung für Frauen mit sogenannten subtilen Zyklusstörungen (minimaler Endometriose, LUF-Syndrom, Lutealphasenstörungen) in Relation zu Frauen mit normalen Zyklen und mechanischer Infertilität bzw. männlicher Subfertilität. Die subtilen Zyklusstörungen standen in engem Zusammenhang mit einer tendenziell höheren Trait-Ängstlichkeit und einer signifikant höheren State-Ängstlichkeit in der frühen Follikelphase. Der Anstieg der State-Ängstlichkeit wurde in der Studie als Resultat ineffektiven Copingverhaltens gewertet«[12].

---

[11] HÖLZLE et al.: ibidem.
[12] HÖLZLE et al.: ibidem.

Hölzle et al. fassen auch spätere Untersuchungen in diesem Bereich zusammen: Facchinetti und Mitarb. (1997) fanden in ihrer Untersuchung an 51 IVF-Patientinnen:

>Frauen mit erhöhter Vulnerabilität gegenüber Streß haben eine geringere Schwangerschaftswahrscheinlichkeit.
Die Bedeutung des Copingprozesses für das Ergebnis einer IVF-Behandlung stellen Meyer, Strauß, Lesoine, Brandenburg und Mettler (1996) heraus.
Strauß (1991) stellte in seiner Untersuchung fest, daß einzelne psychologische Merkmale nicht geeignet sind, das Ergebnis einer IVF-Behandlung zu prognostizieren. Doch zeigte sich, daß durch Clusteranalyse gewonnene Merkmalskombinationen durchaus prädiktive Eigenschaften besitzen.
Thiering, Beaurepaire, Jones, Saunders und Tennant (1993) berichten über eine Zunahme von Depressionen im Verlauf von Behandlungsserien. In ihrer Untersuchung erhoben sie Ängstlichkeits- und Depressivitätswerte bei 113 Frauen, die zum ersten Mal an einem IVF-Programm teilnahmen (>Einsteiger<), sowie bei 217 Patientinnen, die sich wiederholt einer IVF-Therapie unterzogen (>Veteranen<). Hinsichtlich des Behandlungsausganges besaßen die >Veteranen< mit höheren Depressivitätswerten eine verminderte Wahrscheinlichkeit zur Gravidität als die >Einsteiger< und die nicht-depressiven >Veteranen<.
Keinen signifikanten Zusammenhang zwischen behandlungsinduziertem Streß und dem Behandlungsausgang konnten Harlow, Fahy, Talbot, Wardle und Hull (1996) beobachten<[13].

Hölzle et al. haben auch nachgewiesen, dass ein stark ambivalenter Kinderwunsch ein Risikofaktor ist für Beschwerden, die auch mehr ausgesprochen werden von extravertierten und wenig gehemmten Frauen.

>Die Prädiktoren für *Lebenszufriedenheit* ähneln sich bei fertilen und infertilen Paaren und stehen vor allem in Zusammenhang mit sozialer Unterstützung. Die globale Lebenszufriedenheit nimmt bei den Frauen durch die Geburt eines Kindes zu, allerdings nimmt die partnerschaftliche Zufriedenheit bei beiden Geschlechtern ab<.

Aus ihrer Untersuchung kommen Hölzle et al. zu dem Schluss:

>Je höher die Depressivität bei Behandlungsbeginn, desto größer ist die Lebensunzufriedenheit am Ende der Behandlung (ohne Einfluss auf das Eintreten einer Schwangerschaft!).
Weiterhin steht die Lebenszufriedenheit in einem signifikanten Zusammenhang mit dem partnerschaftlichen Erleben und Motiven des Kinderwunsches: je größer die Zufriedenheit mit der Zärtlichkeit innerhalb der

---

[13] HÖLZLE et al.: ibidem.

Ehe, desto größer ist die globale Lebenszufriedenheit zum zweiten Meß-zeitpunkt.

Die Ergebnisse stützen die von psychosomatischer Seite formulierte These, daß ein 'überwertiger' Kinderwunsch eher als Kontraindikation für eine invasive medizinische Behandlung betrachtet werden sollte (vgl. Hölzle, 1990; Strauß, 1991), da das Motiv, ohne Kind nicht leben zu können, mit Depression und Angst vergesellschaftet ist und sich zudem durch eine Schwangerschaft die psychische Stimmungslage nicht verbessert. Zudem zeigt sich, daß ein überwertiger Kinderwunsch auch eher den medizinischen Behandlungserfolg gefährdet und die Schwangerschaftschancen signifikant verschlechtert«[14].

Mit Recht schätzen Hölzle et al. die Befunde ihrer sehr interessanten Untersuchung hoch ein:

»Anhand der vorliegenden Befunde ist eine psychotherapeutische Behandlung depressiver Verstimmungen eher geeignet die Lebenszufriedenheit der Männer und Frauen zu verbessern, als die Erfüllung des Kinderwunsches mit allen medizinischen und technischen Mitteln. Ebenso könnte ein Abbau oder effektiverer Umgang mit den Belastungen des Arbeitsplatzes, Gesundheitsförderung und gezielte Beratung bei partnerschaftlichen und sexuellen Problemen die Belastung der Paare mindern und ihre globale Zufriedenheit verbessern. Depressive Patienten sind als Risikogruppe im Hinblick auf medizinische und psychologische Erfolgsparameter einzustufen. Hier besteht die Gefahr eines überwertigen Kinderwunsches, geringerer Schwangerschaftschancen und einer geringeren Lebenszufriedenheit am Ende der Behandlung«[15].

Streß und fruchtbarkeitsreduzierendes Verhalten

Chronischer Streß kann das Verhalten in der Weise beeinflussen, daß dadurch die Fruchtbarkeit des Paares sabotiert wird, wie schon dargestellt worden ist. Einerseits bringt chronischer Streß ein gestörtes Sexualverhalten.

Anderseits wird chronischer Streß im Rauchen abgewehrt und reduziert die Fertilitätschancen[16].

---

[14] HÖLZLE et al.: ibidem.

[15] HÖLZLE et al.: ibidem.

[16] Auch ein niedriges Körpergewicht im Rahmen eines asketisch geprägten Lebensstils — oft mit leichten Merkmalen einer *Anorexia nervosa* — muss als Zeichen chronischen Stresses mit Appetitverminderung angesehen werden. Der Body Mass Index ist auch ein wichtiger Faktor für die Fertilitätschancen.

Klinische Risikofaktoren für Infertilitätstherapie aus psychosomatischer Sicht

1. *Die Dauer* der Infertilitätsgeschichte, die Anzahl der konsultierten Ärzte und vor allem die Unzufriedenheit über die bisherigen Arzt-Patient-Kontakte. Dieses scheint vor allem Ausdruck einer tieferliegenden Ambivalenz dem Kinderwunsch gegenüber zu sein (und deshalb auch der Therapie und den behandelnden Ärzten gegenüber). Die Paare schieben ihre innere Unzufriedenheit auf die für sie insuffizienten Ärzte oder den subfertilen Partner (Abwehrmechanismus der *Projektion*).
2. *Die soziale Isolierung.* Eine große Anzahl dieser sozial isolierten Paare lebt wie in einer geschlossenen Kapsel, die auch keinen Platz für Dritte läßt (man kann sich fragen, wieviel Platz für ein kommendes Kind übrigbleibt).
3. *Die Verzerrung erhaltener Informationen: Verleugnung.* Einige Paare haben die Information so verzerrt, daß sie hartnäckig von einer 60-90-Erfolgsrate pro Zyklus überzeugt bleiben.
4. *Mangel an Aufgeschlossenheit für Alternativen* bis zum fanatischen Kinderwunsch. Manchmal wird aus der Bitte eine Forderung nach dem Motto »alles oder nichts« oder »Leben oder Tod«.
   Bei einigen dieser Paare wird eine Adoption ausgesprochen abgewiesen, vor allem weil sie eine echte (naturgetreue) Kopie verlangen (das Kind als narzißtische Ergänzung).
5. *Paare ohne Emotionen.* Ein Paar, das jede Emotion, Zweifel oder Ambivalenz bei der technisch höchst komplizierten Behandlung verleugnet, darf nicht als ein ruhiges, entschlossenes Paar angesehen werden (das mit vorbildlicher Compliance den Arzt verführen kann).
   Ein solches Paar leugnet oft die Atrophie des Sexuallebens (das dem Paar auch nicht mehr so vital wichtig ist).
   Der Arzt soll also nicht nachfragen ob, das Paar mit seinem (ev. atrophischen) Sexualleben zufrieden sei.
6. *Maskierte Depressionen und/oder chronische Paarprobleme.* Depressionen, hier oft von körperlichen Funktionsstörungen maskiert, sind nie ein gesundes Zeichen grosser Trauer, sondern Zeichen einer pathologisch stagnierenden, nicht verarbeiteten Trauer.
   Auch sind chronische Partnerprobleme nie ein gesundes Zeichen dafür, dass dem Paar nur die Erfüllung des Kinderwunsches fehlt.
   Chronische Partnerprobleme weisen oft auf einen konfliktuellen Kinderwunsch zwischen den Partner.
   Chronische Partnerprobleme können auch ein Zeichen sein, dass dem Paar durch die fertilitätstechnologischen Eingriffe das sehr persönliche, intime Gebiet der sexuellen Lust und Liebe entfremdet worden ist.
7. *Sexualstörungen* sind wichtige Indikatoren, dass die Infertilität(stherapie) das Paar überlastet. Sowohl tief neurotische Faktoren (= sexueller Identitätsverlust durch die (biologische) Infertilität) als auch (chronischer) Stress der Infertilität(stherapie) können hier eine Rolle spielen.

8. *Multiple und wechselnde psychosomatische Beschwerden* sind nicht nur Zeichen des Stresses des unerfüllten Kinderwunsches. Sie werden daher auch nicht behoben mit der (technischen) Erfüllung des Kinderwunsches. Sie sind auch Ausdruck einer unsicheren sexuellen Identität des Mannes/ der Frau. Sie fühlen sich nicht (mehr) wohl in ihrem Körper. Die wechselnden Beschwerden in verschiedenen Körperregionen bringen diese Dysphorie zum Ausdruck.

Auch die dystrophische Gesichtshaut der Frau ist hier oft ein sehr typisches Merkmal.

Wie kann das infertile Paar eine befriedigende Sexualität erleben?

Einführung

Die klinische Erfahrung bestätigt immer wieder:
- Schon die einfache Zyklusstimulation greift in die Sexualität ein. Ein Drittel aller sterilen Paare hat Sexualstörungen, insbesondere deswegen, weil sie zur Zyklusmitte Verkehr haben *müssen*. Dabei ist die Spontaneität an der Sexualität eigentlich mit das Schönste. Durch den geregelten Geschlechtsverkehr wird die Spontaneität zerstört.
- Die Zeugung im Retortenglas (IVF/ICSI) reduziert den Zeugungsvorgang auf eine asexuelle Handlung.
- Die Masturbation des Mannes in der Kabine wird von diesen als beschämend und unerotisch erlebt.
- Wie kann unter diesen Voraussetzungen ein steriles Paar überhaupt noch eine befriedigende Sexualität haben?
- Was kann der Frauenarzt/der Reproduktionsmediziner tun, daß das Paar die Sexualität zufriedenstellend erlebt?

Unerfüllter Kinderwunsch bedeutet für das Paar eine Krise, eine Lebenskrise mit vielen Gefühlen, Frustration und Ärger, Angst und Depression. Je stärker der Kinderwunsch, desto grösser die monatliche Enttäuschung. Einseitig auf Konzeption orientiert kann der sexuelle Verkehr ein quasi obsessionelles Verhalten werden.

Und es wird den Arzt nicht wundern, dass ein solcher Verkehr, ohne Libido vorprogrammiert ausgeübt, oft nicht in Orgasmus, sondern in Schmerz und neurovegetativen Beschwerden endet.

Die Ovulationsstimulation stimuliert — oft sprunghaft — auch das Partnerverhältnis, nicht ohne Risiko für die Frau, die der Arzt schon im Wartezimmer an ihrem typischen glänzend gereizten Gesicht, der »*Facies stimulata*« erkennt.

Dies alles wurde schon ausreichend betont.

Sexualberatung und Sexualtherapie sind auch hier, wie immer, nur effektiv, wenn erst eine richtige Diagnose gestellt worden ist. Ohne richtige Diagnose gibt es keine gute Therapie.

Darum soll der Arzt den Risikofaktoren, die bei subfertilen Paaren ein befriedigendes Sexualleben bedrohen können, immer wieder die angemessene Aufmerksamkeit widmen.

Einmal bei der Anamneseerhebung nach der Koitusfrequenz fragen reicht nicht!

Die sexuelle Reaktion des Menschen ist ein deutliches Zeichen für die psychosomatischen Interaktionen des mitmenschlichen Umgangs

Ein befriedigendes Sexualleben ist von vielen Voraussetzungen abhängig, u.a. von den körperlichen Faktoren wie Veranlagung und Körperbau (z.B. *Turner*-Syndrom) oder von einer guten bzw. schlechten körperlichen Verfassung (z.B. postpartale Erschöpfung).

Auch sozialpsychologische Faktoren spielen eine nicht unwesentliche Rolle (Anerkennung als Frau; Partnerkonflikte).

Hormonelle Faktoren spielen jedoch im Gefühlsleben und im sexuellen Verhalten der Frau auch immer eine Rolle.

Nach unserer klinischen Erfahrung bewirkt die Ovulationsstimulation ein diskretes endokrines Psychosyndrom (Bleuler), ein *gereizt-dysphorisches Syndrom*, mit launenhaften Schwankungen der sexuellen Lust, wobei auch das Partnerverhältnis durch aggressive Dysphorie der Frau belastet werden kann.

Nach *Fleck* ist bei der Frau der psychosexuelle Erregungsablauf anfälliger für Störungen als beim Mann. Frauen sind offenbar bei der Sexualität emotional stärker beteiligt, während viele Männer gefühlsmäßig detachierter sind und ausschließlich auf das eigene Lustleben konzentriert, damit auch vom Partner unabhängiger.

Sozialpsychologische Faktoren bei Sexualstörungen sind also die zwischenmenschlichen Beziehungen, die in ihrer Bedeutung für die Frau bzw. für das Paar, hic et nunc, die sexuelle Lustentfaltung stören. Diese störende Bedeutung kann reaktiv auf die aktuelle (Partner)Situation sein; z.B. die koitale Anorgasmie anläßlich des programmierten Geschlechtsverkehrs im Hinblick auf den postkoitalen Test bei der Infertilitätsdiagnostik; vorübergehendes sexuelles Desinteresse während der (gesunden) Trauerreaktion bei Tod (Totgeburt) eines Kindes oder bei der Diagnose einer Fertilitätsstörung.

Die sexuelle Lusterfahrung erfordert auch einen emotionell sicheren Rahmen, wobei die Intimität des Sexualverkehrs als geschützt erlebt werden kann.

Sexualstörungen sind psychosomatische Störungen

Menschen mit psychosomatischen Störungen haben eine gestörte Beziehung zu ihrem Körper. Sie sind (teilweise) nicht mehr in der Lage, den Körper als Lust- und Beziehungsleib zu genießen.

Eine solche Störung beeinträchtigt also fundamental die psychosomatische Patientin in ihrer Vitalität und Lebensqualität.

Fertilitätsuntersuchungen und vor allem die Infertilitätstherapie bringen fast immer eine »Mechanisierung« der gelebten Leiblichkeit.

Sexualberatung und -therapie bei infertilen Paare

Wie können Sexualberatung und/oder Sexualtherapie bei Fertilitätsstörungen praktisch stattfinden?

Zunächst muß unterschieden werden zwischen Fertilitätsproblemen, die auf psychosexuellen Koitusstörungen beruhen, und solchen auf der Grundlage somatischer Störungen.

Psychosexuelle Koitus-Störungen

Solche sexuellen Schwierigkeiten können ein Hinweis sein auf Konflikte zwischen den Partnern oder auf persönliche Probleme. Eine unsichere sexuelle Rolle (z.B. wegen einer neurotischen Hemmung) bedroht die Elternrolle, weil dem heranwachsenden Kind das Rollenvorbild für die Entwicklung seiner eigenen sexuellen Identität fehlt.

Nach gründlicher somatischer Untersuchung und Aufnahme der Anamnese von beiden Partnern sollte zunächst die Koitus-Störung behandelt werden. Manchmal verlangt ein Paar die Behandlung des unerfüllten Kinderwunsches und verweigert die Therapie der sexuellen Funktionsstörungen.

Eine sexuelle Funktionsstörung auf psychogener Grundlage bedeutet immer etwas: »ich kann nicht« heißt (unbewußt) auch »ich will nicht können, nicht mit diesem Partner, nicht mit diesen Folgen (Schwangerschaft!), nicht aus Angst vor Lustgefühlen oder aus Angst für die Verantwortlichkeit«.

Das Auftreten von unregelmäßigen Regelblutungen während einer Fertilitätstherapie bei einem Paar mit psychogenen Potenz-Störungen kann durch einen solchen neurotischen Abwehrmechanismus erklärt werden.

Die Behandlung wird an erster Stelle (verhaltens-)psychotherapeutisch auf die jeweilige sexuelle Funktionsstörung gerichtet sein.

Koitusstörungen des Mannes

Ejaculatio praecox
Die squeezing-Methode nach Masters und Johnson kann dem Paar vom Gynäkologen vermittelt werden im Rahmen der Sensualitätsübungen.

Anejaculatio
Der Aufbau des gehemmten Ejakulationsreflexes kann durch Vibrator-Stimulation oder im Rahmen einer Sexualtherapie erfolgen vor allem bei totaler Anejaculatio. Bei relativer Anejaculatio (d.h. nur beim Koitus) ist meistens psychodynamisch orientierte Einzeltherapie des Mannes notwendig.

Primäre Impotenz
Bei geringer Libido, meist mit anderen Zeichen neurotischer Hemmung oder sogar mit Infantilismus assoziiert, ist eine aufdeckende Psychotherapie notwendig.

Sekundäre Impotenz

Nach dem Ausschluß von allgemein-organischen Ursachen ist zunächst konkrete Beratung bezüglich der Veränderung von Lebensgewohnheiten angebracht. Der Fertilitätsdruck auf den Koitus sollte vermieden worden; außerdem sollte Überlastung durch Arbeit reduziert werden.

Tritt die sekundäre Impotenz spezifisch nur mit der aktuellen Partnerin auf, sollte an der Partnerschaftsproblematik gearbeitet werden. Zweifelt der Mann am Fortsetzen des Beziehung oder an gemeinsamen Kindern mit dieser Frau? Fühlt der Mann sich durch den Fertilitätsdruck zu einer lebenden Spermabank reduziert?

Koitusstörungen bei der Frau

Vaginismus

Nach Ausschluß organischer Ursachen sollte gemeinsam mit dem Paar überlegt werden, welche Therapie angewiesen ist. Die Möglichkeiten reichen von Entspannungsübungen und progressiver Auto-Dilatation über verhaltenstherapeutische Elemente nach Masters und Johnson bis hin zu sexualpädagogischen und aufdeckenden psychotherapeutischen Verfahren.

Sexuelle Aversion, geringe Libido

Zunächst sollte eine konkrete Beratung über den notwendigen Abbau des Fertilitätsdrucks erfolgen. Hat dies wenig oder keinen Effekt, sind Psychotherapie oder psychosexuelle Therapie nach Kaplan indiziert.

Grundregel: Als erstes sollte immer die sexuelle Funktionsstörung behandelt werde (mit antikonzeptivem Schütz gegen »vorzeitige« Schwangerschaft während der Therapie). In einem nächsten Schritt kann dann eine reproduktionsmedizinische Therapie erfolgen.

Grundlinien der therapeutischen Strategie

Nicht alle infertilen Frauen bzw. Paare mit Sexualstörungen müssen zur Psychotherapie überwiesen werden. Der niedergelassene Gynäkologe/Urologe/Hausarzt soll die Risiko-Patientinnen bzw. -Paare frühzeitig diagnostizieren, damit noch vor Beginn der Infertilitätstherapie eine angemessene (Relaxation) Kurztherapie oder eine Sexualtherapie (z.B. modifizierte Sexualtherapie nach *Molinski*) durchgeführt werden kann.

Um iatrogene Sexualstörungen zu vermeiden, muß der Streß infolge der Teilnahme an einem IVF-Programm unbedingt reduziert werden. Jedes Mitglied des Fertilitätsteams soll die sexuelle Intimität des Paares weitgehend respektieren (z.B. programmierter Koitus zu Hause mit Postkoitaltest, Samengewinnung im Krankenhaus im Rahmen des Ovum-Pick-up).

Eine zu niedrige Koitusfrequenz kann ein Faktor der Infertilität sein, aber auch eine übertriebene sexuelle Aktivität, etwa während der fertilen Pertiode.

Auch vom medizinischen Standpunkt gibt es keinen Grund für ein zwangsreglementiertes Koitusgebot und -verbot. Periovulatorische sexuelle Dysfunktionen können vermieden werden, wenn die sexuelle Lust nicht (mehr) gehemmt wird vom Koitusgebot im Rahmen der Fertilitätstherapie, vom »Jetzt-muß-es-gelingen«-Syndrom mit Versagensangst, vom einseitig auf Fortpflanzung reduzierten Koitus ohne Lust und Liebe, vom Streß der medizinischen Überwachung.

Das Gespräch mit dem Paar vor Beginn der Therapie soll klären, ob die Paarbeziehung für eine Behandlung genügend stabil und belastbar ist. Dabei geht es auch darum, Risikopatienten zu erkennen, die ohne ausreichende Unterstützung den langen schwierigen Weg aufgeben würden. Für einige von ihnen ist die Empfehlung einer psychosomatisch orientierten Therapie (Gesprächstherapie, autogenes Training, Entspannungsübungen) sehr hilfreich.

Gespräch und unterstützende Beziehung

Einfache und klare Information mit Hilfe eines Schemas oder einer Zeichnung kann dem Paar deutlich machen, wie Spannungen und Stress unbewußt über das neurovegetative Nervensystem einen körperlichen (schmerzhaften) Einfluß haben können und die Lust sabotieren und vielleicht auch die Konzeptionschancen verringern).

Gesprächsbegleitung

Vor allem die Maßnahmen, die die Belastung verringern, müssen besprochen werden.

In einem gemeinsamen Gespräch können beide Partner überlegen, wie sie ein Leben mit weniger Stress miteinander führen können. So kann mit ihnen nach »Rezepten« gesucht werden, die das Verhältnis spielerisch verbessern können: ein gemeinsames Hobby, zusammen ausgehen, zusammen einen Auftrag übernehmen, regelmäßig miteinander sprechen, einander erneut (sexuell) wiederfinden, eine Mahlzeit genießen (lernen), zusammen spielen…, Sport oder Jogging — ohne Übertreibung! — und Tanz. Zweimal pro Woche gegenseitige sensuelle Körpermassage oder ein gemeinsames Schwimmbadbesuch unterstützen das körperliche Wohlbefinden, so wichtig bei iatrogen bedingter Körperentfremdung.

Angst und Ärger spielen bei Paaren mit einer Fertilitätsstörung immer eine wichtige Rolle.

Nach *H.S. Kaplan* wird die sexuelle Lustentfaltung von verschiedenen Ängsten inhibiert: sexualdestruktive Ängste sind ätiologische Faktoren der sexuellen Funktionsstörungen. Es gibt oberflächlich-direkte, tiefere, intrapsychische Ängste und dyadische Konfliktgründe für Sexualstörungen. Oberflächliche und tiefere Ängste können sich gegenseitig beeinflussen: »Die physiologischen Begleiterscheinungen der Angst sind jedoch immer die gleichen, unabhängig davon, woraus sie entspringt, wie tief oder intensiv sie ist, welchen Bezug sie zum bewußten Erleben hat, und welches Maß an Einsicht vorhanden ist«.

Für diese verschiedenen Ebenen und Ängste ist bei der Behandlung von Sexualproblemen infertiler Paare erhöhte Aufmerksamkeit erforderlich. Postkoitaler Test, Samengewinnung im Krankenhaus, programmierter Koitus mit Pillen, Thermometer und Temperaturkurven mit registriertem Koitus sind nach wie vor selbstverständliche Maßnahmen einer Infertilitätstherapie. Dieses technische Setting mit Laboratmosphäre bedeutet aber eine direkte Gefahr für die spontane Lust- und Liebesentfaltung des Paares, dessen Intimsphäre und Sexualverhalten auch zu Hause vom Arzt technisch überwacht werden. Auch tieferliegende Angst und Ambivalenz (dem Kind, der Therapie gegenüber) können sich z.B. als narzißtisch-depressive Abwehrhaltung manifestieren.

Es ist in diesem Kapitel schon wiederholt betont worden:

Bei der Infertilitätstherapie wird das sehr persönliche, intime Gebiet der sexuellen Beziehung zum »Operationsfeld« hochspezialisierter medizinischer Behandlung (mit Entfremdung des Leibes). Unsere klinische und testpsychologische Untersuchung bestätigte, daß gerade neurotische Frauen bzw. Paare von den fast obsessionellen Untersuchungs- und Behandlungsschemata der Infertilität überfordert werden[17].

IVF-Frauen bzw. -Paare sind in ihrer Sexualität stärker gefährdet, vor allem neurotische Frauen und Paare. Für letztere kann die moderne IVF-Therapie nicht nur Fortpflanzung ohne Sexualität bedeuten, sondern auch — ohne die angemessene psychosexuelle Begleitung — Fortpflanzung *mit* Sexualstörungen. Es geht um Sexualstörungen des Paares als »Nebenwirkungen« des IVF-Programms.

In diesem Rahmen bedeutet *tender loving care* als psychosomatische Grundeinstellung ein taktvoller Umgang des Arztes mit dem Paar mit einer Fertilitätsstörung, und mit Ehrfurcht mit für das Sexualleben des Paares, mit Ehrfurcht für die Körperintimität.

Denn Paare mit Fertilitätsstörungen können »ungeniessbare Paare« werden. Hier handelt es sich um gekränkte Männlichkeit, gekränkte Weiblichkeit (Richter), leider auch um iatrogen krankgemachte Männlichkeit und Weiblichkeit.

Einige praktische Aspekte der Begleitung

Der stationäre Aufenthalt

Die Gleichförmigkeit der Information wird nun sehr wichtig. Nach Möglichkeit sollte deshalb derselbe Arzt täglich etwa zur gleichen Zeit auf die Station kommen, um der Patientin objektive Daten (Follikelwachstum, Anzahl der Eier etc.) mitzuteilen. Da die Ambivalenz, die bei der Frau, ihrem Partner oder dem Team vorhanden ist, häufig auf die gegebenen Informationen projiziert wird, ist es wichtig, daß die gleiche Person als Mittelsmann zwischen

[17] K. DEMYTTENARE et al.: ibidem.

dem Paar und dem Team auftritt und Dissonanzen frühzeitig spürt. In dieser Rolle kann der Arzt ebenfalls, als alter ego des Paares (und auch des Teams) fungieren, indem er die Ambivalenz anspricht und verstehen hilft.

Nach-Betreuung

Schwangerschaften, die durch eine Sterilitäts-Behandlung entstehen, müssen als Risikoschwangerschaft angesehen werden. Von den tiefer liegenden Konflikten einmal abgesehen handelt es sich um ein »besonders kostbares Kind«. Kommt es zu einem Abort, ist eine begleitende Hilfe bei der Bewältigung dieses Verlustes und der damit verbundenen Trauer besonders wichtig.

Eine das Paar durch alle Phasen der Behandlung begleitende Betreuung sollte also das Ziel haben, dem Paar eine aktive Entscheidung zu ermöglichen, neue Wege der Behandlung zu gehen (In Vitro Fertilisation) oder alternative Lösungen zu finden wie die Adoption eines Kindes oder die Akzeptanz der Kinderlosigkeit. Dies bedeutet auch, daß das Paar sich fähig fühlt, die Behandlung gegebenenfalls von sich aus zu beenden, was nicht heißt, daß es sie abbricht, und ohne Begleitung verlassen, im Stick gelassen wird.

So ist es auch psychologisch nicht der richtige Weg, den negativen Erfolg des (Re)Implantationsversuches der Frau zu Hause am Telephon mitzuteilen, so wurde schon betont.

Schlußbemerkung

Eine integrale Behandlung von Paaren, die sich einer IVF-Behandlung unterziehen, mißt ihren Erfolg nicht nur an der Schwangerschaftsrate. Es ist vielmehr ihr Ziel, Paaren mit Fortpflanzungsproblemen so zu helfen, daß sie sich mit Kindern, aber auch ohne sie kreativ entfalten können.

Vor allem soll eine Untergruppe von Risikopaaren nie ausser Betracht gelassen werden und die notwendige Begleitung bekommen.

Es geht um die (kleine) Gruppe, die schon frühzeitig u.A. von Stauber, von Petersen erkannt worden ist, nämlich die Patientinnen, die durch den nicht erfüllbaren Kinderwunsch eine starke narzißtische Kränkung erfahren haben, die sich z.B. in einer depressiven Grundstimmung, in einer vermehrten Isolierung und in einer Somatisierungstendenz äußern kann.

Andererseits ließ sich aber auch zeigen, daß die Erfüllung des Kinderwunsches insbesondere bei Paaren mit funktioneller, d.h. vorwiegend psychisch bedingter Sterilität, den inneren Konflikt meist nicht beheben kann.

Petersen ist daher der Meinung, daß sterile Paare vermutlich primär, also schon vor der Feststellung ihres unerfüllten Kinderwunsches, mit einer ausgeprägten psychosomatischen Störung (depressiv-narzißtische Neurose) behaftet sind, die im unerfüllten Kinderwunsch als eine sinnvolle unbewußte Schutzmaßnahme anzusehen ist. Nach Petersen ist die kausale Behandlung dieses Leidens eine intensive Beratung oder Psychotherapie. Kommt es stattdessen zum medizinischen Eingriff (durch In-vitro-Fertilisation oder auch heterologe oder homologe Insemination usw.), so wird das psychosomatische Leiden durch die medizinische Manipulation noch verstärkt.

Vereinzelte Nachuntersuchungen von Kindern, die nach intensiver Sterilitätsbehandlung geboren wurden, geben Anlaß zu kritischem Nachdenken. Stauber beschrieb in seinem Buch »Die Psychosomatik der sterilen Ehe« ein eindrucksvolles Beispiel schwerer seelischer Fehlentwicklung des Kindes nach forcierter Fruchtbarmachung bei unfruchtbaren Eltern mit neurotisch geprägtem Charakter.

Becker und Stauber konnten 1982 an 655 Paaren zeigen, daß somatische und psychosomatische Beschwerden und Komplikationen während der Schwangerschaften, die durch hormonelle Stimulierung zustande gekommen waren, bedeutend häufiger auftraten als in Kontrollgruppen. Hyperemesis, Gestose, Fehlgeburten, perinatale Komplikationen und postnatale Beschwerden traten 2-5 mal häufiger auf. Es konnte deutlich demonstriert werden, daß nicht so häufig und weniger lange gestillt wurde, obwohl diese Infertilitätspatientinnen in der Schwangerschaft eine viel größere Bereitschaft dazu gezeigt hatten. Das Eintreten der Schwangerschaft war also nicht die Lösung des Problems, sondern auch im Falle einer erfolgreichen Therapie handelt es sich um eine Streßschwangerschaft.

Die modernen Fertilitätstechniken stellen also noch immer den Arzt vor die Frage, inwieweit er Manipulator der Fruchtbarkeit ist und inwieweit Begleiter des Leidens zum Heil der Menschwerdung. Für alle Behandlungsmaßnahmen, besonders aber für die Donor-Insemination und die In-vitro-Fertilisation droht sonst das inhärente Risiko der technischen Medizin: »Es wird am Symptom kuriert, die Patientin wird im günstigen Fall vorübergehend in eine symptomfreie Scheingesundheit hineinmanipuliert, die Konflikte, die hinter den psychosomatischen Syndromen verborgen sind, werden aber nicht aufgearbeitet« (21).

Aufmerksamkeit für Risikopaare bleibt, nach wie vor, eine wichtige Aufgabe in der Fertilitätstherapie. Auch wenn es sich nur handelt um eine eher kleine Risikogruppe handelt, laufen diese Risikopaare auch heute noch immer das Risiko, im erfolgsorienten Fertilitätszentrum nicht die ihnen angemessene Aufmerksamkeit zu bekommen. In der Euphorie dieses medizintechnischen Gebietes mit seinem tunorientierten Denken (»pensée opératoire«) werden die Paare mit emotionalen Schwierigkeiten leicht verleugnet.

Wäre es nicht wünschenswert, dass gerade die psychosomatische Abteilung für die Paarbetreuung als wichtigste Abteilung eines Fertilitätszentrums ausgebaut wird?

Ein Schnellkurs für psychosomatische Grundversorgung ist zwar ein guter Anfang, reicht aber nicht für die angemessene und oft so schwierige Betreuung.

Eine solche im Fertilitätszentrum integrierte Abteilung soll vor allem der Mehrheit der Paare, nämlich diese, die das Wunschkind nicht empfangen können, Auffang und Begleitung bieten.

Diese Begleitung bietet nicht nur Hilfe bei der Trauerarbeit. Auch Erholung vom chronischen Stress der invasiven IVF-Behandlung ist Ziel dieser

Begleitung, damit auch präventiv Defizite in der Paarbeziehung und Defekte in der Lust und in der sexuellen Liebe vermieden werden können. Denn die Frauen, die kein IVF-Kind bekommen — d.h. die große Mehrzahl —, haben ein hohes Risiko, Frauen mit chronischen Unterleibsschmerzen und Sexualstörungen zu werden, so zeigt leider unsere klinische Erfahrung bei der Nachbetreuung.

Es ist wichtig, sich zu erinnern, dass schon auf der 13. Fortbildungstagung für psychosomatische Geburtshilfe und Gynäkologie in Frankfurt 1985, Stauber, Kentenich et al. im Mittelpunkt ihres Vortrag über die ersten IVF-Erfahrungen gebracht haben:

> »– die Entwicklung unserer psychosomatisch orientierten Arbeitsgruppe (wir hatten vor der Aufnahme dieser Behandlungsmethode in unserer Fertilitätssprechstunde eine lange Phase des Nachdenkens über die neue Dimension dieses Verfahrens und deren patientorientierten Durchführung);
> – mögliche Kontraindikationen von psychosomatischer Seite, z.B. psychogene Sterilität oder die Ambivalenz eines Partners;
> – die Forderung von Rahmenbedingungen für dieses Verfahren, um schon frühzeitig einem möglichen Mißbrauch vorzubeugen.

Im sogenannten »Berliner Modell« haben wir unsere Rahmenbedingungen für die Praxis der In-vitro-Fertilisation (IVF) in folgenden 4 Problempunkten zusammengefaßt:

1. IVF nur: innerhalb der Familienstruktur,
2. IVF nur: ohne verändernde Manipulation am Embryo,
3. IVF nur: wenn alle Embryonen zur Mutter zurückgehen (kein Einfrieren von Embryos),
4. IVF nur: bei klarer Indikation — auch von psychosomatischer Seite[19].

Dieses Berliner Modell schützt auch gegen Manipulationsmöglichkeiten, die im Rahmen der IVF-Behandlung befürchtet werden können.

> »Die Tatsache, daß mehr als 2 Mio. Engländer in einer Unterschriftenaktion im Februar 1985 eine Bittschrift an die Ärzte richteten, nicht mit menschlichen Embryonen zu experimentieren, sollte uns zu denken geben« (Stauber, Kentenich et al.)[20].

---

[18] M. STAUBER et al.: Psychosomatisches Modell für die extrakorporale Fertilisation: ibidem.
[19] M. STAUBER et al.: Psychosomatisches Modell für die extrakorporale Fertilisation: ibidem.

Literatur

1. BAIRD, D.D., WILCOX, A.J. (1985): Cigaretsmoking associated with delayed conception. JAMA 253: 2979-1983.
2. BUCKMANN, M.T., KELLNER, P. (1985): Reduction of distress in hyperprolactinaemia with bromocriptine. Am J Psychat 142: 242.
3. DELAISI DE PARSEVAL, G. (1983): L'enfant à tout prix. Seuil, Paris.
4. DEMYTTENAERE, K. et al. (1986): Stress factors in Donor-Insemination Couples. In: LEYSEN, B., NIJS, P., RICHTER, D. (eds.): Research in psychosomatic Obstetrics and Gynaecology. ACCO, pp. 43-55.
5. DUMON, W., NIJS, P., ROUFFA, L., STEENO, O. (1973): Donor insemination. A preliminary social and psychological report. Act Coll Internat Sexolog 13: 25.
6. GRANDISON, L. (1982): Suppression of prolactin secretion by benzodiazepines in vivo. Neuroendocrinology 34: 369-373.
7. KAUPPILA, A. et al. (1984): Effects of metoclopramide-induced hyperprolactinaemia during early follicular development on human ovarian function. J Clin Endocr Metab 59: 875-881.
8. KIMBALL, C.P. (1982): Stress and psychosomatic illness. J Psychosomat Res 26: 63-67.
9. KONINCKX, P.R. (1978): Stress hyperprolactinaemia in clinical practice. Lancet I: 273.
10. KONINCKX, P.R., BROSENS, I.A. (1982): Clinical significance of the luteinized unrupture follicle syndrome as a cause of infertility. Europ J Obstet Gynaec Reprod Biol 13: 355-368.
11. KONINCKX, P.R., BROSENS, I.A. (1983): The luteinized unruptured follicle syndrome. Letter to the editor. Fertil Steril 39: 249-250.
12. KUBO, H. (1975): Investigations of the psychosomatic factors in sterility. In: HIRSCH, H. (ed.): The Family. Karger, Basel, pp. 282-285.
13. NIJS, P., ROUFFA, L. (1975): A.I.D.-Couples: psychological and psychopathological evaluation. Andrologia 7: 187.
14. NIJS, P., STEPPE, A. (1980): Der Arzt und das infertile Ehepaar. Therapiewoche 30: 692.
15. NIJS, P., STEPPE, A. (1981): Donorinsemination. Psycho-soziale und psycho-dynamische Aspekte. Sexualmedizin 10: 238.
16. NIJS, P. et al. (1984): Psychological factors of female infertility. Europ J Obstet Gynaec Reprod Biol 18: 375-379.
17. NIJS, P., DEMYTTENAERE, K., HOPPENBROUWERS, L. (1986): Donor-Insemination. In-vitro-Fertilisation: Psychosoziale und psychosexuelle Aspekte. Gynäkologe 19: 23-27.
18. O'MOORE, A.M. et al. (1983): Psychosomatic aspects in idiopathic infertility: effects of treatment with autogenic training. J Psychosomat Res 27: 145-151.
19. PETERSEN, P. (1985): Retortenbefruchtung und Verantwortung. Urachhaus, Stuttgart.
20. PIERLOOT, R.A., NIJS, P. (1983): Consultation-Liaison Psychiatry in Belgium. In: Advances in psychosomatic medicine. Karger, Basel, pp. 150-163.
21. POETTGEN, H. (1980): Die Lage der Psychosomatik in der gynäkologischen Klinik und Praxis. Therapiewoche 30: 583.
22. SCHMIDT, F. (1986): Rauchen des Vaters und Mißbildungsrisiko. Andrologia 18: 445-454.
23. STAUBER, M. (1979): Psychosomatik der sterilen Ehe. In: Fortschritte der Fertilitätsforschung. Bd. 7. Grosse, Berlin.

24. STAUBER, M. (1982): Psychosomatische Untersuchungen zur sterilen Partnerschaft. Gynäkologe 15: 202.
25. STEPPE, A. (1987): Spontanschwangerschaft nach mißlungener In-Vitro-Fertilisation. Eine psychosomatische Untersuchung. Fertility Tribune 3: 14-17.
26. VANDERPLOEG, H.M., DEFARES, P.B., SPIELBERGER, C.D. (1980): Handleiding bij de zelfbeoordelingsvragenlijst: een Nederlandstalige bewerking van de Spielberger state trait anxiety inventory. Swets & Zeitlinger, Lisse.
27. VANDERPLOEG, H.M. (1981): Zelfbeoordelingslijst. Handleiding Addenda. Swets & Zeitlinger, Lisse.
28. WILDE (1963, 1970): Amsterdamse Biografische Vragenlijst. Van de Rossen, Amsterdam.
29. MARIK, J. HULKA, J. (1978): Luteinized unruptured follicle syndrome: A subtle cause of infertility. Fertil Steril 29: 270-274.

PSYCHISCHE GESUNDHEIT UND PARTNERSCHAFTSQUALITÄT INFERTILER PAARE

Die ersten Erfahrungen in den achtziger Jahren, in Zusammenhang mit den neuen Fertilitätstherapien, waren deutlich von Skepsis begleiter. Es waren vor allem klinisch-psychosomatische Erfahrungen und (tiefen)psychotherapeutische Erfahrungen.

Diese oft ersten Erfahrungen sollte man auch betrachten im Licht, oder im Schatten, der Vergangenheit (der vierziger bis sechziger Jahre), wo Infertilität oft interpretiert wurde als »psychischer Konflikt, der unter gynäkologischer Flagge segelt« (Pantesco, 1986).

So zeigten *Stauber* und *Schulz-Ruthenberg* (7) in ihren psychosomatischen Untersuchungen zur sterilen Partnerschaft, daß die Patientinnen durch den nicht erfüllbaren Kinderwunsch eine starke narzißtische Kränkung erfahren haben, die sich z.B. in einer depressiven Grundstimmung, in einer vermehrten Isolierung und in Somatisieren äußern kann.

Bei *Stauber* (1988) stellten sich die 39 untersuchten funktionell sterilen Paare als »ängstlich-depressive Menschen« mit einem typischen »symbiotisch-anklammernden« Beziehungsmuster dar. Die Frauen litten vermehrt an psychosomatischen Beschwerden wie Dysmenorrhoe, sexuellen Funtionsstörungen, funtionelle Störungen im Magen-Darm-Bereich und Herzkreislaufstörungen.

Andererseits ließ sich aber auch zeigen, daß die Erfüllung des Kinderwunsches, vor allem bei Paaren mit funktioneller, d.h. vorwiegend psychisch bedingter Sterilität, den inneren Konflikt meist nicht beheben kann.

Petersen war daher der Meinung, daß sterile Paare vermutlich primär, also schon vor der Feststellung ihres unerfüllten Kinderwunsches, mit einer ausgeprägten psychosomatischen Störung (depressiv-narzißtische Neurose) behaftet sind, die im unerfüllten Kinderwunsch eine besondere Kristallisation erfährt.

Sterilität ist als eine sinnvolle, unbewußte Schutzmaßnahme anzusehen. Nach *Petersen* ist die kausale Behandlung dieses Leidens eine intensive Beratung oder Psychotherapie. Kommt es stattdessen zum medizinischen Eingriff (durch In-vitro-Fertilisation oder auch heterologe oder homologe Insemination usw.), so wird das psychosomatische Leiden durch die medizinische Manipulation noch verstärkt. Und dies gerade weil der Schutzmechanismus (der Unfruchtbarkeit) gegen Überforderung von einem ein Kind mit reproduktionsmedizinischen Maßnahmen durchbrochen wird.

Nach den Geburten erster IVF-Kinder befürchtete Petersen (1985) »schwere seelische Chaotisierungen« bei einem Teil der unfruchtbaren Frauen durch die Zeugung eines Kindes nach Retortenbefruchtung.

Die damals vereinzelten Nachuntersuchungen von Kindern, die nach intensiver Sterilitätsbehandlung geboren sind, gaben auch Anlaß zum kritischen Nachdenken.

Zusammenfassend kann man bestätigen, dass die ersten Untersuchungen den psychologischen Faktoren bei der Entstehung und Aufrechterhaltung der Infertilität vor allem bei Paaren mit unerklärter Infertilität (»unexplained infertility«) eine wichtige, vielleicht zu wichtige Rolle zusprachen.

Diese Untersuchungen waren vor allem psychodynamisch orientiert und wurden oft bei Paaren mit idiopathischer Infertilität durchgeführt. Am Anfang der IVF Behandlungen war es vielleicht auch ein (einseitig) selektiertes Publikum, dass älter und psychisch gekränkter war, und noch »die letzte, unerwartete Chance für ein Messiaskind« aufgreifen wollte.

In den neunziger Jahren wurden die psychosozialen Merkmale von Paaren mit unerfülltem Kinderwunsch nicht nur klinisch-psychologisch (Interview), sondern auch psychometrisch (mit Testverfahren) untersucht.

So kommt *Strauss* (1991) in seiner umfangreichen Monographie vorsichtig zu dem Schluss, dass psychologische Faktoren eine stark variierende Rolle spielen bei der Entstehung und Aufrechterhaltung einer Fertilitätsstörung. Auch wird immer wieder betont, dass es eine Subgruppe infertiler Paare gibt, die unter klinisch bedeutsamen psychischen, partnerschaftlichen und sexuellen Schwierigkeiten leiden.

Auch gibt es in den Untersuchungen den Trend, dass je höher die methodologische Qualität der Studien (gemessen an der Stichprobengrösse und der Verwendung normierter Verfahren), desto weniger spezifische psychologische Reaktionen sich belegen lassen.

Wischmann et al. haben in ihrer Untersuchung im Rahmen des Projekts »Heidelberger Kinderwunsch-Sprechstunde«, zwischen 1994 und 1996 an einer deutlich selektierten Gruppe durchgeführt, als den wichtigsten Befund erhoben, dass sich bei Paaren mit unerfülltem Kinderwunsch eine höhere Lebenszufriedenheit zeigte im Vergleich zur Normstichprobe[1]. Keine Unterschiede ergaben sich in der Partnerschaftseinschätzung. Bei den Frauen zeigte sich wohl eine deutlich höhere Belastung bezüglich Ängstlichkeit und Depressivität sowie mehr Körperbeschwerden im Vergleich zur Normstichprobe.

Dass es sich um eine selektierte Stichprobe handelt, zeigt die grosse Offenheit dieser Gruppe für nicht technisch invasive Therapien (Naturheilverfahren, Akupunktur, Homöopathie) und für psychologische Begleitung.

»Paare mit der Diagnose idiopathische Sterilität erschienen aus psychodiagnostischer Sicht nicht als eine spezifische Untergruppe der Gesamtstichprobe. Auffallend war das höhere Lebensalter dieser Paare bei Beginn des gemeinsamen Kinderwunsches. Frauen mit idiopathischer Sterilität berichteten häufiger über belastende Lebensereignisse in der Kindheit als die Frauen der Vergleichsgruppe. Der Kinderwunsch schien bei

---

[1] T. WISCHMANN, H. STAMMER, H. SCHERG, I. GERHARD & R. VERRES: *Psychosoziale Merkmale von Paaren mit unerfülltem Kinderwunsch.* In: E. BRÄHLER, H. FELDER, B. STRAUSS (Hrsg.): *Fruchtbarkeitsstörungen.* Jahrbuch der Medizinischen Psychologie 17. Göttingen, Hogrefe Verlag, 2000, 245-261.

ihnen weniger stark durch das Motiv »Selbstaufwertung durch das gewünschte Kind« geprägt«[2].

Und die Autoren kommen zu dem Schluss:

> »Eine Idealisierung der Partnerschaft konnten wir weder für die Gesamtgruppe der Paare noch für die Untergruppe idiopathisch steriler Paare feststellen. Auch ein »symbiotisch-anklammerndes« Beziehungsmuster, wie es Stauber (1988) bei idiopathisch-sterilen Paaren fand, konnten wir in dieser großen Stichprobe nicht ermitteln...
> Auch wenn unsere Ergebnisse für eine deutliche Entpathologisierung der Paare insgesamt sprechen, bleibt festzustellen — wie es auch von Dunkel-Schetter und Lobel (1991) betont wurde —, daß es doch eine Subgruppe stark belasteter Paare gibt, die einer professionellen psychologischen Hilfe bedürfen. Hier sind qualifizierte Weiterbildungen für die behandelnden Gynäkologen notwendig, damit diese Paare identifiziert und gegebenenfalls weitervermittelt werden können«[3].

Auch M. Pook et al. erhoben aus ihrer Untersuchung von 86 idiopathisch infertilen Paaren den Befund, dass, trotz möglicher Selektionseffekte, infertile Paare in der Regel eine hohe Partnerschaftsqualität aufweisen und nicht in klinisch relevantem Ausmass psychisch gestört sind[4]. Selektionseffekte können hier tatsächlich eine Rolle spielen. Nur diejenigen Paare kommen in die Fertilitätssprechstunde, die das Trauma der Infertilität gemeinsam überwunden haben mit darüberhinaus »der gemeinsamen Nachreife der Krisen-Bewältigung«. Die Paare ohne ausreihende Tragfähigkeit für das Drama der Kinderlosigkeit haben dagegen ihre Beziehung schon beendet oder kommen nicht (mehr) mit *gemein*samen Kinderwunsch zum Arzt.

In bezug auf das Sexualverhalten infertiler Paare fassen Pook et al. die kontradiktorischen Befunde der Literatur in deutlicher Klarheit zusammen.

> »Von besonderem Interesse war ferner häufig die partnerschaftliche Sexualität infertiler Paare. Zum Teil wurden hier Probleme vermutet, die in psychodynamischen Zusammenhang mit der Infertilität gebracht wurden (z.B. Rutherford, Klemer, Banks & Coburn, 1966). Zum Teil wurde plausibler angenommen, daß eine mit einem Kinderwunsch verbundene, ausschließliche Funktionalisierung des Geschlechtsverkehrs problematische Folgen für die Sexualität der Partnerschaft haben könne (Bell & Alder, 1994). In einer großen Untersuchung an über 500 infertilen Paaren fand van Zyl (1984) bei 42% der Paare eine Beeinträchtigung im Bereich der Sexualität bei zumindest einem der Partner. Hierunter fielen ein geringes sexuelles Interesse,

---

[2] T. WISCHMANN et al.: ibidem.

[3] T. WISCHMANN et al.: ibidem.

[4] M. POOK, B. TUSCHEN-CAFFIER, W. KRAUSE & I. FLORIN: *Psychische Gesundheit und Partnerschaftsqualität idiopathisch infertiler Paare.* In: E. BRÄHLER, H. FELDER, B. STRAUSS (Hrsg.): *Fruchtbarkeitsstörungen.* Jahrbuch der Medizinischen Psychologie 17, Göttingen, Hogrefe Verlag, 2000, 262-271.

aber auch Funktionsstörungen wie erektile Dysfunktionen, vorzeitige Ejakulation oder Schmerzen beim Geschlechtsverkehr. In anderen Studien (z.B. Raval et al., 1987; Wright et al., 1991) fanden sich dagegen bei infertilen Paaren keine Auffälligkeiten bezüglich sexueller Funktionsstörungen oder Unzufriedenheit mit der Sexualität in der Partnerschaft. In der Untersuchung von Cook, Parsons, Mason und Golombok (1989) ergab sich das gleiche Bild. Darüber hinaus zeigten die infertilen Paare hochsignifikant weniger Auffälligkeiten als Paare mit sexuellen Funktionsstörungen. Allerdings zeichnete sich bei Daniluk (1988) für Paare mit unerklärten Infertilitätsursache ein höheres Belastungsniveau der Sexualität ab. Auch berichten Benazon et al. (1992) von einer Abnahme der sexuellen Zufriedenheit bei infertilen Frauen im Vergleich zu Frauen, die nicht mehr infertil waren. Slade et al. (1992) fanden darüber hinaus einen Rückgang der Koitushäufigkeit, der sich allerdings auch bei nicht mehr infertilen Paaren zeigte. In Anbetracht dieser uneinheitlichen Befundlage ist es wünschenswert, ein größeres Augenmerk auf das tatsächliche Verhalten infertiler Paare zu richten«[5].

In ihrer Untersuchung betonen Pook et al., dass die »in der Forschung bisher wenig beachtete konzeptionsorientierte Sexualität in vielen Fällen der Optimierung bedarf«.

Andererseits vertreten sie entschieden die Meinung in bezug auf die Ehequalität: »Somit läßt sich für unsere Stichprobe nicht nur aufgrund der Selbstbeschreibungen, sondern auch anhand des Interaktionsverhaltens feststellen, daß die Partnerschaftsqualität insgesamt hoch ist«[6].

Das Interaktionsverhalten der Paare wurde in einer standardisierten Situation kodiert bzw. gemessen, v.a. mit dem Five-Minute Speech Sample (Magaña et al., 1986; deutsche Bearbeitung Leeb, 1989).
Nicht nur ein Analytiker wird hier wohl Skepsis zeigen: in wieweit sind solche kodierten Verhaltensinformationen, die in 5 Minuten standardisiert gesammelt wurden, wissenschaftlich »kräftigeres Aussagematerial« für die Partner*qualität* als die Erfahrungsbefunde, die z.B. in 50 Sitzungen einer tiefenpsychologisch orientierten Therapie gesammelt wurden?
Messen ist wissen, (nur) *quantitatives* Wissen; Begegnungserfahrungen machen die *Beziehungsqualität* als Prozess transparant. Ist es hier nicht ähnlich wie die Untersuchungen von Masters und Johnson? In ihren standardisierten Labormessungen haben sie eine Wissenslücke auf *quantitativer* Ebene in bezug auf die Anatomie und Physiologie der sexuellen Reaktion geschlossen. Die Qualität der Befriedigung und der sexuellen Liebe haben sie nicht messen können.
Pook et al. nuancieren auch das ausgesprochen positive Bild der Partnerschaft infertiler Paare.

[5] M. POOK, et al.: ibidem.
[6] M. POOK, et al.: ibidem.

»Dies könnte darin begründet sein, daß die Paare sich als Schicksalsgemeinschaft erleben, was zu stärkerem subjektiven Zusammenhalt und damit zu einem positiven Bias in der Selbstbeschreibung der Partnerschaft führt. Unsere Beobachtungsdaten belegen allerdings auch objektiv die hohe Qualität der partnerschaftlichen Interaktion«[7].

Auch Küchenhoff und Könnecke sind der Meinung, dass Kinderwunschmotive in geringerem Ausmass mit Persönlichkeitsmerkmalen, viel deutlicher mit Dimensionen der (narzißtischen) Selbstwertregulation verbunden sind.
Diese Autoren untersuchten den (unerfüllten) männlichen Kinderwunsch und seine Bedingungen[8].

»Eindrucksvoll ist der Einfluß des symbiotischen Selbstschutzes auf die Dimensionen 'Selbstaufwertung' und 'Emotionale Stabilisierung' durch das Wunschkind. Je länger der Kinderwunsch als unerfüllt besteht, und je schlechter der andrologische Befund ist, um so mehr wird sich das Verlangen nach dem Kind als Quelle narzißtischer Stabilisierung verstärken«,

so schreiben die Autoren, die auch zum Schluss ihrer Befunde bestätigen:

»Die Ergebnisse zeigen den Einfluß der Selbstwertregulation auf den Kinderwunsch. Wenn symbiotische Wünsche besonders intensiv auf das Kind übertragen werden, könnte so bei einer Subpopulation der ungewollt kinderlosen Männer eine Kinderwunschfixierung entstehen«[9].

Detaillierter bedeutet diese Kinderwunschmotivation bei infertilen Männern:

»Inhaltlich schienen wichtig einerseits Kinderwunschmotive, die sich auf die Bestätigung der eigenen Männlichkeit beziehen, und andererseits Motive, die mit dem Wunsch zu tun haben, durch das Kind noch einmal selbst Kind sein zu dürfen, durch das Kind 'Sonnenschein' im Leben und Geborgenheit erleben zu dürfen. Kinder sollten positive Emotionen und einem Sinn im Leben vermitteln...
Kinder sollen Freude machen und das eigene Leben bereichern. Wenn diese Ziele ausschließlich durch ein eigenes Kind realisierbar erscheinen und keine Alternativen in der eigenen Lebensplanung zugelassen werden, kann der Kinderwunsch als überwertig bezeichnet werden (Frick-Bruder & Schütt, 1991)«[10].

Denn auch die männlichen Kinderwunschmotive unterscheiden sich sehr voneinander:

---

[7] M. POOK, et al.: ibidem.
[8] J. KÜCHENHOFF & R. KÖNNECKE: *Der (unerfüllte) männliche Kinderwunsch und seine Bedingungen*. In: E. BRÄHLER, H. FELDER, B. STRAUSS (Hrsg.): *Fruchtbarkeitsstörungen*. Jahrbuch der Medizinischen Psychologie 17. Göttingen, Hogrefe Verlag, 2000, 124-145.
[9] J. KÜCHENHOFF & R. KÖNNECKE: ibidem.
[10] J. KÜCHENHOFF & R. KÖNNECKE: ibidem.

1. Männer mit guten Kindheitserfahrungen spüren oft einen inneren Reichtum, den sie weitergeben möchten.
2. Für viele Männer scheint das Kind das Mittel, selbst noch einmal in den Genuß mütterlicher Fürsorge zu gelangen. Der männliche Kinderwunsch hat dann mit der Identifikation zu tun, durch das Kind noch einmal selbst Kind sein zu dürfen. Dieser Kinderwunsch wurde vor allen Dingen bei den Männern gefunden, die als Kinder selbst verwöhnt wurden, sich also nicht gerne von der Kindheit verabschieden, wie auch bei denen, deren Sehnsucht nach versorgenden guten Eltern unerfüllt geblieben war.
3. Männer idealisieren im stärkeren Maße als Frauen Kinder, die sie als Gegenpol zu ihrer beruflichen, oft sozial kalten Welt erleben.
4. Gerade bei den Männern, die im Beruf wenig Erfüllung finden, sollen Kinder dem eigenen Leben Sinn oder Bedeutung verleihen.
5. Es wird nicht mehr die Person des Kindes gesucht, sondern es geht im Kinderwunsch beim Mann auch darum, die eigene Zeugungsfähigkeit unter Beweis zu stellen. Für viele Männer — und dies unterstützt den Befund — erlahmt der Kinderwunsch nach Erzeugung des ersten Kindes«[12].

Darüberhinaus bestätigen Küchenhoff und Könnecke den Literaturüberblick, dass

»...Frauen durch Infertilität belasteter sind als Männer (Wright et al., 1991). Dieses Ergebnis erscheint zu undifferenziert und zu global; schon im Vergleich mit der Normalpopulation weisen sowohl infertile Männer als auch infertile Frauen höhere Belastungen auf. Lohnender ist es, geschlechtsspezifische Reaktionsmuster zu untersuchen. Studien, die sich mit geschlechtypischen Coping-Strategien befassen (Abbey, Andrews & Halman, 1991; H. Bernt, W.-D. Bernt & Tacke, 1992; Stanton, Tennen, Affleck & Mendola, 1992), zeigen, daß Männer sich kontrollierter und distanzierter geben, Frauen eher soziale Unterstützung suchen und sich für die Kinderlosigkeit verantwortlich fühlen, selbst in Fällen andrologisch bedingter Infertilität. Abbey et al. (1991) fanden dabei aber spezifische Belastungen der Männer. Diese erlebten zwar weniger Belastung durch die Infertilität, dafür aber mehr »häuslichen Streß«. Die männliche Infertilität ist offenbar stärker tabuisiert (cf. auch Bos, van Dijk & Lambers, 1982), ihre negativen Auswirkungen können von Männern schlechter artikuliert werden, sie wirkt sich unter Umständen auf indirektem Wege leidvoll aus, z.B. durch Veränderungen der Paardynamik«[13].

---

[12] J. KÜCHENHOFF & R. KÖNNECKE: ibidem.
[13] D. ULRICH, D.E. GAGEL, V.-S. PASTOR & H. KENTENICH: *Parnerschaft und Schwangerschaft nach durch IVF erfülltem Kinderwunsch: eine ganz normale Sache?* In: E. BRÄHLER, H. FELDER, B. STRAUSS (Hrsg.): *Fruchtbarkeitsstörungen.* Jahrbuch der Medizinischen Psychologie 17. Göttingen, Hogrefe Verlag, 2000, 146-164.

Andere Untersuchungen bestätigen auch, dass das zeitliche Muster des Verarbeitungsprozesses unterschiedlich ist:

>>Männer und Frauen — so wurde gefolgert — durchlaufen diese Reaktionsmuster nicht synchron, sondern die Frauen machen eine verlängerte Verarbeitungsphase durch, die Männer eine spätere. Brand (1989) zeigte, daß in der Tat die erste Enttäuschungsreaktion auf die Diagnose der Infertilität bei den Frauen größer ist<<[14].

Recht positiv sind die Befunde der Nachuntersuchungen von der Berliner Kentenich Gruppe bei Paaren nach durch IVF erfülltem Kinderwunsch. Leider wurden Paare, die nach abgeschlossener IVF Therapie ohne Erfüllung des Kinderwunsches geblieben sind, nicht in diese Untersuchung aufgenommen. Auch die typische psychosomatische Belastungsproblematik der Mehrlingen(schwangerschaften) steht nicht im Fokus dieser sehr interessanten Untersuchung.
Die Autoren fassen zusammen:

>>*Zusammenfassend* läßt sich festhalten, daß die eklatanteste Auffälligkeit der IVF-Gruppe in ihrer Unauffälligkeit besteht. Die Partnerschaften der IVF-Gruppe zeichnen sich durch Stabilität und Zufriedenheit der Paare aus. Auch hinsichtlich des Schwangerschaftserlebens unterscheiden sich die IVF-Paare nicht wesentlich von anderen werdenden Eltern. Auf den ersten Blick prägen somit Harmonie und Unauffälligkeit das Bild der entstandenen IVF-Familien. Auf den zweiten Blick wirken die IVF-Frauen verschlossener in der Interaktion. Auch erstaunen die geringeren Angaben von Beschwerden im Gießener Beschwerdebogen (GBB) von seiten der IVF-Frauen trotz vermehrter Krankenhausaufenthalte gerade in dieser Gruppe. Mehrere Gründe für diese Phänomene wären denkbar:
– Möglicherweise brachten die IVF-Frauen die Interviewer mit der vormals behandelnden Klinik in Verbindung, was Druck ausgelöst haben könnte, sich als 'würdige Mütter ohne Furcht und Tadel' darzustellen.
– Auch könnte das Glücksgefühl über die Ankunft des lang ersehnten Kindes alle Beschwerden und Ängste überstrahlt haben...
Die bisherigen Studien berücksichtigen vorwiegend die Entwicklung der IVF-Kinder. Die Anpassung der Eltern an die neue Situation stand nicht schwerpunktmäßig im Mittelpunkt des Interesses<<[15].

Dies ist darum auch ein sehr positiver Aspekt dieser Kentenich-Studie.
Im Einklang mit der Literatur sind die Autoren dieser Studie auch kritisch positiv für die Partnerschaftszufriedenheit der IVF-Paare:

>>Überdurchschnittliche Werte in der Zufriedenheit mit der Partnerschaft ließen sich bei den IVF-Paaren in mehreren Studien vor der Behandlung

---

[14] D. ULRICH, D.E. GAGEL, V.-S. PASTOR & H. KENTENICH: ibidem.
[15] D. ULRICH, D.E. GAGEL, V.-S. PASTOR & H. KENTENICH: ibidem.

finden (Leiblum, Kemman & Lane, 1987; Morse & Dennerstein, 1985). Dies wurde u.a. in Zusammenhang gebracht mit Antworttendenzen im Sinne der sozialen Erwünschtheit, um eine Aufnahme in die Behandlung nicht zu gefährden. Aber auch nach der Geburt eines Kindes fanden Weaver, Clifford, Gordon, Hay und Robinson (1993) bei IVF-Paaren eine überdurchschnittliche Zufriedenheit mit der Partnerschaft im Vergleich zu Paaren der Normalbevölkerung. In einer Studie von Kentenich und Stauber (1992) beschrieben 80% der IVF-Frauen die Qualität ihrer Partnerschaften sowohl vor als auch nach der Geburt ihrer Kinder als 'gut' oder 'sehr gut'. Soziale Erwünschtheit in den Antworttendenzen dürfte nach Abschluß der Behandlung nicht mehr zum Tragen kommen. Weaver et al. (1993) betonen dagegen, daß es sich hier um eine selektierte Gruppe handelt, nämlich um Paare, die durch die IVF-Behandlung ein Kind bekommen konnten, und bringen die hohe Partnerschaftsqualität mit diesem Faktor in Verbindung. Daß diese Paare eher zu einer Minderheit gehören, wird bei Betrachtung der Erfolgsraten der IVF deutlich«[16].

Die Autoren äussern sich auch kritisch und bleiben sich der Einschränkungen dieser Untersuchung bewusst (Teilnahme der IVF-Paare an der Studie aus »Dankbarkeit«, keine Fremdeinschätzungen, …):

»Die psychische Verarbeitung der Schwangerschaft scheint in enger Korrespondenz mit einem geringerem Ausdruck von Gefühlen und Konflikthaftem zu stehen. Aus Angst vor möglichen Komplikationen könnten gefühlsmäßige Wahrnehmungen ausgeblendet werden. Mit diesem Muster von Konfliktbewältigung lassen sich womöglich aus der Perspektive der Paare die Schwangerschaft leichter bewältigen und Ängste vor möglichem negativem Ausgang der Schwangerschaft in Schach halten … Angaben aus der Literatur, denenzufolge bei Frauen während der IVF-Behandlung Phantasien wie 'Schnellbrüter' (Stauber, 1988) und 'Brutobjekt' (Nijs et al., 1984) eine Rolle spielten, schienen zum Zeitpunkt T1, d.h. im letzten Trimenon der Schwangerschaft, nich mehr zum Tragen zu kommen«[17].

Interessant ist auch der Befund ein Jahr nach der Geburt des IVF-Kindes:

»Andererseits fällt auf, daß auch noch 1 Jahr nach der Geburt — also zu einem Zeitpunkt, zu dem die Unfruchtbarkeit faktisch nicht mehr besteht — die IVF-Paare weiterhin wenig offen wirken.
Es ist also festzuhalten, daß die 'Sterilitätskrise' mit der Geburt eines gesunden Kindes nicht abgeschlossen zu sein scheint. Die ehemalige Unfruchtbarkeit kann trotz ihrer faktischen Überwindung durch IVF noch Auswirkungen in die Gegenwart der Betroffenen haben. Verhaltensmechanismen wie widerspruchsärmere Interaktion und Unterdrückung von Emotionen mögen in einer belastenden Situation eher zum Durchhalten

---

[16] D. ULRICH, D.E. GAGEL, V.-S. PASTOR & H. KENTENICH: ibidem.
[17] D. ULRICH, D.E. GAGEL, V.-S. PASTOR & H. KENTENICH: ibidem.

führen. Genau diese Verhaltensmechanismen aber könnten sich eher ungünstig in anderen Lebensbereichen auswirken«[18].

Aus dieser Studie ziehen die Autoren auch wichtige therapeutische Schlussfolgerungen:

»Es taucht immer wieder die Frage auf, wie riskante Patientenpaare identifiziert werden können. Ein Katalog von Kriterien, anhand derer Risikopaare charakterisiert werden können, ist schwer zu erstellen. Gerade die Unauffälligkeit, das Angepaßte, Unproblematische und die Widerspruchsarmut scheinen die Hauptmerkmale dieser Paare zu sein. Alle in der Reproduktionsmedizin Tätigen sollten daher sensibilisiert werden, in der Interaktion mit Patienten erste frühe Hinweise auf eigenes inneres Unbehagen oder Widersprüche ernstzunehmen und aufzugreifen. Eine 'dicke Akte', der permanent abwesende männliche Partner, Einengung des Lebenskonzeptes auf das Kind, abwesende Sexualität können ebenso Indikatoren für riskante Entwicklung sein wie Gefühle der Langeweile oder Gereiztheit in der Interaktion mit den ungewollt kinderlosen Paaren.

Erst wenn die unnatürliche Konfliktarmut reduziert, wenn Gefühlen Raum gegeben wird, ist wirklicher Austausch aller Beteiligten möglich. Erst dann kann eine wirklich fruchtbare Atmosphäre entstehen«[19].

---

[18] D. Ulrich, D.E. Gagel, V.-S. Pastor & H. Kentenich: ibidem.
[19] D. Ulrich, D.E. Gagel, V.-S. Pastor & H. Kentenich: ibidem.

INFERTILITÄT(STHERAPIE) ALS RISIKO-FAKTOR FÜR SEXUALSTÖRUNG

Einführung

Im letzten Viertel des 20. Jahrhunderts sind Sexualität und Fortpflanzung voneinander getrennt worden.

Schon in den sechziger Jahren hat die sichere und effektive Antikonzeption (in concreto: die Pille, Sterilisation) Sexualität ohne Fortpflanzung de facto ermöglicht.

In den achtziger Jahren hat das in-Vitro-Fertilisations-Programm Fortpflanzung außerhalb der sexuellen Intimität ermöglicht.

Klinische Erfahrungen während der sechziger Jahre haben psychosexuelle Störungen im Zusammenhang mit der (oralen) Antikonzeption wiederholt bestätigt (Molinski, Petersen, Nijs, Ziolko u.a.). Die Trennung von Sexualität und Fortpflanzung kann z.B. bei latent neurotischen Frauen bzw. Paaren neurotische Konflikte mit einschließend psychosexuellen Dysfunktionen herbeiführen. So aktiviert die orale Antikonzeption neurotische Konflikte mit psychosexueller Symptombildung bei (klinisch latent) neurotischen Frauen bzw. Paaren (die Pille als Neurosendetektor).

Andererseits, durch Infertilität gerät ein Paar in eine emotionale Krise mit vielfältigen Gefühlen: Frustration und Aggression, Angst und Depression: d.h. mit andauerndem Streß.

In wieweit kann Streß eine Infertilität und/oder Sexualstörung verursachen? In wieweit kann Infertilität bei dem Paar Streß verursachen?

Diskussionen über Ursachen und Folgen sind hier unfruchtbar (Demyttenaere: statt linearer Begriffe *psycho-somatisch* oder *somato-psychisch* ist zirkuläres Systemdenken notwendig).

Bei der Mehrzahl der subfertilen Paare wird das Sexualverhalten zeitweilig bedroht.

In dieser Untersuchung möchten wir überprüfen, in wieweit neurotische Frauen bzw. Paare, die mit Infertilität(stherapie) konfrontiert werden, manifeste Sexualstörungen entwickeln.

Probandinnen und Methode

66 IVF-Frauen (IVF = In Vitro Fertilisation) sind vor Beginn der Behandlung klinisch sexual-psychologisch untersucht worden (semistrukturiertes Interview von 1,5 Stunden).

Anschließend wird eine testpsychologische Untersuchung durchgeführt. Der ABV-B, d.h. der Amsterdamer biographische Fragebogen, ist eine Variante von dem Eysenck'sen Testverfahren (Eysenck Personality Inventory). Mit diesem Fragebogen kann der Neurotizismus gemessen werden. Der Fragebogen (selfrating questionnaire) hat folgende Charakteristiken: der Test-retest reliability ist 0.83 (nach 21 Tagen). Der Fragebogen diskriminiert in der Neurotizismus-Skala zwischen neurotischen und nicht-neurotischen Personen (p < 0.0005).

Der Fragebogen beinhaltet keine Fragen in bezug auf die Sexualität. Versuchspersonen, die auf der Neurotizismus-Skala der ABV-B ein Testergebnis höher als Percentil 70 erreichen, können als (klinisch) neurotisch betrachtet werden. Dies bedeutet, daß die Gruppe von 66 IVF-Frauen eine Untergruppe von *28 neurotischen Frauen* und eine Untergruppe von *38 nicht-neurotischen Frauen* beinhaltet.

Diese testpsychologischen Resultate sind nicht im Einklang mit unserer klinischen Gesamterfahrung, die eine höhere Prozentzahl neurotischer IVF-Frauen aufweist.

Dauer der Infertilität (7.2 Jahre ± 2.8 Jahre und 7.4 Jahre ± 2.6 Jahre) und Alter der Frau (28.1 Jahre ± 3.4 und 29.3 Jahre ± 2.7 Jahre) sind statistisch nicht signifikant unterschieden.

Der mittlere Wert des Neurotizismus-Scores (64.6 ± 29.3) ist statistisch signifikant höher als bei den IVF-Frauen im Vergleich mit 2 Kontroll-Gruppen (der niederländischen Standardpopulation des Testverfahren und einer Gruppe Frauen eines Programms für Donorinsemination (D.I.) in der Leuvener Universitätsklinik (5) (Abb. I). Bei diesem statistisch signifikanten Unterschied könnten verschiedene Faktoren eine Rolle spielen: Alter, soziale Position, männliche oder weibliche Infertilität, Dauer der Infertilität.

Aus den Testcharakteristiken des ABV-B geht hervor, daß das Alter zwischen den Gruppen (die IVF-Gruppe ist älter als die D.I.-Gruppe) keine Relevanz hat.

Abb. 1: Neurotizismus-score (A.B.V.B. Test) bei Donor-Insemination-Frauen (DI) und IVF-Frauen

	N	Mitterer Wert	SD
DI-Frauen	98	56,19	28,78
			p<0.05 (t-Test)
IVF-Frauen	66	64,2	29,31

Abb. II. Sexuelle Variabelen bei nicht-neurotischen und neurotischen IVF-Frauen

	NICHT-NEUROTISCH (N=38)			NEUROTISCH (N=28)	
Koitusfrequenz	Mittlerer Wert 8,63	SD (2,52)		Mittlerer Wert 7,35	SD (3,51)
Orgasmus-fähigkeit	5,47	(2,38)	t-test p<0,01	3,57	(1,53)

Koitusfrequenz pro Monat
Orgasmusfähigkeit: Anzahl der orgastischen Befriedungen pro 10 G.V.

Der sozialwirtschaftliche Status der D.I.-Frauen ist mit dem der Normalbevölkerung vergleichbar. Die Gruppe der IVF-Frauen ist homogener: die meisten IVF-Frauen gehören zur höheren Mittelschicht und sie haben auch einen höheren Ausbildungsgrad. Dies kann nur teilweise den höheren Neurotizismus-Score erklären, weil höherer sozialwirtschaftlicher Status auch mit mehr sozialer Unterstützung einhergeht.

Inwieweit spielt der männliche oder weibliche Faktor der Infertilität eine Rolle?

In der DI-Gruppe (mit Sterilität des Ehemannes) ist die Frau normal fruchtbar, während in der IVF-Gruppe die Infertilität bei der Frau liegt, mit einer Untergruppe von Frauen mit *unexplained infertility*, d.h. mit einer unerklärten Infertilität, wobei psychogene Faktoren (chronischer neurotischer Streß) eine Rolle spielen können. Die höheren Neurotizismus-Werte bei IVF-Frauen können in diesem Rahmen verstanden werden.

Die Dauer der Infertilität könnte auch eine Rolle spielen. Die Durchschnittsdauer der Infertilität bei dem DI-Frauen ist 5,5 Jahre ± 3.2 Jahre und bei den IVF-Frauen 7,3 Jahre ± 2,6 Jahre. Auch hier sollten Ursachen und Folgen in bezug auf Dauer der Infertilität und Neurotizismus mit Vorsicht und ohne vorzeitige Folgerungen diskutiert werden.

Die folgenden Sexualfaktoren sind befragt worden:
– Koitusfrequenz pro Monat;
– Orgasmusfähigkeit der Frau: Anzahl der orgastischen Erlebnisse pro 10 Geschlechtsverkehre;
– Verlauf der Libido und des Sexualverhaltens vom Beginn des Infertilitätsproblems an: der Frau steht als Wahlantwort zur Verfügung: viel besser (++), besser (+), unverändert (0), schlechter (–), viel schlechter (– –).

Befunde und Diskussion

Die Befunde der sexuellen Aspekte bei den neurotischen und den nicht neurotischen Frauen werden in Abbildung II und III dargestellt.

An erster Stelle muß betont werden, daß die Koitusfrequenz bei den von uns befragten Frauen niedriger ist als in der Gesamtbevölkerung (6, 7, 8).

Dies könnte zu einer paradoxalen Situation führen: je mehr sie sich ein Kind wünschen, desto weniger haben sie Geschlechtsverkehr.

Oder bilden diese IVF-Frauen eine extreme Untergruppe von infertilen Frauen mit einer atrophischen Sexualität? Unterschiede in Koitusfrequenz bei neurotischen und nicht neurotischen Frauen hat diese Untersuchung nicht bestätigen können. Hier dürfen wir aber nicht vergessen, daß in unserer Gesellschaft die *mitgeteilte* Koitusfrequenz dem Druck dessen, was sozial wünschenswert ist, unterliegt. Darüber hinaus ist die Koitusfrequenz keine Gewährleistung für ein befriedigendes Sexualleben der Frau.

Der Unterschied in Orgasmusfähigkeit zwischen den neurotischen und den nicht neurotischen IVF-Frauen ist statistisch signifikant ($p < 0.01$). Bei den neurotischen Frauen riskieren Libido und Sexualverhalten vom Beginn der Infertilitätsproblematik an mehr zu verschlimmern als bei den nicht neurotischen Frauen ($p < 0.05$).

Abb. III. Libido und Sexualverhalten bei nicht-neurotischen und neurotischen IVF - Frauen. Verlauf.

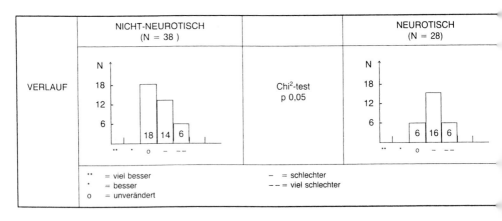

Infertilität bedeutet Trauerarbeit von einer sexuellen Identitätskrise begleitet, welche von Schuld, Aggression und Minderwertigkeitsgefühlen überschattet ist. Das Paar, die Frau, der Mann muß eine neue sexuelle Identität aufbauen.

Biologische Unfruchtbarkeit (z.B. Azoospermie, abnorme Oocyten, Anovulation), d.h. prokreative Impotenz, kann von den Partnern als allgemeine, d.h. auch sexuelle Impotenz erlebt werden. Auch die Kette von rein technischen, unpersönlichen Fertilitätsuntersuchungen (Labor) und das auf Fertilität ausgerichtete Koitusverhalten beeinträchtigt die Spontaneität der sexuellen Beziehung (Inhibierung der Lust- und Liebesphysiologie). Klinische Erfahrungen bestätigen daher auch, daß infertile Paare in ihrer Sexualität zeitweilig bedroht sind.

Bei neurotischen Frauen bzw. Paaren können sexuelle Dysfunktionen auftreten. Unsere Untersuchung legt den Schluß nahe, daß IVF-Frauen ein weniger befriedigendes Sexualleben genießen als die Gesamtbevölkerung. Bei den neurotischen Frauen ist dieser Unterschied noch größer.

Nach Kaplan wird die sexuelle Lustentfaltung von verschiedenen Ängsten inhibiert: sexualdestruktive Ängste als Ätiologie der sexuellen Funktionsstörungen (9). Es gibt oberflächliche, tiefere, intrapsychische Ängste und dyadische Konfliktgründe für Sexualstörungen.

Mehr Aufmerksamkeit für diese verschiedenen Ebenen der Ängste ist notwendig für Diagnose, Auffange und Behandlung der Sexualprobleme bei infertilen Paaren.

Auch tieferliegende Angst und Ambivalenz (dem Kind, der Therapie gegenüber) können eine Rolle spielen (narzisstisch-depressive Abwehrhaltung). Bei der Infertilitätstherapie wird das sehr persönliche, intime Gebiet der sexuellen Beziehung zum »Operationsfeld« hochspezialisierter medizinischer Behandlung (Entfremdung).

Diese klinisch- und testpsychologische Untersuchung bestätigt, daß gerade neurotische Frauen bzw. Paare von den fast obsessionellen Untersuchungs- und Behandlungsschemata der Infertilität überfordert werden.

Die orale Antikonzeption kann als ein Neurose-Detektor betrachtet werden. Im analogen Sinne kann auch die Infertilität(stherapie) die Rolle eines Neurosendetektors spielen.

Latent neurotische Frauen dekompensieren unter dem Druck der Infertilitätsproblematik und/oder der Infertilitätstherapie: psychoneurotische, psychosexuelle und psychosomatische Symptome werden entwickelt. Vor allem werden neurotisch narzisstische Kränkungen in der aktuellen Infertilitätsproblematik wieder ausgelebt (neurotischer Wiederholungszwang).

Unsere Untersuchung ist im Einklang mit den Befunden von Mai und Mitarbeitern, die das Sexualverhalten von 50 infertilen Paaren mit dem von 50 fertilen Paaren verglichen haben (11).

Nach Mai und Mitarbeitern haben fertile Paare mehr vorehelichen Sexualverkehr, mehr antikonzeptives Verhalten und mehr sexuelle koitale Variationen (31% statt 7% bei den infertilen Paaren), also mit harmonischer Entfaltung der kreativen und rekreativen Aspekte der Sexualität.

Einige therapeutische Überlegungen

Nicht alle infertilen Frauen bzw. Paare mit Sexualstörungen müssen zur Psychotherapie überwiesen werden. Der niedergelassene Gynäkologe/Urologe/Hausarzt soll die Risiko-Patientinnen bzw. Paare frühzeitig diagnostizieren, damit — vor Beginn der Infertilitätstherapie — eine angemessene Sexualtherapie (z.B. modifizierte Sexualtherapie nach Molinski) durchgeführt werden kann.

Um iatrogene Sexualstörungen zu vermeiden, ist eine Reduktion des Stresses in Folge der Teilnahme an einem IVF-Programm notwendig, (z.B.: Entspannungsübungen).

Auch vom medizinischen Standpunkt gibt es keinen Grund für obsessionell reglementiertes Koitusgebot und Koitusverbot (13, 14, 15).

Periovulatorische sexuelle Dysfunktionen können vermieden werden, wenn die sexuelle Lust nicht (mehr) gehemmt wird vom Koitusgebot im Rahmen der Fertilitätstherapie (das »jetzt-muss-es-gelingen«-Syndrom mit Versagensangst; der einseitig auf Fortpflanzung reduzierte Koitus ohne Lust und Liebe, der Streß des medizinischen Überwachens der sexuellen Intimität des Paares zu Hause usw.).

IVF-Frauen bzw. Paare haben ein grosses Risiko für sexuelle Funktionsstörungen. Dies gilbt vor allem für neurotische Frauen. Für diese neurotischen Frauen riskiert die moderne IVF-Therapie nicht nur Fortpflanzung ohne Sexualität zu sein, sondern auch ohne die angemessene psychosexuelle Begleitung: Fortpflanzung *mit* Sexualstörungen, so wurde hier wiederholt betont.

Sexualstörungen des Paares als ein »side effect« des IVF-Programms bedeuten sexualpädagogisch ein schwerwiegendes Risiko für Spätdefekte der Lust- und Beziehungsfähigkeit der kommenden Kinder.

Das Gespräch mit dem Paar vor Beginn der Therapie soll klären ob die Paarbeziehung für eine Behandlung genügend stabil und belastbar ist. Dabei geht es auch darum, Risikopatienten zu erkennen, die ohne ausreichende Unterstützung den langen schwierigen Weg aufgeben würden. Für einige von ihnen ist die Empfehlung einer psychosomatisch orientierten Therapie (Gesprächstherapie, autogenes Training, Entspannungsübungen) hilfreich.

Literatur

1. NIJS, P.: Psychosomatische Aspekte der oralen Antikonzeption. Stuttgart, Enke-Verlag, 1972.
1b. NIJS, P.: La pilule et la sexualité — Mythes et faits. Louvain, Ed. Acco, 1975.
2. STAUBER, M.: Psychosomatik der sterilen Ehe, Fortschritte der Fertilitätsforschung 7. Berlin, Grosse Verlag, 1979.
3. NIJS, P., DEMYTTENAERE, K.: Fertilisation in vitro et transfert des embryons. Cahier Sexol. Clin. vol. 12, n° 72:43-46, 1986.
4. WILDE: Amsterdamse Biografische Vragenlijst, Red. Amsterdam, Van de Rossen, 1970.
5. DEMYTTENAERE, K., NIJS, P., STEENO, O., KONINCKX, PH. AND EVERS-KIEBOOMS, G.: Stress factors in Donor Insemination couples and in IVF-couples: a comparative Study. In: LEYSEN, B., NIJS, P. & RICHTER, D. (eds.); Research in Psychosomatic Obstetrics and Gynaecology. Proceedings of the I. European Symp. on Psychosom. Obst. and Gynaecol. Leuven, Acco, 1986.
6. FISHER, S.: The female orgasm. New-York, Basic Books, 1973.
7. KINSEY, A.C.: Sexual behaviour in the human female. Philadelphia, Saunders, 1953.
8. HITE, S.: The Hite Report. New-York, MacMillan Publishing Co., 1976.
9. KAPLAN, H.S.: The new sex therapy. Brunner, Mazel, 1974.
9. KAPLAN, H.S.: Hemmungen der Lust. Enke Verlag, Stuttgart, 1981 (1979[1]).
10. VAN EMDE BOAS, C.: The emotional resistances to birth control. In: Proc. II. Int. Conf. IPPF, International Congress Series N). Amsterdam, Exc. Med. Found. 46:23-40, 1960.

11. MAJ, F.M., MUNDAY, R.N., RUMP, E.R.: Psychiatric interview comparisons between infertile and fertile couples. Psychosom. Med. 34:431-439, 1972.
12. DUBIN, L., AMELAR, R.D.: Sexual causes of male infertility. Fertil. Steril. 23: 579, 1972.
13. SCHWARTZ, D., MAYAUX, M.J., MARTIN-BOUCE, A., CZYGLIK, F., DAVID, G.: Donor insemination. Conception rate according to cycle day in a series of 821 cycles with a single insemination. Fertil. Steril. 31:226-229, 1979.
14. KRAUSE, W.: Liebe nach Kalender? Sexualmedizin 11:661-662, 1984.
15. DRAKE, T.S., GRUNERT, G.M.: A cyclic pattern of sexual dysfunction in the infertility investigation. Fertil. Steril. 32:542, 1979.
16. BERGER, D.M.: The Role of the Psychiatrist in a reproductive Biology Clinic. Fertil. Steril. 28:141, 1977.
17. WALKER, H.E.: Sexual problems and infertility. Psychosom. 19:477, 1978.
18. SARREL, P.M., DECHERNEY, A.H.: Psychotherapeutic intervention for treatment of couples with secondary infertility. Fertil. Steril. 43:897, 1985.

EINGREIFEN INS LEBEN
BIO-ETHISCHE ÜBERLEGUNGEN EINES PSYCHOSOMATIKERS ZUR REPRODUKTIONSMEDIZIN

> »Und vielleicht haben wir sogar allen Grund, die End-
> losigkeit dieses stetigen Ringens um die aus annahbarer
> Höhe winkende Palme als einen besonderen Segen für den
> forschenden Menschengeist zu betrachten. Denn sie sorgt
> unablässig dafür, dass ihm seine edelsten Antriebe erhalten
> bleiben und immer wieder von neuem angefacht werden:
> die Begeisterung und die Ehrfurcht«
> Max Planck.

> »Mann schaut nur mit dem Herzen gut«.
> A. de Saint-Exupéry, Der Kleine Prinz

Einführung

In der modernen, technisch hochspezialisierten Frauenheilkunde wird man ständig mit der Macht der modernen technischen Medizin und ihren einseitigen Beschränkungen konfrontiert.

Gerade auf dem Gebiet der menschlichen Fertilität und Sterilität gilt dieses immer mehr. Die moderne Frauenheilkunde »macht« dem Paar mit Fertilitätsproblemen eind Kind, z. B. durch künstliche Insemination mit Spendersamen, durch In-Vitro-Fertilisation oder durch pränatale Adoption[1], wenn eine Frau nicht gewünscht schwanger wird.

Diese moderne Frauenheilkunde kann bei ungewollter Schwangerschaft das Embryo bzw. das Kind entfernen (»wegmachen«), welches (jetzt) nicht gewollt ist oder dessen Leben als nicht lebenswert angesehen wird, weil kleine oder grössere Defekte oder psychologische Risiken vorliegen. Es stellen sich daher viele Fragen über die ganzheitliche Qualität der Hilfeleistung.

Die moderne Fertilitätstherapie misst ihren Erfolg an der Schwangerschaftsrate. Ob die Paare mit Infertilitätsproblemen sich mit oder ohne Kinder kreativ entfalten können, bleibt hintangestellt.

In diesem Kapitel möchte ich gerne einige kritische Überlegungen, vom Standpunkt des Psychosomatikers gesehen, anstellen. Ich bin seit 1968 als Psychiater an der Universitätsfrauenklinik der katholischen Universität in

---

[1] Pränatale Adoption bei einem infertilen Paare bedeutet In-Vitro-Fertilisation eines Spendereis (d.h. eines Eis von einer fruchtbaren Frau gespendet, extrakorporal künstlich befruchtet mit Spendersamen, d.h. Samen von einem fruchtbaren Mann gespendet).

Leuven (Belgien) tätig. Die Betreuung von Frauen bzw. Paaren mit Fertilitätsproblemen gehört zu meiner Arbeit.

Das bedeutet, dass im Lauf der Jahre mehr als 1500 Paare zur Donorinsemination (d.h. künstlichen Insemination mit dem Samen eines Spenders, der
nicht der Ehemann ist) zur Beratung in unsere psychosomatische Abteilung
kamen. Es kamen mehr als 600 Paare wegen Adoption, mehr als 2000 Paare
mit einer Sterilisationsanfrage, mehr als 800 Frauen bzw. Paare mit einer
ungewollten Schwangerschaft und ca. 250 Paare wegen einer In-Vitro-Fertilisation zu uns. (Das erste IVF-Baby in Belgien wurde in unserer Klinik — ohne
Presseresonanz — geboren).

Soweit die Faszination der Zahlen, die das wahre Gesicht der Frau oder des
Paares, die sich in Not befinden, verbergen.

Dabei beschäftigt uns die Frage, wo hier das Heil der Frau, dieser Frau bzw.
dieses Paares, liegt. Bietet die moderne Frauenheilkunde der Frau Heil?

Als Psychosomatiker-Psychotherapeut in der Frauenheilkunde versuche ich
Frauen bzw. Paare auf dem Weg zu ihrem Heil zu begleiten, wenn sie mit dem
sogenannten Unheil der Sterilität oder ungewollter Schwangerschaft konfrontiert werden.

Wie können oder sollen wir Paare in dieser Konfliktsituation begleiten, wenn
die heutige Medizin technische Lösungen anbietet, die direkt in das Leben eingreifen? Diese neuen technisch-hochspezialisierten Lösungen müssen im Rahmen der sprunghaften Entwicklung der technischen Medizin gesehen werden.

Moderne Medizin: technische Macht in einer leistungsorientierten Gesell-
schaft

Im vergangenen Jahrhundert erlebte die technische Medizin eine sprunghafte
Entwicklung, die noch paroxysmal weitergeht. Diese Entwicklung gilt auch
für das Gebiet der menschlichen Fertilität und Sterilität, wobei der Eingriff in
das Leben zur hochspezialisierten und zugleich alltäglichen Routine geworden
ist: einerseits In-Vitro-Fertilisation, andererseits Schwangerschaftsabbruch.

Auch der moderne Gynäkologe führt ein Berufsleben von ständigen Kontradiktionen. Es wird erwartet, dass er am gleichen Vormittag eine von ihm sterilisierte Frau wieder fruchtbar macht. Ein Paar verlangt total sichere Antikonzeption; das nächste Paar will Donorinsemination. Inzwischen entbindet er ein Frau,
und unmittelbar danach soll er einen Schwangerschaftsabbruch durchführen,
während er bei einer Risikoschwangerschaft sich total einsetzen soll, um ein prä-
matures Kind zu retten, das ohne Zweifel weniger Lebenschancen hat als der
mongoloide Fötus, der im nächsten Kreißsaal ausgetrieben wird. Dieser moderne
Gynäkologe — so wird erwartet — wird diese Berufsarbeit schaffen nicht nur
am gleichen Tag bei verschiedenen Patientinnen, sondern auch bei der gleichen
Frau während ihrer fruchtbaren Lebensphase. Welchen Stress bedeutet dieses
persönlich für diesen Gynäkologen, der der Frage nach dem Sinn seiner Berufstätigkeit nicht für immer entfliehen kann?

Auch Frau Dr. B. Fervers-Schorre hat während der Kölner Tagung für Psychosomatische Geburtshilfe und Gynäkologie (1985) diesen speziellen Aspekt zur Diskussion gestellt: die mögliche psychische Problematik der mit dem Thema beschäftigten Ärzte.

»Meines Erachtens gibt es zwei große psychische Probleme. Das eine ist das Ertragen der Ambivalenz zwischen Helfen zum Leben und Helfen zum Tode, wie Prof. Hepp es in seiner Antrittsvorlesung in München ('Die extrakorporale Befruchtung. Fortschritt oder Bedrohung des Menschen?') unlängst nannte, und das andere: die Bewältigung der großen Versuchung narzißtischer Allmachts-phantasien«.

Die Grössenphantasien verdeutlicht Frau Fervers-Schorre mit einem Photo einer Illustrierten »Alles mein Werk«, ein Arzt — wie ein Pascha, — umringt von Frauen mit Kindern; die biologischen und sozialen Väter dieser Kinder sind völlig ausgeschlossen — konkurrenzlos sitzt er auf dem Thron: »Alles mein Werk«.

»Die Absurdität dieser blinden Selbstüberschätzung wäre fast komisch, so Frau Dr. Fervers-Schorre, wenn sie nicht auch gefährlich wäre. Größenphantasien, Allmachtsgedanken dienen der Abwehr narzißtischer Kränkung. Ich glaube, daß die Versuchungen dieser Form der Abwehr besonders durch die z. T. ihrerseits den Allmachtsphantasien huldigende öffentliche Bewunderung sehr groß ist und eine kritische Auseinandersetzung der mit der IVF befaßten Ärzte mit ihrem Tun möglicherweise erschwert. Diese kritische Auseinandersetzung, die Grenzziehung, der mögliche Verzicht auf einen Teil des Machbaren scheint mir jedoch unabdingbar. 'Wir haben die Natur voll im Griff' war der Ausspruch eines bekannten Ordinarius der Gynäkologie bei einem Symposion über die IVF während des Deutschen Gynäkologenkongresses in Frankfurt am Main 1984«.

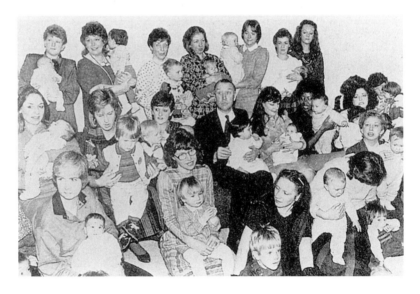

Frau Dr. B. Fervers-Schorre hat zur Einführung dieser Tagung wichtige Worte, die auch für die Zukunft gelten, zum Reflektieren gesprochen:

»Noch ein paar Worte zu der anderen großen Problematik, dem fast tragischen Konflikt der beiden Pole Abtreibung und Verfügbarkeit des neuen Lebens in der Petri-Schale: Einige Zahlen mögen die Annäherung erleichtern. In der Bundesrepublik Deutschland werden jährlich etwa 193 Mio. DM für Schwangerschaftsabbrüche ausgegeben, und es werden etwa 250 000 Interruptiones pro Jahr durchgeführt. Auf der anderen Seite sind bis zum Juli 1984 im Rahmen der IVF 9641 Zyklen therapiert worden, mit einer Eizellgewinnrate von 24 037. Nach erfolgreicher Befruchtung erfolgte bisher 7733 Mal ein Embryotransfer. Danach kam es in 1209 Fällen, das sind 15,5% (bezogen auf den Transfer) zu klinischen Schwangerschaften. 562 Kinder (bei 517 Geburten) wurden bis dahin geboren (die Zahlen übernehme ich aus der erwähnten Vorlesung von Prof. Hepp).
Allein diese nüchternen Zahlen so scheint mir, zeigen einen Teil des Konfliktes, den der Umstand mit sich bringt, daß eine Person gleichermaßen zur Entstehung von Leben verhelfen und keimendem Leben Tod bringen soll. Selbst wer für sich die Interruptio ablehnt, wird, wenn er mit der IVF befaßt ist, diesen Widerspruch ertragen müssen. Prof. Zander hat dies in aller Klarheit und schonungslos ausgesprochen: 'Die extrakorporale Befruchtung beinhaltet Handlungen zum Leben, die unmittelbar übergehen können zum Tode' (Zitat nach Hepp). Wie schwer erträglich diese Wahrheit ist, zeigt die Sprache. Es ist die Rede von 'Material', von 'überzähligen Embryonen' und von 'Embryoreduktion'. Diese technologische Distanziertheit kann fast vergessen machen, daß auch im Rahmen der äußersten Bemühung um Fertilität Abtreibung stattfindet. Diese widersprüchliche Wahrheit ist schwer erträglich und führt deshalb häufig zur Verleugnung, d.h. zur Weigerung des Subjekts, die Realität einer traumatisierenden Wirklichkeit wahrzunehmen«. (Fervers-Schorre, 1985).

Das Bild (Abb. 1) zeigt die erste Darmoperation, durchgeführt in den USA im Jahr 1891 und in der Zeitschrift »Surgery« taktvoll dargestellt.

Das nächste Bild zeigt die erste Hemicorporektomie oder totale Unterleibsentfernung im Jahr 1960, es trägt den ehrgeizigen Titel: »A succesful intervention«. Ohne Worte zeigt das Bild des jungen Mannes seiner weißen Übergabe, hängend an seiner Lebensstange, mit dem Blick ins Unendliche. Wieviel und welche Lebenszeit ist ihm noch vergönnt, auch wenn seine Uhr als Chronometer am Arm geblieben ist?

Die naturwissenschafliche Entwicklung der modernen Medizin orientiert sich einseitig an der messbaren Quantität. Eine solche Entwicklung bedeutet nicht nur Kenntnis (der Physiologie und Pathophysiologie der Fortpflanzung), sondern auch Macht. Diese Entwicklung reduziert die Wirklichkeit auf rein quantitative Aspekte, die biologisch, psychosozial und soziologisch messbar sind. H. Verbrugh hat hier die Einseitigkeit der heutigen Epoche dargestellt.

Abb. 1. Die sprunghafte Entwicklung der technischen Medizin.

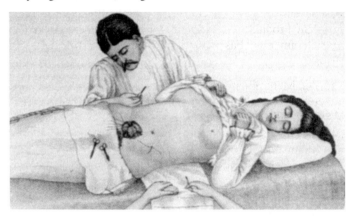

Darmanastomose Philadelphia (USA) — 1891: Mit Takt dargestellt in der Zeitschrift »Surgery«

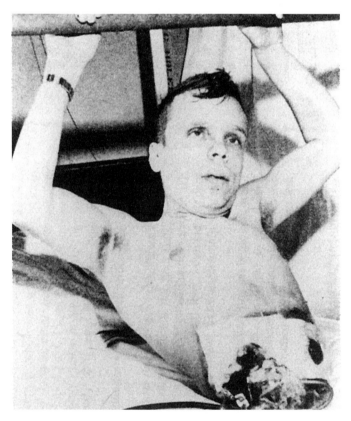

Totale Abdominektomie in den 60 Jahren, publiziert mit dem Titel: »A succesful intervention«.

Im Hintergrund dieser Entwicklung herrscht *die Euphorie des Machbaren*, sowohl in der Medizin als in unserer Gesellschaft. Beide sind leistungsorientiert und sind auf Produktivität ausgerichtet (im Unterschied zur Kreativität). Es handelt sich um eine Faszination der Tat: »*Am Anfang war die Tat*« (Goethe: Faust):

> »Die in der Menschheitsgeschichte erstmalige Macht über Konzeption, Kontrazeption, Schwangerschafts- und Geburtsrisiken ist erst wenige Jahrzehnte alt und läßt dennoch erkennen, daß der Trend zur Negierung der natürlichen Konflikthaftigkeit von Fortpflanzung unumkehrbar zu sein scheint. Kaum eine biomedizinische Technologie ist so schnell gesellschaftlich internalisiert worden wie die Möglichkeit zur Entscheidung für oder gegen neues Leben; kaum eine andere Forschungsrichtung fasziniert mehr als jene, die auf die Vermeidung oder Verbesserung beschädigten oder als ungenügend angesehenen Lebens zielt«. (Seidler, 1986).
>
> »Längst haben die Entwicklungen gezeigt, daß die extrakorporale Befruchtung mit der Verbesserung ihrer Technik nicht nur die ursprünglich intendierte Heilhoffnung befriedigt, sondern Erwartungen geweckt hat, daß man über die Qualität und den Wert menschlichen Lebens endlich verfügen könne. Im gleichen Maße, wie damit die Wissenschaft den Prozeß der Menschwerdung zu ihrem Gegenstand gemacht hat, rückt ein uraltes historisches und ethisches Dilemma ins Zentrum des sozialen Urteils: ob Menschsein in jeder Form in sich wertvoll, schützens- und ertragenswert ist, oder ob es dem Menschen eingeboren ist, nach seiner Vervollkommnung zu streben«[2].
>
> »Der bekannte Naturwissenschaftler Chalgaff sagt mit Recht, er hätte das Gefühl, die Wissenschaft habe schon eine Schranke überschritten, die sie hätte scheuen sollen. Und ähnlich formuliert der Göttinger Onkologe Nagel: 'Die Erwartungshaltung unserer Gesellschaft an das Machbare ist derartig groß, daß auch die Grenzen der Medizin nicht mehr akzeptiert werden', und er folgert daraus, daß der Arzt, der unter diesem Druck der Erwartungshaltung steht, lernen muß, ihm zu widerstehen!«

So hat Kirchhoff schon in den achtziger Jahren betont, im Zeichen seiner Devise:

> »Fortschritt ja, aber nur zum Wohle des Kranken. Die Methoden wandeln sich, die Grundsätze müssen bleiben![3]«

---

[2] E. SEIDLER: Der neue Mensch — Sozialutopien der menschlichen Fortpflanzung. — In: B. FERVERS-SCHORRE, H. POETTGEN, M. STAUBER (Hrsg.): Psychosomatische Probleme in der Gynäkologie und Geburtshilfe 1985. Heidelberg — Springer Verlag. 1986, 33-38.

[3] H. KIRCHHOFF: Humanität und Fortschritt in der Frauenheilkunde. Ibidem: 115-124.

Abb. 2. Die narzisstische Faszination von Computeromnipotenz.

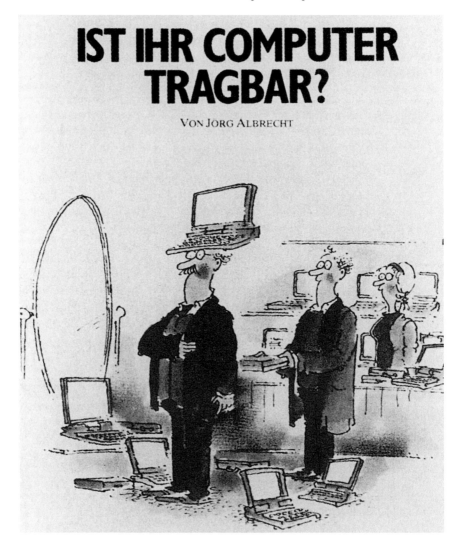

Es scheint mir paradox zu sein, dass die Euphorie des Machbaren sich im Rahmen einer leblosen Mechanisierung des Weltbildes vollzieht. Begreifen bedeutet hier die Fixierung in ein lebloses Modell (H. Verbrugh). Im Vordergrund dieser Entwicklung steht nicht oder nicht genügend die Sinnfrage. Man denkt nicht (mehr), man kalkuliert: was nicht gezählt werden kann, zählt nicht mit.

Im Vordergrund dieser Entwicklung steht nicht oder nicht genügend die Sinnfrage, masslos fasziniert von der technischen Hybris: »*Und der Mensch schuf den Menschen*«, d.h. nicht ein transzendentaler Gott in Rahmen eines biblischen Verbundes.

Abb. 3. Die sprunghafte technische Entwicklung in der Neuzeit.

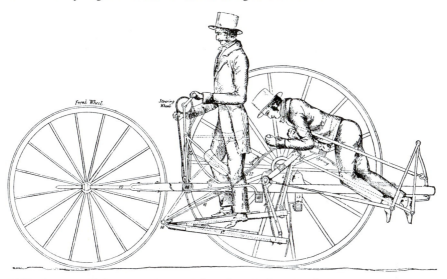

1869: Das erste Fahrrad mit Ketten-Zahnrad-Technik in den USA.

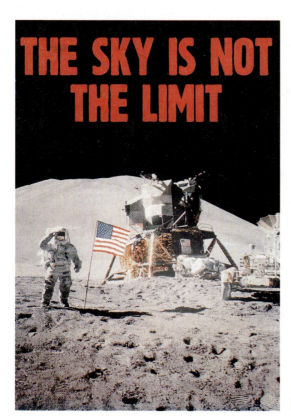

1969:
Landung auf dem Mond

Frau Dr. Retzlaff, Frauenärztin, hat diese Problematik deutlich dargestellt (Retzlaff, 1985).

>»Die Diskussion um die Abtreibung wird aber auch dadurch intensiviert, dass die Vorstellung der Manipulierbarkeit im Bereich der Fortpflanzung durch die extrakorporale Befruchtung noch mehr in das Bewusstsein gerückt wird. Auf der einen Seite wird die Beendigung einer frühen Schwangerschaft offenbar zu grosszügig gehandhabt, und auf der anderen Seite wird bei Kinderwunsch versucht, die Aufgaben der Natur zu übernehmen, um durch vielfältige künstliche Manipulationen Leben zu erzeugen. Zudem beschäftigen die Experimente mit Föten im ganz frühen Stadium sehr die Phantasie der Menschen und die der Forscher«.

Wissenschaftliche Ergebnisse aus dem Bereich der Gentechnik sind bei genauer Betrachtung atemberaubend. Daraus erwachsen die beunruhigenden Fragen: »Was ist genetisch am Menschen zu manipulieren?« — »Welches Ziel haben wir dabei vor Augen?« — »Was für ein Menschenbild schwebt uns vor?«. Einerseits hofft man, durch genetische Manipulation Erbkrankheiten und krankhafte Anlagen in Zukunft vermeiden zu können, andererseits schwebt uns natürlich auch ein »neuer Mensch« vor, ein Mensch, der weniger Mängelwesen ist — wie wir uns ja wohl heute als Menschen begreifen müssen. Die Utopie des ewig gesunden Menschen, der ein konfliktfreies Dasein lebt und der vielleicht unsterblich ist, scheint in erreichbare Nähe gerückt zu sein!

>»Was — in unserer Kultur — bei Plato und Aristoteles, den Hippokratikern und den Pythagoräern, bei Augustinus und Thomas, bei den Aufklärern, den Rechtslehrern, Embryologen und 'Rassehygienikern' der Neuzeit zur Debatte anstand, mündet heute in den Anspruch an die Medizin, Qualitätsgarantien für wenige, gesunde, schöne und gedeihende Kinder anzubieten. 'Kalipaedia', oder die Kunst, wie man bei Zeugung, Schwangerschaft, Geburt und Erziehung für die Schönheit und Gesundheit seiner Kinder Sorge tragen solle, heißt ein französisches medizinisches Lehrgedicht von 1655.
Solche Utopien zur Verbesserung des Menschen bei der Zeugung begleiten die gesamte Kulturgeschichte.
Um so lebendiger blieb die Utopie, wobei es ein eigentümlicher Befund zu sein scheint, daß sich immer um die Jahrhundertwenden die Idee der Vervollkommnung des Menschen zu einer solchen Idealvorstellung zu verdichten scheint.« (Seidler, 1986)[3]

Soweit jetzt ersichtlich ist, wird das 21. Jahrhundert das Privileg haben, für immer weniger angeborene Behinderungen aufkommen zu müssen, aber vielleicht auch von Menschen bevölkert zu sein, denen ein leidloses und glückliche Leben durch einen Gentransfer in die Keimbahn garantiert werden sollte.

---

[3] Seidler, E.: ibidem

Kann der Arzt entscheiden, wann Leben lebenswert ist?

»Erneut stellt sich uns die Frage, was eigentlich ein lebenswertes Leben ist und wieweit wir das definieren und bestimmen können. Vermindern zum Beispiel kleinere Defekte (wie Kiefergaumenspalten oder Klumpfüsse) bereits so entscheidend die Lebensqualität, dass wir hier eingreifen müssen? Ist zum Beispiel ein Leben mit einer Gehbehinderung zumutbar und lebenswert? Können wir das entscheiden, oder sind wir berechtigt zu entscheiden, in solchen Fällen Schwangerschaften abzubrechen? Und wer ist berechtigt zu entscheiden, wer leben darf und wer nicht? Beginnt schon so früh die (absolute) Fremdbestimmung? (Und was handeln wir uns hiermit ein!) Können wir dem, was wir als Schicksal des Menschen bezeichnen, entrinnen?

Diese Fragen verweisen uns in den Bereich der Ethik. Es geht dabei nicht nur um eine berufsbezogene (ärztliche) Ethik, sondern letzlich um die ethische Grundeinstellung des einzelnen zum Leben überhaupt, um in diesen problematischen Bereichen Entscheidungen treffen zu können, die für alle Beteiligten tragbar sind.

Auf diesem Hintergrund der Euphorie des Machbaren innerhalb des menschlichen Werdens und der menschlichen Fortpflanzung muss die Diskussion um den § 128 StGB[4] gesehen werden. Je mehr Lebensformen möglich werden, je mehr Freiheit zur Entscheidung möglich wird, um so grösser wird aber auch die Verantwortung, die gerade der einzelne für sein Leben übernehmen muss.

Natürlich übernimmt auch die Gesellschaft in zunehmenden Masse Verantwortung in diesen Bereichen. Ob aber per Gesetz — oder per Definition — die persönliche Verantwortung abnehmbar ist, ob sich hier durch Regeln etwas regeln lässt, erscheint doch ausserordentlich fraglich.

Im Bereich der Problematik um den Schwangerschaftsabbruch und im Bereich der extrakorporalen Befruchtung, das heisst also im gesamten Bereich der Fortpflanzungsvorgänge, muss sich ein neues Bewusstsein davon entwickeln, dass die enstehenden und bestehenden Konflikte voll erlebt und auch ausgehalten werden müssen…«.

Frau Dr. Retzlaff sagt abschliessend:

»Das Bewusstsein für die Existenz des Lebendigen bereits in der befruchteten Eizelle muss stärker entwickelt werden«.

Eingreifen ins Leben

»Nicht fort sollst Du Dich pflanzen, sondern hinauf«. (Nietzsche)

Es handelt sich hier, auf einer tiefgehenden Ebene, um viel mehr als um Ja oder Nein, z.B. bei der Donorinsemination bei einem lesbischen Paar.

---

[4] In der Bundesrepublik Deutschland.

In einer Umfrage 1980 (C.B.G.S.: Zentrum für Bevölkerungs- und Familienforschung, Brüssel) bestätigte 58% der Befragten in Belgien, dass sie Schwangerschaftsabbruch auf Grund einer ernsthaften genetischen Indikation akzeptiert; 19% war resolut dagegen[5].

Im Jahr 1960 war der Prozentsatz wahrscheinlich noch umgekehrt. Dieses Ergebnis bedeutet jedenfalls, dass Frauen oder Paare das blinde Schicksal der genetisch bedingten Störungen nicht mehr einfach akzeptieren. Es geht hier deutlich um die Sinnfrage des Leidens und des behinderten Menschseins. Die Einstellung der Frauen hat sich auf Grund der sprunghaften Entwicklung der Humangenetik mit ihren vielversprechenden therapeutischen Möglichkeiten geändert. Andererseits hat gerade diese Genetik dem modernen Menschen nicht nur Hoffnung gebracht.

Diese Genetik im Rahmen der Evolutionslehre hat dem modernen Menschen auch eine erschütternde Einsicht gewährt: die Wahrscheinlichkeit, dass das Leben auf Erden einmal angefangen hat, ist gleich Null, d.h. reiner Zufall.

Eine derartige Genetik gibt dem modernen Menschen zu verstehen, dass er völlig einsam und absolut allein ist in einem Universum, in dem er per Zufall entstanden ist. Sein Leben ist ein zufälliges Schicksal!

Abb. 4. Die technische Entwicklung in der Geburtshilfe.

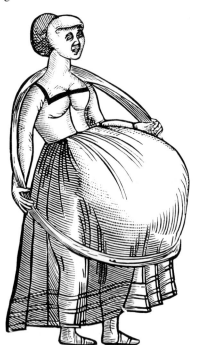

Technisch-therapeutische Massnahmen bei einer Italienerin während ihrer elffachen Schwangerschaft (Ambroise Paré) (aus: Magnus Hirschfeld, 1930).

---

[5] In einer Umfrage im Anfang der neunziger Jahre akzeptiert ca. 80% der Befragten Schwangerschaftsabbruch auf Grund einer ernsthaften genetischen Indikation. — CLIQUET: *persönliche Mitteilung.*

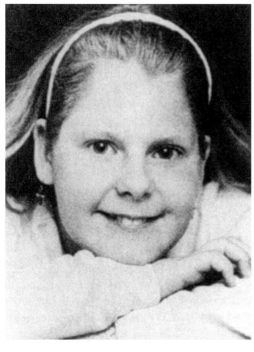

B.
10. Geburtstdag von Louisa Brown, ersten IVF-Kind in der Welt.

Der alte biblische Bund ist nicht nur zerbrochen, er hat nie bestanden. Kein Abbild Gottes mit dem biblischen Auftrage »Wachset und vermehret euch«, sondern die »kalte Logik des Lebens« (La logique du vivant — J. Monod), in der die Vermehrung nur mathematisch vorprogrammiert ihren Platz hat.

Im Gegensatz zum biblischen Auftrag ist dem heutigen Menschen keine Seinsaufgabe mehr vorgeschrieben. Seine Freiheit ist nichts mehr als ein blindes Roulettespiel.

Petersen betont aber auch (Petersen, 1984):

> »Aus der Humanembryologie wissen wir aber auch, dass der menschliche Embryo und der Fötus vom ersten Augenblick seiner Entwicklung auf das Menschsein ausgerichtet ist. Aus der befruchteten Eizelle wird sich stets ein Mensch und nur ein Mensch entwickeln. Die menschliche Onotgenese ist in jedem Statium spezifisch, das heisst auf das Menschsein in vollem Umfang ausgerichtet. Sie ist 'Mensch von Anfang an'« (nach Blechschmidt bei Petersen, 1984). Der menschliche Embryo durchläuft dabei Stadien, welche denen anderer Formen gleichen. »Er 'ist' jedoch in keinem Zeitpunkt diese andere Form« (Faller bei Petersen, 1984).

»Wenn das Wesentliche des Menschen im Geist als Form des Leiblichen gesehen wird«, so lässt sich auf die Frage nach der Beseelung bzw. Geisterfassung des frühen Menschen keine hinreichende Antwort aus der Biologie geben. Die frühe Humanontogenese ist jedoch (sicherlich) als fliessender Gestaltungsvorgang zu betrachten.

»Die Menschwerdung auf das Stadium der Neurogenese zu verlegen oder die Plazentation (also etwa die drei Embryonalmonate nach der Nidation) als den entscheidenden Schritt anzusprechen, mutet als willkürlich gesetzte Zäsur in der Embryonalentwicklung an« (Faller bei Petersen, 1984).

Wenn hier der Embryologe von fliessenden Gestaltungsvorgängen spricht, so wagt Petersen an dieser Stelle einen Sprung in die allgemeine Psychologie mit dem Satz: als geistig-seelisch-leibliches Wesen *ist* der Mensch nie, er *wird* immer nur. Der Mensch ist ein Werdender, nie ein Seiender. Sein Wesen ist nicht statisch, nicht nur präformiert, sondern es ist dynamisch, zukunftsgerichtet und offen. Sein Wesen ist Veränderung, Wandlung und Wandlungsfähigkeit — von der Befruchtung bis zum Tode. Es könnte sein, dass der Mensch als Werdender und als sich Wandelnder zuerst der biologischen (embryologischen) objektivierenden Beobachtung zugänglich ist, während sich im Kinder- und Erwachsenenalter vornehmlich die Psychologie sowie Psychotherapie und Psychosomatik mit den Wandlungsphasen des Menschen befassen müssen.

Die embryonale und uterine Entwicklungsphase spiegelt auch ein Verinnerlichungsprinzip wider. Je höher ein Wesen in der Evolution steht, desto gründlicher und länger ist es während seiner ersten Entwicklung der unvermittelten Einwirkung der Umwelteinflüsse entzogen.

Eng mit der Verinnerlichung ist verbunden das evolutive Prinzip der physiologischen Autonomie und Emanzipation. Der biologische Leib des Menschen kann dann gelten als »auf den Gipfel getriebene organologische Verinnerlichung und Emanzipation« (Schad).

In diesem Verständnis von Verinnerlichung und Emanzipation sehen Zoologen wie Bernhard Hassenstein einen Hinweis auf eine Evolution zur Freiheit (siehe auch Hans Jonas). Das Prinzip des Offenseins, der Unvolkommenheit und der Lernfähigkeit als Sinn der Evolution kommt zum Ausdruck in der geringen instrumentellen Spezialisierung des Menschen im Vergleich zu anderen Säugetieren (Petersen, 1984).

Es muß als gesichert angesehen werden, »daß mit der Befruchtung ein kontinuierlicher Entwicklungsprozeß einsetzt, der ohne entscheidende qualitative Zäsur zur Ausdifferenzierung des Organismus und seiner Geburt führen kann« (Eibach 1983, S. 239).

Pfürtner hat diese bioethische Problematik bzw. Verwirrung auch in bezug auf die modernen Fertilitätstechnologien klar dargestellt:

>»Man sollte also auch nicht so tun, als sei mit Hilfe unserer heutigen embryologischen Erkenntnisse über den Lebensbeginn wissenschaftlich darüber entschieden, von wann ab ein Zellverband ein Lebens- und Rechtsgut von humaner Qualität ist. Wer der befruchteten Eizelle 'Menschenwürde' und daraus abgeleitet rechtliche Schutzwürdigkeit zuspricht, hat seine Wertsicht in diesen Kleinorganismus hineingelegt; aus seiner Wert- oder Weltsicht leitet er sein Werturteil ab. Die Wertsicht als solche ist nicht zwingend aus den biologischen Tatsachen zu begründen. Der methodischen Sauberkeit und der intellektuellen Redlichkeit halber sollte diese Unterscheidung

deutlich gemacht werden. Erst auf dieser Grundlage kann dann ethisch exakt die Frage gestellt werden: Sollen wir die humane Wertung der fertilisierten Eizelle wollen? Und in welcher Form sollen wir sie wollen? Die extremen Alternativen wären, sie überhaupt noch nicht mit 'menschlichem Leben' in Beziehung zu setzen und dann beliebig mit ihr — wie in der Veterinärmedizin — zu verfahren — oder sie als 'menschliches Leben' in der Form zu bewerten, daß man ihr die gleiche Humanwürde und rechtliche Schutzwürdigkeit zuerkennt, die wir für einen ausgereiften Fetus oder für das geborene menschliche Individuum postulieren. Beide Positionen erscheinen mir unangemessen. Die erstere ist von unserer ethischen Kultur und ihrer Geschichte her nicht vertretbar, die zweite ist von ihr nicht gefordert. Das aber heißt positiv, daß einerseits der ärztlich Handelnde bei der IVF die befruchtete Eizelle in ihrer besonderen Beziehung zum menschlichen Leben und seinem Achtungsanspruch sehen und dementsprechend mit ihr umgeben muß, andererseits aber eine Verfügung darüber in ärztlicher Verantwortung bei entsprechend gewichtigen Gründen als ethisch vertretbar bezeichnet werden kann. Wann aber liegen 'entsprechend gewichtige Gründe' dafür vor?

Aus einem dritten Konfliktfeld können diese Gründe vielleicht die stärkste Perversion erfahren, nämlich aus der Kommerzialisierung im Kontext der IVF. Stichworte dazu sind schon gefallen. Geschäftstüchtige Unternehmer werden 'Marktlücken' entdecken und Embryonen — wie bisher schon Samenbänke — mit entsprechenden Preisangeboten bereitstellen. Sie werden Profitmöglichkeiten aus organisierter Bereitstellung von 'Gebärmüttern' auszuschöpfen versuchen. Der Gewerbs- und Werbephantasie öffnen sich hier Tür und Tor, bis hin zu 'guten Preisangeboten' für 'genetisch wertvolle' Spender, unter Ausnutzung einer Ideologieanfälligkeit, die, rassistisch oder anderweitig infiziert, auf hochwertige Vererbungsangebote abhebt. Dann wird menschliches Leben zur Ware oder zum beliebig verfügbaren Experimentiermaterial«.

Positive Aspekte der modernen Medizin

Die positiven Aspekte der technischen Möglichkeiten sollten nie ausser Betracht gelassen werden. Denken wir zuerst an die Chance einer humanen Fruchtbarkeit. Das 20. Jahrhundert ist ein kontrazeptives Jahrhundert, mit einer kontrazeptiven Revolution: einfache und sichere Kontrazeptionsmittel stehen seitdem zur Verfügung.

Es hat aber ein halbes Jahrhundert gedauert, um die Idee der Geburtenregelung als eine Regelung der Kinderzahl zu akzeptieren. Diese so langsame Akzeptierung hat viele Gründe. So gibt es zweifellos den Widerstand einer Haltung, die jeden technischen Eingriff des Menschen in das mit Tabu und sakralem Inhalt beladene Phänomen der Sexualität und der Schwangerschaft ablehnt.

Der französische Philosoph P. Ricœur hat darauf hingewiesen, dass die moderne Technik der Feritilitätsregelung der sakralen Vorstellung der Sexualität und des Lebens ein unwiderrufliches Ende bereitet hat: ein Zusammenbruch alter, kosmisch-vitaler und sakraler Vorstellungen, bzw. vegetativer, infra-personaler Vorstellungen, um im Lebensstrom der Geschlechter aufzugehen. Daneben weist Ricœur nach, dass die Sexualität, die sich rätselhafter Weise nicht auf die den Menschen konstituierende Dreiheit: *Sprache — Instrument — Institution* zurückführen lasse, weiterhin in einem fundamentalen Spannungsverhalten zur Technik verharrt.

Der Eros gehört zur prätechnischen Daseinsweise; die Sexualität bleibt suprainstrumentell (Ricoeur, 1960).

Im letzten Viertel des 20. Jahrhunderts hat die Geburtenregelung einen neuen Inhalt bekommen. Es handelt sich nicht nur um die Regelung der Kinderzahl, sondern auch und noch viel mehr um die Qualität des harmonischen Menschwerdens, das den geborenen Kindern geboten werden kann. Also, nicht nur *quantitative*, sondern auch *qualitative* Aspekte der Geburtenregelung.

Ein Kind hat das Recht, so unbeschädigt, unversehrt und gesund wie möglich zur Welt zu kommen, vor allem auf körperlichem Gebiet, der Basis späterer Menschbildung.

»Planned parenthood«, *die geplante Elternschaft*, bekommt also einen neuen doppelten Inhalt.

Geplante Elternschaft bedeutet nicht ein nur kaltes, logisches Einkalkulieren. Es wird vermieden, dass das Kind die Frucht einer falschen Berechnung wird. Man akzeptiert nicht mehr, dass der Ursprung eines neuen Menschen nur von biologischen Prozessen, auf zufälliger Ebene bestimmt, determiniert wird. Die nur rational geplante Elternschaft kann als Abwehr gegen die irrationalen Aspekte verstanden werden. Die Freiheit zum Kinde erfüllt sich unter dem Schutz der Liebe und des Lebensmutes: *der Hoffnung*.

Im Kind wird uns die Zukunft vergegenwärtigt. Ein Kind ist lebende Improvisation. *Verantwortliche Elternschaft* bedeutet auch, dass die beiden Partner dem Kind, einander und der Gesellschaft gegenüber verantworten können und müssen, warum sie dem Kind das Leben schenken.

Menschliche Fortpflanzung ist nicht nur biologische Fortpflanzung. Die biologische Dimension des Menschen entwickelt sich nur dann integer, wenn das Humane formend und gestaltgebend wirkt. Und die humane Dimension kann sich nur dann integer entfalten, wenn sie von der biologischen Basis getragen wird.

Biologisch Erzeuger sein und Elternschaft als psychosoziale Rolle sind komplentär. Es handelt sich um ein Gleichgewicht, das nie in abstracto, sondern in der lebendigen Wirklichkeit eines konkreten Paares immer neu gesucht werden muss.

»Elternschaft ist normal«, wenn sie aus einer sexuellen Partnerschaft entsteht, nämlich aus dem Wunsch, mit dem Partner gemeinsam ein Kind zu haben« (G. Buyse, 1970). Elternschaft, im Gegensatz zu einseitigen Kinderwunsch, stellt immer die Partnerbeziehung primär.

Das Kriterium für gelungene Elternschaft ist die Zufriedenheit — mit Befriedigung (Matussek) — über das gemeinsame Kind, d.h. über die Tatsache, mit dem Partner ein Kind empfangen zu dürfen und zu geniessen. Und dieses schliesst eine mögliche Unzufriedenheit über das Verhalten des Kindes natürlich nicht aus. Also nicht: »mein Kind von dir«, sonder »unser Kind, das ich *mit* dir haben werde, das wir erwarten«.

Negative Aspekte der technischen Geburtenplanung

Neben den positiven Aspekten zeigt die Geburtenregelung auch ihre Kehrseite. So spricht man heute von einer ungewollten Schwangerschaft, einfach weil diese Schwangerschaft nicht geplant war, d.h. sie passt nicht in den rationalen Lebensplan. P. Petersen hat dabei betont, dass hier im Hintergrund unsere Produktivitätszivilisation steht, die die Züge eines Zwangsneutotikers mit unflexiblem Schema-Denken ohne Offenheit trägt (Petersen, 1984).

Auch spricht man heute von einer ungewollten Schwangerschaft, weil die Partner bei der Zeugung nicht vollbewusst dabei gewesen sind mit Handlungsimpulsen, die heute meist mit Qualität und Quantität des Machens identifiziert werden (P. Petersen). Ungewollte Schwangerschaft bedeutet dann auch soviel wie ein ungemachtes Kind, das man — *ipso facto* — auch wegmachen kann.

In dieser rigiden Auffassung ohne Offenheit für Wandlung bedeutet eine ungeplante Schwangerschaft auch ipso facto ein ungewünschtes Kind, und schliesslich ein ungewünschter Mensch, lebenslang unglücklich, nur weil er von Anfang an nicht erwünscht war.

Psychologische Bemerkungen über die emotionalen Aspekte der neuen Untersuchungstechniken

Für den pränatalen Umgang mit dem werdenden Kind bietet die moderne Medizin neue Hilfsmittel (Doppler, Ultraschall, Fruchtwasserpunktion), die nicht ohne positiven Einfluss auf das Schwangerschaftserleben und auf das Identifizieren des kommenden Kindes sind.

Sie verhilft zu neuen Kenntnissen auf dem Gebiet der pränatalen Lebensentwicklung. Diese neuen technischen Mittel stellen tatsächlich eine tiefgehende Änderung des Schwangerschaftserlebens als pränatalen Umgang mit dem werdenden Kinde dar. Der moderne Mensch soll darum auch die emotionalen Aspekte dieser neuen technischen Verfahren berücksichtigen.

Im Bezug auf diese moderne Wissenschaft, die in das pränatale Leben eindringt, werden Gefühle wie Bewunderung, aber auch Wut, Abwehr verständlich.

Andererseits sammelt die moderne Tiefenpsychologie neue Kenntnisse und Einsichten zur pränatalen Psychodynamik, von der wir die postnatale lebensgestaltende Tragfähigkeit erst langsam erkennen.

Auch Petersen hat auf das Risiko und die Chance einer Trennung von Fruchtbarkeit und Geschlechtlichkeit hingewiesen (Petersen, 1984). Er sagt: »Wir haben die Chance, uns mit intensiver Bewusstheit und liebevoller Achtsamkeit unserer Fruchtbarkeit und Geschlechtlichkeit zuzuwenden; die in den letzten hundert Jahren entwickelten biologisch-medizinischen und psychologischen Techniken können die Voraussetzung für dieses Bewusstsein abgeben. Insofern können diese Techniken bewusstseinsbildend wirken«.

Petersen betont aber auch: »Es ist aber unser Risiko, diese Techniken zu handhaben, ohne uns ihres *Sinnes* gewiss zu werden; riskant ist die Sinnfrage«. »Für die Sinnfrage«, so fährt Petersen fort, »können die beiden Worte Reproduktion und Fruchtbarkeit einen Einstieg geben: Reproduktion ist die Wiederherstellung des Gleichen; das Reprodukt ist Neuauflage eines schon Vorhandenen — dabei ist alles definiert und festgelegt«. Man könnte sagen: es ist nur Kopie, Wiederholung. Die scheinbar neue Identität ist im Grunde Pseudo-Identität, Ersatz-Identität.

»Fruchtbarkeit dagegen«, so zeigt er, »lässt Neues kommen« (dabei ist es offen, ob das Zukünftige, nämlich das Kind, mehr vom Ursprünglichen oder von einem Neuen bestimmt ist). »Fruchtbarkeit deutet auf Offenheit und Freiheit hin«. Man könnte sagen: nur das ist wirklich Schöpfung, Kreativität (und nicht einfach biologische Prokreativität).

Petersen betont auch: »*das Kind kommt, wann es will* — unabhängig von Kinderwunsch und trotz Kontrazeption.

Zeugung, Empfängnis ist Widerfahrnis — nicht absichtsvolle, zweckgerichtete oder wunschbesetzte Terminierung. Wie sehr hat der moderne Mensch seine Geschechtlichkeit und Fruchtbarkeit von der Tiefe seines Empfindens und Wahrnehmens getrennt, entfremdet, dieser schöpferischen Aktivität sprachlos gegenüber.

Wie kennt der moderne Mensch, das moderne Paar das vorgeburtliche Leben des kommenden Kindes?

Für das Paar in unserer kontrazeptiven Gesellschaft ist die Schwangerschaft ein *pränataler Umgang mit dem kommenden Kind*. Schwangerschaft ist nicht nur eine bio-psychologische Umgestaltung der Frau.

Während des biologischen Vorganges der Schwangerschaft werden auch schon die psychologischen Fundamente der späteren zwischenpersönlichen Beziehungen des Kindes zu den Eltern begründet.

Für das Kind ist dies sehr wichtig: denn das biologische Geschlecht, das es bei der Geburt *hat*, soll es nachher in einer sexuellen Rolle (Mann oder Frau zu *sein*) aufnehmen: die Grundlage der späteren psychosexuellen Identität. Dem Kind wird dies gelingen, wenn es sich an der Frau, am Manne des Paares, die spielerisch diese Rolle vorleben, modellieren und einspielen kann. Also bedeutet der Vorgang der Schwangerschaft, dass, lange bevor das Kind physisch bei der Geburt zur Welt kommt und sich kennen lässt, es nicht nur eine physiologische, sondern auch eine zwischenmenschliche Entwicklung mitgemacht hat.

In diesem Identifizierungsprozess bekommt das Kind einen Platz wie eine vorgespielte Rolle im Rahmen menschlicher Beziehungen, die stets nicht nur real, sondern auch imaginär sind.

So ist die einfache Wahl des Namens und der Paten für das Kind ein vielbedeutendes Spiel. Vor der Geburt wird das Kind symbolisch in die Verwandtschaft eingeordnet; ein Prozess der Beseelung, das Geschenk der Identität.

Über das Kind wird schon gesprochen werden, lang bevor mit dem Kind gesprochen werden kann, mit dem imaginär eine Beziehung progessiv aufgebaut wird. Auf rein biologischer Ebene ist Schwangerschaft eine Neubildung, ein »Anwachs«, d.h. eine Geschwulst, die sich nach 9 Monaten selbst eliminiert.

Dieser prokreative Vorgang erreicht nur menschliche Kreativität, wenn im erwartungsvollen Partnergespräch das Kind »bei seinem Namen gerufen wird«, während biologische Fortpflanzung radikal anonym bleibt.

Es ist ohne weiteres klar, wie schwer diese (mit-)menschschaffende, diese auch schöpferische Einordnung gelingen wird, wenn die (nur) biologischen Erzeuger über das Kind nicht sprechen können, wenn sie es totschweigen, wenn die Frau sich das Kind nicht in der Perspektive einer Beziehung zum Mann vorstellen kann.

Petersen sagt dazu: »Verantwortung hat mit einer Antwort zu tun, die ein Ich von einem Du bekommt — wie die Antwort im entleerten Schweigen ausbleibt... Wenn zwischen der Schwangeren oder ihrem Partner und dem embryonalen Kinde keine Beziehung entstanden ist, nicht entstehen kann und vielleicht auch nicht entstehen darf, wie soll dann das Gefühl der Verantwortung fühlen?«

Ich möchte wiederholen, dass dieser eingebildete Leib sich vom realen Fötus, der auf physiologischer Ebene von der Medizin überwacht wird, gründlich unterscheidet. Und dieser für die Menschwerdung eines Kindes notwendige Prozess, beginnt nicht immer ipso facto mit dem Anfang einer Schwangerschaft.

Der Arzt kann — jedenfalls zu Beginn einer Schwangerschaft — bestätigen, dass für die Schwangere, für die das Kind nicht sein kann oder darf, häufig auch (noch) niemand da ist, nur »etwas mit der Blutung«, d.h. infrapersonal ist etwas los.

Ist hier nicht für viele ein Stolperstein?

Die Genetik, die Embryologie, die Biologie können als naturwissenschaftliche Disziplinen nur feststellen, dass mit der Konzeption ein neues Individuum der Species Homo sapiens entstanden ist. Eine biologische Disziplin allein kann *per definitionem* also nicht antworten auf die Frage, wann das menschliche Wesen mit der Identität einer Person zu leben angefangen hat.

Die biologische, statische Feststellung und Festlegung, braucht also die dynamische Definition der Menschwissenschaften (= Geisteswissenschaften), die das menschliche Wesen beschreiben als ein zunehmend autonom und bewusst in aktiven kommunikativen Beziehungen lebendes Wesen.

Dies heisst aber nicht, dass ein unerwünschtes Kind bei einer ungeplanten Schwangerschaft wie ein Tier, das nichts Zwischenmenschliches hat, vertrieben werden kann. Denn dieses würde bedeuten, dass die Psychodynamik im Grunde nicht die Offenheit, Plastizität, Wandlungsfähigkeit und Freiheit des werdenden Menschen anerkennt. Biologische Kausalität wird dann mit psychogenetischem Determinismus verwechselt. Jede Lebenskrise — auch bei einer ungeplanten Schwangerschaft — ist Herausforderung zur Reifung, zur Nachreifung, zur Metamorphose.

Pränatale Psychodynamik?

Der moderne Mensch kennt technisch-wissenschaftlich und rational-psychologisch das pränatale Leben.

Gibt es eine pränatale Psychodynamik?

Nun bleibt die Frage: wie ist sich der Fötus seines pränatalen Lebens bewusst? Gib es ein fötales Bewusstsein?

Dazu brauchen wir noch einen radikal anderen Weg.

W. Dmoch hat aber auch gesagt: »Wir sprechen immer aus dem Gefängnis unseres Ichs« (Dmoch, 1985, persönliche Mitteilung).

Für uns getrennt lebende Erwachsene bleibt es schwierig, uns dies vorzustellen. Wir können es ahnen. Denn Inhalt dieses fötalen Bewusstseins ist nicht nur das postnatale Wahrnehmen mit den Sinnen; es ist ein ozeanisches Bewusstseins: ein kosmisches Bewusstsein, das ein Weltall ohne Grenzen erfährt.

Wir können es vergleichen mit dem Zeit-Raum Kontinuum von Einstein.

Das fötale Bewusstsein, ein ozeanisches Bewusstsein, macht also keinen Unterschied zwischen Vergangenheit, Heute und Zukunft; es ist zeitlos und grenzenlos, ähnlich wie die alten Griechen Chronos auch als zeitlose Zeit (»ewiges Heute«) gedacht haben. Das fötale Bewusstsein ist also auf das grenzenlos Unendliche eingestellt. Es ist aber Bewusstsein, wie der Mensch im Schlaf auch Bewusstsein kennt: nämlich das Traum-Bewusstsein im Schlaf-Bewusstsein.

Wir können uns diesen Zustand des fötalen Bewusstseins vergleichenderweise so vorstellen:

Wenn wir auf einer geraden Autobahn ohne Verkehr fahren, ist unser Auge auf »unendlich« eingestellt, d.h. im Ruhe-Zustand. Wir bleiben uns bewusst, dass wir fahren und sind uns teilweise des »Unendlichen« bewusst.

Wenn sich aber ein Auto zeigt, dann wird die Einstellung auf das Unendliche unterbrochen: wir »sehen« den Wagen. Mit den Sinnen wahrnehmen ist also eine Unterbrechung, ein Beenden einer Einstellung auf Ruhe, auf Unendlichkeit oder auf Stille (mit dem Ohr).

»Seeing is interruption of vision«. So heisst das Leitmotiv von Peerboltes Buch über pränatale Psychodynamik: das Visionäre, das objektlose, zeitlose Schauen wird beendet, begrenzt vom Sehen, vom Wahrnehmen mit dem Auge, gebunden in Raum und Zeit (Peerbolte, 1952).

Zum Vergleich: bei einer extrem glücklichen Erfahrung[6] vergessen wir auch Zeit und Raum, wir sind einfach grenzenlos glücklich. »Lust will tiefste Ewigkeit« (Nietzsche).

Ist der Fötus schon wirklich da? Wenn es noch keinen Unterschied gibt zwischen innen und aussen, kann man vielleicht nicht sagen: der Fötus existiert. Insistiert er?

---

[6] Vgl. die extrem glückliche Erfahrung eines »Austretens«, nicht im parapsychologischen Sinne, sondern im tiefst menschlichen Sinne einer Existenz (Ex-istere) nach SARTRE (Existenz-Philosophie).

Er ist noch nicht wirklich da als ein Dasein.

Der Fötus ist kommend: »Ich bin derjenige, den Ihr erwartet«.

Wo liegt die Wahrheit über das pränatale Leben?

Wir können in unserer vertikalen Gegenüber-Position des Verstandes diese Wahrheit nicht verstehen; es ist die horizontale Wahrheit der liegenden Position; die pränatale Position, die diese (Gefühls)Wahrheit *intuitiv* kennt.

Diese ganzheitliche Wirklichkeit kann nicht nur die Medizin, die (Sozial)-Psychologie oder die Tiefenpsychologie kennen. Diese leibliche Totalität erfordert eine universal ganzheitliche Kenntnis — die 7 artes liberales! —, wobei die musische und künstlerische nicht vergessen werden sollen.

In ihrer Euphorie des Machbaren beschäftigen sich die modernen Fertilitätstherapien kaum mit den Befunden der pränatalen Psychologie. Auch die eventuellen Spätschäden durch Retortenmanipulation bleiben völlig ausser Betracht.

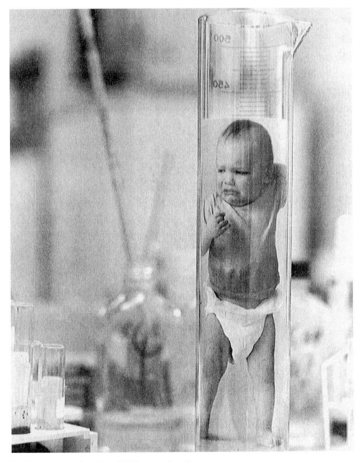

Laborphantasie oder Halluzination?

Einseitigkeit der heutigen Epoche

Kehren wir noch einmal zurück zu der Einseitigkeit der heutigen Epoche, wie folgendes Beispiel zeigt.

So weiss die moderne Wissenschaft, in ihrer der zerschneidenden und zerlegenden Kenntnis, nicht mehr, was *Perineum* bedeutet. Sie kann ja nur noch leblos beschreiben.

Perineum, hergeleitet aus dem Griechischen, bedeutet: das *neos* umringend. Neos bedeutet: der Tempel, oder besser gesagt, das Schiff des Tempels, wo das Bild der Gottheit sich befindet. Es ist die Wohnung Gottes auf Erden, das Innerste des Tempels, das Allerheiligste. Das Perineum ist deshalb der umringende Wohnraum, die Umgebung, des Göttlichen, des Gott geweihten Raumes.

Wie weit hat sich nicht der Mensch des 21. Jahrhunderts von dieser griechischen Weisheit entfernt, dieser Lebensweisheit, in der dieser sakral benannte Körperteil das Gebiet ist, in dem Mann und Frau zusammenleben, und das Gebiet ist, das Eintritt verleiht in das unsterbliche, göttliche Leben.

Dieser Leib ist der Tempel, in welchem das Leben gefeiert wird. Das Allerheiligste birgt das neue Leben, und darin finden Mann und Frau ihre göttliche Lebensgestalt.

Das ist das edelste Gefäss, welches die zarteste Begrüssung der Geliebten birgt, das den zartesten Beginn des Lebens birgt und trägt: das Heiligbein (os sacrum). Auch hier hat die objektive Wissenschaft die Einheit des beseelten Leibes zerschnitten, und in ihrem Hass auf den Leib diesen in beschämende Teile zerlegt: Schamteile, Schamlippen, Schambein, Schamhaare...

Scham und Sünde: sexualfeindlich, lebensfeindlich, lustfeindlich, leibfeindlich, weibfeindlich...: eine schamlose Entfremdung.

Moderne Fertilitätstherapie: Entfremdung des Leibes

In der modernen Therapie der Fertilitätsstörungen wird vor allem die Frau mit der Problematik der Mechanisierung, die wir heute auf vielen Gebieten kennen, konfrontiert.

Die moderne Fertilitätstherapie, z.B. In-Vitro-Fertilisation, bedeutet für die Frau oder für das Paar eine eingreifende Veränderung. Der Leib, Betätigungsfeld der Liebe und sexueller Hingabe, wird das Betätigungsfeld für hochspezialisierte technische Interventionen. An die Stelle der spontan empfundenen Körperlichkeit tritt eine Mechanik, eine neue computerisierte, robotisierte Fruchtbarkeitsmaschine. Ist es dann nicht verständlich, dass die Frau, falls sie nicht begleitet wird, sich, um sich zu schützen, aus diesem ihr unheimlich gewordenen Körper narzisstisch zurückzieht und einkapselt (iatrogener schizoider Narzissmus)? Es entsteht dann eine tiefgreifende Entfremdung und Abspaltung vom eigenen Körper, vom Leibesleben, von der Sinnenfreude und von der Sinnlichkeit des Leibes (P. Petersen, 1985).

Inwieweit kann Stress eine Infertilität verursachen?

Es ist eine Tatsache, dass 30% der Schwangerschaften bei Frauen, die zur Infertilitätsberatung kommen, während der Voruntersuchung und vor Beginn der Therapie eintreten. Ausserdem werden regelmässig Schwangerschaften bei Frauen festgestellt, die unerklärlicherweise als unfruchtbar abgestempelt wurden und die die Therapie nach jahrelanger Behandlung beenden. Diese Frauen könnten deshalb weniger unter Stress leiden, weil sie sich dann endlich als unfruchtbar akzeptiert haben. Steppe hat ebenfalls über eine Serie von Spontanschwangerschaften nach misslungener In-Vitro-Fertilisation (»holidaybabies«) mit klinisch-psychologischer und psychometrischer Untersuchung berichtet (Steppe, 1987). Der Stress im allgemeinen (und insbesondere der Stress der Infertilitätstherapie) induziert Infertilität oder verstärkt die Infertilität bei subfertilen Paaren duch den Mechanismus des LUF.-Syndroms[7]. Der genaue Zusammenhang von Stress und Infertilität ist noch nicht bekannt. Wahrscheinlich spielt nicht nur Prolaktin eine Rolle.

Die Physiopathologie des LUF.-Syndroms ist noch unbekannt. Stress kann hier in der Ätiologie eine Rolle spielen.

Wir haben versucht, diese Hypothese zu überprüfen (Nijs et al., 1984). Die Testresultate zeigen, dass Frauen mit einem LUF.-Syndrom eine statistisch signifikante höhere Stressdisposition zeigen. Diese Frauen sind mehr stressprone-women (trait anxiety) als die Frauen mit einer mechanischen Infertilität. Sie sind also stressempfindlich.

Unser Mitarbeiter Demyttenaere hat in Zusammenarbeit mit der Abteilung für Andrologie (Leitung: Prof. Dr. O. Steeno) in einer prospektiven Studie 106 Ehepaare während der Inseminationsbehandlung mit dem STAI.-Test psychometrisch untersucht (Demyttenaere et al., 1986). Die Ehepaare wurden vor Beginn der Behandlung und danach bei jeder Insemination untersucht.

Die Resultate zeigen eine statistisch signifikante Beziehung zwischen der Angstdisposition der Frau von Beginn der Behandlung (Trait Anxiety als ein permanentes Merkmal der Frau) und dem Zyklus, in dem die Frau schwanger wird.

Je niedriger das Niveau der Trait Anxiety, desto schneller wird die Frau schwanger. Es gibt bereits einen statistisch signifikanten Unterschied zwischen dem ersten und dem dritten Zyklus.

In der untersuchten Gruppe gab es auch elf frühe Spontanaborte. Acht dieser elf Frauen zeigten eine Trait und State Anxiety, die deutlich höher war als bei den übrigen schwangeren Frauen. Dieses Ergebnis war allerdings nicht statistisch signifikant. Weiterhin zeigten diese Frauen auch mehr neurotischen Stress.

Schliesslich gab es noch einen wichtigen Befund bei der kleinen Untergruppe von Frauen mit Ovulationsproblemen. Diese Frauen wurden hormonell

---

[7] 1978 beschrieben KONINCKX, BROSENS et al., und MARIK UND HULKA das LUF.-Syndrom (luteinized unrupturend follicle) als eine Ursache für Unfruchtbarkeit bei Frauen mit nicht geklärter Infertilität und bei Frauen mit Endometriose (Häufigkeit: 30 bis 40%; einmal oder wiederholt).

mit Ovulationsindukatoren stimuliert. Die klinische Erfahrung bestätigt immer wieder wieviel Stress die hormonelle Stimuliering der Frau (die glänzende »facies stimulata« — P. Nijs) bei dem Paar herbeiführt. Hormonelle Stimulation reizt das Partnerverhältnis.

Der STAI.-Test zeigt einen deutlichen Unterschied in der State Anxiety: Sie war in den stimulierten Zyklen höher als in den nicht stimulierten Zyklen.

Wir können daher annehmen, dass eine hormonelle Stimulation über Monate hinweg auch die Trait Anxiety (als Ausdruck chronischen Stresses) ändern kann. Von daher ergibt sich die prägnante Frage, inwieweit eine langzeitige hormonelle Stimulation durch iatrogen induzierten Stress nicht die Chance für einen fruchtbaren Zykluss sabotiert.

Stress und fruchtbarkeitsreduzierendes Verhalten

Chronischer Stress kann das Verhalten auch so beeinflussen, dass dieses veränderte Verhalten die Fruchtbarkeit des Paares »sabotiert«.

1. Chronischer Stress und gestörtes Sexualverhalten

So besteht ein enger Zusammenhang zwischen chronischem Stress und Libidoabnahme.

Infertile Paare können auch mit einem regelrechten Vermeidungsverhalten (kein Koitus während der fertilen Periode) versuchen, den monatlichen Stress während der immer wiederkehrenden Menstruation zu umgehen. In diesem Rahmen haben wir 66 IVF-Paare sexualpsychologisch untersucht (Demyttenaere et al., 1988)[8]. Die Resultate zeigen, dass es einen statistisch signifikanten Unterschied in der Orgasmusfähigkeit zwischen den neurotischen und den nicht neurotischen Frauen gibt.

Für beide Gruppen ist die Koitusfrequenz niedrig.

2. Chronischer Stress und Rauchen

Rauchen während der Schwangerschaft ist sowohl für die Frau als auch für den Fötus schädlich; das Risiko einer spontanen Fehlgeburt und perinataler Sterblichkeit ist bei Raucherinnen grösser[9].

Frauen, die rauchen, müssen drei- bis viermal häufiger als Nichtraucherinnen länger als ein Jahr warten, bis sie schwanger sind. Die Fruchtbarkeit rauchender Frauen wird auf 72% der Fruchtbarkeit von Nichtraucherinnen geschätzt (Baird & Wilcox, 1985).

Bei Frauen, die mehr als 20 Zigaretten pro Tag rauchen, liegt die Fruchtbarkeit wesentlich niedriger als bei denen, die weniger rauchen (57% und 75% der Schwangerschaftsrate der Nichtraucherinnen).

Wenn eine Frau ihren Stress der Infertilität und vor allem den Stress der Infertilitätstherapie durch Kettenrauchen abreagiert, zerstört sie ihre eigene Fruchtbarkeitschancen, die sich dadurch noch mehr in Rauch auflösen.

---

[8] DEMYTTENAERE, K., NIJS, P., RAMON, W.: *op. cit.*

[9] Auch die Missbildungsgefahr wird durch intensives Rauchen des Vaters mehr als verdoppelt. F. SCHMIDT, *Andrologia*, 1986 (18), 5, 445-454.

Aus der Psychosomatik wissen wir, dass funktionelle Infertilität als eine Schutzfunktion gegen unbewältigte biographische Erlebnisse anzusehen ist. Die Seele dieser Frau oder dieses Paares ist noch so strukturiert, dass sie durch die Erziehung eines Kindes überfordert wäre. Das gilt ebenso für den Mann wie für die Frau. Hier ist Psychotherapie notwendig, nicht Fruchtbarkeitsmanipulation (Petersen, 1985).

Stauber hat die psychosomatischen Störungen mit Partner- und Familien-Problematik nach forcierter Fruchtbarmachung bei neurotischem Kinderwunsch beschrieben (Stauber, 1979).

Paare mit Fertilitätsproblemen geraten in eine Identitätskrise mit Minderwertigkeitsgefühlen. Bei dieser narzisstischen Unsicherheit kann das Paar auch in einer Therapie eine Kompensation suchen, da es dadurch die Aufmerksamkeit der Umgebung oder der Presse bekommt. Es ist ganz deutlich, dass diese Ohnmachtsproblematik mit Allmachtsphantasien verbunden wird: »in die Macht der mächtigen Medizin!«. Die Eltern eines Retortenbabys können dabei in ein psychosoziales Vakuum geraten. Es besteht die Gefahr, durch den Erfolg isoliert zu werden. Auch haben sie manchmal wenig Raum für ambivalente Gefühle ihrem so kostbaren Kind gegenüber. Sie sind unbewusst mit dem Auftrag, *computervollkommene Eltern* zu sein, belastet. Auch in dieser Hinsicht können diese Eltern — in der Einsamkeit des Erfolges — psychosomatische Stresssymtome eines Überlastungssyndoms zeigen.

Und die Frauen, die kein IVF-Kind bekommen, — d.h. die grosse Mehrzahl! — haben ein hohes Risiko, Frauen mit chronischen Unterleibsschmerzen zu werden, so zeigt unsere klinische Erfahrung der Nachbetreuung.

Schwangerschaftskonflikt: Beratung und Begleitung

Ist es nicht ebenso verständlich, wenn eine Frau sich aus ihrem Körper, dem Beziehungs- und Lustorgan, zum Selbstschutz bei einem Schwangerschaftsabbruch zurückzieht? Findet dieser Abbruch doch in der Intimität des eigenen Körpers statt. Selbst wenn um diesen Abbruch gebeten wurde, so bleibt es auch ein Einbruch. Dieser Körper ist das Feld sexuellen Lebens und Liebens oder des Nicht-Lieben-Könnens oder Nicht-Geliebt-Werdens.

Wie kann man die moderne Frau begleiten auf ihrem Weg zum Heil: auf ihrem modernen Weg zwischen Couch und Curette, zwischen Couch und Pipette?

Wird die Geschichte uns und der Menschheit erst später einmal deutlich machen, dass Schwangerschaftsabbruch das grosse Opfer der Frau als einziger Ausweg auf ihrem Weg der Emanzipation im 20. Jahrhundert war, weil sie dabei vom Manne sabotiert, psychosozial oder physisch vergewaltigt und ohne Antwort und Verantwortung in diesem Zeitalter der sexuellen Liberalisierung im Stich gelassen wurde?

Hier ist Schwangerschaftsabbruch die konkrete Gestalt einer destruktiven Panik.

»Schwangerschaft is Frauensache« — »Abtreibung ist Männersache!«

Wird die Zukunft uns später auch deutlich machen, dass Schwangerschaftsabbruch auch die konkrete Gestalt des Geschlechterkampfes des 20. Jahrhunderts war?

Für die harmonische Entwicklung des Kindes sind zwei Bezugspersonen gewünscht und notwendig: eine Frau und ein Mann; zwei Bezugspersonen, die als Geliebte zusammenleben.

Abtreibung als Geschlechterkampf bedeutet dann Abtreibung des Mannes, wenn ein Kind kommt. Wie ergeht es den Männern, die vertrieben werden, wenn ein Kind kommt, danach?

Wie können wir in der Schwangerschaftskonfliktberatung die Frau oder das Paar auf ihrem Weg zum Heil begleiten?

Tender loving care — so nennt die angloamerikanische Fachliteratur die psychosomatische Grundeinstellung — bedeutet personale Zuwendung, mitmenschliche Wärme mit Sicherheit und Geborgenheit.

Diese Grundeinstellung hat als Fundament ein geübtes Fachverhalten und die Einstellung, die dem Ratsuchenden unter Aufrechthaltung der Distanz möglichst nahe zu kommen versucht. Diese Grundeinstellung hat nichts mit einer semi-zärtlichen Sentimität, die Menschen in Not keinen Halt bietet, zu tun.

Ein guter Arzt ist ein Mensch, der die Menschen liebt (H. Janssens)[10]. *Ein guter Berater ist ein Mensch, der sich freut, dass Menschen lebensfroh und lustvoll einander lieben können, wollen, dürfen und es wagen.*

Tenderness bedeutet Zärtlichkeit, die das Bedürfnis des anderen in einer wahren Begegnung (an)erkennt (H. Verbrugh, persönliche Mitteilung).

Es gibt keinen Kontakt ohne Takt. Darum ist auch in der Schwangerschaftskonfliktberatung unser Umgang mit der schwangeren Frau taktvoll, d.h. mit Ehrfurcht und Respekt für die Lebensgeschichte und für ihren Lebensentwurf.

Einer Frau taktvoll begegnen heisst auch, Mitgefühl verspüren für ihr Leiden, selbst wenn sie dieses verneint und mit Aufmerksamkeit den Spieltrieb, der gerade in dieser tragischen Situation auch neue Formen sucht, verfolgen.

Schwangerschaftskonfliktberatung heisst Lebensberatung, auch wenn die vorgebrachten Beweggründe für den Schwangerschaftsabbruch vordergründig banal sind und uns irritieren.

Frau Dr. O. Jürgensen, Psychoanalytikerin, hat gezeigt, dass bei vielen die Abtreibung nicht nur ein Akt blinder Destruktivität ist, sondern der unglückliche Versuch einer Frau in Beziehungsnot, aus einem Ambivalenzkonflikt auszubrechen, in dem Verletzungen, die aus frühester Kindheit stammen, neu agiert werden müssen (Jürgensen, 1986).

Tender loving care: Behandlung und Handreichung.

Mitmenschliche Beratung bedeutet also nicht (mehr) Manipulation des schwächeren Ratsuchenden durch die mächtige Medizin oder durch den ethisch

---

[10] H. Janssens: persönliche Mitteilung.

Stärkeren. Behandlung sollte, durch die Begleitung auf dem Weg zum Heil, zur Emanzipation führen.

Die Frau oder das Paar behandeln heisst, sie schrittweise auf dem Weg zur Weiterentwicklung und Entfaltung begleiten. Schwangerschaftskonfliktberatung erfordert von dem Begleiter eine rezeptive, d.h. äusserst aktive Einstellung, um mit Gelassenheit den Anderen frei entscheiden und frei sein und werden zu lassen. Sogar dann, wenn diese positive Entwicklung den negativen Moment des Todes beinhaltet. »Stirb und werde« bekommt auch hier seinen tiefsten Sinn.

Toleranz und zukunftsgerichtete Offenheit fordern von dem Berater aussergewöhnlichen Mut, nämlich die Demut, die Schuld auf sich nehmen zu können, geprägt von intensiver menschlicher Zuwendung und Solidarität.

Asklepios, der griechische Gott der antiken Medizin, konnte erst dann der milde mitfühlende Begleiter der Kranken werden, nachdem er selbst das tiefste Unglück durchlitten hatte.

Damit ich als Berater den Umgang mit dem »abbrechenden Menschen« in der Beziehungsnot nicht ausweglos und aussichtslos erfahre, muss ich selbst als Berater »mich wieder gebären« (Frau Dr. I. Rosenthal, persönliche Mitteilung).

Behandlung der Infertilitätsprobleme bedeutet, der Frau die Hand zu reichen auf dem Weg zu ihrem Heil. Das menschliche Leben wird von Handreichungen begleitet, von der Hand des Arztes und der Hebamme bei der Geburt in die Hände des Mutter, des Vaters, der Familie, der Erzieher, in die Hände des Geliebten bis zum Tode (Lohmann, 1982).

Was ist der *ethische Auftrag* bei der Beratung?

Das griechische Wort ETHOS bedeutet das Gesamt der Sitten, alle Gewohnheiten, die Modalität. ETHOS bedeutet aber auch das Nest, die Wohnung. Der Mensch ist ein Nestbleiber, pränatal und postnatal, kein Nestflüchter.

Ist est nicht ein ethischer Auftrag, dem werdenden Menschen, prä- und postnatal, ein Nest und ein Heim zu schaffen?

»Ehrfurcht vor dem Leben. Das Leben ist heilig. Der Arzt ist berufen, sich uneingeschränkt dafür einzusetzen«. Diese ehrfurchtvolle, heilige Regel hat jahrhundertelang das Handeln des Arztes geadelt. Das Leben wurde uneingeschränkt mit allen Mitteln einer grösstenteils machtlosen Medizin verteidigt. Das war die ethische Grundregel des Arztes der vortechnischen Medizin.

Die Erneuerung der medizinischen Ethik wird sowohl durch die technische Entwicklung der Medizin als auch durch ein neues Menschenbild notwendig.

Die rasante medizinisch-technische Entwicklung stellt in der Tat die Frage, *welches* Leben uneingeschränkt mit *welchen*, eventuell allen, Mitteln verteidigt werden muss. Es handelt sich nicht mehr allein um das Leben, sondern auch um die Qualität des menschlichen Lebens.

Gerade das ist zu einer Konfliktsituation für den Berater und Arzt geworden, der mit der Macht der Technik versehen sich noch grossenteils von der Ethik einer (überwiegend) vergangenen Medizin leiten lässt. Es entstehen auch Konflikte und Spannungen, weil der technischen Fortschritts keinen Platz für kritische Reflexion lässt. »In diesem Dilemma zwischen Fortschrittsskepsis und normativer Unlösbarkeit geziemt uns Ärzten Engagement und Betroffenheit, nüchterne Beobachtung und sensibele Offenheit, Unterscheidung von Befunden und Befüchtungen« (R. Wille, 1986).

Der ständige medizinische Fortschritt muss mit einer ständigen Befragung nach dem aktuellen Wahrheitsinhalt der orientierenden ethischen Werte zusammenfallen.

»Für die Bewältigung dieser Situation haben weder die Geschichte der Medizin noch die Geschichte der Ethik oder des Rechtes vorgebbare Normen bereitgestellt. Es steht zu befürchten, daß der Markt und mangelnde internationale Übereinkünfte die Entschließungen von Ärztetagen wie auch Gesetzesvorlagen — sollten sie zum Tragen kommen — überrollen werden. Es ist in diesem historischen Augenblick keine Utopie mehr, sondern der Gegenstand einer konkreten Entscheidung, ob es die Aufgabe der Medizin, der Gemeinschaft, des Staates ist, den Menschen zu verbessern; die ambivalenten Errungenschaften der IVF, der Gentherapie und des Gentransfers verändern dabei offenkundig die tradierte Wert- und Vorstellungswelt in fundamentaler Weise.

Nicht nur religiös oder theologisch geprägte Scheu warnt in unserem Zusammenhang vor der Prometheus-Tat des Menschen.

Archaische Tabus, gerade im Feld menschlicher Sexualität und Geburt, weisen darauf hin, wie sehr diese Lebensbereiche mit numinosen oder überirdischen Vorstellungen besetzt waren — Jahrtausende hindurch. Man braucht nicht auf die tiefenpsychologische Theoriebildung C.G. Jungs eingeschworen zu sein um von archetypischen Engrammen in unserem Unbewußten zu sprechen. Es dürfte auch anderweitig hinreichende Hinweise darauf geben, daß wir psychologisch in tieferen Schichten gleichsam ontogenetisch wiederholen, was phylogenetisch in unserer Ur- und Vorgeschichte bestimmend war« (Seidler, 1986).

Die Frage nach dem Leben ist und bleibt die Frage nach der Wahrheit, die per Definition nie endgültig geklärt werden kann. Die sich entwicklende Wahrheit über das Leben ist verbunden mit der historischen Entwicklung des Menschen als Fragesteller, als Subjekt, als subjektiver Frager. Und diese Wahrheit wird nie definitiv festgelegt werden können, jedenfalls nicht mit Hilfe (einseitig) reduzierender biologischer Wissenschaften.

Hans Jonas, ein international beachteter Sprecher philosophischer Ethik, hat auf einem Symposion zur Gentechnologie gesagt[11]:

> »Wir müssen wissen, daß wir uns zu weit vorgewagt haben, und wieder wissen lernen, daß es ein Zuweit gibt. Das Zuweit beginnt bei der Integrität des Menschenbildes, das für uns unantastbar sein sollte. Wir müssen wieder Furcht und Zittern lernen — und selbst ohne Gott die Scheu vor dem Heiligen« (vgl. Dippner 1984, S. 535f.).

Oder hat der moderne Fertilitätstechniker auch die Macht und das Recht, Feten als Organspender zu machen[12]?

---

[11] JONAS, H. (1984): Technik, Ethik und biogenetische Kunst: Betrachtung zur neuen Schöpferrolle des Menschen. Festvortrag 100 Jahre Hoechst Pharma. Hoechst, Frankfurt.
[12] BELLER, F. (1982): Feten als Organspender. Gyne 8:11.

In der heutigen Gesellschaft hat der Arzt, der Berater, der Begleiter, den Auftrag, einen Menschen mitentstehen zu lassen, sein Leben zu pflegen, zu begleiten und zu erhalten, falls es sinnvoll ist.

Sinn, Wert und Wahrheit bestehen nur für Menschen, d.h. eine Gemeinschaft von Subjekten. Mit anderen Worten gesagt sind Wert und Wahrheit und Grenzen des Sinnvollen stets subjektiv und subjektbezogen.

Eine integrale Behandlung von Paaren, die sich einer Infertilitätsbehandlung unterziehen, misst ihren Erfolg nicht nur an der Schwangerschaftsrate. Es ist vielmehr ihr Ziel, Paaren mit Fortpflanzungsproblemen so zu helfen, dass sie sich mit Kindern, aber auch ohne sie kreativ entfalten können. Ein Kind um welcher Preis? Welches Kind um welcher Preis? Oder gerade ein Kind zum Preis der Menschlichkeit?

Die modernen Fertilitätstechniken lassen sich noch zu viel auf eine reduzierte Anthropologie mit folgenden Aussagen zurückführen (Petersen, 1987):

– *Der Mensch ist eine Maschine*: hier eine hochkomplizierte bio-psychosoziale Fruchtbarkeitsmaschine. Der einzelne Mensch mit seiner Biographie wird dabei eliminiert.

– *Das Ethos des Machens*. Das Ethos der Manipulierbarkeit des menschlichen Lebens verkörpert insofern den Fortschritt, als es den Anspruch erhebt: »alles, was noch nicht machbar ist, muss machbar gemacht werden — und sei es mit Hilfe psychosozialer Instrumente.

– *Das Ethos des Kinderwunsches und der Wunscherfüllung*. Der unerfüllte Kinderwunsch ist die entscheidende Legitimation für das ärztliche Handeln. Luxus-Individualismus wird gezüchtet, mit Masslosigkeit und Zügellosigkeit bei den finanziellen Kosten (eine Lebendgeburt nach Retortenbefruchtung: ± 17.500 €, in Belgien von der Krankenkasse, d.h. von der Gesellschaft bezahlt).

Um so dringender ist die Herausforderung, als Gegenpol zu dieser manipulativen Medizin eine vertiefte psychosomatische Anthropologie mit entsprechendem technologischem Inventar zu entwickeln. Therapie heisst Begleitung des Leidens — Therapie unterscheidet sich insofern grundsätzlich vom manipulativen Eingriff, so betont Petersen immer wieder (s. Schema):

Pfürtner relativiert und nuanciert die ethischen Probleme der Fertilitätstechnologien, wenn er sagt: »das Artifizielle bei der In-vitro-Befruchtung kann als solches jedoch nicht als Angriff auf etwas bezeichnet werden, was dem Menschen heilig und unzugänglich bleiben sollte. Denn der Arzt räumt bei der therapeutisch bestimmten Maßnahme mit seinen Eingriffen lediglich die Hindernisse fort, die der Befruchtung in diesem oder jenem Fall durch irgendwelche Schädigungen auf seiten des weiblichen oder männlichen Organismus entgegenstanden. Die Befruchtung selbst, sofern sie den Prozeß der Gametenverschmelzung und den gesamten Wachstumsprozeß des neuen individuellen

Seelische Haltungen gegenüber der eigenen Fruchtbarkeit und der Kindesankunft in
Verbindung mit:

Manipulation (z.B. IVF)	Therapie (z.B. Psychotherapie)
Passivität	gesteigerte Bewußtheit, Aktivität
ausgeschaltetes Gefühl	Sensibilisierung für emotionale Prozesse
Abspaltung vom eigenen Leib	vertiefte Verbindung zum eigenen Körper (incl. Sexualität)
schematischer Aussensteuerung unterworfen sein	Identifikation mit individueller Innensteuerung
Isolation (pathologischer Narzißmus)	gesteigerte Offenheit gegenüber Partner und möglichem Kind
Zwanghaftes Getriebensein »ich muss *mein* Kind haben um jeden Preis«	Gelassenheit: »*unser* Kind kommt, wann und ob es will«
zweckgerichtetes, abgeschlossenes Denken	zweckfreies, offenes Denken, konkrete Intuition

(Petersen, 1987)

Organismus meint, wird nicht technologisch »produziert«. Der Mensch bleibt
also unendlich weit davon entfernt, selbst »Macher« menschlichen Lebens zu
sein. Es bleibt dem einzelnen ganz unbenommen, diesen entscheidenden
Lebensprozeß als unergründlich groß zu betrachten und ihm eine entsprechende religiöse oder humanphilosophische Achtung entgegenzubringen.«
    Von Ehrfurcht geprägt, schätzt der Arzt seine Rolle ein als *Facilitator*, d.h. er
verbessert die Bedingungen, damit das Wunder der Konzeption stattfinden kann[13].

Schöpfung in der Retorte und Schwangerschaftskonfliktberatung

    In der Parsival-Geschichte nennt von Eschenbach die geliebte Gesellin
(Blanche Fleur), die Parsival in der dunklen Nacht mit Liebe begleitet: *Kondwiramur*. Auf französisch heisst Kondwiramur: »conduire amour«, d.h. die
Liebe, die Lebensliebe begleiten.
    Ein guter Berater sei in dieser dunklen Welt der Frau oder des Paares im
Konflikt mit der (In)Fertilität eine Kondwiramur: er begleite in Liebe. Und
der Berater sei nie ein *blinder Oedipus*, der, weil er das Gesicht des Vaters
nicht kennt, ohne Wissen tötet. Der Berater (mit seinem ethischen Auftrag)
sei auch nie ein von Rache *verblendeter Moses*, der, als uneheliches Kind
geboren, Gesetzgeber des Gottesvolkes wurde. Wegen seiner Schwäche
konnte Moses das Gelobte Land nie betreten, sondern nur von fern sehen.

---

[13] S.H. PFÜRTNER: Konflikte sozialer Ethik im Kontext extrakorporaler Befruchtung. —
In: B. FERVERS-SCHORRE, H. POETTGEN, M. STAUBER (Hrsg.): Psychosomatische Probleme in der
Gynäkologie und Geburtshilfe 1985, 57-66.

Ein guter Berater sei immer eine Kondwiramur: er begleite die Liebe, er begleite die Eros-Entfaltung des Menschen in dieser einsamen, technischen Welt.

Schluss

Die moderne Medizin hat in ihrer technischen Einseitigkeit einen Höhepunkt und einen Endpunkt erreicht, auch weil sie nicht mehr zu finanzieren ist. Diese technisch höchst differenzierte Medizin produziert, mehr und mehr, die sogenannten »Diseases of the medical progress« (Lasagna): Medizinkrankheiten. Auch die moderne Gynäkologie ist diesem Risiko ausgeliefert. Exemplarisch sind dabei die modernen Reproduktionstechnologien, die in der Euphorie des Machbaren blind triumphieren um einen Erfolg von kaum 20%; mit Verleugnung der produzierten Problematik: 20 mal mehr Mehrlinge, 4 mal mehr ernsthafte Prematuritasprobleme, 10 mal mehr very low birth weight. Ausser Betracht der 20% Erfolgsstatistik der IVF-Kinder bleibt fast 80% von Frauen und Paaren zurück ohne das Wunschkind und oft mit psychosexuellen Defekten und psychosomatischen Defiziten.

Droht nicht für jeden modernen Gynäkologe, mehr und mehr die Gefahr einer Alienierung, als Gesundheitstechniker in einer Medizin als Gesundheitsbetrieb? Der moderne Gynäkologe als höchst differenzierter Zwangsarbeiter tätig in einer monotonen Schein-Medizin. Schein-Medizin oder Scheine-Medizin?

Für diese moderne Frauen*heil*kunde ist und bleibt daher die Frage vital aktuell: begleitet sie die moderne Frau auf ihrem Weg zu ihrem *Heil*, oder reduziert sie die Frau zu einer programmierten Fruchtbarkeitsmaschine, von der Menarche bis weit in die Menopause?

Frauenheilkunde, die Lebensqualität der Frau beabsichtigt, ist nicht nur mechanische Reparatur oder Reproduktionstechnik.

Frauen mit psychosomatischen Störungen sind gerade nicht (mehr) in der Lage ihren Körper- als Lust- und Beziehungskörper zu geniessen.

Eine integrale Frauenheilkunde ist daher mehr als eine rein symptomatische Therapie (z.B. technische Schmerztherapie oder Infertilitätstherapie). Eine integrale Therapie bietet der Frau eine Begleitung auf ihrem Lebensweg zur Entfaltung der Lust- und Liebesfähigkeit.

Paracelsus hat bestätigt: »Das Grundprinzip der Medizin ist die Liebe«. Für den modernen Gynäkologen bedeutet Frauenheilkunde nicht nur Technik, sondern Kunst; nicht nur Heilkunde, sondern Heil*kunst*. Diese Therapie als Kunst bringt Rehumanisierung der technischen Medizin und Metamorphose der modernen Gynäkologen.

Václav Havel, der erste Staatspräsident der neugeborenen freiheitlich-demokratischen Tschechoslowakei hat in seiner Ansprache am 4. Februar 1992 vor dem Weltwirtschaftsforum in der Schweiz das Ende unserer Neuzeit beschrieben[14].

---

[14] Zitiert aus dem *Freundesbrief der Offensiven junger Christen*, 1992, 3, 85-87. Uns bleibt dabei auch die Frage, in wieweit das rasche Verschwinden der Tschechoslowakei und dieses Staatspräsidenten auch »die Macht der Ohnmächtigen« (Buch Aktuell, Fruhjahr 1992) und die Ohnmacht des Staatspräsidenten Havel, dieses modernen Sokrates, reflektiert.

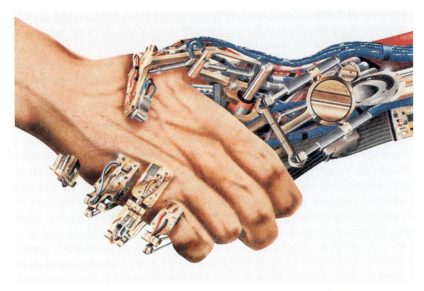

Abb. 5. Das Enblem von Flanders Technology: Symbol einer Zukunftsmedizin: Begegnung von Computer-Technik und Mitmenschlichkeit?

»Das Zeitalter der Moderne wurde beherrscht von der in verschiedenen Formen ausgedrückten Leitidee, dass die Welt — und das Sein als solches — ein völlig verstehbares System wäre, das von einer begrenzten Zahl allgültiger Gesetze regiert werde, die der Mensch begreifen und sie zu seinem eigenen Vorteil vernünftig steuern könne. Diese Ära, beginnend in der Renaissance und sich von der Aufklärung zum Sozialismus, vom Positivismus zur totalen Wissenschaftsgläubigkeit, von der industriellen Revolution zur Informations-Revolution entwickelnd, war gekennzeichnet von raschen Fortschritten im rational-kognitiven Denken. Dies wiederum liess den stolzen Glauben erwachsen, dass der Mensch, als der Gipfel alles dessen, was existiert, auch fähig sei, alles Vorhandene sachgerecht zu beschreiben, zu erklären und zu kontrollieren und die einzig gültige Wahrheit über die Welt zu besitzen. Es war eine Ära, in der es einen Kult entpersönlichter Objektivität gab, eine Ära, in der Sachwissen angehäuft und technologisch ausgebeutet wurde, eine Ära, die an automatischen Fortschritt glaubte, der durch die wissenschaftliche Methode herbeigeführt werden sollte. Es war eine Ära von Systemen, Institutionen, Mechanismen und statistischen Durchschnittswerten. Es war eine Ära der Ideologien, Doktrinen, Interpretationen von Wirklichkeit; eine Ära, in der es als Ziel galt, eine universale Welt-Theorie zu finden und damit einen allgültigen Universalschlüssel, um Wohlstand zu erschliessen...
Das Ende des Kommunismus ist eine Warnung an die ganze Menschheit. Dies ist ein Signal, dass das Zeitalter arroganter, beherrschenwollender Vernunft zum Ende kommt...

Dieses mächtige Signal erscheint uns in der elften Stunde. Wir alle wissen, dass die Gesamtzivilisation in Gefahr ist. Die Bevölkerungsexplosion und der Treibhauseffekt, die Löcher in der Ozonschicht und Aids, die Bedrohung durch Nuklear-Terrorismus und die sich dramatisch verbreitende Kluft zwischen dem reichen Norden und dem armen Süden, die Gefahr von Hungersnot, der Raubbau an der Biosphäre und den Bodenschätzen unseres Planeten, die Ausbreitung der kommerziellen Fernseh-'Kultur' und die wachsende Drohung regionaler Kriege — all dies, zusammen mit tausenden von anderen Faktoren, stellen eine umfassende Bedrohung der Menschheit dar. Der gewaltige Grundwiderspruch ist in diesem Augenblick, dass der Mensch — ein grosser Sammler von Informationen — sich all dessen wohl bewusst ist, jedoch völlig unfähig, mit dieser Gefahr angemessen umzugehen. Herkömmliche Wissenschaftlichkeit kann mit ihrer üblichen Distanz die verschiedenen Wege beschreiben, auf denen wir uns zerstören könnten, aber sie kann uns keine wirklich erfolgversprechenden, anwendbaren Hinweise geben, wie wir die Katastrophe verhindern können. Wir suchen nach neuen wissenschaftlichen Rezepten, neuen Ideologien, neuen Kontrollsystemen, neuen Institutionen, neuen Instrumenten, um die fürchterlichen Konsequenzen zu beseitigen, die aus unseren bisherigen Rezepten, Ideologien, Kontrollsystemen, Institutionen und Instrumenten erwachsen sind. Wir behandeln die verheerenden Folgen unserer Technologie, als ob sie ein technischer Fehler wären, der einfach durch bessere Technologien geheilt werden könnte. Wie suchen nach einem objektiven Ausweg aus der Krise der Objektivität...

Was wir brauchen, ist etwas anderes, etwas Grösseres. Die Einstellung der Menschen zur Welt muss radikal verändert werden. Wir müssen die selbstherrliche Vorstellung ablegen, dass die Welt bloss ein Puzzle-Spiel sei, dass gelöst werden muss, eine Maschine mit dazugehöriger Gebrauchsanweisung, die einfach angewandt werden muss, ein Haufen Informationen, die in einem Computer einzuspeisen sind, in der Hoffnung, dass er, früher oder später, die universelle Lösung ausspucken wird. Es ist meine tiefste Überzeugung, dass wir aus der Welt der privaten Beliebigkeit solche Kräfte befreien und rehabilitieren müssen, wie

– eine natürliche, einzigartige und unwiederholbare Erfahrung unserer Welt;
– einen alles tragenden Gerechtigkeitssinn;
– die Fähigkeit, die Dinge mit den Augen anderer zu sehen;
– einen Sinn für transzendente Verantwortlichkeit;
– eine ursprüngliche Lebensweisheit;
– guten Geschmack, Mut, Mitleiden und
– Vertrauen in die Wichtigkeit einzelner Massnahmen, ohne die Wahnvorstellung, einen allgemeingültigen Schlüssel zur Rettung zu besitzen...

Wir müssen uns mehr anstrengen, zu verstehen, als zu erklären...
Der Weg besteht vielmehr in dem Versuch, durch persönliche Erfahrung ins Herz der Wirklichkeit zu gelangen. Ein solcher Weg fördert eine

Atmosphäre toleranter Solidarität und Einheit in der Vielfalt. Diese Einheit gründet auf gegenseitiger Achtung, echtem Pluralismus und Parallelismus...«[14a].

Abschliessend betonte Havel auch, dass die Politik vor der Aufgabe steht ein neues, postmodernes Gesicht zu finden: »Seele, persönliche Spiritualität, eigener Einblick in die Dinge erster Hand; der Mut, er selbst zu sein und den Weg zu gehen, den ihm sein Gewissen aufzeigt, Bescheidenheit angesichts der geheimnisvollen Ordnung des Seins, Vertrauen in dessen fundamentale Richtung und vor allem Vertrauen in die eigene Subjektivität als das hauptsächliche Verbindungsglied zur Welt — das sind die Qualitäten, die zukunftsfähige Politiker pflegen sollten...«[14a].

Gilt diese Aussage nur für die Politiker? Oder wird es gerade auch zur Lebensaufgabe für jeden Therapeuten?

* * *

Am Anfang des 21. Jahrhunderts kann die Rolle unseres abendländischen Kontinents Europa nicht zu einem »leading continent«, das nur materiellen Wohlfahrt und technisch höchst differenzierten Komfort anbietet, reduziert werden. Wir leben und erleben einen Wendepunkt in unserem Abendland: a turning-point of no return.

Die schizophrene Spaltung von Europa ist zum Ende gekommen. Die Wiedergeburt Europas ist gerade symbolisiert worden in der Wiedervereinigung Deutschlands, des Herzens von Europa, auch wenn diese Geburt nicht so harmonisch geschieht, wie die antiken griechisch-römischen Kunstwerke die Geburt von Europa idyllisch dargestellt haben.

In Europa verschwinden die Grenzen zwischen Ost und West.

Darum erwarte ich in den kommenden Jahren auch eine stets intensivere Begegnung zwischen dem westlichen technischen Wissen und der östlichen Weisheit. Eine Begegnung von der östlichen Seele[15], mit ihrer tragischen Biographie in all ihre Tiefe, mit den westlichen Computern und Robotern, mit ihrem untangierbaren Griff auf materielle Produktion.

Westliche Computer und Roboter, die in einer Landschaft von vergehender Natur und Kultur wandern mit blinden Augen.

Eine Begegnung zwischen *Statistik* — Macht der Ziffern, die nur zählen — und *Bedeutung*: schöpferische Kraft der existentiellen Geschichte, die sich erzählen lässt: eine Begegnung von Biologie und Biographie, im Zeichen einer Praxis der Verantwortung und der *Hoffnung* (Jonas).

[14a] V. HAVEL: ibidem.

[15] Walter Schubarth hat schon in 1938 in seinem genialen Buch, *Europa und die Seele des Ostens*, die Grundideen dieser Zukunft prophetisch dargestellt: nicht die politische, sondern die geistige Auseinandersetzung zwischen Ost und West mit dem Ziel einer »*west-östlichen Weltkultur*« wird das Denken der Zukunft sein, mit einer Wiederbelebung der religiösen Kräfte. — W. SCHUBARTH, *Europa und die Seele des Ostens*, Pfullingen, Neske Verlag, 1979², S. 361.

Und in dieser Perspektive können Humanität und Fortschritt in der Frauen-heilkunde gemeinsam gestaltet werden.

Auch Kirchhof hat diese neue Zukunft mit Hoffnung dargestellt[16a]:

»Der vielzitierte und heiß umstrittene Physiker Capra, der in seinem Buch *Wendezeit* das mechanistische, dualistische Weltbild eines Descartes und eines Newton ablehnt, folgert aus der von ihm unermüdlich und mit Nachdruck ver-kündeten ganzheitlichen Betrachtung der Wirklichkeit weittragende Struktur-veränderungen, wobei der Einfluß 'feministischer Perspektive' eine maßgebli-che, wenn nicht sogar ausschlaggebende Rolle spielt[16].

Die französische Philosophin Badinter, die Autorin des bekannten Buches *Mutterliebe* nennt in ihrem jüngsten, trotz mancher Einwände faszinierenden Werk *Ich bin Du* diesen tiefgreifenden Umschwung der Geschlechterbeziehung mit angenommener Beendigung der Herrschaft des Patriarchats eine 'androgyne Revolution'[17].

Das Prinzip der Ergänzung beider Rollen schafft die Ebenbürtigkeit: Der eine ist, was der andere nicht ist, und er macht, was der andere nicht macht; man braucht einander!

Die 'Gleichberechtigung von Mann und Frau ist eine prägende Denkfigur unserer Gesellschaft' (Badinter).

Ich bin mir völlig darüber klar, daß dieses zukünftig notwendige Durchführen einer solchen gegenseitigen Gleichwertigkeit, bei beiderseitiger Berufstätigkeit und noch dazu im Rahmen einer Familie mit kleinen Kindern, auf große Widerstände stößt und vorerst berechtigte Bedenken hinsichtlich einer Reali-sierung auslöst, die auch den Bedürfnissen und Erwartungen der Kinder Rech-nung trägt.

Lassen Sie mich mit Worten des bekannten Philosophen und Politikers Flecht-heim (Berlin) schließen; 'Das neue Zeitalter wird weder unter dem Zeichen eines Faustes und Prometheus stehen, weder im Zeichen des Genies und Über-menschen. Es könnte statt dessen ein Zeitalter der Verwirklichung einer neuen Partnerschaft von Mann und Frau werden[18]'«.

Literatur

BAIRD, D.D. & WILCOX, H.J. (1985): Cigaret-Smoking Associated with Delayed Con-ception. JAMA 253: 297-298.

BUYSE, G. (1972): Sexuele Psychologie. ACCO, Leuven, 72 S.

CLIQUET, R. (1992), persönliche Mitteilung.

CONDRAU, G. & HICKLIN, A. (Hrsg.) (1977): Das Werden des Menschen. Benteli, Bern.

[16a] KIRCHHOF: ibidem.
[16] CAPRA F. (1983): Wendezeit. Scherz, München.
[17] BADINTER E. (1986): Ich bin Du. Pieper, München.
[18] FLECHTHEIM O. (1987): Die sieben Herausforderungen an die Weltgesellschaft. Universita 12. Wissenschaftliche Verlagsgesellschaft, Stuttgart.

DEMYTTENAERE, K., NIJS, P. et al. (1986): Stress Factors in Donor-Insemination Couples. In: Leysen, B., Nijs, P. & Richter, D. (eds.): Research in Psychosomatic Obstetrics and Gynaecology. ACCO, Leuven, 43-55.

FALLER, A. (1977): Die Ontogenese des Menschen — aus der Sicht der Biologen. In: Condrau; G. & Hicklin, A. (Hrgb.): Das Werden des Menschen. Benteli, Bern.

JONAS, H. (1985): *Technik, Medizin und Ethik.* Zur Praxis des Prinzips Verantwortung. Frankfurt, Insel Verlag, 324 S.

JÜRGENSEN, O. (1986): Schwangerschaftsabbruch als seelischer Konflikt. Bewußte und unbewußte Motivationen zum Schwangerschaftsabbruch. In: Fervers-Schorre, B., Poettgen, H. & Stauber, H. (Hrsg.): Psychosomatische Probleme in der Gynäkologie und Geburtshilfe. Springer Verlag, Berlin, Heidelberg, 107-113.

KONINCKX, P.R. (1978): Stress hyperprolactinaemia in Clinical Practice. The Lancet, i., 273.

KONINCKX, P.R. & BROSENS, I.A. (1982): Clinical Significance of the Luteinized Unruptured Follicle Syndrome as a Cause of Infertility. Europ. J. Obstet. Gynaec. Reprod. Biol. 13: 355-368.

MATUSSEK, P. (1955): Funktionelle Sexualstörungen. In: Giese, H.: Die Sexualität des Menschens. Stuttgart, Enke Verlag, 374-381.

MONOD (1977): Le hasard et la nécessité. Paris, Éditions du Seuil, 242 S.

NIJS, P., KONINCKX, P.R. et al. (1984): Psychological Factors of Female Infertility. Europ. J. Obstet. Gynaec. Reprod. Biol. 18: 375-379.

PETERSEN, P. (1984): Vorgeburtliches Menschenleben und ungewollte Schwangerschaft. Unsere ärztliche Verantwortung. Zschr. Geburth. Frauenheilk. 44: 499-503.

PETERSEN, P. (1985): Retortenbefruchtung und Verantwortung. Urachhaus, Stuttgart.

PETERSEN, P. (1987): Moderne Fertilitätstechnologen: Herausforderung and die psychosomatische Anthropologie. Psychotherapie Psychosomatik, (32) 5: 258-265.

PFÜRTNER, S.H. (1986): Konflikte sozialer Ethik im Kontext extrakorporaler Befruchtung. In: Fervers-Schorre, B., Poettgen, H. & Stauber, M. (eds.): Psychosomatische Probleme in der Gynäkologie und Geburtshilfe. Springer Verlag, Berlin, Heidelberg, 57-66.

POETTGEN, H. (1980): Die Lage der Psychosomatik in der gynäkologischen Klinik und Praxis. Therapiewoche, 30: 583-586.

RETZLAFF, I. (1985): Schwangerschaftskonfliktberatung. Inform. Arzt (4), 43-52.

RICŒUR, P. (1960): La sexualité: merveille, errance, l'énigme. Esprit, 2020-2028.

SCHAD, W. (1982): Die Vorgeburtlichkeit des Menschens. Urachhaus, Stuttgart.

SEIDLER, E. (1986): Der neue Mensch — Sozialutopien der menschlichen Fortpflanzung. In: Fervers-Schorre, B., Poettgen, H. & Stauber, M. (eds.): Psychosomatische Probleme in der Gynäkologie und Geburtshilfe. Springer Verlag, Berlin, Heidelberg, 33-37.

STAUBER, M. (1979): Psychosomatik der sterilen Ehe. Grosse Verlag, Berlin.

STAUBER, M. (1982): Psychosomatische Untersuchungen zur sterilen Partnerschaft. Gynäkologe, 15: 102.

STAUBER, M. (1986): Psychosomatische Befunde bei Sterilität. In: Frick-Bruder, V. & Platz, P. (eds.): Psychosomatische Probleme in der Gynäkologie und Geburtshilfe. Springer Verlag, Berlin, Heidelberg, 139-146.

STEPPE, A. (1987): Spontanschwangerschaft nach misslungener In-Vitro-Fertilisation. Eine psychosomatische Untersuchung. Fertility Tribune, (3) 1: 14-17.

VERBRUGH, H. (1985): Was ist Erfahrung? Loccumer Protokolle, (64), 24-36.

WILLE, R. (1986): Rechtsfragen der extrakorporalen Befruchtung. In: Fervers-Schorre, B., Poettgen, H. & Stauber, M. (Hrsg.): Psychosomatische Probleme in der Gynäkologie und Geburtshilfe. Springer Verlag, Berlin, Heidelberg, 52-56.

SEXUELLER MISSBRAUCH (INZEST):
PSYCHOSOMATISCHE SPÄTFOLGEN UND DEREN THERAPIE

Einführung:

Bei sexuellem Mißbrauch ist das Kind Opfer von sexualisierter Gewalt.
Es handelt sich um sexuell-genitale Handlungen, von dem Kind erzwungen
von einer psychisch und/oder physisch übermachtigen Person. Das Kind ist
nicht in der Lage, effektiven Widerstand zu leisten oder sich zu
verweigern.

Bei Inzest geht es um sexualisierte Gewalt im Familienkreis: der Täter/die
Täterin ist ein Familienangehöriger (auch im weitesten Sinne): Vater, Gross-
oder Stiefvater, Onkel, (Stief)Bruder, Neffe, (fester) Freund der Mutter, der
Schwester, der Eltern, der Babysitter.

Diese sexualisierte Gewalt raubt und vernichtet das Wichtigste des Kindes:
seine Kindheit und seine Zukunft.

Epidemiologie

In einer repräsentativen Studie von Draijer, die 1986 in den Niederlanden
durchgeführt wurde, gab 15,6% der befragten Frauen an, Opfer von sexuellem
Mißbrauch durch Verwandte gewesen zu sein [Draijer, 1988]. Eine von sieben
Frauen ist also durch einen oder mehrere Familienangehörige mißbraucht
(wobei 38,4% auch durch andere belästigt oder vergewaltigt worden ist).
Mädchen mit einer Vorgeschichte von sexuellem Mißbrauch durch Familien-
angehörige haben ein beinahe zweifach erhöhtes Risiko als andere, auch von
Personen außerhalb des Verwandtenkreises mißbraucht zu werden. 1,5% der
Frauen in der Studie von Draijer gaben »gewünschte« sexuelle Kontakte mit
Verwandten an, wobei die Mädchen selbst die Grenzen bestimmen konnten,
die völlig respektiert wurden, und wobei das persönliche Motiv war: Neugier
oder schöne aufregende Erfahrungen machen.

In der Untersuchung von Kinzl und Biebl bei 1125 österreichischen Univer-
sitätsstudenten gab 35,9% der Studentinnen Erfahrungen von sexuellem
Mißbrauch an (18,3% eimalige und 17,4% wiederholten Mißbrauch). 18,5%
der männlichen Studenten berichtete über sexuellen Mißbrauch in der Kinder-
und Jugendzeit (11,4% einmalige und 7,1% über wiederholten Mißbrauch)
[Kinzl und Biebl, 1993].

Einmaliger Mißbrauch geschah vor allem durch Nicht-Familienangehörige,
während wiederholter Mißbrauch vor allem durch Familienangehörige
geschah. Sowohl bei intrafamilialem als auch bei extrafamilialem Mißbrauch

war das Alter des Kindes bei Beginn 10,2 Jahre. In 95% war der Täter ein Mann: die männlichen Studenten wurden in ihrer Kindheit und Jugend also überwiegend mit homosexuellen oder pädophilen Tätern konfrontiert. Die extrafamilialen Täter sind häufig Erziehungs- oder Vorbildfiguren (Jugendleiter, Trainer, Lehrer, Priester).

Bei sexuellem Mißbrauch von Mädchen durch Familienangehörige machen Onkel und Brüder jeweils ein Viertel der Täter aus, so die Untersuchung von Draijer. Sexueller Mißbrauch von Mädchen durch Verwandte kann plötzlich beginnen oder langsam vorbereitet werden über einen Weg von Belohnungen, Geschenken und Liebkosungen.

Ein Viertel der Mädchen ist jünger als 10 Jahre. Ein Drittel der Mißbrauchserfahrungen war einmalig. Bei den übrigen war die durchschnittliche Dauer 3,8 Jahre. Wiederholter Mißbrauch ist meist von längerer Dauer, wobei Väter und Stiefvater nicht nur die häufigsten Täter sind, sondern auch schwerwiegendere sexuelle Handlungen erzwingen. Die Hälfte aller sexuellen Kontakte ging mit körperlichem Zwang einher. Wenn mehrfacher Mißbrauch in einer Familie vorkam, wußte das Mädchen meist nicht von dem Mißbrauch der anderen Kinder. Das Annehmen von Belohnungen verstärkt bei dem Kind das Gefühl von Mit-Täterschaft.

Die Studie von Wetzels, eine repräsentative Studie in Deutschland in 1992 durchgeführt, gibt eine Prävalenzrate von 8,6% für Frauen und 2,6% für Männer an, nur bei enger Definition sexuellen Missbrauchs (nur von Erwachsenen erzwungene (sexuelle) Körperkontakte vor dem 16. Lebensjahr). Bei einer erweiterten Definition werden die Raten von 18,1% der Frauen und 7,3% der Männer festgestellt.

Bei einem Drittel der Opfer sexualisierter Gewalt gab es auch körperliche Misshandlung durch die Eltern.

Die häufigere Viktimisierung von Mädchen als von Jungen (4:1) ist ein typischer Befund bei sexualisierter Gewalt. Die multiple Viktimalisierung ist eher die Regel als die Ausnahme.

Bosinski gibt als Häufigkeit sexuellen Missbrauchs an: ca 10% aller Mädchen und 4% aller Jungen.[1]

Bosinski macht aufmerksam auf den immensen Publikationsanstieg auch unter Einfluss der Frauenbewegung (neben dem teilweise voyeuristisch Skandalisieren in den Massenmedien).

»Wurden in der Zeit von 1971 bis 1982 (der umfassenden Literaturdatenbank PSYCLIT zufolge) lediglich 108 psychowissenschaftliche Artikel zu diesem Thema veröffentlicht, so waren es von 1983 bis 1988 schon 898, von 1989 bis 1993 bereits 1800 und von 1994 bis 1997 sogar 2076.«[2]

---

[1] H.A.G. Bosinski: Häufigkeit und Symptome sexuellen Kindermissbrauchs. Sexuologie 8 (2001), 1, 55-62.
[2] H.A.G. Bosinski (2001): Ibidem

Risikofaktoren in bezug auf sexuellen Mißbrauch

Finkelhor leitet aus seiner Untersuchung bei jungen amerikanischen Frauen folgende Risikofaktoren in bezug auf sexuellen Mißbrauch ab:
- Abwesenheit der Mutter
- Anwesenheit eines Stiefvaters
- soziale Isolation der Familie
- soziale Isolation des Mädchens (keine Freundinnen)
- ein traditionell denkender Vater und eine prüde Mutter
- wenig Wärme von beiden Eltern für die Tochter [Finkelhor, 1990].

Bei seiner Untersuchungsgruppe fand Finkelhor einen linearen Zusammenhang zwischen der Anzahl Risikofaktoren und der Prozentzahl Inzestopfer (ca. 10% mehr für jeden Risikofaktor).

Kinzl und Biebl finden in ihrer Gruppe folgende typische Faktoren bezüglich des familiären Hintergrundes:
- Konfliktbeziehungen zwischen den Eltern (»Kampf-Ehe«, keine gegenseitige Wertschätzung; finanzielle Probleme)
- Mangel an mütterlicher Wäme und Zuwendung
- Mangel an Stabilität und Autonomie bei der Mutter
- Mangel an sozialer Unterstützung und Ermutigung des Kindes durch die Eltern
- langdauernde und/oder schwere körperliche oder psychische Erkrankung der Mutter
- langdauernde und/oder schwere körperliche oder psychische Erkrankung des Vaters
- Scheidungsprobleme, unvollständige Familie
- soziale Isolation der Familie
- sexualisierte Atmosphäre in der Familie.

Kinzl und Biebl nennen auch die folgenden Risikofaktoren für *einmaligen* intrafamilialen sexuellen Mißbrauch:
- Mangel an Ermutigung und sozialer Unterstützung des Kindes durch die Eltern;
- soziale Isolation der Familie
- Mangel an mütterlicher Wärme.
- langdauernde und schwere Erkrankung der Mutter.

Als Risikofaktoren für *wiederholten* sexuellen Mißbrauch innerhalb der Familie haben Kinzl und Biebl aufgezeigt:
- Mangel an Ermutigung und sozialer Unterstützung des Kindes durch die Eltern;
- langdauernde und schwere Erkrankung der Mutter
- soziale Isolation der Familie

- langdauernde und schwere Erkrankung des Vaters
- Scheidungskrise in der Familie
- gestörte eheliche Beziehung zwischen den Eltern, und finanzielle Probleme.
Die Reihenfolge der Risikofaktoren spiegelt ihr Maß an Einfluß wider.

Wenn sexueller Mißbrauch durch die Mutter am Sohn geschieht, geht es oft um alleinstehende Mütter, ohne festen Partner, sozial isoliert und mit emotionalen Problemen, mit Alkohol- oder Drogenabusus, oft mit niedrigem Einkommen [Elliot et al, 1993].

Die Folgen von sexuellem Mißbrauch

Das traumatisierende Ereignis findet in der Kindheit statt, das heißt in der Zeit, in der normalerweise die Grundlage für Lust- und Beziehungsfähigkeit gelegt wird. Es ist auch die Zeit, die geprägt sein sollte von schützender Zärtlichkeit und liebevoller Zuwendung, damit das Kind Grundvertrauen in das Leben und Selbstvertrauen entwickeln kann.

Die Wichtigkeit der Kindheit für die ganze Lebensentwicklung ist deutlich. Der Mensch ist ja ein Beziehungswesen: entstanden aus einer sexuellen Beziehung, wie glücklich oder flüchtig sie auch war, muß er die Lust- und Beziehungsfähigkeit lernen, leiblich entwickeln lassen. Der Körper ist keine Summe von Organen und Funktionen; der Körper ist an erster Stelle ein Lust- und Beziehungsleib.

Die Kindheit ist gerade die kritische Periode, in der das Kind in einer zärtlichen Atmosphäre, leibfreundlich und liebesorientiert, neugierig lernt, den eigenen Körper als Lust- und Liebesraum zu bewohnen. In den verschiedenen Phasen der kindlichen Sexualitätsentwicklung werden so die sogenannten erogenen Zonen aufgebaut zu Begegnungsfeldern für Zärtlichkeit und Intimität. Der Körper wächst also zum von Liebe und Lust beseelten Leib, in dem sich das werdende Ich des Kindes inkarniert. Notwendig dafür sind: schützende Liebe und Geborgenheit von Elternfiguren, die Stabilität und Halt bieten, die Grenzen und Regeln respektieren.

Bei sexueller Gewalt ist dies alles für das Kind nicht da. So können Defekte und Defizite im Bezug auf Lebenslust und Kontaktfähigkeit entstehen.

Die Folgen von sexuellem Mißbrauch können wir verstehen im Rahmen der seelischen Traumatisierung.

Die Erfahrung ist in der Tat ein Trauma, vor allem ein seelisches Trauma: eine schmerzhaft erschütternde Erfahrung, mit überwältigenden Gefühlen von Hilflosigkeit, Machtlosigkeit, Hoffnungslosigkeit, Angst und Wut. Auch das Gefühl von körperlicher Unantastbarkeit wird zerstört. Das Kind kann diese Gefühle nicht innerhalb seines Bewußtseins verarbeiten.

Daher werden sie abgewehrt, verdrängt, verleugnet: Das Kind tut, als sei nichts geschehen. Hierbei werden also viele Erlebnisse und Erfahrungen in Zusammenhang mit dem Mißbrauch aus dem Bewußtsein abgespalten. Später hat das Kind dann nur Fragmente von Erinnerungen und hat viele Teile oder Details des Geschehens verloren und vergessen.

Um wiederholten Mißbrauch zu überleben, hat das Kind gelernt, sich gefühllos zu machen, allen Schmerz zu unterdrücken, so daß es den Kontakt zu seinen Gefühlen ganz verlieren kann. Hier wird die Grundlage gelegt für die sogenannte »Multiple Persönlichkeitsstörung«, bei der die Betroffenen auch schnell in einen Zustand von Depersonalisation und Derealisation geraten können (nach der Strategie: »überleben auf automatischem Pilot«).

Verwirrend ist auch, daß die totale Verleugnung plötzlich durch Erinnerungen oder auch neue Konfrontationen durchkreuzt werden kann.

Die Bewältigung dieses Traumas ist für das Kind durch die Tatsache erschwert, daß es eine emotionele Verbindung mit dem Vater, der nicht nur böse ist, gibt. Der Vater ist immer auch die Elternfigur, von der das Kind Schutz und Liebe erwartet. Um das Bild der guten Elternfiguren zu retten, nimmt das Kind alle Schuld auf sich.

Da sexueller Mißbrauch meistens ein andauernder Prozeß ist (Durchschnitt: 3,8 Jahre), kann das Kind aufwachsen mit dem Gefühl, keine Kontrolle über sein eigenes Leben und seinen Körper zu haben, mit dem Gefühl, hilflos, schmutzig, ekelhaft und schlecht zu sein.

Sexuelle Erlebnisse werden also tief mit Ekel und Scham verknüpft.

Verarbeitung eines Traumas ist immer abhängig von den Möglichkeiten, sich verbal und non-verbal auszudrücken, die schmerzhaften Erlebnisse und Gefühle in Worte und Bilder bringen zu können.

Dies ist dem Kind oft nicht möglich, weil der Täter mit schrecklichen Konsequenzen gedroht hat, falls das Kind über den Mißbrauch sprechen würde.

So hat das Kind schließlich keine Worte mehr für Gefühle, so ist es sprachlos gemacht. Sich körperlich unattraktiv machen wird ein Schutz- und Abwehrverhalten.

Das zentrale Thema des Verarbeitungsprozesses ist daher die Wiedergewinnung der Lust- und Liebesfähigkeit und damit auch das Zurückerobern des eigenen Körpers als eigene Gestalt. Denn sexuelle Gewalt bedeutet nicht nur Seelenmord, wie es *U. Wirtz* genannt hat, sondern auch Körperfragmentierung [Wirtz, 1992].

Jungen mit Erfahrungen von sexuellem Mißbrauch zeigen gehäuft Stress-, Aggressivität und Angstsymptome, Schlafstörungen, Alpträume, Enuresis und/oder Enkopresis.

Konzentrationsstörungen verursachen Schulprobleme, reizbare Aggressivität führt zu Konflikten mit Kameraden, Lehrern und Eltern, oder zur Automutilation oder Suizidversuchen. Mit frühzeitigen sexueller Neugier werden Kontakte oft auch sexualisiert. Als Opfer von sexuellem Mißbrauch in der Kindheit haben Jungen ein erhöhtes Risiko, später zum Täter zu werden [Laszig, 1996].

Frühfolgen sexualisierter Gewalt

Ein spezifisches »Post-Sexual-Abuse-Syndrom« gibt es nicht.

Nur eine erfahrene Kindergynäkologin kann aus wechselnden (peri)genitalen Befunden und Anweisungen die Diagnose eines sexuellen Kindesmißbrauches stellen: Körpertraumata, (STD-) Infektionen (genital, anal, oral), Penetrationsbefunde.

Grosser vorsicht bleibt notwendig bei der Deutung sowohl von Kinderzeichnungen mit spontanem »sexualisiertem« Kommentar als beim »anatomische-Puppen-Spiel«.

Als Hinweise — keine Beweise! — für ein Trauma sexualisierter Gewalt zeigen sich eine Reihe möglicher verhaltensmässiger Frühfolgen.

Plötzlich aufgetretene und/oder Verhaltensauffälligkeiten verschiedener Art, wobei das Kind sich isoliert, sprachlos, lustlos (»trauriges Gesicht«), unruhig-aggressiv oder umtreibig destruktiv reagiert (»schwieriges (Schul)kind«), sind mögliche Hinweise

Bei älteren Kindern sind die (launenhaften) Ess-Störungen oft deutlicher. Auch die depressiven Reaktionen sind meist ausgeprägter, mit Schlafstörungen, Verlust der Kontakt- und Spielfreude, der Arbeitslust (mit veränderten Schulleistungen (Konzentrationsschwäche ohne Ausdauer!).

Diffuse Unterleibsschmerzen, schmerzhafte Menstruationsbeschwerden (mit Risiko auf Appendektomie!) ergänzen das psychosomatische Bild dieser Depression, auch mit der Gefahr von Abusus von Tranquillizern, Schmerzmitteln, Alkohol, Nikotin und Drogen.

Mädchen reagieren eher introvertiert: gehemmt, gleichgültig mit Körpervernachlässigung bis Automutilation und Suizidversuche. Jungen reagieren eher extrovertiert: (sexuell) aggressiv bis delinquent (Diebstahl, Drogen(zwischen)händler) und »sexualisiertes Verhalten«.

Polizeikontakte treten vermehrt auf, auch weil sowohl Jungen als Mädchen gehäuft von zu Hause ausreissen. Ängstlich-regressives Verhalten (wieder Einnässen, Einkoten, Alpträume (Pavor nocturnus), Nägelbeissen) kann von der Kindheit bis spät in die Pubertät anhalten.

Je jünger das Kind beim Beginn der sexualisierten Gewalt ist, desto ernsthafter sind die Folgen. Je stärker die emotionelle Verwahrlosung war, je ausgeprägter sind die Anpassungsstörungen.

Ein Kind wird sich nie an sexualisierte Gewalt gewöhnen, auch nicht wenn diese Gewalt Jahre andauert...

Diese unspezifischen Verhaltensauffälligkeiten bilden die Missgestalt der sexualisierten Gewalt mit ihren posttraumatischen Stress-Störungen.

Langfristige Folgen sexualisierter Gewalt

Frauen mit sexualisierter Gewalt in der Kindheit zeigen später ernsthafte Probleme: extreme Minderwertigkeitsgefühle bis hin zu Selbstverachtung, ängstlichem Argwohn und Vereinsamung in Zusammenhang mit der Unfähigkeit, soziale Kontakte aufzunehmen und zu pflegen.

Die atypische Dystrophie der Gesichtshaut und der Haare bringt oft die Lustlosigkeit und Kontaktschwierigkeiten typisch zum Ausdruck.

Im alltäglichen Leben fühlen sie sich nicht wohl in ihrem Körper, den sie verachten. Gefühle können sie weder gut ausdrücken noch beherrschen. Es kommt gehäuft zu aggressiven Ausbrüchen (oft mit Schuldgefühlen). Das Suizidrisiko ist dreifach so hoch, und Automutilation ist doppelt so häufig.

Mit der schmerzhaften Menstruation laufen die Frauen später Gefahr, zur Schmerzpatientin mit verschiedensten funktionellen Schmerzbeschwerden zu werden. Hierbei kann Schmerzmittel- und Tranquilizerabusus auftreten.

In der Untersuchung von Reiter et al. hat 67% der Frauen mit chronischen Unterbauchschmerzen *ohne* Organbefund sexuellen Mißbrauch erlitten (gegenüber 29% der Frauen mit Unterbauchschmerzen *mit* Organbefund) [Reiter et al, 1991]. Ess-Störungen und Alkoholabhängigkeit kommen zweimal so häufig vor.

In unserer Leuvener Untersuchungsgruppe von Frauen mit chronischen Unterbauchschmerzen ohne Organbefund hat 66% in der Kindheit ernsthafte Familienprobleme mit Gewalt erfahren: eine »broken home«-Situation mit körperlicher und/oder sexueller Aggressivität des Täters, oft mit Alkoholabusus.

Da Ekel und Scham ursprünglich mit sexuellen Erfahrungen traumatisch verknüpft sind, treten Libidostörungen und Anorgasmie auf (oft mit Dyspareunie). Andererseits neigen diese Frauen zur Sexualisierung der mitmenschlichen Kontakte. 80% der Prostituierten hat sexuellen Mißbrauch in der Kindheit erlitten.

Als Kind sind diese Frauen affektiv vernachlässigt worden, als Erwachsene leiden sie oft unter der Unfähigkeit, den eigenen Kindern Wärme und Zuwendung zu geben. Draijer hat in ihrer Untersuchung festgestellt, dass betroffene Frauen doppelt so häufig unter ungewollter Kinderlosigkeit leiden. Hinzu kommt, dass Frauen mit sexualisierter Gewalt in der Kindheit viermal so häufig vor dem 30. Lebensjahr hysterektomiert werden (in Zusammenhang mit den chronischen Unterleibschmerzen).

Verarbeitung als Prozess

Verarbeitung als Prozeß bedeutet nicht, zielgerichtet nach dem Modell einer Reparatur-Medizin, die Körperschäden oder Symptome wegbehandelt, arbeiten. Denn es gibt keine Prothese für Intimität und Lebensfreude.

Sexualisierte Gewalt ist ein traumatisierendes Ereignis in der Biographie eines Kindes, eines heranwachsenden Subjektes. Die innere Verarbeitung ist immer ein subjektiver Weg, der in seiner Einmaligkeit nie vom Therapeuten vorprogrammiert werden kann.

Die Gewalt ist dem Kind von einem Menschen, meistens einer wichtigen Bezugsperson, angetan worden. Daher ist es notwendig, daß ein Therapeut auch als Mensch und als schützende Bezugsperson da ist und da bleibt.

Innere Verarbeitung ist ein persönlicher Weg von Bewältigung, Vergangenheitsbewältigung, nicht im Sinne, daß das, was passiert ist, ungeschehen gemacht werden kann, aber wohl geschehen: es gehört zur Geschichte; es ist vergangen, vorbei, es ist akzeptiert in der Biographie, und jetzt gerade ohne weitere Verleugnung.

Es ist ein Prozeß der Integration: auf dem Wege zu einem integrierten Mensch-Sein, wo die Innenwelt der Gefühle und die Außenwelt der mitmenschlichen Realität, wo Vergangenheit und Gegenwart zukunftsoffen wieder in Harmonie sein können.

Der therapeutische Prozeß der Verarbeitung der psychosomatischen und sexuellen Spätfolgen

Tiefe psychologische Wunden heilen nicht von allein.

Gerade weil sexualisierte Gewalt tief verwundet hat, ist eine tiefenpsychologisch orientierte Therapie notwendig; das heißt keine reine Verhaltenstherapie, aber auch keine strenge Psychoanalyse, die den Patienten mit verletzbaren Realitätsbezügen in der therapeutischen Regression zu wenig Halt bieten würde.

Diese Therapie soll immer flexibel die psychosozialen und partnerschaftlichen Aspekte miteinbeziehen. Zum Beispiel: im Verlauf der Therapie, vor allem bei emotional erschütternden Integrationsschritten, sollte der Partner zum Gespräch eingeladen worden.

Diese angemessene Therapie arbeitet sowohl mit dynamischen Aspekten aus der Tiefenpsychologie als auch mit Lern- und Verhaltenstherapie, sowohl mit Elementen der Gestalttherapie als auch der leiborientierten Therapien. Die Durchschnittsdauer einer solchen Therapie ist meistens 1 Jahr länger als die Dauer des sexuellen Missbrauchs.

Ein Kind, das sexuell mißbraucht worden ist, hat für immer seine unbefangene Kindheit verloren. Es hat nie ungehindert träumen und phantasieren können. Vom Ursprung her ist die kreative Phantasie blockiert.

Dieses Trauma soll nicht nur im therapeutischen Dialog bearbeitet werden, sondern die Patientin sollte auch immer wieder ermutigt und unterstützt werden in der konkreten Gestaltung von lange verschütteten Kinderträumen: ganz konkret mit der Patientin auf die Suche gehen, wie sie in ihrer heutigen Lebenssituation noch ihren Lebenstraum aufgreifen und verwirklichen kann. Das Motto ist: Alles ist nicht mehr möglich, aber vieles bleibt möglich.[3]

Frauen mit sexuellem Mißbrauch zeigen später ernsthafte psychosexuelle Probleme: extreme Minderwertigkeitsgefühle bis zur Selbstverachtung.

---

[3] Der therapeutische Prozess als kreativer Prozess wird eindrucksvoll dargestellt in: Petersen P. und Rosenhag J.: *Dieser kleine Funken Hoffnung*. Therapiegeschichte eines sexuellen Mißbrauchs. Stuttgart, Urachhaus, 1993.

Eine formale Sexualtherapie ist hier selbstverständlich nicht indiziert.

Die negative Einstellung zum eigenen Körper soll nicht nur wiederholt therapeutisch besprochen werden. Direkte Ermutigung — jedoch ohne Erotisierung — zur Haar- und Hautversorgung und zur Körperpflege im allgemeinen als konkrete Gestalt des wachsenden leiblichen Selbstrespektes begleitet immer die Therapie.

Ein Glückwunsch für den ersten gelungenen Schritt zum Schwimmbad, zum Tanzabend, zum Singen in einem Chor, zeigt sich hier sehr hilfreich.[4]

Der Therapeut soll sich also mit großer Flexibilität in dem therapeutischen Paradox bewegen: maximal annähern mit Aufrechterhaltung der Distanz.

Untersuchungen bestätigen immer wieder, daß in Inzest-Familien ein schmerzlicher Mangel an emotionaler Zuwendung der Eltern für die Kinder herrscht.

Auch die Untersuchungen von Kinzl und Biebl u. Mitarb. (1995) haben bestätigt: Frauen mit sexuellen Mißbrauchserfahrungen zeigten signifikant häufiger Störungen der sexuellen Erregung und des Orgasmus als Frauen ohne Mißbrauchserfahrungen [Kinzl, Traweger und Biebl, 1995]. Frauen mit einem familiären Defizienzsyndrom gaben signifikant häufiger sexuelle Funktions-störungen an als Frauen mit positiven familiären Beziehungserfahrungen. Die Ergebnisse belegen, daß jeder Versuch, die Bedeutung sexueller Mißbrauchs-erfahrungen in der Kindheit für spätere sexuelle Funktionsstörungen zu beur-teilen, die Beziehungserfahrungen mit den wichtigsten Bezugspersonen und das familiäre Klima in der Kindheit und Jugend beinhalten muß.

Vielleicht ist die traumatisierende Erfahrung des Mißbrauchs so groß, weil solch eine emotionale Vernachlässigung mitspielt, die nicht beschützend auf-gefangen hat, sondern die das Kind im Stich gelassen hat, die nicht sehen und nicht hören wollte, nur geschwiegen, sogar verschwiegen hat.

Auffallend ist also auch der Egoismus der Eltern, die nicht fähig sind, die normalen Grenzen der Intimsphäre, körperlich und sexuell, im Umgang mit ihren Kindern zu erleben und zu respektieren.

Typisch also ist eine Form der »egoistischen Rücksichtslosigkeit«, wodurch die Eltern nur ihren eigenen Bedürfnissen an erster Stelle Aufmerksamkeit widmen.

Gegenüber dieser Vergangenheit soll jetzt ein Therapeut da sein, inspiriert von der Aussage von *Paracelsus:* »Das Grundprinzip der Medizin ist die Liebe, die Menschenliebe.« Ein Therapeut, der sich freuen kann, daß Men-schen wieder lieben können, einander lieben können.

In dieser Therapie als Heilkunst konkretisiert sich also die allgemeine Menschenliebe, die dem isolierten Menschen wieder die Geborgenheit des

---

[4] Die gleichgültige Stimmung und Verlust an Lebenslust drücken sich oft aus in einer monotonen, kalten Stimme. (Wieder)-Singen-Können ist daher Zeichen des Wiederfindens der lebendigen Stimmung und des entspannten Wohnens im Körper. Wieder Singen, auch mit den eigenen Kindern, ist so wichtig, denn als Kind haben sie nicht die Gnade einer singenden Mutter erlebt.

mitmenschlichen Zusammenhörens und Zusammen-ge-hörens schenkt. So ist es deutlich: Der therapeutische Weg ist kein programmierbares Produkt, voraus objektiv berechenbar von Psychotechnikern oder von Care-Managern.

Jede Therapie muß auf individuelles Menschenmaß zugeschnitten sein — keine Fließbandarbeit! — und soll immer wieder neu geschaffen werden: Therapie als kreative Kunst.

Daher sagt U. Wirtz: Der Patientin muß die Sicherheit vermittelt werden, daß es ihr Prozeß ist, daß sie bestimmen kann, wann sie bereit ist, Erfahrungen zuzulassen. Die Richtung und das Tempo des therapeutischen Prozesses ist ihre Entscheidung.

Der Therapeut soll auch immer wieder eigene Gefühle in der therapeutischen Beziehung bewußt wahrnehmen und reflektieren.

So neigen manche Betroffene zur Sexualisierung der mitmenschlichen Kontakte. Denn für sie war in der Kindheit Sexualität oft der einzige Weg, um Aufmerksamkeit und Zuwendung zu bekommen. Sie neigen auch zur Sexualisierung (mit acting out) der therapeutischen Beziehung, auch weil sie testen, ob sie hier als Frau wohl respektiert werden.

Daher sind sie leider *at risk* für sexuelle Übergriffe in der Therapie als Wiederholung des Traumas (*die sogenannte Reviktimalisierung*). Daher soll der Therapeut in seiner Wortwahl immer behutsam sein und nie zweideutige Aussagen machen.

Humor kann hilfreich sein, ist aber nur möglich, wenn ein stabiles Vertrauensverhältnis mit kreativ-spielerischer Freiheit gewachsen ist, auch mit Respekt in bezug auf Belastbarkeit der Frau.

Die Patientin neigt auch oft zur Wiederholung der schmerzhaften Erniedrigung. Mit Takt und Respekt soll der Arzt die Anamnese und die körperliche Untersuchung gestalten.

Nie soll in »bohrender« Art und Weise nach Erfahrungen von sexualisierter Gewalt gefragt werden. Der therapeutische Umgang sollte daher immer klar und konkret von Ehrfurcht geprägt sein: Ehrfurcht für die Frau mit ihrer Biographie, Ehrfurcht für ihre Aussagen, für ihre Gefühle und (Trauer-)Emotionen, und vor allem Ehrfurcht für ihren Körper.

Im Respekt des Therapeuten wächst also der Selbstrespekt der Frau, die im therapeutischer Dialog und Umgang die befreiende Erfahrung machen kann, daß ihre Grenzen von einem anderen Menschen respektiert werden. Dies wirkt als korrigierende emotionele Erfahrung.

Ich hoffe, daß immer mehr Ärzte Bewußtsein für die besondere Problematik der Behandlung von somatischen Symptomen bei Inzestopfern entwickeln.

Aus der unbewußten Dynamik von Macht und Ohnmacht kann es nach der Mißhandlung in der Kindheit zu Miß-be-handlung in der Medizin kommen (z.B. nutzlose Operationen bei Frauen mit chronischen Unterbauchschmerzen), wobei die Frau als Patientin wieder vernachlässigt wird und gerade nicht als eine mündige Frau behandelt wird. Diese Reviktimalisierung kann darüber hinaus auch im Beruf und Sozialleben stattfinden (Sünden-bockrolle).

Geduld und Gelassenheit sind zwei wichtige Tugenden für den Therapeuten. Geduld, um zum Beispiel der Frau ohne Drängen die Zeit zu lassen, die sie braucht, um die erlittene Gewalt mitzuteilen.

Gelassenheit des Therapeuten, der frei gelassen da ist und da bleibt, trotz Angst oder Panik der Frau, trotz eigener Wut und Ärger um Unrecht und ver-nichtete Lebenschancen.

Wenn der Therapeut nicht die notwendige Geduld hat, kann die hilflose Ohnmacht der Frau sich wiederholen in der machtlosen Wut des Therapeuten, der dann zu radikalen Therapiemaßnahmen neigt:
- Hypnose-Therapie, um wie ein Detektiv die »totale Wahrheit« zu erfassen;
- Überreden zum Gerichtsverfahren gegen den Täter.

Dieser äußere Weg der Bewältigung ist keine Garantie dafür, daß der innere Weg der Trauer zur Integration gelingen wird. Im Gegenteil, das Gerichts-verfahren an sich bringt zusätzlichen Streß mit Beschuldigungskonflikten, ver-wickelt mit juristischen Streitereien und oft auch mit Stigmatisierung der Frau als Mißbrauchsopfer.

Gelassenheit bedeutet keinesfalls Fatalismus. Im Gegenteil, Gelassenheit ist getragen von Optimismus.

Neben der festen Regelmäßigkeit der therapeutischen Gespräche ist auch die tägliche Unterstützung eines geduldigen Partners notwendig, der oft fast über die Grenze seiner Tragfähigkeit belastet werden kann, oder/und einer treuen Freundin, die auch in Krisen nie im Stich läßt.

Diese Beziehung zur Freundin kann vorübergehend homoerotische Aspekte bekommen. Dies soll nicht zu einer panisch gestellten Selbstdiagnose eines Lesbisch-Seins führen. Es handelt sich meistens um ein Nachholbedürfnis im Rahmen eines tiefen Heimwehs nach mütterlich-leiblicher Wärme und Nähe.

Auch eine Selbsthilfegruppe mit der stärkenden und stützenden Dynamik der Solidarität kann große Hilfe bieten bei der Reintegration in die psychoso-ziale Realität, zumindest, wenn die Ich-Stärke und das Selbstvertrauen der Frau schon ausreichend gewachsen sind und das Mißtrauen nicht mehr zu stark ist. Eine Selbsthilfegruppe allein reicht meines Erachtens nicht, um die inneren, tiefen Wunden zu heilen (dafür ist und bleibt individuelle The-rapie-Arbeit notwendig).

Das wiederholte Durcharbeiten der traumatisierenden Erfahrungen kann die Frau vorübergehend so überfordern, daß eine kurzfristige stationäre Aufnahme notwendig ist, wobei möglichst eine Stigmatisierung durch eine Behandlung in einer psychiatrischen Klinik vermieden werden sollte.

Während der oft so mühsamen Psychotherapie kann das Risiko für psy-chotische Desintegration auch präventiv mit niedrig dosierten und nicht sedie-renden Neuroleptika vermindert werden.

Die anfängliche Lust- und Energielosigkeit im Rahmen einer chronischen maskierten — und verleugneten! — Depression wird am besten mit ange-messenen Antidepressiva behoben, damit die Frau auch über mehr Energie, notwendig für das therapeutische Durcharbeiten, verfügen kann. Dies bedeutet aber nicht, daß die Patientin mit Medikamenten abgespeist werden soll. Psychotherapie bleibt die Erstaufgabe.

Aus der grundlegenden Arbeit von U. Wirtz über Inzest und Therapie werden hier zum Abschluß einige Aussagen von Patienten, wie sie sich wünschen, daß Therapeuten ihnen begegnen, zitiert:

> Ich wünsche mir,
> - daß ich als vollwertige Persönlichkeit respektiert und nicht als krank und unheilbar abgestempelt werde;
> - daß ich nicht mit Medikamenten abgespeist werde;
> - daß mir Mut zur Heilung gemacht wird;
> - daß mir geglaubt wird, auch wenn ich Ungeheuerliches erzähle;
> - daß sie mir dabei helfen, Unsagbares auszudrücken;
> - daß sie mein Mißtrauen verstehen;
> - daß sie belastbar sind und meine Wut und Verzweiflung aushalten;
> - daß sie mich vor meiner eigenen Destruktivität schützen;
> - daß sie mich nicht fallen lassen, auch wenn ich unendlich Zeit brauche.«

Daher ist es deutlich: die Frage ist nicht so sehr, ob Psychotherapie für den Menschen mit Mißbrauchserfahrungen objektiv indiziert ist und überhaupt noch wirklich effektive heilsame Verarbeitung bringen kann.

Die Frage ist auch: ist der Therapeut subjektiv indiziert, das heißt als Subjekt fähig, um diesen Menschen zu begleiten, als Sachverständiger und als Mensch mit Gelassenheit, mit Mut und Hoffnung und auch in Bescheidenheit.

Molinski hat immer wieder betont, wie wichtig es ist, daß der Arzt oder der Therapeut Lebensfreude und Lebensbejahung ausstrahlt, obwohl diesen elementaren Kräften sowohl in der Ausbildung als in der Therapie-Forschung kaum Aufmerksamkeit gewidmet wird.

Literatur

Beitchmann, JH, Zucker, KJ, Hood, JE, DeCosta, G; Akman, D (1991): A review of the short-term effects of child sexual abuse. Child Abuse & Neglect 15; 537-556.

Bosinski, HAG (1997): Sexueller Kindermissbrauch: Opfer, Täter und Sanktionen. Sexuologie 4; 27-88.

Draijer N (1988): Een lege plek in mijn geheugen. Seksueel misbruik van meisjes door verwanten. Min Soc Zaken Werkgelegenheid, Den Haag, 75 S.

Elliot AJ et al. (1993): Maternal sexual abuse of male children. When to suspect end how to uncover it. Postgrad Med J (94): 169-180.

Finkelhor D et al. (1990): Sexual abuse in a naturel survey of adult men and women, prevalence, characteristics end risk factors. Child Abuse & Neglect (14): 19-28.

Kinzl, JF, Traweger, C, Biebl, W: Zur Bedeutung dysfunktionaler Familienstruktur und sexuellen Mißbrauchs in der Kindheit für sexuelle Funktionsstörungen bei Frauen. Sexuologie (1995), (22), 1,10-17.

Kinzl JF, Biebl W (1993): Sexueller Mißbrauch in Kindheit und Jugend. Sexualmedizin 4 (22): 136-142.

Laszig P (1996): Sexueller Mißbrauch an Jungen. Physische und psychische Auswirkungen bei erwachsenen Männern. Sexuologie 2 (3): 69-84.

Petersen P, Rosenhag, J (1993): Dieser kleine Funken Hoffnung. Therapiegeschichte eines sexuellen Mißbrauchs. Stuttgart Urachhaus.

Reiter R et al. (1991): Correlation between sexual abuse and somatization in women with somatic and nonsomatic chronic pelvic pain. Am J Obst Gynaecol (165): 104-109.

Russel DEH (1983): The incidence and prevalence of intrafamilial and extrafamilial sexual abuse of female children. Child Abuse & Neglect (7): 133-136.

RutschkY K. Wolff, R (Hrsg.) (1994): Handbuch sexueller Missbrauch,. Hamburg: Ingrid Klein Verlag.

Volbert, R (1997): Sexuelles Verhalten von Kindern: Normale Entwicklung oder Indikator für sexuellen Missbrauch. In: Amann, G, Wipplinger, R. (Hrsg): Sexueller Missbrauch, Überblick zu Forschung, Beratung und Therapie. Ein Handbuch. Tübingen: dgvt-Verlag: 385-398.

Wetzels, P (1997): Prävalenz und familiäre Hintergründe sexuellen Kindesmissbrauchs in Deutschland: Ergebnisse einer repräsentativen Befragung. Sexuologie 4: 98-107.

Wirtz U (1992): Seelenmord. Über Inzest und Therapie. Kreuz Verlag, Zürich.

DIE FRAU IM KLIMAKTERIUM

Einführung

Die Perimenopause umfasst den Zeitraum des Übergangs vom reproduktionsfähigen Alter mit zyklischer ovarieller Aktivität bis zum Einstellen der zyklischen ovariellen Aktivität und somit auch der Menstruation und Reproduktionsfähigkeit. Die Menopause an sich deutet auf die letzte Menstruation und wird per definitionem 1 Jahr postfactum festgestellt.

Die Menopause wird angekündigt von der einige Jahre dauernden Prämenopause, in der es schon zu Blutungsunregelmässigkeiten und neurovegetativen und psychischen Beschwerden kommen kann. Die Postmenopause ist der Zeitabschnitt bis einige Jahre nach der Menopause, in der der Körper sich einstellt auf die hormonalen Veränderungen. Das Klimakterium ist die *Lebensphase* der Frau von der Menopause (ca. 52. Lebensjahr) bis zum Senium (75. Lebensjahr).

Das Klimakterium bedeutet etymologisch die Klimax oder das höchste Niveau gereifter Weiblichkeit, welche die Frau erreichen und geniessen kann.

Diese positive Bedeutung des Klimakteriums ist in unserer Gesellschaft und in unserer modernen Medizin fast ganz verschwunden bzw. verdrängt worden.

Obwohl der Ausfall der hormonalen Aktivität der Ovarien sowohl die Progesteron- als auch die Östrogen-Sekretion betrifft, sind die typischen menopausalen Beschwerden auf einen Östrogenmangel zurückzuführen. Als typische Beschwerden gelten einerseits die bekannten Hitzewallungen, andererseits die Atrophie der Schleimhaut des Urogenitaltrakts. Andere Beschwerden, die in dieser Lebensphase gehäuft auftreten, wie psychische und mentale Schwierigkeiten, sind nur teilweise auf Östrogenmangel zurückzuführen und multikausal bedingt. Als Spätfolge des Östrogenabfalls trifft die postmenopausale Osteoporose mindestens 25% der Frauen ab 60 Jahre (Notelovitz).

Die Hitzewallungen, die allein oder begleitet von Schweissausbrüchen, Kribbeln in den Extremitäten, Herzklopfen und Schwindelerscheinungen auftreten können, machen weder krank noch führen sie zum Tode. Trotzdem können sie bei häufigem Auftreten, vor allem nachts, zu einer Minderung der Lebensqualität führen.

Da eine nächtliche Hitzewallung obligat zum Aufwachen führt, kann es bei gleichzeitigen Einschlafstörungen zu einem Schlafmangel kommen, neben der Tatsache, dass ein Östrogenmangel eine Abnahme der REM-Phasen bewirkt (Cutler et al.).

Möglicherweise sind die oft genannten psychischen Beschwerden dieser Lebensphase wie Gereiztheit, Nervosität, emotionale Labilität und Niedergeschlagenheit auch als Ausdruck geringerer seelischer Belastbarkeit in Folge geringerer Schlafdauer und Schlafqualität zu verstehen.

Natürlich darf der Einfluss der individuellen psychischen Konstitution oder der Lebensereignisse (wie z.B. hilfebedürftig und krank werden oder Sterben der Eltern) nicht unterschätzt werden, aber auch Frauen, die vorher keine wesentlichen psychischen Anpassungsschwierigkeiten kannten, können eine Charakterveränderung, (z. B. argwöhnerisch, eifersuchtig) bei sich konstatieren. Auch Vergesslichkeit, Konzentrationsmangel, unbestimmte Ängste und Depressionen kommen gehäuft in dieser Periode vor. Obwohl auch diese Beschwerden als rein psychogen abgetan wurden, werden zunehmend Argumente für den Einfluss der Östrogene auf das zentrale Nervensystem gefunden (Katecholöstrogene, indirekte Regulierung des L-Tryptophanspiegels im Gehirn; Upton).

Atrophische Veränderungen treten vor allem nach der Menopause auf und ziehen sowohl Haut als auch Schleimhäute in Mitleidenschaft. Bei der Haut wie bei anderen Geweben überschneiden sich Alterserscheinungen und Hormonentzug, aber die Epidermisdicke nimmt erst von der Menopause an kontinuierlich ab. Dabei ist zu bemerken, dass die Gesichtshaut an zweiter Stelle nach dem Endometrium steht in Bezug auf Östrogenrezeptoren (Cutler).

Die Atrophie der Vagina mit verminderter Lubrifikation kann zu seniler Vaginitis, Brennen in der Scheide, Kohabitationsschwierigkeiten und Algopareunie führen. Auch die Blasenschleimhaut atrophiert und begünstigt somit die Entstehung von Blasenentzündungen und Dranginkontinenz. Da der Gewebeturgor u.a. aufgrund des Östrogenmangels nachlässt, kommt es nach der Menopause vermehrt zu Senkungen der Blase, des Rektums oder der Gebärmutter. Durch das relative Übergewicht der Androgene, von adrenalem oder ovariellem Ursprung, in bezug auf die zwar stark abgesunkenen, aber immer noch vorhandenen Östrogene kann eine Defeminisierung auftreten: die weibliche Körperform geht verloren, die Behaarung im Gesicht nimmt zu, und die Stimme wird tiefer.

Eine letzte Folge des Östrogenmangels wird erst Jahre nach der Menopause symptomatisch: die Osteoporose oder pathologische Demineralisierung der Knochen mit erhöhtem Risiko auf Wirbel-, Oberschenkelhals- und Handgelenksfrakturen. Auch wenn die Osteoporose multifaktoriell bedingt ist und ebenfalls Männer, aber in viel geringerem Ausmass, trifft, so wird die primordiale Rolle des Östrogenabfalls für die Entstehung der postmenopausalen Osteoporose allgemein anerkannt.

Der sozialmedizinische Impakt dieses östrogenbedingten Knochenverlustes wird an Hand folgender Zahlen deutlich: schätzungsweise 113.000 Frauen im Vergleich zu 34.000 Männer erleiden jährlich in den Vereinigten Staten eine Oberschenkelhalsfraktur, mindestens 30% der 75 jährigen Frauen hat eine oder mehrere spontane, also nicht durch einen Unfall ausgelöste Wirbelfrakturen. Die hiermit verbundenen Kosten in den Vereinigten Staten übertreffen eine Million Dollar. Die spontanen Wirbelfrakturen, meist verbunden mit Schmerzen, sind die Ursache der zunehmenden Verkleinerung (bis zu 20 cm) und Veränderung der Gestalt (Matronenbuckel). Eine Oberschenkelhalsfraktur hingegen hat meist schwerwiegendere Folgen; neben einer hohen Mortalität veranlasst sie die definitive Unterbringung vieler alter Leute in einem Pflegeheim mit allen damit verbundenen psychosozialen Konsequenzen und Belastungen, sowohl für die ältere Frau als auch für ihre Angehörigen.

Beginn und Dauer der Perimenopause können sehr unterschiedlich sein in Abhängigkeit vom Verlöschen der Ovarialfunktionen. Für ein Drittel der Frauen verläuft die Perimenopause völlig symptomlos, ein weiteres Drittel erfährt leichte bis ausgeprägtere Beschwerden. Für ein Drittel allerdings bedeuten die Wechseljahre eine Zeit gravierender körperlicher und/oder psychischer Beschwerden.

Übersicht der Symptome

Als psychische Symptome können auftreten: allgemeine Nervosität und innere Unruhe, gesteigerte Reizbarkeit, Schlafstörungen, depressive Verstimmungen, Ängste, Antriebsarmut, Konzentrations- und Gedächtnisstörungen. An vegetativen Störungen finden sich Hitzewallungen, Schweissausbrüche, Kreislaufstörungen, Schwindelzustände, Kopfschmerzen, Blutdruckanstieg. Diese vegetativen Störungen sind Ausdruck eines erhöhten Sympathikotonus infolge abnehmender Östrogenkonzentration im peripheren Blut. Östrogene wirken im Sinne eines Parasympathikotonus. Die Abnahme der Sexualsteroide führt zu deutlichen Veränderungen an den Zielorganen. An der Haut kommt es zu einer Verminderung der Durchblutung. Abnahme des Kollagengehalts, Elastizitätsverlust, zur Schrumpfung und Atrophie. Durch das relative Überwiegen der Androgene können Haarausfall und Hirsutismus auftreten. Die Folgen im Urogenitalbereich sind: Schrumpfung der grossen und kleinen Labien, Abnahme des subkutanen Fettgewebes, Atrophie von Vaginal- und Blasenschleimhaut mit entsprechenden Beschwerden wie Trockenheitsgefühl, Brennen, Fluor, Dyspareunie, Stress- bzw. Urgeinkontinenz.

Metabolische Störungen sind bedeutsam für den Lipid- und Knochenstoffwechsel. Der Abfall des HDL-Cholesterins, der Anstieg des LDL-Cholesterins und des Gesamtcholesterins fördert Arteriosklerose-Ausbildung und steigert das Herzinfarkt- und Apoplexrisiko. Der Kalziumstoffwechsel des Knochens wird durch das Absinken des Östrogenspiegels negativ beeinflusst. Durch Verlust an trabekulären Knochen steigt das Frakturrisiko beträchtlich.

Östrogene haben eine psychotrope (zerebrale) Wirkung. Östrogenmangel führt zu einem signifikanten Absinken des Endorphinspiegels und der Katecholamine im Hypothalamus. Eine dadurch bedingte Instabilität im autonomen

Nervensystem wird diskutiert. Östrogenrezeptoren finden sich in verschiedensten Hirnarealen. Die neuronale Vernetzung der Hirnzellen unterliegt einer ständigen Umgestaltung (Remodeling). An der Regulierung der neuronalen Vernetzung sind Östrogene beteiligt. Durch Hormonsubstition lässt sich an postmenopausalen Frauen eine Verbesserung von Konzentrations- und Merkfähigkeit erreichen. Diskutiert wird, ob durch Östrogenbehandlung die Manifestation von Demenzerkrankungen wie des M. Alzheimer verhindert oder zumindest um etliche Jahre zeitlich verzögert werden kann.

Soziokulturelle Aspekte[1a]

Ob die typischen perimenopausalen Beschwerden ein Phänomen unserer westlichen industriellen Gesellschaft sind oder als Ausdruck eines Östrogendeprivationssyndrom in anderen Kulturen genauso vorhanden sind, ist nicht eindeutig geklärt. Soziologen weisen gerne auf die Tatsache hin, dass der Status, den die klimakterische Frau in ihrer Kultur hat, stark mit dem Ausmass ihrer Beschwerden korreliert ist. Sozialpsychologische Untersuchungen haben dies schon vor 20 Jahren bestätigt.

Faktoren, die mit einer Vermehrung des Status einhergehen sind: enges Verhältnis zur Abstammungsfamilie, wo Grossfamilie und Fortpflanzung wichtig sind institutionalisierte Grossmutter- und Schwiegermutterrolle, enge Mutter-Kind-Bindung, ausgedehnte Tabus in Bezug auf die Menstruation, und wenn Alter mehr als Jugend geschätzt wird (Bart). Nicht mehr reproduktionsfähige Frauen bei den Zulus z.B. können Gefahren, Krankheiten oder den bösen Geistern ohne Angst entgegentreten, weil niemand sich die Mühe nehmen würde, sie zu belästigen, da sie durch ihre Unfruchtbarkeit wertlos geworden sind. Wo Menstruationsblut als unsauber gilt, bekommt eine Frau nach der Menopause gegebenfalls einen besonderen rituellen Status.

Wilbusch kommt zu dem Schluss, dass der Ausdruck der klimakterischen Belastung (Stress) einen Code entwickelt, der soziale Ungerechtigkeit mit körperlichen Beschwerden gleichsetzt. In anderen Kulturen hingegen wird der Verlust an Status duch die erlangte Unfruchtbarkeit wettgemacht durch neue Aufgaben wie z.B. bei den Zulus.

Auch Flint (1975, 1979) betont, dass in Kulturen, wo der Status und die Selbsteinschätzung der Frau nach der Menopause zunimmt, die Frauen die Menopause als eine Belohnung begrüssen, im Gegensatz zu der modernen westlichen Gesellschaft, wo die Menopause gefürchtet wird und eher als Bestrafung erlebt wird (Ballinger).

[1a] Nach einem Seminar von B. LEYSEN und P. NIJS im Rahmen der 36. Lindauer Psychotherapiewochen (1986).

Im Gegensatz dazu berichtet Moore (1981), dass die Inzidenz klimakterischer Beschwerden bei 50 schwarzen Frauen mittleren Alters in Südost-Zimbabwe vergleichbar ist mit der Inzidenz in westlichen Kulturen. Es ging hier um Frauen, die weder ihr Alter kannten noch die englische Sprache beherrschten und zuvor nicht operiert waren, also relativ unberührt von westlichen Einflüssen lebten.

43% gab Hitzewallungen und Schweissausbrüche, 52% Schlaflosigkeit, Niedergeschlagenheit, Depression und Angst vor dem Alter an. Ausserdem berichtet 52% über Trockenheit in der Scheide, Haut- und Haarveränderungen, Kopf- und Rückenschmerzen.

Dowtry untersuchte 5 Subkulturen in Israel und stellte die meisten Beschwerden bei den türkischen, persischen und nordafrikanischen Juden fest. Die Frauen dieser Subkulturen nehmen eine mittlere Position zwischen der traditionellen Lebensweise der arabischen Frauen und der modernen Lebensweise europäischer Jüdinnen ein. Diese Frauen haben einerseits die Privilegien der traditionellen Frauen verloren, andererseits profitieren sie aber noch nicht von der Modernisierung.

Auch in Europa wurde der Einfluss sozio-kultureller Faktoren verschiedentlich untersucht. In Deutschland wurde unter Leitung von Prill schon 1962-1964 eine erste umfassende sozialpsychologische und sozialmedizinische Untersuchung von 1117 Landfrauen aus Unterfranken in Alter von 45-55 Jahren durchgeführt. Dabei konnte festgestellt werden, dass die Berufstätigkeit an sich oder der Familienstand keinen wesentlichen Einfluss auf das menopausale Syndrom haben. Wohl wurde das menopausale Syndrom verstärkt gefunden bei starker Doppelbelastung, stark wechselnder Arbeitsweise, schlechten Arbeitsverhältnissen, starker körperlicher oder sozialer Belastung im Haushalt oder bei einem unbefriedigten Eheverhältnis.

Bei einer Umfrage unter 2232 Frauen im selben Alter in ganz Unterfranken, ebenfalls unter der Leitung von Prill, äusserten sich Frauen mit starken menopausalen Beschwerden folgendermassen in Bezug auf ihre Einstellung zur Menopause:

- 36% bezeichnete diese als eine natürliche Umstellung und mass den Symptomen keine besondere Bedeutung bei;
- 40% der Frauen sah ihren Zustand als kritische Lebensphase, die sie aber in angepasster Weise verarbeiteten;
- 6% sah es als eine wirkliche Erkrankung;
- 6% äusserte sich in sehr negativen Weise wie »Ende des Lebens als Frau", oder im Sinne einer menschlichen Tragödie;
- für 10% stand die Befreiung oder Erlösung von den Menstruations- und Reproduktionsbeschwerden im Vordergrund.

Es zeigt sich also überwiegend eine recht positive oder allenfalls verharmlosende Einstellung den menopausalen Beschwerden gegenüber. Vielleicht ist diese Haltung aber bei manchen Frauen charakteristisch für ihre Einstellung gegenüber ihrer Gesundheit überhaupt.

Bei dem Kollektiv der Landfrauen waren die medizinisch geschulten Untersucher nämlich betroffen von der fehlenden Einsicht in eine notwendige Behandlung bei Frauen mit organischen Herz- und Kreislauferkrankungen. Nur die Hälfte der organisch Herzkranken wurde behandelt, und die Mehrzahl von diesen nahm die verordneten Medikamente unregelmässig oder unterdosiert ein.

Eine interessante Untersuchung aus Deutschland, allerdings anhand eines verschickten Fragebogens an 1.127 Frauen aus derselben Altersgruppe liegt aus dem Jahre 1982 vor (Frick-Bruder).

Tabelle 1: Aus: Frick-Bruder: Das Klimakterium der Frau, (1983).

Beschwerden, Erscheinungen, die besonders zu schaffen machen	Anzahl der Nennungen in %		
	bis 50 Jahre	über 50 Jahre	gesamt
n =	418	520	938
Hitzewallungen	38	73	54
Schweißausbrüche	31	57	43
Nervosität	31	50	40
Schlaflosigkeit	28	43	36
Gewichtszunahme	29	43	36
Niedergeschlagenheit/ Depression	28	36	32
Vergeßlichkeit	25	38	31
vermindertes Bedürfnis nach Geschlechtsverkehr	24	36	29
Herzjagen/Herzklopfen	23	36	29
Kreuzschmerzen	24	34	28
Kopfschmerzen	24	32	27
Regelblutungsstörungen	26	28	27
Reizbarkeit	23	30	26
Schwindel	19	30	24
Mattigkeit	22	26	24
Lustlosigkeit	22	25	23
Angstgefühle	15	24	19
Kältegefühl	15	18	16
Oberlippenhaare	11	14	12
schlechte Laune	9	12	10
Schmerzen beim Geschlechtsverkehr	6	8	7

Hier überwog ebenfalls eine positive Grundeinstellung zu den Wechseljahren.

Auch hier wiederum möchte man meinen, dass Idealisierung im Spiel ist, wenn man dagegen die Liste der genannten Beschwerden (Tabelle 1), die als besonders charakteristisch für die Wechseljahre angesehen werden, stellt. Die grosse Anzahl der Beschwerden und die prozentuale Häufigkeit der Nennungen steht doch im Gegensatz zu der Auffassung, dass man mit den Wechseljahren gut leben kann. Oder ist dies symptomatisch für die Einstellung der Frau, dass Leiden nun einmal zu bestimmten Lebensphasen der Frau gehört, wie z.B. Geburt und Menstruation.

Auch die Studie der International Health Foundation aus dem Jahr 1979 bei fast 1000 belgischen Frauen bestätigt, dass es die berufstätige Frau aus der niedrigen sozialen Schicht ist, die am meisten unter den menopausalen Beschwerden zu leiden hat. Auffallend war auch, dass während der Perimenopause eine deutliche Minderung der Zufriedenheit mit der Lebensphase stattfand, am meisten ausgesprochen wieder bei der berufstätigen Frau aus der niedrigen Einkommensklasse (Severne).

Im Vergleich dazu wird bei Männern keine deutliche Zunahme der Beschwerden um die Lebensmitte herum festgestellt (Severne).

Im Zusammenhang mit nervösen Beschwerden muss auch auf die bedauerlich hohe Einnahme von Schlafmitteln, Beruhigungsmitteln und anderen Psychopharmaka hingewiesen werden, was wahrscheinlich genauso viel aussagt über die Einstellung der behandelnden Ärzte zu menopausalen Beschwerden und klimakterischen Frauen überhaupt als über die Art der Beschwerden.

Eine französische Umfrage aus dem Jahr 1984 bei Frauen von 40-60 Jahren ergab, dass 60% der Frauen eine oder mehrere dieser Medikamente nahm. Hormone wurden von nur 29% eingenommen (Gyn. Obs.) Dieselbe Tendenz wurde auch in anderen Ländern gefunden.

Die psychosozialen Einflüsse zusammenfassend, wurden folgende Korrelationen festgestellt:

- unterprivilegierte Frauen, d.h. Frauen mit niedrigen Einkommen und geringer Ausbildung, haben mehr und schwerwiegendere Symptomen, vor allem psychologische.
- Frauen mit unbefriedigten Eheverhältenissen oder Frauen, die sich einsam und verlassen fühlen, geben mehr Beschwerden an als Frauen in befriedigenden Eheverhältnissen oder Frauen, die sich von Zuneigung und Liebe umgeben fühlen.
- Der Verlust der Mutterrolle scheint keine wesentliche Bedeutung zu haben für die menopausalen Beschwerden, wohl aber das Sterben der Eltern bei enger Beziehung zur Herkunftsfamilie.

Diese psychozialen Untersuchungen wurden bis Ende der neunziger Jahre weitergeführt, vertieft und nuanciert, wie z.B. Schultz-Zehden (1998)[1].

So hat Schultz-Zehden in ihrer Untersuchung 6 relevante Haltungen zum Altern beschrieben, die auch die Einstellung zum Alter, das Gesundheitsverhalten und die Bewältigung dieser Lebensphase mitbestimmen:

- Man kann davon ausgehen, dass über 1/3 (36%) aller Frauen Altern akzeptiert, sich dabei ein positives Körpergefühl bewahrt und gesundheitsbewusstes Verhalten hinsichtlich Ernährung, sportlicher Aktivitäten und z.B. Nichtrauchen praktiziert.
- Etwa ein weiteres Drittel (32%) der Frauen nehmen Distanz zum Alter ein, d.h. diese Gruppe lebt weder gesundheitsbewusst noch fürchtet sie gesundheitliche Risiken, was ein hohes Mass an Verleugnung voraussetzt.
- Die restlichen Prozent verteilen sich auf Frauen, die eine grosse Angst vor körperlichem Altern und vor Krankheit haben. Diese fühlen sich durch ihre abnehmende Leistungsfähigkeit besonders belastet und nehmen auch in besonders hohem Mass Medikamente ein (80%).
- In einer Untergruppe von 8% steigert sich diese Belastung so weit, dass Alter als Bedrohung erlebt wird. Diese Gruppe gehört auch zum grössten Teil zu den Hormonanwenderinnen mit der Vorstellung, dass die Hormonanwendung zu einer Verlangsamung des Alterprozesses führt.

Wie können hormonale und sozio-psycho-kulturelle Einflüsse auf einen Nenner gebracht werden?

Von Greene wurde das Verletzbarkeitskonzept der Perimenopause ausgearbeitet, worin er die verschiedenen Einflüsse (soziodemographische, soziokulturelle, persönliche und hormonelle und Life-events) einbezieht.

Die Perimenopause stellt eine Periode der geringeren Belastbarkeit oder grösseren Anfälligkeit und Verletzbarkeit dar. Die hormonalen Veränderungen tragen durch eine physiologische Destabilisation hierzu bei.

Die vorgegebenen soziokulturellen und psychologischen Faktoren bestimmen das Selbstwertgefühl der Frau, das Gefühl, Kontrolle und Einfluss auf äusserliche Gegebenheiten zu haben oder gerade hilflos davon abhängig zu sein.

Ist letzteres der Fall, trägt die psychische und physische Anfälligkeit dazu bei, die Wechseljahre zu einer Lebensphase zu machen, worin Alterserscheinungen beschleunigt werden, bestehende Probleme akzentuiert werden oder vorherbestehende Probleme wieder auftauchen (Tabelle 2).

---

[1] B. SCHULTZ-ZEHDEN: Sexuality in postmenopausal women. — In: P. NIJS & D. RICHTER (Eds): Advanced Research in Psychosomatic Obstetrics and Gynaecology 1998. Leuven, Peeters Press, 1998, 65-90.

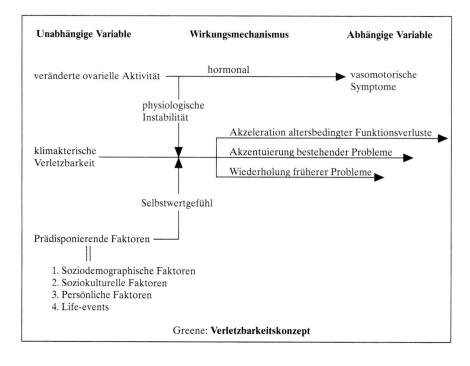

Greene: **Verletzbarkeitskonzept**

Klinisch-psychologische Aspekte

Ein Arzt ist leicht geneigt, die Schwierigkeiten, die die Perimenopause mit sich bringt, als ein endokrinologisches Problem zu betrachten. Obwohl die hormonale Veränderung das primum movens bleibt, ist es jedesmal eine bestimmte Frau, die die Menopause durchmacht und ihre persönliche Reaktion hat, die dem Arzt verständlich wird, wenn er sie im Rahmen ihrer Umgebung und ihrer Lebensgeschichte sieht. Die hormonale Behandlung ist daher auch der erste notwendige Schritt, aber nicht der einzige. Die Frau braucht einen Arzt, der sie bei der Behandlung ihrer Probleme während der Wechseljahre begleitet.

Wer ist diese Frau, die die Menopause durchmacht? Vor und während der Wechseljahre wird die Frau mit der Tatsache konfrontiert, dass die Menses und die Fortpflanzungsmöglichkeit endgültig aufhören. Auch die bereits vorher sterilisierte Frau muss sich hiermit noch auseinandersetzen (Abb.1)

Abb. 1

Menopause
= persönliche Reaktion einer Frau auf körperliche Veränderungen
                                      psychosoziale Veränderungen
+ primum movens = endokrinologisch

Altern als Konflikt: Krisen-Zeit im Zeichen der Nostalgie

Die Wechseljahre stellen zweifellos eine Zäsur im Leben der Frau dar. Sie sind ein nicht übersehbares Zeichen, dass die Lebensmitte überschritten ist und das Altern und Alter begonnen haben (Abb. 2). Mit der Menopause taucht mehr und mehr die Perspektive eines langsam zur Neige gehenden Lebens auf. Die Erwartung, bisher nicht erfüllte Wünsche in der Zukunft realisieren zu können, wird konfrontiert mit der Realität einer nicht mehr unendlich erfahrenen Lebenszukunft.

Die physischen Kräfte nehmen ab. Viele Frauen erleben in dieser Phase die schwere Erkrankung und den Tod von gleichaltrigen Freundinnen. Nicht selten sind sie in dieser Zeit auch belastet mit der Sorge und evtl. Plege der eigenen Mutter, die möglicherweise immobil und dement ist. Die Frage: »Werde auch ich so sterben?" kann drängend werden.

Abb. 2

> *Altern als Konflikt: Krise-Zeit der Nostalgie*
> Veränderungen   : Nachlassen
> - biologisch   : Altersschwäche - Verfall
> - psychosexuell: das leere Nest/Tod der Eltern
>   Anziehungskraft vermindert
> - sozial: Pension/Umzug
>   Tod/Verlust der Freunde, Familie, Bekannten,des Partners

Es geht um das Problem, ob es der Frau gelingt, auch und gerade angesichts von Krankheit und Tod ihr Leben als einen konstruktiven Wandlungsprozess zu erleben.

Als Besonderheit für diese Lebensphase muss allerdings hervorgehoben werden, dass es im 5. bis 6. Lebensjahrzehnt i. allg. zu einer grösseren Anhäufung von Belastungssituationen und Konflikten kommen kann, da sich viele Frauen in dieser Zeit in einem besonderen Spannungsfeld im Schnittpunkt verschiedener Rollen mit z.T. gegensätzlichen Rollenanforderungen und einer dadurch bedingten Phase der Verunsicherung zwischenmenschlicher Bezüge befinden.

Die wichtigste Aufgabe einer Frau während der Wechseljahre besteht daher darin, sich selbst zu finden in dieser neuen Phase ihres (Ehe)lebens. Auch gesellschaftlich (Nachbarschaft, Gemeinde) muss sie sich einen neuen Platz erobern, um nicht zu vereinsamen. Diese ungewisse Phase der Wechseljahre kann alte Minderwertigkeitsgefühle oder Komplexe wecken, die längst bewältigt zu sein schienen.

"Schönheit und Jugend, sexuelle Attraktivität, Leistungsfähigkeit, Energie, Konkurrenzfähigkeit werden in unserer Kultur hoch bewertet. Alter und Erfahrung gelten weniger. Das sich ändernde Körperbild entspricht also in zunehmendem Ausmass nicht mehr den sozialen Erwartungen. Das führt zu einer

Beunruhigung des Selbstwertgefühls, zu einem sogenannten narzisstischen Problem" (Molinski, 1995)[2]

Bisher kannte die Frau in ihrem Leben stets neue Entfaltungsmöglichkeiten; sie konnte auch als Erwachsene weiter wachsen und reifer werden.

Jetzt taucht auf einmal das Bild einer neuen Lebensphase zunehmender Involution auf, der Verminderung der Möglichkeiten und des Kräfteschwundes, gezeichnet durch Krankheit oder Invalidität, die unaufhaltsam dem Tode entgegengeht. Es ist nicht einfach, diese Konfrontation als einen Reifungsprozess positiv zu erleben.

Die biologischen Veränderungen der Wechseljahre stehen natürlich an erster Stelle. Die hormonalen Veränderungen haben nicht nur die Unregelmässigkeit oder das Ausbleiben der Menses zur Folge. Die biologische Vitalität nimmt bei der Frau ab, die z.B. innerhalb eines Jahres Veränderungen der Haut, Fettablagerungen, Erschlaffen des Bindesgewebes, Schrumpfen der äusseren Genitalien und der sekundären Geschlechtsmerkmale feststellt. Die Frau wird auf diese körperlichen Veränderungen auch emotional reagieren, denn sie lebt ja in einer Gesellschaft, die Jugend, Schönheit, sexuelle Anziehungskraft, Vitalität und Leistung hoch einschätzt. Daher wird ihr Selbstbewusstsein auf die Probe gestellt.

Die Menstruation ist für viele Frauen (und Männer) ein Zeichen der Jugend, Weiblichkeit und Fruchtbarkeit. Sie gibt der Frau das Gefühl, jung und anziehend zu sein.

"Eingebettet in das Konzept des Verlusts lässt sich die Entstehung von Beschwerden im Klimakterium und im Alter ableiten", so schreibt Neises, die auch betont: "Frauen charakterisieren diese Lebensphase mit Gefühlen von wehmütigem Abschiednehmen. [...] Für viele Frauen ist gerade in dieser Phase die Beobachtung Jugendlicher und deren faltenlose Gesichter mit Wehmut verbunden. Wie es eine Frau formulierte: so habe ich auch mal ausgesehen, ich habe es nur nicht gewusst«.[3]

Das Ausbleiben der Menses stellt die Frau vor die Frage: »Was ist dieses Leben für mich gewesen, was kann es noch bringen; nur noch kleine (und grosse) Beschwerden?«. Diese Konfrontation kann ein Anlass zu grösserer Besorgtheit um den eigenen Körper und zu stillen Minderwertigkeitsgefühlen sein. Ein scheinbar unbedeutender Vorfall, wie z.B. ein Zahnverlust, kann eine oft Monate andauernde Reaktion verursachen. Auch das sexuelle Verlangen kann zusammen mit der Vitalitätsabnahme nachlassen. Bei manchen

---

[2] H. MOLINSKI: Das Altern der Frau als Konflikt zwischen Regression und Progression. — In: KENTENICH, H., RAUCHFUSS, M., BITZER, J. (Hrsg.): *Mythos Geburt*: Giessen, Psychosozial Verlag, 1995, 233-240.

[3] M. NEISES: Betreuung der Frau im Klimakterium und Senium. *Gynäkologe* 2001-34:324-332.

Frauen kann das ganz plötzlich geschehen. Sie finden sich z.B. zu alt und ihr sexuelles Verlangen unpassend.

Die Auffassung erinnert stark an das Vorurteil, Sexualität sei nur bei möglicher Fortpflanzung sinnvoll. Die emotionelle Einstellung spielt bei der sexuellen Reaktion des Menschen eine ebenso wichtige Rolle wie die hormonalen Faktoren. Ausserdem verspürt jeder Mensch, ob jung oder alt, das Bedürfnis nach Zärtlichkeit, innigem körperlichen Kontakt und Berührungen. Während der Wechseljahre ist eine Frau sich oft ihrer Rolle auf sexuellem Gebiet nicht ganz sicher, da sie über wenig Information verfügt und häufig auch nicht darauf vorbereitet ist. Hier zeigt sich übrigens die grosse Unwissenheit unserer »aufgeklärten" Zeit auf dem Gebiet der Sexualität. Der »Anstand" lehrt uns, dass ältere Damen sich gesetzt und weise zu benehmen haben. Diese Respektierlichkeit ist im Grunde eine geschickte Unterdrückung des sexuellen Verhaltens. Die heutige junge Generation, auf sexuellem Gebiet emanzipiert, scheint dem älteren Menschen das sexuelle Tabu resolut zuzuschieben.

Wir dürfen auch nicht vergessen, dass viele Frauen, die jetzt im Klimakterium sind, grossgeworden sind in einer Zeit, wo es keine systematische Aufklärung gab und Sexualität vielfach ein Tabu war.

Dieser Meinung ist auch Neises (2001): »So ist es häufig die Generation, die mit den eigenen Müttern nicht über das eigene Klimakterium sprechen konnte, da dies weitgehend ein Tabuthema war. Auch wenn generell die Mutter bei der Aufklärung über Menstruation und Sexualität eine wichtige Rolle spielt, so lässt sich für diese Generation eher von einer Nicht-Aufklärung sprechen«[3a].

Im 19. Jahrhundert kannte man den Mythos des geschlechtslosen Kindes, jetzt herrscht noch immer der des geschlechtslosen älteren Menschen. Beide sind auf Grund des (unlösbaren) Bandes zwischen Sexualität und Fortpflanzung entstanden. Eine älter werdende Frau, die sich in diesem Zusammenhang Fragen stellt, erwartet eine andere Antwort als: »Alles zu seiner Zeit. Was erwarten Sie denn eigentlich noch in ihrem Alter?«. Es handelt sich hier nicht nur um das sexuelle Gefühl, sondern um das Selbstgefühl des älter werdenden Menschen, das Partnerschaftverhältnis und die sozialen Umstände. Hier bietet sich gerade die Möglichkeit, nachdem die Kinder das Haus verlassen haben, eine Zeit der Innigkeit, Vertiefung und Zärtlichkeit zu erleben.

Die Frau steht auch vor einer veränderten sozialen Situation.

Oftmals sind zur gleichen Zeit, in der die Kinder das Haus verlassen haben, auch die Eltern gestorben. Und in diesem »leeren Nest« muss man dann immer häufiger miterleben, dass Freunde und Bekannte, Familienmitglieder und auch der Partner erkranken oder sterben.

[3a] M. NEISES: ibidem.

Auch Neises (2001) skizziert diese Tragik in ihrer alltäglichen Gestalt: "Der Freiraum, der entsteht, wenn Kinder aus dem Haus gehen, wird oft recht ambivalent erlebt. Zumal wenn das gesamte Leben als instabil empfunden wird, kann dieser Freiraum nicht einfach genossen werden. Oft wird die innere Ablösung von Müttern und Kindern als Kampf beschrieben. In der Regel wird Wert darauf gelegt, für heranwachsende Kinder noch da zu sein, auch in der physischen Anwesenheit. So ist die Halbtagsstelle u. U. wichtig, um zuhause zu sein, damit nicht nur das Essen auf dem Tisch steht, sondern auch ein Ansprechpartner da ist. Dabei ist es nicht nur das Kümmern und Bemuttern, sondern auch das entsprechende Feed-back z.B. von seiten der Tochter, auf das noch nicht verzichtet werden kann. Die vertrauensvolle Beziehung, das gemeinsame Bummelngehen und die Gespräche. Die Vorstellung, dies nicht mehr zu haben, kann Angst und Panik auslösen«.[4]

Das Ende des Berufslebens bringt nicht nur die sichere Pension, sondern auch die Gefahr einer Abnahme der (sozialen) Aktivitäten mit sich (»leere Hände«).

»Im Alter leiden viele Frauen darunter, nicht mehr wahrgenommen zu werden, als seien sie als Person nicht mehr existent«[4].

Schritt für Schritt nehmen während der Wechseljahre die biologischen Fähigkeiten, die persönlichen, emotionellen und sexuellen Möglichkeiten und Erwartungen ab wie auch das soziale Engagement.

Die positive Bewältigung der Menopause

Die Menopause bedeutet für jede Frau eine Identitätskrise: »Jetzt werde ich alt; jetzt bin ich (in unserer Gesellschaft) eine alte Frau" (Abb. 3).

Abb. 3

Menopause als Identitätskrise
= Aufgabe der Frau, sich selbst (wieder) zu finden
- verändertes körperbild
- veränderte Ehe- und Familiensituation
- sozio-kulturell - Nachbarschaft
- Beruf

Die wichtigste Aufgabe einer Frau während der Wechseljahre besteht daher darin, sich selbst zu finden in dieser neuen Phase ihres Ehelebens, in der die Kinder sich von ihr entfernten. Auch gesellschaftlich (Nachbarschaft, Gemeinde) muss sie sich einen neuen Platz erobern, um nicht zu vereinsamen. Diese ungewisse Phase der Wechseljahre kann alte Minderwertigkeitsgefühle oder Komplexe wecken, die längst bewältigt zu sein schienen.

---

[4] M. NEISES: ibidem.

Wenn eine Frau einsieht, dass es notwendig ist, ihre Lebensweise und Aktivitäten zu ändern und gleichzeitig auf das Unmögliche verzichten kann, so löst
sie ihre Probleme auf eine positive, gesunde Weise. Sie bleibt trotzdem engagiert. Sie bleibt aktiv und setzt sich für sich selbst und für andere ein, sei es
jetzt auf eine andere Art und Weise, die sie für sich selbst erst noch entdecken
muss, wie Molinski betont hat (Abb. 4). "Dies bedeutet Abschied und Korrektur von Grundpositionen und Bewertungen, andere Prioritäten zu setzen und
neue Ziele zu finden"[5].

Abb. 4

> *Positive Verarbeitung der Menopause*
> - Lebensplan revidieren
> - Aktivitäten neuordnen
> → bleibendes <u>Engagement</u> im Leben

Während der mittleren Lebensjahre nimmt die Fähigkeit zur Selbstkenntnis
zu, wie Jung zurecht behauptet hat. Während der Lebensmitte ziehen Mann
und Frau deutlich Bilanz: Was wurde erreicht, was wurde realisiert, was
wurde versäumt?

Eine gesunde Einstellung wird daher auch in die Richtung bisher uner-
schlossener Gebiete weisen. Viele Frauen können sich erst dann persönlich auf
bestimmten Gebieten entfalten, nachdem sie von den täglichen Aufgaben der
Kindererziehung befreit sind oder — tragischerweise! — nachdem sie ihren
Mann verloren haben und so sein jahrelang einengender Einfluss aufgehört
hat. Es sollte allerdings auch berücksichtigt werden, dass manche Frauen das
Ende der Menstruation und damit der Fruchtbarkeit als befreiend erfahren.

Nach Molinski ist das Altern der Frau als Konflikt zwischen Regression und
Progression anzusehen. Molinski beschreibt die Dialektik dieser schwierigen
Aufgabe: »Das erfolgreiche Altern der psychisch gesunden Frau wird beiden
scheinbar konträren Tendenzen und Aufgaben gleichzeitig gerecht. Sie akzeptiert
die Notwendigkeit des bio-sozialen Rückzugs, und sie vollzieht diesen Rückzug
bewusst, sie verzichtet auf das Unmögliche. Andererseits bleibt sie im Leben
engagiert; Aktivtäten und Sozialbezüge werden aufrechterhalten; freilich, wie
gleich zu zeigen ist, in einer veränderten Form. Gerade weil die Gesunde beide
Tendenzen gleichzeitig in bewusster Weise erlebt und vollzieht, bringen die
Wechseljahre Weiterentwicklung, also Reifung mit sich«. Er betont dabei nach-
drücklich: »Es ist jedoch irreführend, wenn C.G. Jung hier von einer Wendung
nach innen spricht. Denn die Verwirklichung bislang unentfalteter Funktionen
führt ja gerade zu Aktivität und Sozialbezügen; freilich in einer veränderten und
altersadäquaten Form. Immer wieder geht es ja in der Psychologie des Alterns
darum, das scheinbar Gegensätzliche gleichzeitig zu verwirklichen«[6].

[5] M. NEISES: ibidem.
[6] H. MOLINSKI, 1995: ibidem.

Anpassungsschwierigkeiten während der Wechseljahre

»Unter diesen Belastungen (der Perimenopause) sind verschiedene Formen von Fehlanpassungen möglich. Häufig sind psychoneurotische und psychosomatische Reaktionen, psychotische Reaktionen jedoch selten«, so bestätigen Dmoch und Molinski, die der Meinung sind: »Auch sind die Angstneurosen dieses Lebensalters weniger von sexuellen Inhalten, mehr aber von wütenden Impulsen ausgelöst. Phobische Reaktionen und Zwangsneurosen sind zusätzlich durch viel Angst gefärbt. Nicht selten wird diese Angst in Form einer paranoiden Erlebnisbereitschaft verarbeitet.«

Die belastenden Fragen und Ungewissheiten, die die Frau während der Wechseljahre bedrücken, finden meist zu wenig Gehör. Körperliche Beschwerden werden viel eher ernst genommen (die Krankheit als Appellfunktion).

Hitzewallungen, Schwitzen und Herzklopfen stehen mit den hormonellen Veränderungen unmittelbar in Zusammenhang (*das vegetative Syndrom*). Emotionale Überempfindlichkeit, Gereiztheit, plötzliche Stimmungsschwankungen (die zur Panik führen können), Konzentrationsschwäche, Gedächtnisstörungen und plötzlich auftretende Kopfschmerzen begleiten häufig das oben genannte Syndrom. Wahrscheinlich hängen diese Beschwerden mit plötzlich auftretenden hormonellen Schwankungen zusammen.

»Die Schwere der psychischen Veränderungen hängt nicht von der Schwere des körperlich auslösenden Faktors — in diesem Fall der hormonellen Veränderung — ab. Es verhält sich also nicht so, dass bei einer genügend starken Ausprägung der hormonellen Störung dann auch die schwerste Form der psychischen Störungen, nämlich die Psychose, auftritt. Dagegen ist es wahrscheinlich, dass die lebensphasisch bedingte Belastung auf psychosozialer Ebene ein grösseres Gewicht als Psychoseauslöser besitzt. Dies lässt sich allerdings statistisch wegen der zeitlichen Ausdehnung des Klimateriums nicht genügend belegen.« (18)

Viele psychische Probleme während der Wechseljahre stellen sich bei näherer Untersuchung als reine *Erwartungsneurosen* heraus, d.h. aufgrund des weit verbreiteten Aberglaubens, dass die Wechseljahre eine krankmachende Wirkung haben, werden diese Jahre mit einer negativen Grundeinstellung erwartet, als Zeichen einer »antizipierten Ausweglosigkeit« (Neises).

Einer Frau, die auch während ihres früheren Lebens fähig war, sich mit Verlusten und mit neuen Situationen auseinanderzusetzen, wird eher diese Metamorphose gelingen.

„Frauen, die unter dem Aspekt menschlicher Reifung ihre Weiblichkeit voll bejahen, haben meist keine Beschwerden im Klimakterium und leiden nicht am Klimakterium. Frauen, die ihre Individuation erreicht und weiterdifferenziert haben, d.h. die selbständig, aktiv interessiert sexuell erlebnisfähig und kreativ sind, bleiben dies auch in der zweiten Lebenshälfte«. (9)

Wichtigkeit der Trauer

Trauer ist eine angemessene Reaktion auf Abschied und Verlust und dauert bei einem ernsthaften Verlust immer ein halbes bis eineinhalb Jahre. Dieser Weg ist gerade für Frauen in den Wechseljahren nicht einfach, so betont auch Neises: »Die Gefühle von Aggressivität und Trauer sind für das bewusste Erleben vieler Frauen nicht akzeptabel, was es verständlich macht, dass vielen Frauen die angemessene Trauerreaktion nicht gelingt.

Die Verleugnung gehört zu den häufigsten Abwehrmechanismen, um einen Verlust nicht spüren zu müssen. Dies führt bei einem Teil der Frauen dazu, dass sie sich strengen Diäten und harten Trainingsprogrammen unterwerfen, u. U. auch kein Operationsrisiko scheuen, um den Verlust jugendlichen Aussehens ungeschehen zu machen. Diese anstrengenden und u. U. risikoreichen Strategien sind einem liebe- und lustvollen Umgang mit dem eigenen Körper eher diametral entgegengestellt und zeugen von einer übermässigen Leistungsbereitschaft. Oft sind es Frauen, die in ihrer Selbstachtung unsicher sind und deshalb von der Wertschätzung und Anerkennung anderer sehr abhängig sind[7].

Anpassungsschwierigkeiten während der Wechseljahre: wechselnde Erscheinungsbilder

Der Arzt, an erster Stelle der Hausarzt und Gynäkologe, an zweiter Stelle der Internist, Orthopäde oder Urologe, wird mit der Frau konfrontiert, die noch keine gesunde Lösung finden konnte. Entweder konnte sie ihr Leben nicht neu gestalten, oder sie kann sich nicht erneut für etwas einsetzen, was für sie wichtig bleibt (Abb. 5).

Abb. 5

Anpassungsschwierigkeiten während der Perimenopause
1. Hyperaktivität: »psychischer Turgor«, Torschlußpanik
   - social, beruflich → Sekte
   - sexuell → Nachkind
2. Vitalität: Nicht(mehr)können
   Apathie, Desinteresse, Enttäuschung
   → Überessen
   → Alkohol
   → Medikamentenabusus
3. mißtrauisch-hypochondrische Reaktion
4. depressive Reaktion (+ hypochondrisch, paranoide Facetten)
   → cave: maskierte Depression

---

[7] M. NEISES: ibidem.

Eine Frau kann in ein hyperaktives Leben »flüchten«, wobei sie in diesem Zustand »psychischen Turgors« (H. Deutsch) ihre Umgebung erstaunt, indem sie ein aktives Mitglied einer politischen Minderheit oder einer Sekte wird, oder sie stürzt sich unbesonnen ins Geschäftsleben.

Bei Unverheirateten ist die »Torschlusspanik« bekannt. Früher stark frustriert, verliert sich die Frau jetzt leichtsinnig in sexuellen Abenteuern.

Dies kann auch bei Frauen vorkommen, die in ihrer Ehe enttäuscht wurden. Das Kind, das während der Wechseljahre empfangen wurde, ist nicht immer die Folge einer verfehlten Kontrazeption; es kann auch auf Grund einer sexuellen Hyperaktivität der Frau entstanden sein, die sich gefühlsmässig nicht von der Fortpflanzung lösen kann.

Auf die Vitalitätsabnahme kann die Frau mit einer totalen Apathie und Interessenlosigkeit reagieren. Sie ist dann von dem Gedanken des »Nichtkönnens« besessen: Sie kann nicht mehr denken, nicht mehr aktiv sein, nicht mehr unternehmen, nicht mehr schlafen oder nicht mehr (sexuell) geniessen wie früher...

Die enttäuschte Frau kann auf ihre Umgebung besonders engstirnig, schlechtgelaunt und verärgert wirken. So wird sie z.B. über ein schlechtsitzendes Gebiss klagen. Sie kann vor allem jüngeren Frauen (jüngeren Ärztinnen!) oder ihren Töchtern gegenüber gehässig sein. Die Frau, die die Realität der Wechseljahre verleugnet, wird in ihrem Partner, ihrer Familie und ihrem Arzt einen Verbündeten finden, der ihr die ewige Jugend vorspiegelt (die hormonelle Substitutionstherapie als Verleugnung der Menopause).

Schliesslich darf nicht vergessen werden, dass ein hypersexuelles Verhalten der Frau, trotz leidenschaftlicher Aspekte, mit Scham und Schuldgefühlen gepaart sein kann.

Naschsucht und übermässiges Essen, die Übergewicht zur Folge haben, sind oft das Resultat sentimentaler Enttäuschungen. Im Volksmund wird das Essen als Alterserotik bezeichnet. Aus Angst vor der Vereinsamung kann die älter werdende Frau sich zu beiderseitigem Ärgernis an die Kinder und Enkel klammern, indem sie sich unentbehrlich machen will. Dieses hilflose Festklammern hat tragischerweise oft eine noch grössere Ablehnung zur Folge.

Die Frau, die sich während der Wechseljahre bewusst wird, dass sie sich in ihrem Leben bisher nicht hat verwirklichen können, wird oft verzweifelt sein. »Die schwierige Jahreszeit« (G. Buyse), die für sie beginnt, hat wesentliche neue Eigenschaften. Früher konnte sie Enttäuschungen auffangen, indem sie Zukunftspläne machte: »Was jetzt schief geht, werde ich später noch schaffen.« Während der Wechseljahre wird es ihr immer deutlicher, dass die Zukunftserwartungen abnehmen.

Die Frage nach dem Sinn eines (zum Teil verpfuschten) Lebens kann zur Verzweiflung führen, da das Leben sinnlos zu sein scheint. Der frühere Trost der Zukunftserwartung wird jetzt durch Essen, Trinken oder Medikamente ersetzt.

Die Frau während der schwierigen Jahre

Die belastenden Fragen und Ungewissheiten, die die Frau während der Wechseljahre bedrücken, finden bei denen, die ihr Hilfe bieten sollten, wenig Gehör. Körperliche Beschwerden werden immer viel eher ernst genommen.

Hitzewallungen, Schwitzen und Herzklopfen stehen mit den hormonalen Veränderungen unmittelbar in Zusammenhang. Dieses vegetative Syndrom kann selbstverständlich hormonal behandelt werden. Emotionelle Überempfindlichkeit, Gereiztheit, plötzliche Stimmungsschwankungen (die zur Panik führen können), Konzentrationsschwäche, Gedächtnisstörungen und plötzlich auftretende Kopfschmerzen begleiten häufig oben genanntes Syndrom.

Wahrscheinlich hängen diese Beschwerden mit plötzlich auftretenden hormonalen Veränderungen zusammen. Der (an)klagende Ton, in dem die Frau ihre Beschwerden vorbringt, weisen häufig auf eine hypochondrische Reaktion, in die sie geraten ist. Oft bemerkt man ein ängstliches und misstrauisches Verhalten. Dieses ist natürlich nicht ausschliesslich hormonal bedingt.

Es ist die persönliche Reaktionsweise einer Frau, die sich wirklich in ihrem Körper, also in dem, was ihr am nächsten ist, bedroht und verraten fühlt, der sie jetzt immer häufiger im Stich lässt. Die Hormone sind selbstverständlich nicht die einzige Ursache dieser Verhaltensstörungen.

Depressionen

Depressionen während der Perimenopause sind dem Arzt wohlbekannt, obwohl die Frequenz des erstmaligen Auftretens von Depressionen in dieser Lebensperiode nicht höher ist als in anderen Lebensabschnitten.

Die meisten Depressionen während dieses Lebensabschnittes sind allerdings reaktive Depressionen, wobei die Frau mit lebenswichtigen Fragen und Veränderungen überfordert wird, während die biologischen Veränderungen ihre Tragfähigkeit unberechenbar vermindern.

Auch *psychotisch-paranoid gefärbte Depressionen* sind nicht selten, die Patientinnen zeigen jedoch häufig kein deutlich psychotisches Bild. Die argwöhnische Einstellung der Frau (dem Arzt, den Medikamenten gegenüber) kann die Therapie ernsthaft sabotieren. Auch Eifersucht, vor allem auf jüngere Ärztinnen fixiert, kann die Beziehung zwischen Ärztin und Patientin wiederholt bedrohen. Wenn der Arzt dies nicht gut auffängt, kann die notwendige Behandlung ernstlich erschwert werden. Neben Antidepressiva sollten hier auch nicht sedierende Neuroleptika verordnet werden.

Auch die *maskierte Depression* darf nicht verkannt werden. Hier bleiben die Stimmungsschwankungen im Hintergrund, da im Vordergrund eine Reihe körperlicher Beschwerden stehen, v.a. Schmerzphänomene in verschiedensten Ausprägungen (Abb. 6).

Abb. 6

> *Maskierte Depression*
> Stimmungsschwankungen im Hintergrund
> körperlich funktionelle (Schmerz) Beschwerden im Vordergrund
> Depressionsabwehr durch: übermäßiges Essen und Trinken
> hypersexuelles Verhalten
> chronisches Telefonieren

Die Frau leugnet depressive Gefühle, obwohl der Ehemann oder die Kinder, wenn man sie befragt, bestätigen, wie »ungeniessbar« die Frau und Mutter geworden ist. Diskreter Appetitverlust, Schlaflosigkeit und Obstipation sind hier als eine »maskierte Depressionstriade« zu bewerten. Die maskierte Depression kann jedoch auch durch das scheinbare Gegenteil abgewehrt werden wie beispielsweise übermässiges Essen und Trinken, häufige Telefonanrufe (u.a. beim Gynäkologen), hypersexuelles Verhalten. Abhängigkeit von Tranquilizern, Analgetika oder Anabolika (mit Maskulinisierung) kann ebenfalls eine Depression maskieren.

Die Selbstmordgefahr darf nicht unterschätzt werden. Im Klimakterium werden eher »radikalere« Selbsttötungsversuche beschrieben, wie Ertrinken, Erhängen, Aufschneiden der Pulsadern, aus dem Fenster springen, als in früheren Lebensabschnitten, wo Suizidversuche eher durch Tranquilizer bzw. Schlafmittel unternommen werden. Darüber hinaus erhöht eine soziale Isolierung der alleinstehenden Frau das Risiko, dass bei einem Selbstmordversuch die Rettung nicht schnell genug erfolgt (auch im Rahmen einer L.A.T.-Beziehung (living apart together).

Betrachtet man die demographische Struktur der über Fünfzigjährigen, so besteht ein erheblicher Frauenüberschuss, der in höherem Alter noch zunimmt, d.h. dass alleinlebende Frauen mit fortschreitendem Alter kaum noch einen Partner finden. Beginnend in der Zeit der Perimenopause und v.a. danach lässt sich eine grosse Zahl allein und u.U. auch »vereinsamt« lebender Frauen beobachten.

Endokrines Psychosyndrom

Die hormonellen Veränderungen der Perimenopause können ein endokrines Psychosyndrom (im Sinne Bleulers) hervorrufen. Störungen des Antriebs und der elementaren Triebe (Ess-, Trink-, Schlaf-, Sexual-, Wärme- und Bewegungstrieb) kommen vor, begleitet von launenhaften Stimmungsschwankungen, unberechenbar in Dauer und Intensität. Depressive Gefühle wechseln hier plötzlich ab mit beinahe leeren Gefühlen der Euphorie (und mit riskanten Berufsplänen). Typisch ist die Labilität der Stimmung mit Irritabilität und weinerlicher Verletzbarkeit, oft ängstlich und hilflos. Auch die Fähigkeit, effizient Initiativen zu ergreifen, ist verändert (Antriebsschwäche). Typisch ist also das Atypische des klinischen Bilds.

Diskrete Persönlichkeitsveränderungen (»sonderbar«) ohne deutliche psychopathologische Symptome können zwischenmenschliche Beziehungen (z.B das Verhältnis zum Partner) ernsthaft stören.

Für diese psychopathologischen Begleitsymptome einer Endokrinopathie ist die hormonelle Substitutionstherapie selbstverständlich die Therapie der Wahl (und nicht in erster Linie Antidepressiva oder Neuroleptika).

Chronisches Überempfindlichkeits-Syndrom

Die Anpassungsschwierigkeiten der Frau in der Perimenopause können auch Teil eines chronischen Überempfindlichkeitssyndroms sein.

Ein ähnlicher, jedoch eher akuter Zustand der Überempfindlichkeit tritt im Wochenbett auf (»baby blues«, Heultage) und ist dem Gynäkologen wohlbekannt.

Überempfindlichkeit für alle Stimuli (physisch und psychisch: sowohl für positive als auch für negative), emotionale Labilität und leichte Ermüdbarkeit sind die wichtigsten Beschwerden. Die Ermüdung kann bis zur Erschöpfung führen mit Störungen der Aufmerksamkeit, der Konzentration und des Gedächtnisses und mit leichten Bewusstseinsstörungen (»Benommenheit«).

Als medikamentöse Therapie sind hier an erster Stelle geeignet: Stärkungsmittel und Tranquilizer. Besonders wichtig ist die unterstützende Begleitung mit sowohl guter Information als auch personaler Zuwendung (»tender loving care«) als Basis einer biopsychosozial orientierten Sprechstunde (Molinski).

Hirnorganische Psychosyndrome

Hirnorganische Psychosyndrome (enzephalopathische Syndrome) können v.a. bei einem diskreten Beginn differentialdiagnostische Schwierigkeiten bieten. Störungen der Stimmungen und der Affekte (mit Kontrollverlust und Tendenzen zu Vernachlässigung und Verwahrlosung) treten im Rahmen einer allgemeinen psychischen Verlangsamung (Bradyphrenie) und Apathie (oft mit Störungen des Gedächtnisses und der Aufmerksamkeit) auf. Da es sich hier um eine chronische Hirnerkrankung (involutiv oder auf vaskulärer, degenerativer oder tumoraler Basis) handelt, ist die Behandlung auf die ätiologischen Faktoren orientiert, mit Nootropika als wichtige Zusatzmedikation.

Psychosen in der Perimenopause

Der Begriff »klimakterische Psychose« ist irreführend, sofern das Adjektiv »klimakterisch" eine ätiologische Bedeutung hat. Ähnlich wie »involutive Psychose« bedeutet der Terminus nur, dass die Psychose im Involutionsalter bzw. im Klimakterium auftritt (oft auch 3 bis 7 Jahre nach der Menopause).

Deskriptiv unterscheidet Mentzos 3 Typen: die depressive Form, hypochondrisch und ängstlich-agitiert (»Jammerdepressionen«); die paranoide Form, feindselig (mit Verfolgungs- und Beziehungswahnvorstellungen); die gemischte Form, depressiv und zugleich paranoid (18).

Als Therapie ist oft stationäre psychiatrische Behandlung notwendig mit sowohl Neuroleptika (und/oder Antidepressiva) als auch mit unterstützender, einfühlsamer Begleitung zur psychosozialen Reintegration und zum Abbau der Isolation. Selbstverständlich können Psychosen oder Depressionen in der Perimenopause nicht ausreichend mit Hormonen behandelt werden.

Lediglich gibt es empirische Ergebnisse über nachhaltige Besserung klimakterischer Beschwerden durch hormonelle Behandlung, d.h. Östrogentherapie. Lauritzen (12) fand in zahlreichen Arbeiten, dass in etwa 50% der Fälle eine Heilung angegeben wird. Placeboreaktionen waren in Vergleichsgruppen zwar ebenfalls vorhanden, erwiesen sich jedoch nicht als nachhaltig, und ihre Erfolgsrate war wesentlich geringer. Im übrigen liessen sich für die psychotropen Effekte der Östrogene ebenso wie für Androgene biochemische Parameter durchaus nachweisen, so z.B. bezüglich einer Hemmung der Monooxydase analog einigen Psychopharmaka (18).

Kritische Bemerkungen zur Therapie: Begleitung der Frau während der Wechseljahre

Psychiatrische Krankheitsbilder im Klimakterium sind eher selten. Häufiger dagegen treten Anpassungsstörugen mit fliessenden Übergängen zwischen Anpassungsschwierigkeiten und ernsthaften Störungen auf. Da das Klimakterium sich über Jahre hinzieht, wird die Behandlung gegebenenfalls in einer jahrelangen Begleitung bestehen. Ipso facto bedeutet dies eine Anzahl von Massnahmen sowohl auf biologischer, psychologischer als auch auf sozialer Ebene (Abb. 7).

Abb. 7

Behandlung während der Menopause = Begleitung der Frau   + Maßnahmen auf: biologischem   psychologischem ⎫   sozialem ⎭ Gebiet

Die sog. Menopauseambulanz (interdisziplinäre Kooperation zwischen Gynäkologen, Psychologen und Sozialarbeitern) hat sich seit den achtiger Jahren des 20. Jahrhunderts als ein effizientes Modell erwiesen.

Um psychosozial gut zu funktionieren, muss man erst einmal gut körperlich funktionieren. Das bedeutet konkret, dass das geringste körperliche Leiden auch der entsprechenden somatischen Behandlung bedarf. Eine gründliche körperliche Untersuchung ist absolut notwendig. Etwaige kardiovaskuläre Erkrankungen (beginnende Hirnarteriosklerose), Diabetes, Lebererkrankungen, Schilddrüsenerkrankungen und Ernährungsstörungen sollten entdeckt und behandelt werden.

Viele psychische Schwierigkeiten können mit körperlichen Störungen zusammenhängen. Ausserdem hat eine gründliche körperliche Untersuchung eine wichtige psychotherapeutische Bedeutung: sie verstärkt das Vertrauen der Frau, mit allen ihren Beschwerden ernst und angenommen zu werden.

Eine hormonelle Behandlung ist fast immer unzureichend, wenn neben dem vegetativen Syndrom auch depressive Anzeichen vorhanden sind. Im Hinblick auf eine Psychopharmakabehandlung muss ausdrücklich betont werden, dass ein nicht selten zu beobachtender chronischer Missbrauch von Tranquilizern oder Schlafmitteln vermieden werden kannn, wenn die »maskierte Depression« rechtzeitig erkannt wird. Hier sind Antidepressiva indiziert.

Auf der anderen Seite wäre es falsch, nur Antidepressiva zu verordnen, ohne die hormonellen Aspekte zu berücksichtigen. Es wäre ebenso verkehrt, nur Medikamente (Hormone, Psychopharmaka) zu verordnen, ohne die psychosozialen und sexuellen Aspekte dieser Lebensphase einzubeziehen.

Darum sprechen wir zunächst von Begleitung, dann erst von Behandlung. Diese Begleitung soll konkret in Form einer Reihe kurzer Gespräche, die der Arzt mit der Frau vereinbart, stattfinden, so dass ihr Kommen nicht von ihren Stimmungsschwankungen abhängt. Diese regelmässigen Gespräche geben ihr auch die Gewissheit, das nötige Interesse seitens ihres Arztes zu bekommen. Sie wird dann nicht das Gefühl haben, mit Medikamenten abgeschoben zu werden (Abb. 8).

Abb. 8

> *Begleitung: Reihe von Kurzgesprächen auf Absprache*
> Tempo der Beratung herabsetzen!
> Neuen Lebensstil finden:
> + neue Chancen für die Partnerbeziehung (sex counseling)
> + Abstand nehmen von der Mutterrolle → Großelternschaft
> + Freizeitgestaltung: - part-time job
>   - Freiwilligenarbeit
>   - Hobby

Um eine Frau während der Wechseljahre zu begleiten, sollte der Arzt die richtige Einstellung haben. Unbewusst mag er manchmal Patientinnen, die über nachlassende Vitalität klagen, ablehnend begegnen. Solchen »Klageweibern« wird der Mund nur zu leicht »mit einer Pille gestopft«.

Für eine psychosomatisch orientierte Begleitung der klimakterischen Patientin braucht auch ein vielbeschäftigter Arzt nicht viel mehr Zeit. Er sollte das Tempo des Gespräches herabsetzen, und er sollte während einer solchen Konsultation möglichst nur wenige (anstatt alle möglichen) Probleme anschneiden. Auf diese Weise kann die Frau die eigenen Schwierigkeiten und Konflikte allmählich erkennen und sich ihnen stellen, um sie dann auch besser bewältigen zu können.

Die regelmässig festgelegten Gespräche können der Frau eine neue Zeit- und Zukunftsperspektive geben. Die Aussicht darauf ist eine Voraussetzung für Veränderungen, vor allem wenn eine stagnierende Depression droht. Der Arzt sollte die Frau zu einem neuen Lebensstil hinbegleiten. Die wirtschaftlichen, erzieherischen und finanziellen Sorgen nehmen ab, und die Freizeit nimmt zu. Es ist deshalb dem Hausarzt oder Gynäkologen anzuraten, eine Frau, die meistens im Alter von ca. 40 Jahren im Zusammenhang mit der Kontrazeption in die Sprechstunde kommt, auf diesen neuen Lebensstil schon hinzuweisen.

Sie muss auch lernen, von den Kindern Abstand zu gewinnen, die nun ein eigenes Leben führen, das den mütterlichen Erwartungen entspricht — oder auch nicht entspricht — oder eine Partnerschaft eingehen, die nicht immer die mütterlichen Wünsche erfüllt. Oder es gibt das »Problemkind«, das gerade nicht das Elternhaus verlassen kann, weil es den richtigen Partner oder einen guten Beruf nicht finden kann und immer wieder enttäuscht oder gekränkt nach Hause kommt.

Die Frau muss ihrem Leben eine neue Form geben, sei es durch Freizeitgestaltung oder im Beruf. Sie sollte bei ihren zögernden Versuchen geduldig unterstützt werden, wenn sie sich bemüht, neue Kontakte aufzunehmen und zu pflegen. Auch die Teilnahme an einer Selbsthilfegruppe für Frauen in den Wechseljahren eröffnet vielen Frauen neue Perspektiven für noch ungenutzte Fähigkeiten.

Diese ärztliche Begleitung zum Klimax der weiblichen Existenz als beobachtende Anteilnahme haben Dmoch und Molinski eindrucksvoll mit dem Bild des Bergführers verdeutlicht: »Er kann seinen Schutzbefohlenen nicht die Mühsal des Steigens abnehmen. Seine Aufgabe ist die Sorge um die Sicherheit des Weges und die Kenntnis von seinen jeweiligen Schwierigkeiten.«

Sexualberatung und Paarbegleitung

Neises (2001) hat die sexuelle Sackgasse, in der viele perimenopausale Frauen sich eingesperrt erfahren, eindrucksvoll dargestellt. »Von vielen Frauen wird ein Nachlassen des sexuellen Interesses beschrieben. Dies wird jedoch nicht in den Zusammenhang mit Wechseljahren oder Alter gebracht, sondern eher auf länger bestehende sexuelle Schwierigkeiten in der Partnerschaft bezogen. So führen Frustrationen gegenüber dem Ehemann, mit dem Zärtlichkeit und sexuelle Befriedigung nicht erlebt werden konnte, dazu, dass Sexualität vermieden oder Geschlechtsverkehr als eine Pflichtübung dargestellt wird und das Alter oder gynäkologische Diagnosen, wie z.B. Hormonmangel oder die Reizblase, benutzt werden, diese Pflichtübung nun endlich einzustellen.«[8]

Vor allem muss aber das Verhältnis zum Partner überprüft werden. Auch der Mann kann die von ihm häufig verleugnete Andropause (Anpassungsschwierigkeiten auf psychosozialem, professionellem und psychosexuellem Gebiet) als konflikthaft erleben. Um der Partnerbeziehung neue Chancen zu eröffnen, sollte folglich der Partner zum Gespräch eingeladen werden. Dieser kann andererseits

---

[8] M. NEISES: ibidem

so intensiv von seinem Beruf in Anspruch genommen sein, dass er sich der existentiellen Tragweite der scheinbar geringen Beschwerden seiner Frau nicht bewusst ist. Häufig entschuldigt er sich auch mit der philosophischen Bemerkung: »Sie ist doch in den schwierigen Jahren«. In einem gemeinsamen Gespräch können beide Partner überlegen, auf welche Art und Weise sie ein körperlich und geistig aktives Leben führen können. In dieser Lebensphase bieten sich jetzt neue Möglichkeiten, um die partnerschaftliche Beziehung weiter neu oder anders zu entfalten. Beide Partner können neue »Lebensrezepte« entdecken: ein gemeinsames Hobby, zusammen etwas unternehmen, gemeinsam eine Aufgabe zu übernehmen (nachdem die Aufgaben der Elternschaft praktisch abgeschlossen sind), regelmässig miteinander sprechen, trotz der körperlichen Veränderungen einander wieder (sexuell) finden (Abb. 9).

Abb. 9

Rezepte zur Gestaltung einer Beziehung
- Gespräch (wieder) üben
- gemeinschaftliches Hobby betreiben
- zusammen sorgen für etwas + neuer Einsatz
- zusammen (wieder) Essen und Trinken genießen
- das sexuelle Leben wiederentdecken
- gemeinsame spielerische Aktivitäten → Sportlicher Lebensstil
- zusammen etwas unternehmen
- Feste feiern ... regelmäßig

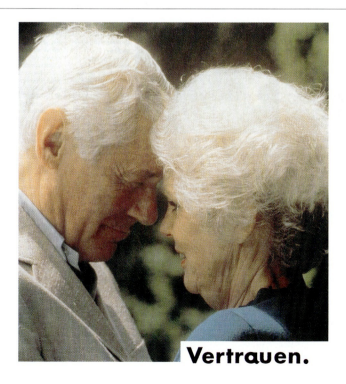

Vertrauen.

Die alleinstehende Frau ohne feste Partnerbeziehung sollte besonders unterstützt werden, um neue Formen und Inhalte von sozialen Aktivitäten zu entdecken und zu pflegen (Freunde, Bekannte, Vereine).

Es ist bemerkenswert, dass bis heute der besonderen Problematik der lesbischen Frau im Klimakterium kaum klinische und wissenschaftliche Aufmerksamkeit gewidmet worden ist. Sie braucht tatsächlich besondere Beachtung und Begleitung.

Die Frau in den Wechseljahren ist eine mündige Patientin und sollte bei der Therapiewahl selbstverständlich ein Mitspracherecht haben. Der Arzt sollte jede medizinische Handlung erklären.

Nicht selten fallen gynäkologische Operationen in die Lebensphase der Perimenopause. Eine Operation an den Genitalorganen bedeutet einen Eingriff in eine emotional stark besetzte Körperzone. Dem präoperativen Gespräch kommt eine wichtige Bedeutung zu. Es genügt nicht, nur über die Indikation und die physiologischen Folgen der geplanten Operation aufzuklären, vielmehr sollte das Gefühlsleben und Sexualverhalten offen angesprochen werden.

Ein regelmässiges sexuelles Leben ist wichtig für die Erhaltung der sexuellen Funktion. Mit Abnahme der weiblichen Hormonproduktion werden die Schleimhäute von Vulva und Vagina dünner, verletzbarer, die Lubrifikation nimmt ab, was einen schmerzhaften Koitus zur Folge haben kann. Nicht wenige Frauen sehen hierin ein gleichsam von der Natur gegebenes Zeichen, die sexuelle Aktivität einzustellen. Andererseits zeigen die Untersuchungen von Masters und Johnson, dass auch bei Frauen über 60 Jahren bei einem regelmässigen sexuellen Leben die Scheide geschmeidig und feucht bleibt. Eine regelmässige lokale Östrogenbehandlung in Form von Vaginalsuppositorien oder –cremes stellt eine einfache Massnahme dar zur Aufrechterhaltung einer schmerzfreien, befriedigenden sexuellen Aktivität.

Während der Peri-menopause ist eine Frau sich ihrer sexuellen Rolle unsicher. Der Arzt sollte auch hierüber die nötige Information erteilen (Abb. 10).

Abb. 10

Sex counseling des Paares: Paarbegleitung
- Informationen über Physiologie der sexuellen Reaktion während der Perimenopause
- Vorurteile über Sexualität während der Peri-Menopause abbauen
- Wichtigkeit eines regelmäßigen sexuellen Lebens
- konkrete Beratung über Hysterektomie, Brustamputation...

Er weiss auf Grund der Studien von Masters & Johnson, dass »es keine Altersgrenze der weiblichen Sexualität gibt«. Die Sexualforscher haben allerdings deutlich Veränderungen der physischen sexuellen Reaktion festgestellt: eine Abnahme der Intensität der Reaktionen und der Schnelligkeit und Dauer der köperlichen Veränderungen des sexuellen Responszyklus. So wird die Frau weniger feucht, ihre Klitorisreaktion ist langsamer, und der Orgasmus dauert weniger lange. Die Autoren haben trotzdem mit den falschen Vorstellungen abgerechnet, der ältere Mensch sei nicht sexuell oder asexuell. Die ältere Frau kann eine sexuelle Reaktion mit Orgasmus haben, vor allem, wenn sie regelmässig sexuell aktiv bleibt.

Laut dem Kinsey-Report verschwinden im Laufe der Zeit viele Hemmungen einer Frau. Daher steigt das Interesse für sexuelle Beziehungen bis zum 50. — 60. Lebensjahr. Beim Mann nimmt das Interesse eher ab (oft ist er beruflich überfordert). Das erklärt, weshalb jüngere Frauen oft weniger Interesse für den Geschlechtsverkehr haben als ihr Partner, während es in späteren Jahren oft umgekehrt ist. Ein regelmässiges sexuelles Leben ist wichtig für die Erhaltung der sexuellen Funktion. Wenn die weibliche Hormonproduktion abnimmt, wird die Scheidenwand dünner, und die Feuchtigkeit nimmt ab, was einen schmerzhaften Koitus zur Folge haben kann. Dieses ist wichtig bei einer durch Krankheit oder Operation verursachten Enthaltsamkeit. Diese Enthaltsamkeit sollte daher nicht unnötig verlängert werden. Es sollte im Gegenteil Rat und Ermutigung erteilt werden, auch wenn die Frau nicht darüber spricht. Auch ist das Entfernen der Gebärmutter kein Grund für die Frau, ihr sexuelles Leben zu beenden. Die Abnahme oder das Aufhören des sexuellen Verlangens hat emotionelle Gründe. Wenn die Eierstöcke entfernt werden, können allgemeine Anzeichen eines Hormonmangels auftreten. Diese allgemeinen Entzugserscheinungen können die Libido sekundär beeinflussen. Substitutionshormone sind hier angewiesen.

Hysterektomie und Psychosexualität

Auch eine Hysterektomie kann für die Frau, für das Paar eine Lebenskrise bedeuten.

Nach Wijma gibt es in unserer Gesellschaft eine gewisse Polarisierung in bezug auf die Geschlechtsorgane der Frau. Einerseits werden die weiblichen inneren Geschlechtsorgane im Alltagsleben eher verneint mit einem bestimmten Tabu: darüber soll wenig die Rede sein. Andererseits nehmen die inneren Geschlechtsorgane im Gefühlsleben der Frau und in ihrem Identitätsgefühl eine sehr wichtige Stelle ein.

Daher kann die sogenannte Totaloperation auf das Identitätsgefühl und das Selbstwertgefühl der Frau einen bedeutenden negativen Einfluss haben.

Mit zunehmender Operationssicherheit — und Zunahme der Anzahl der Frauenärzte ! — ist seit den achtziger Jahren des 20. Jahrhunderts in Holland in 10 Jahren die Anzahl der Hysterektomien mit 46% angestiegen (E. Van Hall), wobei die Indikationen zur Operation erweitert wurden: Blutungsanomalien, Myome, Endometriosis, Senkungen und chronische Unterleibschmerzen. Meistens gilt die Aufmerksamkeit dabei einseitig den somatischen Aspekten und werden psychologische oder sexuelle Folgen viel weniger beachtet.

Aus der Literatur geht auch hervor, dass viele psychische Störungen nach einer Hysterektomie schon präoperativ latent oder deutlich anwesend waren.

In einer prospektiven Untersuchung (klinisch-psychologisch und psychometrisch) von 151 Frauen mit einer Hysterektomie (aus nicht onkologischen

Gründen) konnten Wijma u.a. folgende Risikofaktoren für psychosexuelle Dysfunktion feststellen:
1. Alter: jünger als 40 Jahre
2. Unzufriedenheit mit der Kinderanzahl
3. Abortus provocatus in der Vorgeschichte
4. Spontanabort in der Vorgeschichte
5. Hysterectomia radicalis
6. Histologischer Normalbefund

Ein grösseres Risiko zeigen auch Frauen mit einer Hysterektomie und Colporaphia.

Bei einer Hysterektomie soll dem Rollenverständnis der Frau mehr Aufmerksamkeit gewidmet werden, egal ob es sich um eine junge oder eine klimakterische Frau, um einen Filmstar oder eine Nonne handelt.

Was bedeutet die Hysterektomie, d.h. ein Eingriff auf ein äusserlich unsichtbares Geschlechtsorgan, für das Weiblichkeitsgefühl der Frau und für ihre psycho-sexuelle Identität? Wie kann dieser Eingriff in die Partnerbeziehung, in der sexuellen Beziehung und in ihren sozialen Beziehungen ohne Störungen oder Defekte verarbeitet werden?

Untersuchungen haben bestätigt, dass nach einer Hysterektomie ca. 60% der Frauen keine Libidoveränderungen hat. Bei 20% wurde eine Zunahme und bei 20% eine Abnahme festgestellt. Bei letzteren bestanden allerdings vor dem Eingriff (familiäre) Spannungen. Eine gute Information und eine ermutigende Nachbespechung ist daher mit beiden Partnern nötig. Darum sollte der Frau und ihrem Partner deutlich und wiederholt erklärt werden, dass das sexuelle Verlangen durch die hormonalen Veränderungen während der Perimenopause viel weniger beeinflusst wird. Während der Pubertät und Adoleszenz haben die sexuellen Hormone zwar eine wichtige Rolle gespielt, um den Körper erotisch empfindsam zu machen. Wenn diese Erotisierung des körperlichen Instrumentariums einmal stattgefunden hat, wird dieses weniger abhängig von der hormonalen Veränderung. Eine hormonelle Veränderung hat daher auch nicht automatisch eine plötzliche sexuelle Dysfunktion zur Folge. Die sexuelle Funktion nimmt nur langsam mit dem Alter ab. Die Abnahme der physischen Intensität der sexuellen Reaktion kann jedoch reichlich, dank der Erinnerungen und der langjährigen Verbundenheit, durch Gefühlstiefe und Innigkeit kompensiert werden.

Wichtigkeit der Sexualberatung und der Paarbegleitung

Die Sexualanamnese soll auch bei älteren Frauen bzw. Paaren nie ausser acht gelassen werden.

Wenn der Arzt dieses Thema ignoriert, wird die Frau, das Paar dies nicht nur als fehlendes Interesse, sondern als ein Totschweigen ihrer Ansprüche auf sexuelle Intimität erfahren. Und gerade in dieser Lebensphase sind Informationen auch über normale Veränderungen der sexuellen Funktionen sehr wichtig. Sexualität und Intimität sind wichtige Bestandteile der Lebensqualität.

Brähler und Mitarb. (2001) haben die Determinanten der Zufriedenheit von Frauen mit Sexualität und Partnerschaft untersucht[9].

Die Autoren haben folgende Befunde erhoben;

»Als eine bedeutsame Determinante der Zufriedenheit sowohl mit der Sexualität als auch der Partnerschaft erweist sich die sexuelle Aktivität: Hatte man im letzten Jahr intime Kontakte, ist man auch zufriedener mit Sexualität und Partnerschaft.

Jedoch konnte nachgewiesen werden, dass bei vorhandener sexueller Aktivität auch zahlreiche andere Faktoren die sexuelle Zufriedenheit bestimmen. Dazu zählt an erster Stelle die Zufriedenheit mit der eigenen Gesundheit, welche auch für die Zufriedenheit mit der Partnerschaft von höchster Bedeutung ist.

Weiterhin zeigte sich, dass vor allem Frauen, die die Fähigkeit haben, über ihre eigenen Bedürfnisse zu sprechen und dabei gleichzeitig auch die emotionalen Bedürfnisse anderer adäquat zu befriedigen, eine hohe Zufriedenheit sowohl mit ihrer Partnerschaft als auch mit ihrer Sexualität erreichen.

Dabei soll aber darauf hingewiesen werden, dass zusätzlich ein sehr partnerschaftlicher und gleichberechtigter Umgang der Partner miteinander für eine hohe Zufriendenheit der Frauen mit ihrer Sexualität von Bedeutung ist."

Diese Befunde unterstützen die Wichtigkeit einer Paarbegleitung in diesen für die Frau oft schwierigen Jahren. Denn das Paar ist oft ein »sprachloses Paar« geworden: mit den Jahren haben die (Ehe)partner oft verlernt, miteinander zu sprechen, sie wohnen zwar im gleichem Hause, leben aber nicht mehr als feste Ansprechpartner mit und für einander.

Die Sexualberatung und die Paarbegleitung können nur effektiv wirksam sein in einer biopsychosozial orientierten Sprechstunde. Für die adäquate Behandlung dieser Patientinnen bzw. Paare braucht der Arzt auch ausreichende Kenntnisse über die biologischen und biographischen Aspekte der Perimenopause. Er sollte einige Antidepressiva mit geringen neuro-vegetativen Nebenwirkungen und einfacher Dosierung und (auch nur einige) Neuroleptika kennen und verordnen können, die in niedriger Dosierung nachhaltige Beruhigungseffekte haben und Ängste lösen, ohne das Sensorium zu trüben. Unentbehrlich sind auch theoretisches Wissen und praktische Erfahrung in der Beratung psychosomatischer Patientinnen.

Die angemessene Behandlung: immer Substitutionstherapie?

Bei den vielseitigen Folgen des Östrogenmangels erscheint eine Substitutionstherapie mit Östrogenen eine logische Behandlung. Bei anderen Drüsenausfallserscheinungen wie z.B. Hypothyreose oder Diabetes zögert die

[9] KLAIBERG, A., WÜRZ, J., BRÄHLER, E., SCHUMACHER, J.: Was beinflusst die Zufriedenheit von Frauen mit ihrer Sexualität und Partnerschaft? *Gynäkologe* 2001 (34): 259-269.

Medizin nicht, das entsprechende Hormon exogen zuzuführen. Da es hier um ein »natürliches« Erlöschen der ovariellen Aktivität geht, herrscht unter Ärzten und Laien noch vielfach eine fatalistische Haltung, wobei die Östrogenmangelsymptome als naturgegeben betrachtet werden.

Dazu kommt, dass in den Vereinigten Staten nach dem Motto: »feminine forever« anfänglich unkritisch hoch und zum Teil mit synthetischen Östrogenen (Ethinylöstradiol) substituiert wurde. Der darauffolgende Anstieg der Inzidenz der kardiovaskulären Erkrankungen und des Endometriumkarzinoms brachte die Östrogentherapie in einen schlechten Ruf. Wahrscheinlich hat die Angst vor diesen Nebenwirkungen dazu beigetragen, dass heutzutage den klimakterischen Frauen immer noch weitaus mehr Tranquilizer und Schlafmittel verschrieben werden als Hormonpräparate. Dabei wurden die supraphysiologischen Dosen synthetischer Östrogene längst von physiologischen Dosen natürlicher oder konjugierter Östrogene abgelöst. Ausserdem hat sich der Trend zu einer kombinierten Behandlung mit sowohl Östrogenen als auch Gestagenen (analog dem Gelbkörperhormon Progesteron) durchgesetzt, auch wenn dabei Entzugsblutungen in Kauf genommen werden müssen. Sowohl epidemiologisch als auch experimentell wurde mit der kombinierten Substitutionstherapie ein geringeres Risiko in Bezug auf das Entstehen eines Endometriumkarzinoms nachgewiesen. Die Mehrzahl der epidemiologischen Studien über den Einfluss der nicht kontrazeptiven Östrogene auf ischämische Koronarerkrankungen vermerkt entweder keine oder eine protektive Wirkung (A.M. Van Hemert).

Die diesbezügliche Auswirkung der kombinierten Östrogen– Gestagenstubstitutionspräparate wurde noch ungenügend untersucht.

Fest stehen jedenfalls die günstigen Resultate der Hormonsubstitution in bezug auf Hitzewallungen, urogenitale Atrophie und postmenopausale Osteoporose, durch klinische Erfahrung und epidemiologische und wissenschaftliche Untersuchungen mehrfach belegt.

Als adjuvante Therapie kann die Hormonsubstitution bei psychischen Beschwerden in den Wechseljahren in Frage kommen. Ob Östrogene hier einen unmittelbaren positiven »mental tonic effect« haben oder einen Dominoeffekt (gesteigertes Wohlbefinden durch besseren Schlaf und Ausbleiben der Hitzewallungen) ist nicht mehr so umstritten (Greene, Ravnikar)

Jedenfalls soll die Frau, gut informiert, Mitspracherecht in der Therapiewahl haben. Prof. van Hall hat in seinem Handbuch (1997) geschrieben: »Frauen sind gesünder, als man meint;« Der Autor spricht von einer »hormonalen Mythologie«, die zur Substitutionstherapie während der Perimenopause zwingt. Im Gegensatz dazu hat Frau C. Pouliart, Vize-Präsidentin der »International Medical Women's Association« auch im Jahr 1997 geschrieben: »Es ist wichtig, dass hormonale Substitutionstherapie in der Zukunft von mehr Frauen benutzt werden kann: diese Frauen werden weniger depressiv, weniger ängstlich und weniger irritierbar sein; sie werden ihre Lebensqualität verbessern und mehr Frau sein.«

Fallbeispiel

Emma, eine 53-jährige Reinigungskraft, kommt auf Anraten ihrer Freundin in die psychosomatische Sprechstunde. Seit einigen Monaten ist sie oft gereizt und unruhig; sie reagiert häufig emotionell, was dann zu Missverständnissen zwischen den beiden Freundinnen führt. Ihre Freundin befürchtet einen Nervenzusammenbruch und hat sie deshalb zum Arzt verwiesen.

Beim ersten Kontakt macht Emma wirklich einen nervösen, gespannten und unruhigen Eindruck. Sie spricht schnell und macht ab und zu eine kurze Bewegung, um ihre Geschichte zu betonen. Sie sitzt etwas verlegen auf dem Stuhl. Ihre Kleidung ist gepflegt, und sie macht nicht den Eindruck, depressiv zu sein, und doch sieht sie müde und bekümmert aus. Sie macht auf den Arzt auch einen recht sympathischen Eindruck, weil sie offen und entschlossen eine Lösung ihrer Probleme sucht.

Die Beschwerden und die Lebensgeschichte

Emma bestätigt gleich, dass sie ein sexuelles und kein »nervliches Problem" hat; das hat sie ihrer Freundin aber nicht erzählt... Es handelt sich tatsächlich um ein altes und ein neues Problem zugleich. Vor 5 Jahren starb ihr Mann nach einem Herzinfarkt. Sie hatte eine glückliche Ehe geführt und hat den Verlust inzwischen recht gut verarbeitet. Doch hat sie während der Ehe auch viel in Stille gelitten: bei Liebkosungen und genitalen Berührungen erreichte sie stets vor dem Koitus einen Orgasmus, doch wurde sie gefühllos, sobald ihr Mann bei ihr eindrang. Koitus war auch immer ein wenig schmerzhaft (primäre, chronische Dyspareunie). Deshalb hat sie immer Schuldgefühle gehabt. Während der ganzen Dauer ihrer Ehe war Emma davon bedrückt; und auch ihr Mann fand dieses nicht ganz normal. Sie fand sich selbst egoistisch und fühlte sich schuldig, weil sie diesen präkoitalen Orgasmus genoss. Sie meinte, dass ihr daher nie ein Einssein mit ihrem Mann gelang. Dieses »Alleingeniessen« stand im starken Gegensatz zu dem, was sie las und hörte über ein ideales und harmonisches Mann-Frau-Verhältnis in der Ehe.
Trotz dieser Schuldgefühle und Gewissensprobleme hat Emma mit niemandem darüber gesprochen. Sie war sehr konservativ erzogen worden, und zu Hause wurde auch nie über Sexualität gesprochen.

Sie heiratete nach 5-jähriger Verlobungszeit, während derer es nie zu sexuellen Beziehungen kam. Die beiden Partner warteten aus Prinzip und Überzeugung damit bis zur Hochzeit.

Emma war nicht aufgeklärt: »Mein Mann hat mir alles mit viel Geduld beigebracht«, so sagt sie, nicht ohne Humor. Die Verlobten hatten allerdings durch genitale Berührungen vor der Ehe orgastische Erlebnisse, die ihnen aber auch Schuldgefühle gaben.

Nach der Heirat erfuhr Emma beim Koitus keine sexuelle Befriedigung; nur manuelle Berührungen führten zum Orgasmus. Einerseits empfand sie dieses als ein egoistisches Vergnügen, andererseits auch als Strafe für ihre (verbotenen) vorehelichen sexuellen Intimitäten.

Ansonsten führte Emma eine glückliche Ehe. Sie hat zwei Kinder, die inzwischen geheiratet haben.
Nach einem schwierigen Jahr fand sie als junge Witwe wieder ihr Gleichgewicht. Seitdem hat sie sich weiter aktiv für die beiden Kinder eingesetzt.

Vor sechs Monaten hat sie nun einen gleichaltrigen Witwer ohne Kinder kennengelernt, mit dem sie mit Umsicht die Möglichkeit einer Heirat plant. Ihre Kinder befürworteten diese, — eine solche positive Einstellung ihrer Kinder hatte sie eigentlich nicht erwartet! — und Emma ist überzeugt, dass ihr verstorbener Mann ihren Entschluss gutheissen würde.
Emma hat nicht das Gefühl, dem Gedenken ihres Mannes untreu zu sein und ist überzeugt, einen guten neuen Lebenspartner gefunden zu haben, so wie dieser das gleiche von ihr denkt.
Trotzdem gerät Emma in einen schweren Spannungszustand, als die konkreten Bilder eines Zusammenlebens auftauchten, denn damit tauchten auch die alten sexuellen Probleme wieder auf. Sie befürchtet, bem Koitus keine orgastische Befriedigung zu finden und damit ihren Partner zu enttäuschen.
Sie befürchtet nicht nur, ihn als Frau zu enttäuschen, aber ebenfalls, dass er sie verurteilen wird, weil sie nicht ganz mit ihm einswerden kann und »allein geniesst«.
Sie fühlt sich, so wie früher, minderwertig: »Ich bin doch nicht ganz normal«. Während eines ersten Beratungsgesprächs hat Emma ihre Unsicherheit, Ängste und Zweifel über ihre eigene Sexualität aussprechen können.
In einem weiteren Gespräch wurde ihr deutlich gemacht, dass die sexuelle Befriedigung für Mann und Frau an erster Stelle eine globale Befriedigung und Zufriedenheit sein soll, die während des ganzen sexuellen Verhaltens erfahren werden kann. Die Partner müssen nicht unbedingt im gleichen Augenblick einen Orgasmus haben, um zu einer sexuellen Befriedigung und Harmonie zu gelangen. Die Anatomie und Physiologie der sexuellen Reaktion sind bei Mann und Frau, trotz mancher Gleichheit auch derart unterschiedlich. Die sexuelle Befriedigung der Frau ist in Raum (erogene Zonen) und Zeit (langdauernder sexueller Respons-Zyklus) anhaltender.
Nur eine einseitige, d.h. männliche Sicht auf die sexuelle Reaktion des Menschen kann zu der Ansicht führen, dass die Frau denselben Orgasmus als der Mann, im gleichen Augenblick (mit als Norm dem penovaginalen Kontakt) erlebt. Emma war über diese Information sehr froh und begriff

gut, dass sexuelle Befriedigung und Zufriedenheit in der Totalität der sexuellen Intimität gesehen werden müssen und nicht unbedingt im gleichen Augenblick.

Entspannt und befreit verliess sie mit einem frohen Gesicht die Sprechstunde. Es wurde ihr geraten, mit ihrem neuen Partner darüber zu sprechen. Sie wurde auch gebeten, sich nach einigen Monaten wieder zu melden.

Drei Monate später kam Emma mit ihrem neuen Partner wieder in die Sprechstunde. Die beiden Partner hatten sich sexuell gut aneinander anpassen können. Emma hatte ohne Hemmungen und Schuldgefühle die für beide Partner sehr befriedigenden sexuellen Beziehungen erlebt, ohne dass sie im gleichen Augenblick zum Orgasmus gelangten.

Für Emma bedeutete dieses ein »neues Erleben«. Sie fühlte sich von ihrem Mann verstanden, der mit Weisheit und mildem Humor dieses Problem relativierte: »Emma war immer schnell, warum sollte sie nicht so bleiben? Ich folge ihr schon«.

Für den Arzt ist dies wieder einmal der Beweis, wie heilsam ein gutes informatives Gespräch ist und wie sehr es die Menschen (von Schuld) befreit, die zu der (so zahlreichen) älteren Generation im Klimakterium gehören, die nicht gelernt haben, über Sexualität zu sprechen und manchmal Sexualität noch als Tabu (schuldbeladen oder überidealisiert) erfahren.

Literatur

1. Andersen et al (1987) Characteristics of menopausal women seeking assistance. Am J Obstet Gynecol 156; 428.
2. Ballinger S (1985) Lifestyles: coping with life events and stress at the climacteric. In: Notelovitz M et al (eds) The climacteric in perspective. Proceedings of the Fourth International Congress on the Menopause. MTP, Den Haag.
3. Cutler W et al (1984) The medical management of menopause and premenopause. Their endocrinological basis. Lippincott, London.
4. Dmoch W. Molinski H (1983) Klimakterium. Aufforderung zur therapeutischen Begleitung. In: Richter D, Stauber M (Hrsg) Psychosomatische Probleme in der Geburtshilfe und Gynäkologie. Kehrer, Freiburg, S. 187.
5. Frick-Bruder V (1983) Das Klimakterium der Frau, Psychosoziales Umfeld-Präsentation der Ergebnisse einer Befragung zum Klimakterium. In: Schneider H, (Hrsg) Klimakterium der Frau. Schering, Berlin, S. 24.
6. Gannon L, Ekstrom B (1993) Attitudes toward menopause. Psychol Women Quart 17: 275-288.
7. Greene J (1984) The social and psychological origins of the climacteric syndrome, Hants, Gower.
8. Hanker JP (1992) Das klimakterische Syndrom, Gyn Dialog für Klinik und Praxis, Springer, Berlin Heidelberg New York, 9-12.

9. Hau E (1983) Klimakterium, Psychoanalytische Betrachtungen. In: Richter D. Stauber M (Hrsg) Psychosomatische Probleme in Geburtshilfe und Gynäkologie, Kehrer, Freiburg, S. 174.

10. Holte A (1992) The changing truth about how natural menopause affects health complaints: results from the Norwegian Menopause Project. — In: Wijma K., Von Schoultz (Hrsg) Reproductive life, Parthenon, Lancaster/NJ, S. 352.

11. Hunter MS (1990) Emotional well-being, sexual behaviour and hormone replacement therapy. Maturitas 12: 299-314.

12. Lauritzen (1979) Bericht aus einer Fortbildungsveranstaltung des Berufsverbandes der Frauenärzte München. Sexualmedizin 8: 293-294.

13. Lennon MC (1987) Is menopause depressing? An investigation of three perspectives Sex Roles 17: 1-16.

14. Lehr U (1983) Klimakterium Sozialpsychologische Aspekte. In: Richter D. Stauber M (Hrsg) Psychosomatische Probleme in Geburtshilfe und Gynäkologie. Kehrer, Freiburg, S. 157.

15. Maass G (1995) Psychosomatik des Klimakteriums bei Frau und Mann und therapeutische Ansatzpunkte. In: Feiereis H, Saller H (Hrsg) Psychosomatische Medizin und Psychotherapie. Erweiterte Schulmedizin Bd 2 H Marseille München, S 519.

16. Matthews K et al (1990) Influences of natural menopause on psychological characteristics and symptoms of middle-aged healthy women. K. Consulting Clin. Psychol. 58: 345-354.

17. McKinlay S. Brambilla D. Posner J (1992). The normal menopause transition. Maturitas 15: 103-115.

18. Mentzos S. Leiser E. Otte A. Richter K Vogt U (1971) Praepsychosen: Vergleichende epidemiologische Untersuchungen im Vorfeld der endogenen Psychosen. Fortschr Med 89/25: 936, 962/963.

19. Mentzos S (1995) Psychosen im Klimakterium. In: Feiereis H., Saller H (Hrsg) Psychosomatische Medizin und Psychotherapie. Erweiterte Schulmedizin Bd 2 H. Marseille München S. 531.

20. Palinkas LA, Barrett-Connor E (1992) Estrogen use and depressive symptoms inpostmenopausal women. Obstet Gynecol 80: 30-36.

21. Richter D (1995) Klimakterium In: Uexküll T von (Hrsg), Psychosomatische Medizin, 5 Aufl. Urban & Schwarzenberg, München Wien Baltimore, S 76: 1,7.

22. Wille R (1991) Sexuality in old age. In: Richter D., Bitzer J, Nijs P (eds) Advanced psychosomatic research in obstetrics and gynecology. Springer, Berlin Heidelberg New York, S. 257.

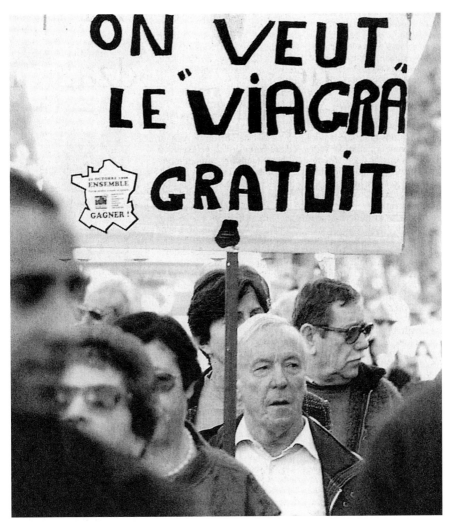

Marseille 2001: die massenpsychologische Lösung des postmodernen Klimakteriums: Erektion um sonst.

DIABETES UND SEXUALITÄT

Diabetiker haben gelegentlich sexuelle Schwierigkeiten. Nach verschiedenen Untersuchungen soll ca. die Hälfte der männlichen Diabetiker an sexueller Dysfunktion leiden. Circa 30% hat Erektionsstörungen (20% der Männer sind jünger als 30 Jahre, 70% älter als 60 Jahre).

Diabetes wird zuweilen wegen (vorübergehender) sexueller Schwierigkeiten entdeckt. Diese sexuelle Dysfunktion verschwindet meistens, sobald der Diabetes gut eingestellt ist. Über das Geschlechtsleben der Diabetikerin ist nicht so viel Pathologisches bekannt. Dyspareunie auf Grund rezidivierender Vaginitis ist eine häufig vorkommende Beschwerde. Sowohl beim Mann als auch bei der Frau treten Libidostörungen erst viel später auf, ohne daß ein deutlicher Zusammenhang mit der Dauer oder dem Grad des Diabetes zu erkennen ist.

Für den Arzt, der diese chronischen Patienten behandelt, werden hier schematisch einige Überlegungen und Richtlinien in bezug auf Diabetes und Sexualität zusammengefaßt.

Viele Diabetiker wagen es nicht, über ihre sexuellen Schwierigkeiten zu sprechen. Sie glauben, daß eine Besserung wegen der körperlichen Beschwerden (Diabetes) ausgeschlossen ist. Diese fatalistische Einstellung ist verkehrt, denn es besteht auch hier ein Mythos, daß alle sexuellen Schwierigkeiten auf körperliche Erkrankungen zurückzuführen sind.

Für ein befriedigendes Geschlechtsleben ist eine gute körperliche und seelische Verfassung notwendig. Ebenso wie das sexuelle Verlangen abnehmen kann, so können bei einer Entgleisung des Diabetes Libidoveränderungen auftreten. Beim Diabetes werden nicht nur das Nervensystem, sondern auch die Gefäße angegriffen. Auch die Blutgefäße und Nerven des kleinen Beckens und/oder der Genitalien, die in der Physiologie der sexuellen Reaktionen eine Rolle spielen, werden davon nicht ausgenommen (Mikroangiopathie, Polyneuropathie).

Der Artzt sollte aber nicht nur die körperlichen Aspekte beachten. Bei einem gut eingestellten Diabetes sollte er bei einer plötzlich auftretenden sexuellen Dysfunktion an emotionelle Faktoren denken. Es müssen allerdings noch viele Kollegen davon überzeugt werden, daß emotionelle Faktoren auch gezielt beeinflußt werden können, wenn man zumindest den richtigen Weg wählt. Dabei ist vielen Diabetikern bekannt, welchen Einfluß ihre Gefühle haben können: bei plötzlich auftretendem Streß oder heftigen Gefühlsausbrüchen kann ein gut behandelter Diabetes plötzlich entgleisen.

Im Streßzustand steigt bei jedem Menschen der Blutzuckergehalt als eine phsyiologische »Notreaktion« (Verteidigungsenergie). Emotionen beeinflussen auch den Appetit! Manche Menschen können nicht essen, wenn sie angespannt sind, andere wiederum naschen, rauchen, überessen sich. Chronische

Spannungen, die durch verdrängte Aggressivität hervorgerufen werden (Ärger über den Diabetes oder über die Diät) und verdrängte Sexualität (Angst vor der Sexualität oder ihren Folgen, Erblichkeit oder behinderten Kindern) können den Diabetes entgleisen lassen. Dieses manifestiert sich zuweilen durch eine sexuelle Dysfunktion, manchmal als einzige Beschwerde.

Wie jede andere Krankheit muß der Diabetes akzeptiert und verarbeitet werden; und das bedeutet, sich in das Unvermeidliche fügen (Leid, Unrecht), es erleiden, es annehmen und so verarbeiten, daß es in die Person integriert wird.

Akzeptieren bedeutet also auch, daß dieses niemals eine vollkommene Lösung ist, weder in diesem Sinne, daß es jemals vollkommen geschehen ist, noch in jenem Sinne, daß es »ungeschehen gemacht werden kann«. Es bleibt eine ständige Aufgabe, die dann auch die nötige Spannkraft erfordert, um die Krankheit zu akzeptieren. Das bedeutet keinesfalls, daß man über den Diabetes froh ist, steht aber im Gegensatz zur fatalistischen Einstellung, die das Unvermeidliche mutlos erleidet. Mit der nötigen Distanz, mit nüchterner Betrachtung und erfolgreicher Diät kann ein Mensch glücklich leben.

Es ist eine bleibende Aufgabe, die nötige Spannkraft erfordert, wozu auch die physische Widerstandskraft erforderlich ist. Ein schlechter körperlicher Zustand kann die Tragfähigkeit zeitweise herabsetzen und die Akzeptabilität erschweren.

Die Rückwirkung des Diabetes auf die Sexualität ist daher auch komplex. Die meisten sexuellen Schwierigkeiten sind nicht nur in körperlichen Ursachen zu suchen. Die Sexualität ist ein äußerst delikates Gebiet, auf dem Konflikte, Spannungen und Ängste fast unbemerkt registriert werden. Wenn die Gefühle in der Sexualität eine so große Rolle spielen, so gilt dieses auch für den Diabetiker selbst. Denn die Konfrontation mit dem Diabetes kann die verschiedensten Reaktionen hervorrufen; Gleichgültigkeit, Niedergeschlagenheit, nachlässige Behandlung, Protest, ein herausforderndes Spiel mit dem Feuer, anfallende Diätfehler. Dies alles wirkt sich auf die Sexualität aus.
Ein besonderes Problem besteht bei den jungen Diabetikern. Es kommt vor, daß die Diätvorschriften von Jugend an sehr streng befolgt werden. Man darf sich nicht gehen lassen! Sich gehen lassen (beim Essen) ist gefährlich. Eine starke Kontrolle der Eßlust kann sich auch auf die Lust im allgemeinen beziehen. So haben diese manchmal zwangsläufig wenig lebenslustigen Menschen auch für die sexuelle Lust wenig Platz (geringe primäre Libido). Für einen befriedigenden sexuellen Genuß ist es nötig, daß man sich gehen lassen kann. Auch Masters und Johnson haben eine zu starke »Kontrollhaltung« (spectator role) in der Sexualität, die auch zu leistungsbewußt ist, als eine wichtige Ursache sexueller Dysfunktion genannt.

Die Sexualität funktioniert, ebenso wie die Atmung, nur dann gut, wenn sie spontan erfolgt; denn auch die Atmung stockt, wenn sie zu genau kontrolliert wird.

So entsteht bei dem Diabetiker mit geringen sexuellen Bedürfnissen manchmal die Befürchtung, daß »sich gehen lassen« schädlich sei.

Solche Ängste sind fehl am Platz und hemmen das sexuelle Verlangen. Obendrein wird die sexuelle Befriedigung in unserer Gesellschaft an der Intensität und der Quantität der Koitalen »Leistungen« gemessen. Koitaler Orgasmus ist nicht der alleinige Maßstab sexueller Befriedigung. Mit zunehmenden Alter nimmt bei jedem Menschen die sexuelle Funktion ab, was die Quantität und die Intensität der sexuellen Reaktion auf körperlichem Gebiet betrifft. Die Intensität des *sexuellen Erlebens* hängt hingegen sehr mit der Einbildungskraft zusammen, wobei auch die Erinnerungen neben der kreativen Phantasie eine Rolle spielen.

Einige Rezepte:

1. Bei sexuellen Schwierigkeiten eines Diabetikers muß sehr sorgfältig geprüft werden, ob die Therapie richtig eingestellt ist und die Diät befolgt wird. Geschlechtshormone sind nur bei eindeutig festgestelltem Mangel nötig. Eine hormonale Behandlung kann im fortgeschrittenen Alter belebend wirken und sich auch sexuell günstig auswirken.
2. Man soll die emotionellen Faktoren nicht aus dem Auge verlieren. Der Arzt sollte deshalb zeitig die psycho-sexuellen Fragen oder Probleme erkennen und besprechen. Wenn der Patient und der Partner gut aufgeklärt und vorbereitet sind, können die sexuellen Schwierigkeiten selbstverständlich auch besprochen werden. So beugt man einer frühzeitigen Fixierung auf ein sexuelles Versagen vor, was dem Diabetiker, wie jedem anderen Menschen, passieren kann. So wird dieses Versagen nicht falsch verstanden, als ob »es nun auch mit mir so weit ist«. Die Begleitung des diabetischen Patienten und seines Partners öffnet dann langsam die Perspektive einer nichtkoitalen Form des Geschlechtsverkehrs. Ein reiches und variiertes Geschlechtsleben versöhnt auch eher mit einem Handicap auf koitalem Gebiet.
3. Der Mythos, als hätte jede sexuelle Schwierigkeit eine körperliche Ursache, muß radikal abgelehnt werden, ebenso wie die fatalistische Haltung, als gäbe es dafür keine Behandlung.
4. Eine sexuelle Dysfunktion hat man nicht alleine, sondern auch in der Beziehung zu seinem Partner. Der Partner eines Diabetikers soll dessen Diät und Behandlung kennen und dafür Verständnis haben. Es ist auch gut, wenn der Partner in verstärktem Maß dem Bedürfnis, um in der Liebesbeziehung gehegt und verwöhnt zu werden, entgegenkommt. Es ist ein altes Vorurteil, daß des Mann immer der aktive Partner ist und keine passiven Erwartungen hegt. Der Partner soll für die Augenblicke der Mutlosigkeit und Auflehnung taktvoll Verständnis zeigen. Durch diese Unterstützung kann man verhindern, daß der Diabetiker sich als Gefangener seiner Behandlung empfindet und ab und zu »ausbricht«.

5. Pillen lösen keine Probleme, auch »die Pille« nicht. Man sollte jedoch nicht vergessen, daß eine gute kontrazeptive Beratung nötig ist. Man muß sich vergewissern, was technisch möglich ist und emotionell akzeptiert werden kann. Eugenische Aspekte, der Verzicht auf Kinder müssen in Betracht gezogen werden. Auch wenn die Beschwerden nicht mehr behoben werden können, so können die sexuellen Schwierigkeiten doch noch häufig durch Beratung und Begleitung verbessert werden oder ihren störenden Einfluß verlieren. Dann wird nicht nur das Selbstbewußtsein des Patienten gehoben, sondern auch die Spannungen zwischen den Partnern verschwinden oder nehmen ab. Nicht nur Fragen im Zusammenhang mit sexuellen Variationen, sondern z. B. auch die Möglichkeit einer Penisprothese bei organischer Impotenz des Mannes können mit dem Paar besprochen werden.

Selbstverständlich kann bei Erekionsschwäche auch mit Medikamenten (Viagra®, Uprima®, ...) wichtige Hilfe geboten worden. Sexualberatung bleibt wichtig, auch für die Compliance.

Und Sexualberatung bedeutet hier Paarberatung, d.h. mit beiden Partnern.

LEBEN MIT EINEM MAMMA-KARZINOM

Psyche und Krebs

Der Brustkrebs, der weiblichste Krebs der Frau, ist auch der häufigste Krebs der Frau geworden (23%), d.h. mehr als jede 15. Frau wird betroffen. Das Risiko steigt an mit zunehmendem Alter, wobei der »Seniorenboom« der Futurologen auch noch mehr Frauen mit Brustkrebs bedeutet.

Wer ist die Frau, die in ihrem Leben mit einer Mamma-Karzinom konfrontiert wird? Ist es reiner Zufall eines blinden Schicksals, das die Frau trifft, oder ist die Frau in ihrer Biologie und Biographie prädestiniert?

Untersuchungen haben gezeigt, dass Brustkrebs mehr bei ledigen als bei verheirateten Frauen auftritt, mehr bei infertilen Frauen als bei verheirateten Frauen mit Kindern. Frauen mit nur 2 Kindern haben 2 bis 2,5 mal mehr Risiko auf Brustkrebs als Frauen mit 3 oder mehr Kindern.

Das Stillen spielt keine Rolle, während ein Sohn als erstgeborenes Kind sich eher protektiv auswirkt.

Erstgebärende Frauen, älter als 35 Jahre, haben auch mehr Risiko als Frauen, die in jüngerem Alter ihre Kinder geboren haben.

Viele Autoren haben schon versucht, das psychologische Profil der Patienten, die später an Krebs erkranken werden, zu skizzieren.

Dieser Patient/diese Patientin zeigt eine Biographie, in der er oder sie, von der Mutter als Kind dominiert, mit einer blockierten Aggressivität unfähig ist, (Objekt)Verluste zu verarbeiten. Charakterisch sind die Gefühle der Hoffnungslosigkeit (hopelessness) und der Hilflosigkeit (helplessness) und der Ohnmacht dem Leben gegenüber.

Frauen, die an Brustkrebs erkranken werden, sind also eher subdepressiv und sexuell gehemmt, altruistisch mit verdrängten Gefühlen und Sehnsucht nach Harmonie.

Nach dem »Schlüsselerlebnis« eines schweren Verlustes (mit Aktivierung der Gefühle der Hoffnungslosigkeit und der Hilflosigkeit) wird 2-3 Jahre später der (Brust)Krebs entdeckt.

Im psychosomatischen Sinne korreliert dann die verletzbare und verletzte, d.h. auch nicht effektive »Coping-Kapazität« der Frau im psychosozialen Bereich mit der gestörten Körperabwehr (mit Inhibierung der »natural killer cell activity« und mit veränderten »T-cell subpopulations«; Locke et al. 1984; Irwin et al. 1987).

Die psycho-immunologischen Untersuchungen in der Krebsforschung sind ohne Zweifel vielversprechend, aber bis heute in der klinischen Praxis schwer zu verwenden.

Obwohl bestimmte biosoziale Faktoren statistisch nachgewiesen sind, bleibt die klinische Bedeutung dieser Faktoren im konkreten klinischen Fall sehr beschränkt. (Jedenfalls soll die Frau (oder der Partner) wegen sogenannter mangelnder Kooperation nicht kulpabilisiert werden, z.B. bei ungünstigem Verlauf). Auch Buddeberg et al. sind dieser Meinung:

»Die bisher vorliegenden Ergebnisse psychoonkologischer Verlaufsstudien zu dieser Frage sind widersprüchlich. Einzelne Untersuchngen an Mammakarzinom- und Melanompatienten ergaben Hinweise, daß Patienten, die auf ihre Krebserkrankung mit Angst und Depression reagierten und ihre Fähigkeit zur Bewältigung der Krankheit eher gering einschätzten, somatisch ungünstigere Krankheitsverläufe hatten als Patienten, die ihrer Krankheit gegenüber eine hoffnungsvolle und optimistische Einstellung hatten (Greer et al. 1979; Rogentine et al. 1979; Pettingale 1984). Im Gegensatz zu diesen Ergebnissen konnten Cassileth et al. (1985) bei Patienten mit fortgeschrittenen Krebserkrankungen verschiedener Organe keinen Einfluß der psychischen Befindlichkeit auf den Krankheitsverlauf nachweisen. Und Derogatis et al. (1979) kamen in einer Studie an Frauen mit metastasierendem Mammakarzinom zum Ergebnis, daß Patientinnen mit längerer Überlebenszeit mehr Depressionen, Schuldgefühle und negative Affekte zeigten als die »Kurzzeitüberlebenden«[1].

Aus einer selbst durchgeführten Untersuchung kommen sie jedoch zu der vorsichtigen Schlussfolgerung:

»Sollte sich im weiteren Verlauf der Untersuchung der erste Eindruck bestätigen, daß die psychosozial belasteten Frauen eine größere Rezidiv-, Progredienz- und Sterberate haben als die psychosozial weniger belasteten, dann würden unsere Ergebnisse in die gleiche Richtung weisen wie die Arbeiten von Greer et al. (1979), Rogentine et al. (1979) und Pettingale (1984). Aus der klinischen Arbeit mit Krebskranken ist vielen Ärzten bekannt, daß diejenigen Patienten oft am schwierigsten zu erreichen sind, welche am dringendsten Hilfe brauchen«.[1]

Brustkrebs und Brustamputation:
Eine Konfrontation mit einem schweren definitiven Verlust

Das Mamma-Karzinom bzw. die Brustamputation bedeutet für jede Frau eine schwere Verletzung bzw. den Verlust eines bedeutungsvollen Organs.

Die Brüste sind nicht nur für das Selbstbewusstsein der Frau, sondern auch für ihre Weiblichkeit und in ihrem Umgang mit anderen bedeutungsvoll,

---

[1] C. BUDDEBERG, A. RIEHL-EMDE, C. LANDOLT-RITTER, R. STEINER, M. SIEBER, D. RICHTER (1988): Tumorstadium, Lebensqualität und Krankheitsverarbeitung bei Mammakarzinom. - In: A. Teichmann, W. Dmoch, M. Stauber (Hrsg.): *Psychosomatische Gynäkologie und Geburtshilfe* 1988. Berlin-Heidelberg, Springer Verlag, 1989, 83-92.

sowohl im allgemeinen als mit dem sexuellem Partner. Die Brustamputation bedeutet auch die Konfrontation mit einer lebensbedrohenden Frage: »Habe ich Krebs, habe ich Krebs gehabt?«.

Gegenwärtig wird auf schöne Brüste grosser Wert gelegt, wie Kunst, Mode und Reklame bezeugen. Die weibliche Harmonie wird auch durch die Symmetrie der Brüste symbolisiert. So wird eine Frau durch eine Brustamputation wörtlich aus dem Gleichgewicht gebracht.

Die Psychologie hat auch den tieferen Grund der emotionalen Bedeutung der Brüste erläutert. Bei jedem Menschen, Mann oder Frau, wird der erste Kontakt durch die Ernährung, hauptsächlich die Brusternährung, gelegt. Im menschlichen Gedächtnis bleibt die Brusternährung als die erste Erfahrung der Lebenslust in einem zärtlich warmen Kontakt verankert. So bedeutet die (Mutter)Brust für den Mann und für die Frau der weiche Hügel der Zärtlichkeit und Geborgenheit. (Abb. 1)

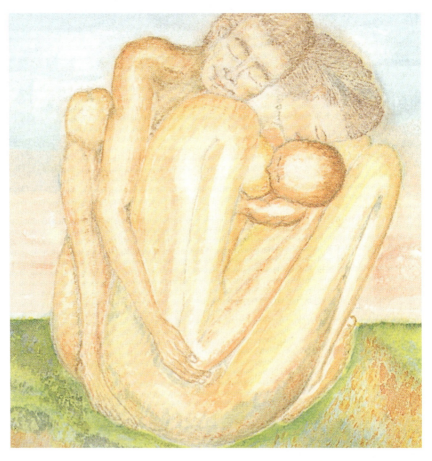

Abb. 1: Das (Zusammen)Leben des Menschen kreist um die Brust.
(Bild: Sammlung Prof. Dr. med. D. Richter, Bad Säckingen)

Die Brust ist nicht nur eine Drüse für die Milchsekretion. Die weibliche Brust ist immer auch Symbol »des gelobten Landes«, mit einer imaginären Tiefe, sowohl für den Mann als für die Frau. (Abb. 2)

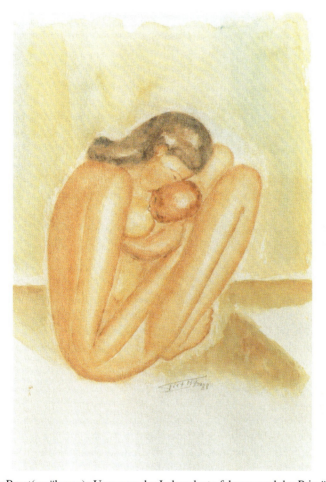

Abb. 2: Die Brust(ernährung): Ursprung der Lebenslusterfahrung und des Primärkontaktes.

Die Brüste sind nach den Geschlechtsorganen die empfindlichsten sexuellen Organe der Frau. Ihre erotische Bedeutung gilt für alle Frauen, unabhängig vom Bildungsgrad.

Kinsey hat mit Recht das Küssen und Steicheln der Brüste als typisches menschliches Merkmal beim Liebesspiel erkannt.

Weder Alter, Beruf, Einstellung, Erziehung, Kinderzahl noch Korpulenz machen einen Unterschied.

Frauen, die den Brüsten eine besonders grosse Bedeutung zuschreiben, machen mehr präventive Selbstuntersuchungen (Wenderlein).

Olbricht nennt die Brust Organ und Symbol weiblicher Identität[2]. Auch sie betont die tiefen psychologischen Aspekte der Brust:

»Die psychischen Repräsentanzen der Brust sind uns kaum noch bewußt, sie umfassen Potenz-, Beziehungs- und Machtaspekte. Ihre Bedeutung ist im wesentlichen verdrängt oder vergessen worden, Konflikte mit diesen Bereichen sind damit zutiefst unbewußt geworden und es ist schwierig, psychosomatischen Zugang zu bekommen.«

Heilsame Trauer

Bei einer Brustamputation muss die Frau von einem ganz gesunden Körper Abschied nehmen. Diese Trauer ist nötig, um das emotionale Gleichgewicht zurückzugewinnen. Es dauert stets mindestens bis zu anderhalb Jahren, um einen schweren Verlust zu verarbeiten. Bei der Brustamputation muss der Abschied oft rasch geschehen, da über den Eingriff häufig sehr plötzlich in kurzer Zeit entschieden wird. Das folgende Fallbeispiel kann dies verdeutlichen.

Eine nichtverheiratete Lehrerin, findet während des Wochenendes unter der Dusche einen Knoten in der Brust. Kaum eine Woche später ist eine Brustamputation durchgeführt.

Auch Olbricht betont die Tiefe dieses Verlustes:

»Die Organerkrankung, die Organverletzung und der möglicherweise dahinter stehende phantasierte oder unbewußte Verlust von 'Weiblichkeit' und den geschilderten seelischen Repräsentanzen muß bearbeitet werden. Trauerarbeit muß stattfinden, damit neue oder verbleibende Möglichkeiten entdeckt und gelebt werden können.«

Der schwierige Weg zum Akzeptieren: eine Lebenslange Aufgabe

Das Akzeptieren bleibt eine ständige Aufgabe, die Spannkraft und Tragfähigkeit erfordert. Sie erfolgt in verschiedenen Phasen, die einander manchmal (be-)schneiden. Es kommt auch vor, dass zu einer früheren Phase zurückgekehrt wird. Der Weg zum Annehmen verläuft eher spiralförmig als geradlinig.

Ausserdem durchlaufen die Frau und ihr Partner diesen schwierigen Weg nicht mit der gleichen Geschwindigkeit. So kann die Frau schon in der nächsten Phase weiter entwickelt sein, während ihr Partner zu einer früheren Phase regrediert (oder umgekehrt).

---

[2] OLBRICHT, I.: *Die Brust.* Organ und Symbol weiblicher Identität. Reinbek, 1989[2] (1985[1]), 203 S.
OLBRICHT, I.: *Die Brust.* Organ und Symbol weiblicher Identität. — In: E. Bauer, M. Braun, U. Haufe, M. Kastendieck (Hrsg.) *Psychosomatische Gynäkologie und Geburtshilfe 1996.* Giessen, Psychosozial Verlag, 1997. 129-136.

Akzeptieren bedeutet auch, dass es sich um eine Aufgabe handelt, die eigentlich kein Ende nehmen wird: sie kann nicht *ungetan* gemacht werden und auch nicht einfach getan.

Lebensqualität nach Brustkrebs/Brustamputation bedeutet eine Entwicklung, aus einer Identitätskrise heraus, wobei die Frau, im Umgang mit sich selbst, mit dem Partner und mit den Mitmenschen, ein neues Selbstbild aufbaut.

Es bleibt die Aufgabe, lebenslang, mit einer Unsicherheit, die vielleicht nie mehr ganz verschwindet, leben zu lernen, eine Unsicherheit, die sich sehr unterscheidet von der gewöhnlichen Unsicherheit (wobei man sich in unserer modernen Gesellschaft z.B. auch finanziell absichern kann).

Die modernen diagnostischen und therapeutischen Verfahren werden meistens von der Frau als extrem technisch erfahren: mit dem Abstand der Bestrahlung, mit oft schmerzhaften Nachuntersuchungen, mit aggressiver Chemotherapie. Es ist deshalb kein Zufall, dass gerade hier bei der alternativen Medizin Hilfe gesucht wird, weil dort der (todes)ängstlichen Frau oft mehr mitmenschliche Begleitung und Zuwendung geboten werden.

Die Intensität der (Scham)Gefühle wird nicht einfach von der Grösse des chirurgischen Eingriffes, sondern an erster Stelle von der Persönlichkeit der Frau mit ihrer persönlichen Biographie bestimmt.

Als chronische Patientin wird die Frau in den Nachsorge-Untersuchungen während (jedenfalls) fünf Jahren medizinisch überwacht. Ihr Leben wird von diesen Nachuntersuchungen charakterisiert bzw. stigmatisiert: in regelmässiger Konfrontation mit der Krankheit bzw. dem möglichen Tod.

Medizinisch überwacht werden verlangt von der Frau (und vom Partner) auch die notwendige Kooperation: die Frau soll — oft mit Diäteinschränkungen — mit misstrauischer Aufmerksamkeit ihren Körper kontrollieren.

Diese bewusste Selbstkontrolle kann jedoch die spontane Lusteinstellung, notwendig, um das Leben sinnlich geniessen zu können, sabotieren.

Die körperliche und psychosoziale Wiederanpassung kommen an erster Stelle und bedingen auch, während des wechselhaften Verlaufes mit den vielen Streß-Situationen, die sexuelle Anpassungsfähigkeit.

Phasen des Akzeptierens

Abb. 3: Phasen des Akzeptierens
1. Phase der Unsicherheit.
2. Phase der Verneinung.
3. Phase der Auflehnung.
4. Phase des »Handelns mit dem Schicksal«:
»bargaining« (»medical shopping«).
5. Phase der Trauer.
6. Phase der Akzeptation: Gelassenheit.

1. Phase der Unsicherheit

Die Entdeckung des Tumors findet oft statt in einer lustvollen Situation mit dem Partner, im Bett, im Bad. Starke Unruhe ist plötzlich da. Die Fähigkeit, die Unsicherheit und Unruhe zu besprechen, ist der erste Schritt, um mit ihnen leben zu können. Unruhe (mit)teilen gibt Ruhe.

Klare Information, auch über die Unsicherheit, ist daher angeraten, damit die Frau von Anfang an weiss, welche Schritte, welche Entscheidungen, welche Eingriffe und Nachbehandlungen bevorstehen.

Ein Mangel an deutlicher Information (auch über den Weg des Akzeptierens) wird u.a. durch sich widersprechende Aussagen verschiedener Personen belastet, und daraus kann Panik entstehen.

Der Frau und ihrem Partner soll eine realistische und entschiedene Begleitung angeboten werden. Deutliche Information heisst nicht, dass im voraus bereits alle Details genannt werden müssen.

Jedenfalls soll die Frau das sichere Gefühl haben, dass sie ernst genommen wird, dass ihre Stimme bei den schwierigen Entscheidungen vom Arzt gehört wird.

Neben der Information muss auch ein gutes Vertrauensverhältnis geboten werden. *Hierbei handelt es sich nicht so sehr um die Worte, die gesagt werden, sondern um die Haltung des Arztes.*

Ausser dem verletzten Selbstgefühl spielt auch die Angst der Frau — man könnte sie verlassen oder abschreiben — eine Rolle (aus dem Gefühl heraus, nicht mehr reizvoll zu sein).

Oft ist der Arzt schon sehr zufrieden, weil die Frau scheinbar ruhig (ohne emotionale Krisen und ohne Fragen) bleibt als eine Patientin mit auch scheinbar guter »Compliance«. Bei diesem verleugneten Ärger, Wut und Angst ist das Risiko einer nachfolgenden Depression bei solchen »emotional flachen Patientinnen« gerade erhöht.

Starke Emotionen und kräftige Gefühlsregungen dürfen nicht verdrängt werden. Solche verdrängten Emotionen gleichen einem verkapselten Abszess, der auch nicht heilt ohne regelmässige Drainage.

Die Frau muss auch informiert sein bzw. akzeptieren lernen, dass Freundinnen und Familiemitglieder sich oft unsicher und abwehrend verhalten. Dies bedeutet nicht immer Abneigung oder fehlendes Interesse; im Gegenteil, es kann gerade das stumme Zeichen einer sprachlosen Betroffenheit sein.

Wie bekannt, kann bei Tumoren, frühzeitig diagnostiziert, ein brusterhaltender Eingriff oder eine partielle Mastektomie (Tumorektomie, Lumpektomie, Segmentektomie, Quadrantektomie) durchgeführt werden (mit weniger körperlicher Mutilation).

Obwohl hier direkt bessere kosmetische Resultate erreicht werden, zeigen die meisten Untersuchungen jedoch, dass mit einer solchen partiellen Mastektomie die psychosexuellen Anpassungsschwierigkeiten nicht vorgebeugt werden.

Gerade wegen der »kleinen Therapie« können am Anfang mehr Stress und Angst (nicht radikal behandelt zu sein) auftreten. Depressionen und Sexualstörungen sind bei partieller Mastektomie nicht weniger frequent.

Auch wenn die Medizin heute vielversprechende therapeutische Möglichkeiten anbieten kann, bleibt panische (Todes)angst keine Ausnahme, so bestätigt auch Hornig:

> »Wenn nun die Diagnose Krebs gestellt werden muß, dann muß man sich bewußt sein, daß beim heutigen Informationsstand der Bevölkerung bei der Patientin im Zeitraffertempo etwa dieser Film abläuft: Brust ab — Bestrahlung und Chemotherapie — Haare weg — Totenbett. Der Schock ist schrecklich! Die Patientin fällt in den Abgrund der Angst vor Unheilbarkeit, vor der Therapie, vor qualvollem Sterben.«[3]

2. Die Phase der Verneinung, der Perplexität

Ein Mensch verdrängt eine schlechte Nachricht immer, um sich in der Zwischenzeit besser dagegen zu wappnen. Nach einer Mastektomie kann eine Frau sich in einer befremdenden Euphorie befinden. Das ist weder gespielt noch heuchlerisch. Auch beim Partner ist die Phase der Verneinung kein Mangel an Verständnis oder der Wunsch, den Zustand zu minimalisieren.

3. Die Phase der Auflehnung

Wer würde nicht auflehnend und verbissen das Schicksal befragen, und Auflehnung und Wut auf den Körper haben, der so verraten hat, mit der so langsam heilenden Wunde? Aufsässigkeit gegenüber der Narbe, aggressive Aufsässigkeit, wenn die Frau sich zum ersten Mal in Anwesenheit des Mannes entkleidet. Diese machtlose Aufsässigkeit wird die Frau häufig dem Partner gegenüber mit allerhand aggressiven, sogar unsinnigen Beschuldigungen abreagieren[4]. Und Aggression erzeugt Gegenaggression: eine kritische Phase für beide Partner.

Auch Selbstbeschuldigung — mit Selbstbestrafung — (wegen früherer Untreue, Schwangerschaftsabbruch…) kommen häufig vor. Oder z.B. der Vorwurf: »Habe ich doch die Pille zu lang geschluckt?«.

Aggressivität, nicht ohne Beschuldigung, wird auch der Arzt erfahren, er hat ja doch die schlechte Nachricht gebracht und ist daher auch immer irgendwie ein »schlechter« Arzt geworden.

---

[3] H. Hornig: ibidem.
[4] »Mein Körpergebiet der Zärtlichkeit ist mir ja doch (chirurgisch) entfremdet worden: so bin ich wirklich hart geworden, mit dem Panzer meines neuen Behas rücksichtslos kämpferisch…« so sagte eine Frau weinend in der Sprechstunde.

Diese Abreaktion der negativen Gefühle — eigentlich auch ein ohnmächtiger Schrei um Hilfe und Unterstützung — soll der Arzt akzeptieren, ja sogar ermöglichen und hier nicht mit der verzweifelten Frau defensiv diskutieren.

4. Die Phase des »Handelns mit dem Schicksal«: »bargaining«

Die Frau und ihr Mann wünschen an verschiedenen Stellen medizinischen Rat und wenden sich auch an nichtfachmännische Hilfe in der paramedizinischen Welt (»medical shopping«).

Die Betroffenen gewinnen hierbei die Sicherheit, nichts unversucht zu lassen, um die beste Hilfe zu bekommen, und dieses ist als positiv zu bewerten. Der Arzt soll deshalb *vorher* die Risiken dieser Phase besprechen und, ohne beleidigt zu sein, bei diesem »bargaining« ehrliche Zusammenarbeit anbieten (z.b. eine "second opinion" — Untersuchung vorschlagen, damit auch teure Weltreisen, die eine systematisch durchgeführte Therapie sabotieren, vermieden werden können).

5. Die Phase der Trauer

Während dieser Phase werden Traurigkeit, Enttäuschung und Scham über das Anderssein und Vereinsamung empfunden. (Es tritt auch eine Geringschätzung der eigenen Person ein). Depressive Anfälle können auftreten, daher besteht die Gefahr, dass die Frau ohne Begleitung im Bett bleibt, ihr Äusseres vernachlässigt oder sich schlecht ernährt. Das Risiko besteht, dass sie lustlos und mutlos den Kummer erträngt. Dieser Verlust des Lebenswillens kann fast zu einem passiven Selbstmord führen.

Oft ist der Kontakt zu einer Frau, der bereits eine Brust amputiert wurde, die sicherste Stütze. Auch soll zu einem aktiven Einsatz mit kleinen Aufgaben (Zwischenziele) orientiert werden.

Fast 20% der Frauen zeigt eine Postmastektomiedepression. Diese tritt meistens 2 Monate nach dem Eingriff ein, in dem Augenblick, wenn sich die Frau psychosozial und beruflich wieder in das normale Leben integriert (mit der hinzukommenden Belastung dieser Integration).

Vor allem die nicht verheiratete Frau und die Frau ohne Kinder sind riskiert, vielleicht auch weil sie ein negativeres bzw. verletzbareres Selbstbild haben als die verheiratete Frau mit Kindern.

Auch über diese Postmastektomiedepression soll die Frau (und ihr Partner!) informiert werden und, wenn nötig, adäquat (d.h. mit Antidepressiva) behandelt werden.

Hornig beschreibt die Aufgaben der Nachsorge:

> »Ziel der Nachsorge ist es, neben der regelmäßigen Kontrolle des Gesundheitszustands körperliche, geistige und seelische Defekte auszugleichen und die Eingliederung in das gewohnte soziale Umfeld anzustreben, allerdings in diesem Umfeld liegende Risikofaktoren auszuschalten.

Hier kann sich die Aufgabe einer intensiven Familientherapie stellen. Die entscheidende Problematik der Nachsorge liegt aber in der Unsicherheit der Prognosestellung. Die Tumorkranke lebt zwischen Angst und Hoffnung, wie mit einem Mörder in einer dunklen Zelle, wobei man nicht weiß, ob, wann und wo ein Angriff erfolgt. Die Kranke muß lernen, diese Ungewißheit zu ertragen. Der Betreuende braucht die Fähigkeit, den anderen in seiner ohnmächtigen Lebenskrise zu respektieren, auch wenn er aggressiv wird und hadert. Schweigende Anteilnahme ist oft besser als sendungsbewußtes Reden.«[5]

6. Die Phase des Akzeptierens: Resignation, Gelassenheit

Man braucht zum Akzeptieren auch körperliche Widerstandskraft, die jedoch durch die Behandlung häufig eingeschränkt worden ist. Diese körperliche Schwäche drückt sich dann auf emotionalem Gebiet durch emotionale Labilität und Überempfindlichkeit aus.

Diese verringerte Tragkraft verschiebt daher zeitweise das Akzeptieren. Annehmen bedeutet nicht, dass das Leben nun einfach geworden ist, sondern nicht (mehr) unmöglich. Die Einstellung zum Leben hat sich grundlegend geändert: das Glück ist nicht mehr selbstverständlich. Die reife Lebenseinstellung führt auch zu einer grösseren Empfindsamkeit für zwischenmenschliche Beziehungen und Nähe.

Das Sexualleben nach dem schwerwiegenden Eingriff

Ist, nach dem Schicksalstrauma eines Mammakarzinoms, eine Renaissance der erotischen Partnerintimität überhaupt noch möglich?

Die weibliche Brust spielt eine sehr wichtige Rolle im Lust- und Liebesleben; von der Kindheit bis ins reife Lebensalter strömen Lust und Liebe durch die Brust.

Ist eine Brustamputation dann nicht immer auch eine Amputation der Lust- und Liebesfähigkeit der Frau bzw. des Paares?

Dies scheint so zu sein; man darf aber nicht die Plastizität des menschlichen Körpers als beseelten Leibes unterschätzen. Der menschliche Körper ist nicht nur eine Summe von Organen und physiologischen Funktionen.

Der menschliche Körper ist ein Leib, beseelt von der Kraft der Phantasie.

Dieses Leibbild (»image du corps«) ist kein neurologisches Körperschema, starr und rigide.

Das Leibbild, von der Kraft der Phantasie getragen, ist plastisch und wandlungsfähig.

[5] H. HORNIG: Ganzheitsmedizin in der täglichen Praxis am Beispiel der brustkrebskranken Frau. — In: M. STAUBER & P. DIEDERICHS (Hrsg.) Psychosomatische Probleme in der Gynäkoloie und Geburtshilfe 1986. Berlin-Heidelberg. Springer Verlag, 1987, 157-161.

Der Verlust eines Organes oder Gliedes ist eine Herausforderung für den Leib, als Lust- und Beziehungsleib, um neue Gebiete der körperlichen Begegnung zu entdecken, neue Betätigungsfelder der Lust und Liebe einzuverleiben.

Mit Humor, Takt, Zärtlichkeit brauchen die beiden Partner Zeit, um den veränderten Körper als neuen Beziehungsleib zu gewöhnen. Auch offene Kommunikation ist dazu notwendig.

Eine Körperlotion kann für beide Partner eine praktische Hilfe sein, um die Hemmung beim Wieder-Aufnehmen der Körperberührung zu überwinden (im Rahmen einer sensuellen Partnermassage).

Auch plastische Chirurgie — mit guter emotionaler Vorbereitung und Begleitung auf psychosexuellem Gebiet *des Paares* (und nicht nur der Frau!) bietet hier grosse Chancen für das Wiederfinden der körperlichen Integrität und für den Aufbau des Leibbildes.

Die Partner müssen nach der Brustamputation auf neuen Wegen einander wiederfinden, und *dieses braucht seine Zeit*.

Die Partner sollen nicht stumm zusammenleben. Das könnte die Frau dazu verleiten, ungeschickte Dinge zu tun: den Partner herausfordern oder sich in nonchalanter Gleichgültigkeit zeigen.

Man soll von Anfang an den Körper zeigen, und beide Partner müssen sich dabei auch an die neue Situation gewöhnen.

Der Arzt soll den Partner auffordern und ermutigen, zusammen (mit der Frau) das tägliche Leben zu gestalten. Die Frau braucht ja auch einen getreuen Helfer bei ihren Armübungen. Der Partner soll sie möglichst zum Arzt oder Physiotherapeuten begleiten und die Fragen stellen, die sie ihm anvertraut hat.

Er geht mit zum Schwimmen und spielt mit ihr Tischtennis. So lernen sie zusammen Sport.

Der Partner soll das Tragen einer Prothese unterstützen und die erste Ablehnung (so scheusslich, so falsch, so kalt) in der Intimität spielenderweise auffangen, auch humorvoll. Wenn beide zusammen ein neues Hobby entdeckt haben, so besteht auch noch die Möglichkeit, zusammen ein neues Kleid zu kaufen, zusammen einmal in ein Restaurant zu gehen, um zusammen die Feuerprobe der ersten kritischen Blicke zu überstehen…

Es ist aber nicht einfach, *regelmässige* Paargespräche stattfinden zu lassen. Frauen möchten ihren Partner »schonen, nicht noch mehr belasten.« »Diese 'Verleugnung auf der Beziehungsebene' (Buddeberg 1985) zwischen den Partnern kann vielleicht auch als notwendiger Schutzmechanismus gesehen werden, v.a. in den ersten Monaten nach Auftreten der Erkrankung. Gegenseitige Verlust- und Verletzungsängste sind zu groß, als daß sie offen angesprochen und schnell bewältigt werden könnten.« Dieser Meinung sind Schanzler und Sellschap (1990), weil Widerstände und Ängste oft viel Zeit fragen, damit die Bearbeitung im Paargespräch überhaupt möglich wird[6].

---

[6] G. ZETTL & J. HARTLAPP: *Krebs und Sexualität*. Ein Ratgeber für Krebspatienten und ihre Partner. St. Augustin: Weingartner Verlag, 1996, 180 $.

Auch ein Buch über Krebs und Sexualität kann ein Ratgeber sein für Krebs-patienten und ihre Partner, gerade wenn sie (noch) nicht darüber sprechen kön-nen und der Arzt es leider auch *tot*schweigt. Denn Sexualität als Lust und Liebe spielt eine wichtige Rolle für die Lebens*qualität*. Es geht nicht nur um die *Quantität* der Überlebungsjahre.

Ein solches Buch, das sowohl den körperlichen als den emotionellen Aspek-ten der Sexualität und des Krebses Aufmerksamkeit widmet, kann das Gespräch im Gang bringen, sowohl bei den Paaren als bei den Ärzten[7].

Man soll aber nicht ausser Betracht lassen, dass tiefe psychologischen Wun-den auch eine tiefgehende Therapie benötigen können:

»Ziel der Therapie von Frauen mit Brusterkrankungen ist es, unbewußte Konflikte oder Defizite aufzuspüren, die oft etwas mit weiblicher Identität und mit der Ablehnung der gesellschaftlichen Definition der Frauenrolle in unserer Gesellschaft im weitesten Sinne zu tun haben, also mit Potenz, Macht oder tiefliegenden Beziehungskrisen zusammenhängen. Oder es kann umgekehrt durch die Bearbeitung eines Brustverlustes Zugang gefunden werden zu tief unbewußten Inhalten. Wenn sie verstanden wer-den, können gerade Erkrankungen der Brust oder Eingriffe in diesem Bereich zu einer Chance für Entwicklung, Veränderung und Neubeginn werden.« (Olbricht, 1996)

Die Familie und die Umgebung

Auch die Kinder, selbst sehr kleine, *fühlen* ihren Kummer. Es ist daher wichtig, dass Kummer nicht mit einem geheimnisvollen Schleier verdeckt wird und abgewehrt werden: z.B. kein gemeinsames Frühstück mehr im Elternbett am Sontagmorgen, nicht mehr in den Armen von Mutti liegen, u.s.w.... Grössere Töchter können, im Rahmen einer ängstlichen Überiden-tifikation mit der krebskranken Mutter, vorübergehend eine Kanzerophobie entwickeln. In den Augen ihrer Mutter reagieren sie (wieder!) ich-bezogen, »statt sich wirklich zu kümmern«. Sie können am Anfang jedenfalls eine wichtige praktische Rolle spielen (Hausarbeiten). Auch die Schwestern der Frau, emotional oft überfordert, können im Haushalt einen praktischen Bei-trag liefern, jedoch ohne der Frau alles aus den Händen zu nehmen. Sonst hat sie das Gefühl: »das Leben zu Hause geht schon gut weiter ohne mich.« Die Brüder der Frau zeigen sich meistens mehr geeignet für emotionale Unterstützung als die Schwester, auch weil sie ruhiger Distanz behalten können.

---

[7] K. SCHANZER, A. SELLSCHOPP (1990): Erfahrungen mit der psychosozialen Versorgung Krebskranker, 170-176.

Die alleinstehende Frau mit Mastektomie

Die alleinstehende Frau hat noch mehr als die verheiratete die Unterstützung und den Auffang ihrer Umgebung nötig. Auch für sie gilt es, ihren Körper nach der Brustamputation als Ausdrucksmittel erleben zu dürfen und zu können. Im Beratungsgespräch soll sie gewappnet werden gegen das Unverständnis und die Fluchtreaktionen ihrer Umgebung. Der Arzt soll sie ebenfalls zu Kontakten ermuntern.

Selbsthilfegruppe oder/und therapeutische Begleitung?

Ausserdem bleibt für die Frau, mit oder ohne Partner, die Hilfe von Freiwilligen von unschätzbarem Wert.

Dies kann in individuellem Kontakt mit einer Freiwilligen, die eine Brustamputation überstanden hat, oder im Gruppengespräch mit Frauen (und ihren Partner) die mit diesem Problemen konfrontiert wurden. Diese Gruppe sollte sich aber nicht von der Gesellschaft absondern. Sie ist kein Zufluchtsort, sondern eine vorübergehende, manchmal eine unentbehrliche Phase, deren Aufgabe es ist, sich möglichst schnell entbehrlich zu machen. Eine der stärksten Formen menschlicher Zusammengehörigkeit ist Hilfe leisten und empfangen.

Wie bei der krebskranken Frau ist auch bei dieser Gruppe die Tragfähigkeit beschränkt, d.h. die Gruppe sollte auch ihre Grenzen kennen. Eine Frau mit gesunder Trauer(verarbeitung) braucht keinen Psychiater; eine Frau mit einer Depression braucht mehr als eine Gruppe(unterstützung).

Auch Schanzer und Sellschopp teilen diese Meinung: »*Gesprächsgruppen* bieten durch ihr Angebot an Solidarität einen geeigneten Weg, der Furcht vor sozialer Stigmatisierung und Isolierung zu begegnen. Die wichtigsten Wirkfaktoren sind hierbei: Identifikation mit dem Leiden eines anderen, der Gruppenzusammenhalt sowie die Möglichkeit, Gefühle und Ängste auszusprechen. Wie auch in den Familien trägt besonders die Äußerung negativer Affekte — etwa Aggression, Spannung oder Scham — wesentlich zur Gruppenwirkung bei…

Unsere Erfahrung hat gezeigt, daß eine begleitete Gesprächsgruppe u. U. hilfreicher ist als eine reine Selbsthilfegruppe. Die Begleitung durch mich als Ärztin bringt Kontinuität und Schutz sowie eine Vermittlung zum medizinischen System. Uns scheint sich insgesamt als Erfahrung zu bestätigen, daß die Autonomie, die manchen Gruppen zugemutet wird, oft eine Überforderung für die Patienten darstellt.«[8]

Nach unserer Erfahrung bleibt es sehr schwierig, den Partner der Frauen in die Gruppe zu integrieren, obwohl eine solche Gruppe (von Paaren) sehr sinnvoll ist. Dann kann vielleicht auch besser vermieden werden, dass sich das

---

[8] K. SCHANZER, A. SELLSCHOPP: ibidem.

Tempo der Verarbeitung zu verschieden entwickelt, und dass die Frau mit der Gruppenarbeit aus ihrer existentiellen Krise eine Weiterentwicklung gelingt, die ihr Mann, in seiner »isolierten Position« ausserhalb dieser Gruppe, nicht mitmachen kann.

Noch schwieriger ist es, eine dauerhafte Männergruppe anzubieten, vielleicht weil die emotionale Abwehr zu gross ist. Themenzentrierte (Mini)-Gespräche (über Ernährung, körperliches Training, alternative Behandelungsverfahren als copingstrategien für Stress, z.B. Yoga und Meditation) können einen Einstieg bieten.

Meditationsgruppen werden nicht zufällig von krebskranken Frauen (und Männern!) in den letzten Jahren immer mehr gefragt und besucht. Als Wochen(end)Erfahrung bieten sie den Betroffenen bessere Bewältigung der Krebserkrankung in Gelassenheit, und neue positive Lebensenergie, auch wichtig für die Bewältigung der Chemotherapie. Als psychosomatische Entspannungsübungen können sie auch sehr hilfreich sein für antizipatorisches Erbrechen bzw. Übelkeit bei der Chemotherapie.

Brustkrebs und ärztliche Aufklärung

Während des gesamten Krankheitsverlaufs bleibt die Aufklärung eine schwierige Aufgabe, sowohl für die Patientin als für den Arzt. Sie ist nicht eine einmalige Aufgabe bei der Erstdiagnose als angemessene Information über Prognose und Therapieplan. Aufklärung ist ein *Prozess*, dessen Verlauf vom Verlauf der Krankheit(sprognose) mitbestimmt wird.

Aufklärung ist Selbstaufklärung

Aufklärung bedeutet also nicht, dass der Arzt aktiv die Patientin in einen aufgeklärten Zustand versetzt.

»Er kann lediglich informieren, was nur eine Voraussetzung dafür sein kann, das der Patient sich selber entschliesst, aufgeklärt zu sein«, so betont Molinski in einem posthum erschienenen Beitrag[9].

»Genauso wenig, wie man irgendjemanden in den Zustand der Emanzipiertheit versetzen kann. Frei und unabhängig ist man nur, wenn man selber die entsprechende psychische Leistung erbringt.«

Es ist eine Hauptaufgabe des Arztes als Begleiter, der krebskranken Frau Hoffnung zu geben, nicht nur sachliche Information.

Sachliche Information verstehen ist eine intellektuelle Angelegenheit. Um sich mit dieser Information aufklären zu lassen, braucht die Frau ausserdem *Mut*.

---

[9] H. MOLINSKI: Ärztliche Aufklärung — Last oder Chance? *Gynäkologe* 1995 (28); 3-9.

Trotz Information kann eine Frau unaufgeklärt sein, d.h. nicht in der Lage sein, sich selbst aktiv in einen aufgeklärten Zustand zu führen, weil sie nicht den Mut dazu hat. Emotionelle und nicht intellektuelle Einschränkungen spielen hier eine Rolle. Emotionelle Einschränkungen bei der krebskranken Frau sind Depressionen, ängstliche Erschöpfungszustände, Verleugnungen oder Verdrängungen.

In der Begleitung hat der Arzt die schwierige Aufgabe, auch mit diesen emotionellen Einschränkungen mutmachend und mit Respekt umzugehen.

Wie schon betont worden ist, ist die Verleugnung nicht nur ein pathologischer Vorgang. Die Verleugnung ist auch durchaus positiv, weil sie z.B. der Frau die Möglichkeit bietet, sich emotional zu wappnen gegen den Schicksalsschlag des Brustkrebses. Die Verleugnung hat auch einen psychosozialen Sinn. »Nur dank der Verleugnung ist mancher Sterbende in der Lage, alle seine Dinge bedacht und zielgerichtet zu ordnen.«[10]

Aufklärung ist ein Prozess: ein interpersonaler Prozess, d.h. es ist ein Weg, den Patientin und Arzt gemeinsam gehen sollen. Jeder Prozess hat sein Tempo. Die »Geschwindigkeit« dieses Prozesses der Aufklärung wird von dem/der langsamsten PartnerIn bestimmt.

Auch Fervers-Schorre hat die schwierigen Grenzen der Aufklärung bei Krebskranken betont: es geht einerseits um die Machtlosigkeit des Arztes und die Double-bind-Situation in der Begleitung; es geht andererseits auch immer um Ambivalenz im Umgang mit der Diagnose und die Regressionsneigung der krebskranken Frau.

Die krebskranke Frau schont den sich machtlos fühlenden Arzt »in einer extremen Anpassungsleistung, um sich selbst vor zusätzliches Enttäuschung des Nichtverstanden- und Nichtangenommenseins zu schützen«. Auch Ambivalenz in Umgang mit der Diagnose muss der Arzt ertragen bzw. dulden können.

> »Diese dialektische Bewegung zwischen Bejahen und Verneinen, die sich in der Wahrheit des Patienten aufhebt, kann zu einer der größten Anforderungen an die Flexibilität des Arztes werden und oft alle seine bisherigen Erfahrungen und Normen von Aufrichtigkeit und Geradlinigkeit in Frage stellen. Sie erscheint jedoch als die adäquate, am Bedürfnis des Patienten orientierte Art des Umgangs. Die Chance zur Errichtung eines tragfähigen Bündnisses zwischen Arzt und Patient wird um so größer sein, je mehr der Arzt bereit und fähig ist, Offenheit zu signalisieren und zu ermöglichen, jedoch nicht zu erzwingen, und Verleugnung, wenn nötig, zu akzeptieren.«[11]

---

[10] H. MOLINSKI: ibidem.

[11] B. FERVERS-SCHORRE: Grenzen der Aufklärung bei Krebskranken. — In: M. STAUBER & P. DIEDERICHS (Hrsg.): Psychosomatische Probleme in der Gynäkologie und Geburtshilfe 1986. Berlin-Heidelberg, Springer-Verlag, 1987, 181-190.

So fragt dieser Prozess nicht nur Mut, den Mut der Hoffnung, sondern vor allem Respekt und Gelassenheit, um die Gefährtin dieser Reise in ihrem Tempo den Weg gehen zu lassen. Dieses Engagement in Mitmenschlichkeit, Mitgefühl und Solidarität kann nie in einer ärztlichen Aufklärungspflicht festgelegt oder gesichert werden.

* * *

Jede Patientin verarbeitet die Krebseskrankung auf ihre Weise, wie auch der klinische Verlauf dieser Krankheit individuell verschieden ist.

Die psychosozialen Probleme, die für die Patientin bei der Verarbeitung auftreten, werden zum grossen Teil vom sozialen Kontext beeinflusst, und nicht nur von der Grösse und Lage des Tumors.

Obwohl konkreter Rat auf sexuellen Gebiet für beide Partner notwendig ist, so muss doch vor allem die soziale Reintegration der Frau angestrebt werden, die Wiederherstellung des Selbstwertgefühls und nicht nur symptomatisch technische Hilfsmittel oder sexuelle Tricks.

Drei Faktoren sind für die Wiederanpassung während und nach der Krebsbehandlung entscheidend (Abb. 4):

Abb. 4: Faktoren der Wiederanpassung
1. die Haltung des Arztes und der Umgebung
2. die Persönlichkeit der Patientin, und des Paares
3. die Möglichkeiten der gebotenen Behandlung, Pflege und Begleitung, d.h. die Kombination von den modernsten technischen Möglichkeiten und der angemessenen Begleitung.

Diese drei Faktoren entscheiden, wie die Patientin mit den vielen Streßsituationen während des wechselhaften klinischen Verlaufs der Krankheit fertig wird.

Auch der Arzt steht nicht ohne Ambivalenz der Krebspatientin gegenüber. Einerseits ist er wirklich motiviert, der Patientin während dieser schwierigen Lebensphase beizustehen, das Leiden mit der besten Behandlung zu erleichtern (»cure and care«), andererseits entdeckt er bei sich auch die Neigung, Abstand zu halten, um nicht depressiv zu werden angesichts der Hoffnungslosigkeit des Todes. (Abb. 5)

Abb. 5: Ambivalenz des Arztes

+: Motivation: maximal: cure and care
−: Abstand: Depressionsabwehr
  Hoffnungslosigkeit des Todes

Der körper ist mehr als eine Zusammensetzung von Organen und Gliedern. Der menschliche Körper steht stets in Beziehung zu den anderen. So sind Geschlechtsorgane und die weibliche Brust nicht nur Fortpflanzungsorgane, sie sind an erster Stelle Organe zu lustvollem Kontakt mit dem anderen.

Die Statistik der modernen Krebsforschung darf nicht, als ein eiserner Vorhang, das konkrete Gesicht der Frau mit ihrer persönlichen Biographie verbergen. Denn hinter der *Quantität* der anonymen Ziffern *weint* oft eine Frau, ein Paar um Lebens*qualität*. Und diese Lebensqualität ist so viel mehr als ein reines Überleben.

Die Lebensqualität nach Mammakarzinom kommt wesentlich zum Ausdruck im sexuellen Leben der Frau: im welchem Masse ist die Frau (wieder) fähig geworden, das Leben, auch das sexuelle Leben, zu geniessen.

Nirgendwo in der Medizin sind eine integrierte Therapie und Begleitung so wichtig wie für die krebskranke Frau und ihre Angehörigen.

Literatur

BAIDER, L., RIZEL, S., DE NOUR, A.K., Comparison of couples' adjustment to lumpectomy and mastectomy, *Gen. Hosp. Psychiat.*, 1986, 251-257.

BARD, M.,, SUTHERLAND, A.M., Psychological Impact of cancer and its treatment: adaptation to radical mastectomy. *Cancer*, 1955 (8), 656-672.

BUDDEBERG (1985), Ehen krebskanker Frauen. Urban & Schwarzenberg, München-Wien-Baltimore.

BUDDEBERG, C., et al., Tumor Stage, Quality of Life and Coping in Breast Cancer Patients. In: Richter, D., Bitzer, J., Nijs, P. (Eds), *Advanced Psychosomatic Research in Obstetrics and Gynecology*. Heidelberg, Springer Verlag, 1991, 16-21.

CALABRESE, J.R., KLING M.A., GOLD, P.W. (1987), Alterations in immunocompetence during stress, bereavement, and depression: Focus on neurendoctrine regulation. Am J Psychiatry 144: 1123-1134.

CASSILETH, B.R., LUSK, E.J., MILLDER, D.S., BROWN, L.L., MILLER, C. (1985), Psychosozial correlates of survival in advanced malgnant disease? New Engl J Med 312: 1551-1555.

CATANIA, S., et al., Influence of one and two-stage biopsy-mastectomy procedures on psychologic adaptation of patients. *Tumori*, 1988 (74), I, 41-44.

DEAN, C., CHETTY, Y., FORREST, A., Effects of immediate breastreconstruction on psychological morbidity after mastectomy. *Lancet*, 1983 (00), 459-462.

DEAN, C., Psychiatric morbidity following mastectomy: preoperature predictors and types of illness. *J. Psychosom.* Res., 1987 (31), 385-392.

DE HAES, J., VAN OOSTROM, M., WELVAART, K., the effects of radical and conserving surgery on the quality of life of early breast cancer patients. *Eur. J. Surg. Oncol.*, 1986 (12), 337-342.

DEROGATIS, L.R., ABELOFF, M.D., MELISARATOS, N. (1979), Psychological coping mechanisms and survival time in metastatic breast cancer. JAMA 242: 1504-1508.

DEWILDE, R., et al., Psychosoziale Aspekte der bilateralen subkutanen Mastektomie bei Brustkrebs. *Zentralbl. Gynäkol.*, 1989 (111), 9, 604-608.

ERVIN, J.C., Psychological adjustments to mastectomy. *Med. Aspects Hum. Sex.*, 1973 (7), 42-62.

FALLOWFIELD, L.J., BAUM, M., MAGUIRE, G.P., EFfects of breast conservation on psychological morbidity associated with diagnosis and treatment of early breast cancer, *Br. Med. J.*, 1986 (293), 1331-1334.

GRASSI, L., MOLINARI, S., Pattern of emotional controle and psychological reactions to breast cancer: a preliminary report. *Psychol. Rep.*, 1988 (62), 3, 727-732.

GREER, S., MORRIS, T., PETTINGALE, K.W. (1979), Psychological response to breast cancer: Effect on outcome, *Lancet*, I, 785-787.

HAILEY, B.J., LAVINE, B., HOGAN, B., The mastectomy experience: patients' perspectives. *Women Health*, 1988 (14), 1, 75-88.

HUGHSON, A.V., Mood disturbances after mastectomy. *Br. J. Hosp. Med.*, 1988 (40), 1, 81.

HUGHSON, A.V., et al., Psychological Consequences of mastectomy: levels of morbidity and associated factors. *J. Psychosom. Res.*, 1988 (32), 3-4, 383-391.

IRWIN, M., et al., Life events, depressive symptoms and immune function. *Am. J. Psychiat.* 1987 (144), 437-41.

KIRKCALDY, B.D., Kobylinska, E., Psycological characteristics of breast cancer patients. *Psychoth. Psychosom.*, 1987 (48), 1, 4, 32-43.

LASRY, J.-C.M., et al, Depression and body image following mastectomy and lumpectomy, *J. chron. Dis.*, 1987 (40), 529-534.

LOCKE, S.E. et al, Life change stress, psychiatric stress and natural killer cell activity. *Psychosom. Med.* 1984 (46), 41-453.

MAGUIRE, G.P., et al., Psychiatry morbidity and physical toxicity associated with adjuvant chemotherapy after mastectomy, *Br. Med. J.*, 1980 (281), 1178-1180.

MAGUIRE, P., et al., Effect of counseling on the psychiatric morbidity associated with mastectomy, *Br. Med. J.*, 1980 (281), 1454-1456.

MAUNSELL, E., BRISSON J., DESCHENES, L., Psychological distress after initial treatment for breast cancer: a comparison of partial and total mastectomy. *J. clin. Epidemiol.*, 1989 (42), 8, 765-771.

MEERWEIN, F. (1985, ¹1981), Einführung in die Psychoonkologie. Huber, Bern.

METZGER, L.F., ROGERS, T.F., BAUMAN, L.J., Effects of age and marital status on emotional distress after mastectomy, *J. Psychosol. Oncol.*, 1983 (1), 17-33.

MORRIS, T., GREER, H.S., WHITE, P., Psycological and social adjustment to mastectomy: a two year follow-up study. *Cancer*, 1977 (40), 2381-2387.

MORRIS, J., ROYLE, G., Offering patients a choice of surgery for early breast cancer: a reduction in anciety and depression in patients and their husbands. *Soc. Sci. Med.*, 1988 (26), 6, 583-585.

NOONE, B., Patient acceptance of immediate reconstruction following mastectomy. *Plast. Rec. Surg.*, 1982 (69), 632-638.

PALMER, B.V., et al., Adjuvant chemotherapy for breast cancer: side effects and quality of life, *Br. Med. J.*, 1980 (281), 594-1597.

PETTINGALE K.W. (1984), Coping and cancer prognosis. J. Psychosom Res 28: 363-364.

POLIVY, J., Psychological effect of mastectomy on a woman's feminine self-concept. *J. Nerv. Ment. Dis.*, 1977 (164), 77-87.

RENNEKER, R., Cutler, M., Psychological problems of adjustment to cancer of the breast. J.A.M.A., 1952 (148), 833-838.

ROGENTINE, G.N., VAN KAMMEN, D.P., FOX, B.H., DOCHERTY, J.P., Rosenblatt, Y.E., Boyd, SG, Bunney, W.E. jr (1979), Prospective factors in the prognosis of malignant melanoma: A prospective study. Psychosom Med 41: 647-655.

SCHAIN, W., et al., Psychosocial and physical outcomes of primary breast cancer therapy: mastectomy versus excisional biopsy and irradiation. *Breast Cancer Res. Treat.*, 1983 (3), 377-382.

SILBERFARB, P.M., Psychaitric themes in the rehabilitation of mastectomy patients. *Int. J. Psychiat.*, 1978 (8), 159-167.

STEINBERG, M.D., JULIANO, M.-A., WISE, L., Psychological outcome of lumpectomy versus mastectomy in the treatment of breast cancer. *Am. J. Psychiatr.*, 1985 (142), 1, 34-39.

STEVENS, L., The psychological impact of immediate breastreconstruction for the woman with early breast cancer. *Plast. Rec. Surg.*, 1984 (73), 619-623.

STIERLEIN H., et al. (1983), Familienmedizin mit Krebskranken. Familiendynamik, 8, 46-48.

TAILOR, S.E., et al., Illness-related and treatment-related facors in psychological adjustment to breast cancer. *Cancer*, 1985 (55), 2506-2513.

VAN HEERINGEN, G., Postmastectomy Depression: Role of Self-esteem. In: *Richter, D., Bitzer, J., Nijs, P. (Eds), Advanced Psychosomatic Research in Obstetrics and Gynecology.* Heidelberg, Springer Verlag, 1991, 29-34.

VERRES, R. (1986), Krebs und Angst. Springer, Berlin-Heidelberg-New-York, Tokyo.

WELLISCH, D.K., JAMISON, K.R., PASNAU, O.R., Psychological aspects of mastecomy II: the man's perspective. *Am. J. Psychiat.*, 1978 (135), 543-546.

WENDERLEIN, J.M., Die weibliche Brust. *Sexualmedizin*, 1978 (7), 307-311.

WIRSCHING, M. (1988), Krebs im Kontext. Klett-Cotta, Stuttgart.

WITKIN, M.H., Sex therapy and mastectomy. *J. Sex. Marital Ther.*, 1975 (4), 290-304.

WORDEN, W., WEISMAN, A., The fallacy in postmastectomy depression. *Am. J. Med. Sc.*, 1977 (273), 2, 169-175.

ZEMORE, E., SHEPEL, L.F., Effects of breast cancer and mastectomy on emotional support and adjustment. *Soc. Sci. Med.*, 1989 (28), 1, 19-27.

DIE FRAU MIT UNTERBAUCHSCHMERZEN
BETREUUNG UND THERAPIE

Einführung

Menschen mit psychosomatischen Störungen haben eine gestörte Beziehung zu ihrem Körper. Sie sind (teilweise) nicht mehr in der Lage, den Körper als Lust- und Beziehungsleib zu genießen.

Eine solche Störung beeinträchtigt also grundlegend die psychosomatische Patientin in ihrer Vitalität und Lebensqualität. Vergessen wir nie: am Ursprung jedes Menschen liegt eine Beziehung, eine sexuelle Lust-Beziehung. (Der Mensch ist leibgewordene Lust, leibgewordene Beziehung, geboren aus einer Frau.) Als Beziehungswesen hat jeder Mensch aber die Lust- und Beziehungsfähigkeit zu lernen und zu entfalten. Dieses Lernen ist nicht ein einmaliger Prozeß während einer kritischen Phase (in der Kindheit), sondern ein lebenslanges Üben. Ohne regelmäßige Erfahrung kommt es zur Hypotrophie bzw. Atrophie der Lust- und Umgangsfähigkeit.

Psychosomatische Krankheiten bei der Frau zeigen also immer eine mehr oder weniger tiefgehende Störung dieser Entwicklung zur Lust- und Beziehungsfähigkeit, die sich immer in psychosozialen und/oder körperlichen Möglichkeiten und Einschränkungen, Chancen und Risiken vollzieht.

Was der Mensch selbst nicht in Worte fassen kann, spricht dann häufig der Körper aus. Was das Symptom »Schmerz« alles ausdrücken kann — und wie der psychosomatisch denkende (Frauen-)Arzt damit umgehen sollte —, reflektiert dieses Kapitel.

Gerade in der Begegnung mit der Frau mit chronischen Unterleibsschmerzen muss der Arzt sich bewusst sein von »der pathogenen Wirksamkeit des ungelebten Lebens« (Viktor von Weizsäcker, 1950). So zitiert Poettgen, der auch direkt die therapeutischen Konsequenzen zieht:

»Nach seiner Auffassung steht der gelebten Vergangenheit ein nicht faktisch gewordener Anteil der Vergangenheit gegenüber, dessen Ausmaß die historische Wirklichkeit bei weitem übertrifft und der durch eine sich bewahrenwollende Wartestellung für die unerschöpflichen Möglichkeiten kreativer Selbstverwirklichung gekennzeichet ist.«[1]

Bis zu 20% der Frauen, die die Sprechstunde des Gynäkologen aufsuchen, hat chronische Unterleibsschmerzen. 40% der Laparoskopien wird wegen

---

[1] H. POETTGEN: Zur Krise weiblicher Identität nach Verlust der Gebärmutter — ein klinischer Beitrag. In: A. TEICHMANN, W. DMOCH, M. STAUBER (Hrsg.): *Psychosomatische Gynäkologie und Geburtshilfe 1988*. Berlin-Heidelberg, Springer Verlag, 1989, 51-57.

Unterleibsschmerzen durchgeführt, mit anschliessend oft jahrelang einseitig körperlicher Behandlung.

Mit Adolf et al. stellen wir auch die Frage, inwieweit die Chronifizierung massgeblich iatrogen bedingt ist[2].

Psychosomatik der Schmerzverarbeitung

Jede Schmerzerfahrung hat psychologische Aspekte

Jede Schmerzerfahrung hat psychologische Aspekte. Schmerz wird, egal wo er lokalisiert wird, stets mit einer Beschädigung des Gewebes, also einer organischen Verletzung, in Verbindung gebracht. Sowohl der Arzt als auch die Patientin führen Schmerzen spontan auf eine organische Ursache zurück. Bei einer somatischen Auffassung muß jedoch lokal — *in loco doloris* — mit somatischen Mitteln eingegriffen werden.

Dabei weist Schmerz nicht unbedingt auf eine somatische Erkrankung hin. Das Schmerzempfinden ist eine Erfahrung des Patienten auf körperlichem Gebiet, eine subjektive Antwort auf eine negative Reizung. Diese negative Reizung kann sowohl somatischer als auch psychischer Art sein (G. Buyse). Der Arzt muß sich stets bewußt sein, daß »Schmerz fühlen« eine der zweideutigsten klinischen Angaben ist und bleibt.

Für die Mehrzahl der Patienten bedeutet Kranksein selbstverständlich, eine körperliche Krankheit zu haben. In den gehobenen Bevölkerungsschichten werden psychische Beschwerden (z. B. Angst und Niedergeschlagenheit) vielleicht etwas eher akzeptiert. Erst neuerdings hat die psychische Erkrankung ein Recht auf Beachtung bekommen.

In allen Bevölkerungsschichten, vor allem in den niedrigeren, herrscht noch größtenteils die Ansicht, daß psychische Beschwerden (z. B. neurotische Beschwerden) keine Krankheiten sind.

Schmerz wird hingegen sofort als ein Zeichen einer körperlichen Erkrankung angesehen. Für die Frau, die als leidend angesehen werden möchte, bleibt Schmerz *die* Beschwerde sowohl bei körperlicher Erkrankung als auch bei Schwierigkeiten, die auf psychosozialem, beruflichem, familiärem *oder sexuellem* Gebiet ihr Wohlbefinden bedrohen oder stören.

Bis heute können die Mechanismen, die Schmerzen durch psychogene Faktoren beeinflussen, zum größten Teil nicht erklärt werden. Das bedeutet Schwierigkeiten für den Arzt, der nach sorgfältiger körperlicher Untersuchung oft nur vom *Verhalten* der über Schmerzen klagenden Patientin getroffen wird.

---

[2] S. ADOLF, W. LEMPA, N. SCHILK, A. KUTSCHER, F. LAMPRECHT: Psychogenese, Krankheitsverlauf und Chronifizierungsbedingungen bei funktionalen Unterbauchschmerzen (Pelipathiesyndrom). — In: E. BAUER, M. BRAUN, U. HAUFFE, M. KASTENDIECK (Hrsg.): Psychosomatische Gynäkologie und Geburtshilfe 1996. Giessen, Psychosozial Verlag, 1997, 197-204.

Wenn hier über psychogene gynäkologische Schmerzen gesprochen wird, so heißt das, daß ein erklärlicher Zusammenhang zwischen diesen Schmerzen einerseits und emotionellen Faktoren andererseits besteht, obwohl die Mechanismen dieser Interaktion bis heute noch nicht bekannt sind.

Über den Ausdruck »psychogener Schmerz« kann noch folgendes gesagt werden.

Wenn nach Ansicht des Arztes eine Patientin somatisch reagiert, kann dies folgendermaßen erklärt werden. *Entweder erfährt sie auf somatischer Ebene die Auswirkungen von Streß*, von psychischen Spannungen, unter denen sie lebt, und ihr Körper »kassiert« dann, was sich z. B. in Rückenverspannungen und Kolondysfunktionen äußern kann.

Auch Bodden-Heidrich (2001) beschreibt dieses Modell zum Unterbauchschmerzsyndrom:

»Es wird im Unterschied zur Konversionsneurose (Freud) kein symbolischer Ausdruckscharakter zugemessen, sondern die Symptome entsprechen physiologischen Reaktionen, die den Konflikt begleiten, aber nicht entlasten. Diese Modell findet man bei Taylor wieder, der bei chronischen Unterbauchschmerzen eine Störung des autonomen Nervensystems mit Bezug zu Stimuli psychischer Art annimmt. Die Durchblutungsmechanismen des inneren Genitale sind für Taylor sehr labil und können Störungen und damit Schmerzen verursachen (»pelvic congestion syndrome«)... Die Durchblutung des kleinen Beckens bei der Frau wird wesentlich vom autonomen Nervensystem bestimmt und beeinflusst. Hält das PCS länger an, entsteht ein nichtreversibler Zustand: das »congestion fibrosis syndrome«. *Oder die Patientin versucht ein psychisches Problem durch körperliches Schmerzgefühl zu lösen.*

Das psychische Problem wird zu einem körperlichen Krankheitszeichen umgebildet, das eine Bedeutung erhält (die Körpersprache). Der Schmerz hat dann einen bestimmten Grund, der allerdings nicht (mehr) wörtlich ausgedrückt wird.

So z. B. die Patientin, die ihrem Mann bewußt seinen Fehltritt verzeiht, aber später über Dyspareunie klagt: Schmerz als Ausdruck, *weil* unter diesen Umständen der Koitus mit dem Mann nicht mehr gewünscht wird und *damit* er unter diesen Umständen auch nicht mehr ertragen werden muß. Sicher ist dies eine elegante Lösung, die der Patientin erlaubt, somatische Beschwerden zu äußern, wobei das Problem mit seinen Konflikten unberührt bleibt.

Schmerzempfinden = Erfahrung = subjektive Antwort auf negative somatische / psychische Reize

Solche Erscheinungen geben außerdem manchmal den falschen Eindruck der Übertreibung oder des Theaterspielens, so daß der Arzt geneigt ist, seiner Patientin zu verstehen zu geben, daß *dies* Schmerzen eingebildet sind. *Dieses*

»Somatisieren«
1. Somatischer Rückschlag des Streß *(Einkassieren)*
2. Ein psychisches Problem durch körperliche Beschwerden lösen
   (Konversion, Leibsprache)

sogenante Theaterspielen ist keine Simulation. Simulieren, d.h. das bewußte Vortäuschen einer Krankheit, kommt äußerst selten vor. Wie seine Befunde auch sein mögen, der Arzt wird nie den Eindruck geben, daß er nicht (mehr) der über Schmerzen klagenden Patientin glaubt. *Schmerz fühlen heißt Schmerz erfahren.* Welche auch die Entstehungsmechanismen sein mögen, es handelt sich um eine echte Empfindung der Frau, der sie wie jeder anderen Gemütsbewegung hilflos ausgeliefert ist.

Darum soll der Arzt bei Schmerzgefühl die Patientin nicht nur sorgfältig körperlich untersuchen, sondern objektiv das *Schmerzverhalten* beobachten.

Schmerzverhalten bei akuten oder chronischen Schmerzen

Das Verhalten der Patientin mit akuten Schmerzen unterscheidet sich deutlich von dem der Patientin mit chronischen Schmerzen. *Bei akuten Schmerzen* verhält die Patientin sich ängstlich. Sie hat Angst vor der Ursache und der Stärke der Schmerzen, was zu begreifen ist, denn Schmerz ist auf körperlichem Gebiet das Signal einer (Lebens-)Gefahr.

Schmerzverhalten bei akuten Schmerzen
- ängstlich   - verkrampft - eckig
                                               - Mydriasis, Herzklopfen, Atmung ↑
- Notverhalten (Flucht/Kampfreaktion)   - Schweiß, Blutdruck ↑

Die »Antwort« der Patientin ist daher das Muster eines *Notverhaltens*, d.h. eine Flucht- oder Kampfreaktion, die so lange anhält, bis eine wirksame Behandlung vorgeschrieben oder eine beruhigende Erklärung gegeben worden ist.

Akute Schmerzen werden von *Erscheinungen wie Hypertonie der quergestreiften Muskeln* (verkrampfte Haltung, eckige Bewegungen), Mydriasis, beschleunigte Atmung, Herzklopfen, erhöhter Blutdruck, eventuell Schweißausbruch und trockener Mund begleitet.

Der Arzt merkt sofort, daß eine derartige Patientin Schmerzen hat und ängstlich ist. Denn die Patientin bestätigt nicht nur, daß sie ängstlich ist wegen der plötzlich auftretenden Schmerzen, sonden die soeben beschriebenen Reaktionen bestätigen auch das Muster des Angstverhaltens. Außerdem nimmt das Schmerzgefühl ab, sobald die Angst bekämpft wird, wie z. B. durch eine Beruhigungsspritze oder beruhigende Erklärungen.

Die Patientin mit chronischen Schmerzen zeigt ein anderes Verhalten. Wenn die Schmerzen (mehr als 6) Monate dauern, ändert sich die Antwort der Patientin. Bei akuten Schmerzen behält die Patientin den Schmerzen oder dem schmerzhaften Körperteil gegenüber einen gewissen Abstand. Sie *hat* in einem gewissen, äußerlich festzustellenden Körperteil Schmerzen.

Bei chronischen Schmerzen geht dahingegen diese psychische Distanz verloren, »sie wird von den Schmerzen überspült, und diese beherrschen alles«. So schrumpft ihre Welt langsam auf die eigenen Körperempfindungen ein. Das Interesse für Familie und Freunde, Arbeit und Freizeit nimmt ab. Im Mittelpunkt stehen die Schmerzen oder was damit zusammenhängt: Arztbesuch, Untersuchungen, Medikamente, Operationen usw. Die Schmerzen bilden ihre Existenz, und diese ist zu einem Schmerzempfinden eingeschrumpft. Dieses gleichgültige Verhalten gegenüber der Umwelt und das Interesse für den eigenen Körper werden häufig von anderen vegetativen Erscheinungen begleitet, wie z. B. Appetitlosigkeit, Schlaflosigkeit, gestörte Arbeits- und Lebensfreude, Herabsetzung der Libido, Gereiztheit, was typisch ist für ein depressives Verhaltensmuster.

Schmerzverhalten bei chronischen Schmerzen
- (larviert) depressiv
  (+ neurovegative Symptome)
- hypochondrisch bedingt

In diesem Kapitel wird noch deutlich werden, daß eine antidepressive Behandlung Schmerzen stark verringern kann, ebenso wie eine schmerzstillende Behandlung eine depressive Reaktion beheben kann.

Wie Schmerzen zum Ausdruck gebracht werden

Das verbale Verhalten ist eine der wichtigsten Komponenten des Verhaltens bei Schmerzempfinden. Deshalb muß der Arzt sorgfältig auf die Ausdrucksweise der Patientin achten, wenn sie ihre Schmerzen beschreibt.

Jedes Verhalten beruht auf Lernaspekten. Das Verhalten bei Schmerzen ist daher auch sehr abhängig von *soziokulturellen Faktoren*. Es ist allgemein bekannt, daß südeuropäische Frauen ihre Schmerzen viel heftiger zum Ausdruck bringen als mittel- oder nordeuropäische, die ihre Gefühle, ihrer Kultur gemäß, distanzierter und einfacher äußern.

So wird eine Frau, die in einer Familie aufgewachsen ist, in der die Mutter und/oder ältere Schwestern regelmäßig und ostentativ über Bauchschmerzen klagten, ein anderes expressives Verhalten zeigen als eine Frau, die in ihrer Familie gelernt hat, Unannehmlichkeiten und z. B. die Menstruation unbemerkt zu ertragen.

Hinweise, die die Vermutung psychogener Komponenten des Schmerzempfindens bekräftigen

Es handelt sich hier um eine Anzahl Faktoren, die einzeln wenig Einfluß haben, aber gemeinsam das »psychogene Schmerzverhalten« ergeben (G. Buyse).
1. Der erste *allgemeine Eindruck* ist der einer ermüdeten, niedergeschlagenen oder (ängstlich) verspannten, gereizten Patientin. Manchmal trägt sie eine

dunkle Brille (aus Lichtempfindlichkeit). Häufig ist ihr jedes Thema, das nicht ihre Schmerzen betrifft, gleichgültig.

2. Eine Patientin, die ihre Schmerzen eher passiv »einkassiert«, beschreibt ihre Schmerzen häufig undeutlich und wortarm. Dahingegen beschreibt die sich in ihre Schmerzen einlebende Patientin ihre Schmerzen mit einem Wortschwall und Superlativen, wobei eine an das Imaginäre reichende Bildsprache gebraucht wird wie z. B. »ein Feuerring um den Unterleib«. Bei gründlicher Nachfrage handelt es sich manchmal nicht so sehr um Schmerzen im wahren Sinn des Wortes, sondern um »ein Schweregefühl, Spannungen oder unerträglichen Druck im Unterleib« oder das Gegenteil, »eine Leere oder Schwäche im Bauch«.

Diese Schmerzen können sowohl mit einem »mater dolorosa«-Gesicht als auch mit dem Lächeln der »Mona Lisa« beschrieben werden, was dem Arzt beim ersten Kontakt ein unbehagliches Gefühl von Ohnmacht gibt.

Wenn es auch unmöglich ist, auf Grund dieser Schmerzbeschreibungen festzustellen, ob es sich um psychogene oder somatogene (oder beide) Schmerzen handelt, so bilden diese Beschreibungen einen Ansatzpunkt, der weitere klinische Untersuchungen erfordert.

Schmerzbeschwerden
+ Schmerzverhalten
abhängig von - soziokulturellen Faktoren
- Familie („learning")

Somatische Schmerzen werden eher als *wahrgenommene* Schmerzen beschrieben. So wird der von einer Brandwunde herrührende Schmerz als ein äußerlicher von dem Betroffenen wahrgenommen, der einen gewissen Abstand zu dem brennenden Schmerz hält oder zu halten versucht. Dieses Schmerzgefühl hat eher mit dem Tastsinn zu tun und steht dem Ich ferner. Klopfende, stechende, nagende Schmerzen, die die Patientin durchdringen (sozusagen dem Ich nahestehen) und sie wie ein Gefühl überfallen, weisen eher in die Richtung psychogener Schmerzen, obwohl in beiden Fällen die Schmerzen mit Worten beschrieben werden, die auf körperliche Verletzungen hinweisen.

3. *Die Lokalisation* der Schmerzen dehnt sich meistens über das Schmerzgebiet aus, was typisch ist für somatisch-gynäkologische Schmerzen. Sie ist also nicht anatomisch, aber durch das psychische Feld der Körperempfindungen begrenzt. So kann z. B. eine Frau Schmerzen beschreiben, die vom Unterleib in die linke Körperhälfte zur linken Brust ausstrahlen mit einer Druck- oder Tastempfindlichkeit. Außerdem ist die Lokalisation entweder zu unbestimmt und auch bei deutlicher Nachfrage irritierend undeutlich oder geradezu übertrieben bestimmt.

4. *Die Begleiterscheinungen*, die das Schmerzverhalten belasten, bleiben bei somatischen Schmerzen meistens beschränkt.

Bei psychogenen Schmerzen fällt vor allem der dysphore Unterton auf, die gespannte Haltung der Patientin, die auf die Schmerzen, ihre Schmerzen, nicht adäquat reagiert. Sie »antwortet« oft heftig, übertrieben und launenhaft. Die Patientin äußert auch häufig eine Reihe von Beschwerden, die in das Bild einer Depression oder chronischer Erschöpfungszustände passen (Schwindel, Übelkeit, Kopfschmerzen, wofür der Augenarzt eine dunkle Brille verschreibt). Die neurovegetative Labilität wird während der Untersuchung leicht festgestellt: übermäßiges Schwitzen oder rote Flecken im Gesicht und im Halsbereich.

Oder die Schmerzen sind — eher selten — monosymptomatisch, so daß der Arzt zu dem Fehlschluß einer organischen Erkrankung kommt.

5. *Der Verlauf* der Schmerzen ist wechselhaft, atypisch, vielleicht durch biologische Änderungen (menstrueller Zyklus) beeinflußt, vor allem aber von der psychischen Streßsituation abhängig, und verschlimmert zich in Konfliktsituationen (z. B. mit dem Mann, mit den (Schwieger)Eltern, Eltern oder Schwierigkeiten im Beruf). Der Arzt kann auch feststellen, daß die Art der Beschwerden bei jeder Beratung wechselt.

6. *Die Einstellung* der Patientin zu den Schmerzen ist anders als die zu somatischen Schmerzen, bei denen sie versucht, eine normale Haltung anzunehmen, obwohl diese Schmerzen, die sie zu überwinden bemüht ist, *reell sind.*

Bei den psychischen Schmerzen, *die gefühlt werden*, fehlt eine Einstellung einer ruhigen Distanz zu ihnen, und das Gefühl für das Ausmaß fehlt. Alle möglichen negativen Empfindungen »im Bauch« beunruhigen die Patientin. Normalerweise beunruhigen Schmerzen so lange, bis eine ausreichende Erklärung gegeben und eine Behandlung vorgeschrieben worden ist. Hier bleiben die Schmerzen im Mittelpunkt, und die logorrhoischen Analysen der Patientin werden den Arzt bald irritieren: »Ich will ja wohl, aber der *Bauch* will nicht«.

Hinweise auf eine psychogene Komponente des Schmerzempfindens (G. Buyse)

1. *Allgemeiner Eindruk* : ängstlich, matt ↔ gereizt, verspannt
2. *Schmerzbeschreibung* : undeutlich, wortarm ↔ barocke Bildsprache
   Mater dolorosa ↔ Mona Lisa
3. *Schmerzlokalisation* : nicht anatomisch, sondern nach dem Leibbild begrenzt
4. *Begleiterscheinungen* : Dysphorie, Streß
   cave: monosymptomatischer Schmerz!
5. Verlauf : wechselhaft (↑ bei Streß, Konflikten)
6. *Einstellung der Patientin zu den Schmerzen:* Verlust der Distanz
   - hypochondrisch eingeengt
   - Erpressung (→ Selbstmorddrohung)
   - fordernd, querulant
7. *Verhalten der Umgebung:* gereizt überbesorgt, fatalistisch, negativ
8. *Somatische Untersuchung* - flexibele Schmerzschwelle
   - nicht anatomisch begrenzter Schmerz
9. *Anamnese* : - Plazebo-Effekt: vorübergehend
   - Patientin wenig kooperativ
10. *Erfahrung des Arztes* : - Schmerz(spiel)spielen
   - *Manipulation:* - Ohnmachtsgefühl
   - *Ärger*
   - *Aggression*

So werden die Beschwerden, geschickt zwischen Arzt und Patientin ausge-spielt, zu einem Stein des Anstoßes. Der Arzt kann dann feststellen, daß die Patientin nicht zuhört oder nicht adäquat auf seine somatischen Befunde rea-giert. Zuweilen verlangt sie — eventuell unter Erpressung (Selbsmorddro-hung) — einen unmittelbaren Eingriff.

7. *Das Verhalten der Umgebung*, an erster Stelle das des Mannes und/oder der Eltern, ist von großer Wichtigkeit. Bei somatischen Schmerzen sind sie hilfreich und besorgt. Bei psychogenen Schmerzen, vor allem, wenn diese lange dauern, zeigt das Verhalten Zeichen der Irritation, oft unausgesprochen oder gelassen, oder vor allem von seiten der Mutter oder des (schuldigen) Ehemannes solche der Überbesorgtheit.

Es wird deutlich, welche Rolle Schmerzen in den Beziehungen spielen kön-nen. Zur adäquaten Schmerzobservation muß der Arzt/das Pflegepersonal fähig sein, die Interaktion vom Schmerzverhalten der Patientin und den soge-nannten »significant others« zu beobachten.

8. *Die somatische Untersuchung* ergibt Befunde, die häufig außerhalb des somatisch-gynäkologischen Schmerzbereiches liegen. Außerdem kann dabei eine flexible Schwelle festgestellt werden; durch Ablenkung oder Zuwendung kann sie bei der klinischen Untersuchung erhöht oder herabgesetzt werden.

Die Patientin, deren Aufmerksamkeit sich auf die Schmerzen fixiert hat, kann auch leichter ihre Angst vor den Schmerzen zeigen. Diese gesteigerte Aufmerksamkeit hat ein allgemein gesteigertes körperlich »arousal« zur Folge, welches die Schmerzempfindlichkeit verstärken kann. So erhält der Arzt den Eindruck, als reagiere die Patientin zu heftig bei der somatischen Untersuchung.

9. Die Anamnese und die medizinischen Unterlagen bestätigen oft die Behauptung, daß das Resultat einer physikalisch-chemischen Behandlung von seinem psychischen Wert abhängig ist. Eine Spritze scheint wirkungsvoller als eine Tablette zu sein, eine Operation wirkungsvoller als eine Spritze (Appen-dektomie in der Vorgeschichte!), wobei allerdings jedwede Behandlung ohne bleibenden Erfolg bleibt.

In der umfangreichen Krankengeschichte fehlt es selten an Schwierigkeiten mit Begutachtern.

Außerdem fällt auf, daß es bei der Patientin an Verständnis für die thera-peutischen Maßnahmen, die ihr deutlich erklärt wurden, fehlt, oder daß sie daran nicht teilnehmen will.

10. *Der subjektive Eindruck, den der Arzt* von seiner Patientin gewinnt, ist der, als spiele sie ihm die Schmerzen vor. So bekommt der Arzt das Gefühl, von einer Frau manipuliert zu werden, die das Bedürfnis hat, Schmerzen zu erleiden. So behauptet sie z. B., eine Abscheu vor Pillen zu haben, bringt ihn aber stets wieder dazu, noch stärkere Analgetika zu verschreiben.

Zwar äußert sie den Wunsch, schnell wieder arbeiten zu wollen, doch sie erreicht es dann doch, sich krankschreiben zu lassen. Oder sie bringt den Arzt einfach in Verwirrung, indem sie erst positiv auf seine Behandlung reagiert, ihn dann aber mit den erneut aufgetauchten Schmerzen enttäuscht.

Wenn der Arzt so erfährt, wie machtlos er ihr gegenüber ist, kann er feststellen, welche Macht diese Patientin mit ihren Schmerzen auf ihre Umgebung
ausübt. Sie zwingt diese, auf ihre Krankheit und ihre Schmerzen, von der niemand sie befreien kann, Rücksicht zu nehmen.

Während es dieser Frau im täglichen Leben kaum gelingt, ihre eigenen Wünsche und Erwartungen zu verwirklichen, scheint ihr dieses nun auf schmerzhafte
Weise zu gelingen. Dieses weckt beim Arzt wiederum aggressive Gefühle.

Der Arzt kann auch irritiert werden, weil das Schmerzverhalten für ihn ein
unwahres Alibi zu sein scheint, mit dem die Frau sich vor einer Arbeit (die sie
nicht mehr schafft) oder einem sexuellen Verhältnis, das ihr zu problematisch
geworden ist, drückt. Dieser psychische Vorteil kann für die Frau ebenso
wichtig sein wie der materielle Vorteil bei der Rentenneurose.

Zum Schluß kann der Arzt auch noch durch das passive, abhängige und hilflose Verhalten der Patientin irritiert werden. So wie sie auf Grund ihrer
Schmerzen von ihrer Umgebung mehr Aufmerksamkeit und Pflege erhält, fordert sie diese auch von ihm.

Psychopathologische Syndrome bei gynäkologischen Schmerzen

1. DEPRESSION
Obwohl der Ausdruck depressiv oft verwirrend und ungenau gebraucht
wird, kann das depressive Syndrom wie folgt zusammengefaßt werden:
a) Die Depression ist eine Gemütserkrankung, eine niedergedrückte Stimmung
   und eventuell Gleichgültigkeit (mangelnde Lebensfreude, häufig Schuld-,
   Ohnmachts- und Minderwertigkeitsgefühle — mit Selbstmordgedanken).
b) *Die psychomotorische Hemmung* hat ein langsameres Verhalten zur Folge,
   einen verzögerten Gedankengang (Monoideeismus in bezug auf eine unheilbare Krankheit oder Krebs), Konzentrations- und Gedächtnisschwierigkeiten.
c) *Die motorische Hemmung* hat einen erstarrten Gesichtsausdruck (eine
   depressive Maske), langsame Sprache, langsamen Gang, fast bewegungslo-
   ses Sitzen oder Liegen zur Folge. Bei einer Angstdepression kommt es allerdings auch zu Unruhe oder Ungeduld.
d) Bei der *vitalen Depression* fallen die körperlichen Symptome auf; herabgesetzter Stoffwechsel, langsamer Puls, kalte Glieder, Verstopfung, Appetitmangel, Schlafstörungen, Verlust des sexuellen Verlangens, eventuell Menstruationsstörungen.

Die funktionellen Schmerzbeschwerden stehen an erster Stelle der negativen
Körperempfindungen. Die Diagnose eines derartigen depressiven Syndroms
bereitet keinerlei Schwierigkeiten, so daß die erforderliche Behandlung (mit
Antidepressiva) vorgeschrieben werden kann.

Bei einer *larvierten* Depression stehen die körperlichen Symptome im
Vordergrund und bleiben die psychischen verdeckt. Die psychische Symptomatologie scheint unter den funktionellen körperlichen Beschwerden, in casu
den Schmerzen, verborgen zu sein.

Diese Patientin sucht eher den praktischen Arzt oder den Gynäkologen als den Psychiater auf. Das kann irreführen, da die depressiven Symptome sozusagen durch die Schmerzbeschwerden »aufgehoben« werden. Wenn die Patientin über mangelnde Lebensfreude, Appetitlosigkeit, Schlafstörungen, Herabsetzung der Libido oder mangelnde Initiative klagt, so wird sie dies ausschließlich den Schmerzen zuschreiben, obwohl eine sorgfältige Anamnese in vielen Fällen die Symptome einer leichten Depression vor dem ersten Auftreten der Schmerzen aufweist.

Bei Depression wird an erster Stelle über Kopfschmerzen geklagt, dann folgen Schmerzen in der Brust, im Rücken und im Abdomen. Wie bereits gesagt, führen chronische Schmerzen häufig zu Depressionen, und bei Depressionen wird häufig über Schmerzen geklagt; beide sinde daher beinahe austauschbar.

Nach Molinski (1979) ist es »allgemein bekannt, daß sexuelle Störungen Symptome einer Depression sein können. Aber es wird ungenügend erkannt, daß eine Vielzahl von Frauen mit verschiedenen Formen von sexuellen Störungen an einer larvierten Depression leiden …«. Im allgemeinen leben diese Frauen auch in einer schwierigen Beziehung. Nach unserer klinischen Erfahrung handelt es sich um eine maskierte Lust- und Beziehungsstörung.

Psychopathologische Syndrome bei gynäkologischen Schmerzen
- (larvierte) Depression
- Hypochondrie
- Hysterie
- Angstzustände (Kanzerophobie)

---

2. HYPOCHONDRIE

Eine hypochondrische Patientin wird von der Erfahrung einer physischen oder psychischen Verletzung mit Faszination absorbiert (Ladee).

Hypochondrie weist vor allem auf die Einstellung und das Verhalten der Patientin zu den Schmerzen (gleichgültig welchen Ursprunges).

In ihrem Verhalten fällt folgendes auf: die Beschäftigung mit dem eigenen Körper, die phobische Einstellung zum Krankwerden und die feste Überzeugung, eine körperliche (Krankheit) zu haben, ohne auf die beruhigenden Erklärungen zu hören (kein Vertrauensverhältnis).

Die Interessenwelt der Patientin beschränkt sich auf den eigenen Körper, dessen Empfindungen nicht mehr selbstverständlich sind. Dieses fällt meistens zusammen mit einer Lebensphase, in der Enttäuschung und Entmutigung das Familien- und Berufsleben beeinflussen. Das kann zuweilen durch ein beängstigendes Ereignis (eine an Krebs gestorbene Freundin) verursacht werden.

Man kann hier mit Recht von einem »*abnormalen Schmerzverhalten*« (Pilowsky) sprechen. Die unerschütterliche Überzeugung der Unheilbarkeit macht ein Vertrauensverhältnis zu dem Arzt, dessen Erklärungen so gut wie nicht gehört werden, unmöglich.

Mit dem hysterisch konversiven Symptom bezeichnet man den nachweisbaren Zusammenhang zwischen einem körperlichen, Symptom und einem ursprünglich emotionellen (sexuellen) traumatischen Erlebnis. Dieser emotionelle Konflikt wird sozusagen in ein körperliches Symptom (Schmerz) übertragen (konvertiert), welches diesen Konflikt (»Körpersprache«) ausdrückt. Hysterisch konversive Symptome findet man hauptsächlich bei hysterischen Frauen mit einem typischen Verhalten, das *unecht* (theatralisch, verführerisch, manipulierend), *egozentrisch* (besondere Aufmerksamkeit als Vorzugspatientin), *infantil* (jugendliches Äußeres mit kindlich-unschuldigem Blick, verführerisch) und *naiv-abhängig* vom Arzt (voller Bewunderung) ist.

Kurzbeschreibung der Frau mit Unterleibsschmerzen
- geringer Bildungsgrad + Unterschicht + eintöniger Beruf
- Schmerzauslöser: geringes Trauma (+ → ungünstiger Streß)
- Körperliche Präokkupation: ++ → Angst + Depression: verneint
- Schmerzmodelle in der Familie
Beziehungsmuster = Frustration und Schmerz-Interaktion
Die Frau als Sündenbock (Lisa Reimann)
→ Verneinung der Frustration und der Enttäusschung

Emotionell labil, leicht zu beeindrukken, spielen diese Frauen häufig die Rolle einer Leidenden (Masochismus) in einer Lebensgeschichte von unglücklicher Ehe (Frigidität) und unglücklicher Jugend (von den Eltern verstoßen: Opfer-rolle).

4. ANGSTSYNDROME BEGLEITEN HÄUFIG DIE SCHMERZEN
Schmerzen verkörpern die Unruhe und die Unlust. Die ängstliche Patientin zeigt ein auffallendes Verhalten, sie reagiert schreckhaft, gehetzt mit Herzklopfen (Extrasystolen!) und Hyperventilation, Schwindel, Zittern, Schwitzen und vasomotorischer Reaktion der Haut.
Eine derartige Patientin klammert sich so an den Arzt, daß er sie auf eine fast übertriebene Art beruhigen muß. Solche Angstzustände können sich monosymptomatisch in einer Kanzerophobie ausdrücken.

Diagnose: Die Frau mit Unterleibsschmerzen
Psychogen: - psychische Dekompensation (akut/chronisch) bei einer psychisch
          gesunden Frau
        - habituelle Dekompensation:
        - Psychoneurose
        - Somatoneurose (= psychosomatisch sensu strictu)

Chronische Unterleibsschmerzen bei der Frau: eine maskierte Lust- und Beziehungsstörung

Frauen mit Unterbauchschmerzen haben eine gestörte Beziehung zu ihrem Körper. Sie sind nicht (mehr) in der Lage, den Körper als Lust- und Beziehungsleib zu genießen (Störung oder Blockierung der Entwicklung zur Lust- und

Beziehungsfähigkeit, die sich immer in psychosozialen und/oder körperlichen Möglichkeiten und Einschränkungen, Chancen und Risiken vollzieht).

Auch Battegay hat Schmerzen im Genitalbereich als Indikatoren für eheliche Unzufriedenheit und hintergründige Depression gedeutet. Es handelt sich um körperliche (sexuelle) Symptome als Äquivalente einer narzißtischen Entleerung bzw. Leere. Er sagt dazu:

»Wenn wir nun prüfen, welche die den episodischen vegetativ-autonomen oder funktionellen somatischen Symptomen oder Schmerzen entsprechende Psychodynamik ist, finden wir das gleiche Phänomen wie bei offensichtlich depressiven Störungen: Der Narzißmus (= psychoanalytisch ausgedrückt, die natürliche Selbstliebe) bzw. das Selbst (Kohut, 1971/1977, Grunberger, 1976 ,Battegay, 1977), das die zentrale, biologisch grundgelegte Selbst-Repräsentanz darstellt und uns normalerweise das lustvolle Gefühl der Frische gibt, ist in diesen Zuständen entleert.

In ihrem Frausein als Partnerin, Mutter, Berufstätige empfindet die Frau mit Unterbauchschmerzen sich auf *schmerzhafte* Weise frustriert.

Die durchschnittliche Patientin mit chronischen Unterbauchschmerzen hat einen niedrigen Bildungsgrad, stammt aus einfachen Verhältnissen, hat ein eintöniges Leben und/oder übt einen eintönigen Beruf unter belastenden Voraussetzungen aus. Sie schreibt den Anfang ihrer Beschwerden (meist ungenau angegeben) einem objektiv kleinen Trauma — allerdings unter ungünstigen Umständen, einer Frustration oder Streßsituation zu. Die körperlichen Symp-tome stehen bei ihr im Vordergrund; Frustation und Depression, Ärger und Angst werden verdrängt. Häufig entstammt sie einer Familie, in der die Mutter oder die Schwestern ein »Schmerz-Modell« sind, und wo sie mehr unangenehme Arbeit als befriedigende Zuwendung gekannt hat: viel Last, wenig Lust. Die Beziehungen im Leben dieser Frau werden durch Frustration gekennzeichnet (Reimann). Außerdem frustriert die Frau durch ihr Verhalten die anderen: den Mann, die Familie, die Umgebung und sogar den Arzt.

Die Frau mit Unterleibsschmerzen ist »eine ungenießbare Frau« (geworden); sie leidet an dem Lustorgan und bildet also den Gegenpol zu der Frau, die mit Lebenslust das Leben genießen kann. Es handelt sich um gekränkte Weiblichkeit (Richter), um krankgemachte Weiblichkeit: eine chronische Fehlhaltung auf dem Weg zur Entwicklung der Lust- und Beziehungsfähigkeit in einem egalitären Partnerverhältnis. Oft lebt die Frau mit chronischen Unterleibsschmerzen nicht nur in einer maskierten Depression, sondern auch in einer maskierten oder larvierten Beziehungsstörung.

Mit dem Schmerzverhalten »sabotiert« die Frau die Partnerinteraktionen so, daß die (sexuelle) Lustentfaltung nicht zugänglich wird. Die Beziehungsstörung von Frauen mit chronischen Unterleibsschmerzen hängt mit verleugneter Frustration und Ärger zusammen. Dies zeigt z. B. eine Patientin, deren Schmerzen Monate nach dem Umzug (wegen Promovierung des Ehemannes) in einer anderen Gegend auftraten, wo sie nicht gerne wohnte und außerdem eine von ihr geschätzte Berufstätigkeit aufgegeben hatte (Verlustproblematik mit Rivalität dem Mann gegenüber).

Während diese Frau nie in ihrem Leben gelernt hat, ihre eigenen Wünsche und Erwartungen zu verwirklichen, scheint es ihr nun als machtlosem Opfer auf schmerzhafte Weise zu gelingen, daß ihr Mann erfährt, wie machtlos er ihr gegenüber geworden ist: mit der ständig wechselnden Macht ihrer Schmerzbeschwerden fixiert die Frau das Partnerverhältnis auf ihr frustriertes Schicksal. Solche »geheimen« Interaktionen, die den Partnern und zunächst auch dem Arzt verborgen sind, bilden die larvierte Beziehungsstörung der Frau mit Unterleibsschmerzen.

Diese Frau mit verleugnetem Ärger lebt in einer *Ärgerresonanz*: Partner, Familie, Freundinnen, Kolleginnen und überweisende Ärzte hegen und pflegen ihre »Ärgerklima-Anlage«, deutlich unterkühlt.

Als Konsequenz kann weder das Ich noch der Körper der betroffenen Personen narzißtisch, d.h. mit gesunder Selbstinformation, besetzt werden.

In solchen Zuständen, die auch durch ein Energiedefizit gekennzeichnet sind, ist die Stimmung meist mitbetroffen, doch können Zustände auftreten, bei denen die mangelnde narzißtische Besetzung des Körpers nur durch Transmitterstörungen im Gehirn und daraus folgende vegetativ-autonome Symptome und/oder Schmerzen gekennzeichnet ist. Für einen erfahrenen Psychiater war eine hintergründige Depression erkennbar, da sie Gefühle von innerer Leere und Antriebslosigkeit beschrieb, für einen Arzt einer nicht-psychiatrischen Disziplin aber war nur das somatische Syndrom der genitalen Dysfunktion erkennbar.« (Battegay)[4]

Andererseits wird eine (zu schnelle) Überweisung für psychiatrisch-psychotherapeutische Betreuung die Frau zur Psychotherapieverweigerin machen, gerade weil eine narzißtische Problematik im Spiel ist. Auch Dmoch bestätigt diese Erfahrung:

»In unseren katamnestischen Untersuchungen bei Patientinnen aus dem Kollektiv der 'Psychotherapieverweigerer' erwies sich auch, daß eine narzißtische Problematik mitwirkte: Diese Frauen wollten neben dem Makel der Beeinträchtigung ihrer Weiblichkeit, der Beeinträchtigung der Funktionen ihres Leibes, nicht auch noch das Stigma der Psychotherapiebedürftigkeit auf sich nehmen. Auch hatten sie mittels der Symptombildung einen gerade eben lebbaren Kompromiß in ihrer Konflikthaftigkeit gefunden. Die Konfrontation mit dem Psychotherapeuten jedoch signalisierte gerade angesichts der gegebenen Empfehlungen ein hohes Veränderungspotential und mobilisierte so erhebliche Angst, das prekäre und nur unter Ausbildung von Symptomatik erreichte psychische Gleichgewicht zu verlieren.«[5]

[3] R. Bodden-Heidrich: Der Gynäkologe (2001), 4, 299-306.

[4] Battegay: Larvierte Depression in Geburtshilfe und Gynäkologie. In: H. Kentenich, M. Rauchfuss, J. Bitzer (Hrsg.): Mythos Geburt. Giessen, Psychosozial Verlag. 199, 75-80.

[5] W. Dmoch: Die larvierte Depression in der gynäkologischen Psychosomatik. In: H. Kentenich, M. Rauchfuss, J. Bitzer (Hrsg.): *Mythos Geburt*. Giessen, Psychosozial Verlag, 1996, 81-92.

Eine integrative Therapie zielt darauf hin, daß nicht nur der Schmerz verschwindet, sondern auch daß die (vorher ungenießbare) Frau (wieder) lernt, das Leben zu genießen, *insofern dies in ihrem Vermögen liegt.*

Das Maximum an Lebenslust, Selbstentfaltung und Intimität ist nicht für jede Frau das Optimum. (Cave: Überforderung der Frau von den Idealvorstellungen des Therapeuten im Rahmen einer »persekutorischen Psychotherapie« — *H. Molinski*). In der Begleitung der Frau mit Unterbauchschmerzen braucht der Arzt ausstrahlende Lebensfreude, Geduld und die angemessene Resignation (*H. Giese*).

Die therapeutischen Maßnahmen beinhalten Begleitung und Behandlung, die bei Überforderung zum Therapieversagen führen.

Formale Psychotherapie mit Herausarbeitung der tief unbewußten Konflikte, Ängste und Ärger aus der Kindheit ist für die Frau mit Unterleibsschmerzen meistens nicht notwendig und auch nicht möglich.

Indiziert ist eine vom somatischen Symptom ausgehende Behandlung mit Begleitung, biopsychosozial orientiert, wobei die Frau lernt, eigene Wünsche und Erwartungen zu verwirklichen (statt grenzenloser Aufopferung mit verleugneten Ärger und Frustation).

Diese maskierten Beziehungsstörungen mit Unterleibsschmerzen treten vor allem auf bei Frauen die (sexualisierte) Gewalt während der Kindheit und Jugend erlitten haben (in unserer Untersuchungsgruppe: 66%: *broken-home*-Familien mit Gewalt, sexuellem Missbrauch und Alkoholabusus — Nijs et al., 1976).

Dieser Zusammenhang ist in den neunziger Jahren immer deutlicher geworden. Lampe und Söller haben 1996 diese Studien zusammengefast. (Tab. 1).

Tab. 1. Studien zum sexuellem Mibbrauch bei Frauen mit chronischen Unterleibsschmerzen (nach Lampe u. Söllner 1996)

Autor	n	Patientin mit chron. Unterleibsschmerzen	ohne Schmerzen	Schmerzen anderer Lokalisation
Gross et al (1980	25	36%	-	-
Peters et al (1991)	106	20%	-	-
Toomey et al (1993)	36	53%	-	-
Walker et al (1988)	25/30	64%	23%	-
Reiter et al (1990)	106/92	48%	7%	-
Walker et al (1992)	50/50	24%	4%	-
Rapkin et al (1990)	31/174	19%	13%	16%
Walling et al (1994)	64/88	25%	4%	5%

n = Größe der jeweiligen Stichprobe/Kontrollgruppe(n)

Bei einer biographischen Analyse der chronischen Schmerzen liegt als Synthese vor:

»Im Rahmen einer sorgfältigen biographischen Anamnese finden sich in der Vorgeschichte dieser Patienten nicht selten eine Reihe anderer funktioneller Beschwerden (z. B. Kloß- und Engegefühle, Bauchschmerzen schon in der

Kindheit, Mundbrennen, usw.). Die Entwicklung in Kindheit und Jugend weist auf eine frühe emotionale Deprivation durch die Eltern, körperliche Mißhandlungen (und damit verknüpft eine wesentliche Interaktionsfunktion von Schmerz in der Familie) sowie sexuellen Mißbrauch hin; die Partnerbeziehung somatoformer Schmerzpatienten ist häufig gestört.

Wobei die höchsten Raten für sexuellen Mißbrauch bei Patientinnen mit chronischen Unterleibsschmerzen ('pelvic pain') belegt sind.«[6].

Auch Bodden-Heidrich (2001) nennt Missbrauch das »Spezifitätskorrelat« des Konflikts bei Frauen mit chronischen Unterbauchschmerzen.

Anschliessend an Molinski beschreibt sie auch die Patientinnen als affektverleugnend und depressiv (»verleugnete Depression«). So kommen die Patientinnen dem *Alexithymiemodell* am nächsten mit folgenden 4 Merkmalen:

— Einschränkung der Phantasiefähigkeit und des operationalen Denkens;
— Unfähigkeit, erlebte Gefühle auszudrücken, anstelle von Gefühlen werden körperliche Reaktionen beschrieben;
— scheinbar sind psychosomatische Patientinnen (Patienten) gesellschaftlich sehr angepasst;
— bei Verbleiben auf symbiotischer Stufe und damit mangelhafter Subjekt-Objekt-Differenzierung besteht eine Unfähigkeit zu optimaler Objekt- und Übertragungsbeziehung.

Die primitiveren Abwehrmodifikationen mit aggressiven und autodestruktiven Tendenzen zeigen sich sodann im Schmerzerleben '... Schmerzen sind, als wenn mir jemand ein Messer in den Bauch stößt — mir jemand alle Eingeweide herausreißt' [6] und v.a. im Umgang mit dem eigenen Körper und seiner Erkrankung, von der angenommen wird, dass nur Operationen helfen.«[7]

Dies bedeutet aber auch ein Risiko für sogenanntes *acting out*-Verhalten in der Behandlung, wobei Übertragungsphänomene in der Bearbeitung traumatischer Lebensereignisse zu »Arbeitsunfällen« führen können. Innerfamiliäre Konflikte werden durch eine spezifische Arzt-Patientin-Dynamik in eine chirurgische Intervention abgeführt, b.z.w. »somatisch fixiert«:

»Ein Drittel der Patientinnen haben körperliche und seelische Gewalt erfahren bzw. sind sexuell mißbraucht worden. Diese Traumatisierung kann im Sinne einer aggressiv-autoaggressiven Reaktion eine Operation an den inneren Geschlechtsorganen einfordern lassen und den Versuch einer Bearbeitung des zugrundeliegenden, mannigfaltigen Konfliktpotentials bedeuten. Der Arzt wird

---

[6] EGLE, U.T.: Chronischer Schmerz aus bio-psycho-sozialer Sicht. — In: KENTENICH, H. RAUCHFUSS, M., BITZER, J. (Hrsg.): *Mythos Geburt*. Giessen, Psychosozial Verlag, 1996. 93-106.
[7] BODDEN-HEIDRICH, R. (2001): ibidem.

je nach Blickwinkel entweder zum Täter oder gleichzeitig auch zum Mißbrauchten. Eine früher erlebte Täter-Opfer-Beziehung wird im doppelten Sinne nachgelebt und erlebt.«[8]

Diagnostische Schwierigkeiten

Bei einer Frau mit Unterleibsschmerzen sind eine genaue Untersuchung des körperlichen Zustandes sowie eine gründliche biographische Anamnese und Kenntnis der psychosozialen Situation notwendig, wodurch man feststellen kann, um welche Form des psychischen Leidens es sich handelt. Entweder kann es sich um eine psychische *Dekompensation* (akut oder chronisch) einer ansonsten psychisch gesunden Frau handeln; die Unterleibsschmerzen werden dann durch die psychische Dekompensation, meistens mit depressiven oder angsterregenden Elementen, hervorgerufen. Oder es handelt sich um eine Frau, die seit Jahren (meist seit der Kindheit) unter einer zu großen inneren, d.h. *intrapsychischen* Belastung leidet. Sie erliegt viel leichter einer *habituellen Dekompensation* (Psychoneurose oder Somatoneurose, das ist eine psychosomatische Erkrankung sensu strictu). Diese innere Belastung steht in Beziehung zu (unbewußten) Konflikten, die mit der eigenen Triebhaftigkeit (Sexualität und Aggression) und Selbstbehauptung (Verlust, Verlassenheit, Frustration in Liebe und Selbstentfaltung) zusammenhängen.

Gynäkologische Schmerzen sind auf psychischer Ebene Schmerzen, die der sexuellen Sphäre einzuordnen sind

Gynäkologische Schmerzen
= Schmerzen in der sexuellen Sphäre
— Sexualstörungen?
— Kontrazeptionsprobleme?
— Partnerprobleme?
— Familienprobleme?
　　persönliche ⎫
　　psychosoziale ⎬ Probleme?
　　professionelle ⎭

Bei nicht gynäkologischen Schmerzen, die nicht deutlich zu erklären sind, muß ipso facto nach einer eventuellen sexuellen Dysfunktion gefragt werden. Hängen die (Rücken-)Schmerzen mit einem unbefriedigenden Koitus (interruptus) zusammen? Es ist ein Kunstfehler, nicht nach *Antikonzeptionsproblemen* zu fragen. Besteht Schwangerschaftsangst? Wurde auf andere kontrazeptive Methoden übergewechselt — und auf Grund welcher Probleme?

Gibt es *Partnerprobleme*, die die Frau aus Scham vor dem vertrauten Arzt verbergen will?

---

[8] ADOLF, W. LEMPA, N. SCHILK, A. KUTSCHER, F. LAMPRECHT (1996): ibidem.

Welche Rolle spielt die Sexualität im Leben einer Frau mit Unterleibs-schmerzen? Kann Sexualität als Lust begehrt werden, oder ist sie eine Last, eine peinvolle Last, die man ertragen muß (z.b. in Zusammenhang mit sexuellem Missbrauch)?[9]

Welche *psychosozialen Faktoren* haben eine Überbelastung der Frau zur Folge, deren Tragfähigkeit hierdurch maximal beansprucht wird? Es gibt *familiäre Faktoren*, durch die die verheiratete Frau von der Familie immer mehr beansprucht wird, ohne daß der Mann sie genügend unterstützt. Frauen mit Unterleibsschmerzen müssen sich häufig wie Zwangsarbeiter für andere abmühen, ohne daß ihre Frustationen von diesen erkannt werden. Es gibt die besondere Problematik der *unverheirateten Frau*, eventuell mit einer glänzenden Karriere, und wiederholt sexuell traumatisiert oder belästigt. Die Emanzipation brachte neue Möglichkeiten, doch nicht ohne neue Belastungen. Vor allem zwischen 30-35 Jahren kann eine Frau einem *psychovegetativen Überlastungssyndrom* erliegen.

Therapeutische Maßnahmen: Betreuung + Behandlung
1. *Gründliche körperliche Untersuchung* (= erste psychotherapeutische Maßnahme)
2. *Gespräch + Unterstützung* - Information
                                   - Beruhigung
3. *Physische und psychische Ruhe* ($\rightarrow$ Autogenes Training, Tranquilizer / Antidepressiva)
4. *Verbale Betreuung:* Reihe von Kurzgesprächen nach Vereinbarung
- Arzt: Tempo des Gespräches herabsetzen
- Frau: sich auf einen neuen Lebensstil einstellen $\rightarrow$ Partnergespräch!
5. *Stationäre Aufnahme in einer gynäkologisch-psychosomatischen Abteilung:* nach Molinski (ca. 4-6 Wochen) nach Richter (2-3 Tage)
- intensive individuelle Therapie + Partnertherapie
- psychosomatische Umschaltung (Richter)
- antidepressive Behandlung

Es ist nützlich, weitere Kennzeichen einer psychischen Dekompensation aufzuspüren: asthenische, depressive, angsterregende, hypochondrische, hysterische, aggressiv-fordernde Elemente. Es ist, wie gesagt, wichtig festzustellen, ob Dekompensationen in der Vorgeschichte häufig vorkommen. Bei einer Frau mit habituellen Dekompensationen sind die Probleme (z.b. sexualisierte Gewalt), meistens nicht so direkt zu besprechen. Akute oder reelle Probleme (z. B. Schwierigkeiten mit behinderten oder heranwachsenden Kindern) können hingegen leichter besprochen werden.

Therapeutische Maßnahmen: Betreuung und Behandlung

Chronische Unterleibsschmerzen weisen auf emotionelle Probleme und Konflikte. Wenn über Schmerzen geklagt wird, so ist diese Klage zuerst die Äußerung des Bedürfnisses, zu klagen oder anzuklagen (G. Buyse).

---

[9] Das Wort Pein — auf französisch »peine« stammt von dem lateinischen Wort poena = Strafe. Mit dem Begriff der Pein scheinen Strafe und Schuld verwachsen zu sein: »malum quod est poena, malum quod est culpa«.

1. Sorgfältige somatische Untersuchung

Die erforderlichen Untersuchungen müssen zuerst einmal eine somatische Erkrankung ausschließen. Psychische Schwierigkeiten können ein somatisches Leiden begleiten oder dieses verstärken, keinesfalls immunisieren sie gegen organische Erkrankungen. *Eine sorgfältige somatische Untersuchung ist außerdem von großer psychotherapeutischer Bedeutung, dies kann nicht genug betont werden.* Eine gründliche körperliche Untersuchung vertieft das Vertrauensverhältnis der Frau, die fühlt, daß sie ernst genommen wird.

Mit Hilfe eines mit der Patientin systematisch geplanten Untersuchungsplanes soll eine somatische Erkrankung am besten so schnell wie möglich ausgeschlossen werden, kann eine Fixierung in somatischer Richtung verhindert werden. Manche Patientinnen, von ihren — sich schuldig fühlenden — Männern unterstützt, drängen auf zusätzliche somatische Untersuchungen oder Eingriffe, und es kann Schwierigkeiten geben, diese abzulehnen.

2. Gespräch und unterstützende Beziehung

Im *Gespräch*, im Rahmen einer vertrauensvollen Beziehung, muß der Patientin zuerst das Untersuchungsergebnis mitgeteilt werden. Eine gute und verständliche Information ist zur Beruhigung der Patientin von großer Wichtigkeit. Schmerzen ohne organischen Befund bedeuten weder Simulation noch, daß diese Schmerzen Einbildung sind. Dieses muß der Frau ebenso wie dem Mann und der Umgebung mit Nachdruck deutlich gemacht werden. Einfache und klare Information mit Hilfe eines Schemas oder einer Zeichnung, wie Spannungen und Streß unbewußt über das neurovegetative Nervensystem einen körperlichen (schmerzhaften) Einfluß haben können und die Lust sabotieren.

Nie werden sofort Konflikte angesprochen. Auch Probleme werden nicht insinuiert. Worte wie: »Trauma, Neurose, Depression« sind am Anfang verboten! Die heilsame Konfrontation kommt viel später.

Wohl kann, im Rahmen der empathischen Zuwendung, mitgeteilt werden dass die Frau, vielleicht auch durch die chronischen Schmerzen, einen erschöpften Eindruck macht. Nicht die Konflikte kommen zur Sprache, wohl Stress und Erschöpfung. Auch die (leichte) Konfrontation, dass der Arzt die Frau als sehr empfindsam erfährt, wird meistens positiv akzeptiert.

Die meisten Frauen — und Männer! — erfahren die Mitteilung, dass sie einen empfindsamen Eindruck machen, als eine Streichelerfahrung.

Im Rahmen dieser sorgfältigen somatischen Untersuchung (bis hin zur Laparaskopie) kann die psychosomatische Umschaltung (nach Richter) vorbereitet werden. Diese Umschaltung hat die besten Chancen während einer stationären Aufnahme.

Gespräche und unterstützende Beziehung mit klarer Information über die Schmerzerfahrung kommen für die Frau an erster Stelle, für die Frau, die oft Informationdefizite (und Traumadefekte!) am eigenen Körper hat.

*3. Physische und psychische Ruhe: Autogenes Training (statt Tranquilizern)
mit lust-positiver Besetzung des Körpers und unspezifischen Maßnahmen zur
Entspannung*

Als medikamentöse Therapie kommen Antidepressiva bei einer (maskierten) Depression, Neuroleptika (eher leicht dosiert) bei Ärger und (paranoider) Angst in erster Stelle.

Die neueren Antidepressiva (z. B. SSRI) mit ihren geringen neurovegetativen Nebenwirkungen bieten die Therapie der Wahl. Depressionen können einhergehen mit Unterbauchschmerzen und mit Sexualstörungen. Hier kann z. B. Trazodon (Trazolan®, Tombran®) als Antidepressivum auch die Orgasmusfähigkeit der Frau verbessern (und die Erektion des Mannes). Das Antidepressivum Reboxetin (Edronax®) hat auch positive Effekte auf die Libido.

Es ist zu beachten, dass die RIMA-Antidepressiva (= Reversible Mono-Amino-Oxydase-Inhibitoren) sehr wenig die sexuelle Reaktion stören (Libido, Lubrifikation, Orgasmus). Venlafaxin ist ein Standard-Antidepressivum bei Depressionen mit Sexualstörungen. Auch Remergon® zeigt sich hier sehr effektiv.

Es muß hier unterstrichen werden, daß der chronische Mißbrauch von Tranquilizern, Schlafmitteln oder sogar Neuroleptika (z. B.: Imap i.m. wöchentlich »sub modo infinito«) vermieden werden kann, wenn die larvierte Depression rechtzeitig erkannt wird. Ebenso muß nach Mißbrauch von Analgetika geforscht werden und eventuell mit Einverständnis der Frau aktiv und progressiv abgebaut werden.

Zusätzlich zu diesen Antidepressiva, deren Verordnung *nicht* dem Psychiater überlassen werden muß kann ein leicht dosiertes und nicht sedierendes Neuroleptikum sehr hilfreich sein, nicht nur für die Schmerzlinderung (z. B. 1 mg Orap; $^1/_2$-1 mg Haldol).

4. Gesprächsbegleitung

Vor allem die Maßnahmen, die zu Verringerungen der Belastung führen, müssen besprochen werden. In einer Reihe von kurzen Gesprächen nach vorheriger Vereinbarung — damit die Patientin nicht je nach Laune kommt oder nicht kommt —, nimmt die verbale Betreuung eine konkrete Form an. Solch ein regelmäßiges Gespräch bestätigt ihr, daß der Arzt sich für sie interessiert (Zuwendung für die frustrierte Frau). So hat sie nicht das Gefühl, nur mit Medikamenten abgeschoben zu werden. Wenn ein Arzt eine Frau mit Unterleibsschmerzen betreuen will, so muß er die richtige Einstellung dazu haben. Ohne es zu wissen, ist der erfolgreiche, tüchtige Arzt oft zögernd oder sogar abwehrend der stets wieder klagenden — oder anklagenden — Patientin gegenüber.

Diesen Unheilsprophetinnen wird nur zu leicht mit einer Pille der Mund gestopft. Eine Frau, die nörgelt, wird stets damit aufhören, sobald sie die Möglichkeit bekommt, sich auszusprechen. Für ein solches kurzes Gespräch mit einer Patientin mit Unterleibsschmerzen braucht der vielbeschäftigte Arzt nicht soviel mehr Zeit, aber er muß *während dieser Beratung das*

Tempo herabsetzen. Bei einer bündigen Erklärung über psychogene Faktoren reagieren Frauen mit Unterleibsschmerzen wie »langsame Schildkröten, die verneinend den Kopf schütteln«.

Wie schon betont worden ist: in der Begleitung der Frau mit Unterbauchschmerzen braucht der Arzt ausstrahlende Lebensfreude, Geduld und die angemessene Resignation (*H. Giese*).

Wenn der Arzt die psychosozialen Faktoren, die die Überbelastung verursachen, bespricht, so muß dies schrittweise geschehen. Während der einzelnen Beratung sollen möglichst wenige Probleme (anstelle so vieler möglicher) besprochen werden.

So kann die Frau eher die eigenen Schwierigkeiten und Konflikte erkennen, um dann auch Stellung nehmen zu können.

Diese regelmäßige, vorher vereinbarte Beratung gibt dieser depressiven oder subdepressiven Frau mit Unterleibsschmerzen de facto eine *Zeitperspektive*. Die Aussicht darauf ist unentbehrlich für eine Änderung, vor allem wenn sie zu stagnieren scheint. So kann eine Frau zu einem neuen *Lebensstil* geführt und dahin begleitet werden.

Es kann zusammen überlegt werden, wie die Überbelastung (sich absetzen) abgebaut werden kann. Dabei kann der Frau geholfen werden, um diese Belastung auf eine andere, bessere Weise zu ertragen. Es muß in ihrem Leben, sowohl was Freizeit als auch was Arbeit betrifft, konkret eine neue Form angestrebt werden. Geduldig muß sie bei ihren zögernden Schritten, um neue Kontakte zu knüpfen, ihrer Teilnahme an Freiwilligenarbeit, Vereinsleben oder Berufsarbeit unterstützt werden. Fundamentell ist, daß diese sich in der Vergangenheit mit verdrängtem Ärger und Frustrationen für andere aufopfernde Frau lernt, das Leben (für sich selbst) zu genießen, sie selbst zu sein und ihren eigenen Wünschen Platz einzuräumen.

Paarberatung

Das Verhältnis zum Mann muß überprüft werden. Er ist zu einem gemeinsamen Gespräch einzuladen. Der Mann, oft vom Beruf oder gesellschaftlichen Pflichten überfordert, entweicht seiner (an)klagenden Frau. In einem gemeinsamen Gespräch können beide Partner überlegen, wie sie ein neues Leben miteinander führen können. So kann mit ihnen nach »Rezepten« gesucht werden, die das Verhältnis verbessern können: ein gemeinsames Hobby, zusammen ausgehen, zusammen einen Auftrag übernehmen, regelmäßig miteinander sprechen, einander erneut (sexuell) wiederfinden, eine Mahlzeit genießen (lernen), zusammen spielen, Sport oder Jogging und Tanz.

Balint-Gruppe

Da Patientinnen mit Unterleibsschmerzen die Lebensfreude und Arbeitslust des Arztes erheblich beeinträchtigen können, wird die Zusammenarbeit des Arztes mit einem psychosomatisch orientierten Psychiater (Balint-Gruppe mit konkreter Fallbesprechung [Höffken]) empfohlen.

So wird der Arzt auch weniger bereit sein, diese Frauen, oft seelisch masochistisch strukturiert mit destruktiven Gefühlen der Insuffizienz und der Selbstentwertung, mit rein technisch mächtigen Therapiemitteln (d. h. in der Gegenübertragung einer machtlosen sadistischen Aggressivität) zu behandeln (z. B. Chirurgie).

Die Gefahr der Missbehandlung in der Medizin bleibt für chronische Schmerzpatientinnen gross. Mehr als 70% der Patientinnen unserer Schmerzgruppe hat eine Appendektomie in der Vorgeschichte. Auch Egle ist sich dieser problematischen Dynamik bewusst:

»Bernd Hontschik wies in einer Untersuchung 1988 nach, daß die Fehldiagnoserate, und damit die unnötige Appendektomie, für die akute Appendizitis bei Frauen je nach Alter zwischen 44% und 70% lag. Er ging davon aus, daß das sexuelle Erwachen der Tochter die familiäre Dynamik in Krisen stürzen kann, die zu operativen aggressiven Lösungsversuchen in der Trias Chirurg — Mutter — Tochter führen, da im besonderen die Mütter, durch die adoleszente Entwicklung der Tochter, mit unrealistischen Wünschen und mit ihren eigenen Entbehrungen konfrontiert werden.«[10]

Bei den Frauen mit chronischen Unterbauchschmerzen kommt es oft zu »doctor-shopping«:

»ein Wechsel der behandelnden Ärzte, wobei erneut mit Diagnostik und Erklärungsversuchen begonnen wird. Möglicherweise führt dies zu einer Fixierung an die Erwartungshaltung eines pathologischen Organbefundes. Dieser diagnostische, nicht invasive Circulus vitiosus endet dann mit dem operativen Ersteingriff in einem operativen Teufelskreis. Der Grundstein für eine Krankenhauskarriere ist gelegt. In der Erwartung, die Ursachen der Unterbauchschmerzen gleichsam an der Wurzel zu packen, werden nach erfolgloser konservativer Therapie erneut Bauchspiegelungen oder gar Laparatomien mit der eindeutigen Indikationsstellung zur Therapie von Organpathologie, meistens Verwachsungen, durchgeführt.
Der begonnene operative Teufelskreis gipfelt nicht selten in der sukzessiven Organentnahme, bis zur Hysterektomia radicalis et totalis.«[11]

5. Die Aufnahme in der psychosomatischen Abteilung der gynäkologischen Klinik

Wenn ein Arzt feststellt, daß trotz regelmäßiger Gespräche die Schmerzproblematik unverändert bleibt (mit dem Risiko einer Verstrickung des Arzt-Patientin-Verhältnisses schwer zu behandeln), dann muß an eine Aufnahme als schnellste und billigste Behandlung gedacht werden. Dieses geschieht am besten in einer gynäokologischen Klinik, in der ein Psychiater oder ein

[10] EGLE, U.T.: ibidem.
[11] EGLE, U.T.: ibidem.

Gynäkologe mit psychosomatischer Weiterbildung tätig ist. In einer derartigen psychosomatischen Abteilung einer gynäkologischen Klinik kann eine intensive Behandlung (ca. 4 Wochen), zu der auch der Partner hinzugezogen wird, den blockierten Zustand wieder in Bewegung bringen (H. Molinski). Hier kann auch fast immer eine antidepressive Therapie durchgeführt werden (kombiniert mit leicht dosierten und nicht sedierenden Neuroleptika).

Diese stationäre Aufnahme bietet der Frau auch einen geschützten Raum, wenn Ärger und Enttäuschung mit Wut zur Sprache kommen.

Mit Recht sprach Molinski hier von einer verleugneten Depression. Es geht also nicht einfach um Verdrängung (auf unbewusster Ebene) von Ärger und depressiven Gefühlen. Die Verleugnung *unterdrückt* und *verwirft* oft durch aktives Rationalisieren und durch Schuldzuweisung an die Schmerzen oder an die Ärzte, die nicht helfen können.

Verleugnung ist die typische psychosomatische Abwehr und kann mit ihrer »Doppelverdrängung« und Legasthenie in einer Tiefenpsychotherapie, geeignet für psychoneurotische Patienten, schwierig zur Sprache kommen bzw. verarbeitet werden.

Ein Face-to-Face-Gespräch bietet dem erfahrenen Therapeuten auch mehr Möglichkeiten bei der Konfrontation mit dem Ärger *frontal* (!) die Verleugnung auch in ihrer Mimetik zu (be)greifen. Denn: über Ärger sprechen, provoziert Ärger, so behauptet Dmoch mit Recht. Er verdeutlicht dabei:

> »Die psychotherapeutische Arbeit wurde in diesen Fällen ebenfalls erst möglich, nachdem eine psychotrope Substanz in die Behandlung eingeführt wurde: Haloperidol, eine die affektive Resonanz von Angst und Wut mindernde Arznei, wurde in für psychiatrische Verhältnisse homöopathisch niedrigen Dosierungen verordnet (1 bis 2 mg pro die), gleichwohl auf die Erörterung der den Ärger auslösenden zwischenmenschlichen Situation nicht verzichtet.
>
> Im weiteren, täglichen und jeweils kurzen Gespräch (Fokaltherapie) wurde so der zuvor verleugnete, im psychischen Untergrund aber doch sehr wirksame Affekt dem Verstehen und damit einer wirksamen Verarbeitung zugänglich gemacht.«[12]

Dieses Vorgehen ist im Sinne von Felix Deutsch (1939, 1955), der vorschlug:

> »... das erste emotional getönte Wort im Interview oder der erste im Mienenspiel und Ausdrucksverhalten beobachtbare Affekt gesprächsweise konfrontierend aufgegriffen und dieser aktuelle Hauptaffekt und die dagegen gerichteten Abwehrmaßnahmen zum Fokus des weiteren Explorationsverhaltens« zu machen.[13]

---

[12] W. DMOCH: Die larvierte Depression in der gynäkologischen Psychosomatik. Der Gynäkologe 2001, ibidem
[13] W. DMOCH: ibidem

Das Pflegeteam und der niedergelassene Gynäkologe werden hier oft zur Solidarisierung verführt, und reagieren verstärkend mit dem Ärger mit. Und der Psychotherapeut lehnt hilflos diese »nicht motivierte Patientin mit zu wenig verbalen und introspektiven Möglichkeiten« ab.

Eine stationäre Aufnahme hat auch eine wichtige psychologische Bedeutung für die Patientinnen:

> »Sie fühlten sich in ihrem Selbstverständnis als körperlich Kranke und legitime Patientinnen der Frauenklinik angenommen. Dies war die subjektive Voraussetzung, sich auf ein Behandlungsbündnis mit dem ärztlichen Psychotherapeuten der Frauenklinik und auf eine Psychotherapie einzulassen.«[14]

Dmoch beschreibt konkret das therapeutische Vorgehen:

> »Es muß der Patientin dargestellt werden, daß es sich bei dem Weg ihres Erkrankens nicht um schwere Pathologie handelt, sondern um ganz normale Gefühle wie etwa solche der Enttäuschung, Gekränktheit und der seelischen Verletzung.
>
> Unterdrückte und verleugnete Gefühle sterben jedoch nicht aus. Ihre körperlichen Korrelate bestehen z. T. als sogenannte vegetative Beschwerden weiter und werden von der Patientin als Zeichen einer unerkannten Krankheit fehlgedeutet. Sie führen zu zahlreichen körperlichen Untersuchungen, die allzuoft in der Mitteilungen enden: 'Sie haben nichts!'«[15]

Die psychosomatische Umschaltung (Richter)

Während einer solchen stationären Aufnahme kann die *psychosomatische Umschaltung der Therapie* am besten gelingen. Bis heute ist das Bad Säckinger Modell (Richter) mit ambulanter und stationärer Verflechtung vielleicht weltweit das Modell mit der besten therapeutischen Effektivität und bietet der Frau mit chronischen Unterleibsschmerzen eine neue Zukunft.

Unter »psychosomatischer Umschaltung« versteht Richter, »dass Patientin und Arzt sich auf ein gemeinsames Krankheitsmodell einigen. Dieses Krankheitsmodell muss für die Patientin rational und emotional einfühlbar sein.«[16]

Gerade bei diesen Patientinnen mit einem *fixierten somatischen* Schmerzkonzept ist der Einstieg schwierig und muss langsam geschehen und mit einfachen Erklärungsmodellen:

---

[14] W. DMOCH: ibidem.
[15] W. DMOCH: ibidem.
[16] D. RICHTER: Psychosomatische Therapie chronischer Unterbauchschmerzen. In: RICHTER, D., SCHUTH, W., MÜLLER, K. (Hrsg.): *Psychosomatische Gynäkologie und Geburtshilfe* (1998), Giessen, Psychosozial Verlag, 117-126.

»Es handelt sich um eine Fehlsteuerung Ihres vegetativen Nervensystems; Sie sind nicht chronisch krank, sondern Sie reagieren auf bestimmte Situationen mit einer Fehlsteuerung Ihres vegetativen Systems. Die Fehlsteuerungen können Durchblutungsstörungen, Spannungen und Verkrampfungen einzelner Organsysteme zur Folge haben. Ihr Schmerz ist ein Protest Ihres Körpers.«[17]

Nur wenn die Frau sich ernst genommen erfährt, kann die Brücke von der Funktion des Schmerzes zum ganzheitlichen Ansatz mit Bausteinen der Empathie, Solidarität und Zuwendung gelegt werden.

»Der Schmerz ist ein Signal des Körpers, der *uns* etwas sagen will. Was braucht das vegetative oder unwillkürliche Nervensystem, dass es aufhört, zu plagen.«[18]

Richter unterstützt die Frau, nach dem Gegensatz zu suchen:

»Wo haben Sie einen Bereich, in den Sie sich zurückziehen können? Ihre Schmerzen verlangen das. In welcher Lebenssituation sind Sie immer ohne Schmerzen?«[19]

Für Richter ist hier die Aufgabe des Arztes deutlich:

»Der Arzt sollte eine Art Fenster öffnen, in eine Richtung, wo es der Patientin gutgeht, z. B. sie aufschreiben lassen, was ihr guttut.«[20]

Frauen mit Unterbauchschmerzen suchen in der Partnerbeziehung vorrangig Wärme und Geborgenheit, auch weil sie wegen Trennungs- und Verlustproblemen oft schon seit der Kindheit depriviert sind. »Sie sind zwar Mütter, aber gewissermassen ohne Mann, auch weil sie eigene erotisch-sexuelle Wünsche kaum wahrnehmen.«[21]

Richter beschreibt detailliert das Vorgehen bzw. den persönlichen Weg, damit die Frau mit zunehmender Autonomie lernt, Überforderung abzubauen und genügend Abgrenzung, statt pausenloser Aufopferung, durchzuführen.

Schliesslich nennt Richter Grundregeln effektiver Kommunikation:

Auf diese Weise verschwindet auch die ungenießbare Frau mit Unterleibsschmerzen: die Wiedergeburt einer Frau, die (wieder) mit Lebensfreude und Beziehungslust selbstbewusst das Leben geniessen kann.

---

[17] D. RICHTER: ibidem
[18] D. RICHTER: ibidem
[19] D. RICHTER: ibidem
[20] D. RICHTER: ibidem.

> **Grundregeln effektiver Kommunikation in der psychosomatischen Grundversorgung**
>
> a) Behutsamer aber stetiger Aufbau einer tragfähigen Arzt-Patientin-Beziehung als Grundvoraussetzung für eine kausale Therapie.
> b) Das individuelle Setting in der jeweiligen fachspezifischen Sprechstunde verzichtet auf jegliche psychotherapeutische Etikettierung (Grundhaltung: Fachkompetenz und loyale Neugier).
> c) Psychosomatische Umschaltung — Die Patientin bestimmt mit ihrer Abwehrstruktur den Zeitpunkt für den Übergang von der organischen zur psychosomatischen Sichtweise ihrer Krankheit.
> d) Ohne plausibles Krankheitsmodell keine Aufgabe der »organisch fixierten« Diagnosevorstellung seitens der Patientin.
> e) Eigentliche therapeutische Phase
>
> **Angebot von Kooperation bei der Lösung von Problemen.** Gleichberechtigtes Nebeneinander von verschiedenen Therapiestrategien (schablonenhaftes Methodendenken ist unsinnig — Motto: was hilft, ist richtig)
> Tiefenpsychologische Intervention, verhaltenstherapeutische Intervention, Psychopharmaka, Weitervermittlung (ambulant, stationär)
> Vorbereitung für spätere intensive Psychotherapie

Hysterektomie als iatrogene Verwicklung bei Frauen mit chronischen Unterbauchschmerzen

Die Diagnose und Behandlung der chronischen Unterbauchschmerzen ist oft sowohl für den Arzt als für die Frau frustran, wobei gerade das Gefühl von Hilflosigkeit überwiegen kann.

> »Dies beginnt mit der Mitteilung an die Patientin über die Gesundheit ihrer Organe. Sie fühlt sich unverstanden und hinsichtlich ihrer Schmerzen nicht ernst genommen. Der behandelnde Arzt weiß nicht, wie er der Patientin diese Diagnose, sofern er sie erkannt hat, verständlich machen kann. Häufig wird auf Drängen der Patientin an einem Organbefund festgehalten.«[1]

Diese Hilflosigkeit des Arztes bringt Ohnmachtsgefühle. Gerade in dieser Situation kann der Arzt ohnmächtig der (Gegen)übertragungsdynamik ausgeliefert sein.

Bei Frauen mit chronischen Unterbauchschmerzen, vor allem, wenn sie (sexualisierte) Gewalt erlitten haben, kommt diese Dynamik mit »dem Zwang der Wiederholung der traumatisierenden Erlebnisse« zum Tragen, so wurde hier schon betont.

Die frühere Misshandlung wiederholt sich in Miss*be*handlung. Unbearbeitete Missbrauchsprobleme, die in Unterbauchschmerzen ausgetragen werden,

---

[1] S. Adolf et al.: ibidem. F. Köhler, W. Wiest.

lassen sich leider nicht entfernen mit einer »operativen Sanierung«, auch nicht unter Drängen der Frau: »Ich bin dann alles los«.

Der weitere Verlauf zeigt aber, dass sie wohl ihre (schon zu tiefst verletzte) sexuelle Identität noch mehr los ist; hingegen zeigen sich die traumatischen Erfahrungen (chirurgisch) fixiert.

Die Hysterektomie ist die konkrete Gestalt der Reviktimalisierung: das Kardinaltrauma im Leben dieser Frau (Schindele, 1993), vielleicht auch, weil sie so technisch-steril, d.h. rituell durchgeführt worden ist.

Nur mit Verleugnung kann die Hysterektomie als »eine sichere Operation mit geringem individuellen Risiko angesehen werden. Diese harmlose Definition gilt nicht für Frauen mit chronischen Unterbauchschmerzen.

»Näher am tatsächlichen Ergriffen-Sein sind jedoch intrapsychische Phantasien und Ängste, interpersonelle Verwicklungen mit Partnern, Gynäkologen, weiterbehandelnden Ärzten (Zintl-Wiegand 1996) vor oder nach der Operation.« (Zintl-Wiegand)[2]

Der rationalen Entscheidung einer Frau zur Hysterektomie kann in ihrem Unterbewußtsein eine narzißtischen Verletzung gegenüberstehen.

Es geht bei diesen Frauen um mehr als ein »*post-hysterectomy-syndrom*« (Richards, 1974), das als Anpassungsstörung vorübergeht.

Leider sind Langzeit-Nachuntersuchungen den chirurgisch tätigen Gynäkologen zu wenig bekannt. Diese Gynäkologen sehen diese hysterektomisierten Frauen auch nicht wieder, weil sie wegen Suizidversuchen, Depressionen, hypochondrisch-paranoider Reaktion, gescheiterter Ehe als Traumapatientin in der Psychiatrie für (schwierige) Langzeittherapie aufgenommen werden.

Auch wenn die Traumabewältigung in der Therapie gelingt und die sexuelle Identität mit sexueller Lustentfaltung wieder aufgebaut wird, bleibt die Tragik eines iatrogen geschändeten weiblichen Körpers.

> »Vielleicht ist schon die Einsicht hilfreich, daß es in den Leiden vieler hysterektomierter Patientinnen eigentlich nicht um die Hysterektomie selbst geht, sondern um all das, was in ihrem individuellen Schicksal an Trauer, Enttäuschung, an Unsicherheit in der Rolle als Frau, an Ängsten in der Sexualität und an körperlichen Spannungen irgendwann einmal auch zu der Indikation einer Hysterektomie geführt hat oder mit der Hysterektomie verknüpft wurde.«[3]

Zu diesem Schluss kommt Spengler in seiner Untersuchung der psychosexuellen Störungen nach abdominaler Hysterektomie (1984).[3]

---

[2] A. ZINTL-WIEGAND, F. KÖHLER, W. WIEST: Bewältigungsstrategien junger Frauen vor und nach einer Hysterektomie: Trends und Ergebnisse einer 3 jährigen Follow-up-Untersuchung. – In: A. TEICHMANN, W. DMOCH, M. STAUBER (Hrsg.): *Psychosomatische Gynäkologie und Geburtshilfe 1988. Berlin-Heidelberg, Springer Verlag, 1989.* 39-50.

[3] A. SPENGLER: Psychosexuelle Störungen nach abdominaler Hysterektomie. In: V. Frick-Bruder und P. Platz (Hrsg): Psychosomatische Probleme in der Gynäkologie und Geburtshilfe. Springer-Verlag, Berlin-Heidelberg, 1984, 90-95.

Völlig ausser Betracht der (klinischen) Untersuchungen bleiben die Reaktionen des traumatierten Partners, dessen Erwartungen getäuscht wurden. Der Arzt, dieser »Architekt der Vagina« (Barker-Benfield, 1976), hatte ihm befriedigende Sexualität versprochen: »Seine Frau würde '*alles*' los sein; und trotzdem würde alles, was er bei seiner Frau braucht unverändert da sein...«. Wegen Erektionsstörungen im Rahmen eines aggressiv-depressiven Syndroms wird er jetzt zum Psychiater-Sexualtherapeuten geschickt. Denn »beim Verkehr fühlt er seine 'entleerte' (sic!) Frau, die total keine Lust mehr hat, auch nicht mehr...«.

Es bleibt nach wie vor tragisch, dass der gutmeinende und hilfsbereite Gynäkologe sich in dem Fallstrick einer Felhbehandlung fangen lassen hat. Als Mitopfer der Frau mit verleugnetem Ärger hilflos gemacht, reagiert er mit aktiv operativer Vorgehensweise als Abwehr. Er will so die Unterbauchschmerzen, die sich trotz allem (somatischen) Bemühen nicht heilen lassen, »an der Wurzel packen«.

Leider gibt es bis heute keine Chirurgie, auch keine modernste Lasertherapie, die die (*biographisch* bedingten) Schmerzen der Frau »an der Wurzel packen« kann. Und diese moderne und elegante Therapie kann auch nicht die moderne Frau als lästige Patientin an ihren Wurzeln packen. Denn »*Angor uteri*« dieser lästigen Patientin bildet tatsächlich ein Risiko für »*angor cordis*« des Frauenarztes, vor allem wenn er sich stolz als »Architekt der Vagina« definiert.

Ist es nicht tragisch, dass dieser Frauenarzt, so erfolgreich aktiv mit chirurgischem Glanz, sich von einer Frau zur Hysterektomie »als tragischem Schlußstein einer autodestruktiven Karriere« (Poettgen)[4] manipulieren lässt?

Fallbeispiel

Eine 30jährige Hausfrau, seit 12 Jahren mit einem 33jährigen Arbeiter verheiratet und Mutter von 2 Töchtern, 3 und 7 Jahre alt, kommt wegen chronischer Unterleibsschmerzen und Dyspareunie in die psychosomatische Sprechstunde. Sie wurde von ihrem Frauenarzt überwiesen, weil dieser keine weiteren somatischen Untersuchungen oder Behandlungen für notwendig erachtete — in der Überzeugung, daß ihre Beschwerden psychosomatisch bedingt seien.
Während des Erstgesprächs macht die Frau sowohl einen lebendig-bewegten als auch einen abgematteten Eindruck. Ihr Mann begleitet sie, nimmt interessiert am Gespräch teil und fordert deutlich und entschlossen eine gute Behandlung für seine leidende Frau.

Beschwerden und Krankengeschichte

Die Frau leidet seit 5 Monaten, seit einer Hysterectomia semiradicalis totalis wegen Menometrorrhagien, unter Dyspareunie, Anorgasmie und Libidoverminderung. Vor dem ersten postoperativen Sexualverkehr nach dieser Operation waren

---

[4] H. POETTGEN: Zur Krise weiblicher Identität nach Verlust der Gebärmutter- ein klinischer Beitrag. — In: A. TEICHMANN, W. DMOCH, M. STAUBER (Hrsg.): Psychosomatische Gynäkologie und Geburtshilfe 1988. Berlin-Heidelberg, Springer-Verlag, 1989, 51-57.

beide Partner sehr gespannt: »Wie wird es jetzt sein mit dem Sexualverkehr nach einer solchen Operation?« Dieser erste Koitus wurde eine Enttäuschung: nur Schmerzen und kein Orgasmus mehr für die Frau… Seitdem gab es bei jedem Koitus(versuch) Erwartungs- und Versagungsangst. Die Frau reagierte enttäuscht und deprimiert. Sie fühlte sich auch immer müde, obwohl sie 11 Stunden pro Tag schlief; sie war auch sehr gereizt, vor allem den Kindern gegenüber, und ertrug es auch nicht mehr, daß ihr Mann bis spät abends Überstunden machte: sie fühlte sich allein gelassen, sozusagen von ihm verlassen.

Therapeutische Vorgehen

Im Erstgespräch werden beide Partner informiert, daß nach einer Unterbrechung des normalen Sexuallebens, z. B. wegen einer Operation, ein Paar immer eine Lernzeit von etwa 2 Monaten braucht, während der die Partner nicht erfolgsorientiert sein dürfen. Körperliche Genesung und Erholung ist Voraussetzung für ein befriedigendes Sexualleben. Regelmäßige Ruhe und gute Ernährung sind daher unbedingt notwendig. Diese Information beruhigt das Paar, und beide Partner scheinen auch sehr motiviert, diesmal nicht erfolgsorientiert den Sexualverkehr während der nächsten 2 Monate wieder zu lernen.
2 Monate später erklärt die Frau in der Sprechstunde, wie sie beide jeden Abend fleißig versucht und geübt und »jede Aufgabe immer fleißig« erledigt hätten. Meistens war der Verkehr schmerzhaft, so daß sie kaum noch Hoffnung auf Besserung habe.
Die Patientin macht einen ängstlich gespannten und müden Eindruck; sie hat auch während dieser 2 Monate noch abgenommen: »Ich bin kaputt, jetzt geht auch noch meine Ehe kaputt… nach 12 glücklichen Ehejahren.« Daraufhin wird eine 3wöchige stationäre Aufnahme der Frau in der psychosomatischen Abteilung mit Intensivbehandlung vorgeschlagen. Während der stationären Behandlung wird eine antidepressive Therapie i.v. durchgeführt (*Kielholz*-Schema: *Ludiomil* und *Anafranil*), außerdem werden in täglichen konfliktzentrierten Kurzgesprächen die belastenden Leitthemen ihres Lebens erörtert. 4-5mal pro Woche wird auch autogenes Training geübt. Die konfliktzentrierten Gespräche haben folgende Hauptthemen:
1. *Verlustprobleme mit Frustration und Ärger:* Die beiden Töchter sind nach 7 Schwangerschaftsmonaten prämatur geboren, obwohl die Patientin seit dem 3. Schwangerschaftsmonat die auferlegte Bettruhe gewissenhaft eingehalten hat. Weil die Kinder nach der Geburt in einer neonatalen High-Care Unit aufgenommen wurden, war sie nach der Entbindung »mit leeren Händen« nach Hause gekommen. Nach jeder Entbindung (mit Dammschnitt) kommt es zu vorübergehenden Unterleibsschmerzen und Dyspareunie. Damit sie die Kinder optimal versorgen kann, gibt sie ihren Beruf, der ihr viel Befriedigung gab, auf. 5 Monate nach der 2. Geburt akzeptiert die Patientin, 24 Jahre alt, die vom Gynäkologen wegen Risikoschwangerschaft vorgeschlagene Sterilisation, obwohl sie sich immer 4-5 Kinder gewünscht hat.
Als vorletztes Kind einer Bauerngroßfamilie hat die Patientin sich schon immer als Mädchen vernachlässigt gefühlt: sie hatte oft die Phantasie, ihr Vater sei nicht ihr richtiger Vater gewesen. Seit 4 Jahren, seit einem Konflikt beim Hausbau, spricht auch ihre Mutter nicht mehr mit ihr. Nach einer Episode von Menometrorrhagien wird bei der nunmehr 30jährigen Patientin eine Hysterectomia semiradicalis durchgeführt.

2. *Pausenlose und grenzenlose Aufopferung für die beiden lästigen Kinder:* »Die Kinder kommen immer an erster Stelle; ich habe sie in die Welt gesetzt. Meinen Kindern, muß ich alles geben, nicht meinem Mann; den habe ich nicht geboren...«

Während der stationären Aufnahme wird in Einzelgesprächen mit der Frau und in gemeinsamen Gesprächen mit den beiden Partnern vereinbart:

a) eine Einschränkung der Überstunden des Mannes;

b) eine gemeinsame Erziehung der Kinder, wobei die Kinder nicht einfach alles bekommen, was sie wünschen, und — vor allem! — die Frau die Auflage bekommt, jeden Tag 2 Stunden für sich selbst zu verwenden.

In der Sexualberatung werden dem Paar Streichelübungen (Sensualitätstraining I nach *Masters* u. *Johnson*) zunächst unter Koitusverbot vorgeschlagen. Nach einem gelungenen und beiderseits befriedigenden Probewochenende zu Hause verläßt die Patientin die Klinik. Sie kommt alle 2 Wochen wieder in die Ambulanz, wobei sie vor allem ermutigt wird, sich in ihrer neuen Rolle zurechtzufinden. Auf sexuellem Gebiet hat sie wieder eine gute vaginale Lubrifikation; sie ist stark libidinös (Koitusverbot wird in der 2. Woche verlassen) und orgastisch, ohne Schmerzen beim Verkehr. Ihr Mann ist erstaunt... Beide Partner bestätigen, daß sie wieder glücklich sind. Die Antidepressiva werden noch 3 Monate lang eingenommen und dann langsam abgebaut.

Die Patientin kommt dann noch während 5 Monaten einmal pro Monat in die Sprechstunde; Hauptthema und Ziel der Gespräche ist weiterhin die Neugestaltung ihres Lebens.

Literatur

ANGERMANN, I.: Sexualtherapeutische Plazebos. In: Vogt, H.-J., V. Herms u. W. Eicher (Hrsg.): Praktische Sexualmedizin. S. 245-250. Medical Tribune, Wiesbaden 1980.

ARTNER, J. (1981): Funktionelle Unterleibsschmerzen der Frau. Med. Klinik 77: 683.

BANCROFT: Grundlagen und Probleme menschlicher Sexualität. Enke, Stuttgart 1985.

BARBACH, L.: For Yourself. Die Erfüllung weiblicher Sexualität. Ullstein, 1977.

BENEDETTI, G. (1983): Todeslandschaften der Seele. Vandenhoeck & Ruprecht, Göttingen.

BRÄUTTIGAM, W.: Sexualmedizin im Grundriß. Thieme, Stuttgart 1977.

BUDDEBERG, C.: Sexualberatung — eine Einführung für Ärzte, Psychotherapeuten und Familienberater. Enke, Stuttgart 1983.

CONDRAU, Gion (1965): Psychosomatik der Frauenheilkunde. Huber, Bern.

DEUTSCH, Felix (1939): Associative Anamnesis. Psychoanal. Quart. 8, 354-281.

DEUTSCH, Felix (1955): The Clinical Interview. Vol I. A Method of Teaching Associative Exploration. Internat. Univers. Press, New York.

DMOCH, W.: Sexualanamnese als Einstieg in die Sexualtherapie. In: VOGT, H.-J., V. HERMS u.

EICHER, W. (Hrsg.): Praktische Sexualmedizin. S. 231-235. Medical Tribune, Wiesbaden 1980.

DOUGLAS, C.P. (1972): Pelvic pain. Psychosomatic medicine in obstetrics and gynaecology, 3rd Int. Congr. London 1971. Karger, Basel, 457-459.

DRIFE, J.O.: The pelvic pain syndrome, Br. J. Obstet. Gynaecol., 1993 Jun., 100 (6), 508-510.

EICHER, W., HERMS, V., REPSCHLÄGER, C., KUBLI, F. (1975): Psychosomatik der Hysterektomie. Sexualmedizin 6: 242-248.

HEIMANN, J., LO PICOLLO, J. u. LO PICOLLO, L.: Gelöst im Orgasmus. HUM, PS, Frankfurt 1978.

HERTZ, D.G., MOLINSKI, H.: Psychosomatik der Frau. Springer, Berlin-Heidelberg-New York 1980.

HÖFFKEN, K.-D. u. Mitarb.: Modifizierte Paartherapie. Sexualmedizin 11, 501-504 (1982).

HONTSCHIK, Bernd: Fehlinduzierte Appendektomien bei jungen Frauen, Z. Sexualforschung 1, 1988, 313-326.

KINZ, J. u. Mitarb.: Die Bedeutung von Incesterlebnissen für die Entstehung psychiatrischer und psychosomatischer Erkrankungen. Nervenarzt 62, 565-569 (1991).

MASTERS, W.H., JOHNSON, V.: Impotenz und Anorgasmie. Fischer, Frankfurt (1973).

MOLINSKI, H.: Die fokussierende Deskription. Sexualmedizin 5, 712-716 (1976).

MOLINSKI, Hans (1971): Psychosomatische Symptome in der Gynäkologie und deren Pathogenese. Geburtsh. Frauenheilk. 31, 859-864.

MOLINSKI, Hans (1977): Geburtshilflich-gynäkologische Psychosomatik. In: Freyberger et al.: Psychosomatik, S. 700-722. In: Bock, Gerok u. Hartmann (Hrsg.); Klinik der Gegenwart Bd. 11, S. 527-731, Urban & Schwarzenberg, München, Wien, Baltimore.

MOLINSKI, Hans (1978): Larvierte Depression in Geburtshilfe und Frauenheilkunde. Geburtsh. Frauenheilk. 38, 199-202.

MOLINSKI, H. (1982): Unterleibschmerzen ohne Organbefund und Bemerkungen zum pseudoinfektuösen Syndrom der Scheide. Der Gynäkologe 15, 207-215.

MOLINSKI, Hans (1984): Das urethral-erotische Syndrom. In: Jürgensen, O./Richer, D. (Hrsg.): Psychosomatische Probleme in der Geburtshilfe und Frauenheilkunde, 84-93. Springer, Berlin-Heidelberg.

MOLINSKI, H., RECHENBERGER, J., RICHTER, D. (1979), Psychosomatik in der Sprechstunde des niedergelassenen Arztes — eine Utopie? Dtsch Ärztebl 76: 3307.

NIJS, P.: Die Unterbauchschmerzen der Frau. Therapieformen und Therapieversager. Psychosomat. Med. 20, 108-113 (1992).

NIJS, P., RENAER, M. (1981): Psychological aspects of the pain experience. In: Renaer, M. (ed). Chronic pelvis pain in women. Springer, Berlin-Heidelberg-New York.

NIJS, P. (1985): Unterleibsschmerzen ohne Organbefund sind Klagen/Anklagen bei psycho-sozialen, beruflichen, familiären oder sexuellen Schwierigkeiten. Gyne 6: 12.

PRILL, H.J. (1955): Organneurose und Konstitution bei chronisch-funktionellen Unterleibsbeschwerden der Frau. Psychother Med Psychol 5: 5.

PRILL, H.J. (1964): Psychosomatische Gynäkologie. Urban & Schwarzenberg, München.

PRILL, H.J. (1964): Therapie der Pelipathia vegetativa in ätiologisch-diagnostischer Sicht. Internist prax 4: 588-591.

RECHENBERGER, H.-G.: Kurztherapie bei sexueller Dysfunktionen. In: Vogt, H.-J., V. Herms, W. Eicher (Hrsg.): Praktische Sexualmedizin. S. 261-263. Medical Tribune, Wiesbaden 1980.

REIMANN, L.: Pelvic Pain. Die Frau als Sündenbock. Sexualmedizin 10, 464-466 (1981).

REITER, R.C., GAMBONE, I.C. (1989): Demographic and historical variables in women with idiopathic chronic pelvic pain. Obstet Gynaecol 75: 428.

REITER, R.C., GAMBONE (1991): Nongynaecologic somatic pathology in women with chronic pelvic pain and negative laparoscopy. J. Repro Med 36: 253.

REITER, R.C. (1996): Chronischer Beckenschmerz. In: Beller, F.K. (Hrsg), Der chronische Schmerz im kleinen Becken. pro Service Verlag, Hofstetten.

RENAER, M. (1973): Gynakologische Schmerzursachen. Gynëkologe 6: 94-118.

RENAER, M. (Ed.): Chronic Pelvic Pain in Women. Springer, Berlin-Heidelberg-New York 1981.

RICHTER, D. (1979): Diagnostik und Psychodynamik beim Pelipathie-Syndrom. (Vortrag beim 1. Seminar der Univ-Frauenklinik Düsseldorf über Psychosomatik in der Gynäkologie).

RICHTER, D. (1979): Psychoanalytic differential diagnosis of the different neurotic disturbances in patients with pelvic pain and adnexitis. In: Carenza, L., Zichella, L. (eds), Emotion and Reproduction. Academic Press, London.

RICHTER, D. (1979): Psychosomatische Differentialdiagnose des Pelipathie-Syndroms und der Adnexitis. In: Oeter, K., Wilken, M. (Hrsg), Frau und Medizin. Hippokrates, Stuttgart.

RICHTER, D. (1986): Pelipathie-Syndrom. In: von Uexküll, T. (Hrgs), Psychosomatische Medizin, Urban & Schwarzenberg, München. 52.1.6.

RICHTER, D. (1993): Pelipathie Syndrom. In: Petersen, P., Fervers-Schorre, B., Schwerdtfeger, J. (Hrsg.), Psychosomatische Geburtshilfe und Gynäkologie 1992/93. Springer, Berlin-Heidelberg-New York, 146-156.

RICHTER, D. (1995): Unterbauchschmerzen. In: von Uexküll, T. (Hrsg), Psychosomatische Medizin. Urban & Schwarzenberg, München 76.1.4.

SIGUSCH, V.: Therapie sexueller Störungen. Thieme, Stuttgart 1980.

SINGER-KAPLAN, H.: Sexualtherapie — ein neuer Weg für die Praxis. Enke, Stuttgart 1973.

SINCLAIR, W.Y.: Chronic Pelvic Pain in Young Women. Psychosomatic Medicine in Obstetrics and Gynaecology 3rd Int. Congr. London 1971 Basel: Karger 1972, 457-459.

STRUNK, C. (1978): Die Pelvipathie. Therapiewoche 28: 9538.

TOOMEY, T.C. et al. (1993): Relationship of sexual and physical abuse to pain and psychological assessment variables in chronic pelvic pain patients. Pain, (53), 1, 105-109.

WENDERLEIN, J.M. (1974): Übergewicht — Hysterektomie — Sexualität. Fortschr Med 92: 1289-1291.

WILLENBERG, H. (1986): Die Polarität von Selbsterhaltung und Selbstdestruktion. Forum Psychoanal 2: 28-43.

ZACHER, A. (1984): Der Begriff des »ungelebten Lebens« im Werk Viktor von Weizsäcker. Psychother Psychosom Med Psychol, S. 237-241.

ZINTL-WIEGAND, A., KÖHLER, F. (1987): Die langfristige Bewältigung einer Gebärmutteroperation. Prax Psychother Psychosom 32: 266-273.

DIE SUIZIDALE PATIENTIN
AUFFANG UND BEGLEITUNG

Zu niemand muß ich »Auf Wiedersehen« sagen.
Niemandem schulde ich etwas.
Euch allen, die ihr so versucht habt, mir zu helfen,
sage ich Dank. Aber wißt und begreift,
ich habe mich nirgends wohl gefühlt, selbst nicht in meiner
eigenen Haut. Nie werde ich denen vergeben,
die mir dieses Leben gaben. Ich habe immer mit einem
großen Leeregefühl gelebt. Diese Leere ist meine Obsession.
Jetzt breche ich auf zu einer noch größeren Leere. Ich gehe der
Leere entgegen, um sie nicht mehr in mir zu fühlen.
Ich habe keine Angst. Es wird mir nie mehr kalt sein.

(Aus dem Nachlaß einer Einundzwanzigjährigen,
die Selbstmord verübte.)

Abb. 1

---

1. Selbstmord ist kein unabwendbares Schiksal
2. Selbstmord ist das verkehrte Resultat sehr verschiedener Umstände
3. Suizidales Verhalten ist so beeindruckend, daß der Arzt zu Symptomtherapie neigt
4. Selbstmord(versuch) ruft ambivalente Gefühle hervor
5. Suizidales Verhalten muß in seinem interpersonellen Zusammenhang gesehen werden
6. Verhinderung, Auffang und Begleitung des Selbstmord (versuch)es sind nicht nur Aufgabe des Spezialisten

---

Einführung

Molinski betont:

> »Für den Umgang des Gynäkologen mit seinen Patientinnen ist es wichtig, mit den normalen Problemen und Schwierigkeiten im Laufe des Lebens einer Frau vertraut zu sein, um von daher Fehlanpassung und Krankheit verstehen zu können. Auch Krisen, Lebenskrisen oder Reifungskrisen der Frau können vom Arzt so besser verstanden werden«.

In unserer modernen Gesellschaft stellt sich bei einer solchen Krise der Frau nicht so selten eine Selbstmordproblematik. Auffang und Begleitung der suizidalen Patientin gehören darum auch zur Aufgabe der biopsychosozial orientierten Sprechstunde.

Einige allgemeine Betrachtungen

1. Selbstmord ist kein unabwendbares Schicksal

Es ist und bleibt die verkehrte Lösung, der Abschluß eines krankhaften, psychosozial pathologisch falsch verlaufenden Prozesses, der in den meisten Fällen zu vermeiden war. Selbstmord ist die Summe einer verkehrten Berechnung, durch die uns jemand entgleitet, der uns im wahrsten Sinne des Wortes »eine Leiche hinterläßt«. Selbstmord und Selbstmordversuche bleiben deshalb auch emotionelle Krisensituationen, die mit ambivalenten Gefühlen behaftet sind. Der Arzt muß sich dieser ambivalenten Gefühle deutlich bewußt sein, damit sie nicht irreführen während der Begleitung.

2. Selbstmord ist das verkehrte Resultat sehr verschiedener Umstände

Es ist nicht nur eine Komplikation endogener Melancholie; weshalb man auch keinen gleichförmigen therapeutischen Rahmen aufstellen kann, denn er wird stets von der konkreten Situation, die das suizidale Verhalten bewirkt hat, abhängen. Deshalb muß die Begleitung, die eine verkehrte Lösung verhindern will, die Lage deutlich überblickend und ohne dabei herausfordernd zu sein, ein gewisses Risiko eingehen.

Als Zeiterscheinung bestätigen Selbstmord und Selbstmordversuche auch die Verschiebung, die in der Psychiatrie stattgefunden hat, von der klassischen (psychotische Melancholie) zur akuten psychosozialen Psychiatrie, die der moderne Mensch jetzt braucht.

3. Das Symptom ist so beeindruckend (Selbstmord, suizidales Verhalten), daß der Arzt dazu geneigt ist, nur dieses zu behandeln

Suizidales Verhalten weist wie jedes Verhalten auf etwas hin; es hat eine Bedeutung, es will etwas sagen. (Es handelt sich um eine Botschaft, die die Patientin nicht von alleine oder umständehalber aussprechen kann. Dieser kommunikative Aspekt setzt daher eine kommunikative Beziehung als Basis für eine Behandlung voraus.) Eine Selbstmorddrohung ist häufig eher ein Ausdruck der Selbsterhaltung als der Selbstvernichtung. Sie ist der Appell oder der Versuch eines Appells in einer modernen Gesellschaft, in der die Beziehungen und die Kommunikation zwischen den Menschen besonders schwierig werden. Wir leben in einer Zeit der sprachlichen Austrocknung: der »Sprachnot« (F. X. Kroetz).

Jedem Selbstmord geht ein mißglücktes Gespräch voraus (Ringel).

4. Selbstmord und Selbstmordversuche mit ambivalenten Vorzeichen rufen ipso facto ambivalente Gefühle hervor

So kann die Bezeichnung des sogenannten Bilanzselbstmordes dem Berater als eine verführerische Erklärung eines übergescheiten Übermenschen klingen.

Der Selbstmordkandidat, der allein Bilanz gezogen hat, vergißt jedoch, daß eine wahrheitsgetreue Antwort nur im Gespräch mit dem anderen gefunden werden kann. Wer seine Wahrheit für die einzig wahre hält, den Dialog und die ihn umgebende Wirklichkeit abweist, folgt den Weg des Fanatismus, der im Wahn endet und die Wahrheit nicht finden kann.

5. Behandlung und Follow-up der suizidalen Patientin genügen nicht, denn das suizidale Verhalten muß in seinem interpersonellen Zusammenhang gesehen werden

Follow-up der Familie, des Partners, der Freunde des Verstorbenen muß mit Umsicht geschehen, da diese in einem Kreis geblieben sind, in dem ein Selbstmord geschah. Ambivalente oder negative Gefühle, sowohl auf der Seite der Umgebung als auch auf der Seite des Beraters, können leicht einen zweckmäßigen Follow-up verhindern. Der Selbstmörder ist ein Mörder; d.h. Aggression, Ambivalenz, Negativität sind immer stark anwesend: tödlich stark.

6. Verhinderung, Auffang und Begleitung des Selbstmordes und des Selbstmordversuches sind nicht nur Aufgabe des Spezialisten

Eine Beeinflussung und Mentalitätsänderung unserer Gesellschaft sind nötig. Um keine leeren Worte zu gebrauchen, muß jeder von uns auf seinem Platz und im Rahmen seiner Möglichkeiten zu soliden, lebendigen menschlichen Beziehungen beitragen, damit uns nur noch möglichst selten ein suizidaler Mensch entkommt.

»Krisenintervention ist unmöglich, wenn sie nur auf Experten beschränkt bleibt.« (Ringel)

Abb. 2

Mythen
Jemand, der über Selbstmord spricht, wird diesen nicht begehen. Jeder, der Selbstmord begeht, will sterben. Es gibt einen fatalistischen Unterschied zwischen »echten Selbstmordgefährdeten« und »Schein-Selbstmordgefährdeten«.

Mythen über suizidales Verhalten

Diese Mythen können irreführen und müssen deshalb erklärt werden. Es ist falsch zu glauben, *jemand, der über Selbstmord spricht, würde diesen nicht begehen.* Untersuchungen ergaben, daß 75% derer, die Selbstmord begingen, vorher darüber gesprochen haben, während 5-10% der Menschen, die suizidale Gedanken äußerten (oder damit drohten), später Selbstmord beginnen. *»Jeder, der Selbstmord begeht, will sterben«.* Wie bereits gesagt, bedeutet die Ambivalenz, daß der Betroffene so in seinen Problemen verstrickt ist und weder Leben noch Tod eine gute Lösung bietet.

Ein Selbstmordversuch ist nicht ohne weiteres ein mißlungener Selbstmord; es bleibt ein Appell innerhalb eines interpersonellen Rahmens. Viele wollen auch nicht für immer sterben, sondern nur für eine Weile; wollen nicht mehr da sein, wie während eines langen Schlafes. Das kann dann durch verspätetes oder fehlendes Eingreifen der Umbegung, die häufig negative Gefühle (manchmal Todeswünsche) dieser Person gegenüber hat, mit einem Selbstmord enden.

Wenn man meint, *einen fatalistischen Unterschied zwischen »echten Selbstmordgefährdeten«* *zu sehen*, denen es ernst ist und die ihn trotz aller Hilfe auch vollziehen, und den *»Schein-Selbstmordgefährdeten«zu sehen*, denen es nicht ernst ist und die unserer Hilfe nicht wert sind wegen ihres theatralischen und erpresserischen Verhaltens, *so ist das ein Irrtum.*

Sogenannte harmlose Selbstmordversuche können durch die Nachlässigkeit oder Gleichgültigkeit der Umgebung zum Selbstmord führen. Jeder noch so ungefährlich scheinende Selbstmordversuch muß ernst genommen werden und mit der nötigen Aufmerksamkeit und Zeit auf seine Bedeutung hin untersucht werden, um das ihm zugrundeliegende Problem zu erkennen, welches fast immer interpersoneller Art ist.

Das Erkennen des *präsuizidalen Syndroms* (Ringel) wird für Intervention und Follow-up von großer Bedeutung sein.

Abb. 3

> Das präsuizidale Syndrom (Ringel)
> 1. *Einengung:* Ausweglosigkeit, Zentrierung auf Suizid, Isolierung, Einengung der Wertwelt
> 2. *Gehemmte, gegen die eigene Person gerichtete Aggression:* Ohnmächtige Wut
> 3. Selbstmordphantasien

Das *präsuizidale Syndrom* ist von drei Elementen gekennzeichnet:
1. Einengung:
   a. die Situation wird als unüberwindbar, unheimlich erlebt mit Gefühl von Ohnmacht, hilflos ausgeliefert sein: *Ausweglosigkeit*
   b. Dynamische Einengung: zentriert auf die suizidalen Antriebe
   c. Einengung der zwischenmenschlichen Beziehungen: *Isolierung* (oft mitten in einer Unzahl *scheinbar* funktionierende Bezogenheiten)
   d. Einengung der Wertwelt
      – mit Verringerung des Selbstwertgefühles
      – mit Entwertung vieler Lebensgebiete
      – mit Überhandnehmen subjektiver Wertvorstellungen
2. Gehemmte und gegen die eigene Person gerichtete Aggression (*ohnmächtige Wut*) mit Kontrolleverlust der Aggressionsabreaktion (Ringel: Selbstmordforschung = Aggressionsforschung)

3. Selbstmordphantasien und Tendenz zur Flucht in die Phantasie
   In diesem Rahmen sei auch die larvierte Depression erwähnt: die depressive Stimmung wird mit somatischen Beschwerden verdeckt. Die französische Psychiatrie sprach damals auch von: »la dépression souriante«, d. h. hier die (zynisch) lächelnde (*depressive*) Frau.

Die therapeutische Intervention

Das suizidale Verhalten ist, wie bereits gesagt, symptomatisch und kann auf verschiedene problematische Situationen hinweisen. Wir können daher kein eindeutiges, festes therapeutisches Programm vorlegen. Trotzdem können wir einige allgemeine Richtlinien zur Orientierung in jeder konkreten Situation geben.

Hilfeleistung bei suizidalem Verhalten: eine schwierige Aufgabe!

Bei einer Selbstmorddrohung ist die Situation nicht nur für die Patientin und ihre Umgebung, sondern auch für den Arzt beängstigend. In unserer Gesellschaft herrscht trotz des wissenschaftlichen Fortschrittes ein fundamentelles Tabu über Leben und Tod, an das »der Mensch nicht rühren darf«. Letzten Endes siegt der Tod über das Leben. Ein Mensch, der sich dem widersetzen will, indem er selbst über sein Schicksal und seinen Tod bestimmen will, wird leicht von seiner Umgebung wegen dieses Hochmutes verurteilt. Er konfrontiert auf mehr oder weniger herausfordernde Weise seine Mitmenschen mit der erschreckenden Möglichkeit der direkten Auseinandersetzung mit dem Tod und weist ihn auf die Möglichkeit des eigenen Selbstmordes hin.
Nicht zu Unrecht sieht die Psychoanalyse nicht nur die Lebenslust, sondern auch die Todeslust (Destrudo, Thanatos) als ein *positives* Verlangen, einen »Todes*hunger*« an.
Im Haus des Gehängten spricht man nicht vom Strick. Eine derartige Haltung (horror vacui) kann den Arzt daran hindern, mit der suizidalen Patientin ruhig über den Todeswunsch zu sprechen. Anstatt dieses Thema ängstlich zu vermeiden, muß der Arzt fähig sein, dieses mit der Patientin zu besprechen. Angst steckt an! Um dieser Aufgabe gerecht zu werden, muß der Arzt die nötigen Voraussetzungen mitbringen: Vitalität und Widerstandskraft.
Wenn der Arzt — nicht nur beruflich — überlastet ist, wird seine Bereitschaft auf diesem heiklen Gebiet automatisch abnehmen. Für die selbstmordgefährdete Patientin, die sich in diesem Zustand verfremdet, einsam und isoliert fühlt, ist eine ruhige Bereitschaft, d. h. Gesprächsbereitschaft des Arztes, unbedingt erforderlich.
Nur zu oft hat die Umgebung durch Unaufmerksamkeit, Interesselosigkeit oder ganz einfach durch Unfähigkeit die Selbstmordgefahr als einen verdeckten, krankhaften, aber doch deutlichen Appell an sie nicht verstanden. Wir dürfen dabei nicht vergessen, daß vor allem auch Menschen aus therapeutischen

Abb. 4

Hilfeleistung bei suizidalem Verhalten: Fehler
Minimalisieren
Dramatisieren
Negieren
Moralisieren
Diskutieren

Kreisen besonders gefährdet sind. Einer von 50 Ärzten begeht Selbstmord. Auch hier gilt der bekannte Ausspruch, daß Mediziner die wenigste Pflege erhalten. Der Arzt muß hier besonders darauf achten, den gefährdeten Kollegen zu erkennen und ihn als den anzusprechen, der er ist, nämlich ein Leidender, ein Patient, der (unausgesprochen) um Hilfe bittet.

Wir dürfen nicht vergessen, daß der *significant other* ebenfalls mit ambivalenten Gefühlen den Kontaktversuchen der selbstmordgefährdeten Frau gegenüberstehen kann. Nach einem chronischen, andauernden Konfliktzustand kann diese Person die Hoffnung verlieren und die Isolation der Selbstmordgefährdeten vergrößern. Deshalb wird vom Arzt von Anfang an eine große Bereitschaft, Aufnahmefähigkeit und ein ruhiges, entschiedenes Auftreten erwartet.

Die Not der Selbstmordgefährdeten ist oft so groß, daß *eine wohlwollend neutrale und non-direktive Haltung zu wenig Halt bietet. Besonders am Anfang ist neben einer mit- und einfühlenden Haltung ein aktives Auftreten nötig. Es gibt aber Fehler einer aktiven Hilfeleistung bei suizidalem Verhalten:*

a. Minimalisieren: Die Probleme und Ängste der Patientin nicht wegschieben und ihren Notschrei nicht als theatralische Geste betrachten, die keiner ernsthaften Behandlung oder Begleitung bedarf. Wenn die Wörter Erpressung oder Komödie auch nicht immer ausgesprochen werden, so wird die Patientin sie verstehen, wenn ihr anstatt einer helfenden Beziehung nur ein Medikament oder eine Spritze vorgeschrieben werden, die oft im wahrsten Sinne des Wortes das Schweigen auferlegen. Die Angst wird der Patientin nicht genommen, indem man ihr sagt, »sie bestünde nur in ihrer Phantasie«. Die Phantasie ist der schwierigste Ort, um die Konfrontation mit der Angst erfolgreich zu überstehen!

b. Dramatisieren: Der Arzt kann aus eigener Angst als Kurzschlußreaktion bei jeder Selbstmordgefahr die Aufnahme in eine geschlossene psychiatrische Abteilung verordnen.

c. Negieren: Letzten Endes fühlt die Patientin sich auch negiert, wenn der Arzt unfähig ist, das Wort »Selbstmord« auszusprechen. Es verstärkt nur ihr Gefühl der Isolation aufgrund ihrer suizidalen Problematik.

d. Moralisieren: Der Patientin Vorwürfe machen, sie auf ihr kriminelles Verhalten hinweisen oder an ihr Verantwortungsgefühl (als Mutter z. B.) appellieren, helfen nicht. Dieses kann nur ihr Schuldgefühl vergrößern und ihre Unfähigkeit, um frei, verantwortungsbewußt und selbständig zu leben, betonen. Paternalistische Aussprachen halten die Patientin klein und vergrößern ihre Regression, durch die sie sich noch mehr der Wirklichkeit entzieht.

Eine gute therapeutische Einstellung steht an erster Stelle

Der Arzt muß seine Gegenübertragung von Anfang an kontrollieren: ambivalentes oder aggressives Verhalten darf nicht das gleiche Verhalten herausfordern. Hier ist eine Begleitung, wie Rümke sie beschreibt, nötig: *der Arzt wird sich dem anderen mit Wahrung der Distanz nähern.* Großes Feingefühl und ruhige Entschlossenheit sind erforderlich, wenn der Arzt zu einem bestimmten Augenblick die Patientin für eine bessere Behandlung (Aufnahme, langdauernde Psychotherapie) weiterverweisen muß, ohne daß diese sich dadurch abgewiesen fühlt.

In der Psychiatrie wird manchmal gesagt, eine gute Anamnese sei die Diagnose. Zum Teil stimmt das, denn Diagnose heißt wörtlich: Durchblick, d. h. das Verständnis der aktuellen Probleme entsteht auch aus der Fähigkeit, die Vergangenheit zu durchblicken, in der die Probleme sich bildeten. Außerdem sind in der Psychiatrie Diagnose und Behandlung zeitlich nicht deutlich voneinander zu trennende Momente. Sie wachsen zusammen und beeinflussen sich gegenseitig. Verständnis der Vergangenheit und der aktuellen psychosozialen Situation bietet zugleich eine Aussicht auf Zukunftschancen. Das gilt auch für das Verständnis der Problematik der Selbstmordgefährdeten.

Die klärende Phase

Wir können einen Unterschied machen zwischen Intervention und Followup in einer klärenden Phase und der eigentlichen therapeutischen Phase, obwohl beide zeitweise zusammengehen. Die *klärende Phase* enthält eine Anzahl klärende Gespräche. Ein ruhiges, klärendes Gespräch mit genügend Zeit, um sein Interesse deutlich zum Ausdruck zu bringen, bleibt die beste Gelegenheit, um die reelle Selbstmordgefahr hic et nunc festzustellen. Ein derartiges Gespräch muß gesondert mit der Patientin und ihrer Umgebung (FreundIn, Partner), geführt werden. Gemeinsame Gespräche mit beiden können zusätzlich zur Verdeutlichung beitragen. Es gibt vor allem eine konkrete Verdeutlichung der kommunikativen Rolle, die das suizidale Verhalten in der Beziehung der Patientin zu ihrer Umgebung spielt. Zu Unrecht wird — besonders seitens der Umgebung — befürchtet, die selbstmordgefährdete Frau könne beim Aussprechen des Wortes Selbstmord zur Tat verleitet werden.

Seitens des Arztes erfordert es viel Taktgefühl und Diskretion, um von der Peripherie zum Kern der Problematik des augenblicklichen Selbstmordrisikos zu gelangen, ohne daß die Patientin sich gekränkt zurückzieht. Für die Selbstmordgefährdete ist es eine große Stütze, wenn sie zu hören bekommt, daß der Arzt das besprechen kann und versteht, wenn sie in einer aussichtslosen Situation alles aufgeben und ihrem Leben ein Ende bereiten will.

Es ist nicht nur für die depressiv inhibierte Patientin wichtig, daß der Therapeut das Thema bespricht. Die isolierte Patientin füht sich nicht mehr unverstanden und allein gelassen mit ihrem Problem, und dieses wird ihr auch deutlich gesagt. *Dieses Aussprechen hat einen therapeutischen Wert*, denn die Patientin muß jetzt etwas äußern, was sie bis dahin für sich selbst behalten hat.

Die Besprechbarkeit der Selbstmordgefahr bleibt der beste Maßstab, weil dieser die wahre Situation anzeigt. Dieses ist ein wichtiger Parameter für eine Begleitung, in der man mit einem kalkulierten Risiko arbeiten will und muß.

Außerdem ist dieses Besprechen mit dem Aussprechen, d. h. dem Ventilieren der suizidalen Energie, auch unmittelbar die beste Therapie für die Selbstmordgefährdung. Auf diese Weise bekommt der Arzt die beste Einsicht in den Grad des suizidalen Potentials und des präsuizidalen Syndroms. Während der Gespräche müssen also die Aggressionsgefühle immer wieder drainiert werden, um auf interpersonellem Gebiet »einen eingekapselten Abszeß« zu verhüten.

Verschiede externe Faktoren dürfen ebenfalls nicht übersehen werden. Die Drohung eines 3. Selbstmordversuches bleibt immer besonders gefährlich, auch wenn die vorhergehenden besonders ungefährlich zu sein schienen. Nach dem 4. Selbstmordversuch nimmt das reelle Risiko eines Selbstmordes ab, aber sicher nicht ganz! Übrigens rezidiviert ein Drittel derer, die einen Selbstmordversuch unternommen haben, innerhalb von 10 Jahren, wie eine Follow-up-Untersuchung lehrt. Feiertage und (verlängerte) Wochenenden sind besonders risikoreich. Das Suicide Prevention Center (S.P.C.) in Los Angeles nimmt in der Woche von Weihnachten die meisten Selbstmordgefährdeten auf. Risikoreich sind auch die prämenstruellen Tage der Frau und das erste Trimenon einer (ungeplanten) Schwangerschaft, die die Frau mit schweren psychosozialen Konflikten belastet.

Obwohl bei Frauen zwischen 15 und 35 Jahren die Selbstmordversuche am häufigsten vorkommen, muß man bei allen wachsam bleiben. Im allgemeinen ist jemand, der bereist einen Selbstmordversuch unternommen hat, gefährdeter als jemand, der nur Selbstmordgedanken ausspricht. Denn derjenige, der einen Selbstmordversuch unternommen hat, hat den Schritt vom Wort zur Tat getan und bereits eine Hürde genommen. Die Rettungschancen bei einem im Hotel geplanten Selbstmord sind wesentlich geringer. Darum muß unbedingt untersucht werden, wer aus der Umbegung des Selbstmordgefährdeten diesen auffangen kann, wenn er in einer akuten Krise einen Salto mortale machen will. »Dunkle Punkte« müssen unbedingt erkannt werden.

In unserer Gesellschaft kann die Vereinzelung der Frau in der Perimenopause oder in der Postmenopause unerträglich groß sein. Auch das junge Mädchen bzw. die junge Frau kann in einer arbeitslosen Welt äußerst isoliert bleiben mitten in einer Unzahl oberflächlicher (sexuell dysfunktionierender) Kontakte, die keinen emotionellen Halt bieten. Die Rettungschancen sind auch wesentlich geringer bei einer Selbstmordabsicht mit harten Mitteln (aus dem Fenster springen, sich ertränken) als mit »leichten« Mitteln (Tranquilizer).

Die therapeutische Phase

Durch die interpersonelle Beziehung nahm die therapeutische Phase bereits während der klärenden Phasen ihren Anfang. Für die selbstmordgefährdete Patientin schlägt sie die Brücke zu einer Person, der die Selbstmordproblematik bekannt ist. Dieser Arzt ist nicht nur ein mitfühlender Mensch, der sich ihr in ihrem verletzten und verletzlichen Zustand nähert, sondern er ist auch ein Fachmann, dem gegenüber sie sich als Leidende, als Patientin verhalten darf. Dieses Vertrauensverhältnis weckt der Arzt als Fachmann während der klärenden Gespräche. Er soll nicht versäumen, seine Erkenntnisse über die Probleme oder die Krise mitzuteilen. Bei der Patientin kann das Besprechen der Diagnose einen großen Widerstand auslösen. Wenn diese Erkenntnisse mitgeteilt werden, so soll das nicht heißen, daß die Patientin sie akzeptieren oder übernehmen soll. Als depressive und affektgeladene Patientin, die ihren Standpunkt für den einzig richtigen hält, sollte sie akzeptieren, daß außerdem noch ein anderer Standpunkt, und dazu noch von einem Fachmann, geäußert wird. Letzterer kennt und erkennt das depressive Krankheitsbild, weiß aber auch, wie dieses zu behandeln und heilen ist. Er kennt die gefühlsgeladene Situation, in der er als Fachmann beruhigend und ordnend auftreten kann.

Eine Voraussetzung hierzu ist, daß die Patientin in dieser gesprächstherapeutischen Beziehung die Möglichkeit hat, über sich selbst zu sprechen und ihre Situation zu erklären. Wie bereits gesagt, muß die Patientin vom Arzt wirklich als eine Selbstmordgefährdete angesehen werden. Das Wort wirkt hier befreiend; wenn sie ihre Aggressivität sich selbst und anderen gegenüber aussprechen kann, gewinnt sie einen gewissen Abstand davon, sie kann etwas »loslassen«. Und damit kann sie zum ersten Mal ihren zerrütteten Gemütszustand überblicken.

Der Arzt darf sich nicht zu einer Diskussion verleiten lassen, in der er als der Stärkere Recht bekommt, worin aber gleichzeitig das therapeutische Gespräch zerstört wird. Er wird im Gegenteil die Patientin auffordern, ihr Problem möglichst deutlich zu formulieren. Denn häufig bleibt dieses unter einer Anzahl Nebensächlichkeiten verborgen. Oft übertreibt die Patientin einen bestimmten Aspekt und läßt andere vitale Elemente außer Betracht. Der Arzt soll fähig sein, mit dem nötigen Takt »die Lebensbilanz« zu ordnen. Er sollte an die Worte Schopenhauers denken, der sagte:

> »Kein Unglück ist groß genug, um den Menschen zum Selbstmord zu treiben, noch zu klein, als daß es nicht schon dazu geführt hätte«.

Für die Selbstmordgefährdete heißt es auf Grund ihrer beschränkten Einsicht oft »alles oder nichts«. So kann sie sich von einer Gruppe abgewiesen fühlen, weil ein einzelner sie abgelehnt hat. Es ist anzuraten, vorsichtig, aber mit großer Entschiedenheit auf eine nuancierte Einstellung hinzuweisen.

In diesem Rahmen einer deutlich strukturierten therapeutischen Beziehung, von ruhiger Entschlossenheit und Entschiedenheit getragen, kann mit der Patientin ein therapeutischer Plan gemacht werden. Es gilt zuerst *eine Rettungstaktik* bei Selbstmordgefahr zu entwickeln.

Der Selbstmordgefährdeten fehlt ein deutlicher Zeitbegriff. Einfache Aufträge, die sie in diesem Augenblick wirklich erfüllen kann, können das Zeitgefühl wiederbringen. Hierfür sind ganz deutlich aktive Hilfe und Rat nötig. Die Beratung nimmt hier dann auch zeitweise eine leitende Form an.

Die gebotene Aussicht mag für die Patientin noch so klein sein, doch bedeutet sie prinzipiell das mögliche Ende ihres Leidens, für das bisher nur der Selbstmord eine Lösung bot.

Während dieser ersten akuten Phase muß der persönliche Kontakt mit der Patientin maximal gefördert werden. Das setzt eine große Disponibilität voraus: Fast tägliche, wenn auch kurze Gespräche sind oft unentbehrlich. Außerdem müssen wir das Auffangnetz der Umgebung so sicher wie möglich aufspannen.

Die Selbstmordgefährdete soll während der ersten Zeit möglichst nicht allein gelassen werden, sondern *ununterbrochen* von einer Person, mit der sie (noch) einen (guten) Kontakt hat, begleitet werden.

Dabei handelt es sich nicht nur um einen *kommunikativen* Kontakt mit der Selbstmordgefährdeten, denn für sie ist es ebenso wichtig, daß *jemand da ist*, mit dem sie zusammen essen, etwas unternehmen kann (dedramatisierend und relativierend). Jemand, der sie mit menschlicher Wärme umringt! Hier gilt das Prinzip des »befriending«, d. h. der Anfreundung (z. B. die Samaritaner in England).

Wenn die Selbstmordgefahr sehr groß ist, gilt an erster Stelle: Zeit gewinnen! Dabei müssen wir der Selbstmordgefährdeten deutlich die Endgültigkeit ihrer Handlung vor Augen führen, deren Tragweite sie wegen ihrer ambivalenten Einstellung nicht richtig einschätzen kann. Man kann Zeit gewinnen mit dem Vorschlag, den Selbstmord einige Tage hinauszuschieben, obwohl dieser immer noch eine mögliche Lösung bieten kann.

Zu der Disponibilität und den häufigen Gesprächen gehört auch eine klare und deutliche Terminabsprache. Während dieses akuten Krisenzustandes ist es ratsam, wenn beide Seiten die Verabredungen für diese Gespräche schriftlich festlegen. Eine verfehlte Verabredung kann nämlich das Risiko des »alles oder nichts« laufen!

Bei ängstlicher Erregung ist man meistens nicht nur auf ein anxiolytisches und sedatives Medikament angewiesen. Es ist wichtig, für eine gesunde Nachtruhe zu sorgen. Da das Verschreiben von Antidepressiva nicht gefahrlos ist, muß das vorhandene Risiko offen mit der Patientin besprochen werden, um es ihr nicht zu schwer zu machen. So können wir ihr das Medikament von einem Familienmitglied verabreichen lassen oder eine nichttödliche Dosis verschreiben. Manche halten es für ratsam, eine Rezeptur zu verschreiben, der ein Brechmittel zugefügt wurde. Wir finden diese Massnahme sehr riskant für das Vertrauen in der Patientin-Arzt-Beziehung. Während einer Periode akuter Selbstmordgefahr ist es nicht ratsam, einer Patientin das Versprechen abzunehmen, keinen Selbstmordversuch mit den ihr verschriebenen Medikamenten zu begehen. Es kommt nämlich vor, daß aus diesem Grunde ein Selbstmordversuch mit viel gefährlicheren Mitteln begangen wird (Ertränken, Erhängen).

Ein berechnetes Risiko mit Vorsicht eingehen heißt nicht nur, die Möglichkeiten zum Selbstmord aus der Reichweite der Patientin entfernen, man sollte sie auch nicht bedrängen. Ein solches durch Angst und Unsicherheit verursachtes Verhalten kann bei der Patientin eine Fluchtreaktion auslösen.

Neben anxiolytischen Mitteln soll auch an Entspannungsübungen (autogenes Training) gedacht werden, die die Patientin nicht nur entspannen, sondern auch zur Aktivität anregen. Nach einer akuten Krise mit Selbstmordgefahr ist größte Wachsamkeit geboten. Viele Selbstmordversuche werden nämlich innerhalb der ersten 3 Monaten, *nachdem eine Besserung eingetreten ist*, begangen. Eine plötzliche, uns merkwürdig anmutende Ruhe kann auf eine drohende Selbstmordgefahr hinweisen, weil die Patientin sich entschlossen hat, ihrem Leben ein Ende zu machen und deshalb mit Ruhe dem Ende ihres Leidens entgegensieht. Auch das mehr oder weniger plötzliche Ende einer akuten Krise kann bei der Patientin ein unerträgliches Gefühl der Leere hinterlassen. Es ist bekannt, daß bei einer Kur mit Antidepressiva in der ersten Phase die Aktivität stimuliert wird, während die Stimmung noch depressiv bleibt. In diesem Augenblick kann der vorher gehemmte depressive Mensch seine Selbstmordgedanken aktiv in die Tat umsetzen.

Bei einer ängstlich-depressiven Frau kann ein anxiolytisches Medikament die ängstliche Hemmung so vermindern, daß die Frau gerade dadurch einen Suizidversuch wagt (z. B. aus dem Fenster springen).

Auch wenn die Patientin ihre Selbstmordgedanken nicht mehr spontan äußert, so soll der Arzt doch weiterhin mit der nötigen Vorsicht die verminderte Selbstmordgefahr beobachten. Hierbei darf die Patientin aber nicht das Gefühl einer dauernden Kontrolle haben. Denn Kontrolle ist an erster Stelle ein Beweis mangelnden Vertrauens und manchmal auch des strafenden, aggressiven Abweisens. Deshalb muß eine Aufnahme in eine psychiatrische Klinik — sei es von einem allgemeinen Krankenhaus oder von zu Hause aus — sorfgältig mit der Patientin besprochen und vorbereitet werden.

Wie bereits gesagt, darf ein Selbstmordversuch niemals weder der Patientin noch ihrer Familie gegenüber minimalisiert oder verkannt werden. Diese Patientin ruft auf dramatische Weise um Hilfe, weil sie so nicht mehr weiterleben kann. Ein Selbstmordversuch ist und bleibt ein verdeckter, wenn auch ungesunder, aber doch kräftiger Appell an die Umgebung. Vom Arzt wird die nötige Aufmerksamkeit hierfür erwartet, denn mit jedem Selbstmordversuch muß man sich so lange befassen, wie es nötig ist, d. h. bis eine Strategie der Veränderung gefunden ist. Die akute psychosoziale Krise des suizidalen Verhaltens erfordert auch eine neue psychiatrische Arbeitsweise. Deshalb müssen neue Auffang- und Behandlungsstationen als psychiatrische Krisenzentren in Allgemeinkrankenhäusern eingerichtet werden. Bisher besteht im Rahmen des klassischen psychiatrischen Krankenhauses noch immer das Risiko der zunehmenden Isolationsgefahr der Selbstmordgefährdeten, die ihre soziale Integration noch erschwert.

Das Follow-up der selbstmordgefährdeten Frau

Hier unterscheiden wir 5 therapeutische Wege:
1. Medikamentöse Therapie
2. Gesprächstherapeutische Begleitung
3. Psychosoziale und berufliche Reintegration
4. Abbau von Angst und Vereinsamung
5. Abbau der destruktiven Aggression

Das Ziel ist eine gute psychosoziale Integration. Dies ist ein sich über längere Zeit erstreckender Wachstumprozeß. In der ersten Phase muß einerseits eine adäquate medikamentöse Hilfe, andererseits eine therapeutische Begleitung (auch mit Entspannungstherapie) und ein Abbau der Angst und der Einsamkeit beachtet werden. Auch eine Abnahme der Selbstaggression muß erreicht werden. Die selbstmordgefährdete Frau muß mit Ärger und Aggression konstruktiv umgehen lernen, damit die verstärkte Aggressionszufuhr und die behinderte Abfuhr nicht mehr in »ohnmächtiger Wut« kulminieren.

Die Fähigkeit zur gegenseitigen Aggressionsabreaktion auf konstruktive Weise bietet eine wesentliche Garantie für die Stabilität einer Partnerbeziehung. Neben einer gesprächstherapeutischen Behandlung wird dieser Wachstumsprozeß auch z. B. durch Soziotherapie oder Gruppentherapie gefördert. Sobald die psychosoziale Integration besser wird, kann sie neben der psychotherapeutischen Begleitung eine gute Basis für eine berufliche Integration sein. Wenn die psychotherapeutische Integration vollzogen ist, weil die früher selbstmordgefährdete Frau fähig ist, gesund zu leben und wieder wagt, sich in der Welt der Arbeit und in der Gemeinschaft mit anderen zu behaupten und auszuleben, und zwar als Liebende, so kann auch die psychotherapeutische Behandlung beendet werden. Also hat sich diese selbstmordgefährdete Lebenskrise der Frau schließlich in eine Reifungskrise verwandelt.

Die chronisch suizidale Frau

Die *Gelassenheit* (Freud) des Arztes muß groß genug sein, um auch die chronisch Selbstmordgefährdete zu akzeptieren, d. h. die sich jahrelang am Abgrund, am Rande des Selbstmordes bewegende Patientin. Hier wird die Todeslust niemals vollständig von der Lebenslust besiegt.

Die Lebenslust der chronisch Selbstmordgefährdeten ist so schwach im Vergleich zur Todeslust, daß diese ständig therapeutischer Hilfe bedarf, um die Waage auf die Seite des *Lebens* durchschlagen zu lassen.

Auch hier wird vom Arzt als Begleiter eine große Lebenskraft erwartet, um nach bestem Vermögen eine Frau während eines schwierigen Lebens und Leidens einige Zeit lang zu begleiten, eingedenk der Tatsache, daß diese ihm vielleicht *trotzdem* entgleitet. Es ist oft schwer zu verstehen, was das für die Selbstmordgefährdete während ihrer letzten dunklen Lebensperiode bedeutet hat. Erst wenn es dunkel wird, kann man einen Lichtschimmer erkennen.

Einige abschließende Bemerkungen

Einer Selbstmordgefährdeten wird oftmals angeraten, die Umgebung zu wechseln (Urlaub in einer anderen Gegend). Diese Maßnahme enthält zweifelsohne positive Elemente. Indem man geographisch Abstand gewinnt, kann man auch psychologisch mehr Abstand gewinnen, die Probleme relativieren und sie im richtigen Rahmen sehen. Durch diesen Abstand muß die Betreffende aber ihre Probleme innerlich so verarbeiten, daß sie bei ihrer Rückkehr eine andere Einstellung bekommen hat, die sie dann in die Tat umsetzen muß. Eine Selbstmordgefährdete kann natürlich *nicht alleine* z.B. ins Ausland gehen, da die soziale Isolation natürlich noch stärker empfunden wird, wenn die Unterstützung eines Freundes oder Familienmitgliedes im täglichen Leben feht.

Den ersten Kontakt nimmt eine Selbstmordgefährdete nicht mit einem befugten Therapeuten auf, *sondern mit einem Mitmenschen* (Familie, Freund[in], Bekannte[r]), der zwar nicht therapeutisch geschult ist, aber eine sehr große — oft lebenswichtige — Rolle spielt. Er ist zwar kein Spezialist, aber ein *Liebender*, d. h. ein Mensch, der eine Beziehung — und zwar eine lebensrettende Beziehung — anknüpfen kann. Er muß sich dessen bewußt sein, wieviel Aufmerksamkeit, Einsatz, Einfallsreichtum und Hingabe eine Beziehung erfordert, und deshalb viele Kontaktmöglichkeiten suchen, so wie gemeinsame Gespräche und gemeinsame Mahlzeiten, zusammen etwas unternehmen, ja sogar miteinander spielen oder feiern.

Die Intervention und das Follow-up sind nicht nur Aufgabe psychiatrisch oder psychotherapeutisch geschulter Menschen. Auch der Sozialarbeiter kann hier eine — nicht nur präventive — wichtige Aufgabe erfüllen. Wir wollen damit nicht die Behauptung unterstützen, in unserer schiefgewachsenen Gesellschaft müßte bei jedem gesellschaftlichen Unglück ein Sozialarbeiter eingesetzt werden.

Wie bereits gesagt, weist ein suizidales Verhalten auf eine psychosoziale Problematik, die meistens weiter reicht als die aktuelle Krisensituation. Die gesprächstherapeutische Behandlung soll an erster Stelle die Schwierigkeiten klären, die die Frau mit sich selbst (intrapsychisch) und mit der Umgebung (zwischenmenschlich) hat. Häufig genügt das psychotherapeutische Auffangen nicht; auch der soziale Aspekt muß berücksichtigt werden, damit die Patientin und/oder ihre Familie sich harmonisch in der Gesellschaft (wieder) integrieren kann.

Das Risiko der Psychotherapie

Wenn eine sich in psychotherapeutischer Behandlung befindliche suizidale Patientin trotzdem Selbstmord begeht, wird manchmal die Behauptung aufgestellt, dieses sei die Folge der Psychotherapie (»der Deckel wurde gelüftet«). Es besteht die Befürchtung, diese Patientin sei erst während der psychotherapeutischen Behandlung mit dem Ernst ihrer Probleme und deren Ausmass konfrontiert worden und daher nicht mehr fähig weiterzuleben.

Wir müssen uns klar machen, welch einsamer, langer und monotoner Weg die Psychotherapie für die Betreffende ist, auf dem sie Schritt für Schritt, mühsam und schmerzlich, alte Widerstände gegen die Veränderung überwinden muß, um zur Entfaltung und Befreiung zu gelangen. Dann wird auch deutlich, wie groß die Entscheidung ist, um mit einer Psychotherapie zu beginnen, denn die muß verantwortet sein, und die Vor- und Nachteile müssen sorgfältig geprüft werden. Es muß vor der »wilden« Psychotherapie unserer modernen Zeit gewarnt werden, denn auch sie kennt eine Inflation. Riskant ist das psychotherapeutische Vorgehen, das einer depressiven Frau nur Gespräch und kein hilfreiches Antidepressivum bietet. Dann wird das Leiden unnötig und mit Suizidgefahr verlängert.

Wenn eine Psychotherapie vorsichtig geplant wird, so müssen *vorher* Wachstumschancen, Stärke und Tragfähigkeit der Betreffenden abgewogen werden, und die eigenen therapeutischen Möglichkeiten des Therapeuten dürfen nicht überschätzt werden. Psychotherapeutische Vorsicht bedeutet, keinen Schritt auf dem psychotherapeutischen Weg zu tun, ohne von seiner Möglichkeit überzeugt zu sein. Gerade bei der Begleitung der Selbstmordgefährdeten erfordert dieser Aspekt ein ständiges Befragen. Gerade hier darf der Therapeut nicht dazu verleitet werden, das »Alles-oder-nichts«-Spiel der Patientin mitzuspielen. In seiner Verbundenheit mit der Patientin darf er nicht dazu verleitet werden, Leben und Tod herauszufordern.

Recht auf Selbstmord?

Häufig wird die Frage gestellt, ob wir wohl das Recht haben, einen Menschen zu retten oder seinen Selbstmord zu verhindern, wenn dieser ihn wirklich wünscht. Haben wir über sein Leben zu bestimmen oder er? Es handelt sich um ein schwieriges Problem, und in dieser Form ist es nicht einfach zu sagen, wer im Recht ist. Es ist nämlich ein fundamentelles Problem und berührt die menschliche Freiheit, Wahrheit und Wahrhaftigkeit.

Die menschliche Freiheit — dieses sei vorausgeschickt — ist ein Mysterium und läßt sich nicht auf das Maß eines psychologischen oder psychopathologischen Problems zurückführen. Zur Orientierung kann aber folgendes gesagt werden: In Wahrheit kann ich nicht allein und ausschließlich über mein Leben verfügen. Ob *mein Leben, ob ein Leben sinnvoll ist, wird nicht nur von mir abhängen. Sinn, Wert und Wahrheit bestehen nur für menschliche Personen, eine Gemeinschaft von Subjekten.* Sinn, Wert und Wahrheit — die Grenze des Sinnvollen — sind stets subjektiv, d. h. subjektbezogen, *intersubjektiv.* Die Wahrheit entsteht im Dialog. Denn was nur für mich allein wahr ist (und nicht von einem Dritten geprüft werden kann), ist *Wahn. Echte Wahrheit entsteht durch Überlegung,* in der Begegnung, d. h. wo mehr als zwei zusammen sind (sonst besteht das Risiko einer »folie à deux«). Jemand, der sich positiv für den Selbstmord entscheidet, findet keinen positiven Lebensinhalt mehr. *Er ist lebensblind.* Man kann es nicht als Respekt vor dem Blinden ansehen, wenn man ihn losläßt und in den Abgrund fallen läßt, den er nicht sehen kann. Respekt vor der Freiheit des anderen impliziert also auch, ihn zeitweilig vor seiner eigenen Unfreiheit oder Elementen, eventuell in ihm, die seine Freiheit einschränken, zu schützen. Bei *einem Selbstmordgefährdeten (präsuizidales Syndrom) handelt es sich um eine beschränkte Lebensfreiheit, wegen der Einengung (Ringel).*

Das Problem des Sinns des Lebens kann besonders deutlich werden, wenn es sich um das suizidale Verhalten der alten Frau, ohne Familie oder Bekannte, mit einer unheilbaren Krankheit handelt.

Eine Regel der Gesprächstherapie besagt, man werde auf dem psychischen Feld der Patientin nicht klüger, als man es auf dem eigenen ist (Weijel). Das heißt z. B., daß es dem Arzt als Berater möglich sein muß, einen sinnvollen Lebensabend zu sehen. In unserer Leistungsgesellschaft zählt der Mensch nur soweit, wie er etwas geleistet hat, und die jugendliche Kraft wird dabei überbewertet. In dieser ruhelosen Zeit werden Weisheit und Besonnenheit nur wenig Platz und Wertschätzung zuteil. Wenn ein Arzt als Berater eine ältere selbstmordgefährdete Frau begleiten will, muß er sich von dieser modernen Ansicht befreien: »Wer nichts leistet, zählt nicht mehr«.

Demgegenüber steht das »Seinskriterium«: Wenn jemand einfach da ist, ist er (quasi unendlich) wertvoll. Damit wird eine Basissituation geschaffen, wo diese alte Frau mit ihren verringerten intellektuellen und emotionellen Möglichkeiten begleitet werden kann, um mit dem Verlust eines Familienmitgliedes oder ihrer Gesundheit fertig zu werden. Ihre Vereinsamungsproblematik könnte zweifelsohne aufgefangen werden, wenn die Fachleute besser wüßten, wie sie die Goldmine der Freiwilligenarbeit mancher Freiwilligen mit ihren interpersonellen Fähigkeiten besser anbohren können. Dabei ist bekannt, wie gerade bei der Freiwilligenarbeit manche Freiwillige, vorher mit hypochondrischen Beschwerden belastet, in einer wahrhaften Metamorphose aufblühen. Ist es nicht erschütternd, wenn in unserer überbevölkerten Welt einsame, alte Frauen am Leben bleiben, nur weil sie ihren treuen Hund nicht alleine zurücklassen wollen?

Beratung der suizidalen Frau: Heil-kunde und Lebenskunst

Der Arzt als Lebensberater muß nicht nur theoretische Kenntnisse über Selbstmord und therapeutische Gespräche haben. Theorie ist unbedingt erforderlich, aber Wissen allein genügt nicht. *Gesprächstherapie lernt man nicht mit der Aneigung des Wissens; es ist wichtiger, das Anfühlen zu lernen.* Hierzu sind Ausbildung und Training nötig. Basiskenntnisse auf dem Gebiet der Kommunikation und der interpersonellen Beziehungen werden angelernt. Sowohl eine individuell-gesprächstherapeutische Ausbildung als auch Gruppenerfahrung sind dabei erforderlich (z. B.: Balint-, Selbsterfahrungsgruppe). Dadurch werden nicht nur die eigenen kommunikativen Möglichkeiten vergrößert und vertieft, es werden auch die eigenen blinden Flecke besser erkannt. Eine tiefenpsychologisch inspirierte, familientherapetische Perspektive bildet hier auch einen soliden Hintergrund.

Weil ein suizidales Verhalten auf eine Krisensituation in mitmenschlichen Beziehungen hinweist, setzt diese Ausbildung auch einen fachmännischen Umgang mit dem *Abbrechen* zwischenmenschlicher Beziehungen voraus. Hierbei muß noch auf die schwerwiegenden Fragen gewiesen werden, mit denen die Hinterbliebenen der durch Selbstmord ums Leben gekommenen Frau weiterleben müssen. Sie müssen erst den Trauerprozeß verarbeiten, d. h. die psychologische Arbeit des Trauerns um den Verlust eines geliebten Menschen. *Der Schmerz eines Trauerprozesses ist gesund*: die Wunde muß heilen und hinterläßt eine Narbe. Schuld- und Aggressionsgefühle infizieren oft und verhindern eine gesunde Heilung. Auch hier ist eine Begleitung besonders wichtig und unerläßlich. Während der Begleitung müssen Schuld- und Aggressionsgefühle immer wieder drainiert werden, um auf affektivem und interpersonellem Gebiet auch hier einen »eingekapselten Abszeß« zu verhüten. Auch die Schuldfrage muß richtig gestellt werden und, falls eine Schuld bestand, muß sie geklärt werden. Ein psychologisches Gewissen verformt nämlich die Schuldfrage, wodurch der Betreffende obsessionell verkrampft und interpersonell schrumpft.

Ein erwachsenes moralisches Gewissen wird durch die Schuldfrage geläutert und führt zu größerer Erwachsenheit. Durch diesen Prozeß, bei dem die Begleitung eine wichtige Hilfe sein kann, können die Nahestehenden auch ihre »affektive Investierung« in die Verstorbene zurücknehmen, damit sie für neue interpersonelle Beziehungen frei werden. Auch wenn das Geschehene unbegreiflich bleibt, so können sie es doch akzeptieren: »Laß es so gewesen sein«. Dann hat das Geschehen, wie schmerzhaft auch, seinen Platz in der Vergangenheit gefunden und steht der Gegenwart und der Zukunft nicht mehr im Weg.

Den Überlebenden muß die Frage gestellt und geklärt werden, in welchem Maße er an dem Geschehen teilgenommen hat. Das ist aus Vorsorge besonders wichtig, um zu vermeiden, daß er wieder eine Beziehung aufbaut, die mit einer suizidalen Problematik konfrontiert wird. Es ist oft nötig, daß er sich mit seinen eigenen suizidalen Tendenzen auseinandersetzt, da er sie sonst abweist, und verdrängt dem Partner zuspielt, der hierdurch überbelastet wird.

Spezifische Fähigkeiten zur Begleitung der selbstmordgefährdeten Frau.

Intervention und Follow-up einer selbstmordgefährdeten Frau setzen mehr als »gesunden Verstand und ein großes Herz« voraus. Zur realistischen Hilfe gehört auch die nötige Fachkenntnis.
So erwartet man vom Therapeut in dieser Begleitung, daß er:

1. Die Patientin aussprechen lassen kann

Dieses Aussprechen bedeutet nämlich das erste Loslassen ihrer suizidalen Gedanken, eine emotionelle Entladung und legt die Basis zu einer therapeutischen

Beziehung. Es darf allerdings nicht in dem Drang ausarten, die Patientin von ihren suizidalen Gedanken zu »bekehren«.

2. Zuhören kann

Zuhörbereitschaft, Zeit und die richtige Einstellung dazu sind nötig. Darum darf der Arzt auch nicht zu sehr professionell beschäftigt oder mit eigenen Problemen belastet sein. Eine gute *Vitalität* ist unentbehrlich, sonst wird er entweder ängstlich abweisen oder zu stark mitgenommen werden (mitweinen). Wenn man nämlich zu sehr ergriffen ist, kann dies die Patientin daran hindern, noch (andere) Probleme wiederholt zu besprechen.

3. Zeit zur Verfügung stellt

Jeder Fachmann arbeitet während einer begrenzten, abgemessenen Zeit. Als »Zeitkünstler« steht er während einer begrenzten Zeit maximal zur Verfügung. Seine Vitalität sollte ihm erlauben, die zugemessene Zeit maximal zu nützen. Wenn während eines dringenden Gespräches mit einer selbstmordgefährdeten Frau die Zeit fehlt, muß sofort klar und deutlich eine neue Vereinbarung getroffen werden, wo der Arzt dann über genügend Zeit verfügen kann. Er darf sich bei einem dringenden Gespräch sicher nicht zu einem kurzen Frage- und Antwort-Gespräch verleiten lassen, das oft nur die Vervollständigung des Krankenberichtes beabsichtigt!

4. Ein Leitmotiv anbietet

Die selbstmordgefährdete Frau befindet sich per Definition in einer akuten psychosozialen Notlage. Sie erwartet — wenn auch unausgesprochen — eine Klärung. Deshalb soll der Arzt als Berater sich regelmäßig die Frage stellen: »Inwieweit reagiert mein eigener depressiver Hintergrund auf die suizidale Drohung der Patientin?« Die Wichtigkeit einer optimistischen und lebensbejahenden Einstellung, welche der Arzt ausstrahlt, ist hier ganz klar und deutlich (Molinski).

Der Arzt wird versuchen, ein Vorbild dafür zu sein, daß »Sein besser ist als Nichtsein«. *Dasein enthält immer die Möglichkeit des Wachsens und Entfaltens*, auch wenn schwerwiegende körperliche oder psychologische Defizite da sind. In dem Augenblick, wo der Arzt als Berater von der Sinnlogiskeit des Weiterlebens überzeugt ist, steht er im wahrsten Sinne des Wortes dem Weiterleben im Wege und sollte schnellstens demjenigen Platz machen, der fähig ist, eine *Lebens*hilfe zu bieten. Darum muß die Vitalität des Arztes groß genug sein, um sich gegen die Scheinidole, die die Selbstmordgefährdete manchmal irreführen, abzusetzen (Filmstar mit Selbstmordproblemen, Familienmitglieder oder Bekannte, mit deren suizidalem Verhalten sie sich identifiziert).

Wenn z. B. eine Frau einen Suizidversuch macht, weil der Geliebte schwer krank oder gestorben ist oder sie verlassen hat, dann ist dies kein Zeichen der großen Liebe, sondern der Selbstliebe oder der Unfähigkeit, (noch) selbstständig zu leben und zu lieben[1].

5. Menschenkenntnis hat

Auf die »Schwarz-weiß«-Reaktion der selbstmordgefährdeten Frau soll der Arzt dieser die verschiedenen Möglichkeiten zeigen, die zwischen den beiden Extremen liegen. Deshalb darf dieser Arzt weder erstarrte Ansichten über Mensch und Gesellschaft haben, noch kurzsichtig innerhalb der eigenen Disziplin gefangen sein.

6. Eine Begleitung anbietet

Die Fähigkeit des Begleitens setzt nicht nur Kenntnis voraus, sie ist auch eine Kunst. Es heißt nicht nur Rat geben, sondern eine Situation schaffen, die eine Beratung ermöglicht. *Dabei folgt der Arzt als Berater der Patientin, die auf der Suche nach der Wahrheit ihres eigenen Lebens vorangeht.* Diese respektvolle Haltung des Beraters kann aus Respekt vor der Freiheit der Patientin in gewissen Krisensituationen vorübergehend Führung gebend oder nehmend sein. Diese Kunst des Begleitens wird von der Entschlossenheit einer positiven Lebenseinstellung getragen, die ein großes Einfühlungsvermögen in die menschlichen Schächen zeigt.

Molinski hat darüber gesagt:

> »Das ärztliche Gespräch begleitet die Frau über die verschiedensten Lebensphasen und gibt an entscheidenden Lebensabschnitten Anstoß zu einer positiven emotionalen Weiterentwicklung.
>
> Im Verlaufe wiederholter Arztbesuche kann sich so ein Gespräch entfalten, das über Wochen oder Monate einem bestimmten roten Faden, einer Konflikthaftigkeit oder einer Schwierigkeit folgt. Wenn der Arzt es seiner Patientin so ermöglicht, langsam und schrittweise ihre Problematik zu verbalisieren und bewußter werden zu lassen, kann diese in machen Fällen eine gesundere Lösung finden.
>
> Die daraus resultierende Akzentverschiebung besteht darin, daß die Gesprächsführung nicht mehr hauptsächlich um den intrapsychischen Konflikt, sondern interaktional orientiert ist«.

7. Verständnis für extreme Situationen hat

Die Selbstmordgefährdete befindet sich manchmal in einer Situation, die der Arzt oft nicht ohne Widerwillen erfassen kann, oder von der er die für die Patientin übertriebene Bedeutung nicht gleich versteht. Dieses setzt beim Arzt die Fähigkeit voraus, seine Gefühle der Gegenübertragung kontrollieren zu können, wie z. B. eine Nonne, die in der irrealen Welt der Rivalitätsproblematik

---

[1] Lapidar gesagt: Es gibt keinen Menschen, auch nicht den meistgeliebten, für den es sich lohnt, als Geliebe(r) zu sterben; es gibt mehrere Menschen, für die es sich lohnt, als Geliebte(r) zu *leben*.

mit einer Mitschwester lebt, oder eine Prostituierte, die suizidal aggressiv auf die Konflikte mit einer Kollegin reagiert.

8. Die eigenen Grenzen kennt und diese besprechbar macht

Ein Berater bietet eine helfende Beziehung an, deren Ziel es ist, möglichst schnell unnötig zu werden (wenn das Problem gelöst ist). Hauptbedingung ist, daß es für den Arzt bei seiner Beratung nicht notwendig ist, für den anderen (lebens)notwendig zu bleiben. So wird diese helfende Beziehung entweder eine Brücke zur Gesundung, oder wenn sie dazu zu begrenzt ist, zu einer Verweisung nach einer besseren Beratung. Die Gelassenheit des Beraters setzt die Fähigkeit voraus, die Patientin frei weggehen zu lassen. Eine derartige freigebende und freimachende Anwesenheit erfordert nicht nur Einsicht und Kenntnis, sondern auch ständige Ausbildung.

> Die Aufgaben des Therapeuten
> 1. Eine Vertrauensbeziehung aufbauen und festigen können
> 2. Situationsbedingte Konflikte erkennen und beseitigen lassen
> 3. Die Patientin wieder eigene Initiativen ergreifen lassen
> 4. Die Wiederherstellung einer gestörten Beziehung fördern
> 5. Neue Kontakte mit anderen fördern
> 6. Den Lebenssinn finden lassen
> 7. Das Leben wieder lebenswert erscheinen lassen

Epilog

Die Soziologie betont den Zusammenhang zwischen dem sozialen Verhalten einerseits und einer richtungslosen, gegensätzlichen Gesellschaft, *der Anomie*, andererseits. Traditionelle Werte wie Ehe, Familie, Ansehen, Berufsethos, die früher vielen eine Stütze waren, sind überholt. Fachten aber auch die Soziologie und die Anti-Psychiatrie als Gegenströmungen nicht das vernichtende Feuer dieser Anomie an? Die Regellosigkeit, diese Anomie, wird jedenfalls immer stärker durch die Diktatur der Massenmedien, die die Wert-Leere des postmodernen Menschen nur vergrössern bis zum zynischen Nihilismus. Es mag gut sein, wenn manche Vorurteile beseitigt werden; laßt uns dann reinen Tisch machen. Dann sehen wir häufig einen Sturm losbrechen bei Frauen, die in Schwierigkeiten geraten. Wer kann das alles ertragen? Wer ist nicht kleinzukriegen?

Jedes Tragvermögen hat seine Grenzen. Vielleicht sind manche Frauen in dieser ungeordneten Gesellschaft auf diesem vitalen Gebiet auch verletzlicher (aufgewachsen). Es sind die Sucher, die dem Chaos einen Sinn geben wollen, die Verirrten unterwegs. Es sind die aus der Bahn geworfenen in dieser zerrütteten Gesellschaft, wo sie auf dem falschen Platz landeten. Das ist nämlich *Das problem:*

> »Ich befinde mich als Frau auf dem verkehrten Platz, ich wähle den verkehrten Partner, ich arbeite in einem verkehrten Beruf. Ich habe falsch gewählt, ich bin gefangen und werde immer einsamer«.

Literatur

BIRTCHNELL, J.: Psychotherapeutic considerations in the management of the suicidal patient. *Am. J. Psychother.*, 1983 (37), 1, 24-36.

COSIJNS, P., PIERLOOT, R.: De huisarts en de suïcidale patiënt. *T. Geneesk.*, 1975 (31), 119-127.

DUBITSCHER, F.: *Lebensschwierigheiten und Selbsttötung.* Stuttgart, Thieme Verlag, 1971, 102 S.

DURKHEIM, E.: *Le suicide.* Paris, P.U.F., 1969, 463 S.

HAASE, H.-J.: *Die unter sich selbst leiden.* Hilfe für psychisch Kranke. Erlangen. Perimed Fachbuch Verlag, 1981, 366 S.

HENDIN, H.: Psychotherapy and suicide. *Am. J. Psychoth.*, 1981 (35), 4, 469-480.

KIEV, A.: Psychotherapeutic strategies in the management of depressed and suicidal patients. *Am. J. Psychoth.*, 1975 (29), 345-354.

LEONARD, B.E. (Ed.:) Suicide prevention and antidepressants. *Acta Psychiat. Scandinavica* (Suppl.) 1989 (80), 354, 71 S.

LESSE, S.: The range of therapies in the treatment of severely depressed patients. *Am. J. Psychoth.*, 1975 (29), 308-326.

MEERLOO, J.A.M.: *Le suicide.* Bruxelles, Déssart, 1966, 214 S.

MENNINGER, K.: *Selbstzerstörung.* Psychoanalyse des Selbstmords. Frankfurt, Suhrkamp, 1974, 253 S.

MODESTINE, J.: Antidepressive therapy in depressed clinical suicides. *Acta Psychiat. Scand.* 1985 (71), 111-116.

MONTGOMERY, S.A., PINDER, R.M.: Do some antidepressants promote suicide? *Psycho-pharmacology*, 1987 (92), 265-266.

MUSAPH, H.: *Doden met verlof.* Antwerpen-Utrecht. De Ned. Boekhandel, 1972.

POLET, A.: *Verder.* Over rouw na suïcide. Leuven-Amersfoort. ACCO, 1989, 143 S.

SCHWARTZ, D., FLINN, D., SLAWSON, P.: Treatment of the suicidal character. *Am. J. Psychother.*, 1974 (28), 194-207.

SILVER, D.: Psychodynamics and psychotherapeutic management of the selfdestructive character disordered patient. *Psychiat. Clin. Nort-Am.*, 1985 (8), 2, 357-375.

STENGEL, E.: *Zelfmoord en poging tot zelfmoord.* Hilversum-Antwerpen, P. Brand, 1967, 144 S.

STONE, A.: Suicide precipitated by psychotherapy. A clinical contribution. *Am. J. Psychother.*, 1971 (25), 18-27.

THOMAS, K.: *Sexualerziehung.* Frankfurt-Berlin-Bonn-München-Stuttgart, Diesterweg-Thieme, 1969, 278 S.

VERÄNDERT SICH EIN PSYCHIATER IN DER ZUSAMMENARBEIT MIT DEM GYNÄKOLOGEN ?

Einführung:

Verändert sich ein Psychiater in der Zusammenarbeit mit den Gynäkologen? Um diese Frage beantworten zu können, braucht man Mut: erstens den Mut zu glauben, daß der Mensch sich ändern kann — und für den Arzt in der psychosomatischen Sprechstunde ist dieser Mut unbedingt notwendig —, zweitens den kühnen Mut, vielleicht noch viel schwieriger, zu glauben, daß ein Psychiater sich ändern kann.

Mit der Einführung der oralen Antikonzeption, d. h. vor ca. 35 Jahren, kam ich als Psychiater-Psychosomatiker in die Universitätsfrauenklinik nach Leuven (Dir.: Prof. Dr. M. Renaer). Eine unerwartete, lokale Nebenwirkung der Pille war die Geburt eines Psychiaters... in einer Frauenklinik.

Die Einführung der oralen Antikonzeptiva konfrontierte die Gynäkologen in steigendem Maße mit psychosexuellen und psychopathologischen Problemen, die unmittelbar mit der oralen Antikonzeption zusammenhängen (15).

Was »verlangt« oder erwartet die Frau vom Arzt, der die oralen Antikonzeptiva verordnet oder darum gebeten wird? Was bedeutet hier die Beziehung zum Arzt und zu den Personen, mit denen der Arzt zusammenarbeitet?

Was bedeutet es für eine Patientin, wenn ihr zu einer bestimmten Zeit Ovulationshemmer vorgeschlagen werden oder wenn sie selbst darum bittet? Was bedeutet dies für das Partnerverhältnis, und wie groß muß dessen Tragfähigkeit sein, damit die Schwere einer solchen Entscheidung aufgefangen werden kann?

Eine geburtshilfliche Abteilung is nicht der Ort der Krankheit, sondern eine Welt, die von der Hoffnung und der Freude auf das Kind lebt. Hier bedeutet antikonzeptive Beratung eine Bedrohung des Milieus von innen her.

Am Anfang war die Zusammenarbeit des Psychiaters mit den Gynäkologen nicht so einfach und nicht ohne Anpassungsschwierigkeiten. Ich kam nach dem Abschluß meiner psychiatrischen Ausbildung, aus der bedächtigen, langsamen Welt der Anstaltpsychiatrie mit ihren schweren Leiden, z. B. dem Lebensüberdruß des melancholischen Menschen, dem zunehmenden Kontaktverlust einer jungen schizophrenen Mutter mit Ich-Spaltung. Aus dieser Welt des radikalen Leidens am menschlichen Dasein kam ich wie in eine neue Welt: eine neue Welt des Versprechens, die vom Mythos des Kindes begeistert, wie im gelobten Land.

Als junger Psychiater war ich auch nicht gut vorbereitet: Ich kam aus der Psychiatrie, d. h. aus der *kontemplativen* Medizin, in eine Universitätsfrauenklinik, in der eigentlich eine *chirurgische* Einstellung herrscht.

Therapeutische Aktivität bedeutet hier *aktiv* eingreifen: be-handeln. Für einige Gynäkologen war der junge Kollege Psychiater eher »speziell« als »Facharzt«: Er tut nichts und hat immer saubere Hände.

Am Anfang war die Rolle des Psychiaters auch nicht klar und deutlich, und die Gynäkologen konnten die Fachbezeichnung »unser Psychiater« den Patientinnen auch nicht so leicht mitteilen. So fragte Professor Renaer 1968 eine Schmerzpatientin, von der er nicht wußte, ob sie schon vom Psychiater untersucht worden war, ob sie »in unserer Klinik schon von einem Arzt untersucht worden sei, der sie nicht untersucht habe«.

Es ist vielleicht interessant, den Anfang der psychosomatischen Sprechstunde für Antikonzeption kurz zu skizzieren. Diese Beschreibung bedeutet mehr als eine Anekdote. Der Psychiater betrat zusammen mit dem Gynäkologen das Untersuchungszimmer, wo die Patientin — ohne Partner — sofort auf dem gynäkologischen Stuhl Platz nahm. Es gab nämlich keinen anderen Stuhl! Für die Unterlagen war an der Mauer ein Schreibpult befestigt. Der Gynäkologe formulierte effizient einige zielgerichtete Fragen nach dem menstruellen Zyklus bei Einnahme der Pille und endete mit »einigen negativen Suggestionen«: keine Beschwerden, kein Schmerz, Libido nicht geändert? Diese Fragen kamen vom Pult, das Gesicht der Mauer zugewendet.

Die ganze Untersuchung war in wenigen Minuten mit der gynäkologischen Untersuchung abgeschlossen, während ich als Psychiater, d. h. mit der konstituellen Schwäche in den Knien, noch immer einen Stuhl suchte; umsonst: Im gelobten Land der Gynäkologie gab es keinen Stuhl zum Sitzen.

Während seiner Teilnahme an der psychosomatischen Sprechstunde für Antikonzeption möchte der Psychiater unbedingt *sitzen*.

Inzwischen wurde der junge Psychiater vom aktiven Gynäkologen schon in das nächste Untersuchungszimmer geführt, in dem mit Hilfe der Schwester die nächste Patientin schon für die Untersuchung vorbereitet lag, um keine Zeit zu verlieren.

Soweit die nackten Fakten über den Anfang einer psychosomatischen Sprechstunde, die Gynäkologe und Psychiater gemeinsam hielten. In einer Klinik, in der die Assistenzärzte auch den Nachtdienst *stehend* leisten, schien der Psychiater derjenige zu sein, der sitzen blieb: ein Sitzenbleiber. So war ich als Psychiater in das gelobte Land der modernen Medizin eingetreten.

Moderne Medizin:
technische Macht in einer leistungsorientierten Gesellschaft

Im vergangenen Jahrhundert nahm die technische Medizin eine sprunghafte Entwicklung, die noch paroxysmal weitergeht, vor allem im letzten Viertel des 20. Jahrhunderts. Diese Entwicklung gilt auch für das Gebiet der menschlichen Fertilität und Sterilität, wobei der Eingriff in das Leben zur hochspezialisierten und zugleich alltäglichen Routine geworden ist: von der Antikonzeption bis einerseits In-vitro-Fertilisation, andererseits Schwangerschaftsabbruch.

Im Hintergrund dieser Entwicklung herrscht die *Euphorie des Machbaren* sowohl in der Medizin als auch in unserer Gesellschaft. Beide sind leistungsorientiert und auf Produktivität ausgerichtet (im Unterschied zur Kreativität). Es handelt sich um eine *Faszination der Tat*: »Im Anfang war die Tat« (Goethe: *Faust*).

Gerade auf dem Gebiet der menschlichen Fertilität und Sterilität gilt dieses immer mehr. Die moderne Frauenheilkunde »macht« dem Paar mit Fertilitätsproblemen ein Kind, z. B. durch künstliche Insemination mit Spendersamen, durch In-vitro-Fertilisation oder durch pränatale Adoption[1], wenn eine Frau nicht auf Wunsch schwanger wird.

Diese moderne Frauenheilkunde kann bei ungewollter Schwangerschaft ein Embryo bzw. das Kind entfernen (»wegmachen«), welches (jetzt) nicht gewollt ist oder dessen Leben als nicht lebenswert angesehen wird, weil kleine oder größere Defekte oder psychologische Risiken vorliegen.

Auf welchen Gebieten haben die Gynäkologen den Psychiater geändert?
Nur andeutungsweise möchte ich einige Gebiete skizzieren.

1. Der mitmenschliche Umgang und die Art und Gestaltung der Gesprächsführung

In meinem Umgang mit Patientinnen (und vielleicht mit Menschen im allgemeinen) entwickelte ich aktive, engagierte Kontakte — mit mehr Offenheit —, ausgewogen zwischen Aktivität und Passivität. Auch als Psychiater-Psychotherapeut mit einer psychoanalytischen Ausbildung war ich nicht so gut vorbereitet: »Er tut nichts, und er sagt auch nichts«.

Die Art der Gesprächsführung hat sich allmächlich geändert mit einer Verschiebung vom Zuhören, Schweigen zu mehr Sprechen, Ansprechen und Aussprechen. Das Gespräch ist auch zielgerichteter geworden statt »unendlichem, ziellosem Analysieren«.

Auch das Tempo des Gespräches hat sich beschleunigt: So soll innerhalb einer beschränkten Zeit ein Entschluß erreicht werden (Sterilisation, Abruptio, Donorinsemination, In-vitro-Fertilisation, Hysterektomie usw.: ja oder nein).

2. Der Inhalt der Gespräche: eine neue Psychodynamik

Ziel der Gespäche ist nicht (mehr) so sehr, die Vergangenheit zu analysieren, sondern die aktuelle psychosoziale und psychosexuelle Interaktion und Situation der Patientin (mit) zu strukturieren, gerade mit einer aktiven Orientierung zur Zukunft hin. Statt der Konflikte und Komplexe der Vergangenheit kommen die noch nicht gelebten Möglichkeiten der Frau für die Zukunft in den Fokus der gesprächstherapeutischen Aufmerksamkeit.

---

[1] Pränatale Adoption bei einem infertilen Paar bedeutet In-vitro-Fertilisation eines Spendereis (d. h. ein Ei von einer fruchtbaren Frau gespendet, extrakorporal künstlich befruchtet mit Spendersamen, d. h. Samen von einem fruchtbaren Mann gespendet).

3. Mehr Aufmerksamkeit für *die Bedeutung der körperlichen Faktoren* bei psychosomatischen und sexuellen Störungen.

4. Positiver Einfluß auf Lebenslust und Arbeitsfraude

Schließlich möchte ich verdeutlichen — und dies scheint etwas paradox —, wie das sehr aktive Gynäkologenteam, d. h. ein Team von hochdifferenzierten »Zwangsarbeitern«, meine Einstellung zur Arbeitslust und -freude positiv beeinflußt hat.

*a. Der mitmenschliche Umgang und die Art und Gestaltung der Gesprächs-
führung*

Es geht hierbei um eine größere *Aktivität* in der rezeptiven psychotherapeutischen Einstellung. Es handelt sich um Gesprächs*führung*, d. h. Gesprächs*begleitung* und auch vorübergehend bei Krisen die Übernahme der Gesprächsleitung. Welche neue, ungewöhnliche Aufgabe für den Psychiater-Psychotherapeut, der »nichts tut und fast nichts sagt«!

In der psychoanalytischen Ausbildung und Grundeinstellung hört der Therapeut zu in *Gelassenheit* (Freud): die Patientin frei sprechen, frei wählen, frei sich entwickeln lassen, ohne ablenkendes, störendes Eingreifen des Therapeuten: Die Grundregel der freien Assoziation und die Grundregel der Abstinenz.

Die Aufgabe eines Psychosomatikers unterscheidet sich deutlich z. B. bei der Kontrazeptionsberatung. In dieser Beratung wird vom Arzt die angemessene und notwendige Information erwartet. Eine klare ärzliche Auskunft, die sich der Intelligenz der Frau und/oder des Mannes anpaßt, müßte mit der Bereitschaft verbunden sein, geduldig zuzuhören und auf eventuelle Fragen eine Antwort zu geben. Praktisch bedeutet dies, daß der Arzt ein Minimum an Zeit aufbringen kann und will.

Angemessene Information bedeutet Information über technische, somatische Aspekte, aber auch Information über psychologische Aspekte. Ausgeglichen kontrazeptives Verhalten setzt einen Lernprozeß voraus; dieser soll aber nicht als Arbeit verstanden werden, sondern als Einspielen, auch mit Humor, wenn es nicht sogleich klappt.

Mit der Bereitschaft, Zeit freizuhalten — »*time is money*« —, muß er auch die Atmosphäre der Beratung vorbereiten, daß ein Gespräch über dieses Thema möglich ist; ein gezieltes Kurzgespräch (keine endlose Analyse) innerhalb einer beschränkten Zeit, d. h. innerhalb 10-15 Minuten statt 45 Minuten. Das Kontrazeptions-Beratungsgespräch soll *nie stehend* geführt werden (z. B. der Arzt stehend am Bett der Wöchnerin, bei der Frau auf dem gynäkologischen Stuhl, aber auch nicht in analytischer Position der Frau auf der Couch).

Es ist schon wiederholt betont worden:
Empfängnisverhütendes Verhalten ist ja doch eine Maßnahme des Verstandes; es wird vor der Ausübung vernünftig geplant und soll dann liegens durchgeführt werden. Da gibt es die vertikale Wahrheit des Verstandes und die horizontale, liegende Wahrheit der emotionalen Wirklichkeit.

Wo liegt die Wahrheit der richtigen Kontrazeption(sberatung)?

Dazu gehört die kontrazeptive Beratung in sitzender Position: die Brücke, welche die beiden antithetischen Welten verbindet. Ist nicht in unserer Gesellschaft (und vor allem in der medizinischen Ausbildung) fast nur die rationale Dimension akzeptiert, geschätzt und eingeübt, und kommen nicht die affektiven Dimensionen viel zu kurz? Vergessen wir nicht, daß lebenswichtige Entscheidungen, wie Partnerwahl oder die Zeugung eines neuen Menschen, liegend getroffen oder ausgeführt werden. Wer hat gelernt, sich auf dieser Ebene wirklich frei zu bewegen? Wird darum vielen Menschen, auch Ärzten, wenn sie nach der liegenden Entscheidung wieder »aufstehen«, schwindelig?

Der Arzt muß die Gabe haben, mit den Patienten ein Gespräch anzuknüpfen; er muß aber auch in der Lage sein, dieses Gespräch klar zu beenden (d. h. nicht, daß er das Gespräch abbricht). Ein solches Vorgehen erfordert nicht nur Training, sondern vor allem Vitalität. Cave: das Überlastungssyndrom des Arztes! Die Überlast des Leidens kann beim Arzt eine negative Einstellung — attitude problem! — gegenüber Kontrazeptionsfragen, d.h. Fragen nach der Lust, erzeugen: »Lust kommt ganz selten aus ärztlicher Hand« (Sigusch).

Molinski unterstreicht, wie schwierig es für den Gynäkologen sein kann, eine Ausgewogenheit zwischen Aktivität und Passivität zu erwerben. Der Arzt neigt häufig zu einer zu aktiven Haltung (11).

Von seiner chirurgischen Einstellung her neigt der Gynäkologe — im Rahmen der modernen technisch mächtigen Medizin — nicht selten zu einer eher aktiven, eingreifenden Haltung, obwohl Obstetricus bedeutet: derjenige, der steht, der abwartet… Das Berufsbild vieler Ärzte impliziert noch immer ein »Alles wissen, alles können, alles heilen«. Angermann (1980) sprach angesichts solcher Omnipotenz von einer »Dauererektion« und legt dar, daß die Konfrontation mit einem »Potenzschwächling«, der sich nicht heilen läßt, oder mit einer Schmerzpatientin, die immer wieder (an)klagt, den Arzt mit den eigenen beruflichen Versagensängsten konfrontiert: Er muß sich mit seiner Angst vor dem Versagen seiner ärztlichen Fähigkeiten auseinandersetzen. Aus Versagensangst kann der Arzt dann (aktiv) immer neue Tabletten verordnen (1).

Für den Psychiater-Psychotherapeut ist es auch schwierig, die richtige Ausgewogenheit zwischen Aktivität und Passivität zu erwerben, jedoch auf eine andere Art und Weise als für den Gynäkologen.

Meistens neigt der Psychiater-Psychotherapeut zur Inaktivität, gemäß der Regel der Abstinenz: »Die Kur muß in der Abstinenz durchgeführt werden« (Freud). In der psychosomatischen Sprechstunde ist eine mehr aktive Intervention notwendig, z. B. in einer (Partner-)Krisensituation die Motivation zum antikonzeptiven Verhalten beeinflussen.

In der psychosomatischen Sprechstunde muß der Psychosomatiker zugleich eine abwartende und gesprächsorientierende Haltung einnehmen, um die schrittweise Lösung der Probleme zu ermöglichen: Der Arzt weiß selber nicht die Lösung für die Patientin, für das Paar, sondern überläßt es der Patientin, die Lösung zu finden. Freud hat diese therapeutische Grundeinstellung als Gelassenheit definiert.

Auch soll der Psychosomatiker ein Gleichgewicht zwischen Nähe und Dintanz wahren. Maximal heranzutreten an die Patientin, dabei aber die Distanz zu erhalten, das ist die paradoxe Aufgabe des Arztes in der gynäkologisch-psychosomatischen Sprechstunde.

Der Therapeut ist keine Behandlungsmaschine. In der gynäkologischen Psychosomatik handelt es sich um Lust und Last des Sexuallebens, um Lust- und Liebesprobleme. Der Psychosomatiker ist auch keine Deutungsmaschine, die Symptome dekodiert, und, mit der Regel der Abstinenz, ein kalkulierender Leichnnam (Haerlin).

Molinski hat immer betont:

>Die Wichtigkeit einer optimistischen und lebensbejahenden Einstellung, welche der Arzt ausstrahlen sollte, wird in Fortbildung und Literatur kaum erwähnt; vielleicht weil es zu banal klingt. Auch die Rolle der Suggestion sollte eine hinreichende Beachtung finden« (10).

»*Tender loving care*« — so nennt die anglo-amerikanische Fachliteratur die psychosomatische Grundeinstellung — bedeutet personale Zuwendung, mitmenschliche Wärme mit Sicherheit und Geborgenheit[2].

Diese Grundeinstellung hat als Fundament ein geübtes Fachverhaltern und eine Einstellung, die sich der Patientin maximal annähern kann mit Aufrechterhaltung der Distanz. Sie hat nichts zu tun mit einer semi-zärtlichen Sentimentalität, die Menschen in Not keinen Halt bietet…«.

»Nach Sexualität sollte nich in einer falschen Sachlichkeit gefragt werden, denn der emotionale und persönliche Aspekt ist mit dem Sexuellen eng verbunden« (2).

Das ist keine Aufforderung zur Vertraulichkeit, denn nach Sexualität sollte auch nicht in falscher Zärtlichkeit gefragt werden. Zärtlichkeit und Sachverständigkeit schließen sich gegenseitig aus.

Der Psychosomatiker begleitet das Paar, die Frau über die verschiedensten Lebensphasen und gibt an entscheidenden Lebensabschnitten Anstoß zu einer positiven emotionalen Weiterentwicklung (5).

Der Psychosomatiker wird eine bestimmte Gesprächstherapie mit großer Flexibilität und Elastizität handhaben. Die strikten Regeln der Gesprächstherapie stammen aus dem Gebiet der formalen Psychotherapie und sind deshalb im

---

[2] M. STAUBER sagt dazu: »Hierbei haben wir vor allem die WINNICOTTschen Überlegungen schätzen gelernt. Gemeint ist die sog. »Holding-Therapie«, die ein Halten, ein Beschützen der Patientin zum Inhalt hat. Ausgangspunkt ist die genetische Überlegung, daß bei psychosomatischen Patientinnen ein Defizit an gelungener Eltern-Kind-Beziehung vorliegt. Der Arzt, die Schwester und die Hebamme können durch ihre Bereitschaft, der Patientin Vertrauen, Sicherheit und stetige Hilfe anzubieten, dieses Defizit etwas ausgleichen… Mikrodefekte, die auf der primitiven Interaktionsebene entstanden sind, können durch neue positive Erfahrungen gemildert werden«.
M. STAUBER: Wie kann in der Frauenklinik die Psychosomatik in Diagnostik und Therapie integriert werden? In: D. Richter & M. Stauber (Hrsg.): Psychosomatische Probleme in Geburtshilfe und Gynäkologie. Freiburg, Kehrer (1983), S. 59.

Rahmen der gynäkologisch-psychosomatischen Sprechstunde nicht direkt brauchbar (11). Es kommt nicht so sehr auf die freie Assoziation als auf den freien Dialog an (3).

Dieses Gespräch soll als *Dialog* zwischen Arzt und Patienten geführt werden und sich an keiner Methode formaler psychotherapeutischer Gesprächsführung festlegen.

b) Der Inhalt der Gespräche: eine neue Psychodynamik

Hier geht es um die Akzentverschiebung von der intrapsychischen, dem Fokus der klassischen Psychotherapie, zur interaktionellen (Paar-)Dynamik. Gynäkologisch psychosomatische Probleme, z. B. Sexualprobleme, sind biologisch, psychosozial und auch imaginär-dynamisch gegliedert. Als Kommunikationsprobleme können sie nicht in einem individualistischen Modell verstanden werden. Sie spielen eine Rolle in der Beziehung zwischen den beiden Partnern, aber auch in der Beziehung zum Arzt, und jede dieser Personen, die in der triangulären Situation zusammenwirken, hat ihre eigene Dynamik. So lernte ich auch in dieser psychosomatischen Sprechstunde in vivo das Verständnis für emotionale und interaktionelle Aspekte dessen, was zwischen Arzt und Patientin bzw. Paar vor sich geht.

Auch Molinski betont, daß eine solche psychosomatische Medizin sich von formaler Psychotherapie unterscheidet, indem der praktizierende Arzt eine Sprechstunde führt, welche gleichzeitig biologisch, psychologisch und sozial orientiert ist (5, 10, 11).

Vergangenheitsbewältigung ist nicht gefragt

Der Fokus des Gesprächs liegt eher im zwischenmenschlichen Charakter des Symptoms, als Beziehungsstörung — auf dem sozialen und zwischenmenschlichen Umfeld im Hier und Jetzt. Den psychosozialen Faktoren wird hier also mehr Aufmerksamkeit geschenkt als psychogenetischen Untersuchungen einer fernen Vergangenheit in der Kindheit.

Ziel der therapeutischen Intervention ist es, die Psychodynamik der gestörten Interaktion und nicht etwa deren psychogenetische Wurzeln zu erhellen (16). H.-G. Rechenberger sagt ferner,

> »daß unsere Interventionen Teil einer pragmatischen Gesamtstrategie sind und schließlich die andersartigen Zielsetzungen, nämlich Installierung oder Wiederherstellung befriedigender Sexualbetätigung, eine Modifikation und eine Beschränkung erzwingen«.

Bei der Mehrzahl der psychischen gesunden Paare mit z. B. sexuellen Problemen soll das ärztliche Gespräch auf einer rationalen Ebene verlaufen und im wesentlichen an der Bewußtseinslage des Paares orientiert bleiben (5, 6).

Molinski betont aber, daß der Arzt nicht selten auch mehr oder weniger unbewußte Haltungen seiner Patienten aufgreifen muß, wenn eine gewisse

Psychopathologie vorhanden ist. Es sei hier nur an konflikthafte Haltungen zu Kontrazeption, Schwangerschaft, Sexualität, Lust und Partnerschaft erinnert. Dann spielen nicht nur reale, sondern auch irrationale Ängste und Befürchtungen eine Rolle. Dies bedeutet, daß man auch lernen muß, mit dieser Unvernunft sachgemäß umzugehen.

Das auf rationaler Ebene geführte Gespräch mit der Patientin muß formal abgeschlossen werden; am günstigsten ist es, wenn der Arzt Bilanz zieht. So ist z. B. das Maximum an Intimität nicht für jedes Paar das Optimum an Intimität. Dieses erfordert vom Arzt die angemessene Resignation (Hans Giese).

Beabsichtigt wird eine *bescheidene Begleitung mit Geduld*: keine *fanatische* oder *persekutorische Psychotherapie* (Molinski), die mit ihren psychotherapeutischen Idealvorstellungen die Frau bzw. das Paar zur psychischen Dekompensation führt.

Es handelt sich um »konfliktzentrierte Gesprächspsychotherapie«. An erster Stelle führt der Psychosomatiker vom (*somatischen*) Symptom ausgehende konfliktzentrierte Gespräche (3).

In diesem Rahmen sei auch erwähnt, daß Molinskis Modifikation der Sexualtherapie nach Masters und Johnson mit der sogenannten fokussierenden Deskription sich als erfolgreich und in der Ein-Mann-Praxis des niedergelassenen Arztes als brauchbar erwiesen hat.

Psychosexuelle und psychosoziale Schwierigkeiten der psychisch gesunden Frau

So hat sich allmählich auch eine Verschiebung meiner Interessen in der Psychiatrie vollzogen: von der klassischen (Anstalts-)Psychiatrie der Psychosen (Melancholie, Schizophrenie) zur Psychopathologie des Alltagslebens (Freud), d. h. zu den psychosozialen und psychosexuellen Schwierigkeiten der psychisch gesunden Frau. Wie Molinski betonnt:

> »Auch die biologischen Faktoren Menstruation, Möglichkeit des Eintritts einer Schwangerschaft, Geburt und Mutterschaft bringen reale persönliche Abhängigkeiten mit sich, die tief in das Leben einer Frau eingreifen können. Sie bringen es also mit sich, daß die Frau nicht frei über sich verfügen kann, und insofern gibt es ein biologisch bedingtes Abhängigkeitsgefühl der Frau mit psychosexuellen und psycho-sozialen Konflikten und Krisen. Noch ein Konfliktbereich, der die Gleichberechtigung der Frau beeinträchtigt, soll nur kurz erwähnt werden. Mutterschaft ist mit einem realen Interessenkonflikt dem Kind gegenüber verbunden. Unbeschadet allen Mutterglücks kostet das Kind dennoch Geld, Zeit und Mühe. Die Teilnahme der Mutter an den zur Verfügung stehenden Gütern und Möglichkeiten ist daher begrenzt. Die damit verbundene Konflikthaftigkeit kann übrigens zu mannigfachen psychosomatischen Störungen von Schwangerschaft, Geburt und Wochenbett führen« (9).

Jede psychisch gesunde Frau wird daher psychosexuellen und psychosozialen Konflikten und (Reife-)Krisen begegnen können (6).

Für den Umgang mit diesen Frauen ist es jedoch sehr viel wichtiger, mit den normalen Problemen und Schwierigkeiten im Verlaufe des Lebens einer Frau vertraut zu sein, um von daher dann auch Fehlanpassung und Krankheit verstehen zu können. Dieses setzt voraus, daß der Psychosomatiker nicht davor zurückschreckt, sich emotionell zu engagieren, dabei aber gleichzeitig seine Gefühle kontrollieren kann. Es handelt sich um eine engagierte Begleitung mit der Herausforderung der Konfrontation: Ein Psychosomatiker verhält sich im Dialog mit der Patientin immer wieder *provokativ*.

Hier bleibt der Psychosomatiker Freud treu, der eine strenge Behandlung voraussetzt. Nach dem hellenistischen Prinzip »γνωθι σεαυτον« (erkenne dich selbst): Der einsame, mühsame Weg der Selbstentfaltung ist eine Pilgerfahrt zur heilsamen Wahrheit, ungeachtet ärgerlicher Proteste, die eine falsche Emanzipation der Frau oder eine Scheinlösung verkünden.

Mehr Aufmerksamkeit für die Wichtigkeit körperlicher Faktoren

Die traditionelle Organmedizin behandelt Körper ohne Seele; die traditionelle Psychotherapie behandelt Seelen ohne Körper. So habe ich gelernt, daß eine gründliche körperliche Untersuchung eine Conditio sine qua non in der Sexualsprechstunde, in der gynäkologisch-psychosomatischen Sprechstunde ist und bleibt.

Wie häufig die Conditio sine qua non umgangen wird, zeigen Erfahrungen aus unserer Sprechstunde in Leuven. Es bestätigt sich immer wieder, daß es tatsächlich z. B. für sexualmedizinische Patienten schwierig ist, vom konsultierten Arzt sorgfältig untersucht zu werden. Gerade Hausärzte überweisen leider allzuoft ohne vorherige körperliche Untersuchung; und das ist ein medizinischer Kunstfehler!

Außerdem dürfen wir die psychologische Bedeutung einer sorgfältigen somatischen Untersuchung nicht aus den Augen verlieren: Sie bestätigt der Patientin, daß ihre Beschwerden ernst genommen werden und festigt damit auch das Vertrauensverhältnis zwischen Arzt und Patientin. Zudem erspart ein solches Vorgehen — gleich zu Beginn der Konsulation — der Patientin auch, daß sie einer endlosen Folge somatisch-technischer Untersuchungen ausgesetzt wird. Das Risiko, sie auf ihre somatischen Beschwerden zu fixieren, wiegt dagegen gering.

Statt einer Faszination von Träumen und unbewußten Vorstellungen wird mehr Aufmerksamkeit für körperliche (z. B. hormonelle) Faktoren in der Psychosexualität gefordert (z. B.: hormonelle Aspekte der Sexualität während der Schwangerschaft oder der Perimenopause, das postpartale hyperästhetisch-emotionelle Syndrom, somatische Streßfaktoren [der Therapie] für die Krebspatientin).

Adäquates körperliches Funktionieren ist die Voraussetzung für adäquates psychosexuelles Funktionieren. Sinne, Organe, Glieder, der ganze Organismus müssen sich in gutem Gesundheitszustand befinden. Diese körperliche Basis ist und bleibt die Basis für die Entfaltung des psychosexuellen Lebens.

Dieses beinhaltet auch, daß im therapeutischen Vorgehen das körperliche therapeutische Verfahren mehr Aufmerksamkeit erlangt hat (z. B. Autogenes Training, Relaxationsübungen). Auch die biologischen therapeutischen Mittel (z. B. Neuroleptika, Antidepressiva, Hormone) sollen immer im therapeutischen Blickfeld bleiben.

Positiver Einfluß auf Lebenslust und Arbeitsfreude

Schließlich möchte ich verdeutlichen — und dies scheint etwas paradox — , wie das sehr aktive Gynäkologenteam, d. h. sein Team von hochdifferenzierten »Zwangsarbeitern«, meine Einstellung zur Arbeitslust und -freude positiv beeinflußt hat.

Als Psychosomatiker und Sexualtherapeut wurde ich in der Frauenklinik ganz konkret konfrontiert mit der Tatsache, daß für die Medizin »gesunde« Sexualität vor allem eine Fortpflanzungsfunktion hat.

Die Fortpflanzungsorgane der Frau riskieren in der gynäkologischen Klinik, wenn sie nicht prokreativ tätig sind, als Beschwerdeorgane angesehen zu werden, so daß ihre Funktion als Lustorgane nahezu unbekannt bleibt. Dies hat sich am deutlichsten in der Infertilitätsklinik gezeigt. Die psychische Belastung der Infertilitätstherapie ist derartig, daß aus einer narzißtischen Abwehrhaltung die Frau sich sozusagen aus dem eigenen Körper entfernt. Das sehr persönliche, intime Gebiet der sexuellen (Lust-)Beziehung wird das »Operationsfeld« hochspezialisierter medizinischer Behandlung.

An die Stelle der spontan empfundenen körperlichen Einheit des *Leibes* tritt iatrogen eine »körperliche Mechanik« des *computerisierten roboterisierten Körpers.*

Diese Infertilitätstherapie mit ihrer psychosexuellen Belastung für die Frau bzw. für das Paar hat den Sexualtherapeuten am deutlichsten überzeugt, daß die Geschlechtsorgane nicht nur der Fortpflanzung dienen.

Die Geschlechtsorgane sind an erster Stelle Lustorgane, die in der zwischenmenschlichen Beziehung eine große Rolle spielen[3]. Der menschliche Körper ist an erster Stelle ein *Beziehungs-Leib*: Jeder Mensch ist leibgewordene Beziehung.

»Wer rastet, der rostet«

Die Psychoanalyse hat die Zusammenhänge über das Wachsen zur Lustfähigkeit beschrieben. In aufeinanderfolgenden Stadien, bereits im Kindesalter, werden bestimmte empfindliche Körperteile »aufgeladen« zu erogenen, d. h. sensibelen, lustempfindlichen Körperteilen.

---

[3] Etwa drei- oder viermal pro Tag (beim Essen) erfüllt der Mund die biologische Funktion der Selbsterhaltung; er hat also überwiegend eine kommunikative Rolle: Sprechen, Lachen, Küssen. In gleicher Weise funktionieren die Geschlechtsorgane im Leben des Menschen auch nur drei- oder viermal zum Zweck der Arterhaltung; und sie haben auch — als Lustorgane — überwiegend eine kommunikative Rolle in der Partnerbeziehung und in Lebenslauf der Frau.

Eine positive Lustentwicklung setzt eine positive Lusterfahrung voraus. Ist diese Lusterfahrung positiv erlebt worden, wird sich automatisch ein stimulierender Effekt auf die Lustfunktion einstellen. Um aber optimal zu funktionieren, muß natürlich regelmäßig geübt werden. Das gilt gleichermaßen für Musiker und Athleten. Beide pflegen ihre gut einstudierten Übungen durch intensives Training.

Jede Störung, welche die Ausübung einer Funktion verhindert oder unterbricht, bedroht prinzipiell das weitere unbehinderte Funktionieren. Auch eine zeitweilige Unterbrechung kann einen Funktionsverfall zur Folge haben. Deshalb ist eine Anpassungs- und Lehrzeit danach immer nötig, so kurz sie auch sein mag. Nach jeder Operation oder Krankheit, die mit einer Unterbrechung der sexuellen Aktivität einhergeht, müssen die Partner erst wieder lernen, sich sexuell aufeinander einzuspielen. Hier handelt es sich nicht um neurotische Störungen, sondern um *normale Anpassungsschwierigkeiten.*

Mit Recht hat Sigmund Freud auf die »historische Blindheit« der Medizin hingewiesen, die nur den Fortpflanzungsaspekt der Sexualität kennt. Diese Blindheit ist, so Freud, nicht angeboren, sondern durch gesellschaftliche Faktoren einer viktorianischen Vergangenheit bedingt. Die Medizin erkennt zwar die Fortplanzungsdimension an, verkennt aber die anderen Funktionen der Sexualität. Gemäß ihrem therapetischen Auftrag beschränkt sich die Medizin also vorwiegend auf Fertilitätsprobleme. Sie beschäftigt sich traditionell damit, Leiden zu verhindern, zu lindern und zu heilen. Auf der Beschwerdeliste — wobei die Schmerzempfindung im Mittelpunkt steht — ist naturgemäß wenig Platz für die Lust.

Das führt zu einem Einstellungsproblem für den Arzt, der, bereits überlastet durch die Sorge um das Leiden, sich leicht überfordert fühlt, wenn er dann noch mit der Frage nach der Lust »belästigt« wird.

Man darf auch nie vergessen, daß das medizinische Modell ein organisches Modell ist, individualistisch auf einen Organismus gerichtet, nämlich den kranken Körper. Es ist traditionell kein Modell, das die zwischenmenschliche Beziehung, also zwei (oder mehr) Subjekte in intersubjektiver Wechselwirkung berücksichtigt. Die moderne Medizin, die Ganzheitsmedizin hingegen, die sich das Ziel der echten Heilkunde gesetzt hat, behandelt nicht nur objektiv Organe oder Teile eines Organismus, sondern sie sieht auch noch das »Heil des Menschen«. Der geheilte Mensch, der hier gemeint ist, ist ein Individuum, das (wieder) auf körperlichem, psychosozialem und geistigem Gebiet sein Gleichgewicht gefunden hat. Heilsam leben beruht auf der Lebenskunst, in der der Mensch sich in der Arbeitswelt und als Liebender im persönlichen Umgang mit anderen ausleben kann, darf und es auch wagt.

Bei der Behandlung dieser (körperlichen) Beschwerden dieser (Genital-) Organe soll der Arzt die Heilung stets in Zusammenhang mit der Lustfunktion sehen. Falls er diesen Aspekt aus dem Auge verliert, so wäre das ungefähr so, als wenn er bei der Behandlung eines gebrochenen Beines nur auf den Gips achten würde, ohne an das Gehen(-lernen) zu denken. Die Heilung eines gebrochenes Fußes kann aber nicht unabhängig von der Funktion des Körperteiles gesehen werden, nämlich Stehen, Gehen, Laufen, Springen und Tanzen.

Metamorphose des Psychiaters

Meine Einstellung hat sich allmählich geändert. Statt einer mehr passiven Psychiater-Einstellung im Rahmen einer »kontemplativen Medizin« von Imaginären und Träumen fasziniert, bin ich auf ein mehr aktives therapeutisches (»Spiel«-)Programm orientiert. Dies war auch ein angenehmer Weg: vom Denken und Psychologisieren zu einer mehr lustorientierten Einstellung. Solch eine Umstellung ist notwendig, denn »für die Medizin heißt gesunde Sexualität — noch immer — Fortpflanzungsaktivität (Sigusch). Die sexuellen Organe sind nicht nur Fortpflanzungswerkzeuge, sie sind an erster Stelle Lust- und Kontaktorgane. Sie sind vor allem Organe für Lebenslust und zwischenmenschliche Beziehung. Solche Lebenslust und zwischenmenschliche Beziehung sind die Basis humaner Fruchtbarkeit (statt Reproduktionsverhalten) und humaner Geschlechtlichkeit im Sinne von P. Petersen.

Der Mensch ist und bleibt noch immer ein (sexuelles) Beziehungswesen, und es gibt keinen Kontakt ohne Takt.

Schluß

Es kann nicht geleugnet werden, daß die Gynäkologen einen wohltuenden Einfluß, der mehr als ein Placeboeffekt war, auf den Psychiater, nach den ersten Anpassungsschwierigkeiten 1968 und eines Gewichtsverlustes wegen des Stresses, ausgeübt haben. Ein wohltuender Einfluß, der dem Psychiater Arbeitsfreude und Lebensmut gegeben hat, und er ist wahrscheinlich auch für seine Mitmenschen liebenswerter geworden.

Den Gynäkologen gegenüber bleibt Dankbarkeit dafür die richtige Lebensantwort.

Literatur

1. ANGERMANN, I., Sexualtherapeutische Plazebos. In: H.-J. Vogt, V. Herms u. W. Eicher (Hrsg.): Praktische Sexualmedizin, 245-250, Wiesbaden: Medical Tribune (1980).
2. BRÄUTIGAM, W., Sexualmedizin im Grundriß. Stuttgart: Thieme (1977).
3. DMOCH, W., Sexualanamnese als Einstieg in die Sexualtherapie. In: H.-J. Vogt, V. Herms u. W. Eicher (Hrsg.): Praktische Sexualmedizin, 231-235, Wiesbaden: Medical Tribune (1980).
4. DMOCH, W., Psychosomatische Aspekte in Umgang mit Krebspatienten. In: H. Jung, B. Liedte (Hrsg.): Zusatz- und Nachbehandlung des Mammakarzinoms. Stuttgart: Enke (1979).
5. HERTZ, D. G. u. H. MOLINSKI, Psychosomatik der Frau. Berlin — Heidelberg — New York: Springer (1980).
6. HERTZ, D. G. u. H. MOLINSKI, Psychosomatik der Frau. Berlin — Heidelberg — New York: Springer (1981/82).

7. MOLINSKI, H., Ovulationshemmer und das Erleben von Macht und Ohnmacht. Z. psychosomat. Med. (17) 1967, S. 203-215.
8. MOLINSKI, H., Die unbewußte Angst vor dem Kind. München, Kindler (1972).
9. MOLINSKI, H., Psychotherapeutisch-gynäkologische Poliklinik und das Problem der Selbstverwirklichung der Frau. Erfahrungsheilk. (23) 1974, S. 97-100.
10. MOLINSKI, H., HERTZ, D. G., Zielsetzung der Psychosomatik in Geburtshilfe und Gynäkologie. Therapiewoche (27) 1977, S. 636-646.
11. MOLINSKI, H., Das psychosomatisch orientierte Sprechstundengespräch in der Gynäkologie und Geburtshilfe. Therapiewoche (28) 1978, S. 9486-9492.
12. MOLINSKI, H., Psychologische Probleme in der modernen Geburtshilfe. Archives of Gynecology (228) 1979, S. 33-41.
13. MOLINSKI, H., Der medizinisch-psychologische Aspekt der Mutter-Kind-Beziehung. Therapiewoche (30) 1980, S. 632-635.
14. MOLINSKI, H., Gegenwärtiger Standort der Psychosomatik in der Frauenheilkunde. In: D. Richter, M. Stauber (Hrsg.): Psychosomatische Probleme in Geburtshilfe und Gynäkologie. Freiburg, Kehrer (1982).
15. NIJS, P., Een psychiater in de gynekologie. T. Psychiat. (20) 1978, S. 106-123.
16. RECHENBERGER, H.-G., Kurztherapie bei sexuellen Dysfunktionen. In: H.-J. Vogt, V. Herms u. W. Eicher (Hrsg.): Praktische Sexualmedizin, S. 261-263, Wiesbaden: Medical Tribune (1980).

DIE NEUEN THERAPIEN, DIE NEUEN THERAPEUTEN: JENSEITS DER SYMPTOME

>»Alles hat seine Zeit und alles Vorhaben unter dem Himmel seine Stunde:
>
>geboren werden hat seine Zeit,
>sterben hat seine Zeit;
>pflanzen hat seine Zeit;
>ausreißen, was gepflanzt ist, hat seine Zeit,
>töten hat seine Zeit;
>heilen hat seine Zeit;
>weinen hat seine Zeit,
>lachen hat seine Zeit;
>klagen hat seine Zeit;
>tanzen hat seine Zeit;
>schweigen hat seine Zeit;
>reden hat seine Zeit;
>lieben hat seine Zeit,
>hassen hat seine Zeit;
>Streit hat seine Zeit,
>Frieden hat seine Zeit.«

(Prediger 3, 1–9)

Einführung

Während drei Jahrhunderten hat die technische Wissenschaft eine unwahrscheinliche Entwicklung durchlaufen: *a succes story*, angefangen mit der Kartesianischen Spaltung: die Trennung und Distanz zwischen dem eigenen Selbst — »je pense« — und der Natur. Die Geist-Körper-Dichotomie war geboren. Dies geht auch weiter zurück auf den Bruch in der griechischen Erkenntnistheorie — zwischen Homer und Plato — wo das Objekt, als Gegenstand mit Abstand gegenüberstehend, wahrgenommen wird. Messen ist Wissen. Wissen ist Objektivieren, und dieses Wissen bringt auch Beherrschung. Es ist die stolze — und falsche! — Überzeugung, dass die Wirklichkeit nur *objektiv* richtig gekannt werden kann: d.h. ohne persönliche Partizipation, ohne sich als Wissenschaftler persönlich darauf einzulassen.

In der methodischen Untersuchung nach Descartes wird die Natur experimentell geprüft, gequält: »*natura vexata*« beherrscht und ausgebeutet. Diese technische Wissenschaft als Ausbeutung der Natur hat zu einer Entzauberung der Welt geführt: die Welt verlor ihre Seele und ihr Mysterium.

Diese Rationalität ist eine methodisch eingeschränkte Wirklichkeitserfahrung: ohne Wirklichkeitsbeziehung, ohne Partizipation.

Sie arbeitet festgefahren in einer typischen Rigidität: *zerfahren*; sie ist *maniert* in ihrer methodisch detaillierten Einengung; und sie ist *verstiegen* in ihrer technischen Hybris. Nach Binswanger sind diese gerade drei Formen missglückten Daseins.

Es geht dabei auch in dieser technisch-praktischen Wissenschaft um zweck-orientiertes oder maximiertes Verhalten.

Rationales Bewusstsein kann es nicht genug geben, nie genug Gewinn oder Macht, niemals kann man genug erreichen, kein Bruttosozialprodukt ist gross genug.

> »In Anbetracht der Tatsache, dass Schismogenese ein so beherrschendes Phänomen in der abendländischen Kultur ist, müssen wir zu dem Schluss kommen, dass Individuen dieser Kultur mit graduellen Unterschieden am Durchdrehen sind. Dies gilt auch für die moderne Medizin. Sucht-verhalten charakterisiert auf die eine oder andere Weise jeden Aspekt der Industriegesellschaft, bis hinein in das Leben ihrer individuellen Glieder. Abhängigkeit von Alkohol, Drogen usw. unterscheidet sich formal nicht von der Abhängigkeit von Prestige, Karriere, Forschungs-resultaten oder dem Verlangen, über alles bewusste Kontrolle auszuüben. Jedes System, das bestimmte Variablen maximiert ohne Rückkopplung und damit gegen die natürlichen Bedingungen des Fliessgleichgewichts verstösst, das diese Variablen optimieren würde, befindet sich per defini-tionem im Durchdrehen und hat letztlich keine grössere Überlebens-schance als ein Alkoholiker oder eine Dampfmaschine ohne Regler« (Morris Berman, 1981).

Ein geistiges System kann nicht ständig durchdrehen, kann Variablen nicht maximieren und gleichzeitig die Eigenschaften des Geistes erhalten. Es ver-liert seinen Geist, es stirbt. Immer nur maximalisieren ist destruktiv: nur das Optimieren hat Zukunftschancen.

Die moderne Medizin: technische Einseitigkeit im Fortschritt

Auch die Medizin erlebte im vergangenen Jahrhundert eine sprunghafte Entwicklung, vor allem mit technischen Fortschritten.

Im Kapitel »Eingreifen ins Leben« wurde versucht, diese Entwicklung zu skizzieren. Und dabei wurde betont, dass diese Entwicklung weitergeht, immer schneller.

Seit der ersten Herztransplantation, die Christian Barnard 1967 ausführen konnte, hat die Transplantationsmedizin in atemberaubender Geschwindigkeit immer neue Erfolge verbucht.

Als Barnhard (2001) an einer Herzerkrankung starb, konnte er gerade nicht mehr dem 59-jährigen Amerikaner Robert Toole begegnen, dem ersten Men-schen mit einer Herzprothese, mit der er noch mehr als 150 Tage lebte.

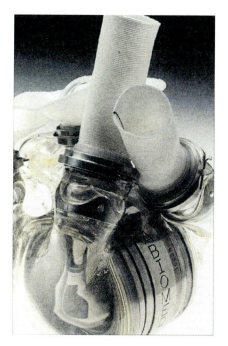

Abb. 1a: 2001: die erste
Herzprothese

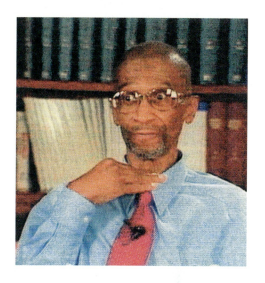

Abb. 1b: 2001: der erste Mensch mit
einer Herzprothese.

Tools, glücklich dass er weiter leben konnte, hatte es jedoch schwierig sich an die Schwere und an das Summen »seines Herzapparates« zu gewöhnen. (Abb. 1a + 1b).

So hat, für viele vielleicht unerwartet und überraschend schnell, das triumphierende Zeitalter des Ersatzes von lebenswichtigen Organen begonnen: die Prothesenmedizin.

Die Spende-Techniken haben sich in einer Geschwindigkeit weiterentwickelt, der juristische und ethische Reflektionen über das Abgeben von Organen kaum folgen können.

Und der Fortschritt eilt weiter. Nur ein Beispiel sei erwähnt.

Im Februar 1997 überrascht das Schaf »Dolly« die Welt: geklont von einem erwachsenen Schaf. Kaum ein halbes Jahr später wird »Polly« geboren. Polly ist nicht nur ein Schaf (Abb. 2), das durch Klonen erzeugt ist, es ist ausserdem noch transgen: es besitzt menschliches genetisches Material, dass in das Genom dieses Schafes übertragen worden ist.

Die Gen-Technik hat eine neue Phase erreicht: die Biotechnologie bringt eine Bio-Prothesen-Medizin. Neben transgenen Mäusen und Schafen ist nun auch der Weg frei für transgene Menschen.

Denn: nicht einmal sechs Monate nach der Geburt von Dolly haben einige britische Frauen nach einem Schwangerschaftsabbruch den abgetriebenen Fötus in Stickstoff einfrieren lassen. Zu einem späteren Zeitpunkt, gewünscht und

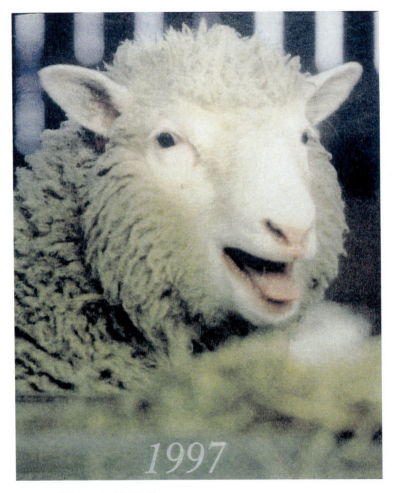

Abb. 2: Februar 1997: Dolly

geplant, soll durch Klonen mit Zellen dieses abgetriebenen Kindes ein IVF-Wunschkind entstehen, wohlprogrammiert, wohltemperiert. Geht es hier um die technische Auferstehung eines getöteten Kindes, das bei minus 152 Grad mumifiziert war?

Die Entfremdung der Zeit erlaubt eine beliebige Zerstückelung, der Sinn für die Lebenszeit wird erfolgreich verdrängt. Ein Produkt dieser Verdrängung ist die präparierte Zeit: Reproduktionsmediziner frieren Embryonen ein, also Menschen im frühesten Entwicklungsstadium. Der Gedanke, dieser Zeitsprung sei ein gewaltsamer Eingriff in die Biographie dieses werdenden Menschen, ist ihnen völlig fremd.

In einem Staat der ehemaligen Sowjet-Union hat sich ein Handel entwickelt, wobei Frauen sich erst befruchten lassen und später einen Schwangerschaftsabbruch ausführen lassen, um das »fötale Materal« als Grundstoff für Behandlung gegen das Älter-Werden im reichen Westen verkaufen zu können.

Und der Fortschritt eilt weiter…

Amerikanischen Forschern ist es gelungen, pluripotente Zellen zu züchten, die aus der Keimbahn eines menschlichen Fötus stammen. Solche vielseitigen embryonalen Stammzellen könnten »auf Mass gearbeitete Ersatzstücke« liefern, wenn die notwendigen Wachstums- und Reifungs-Faktoren hinzugefügt werden, um das Wachstum in die gewünschte Richtung zu lenken.

Mit diesem neuen technischen Schritt ist auch das Tabu von Eingriffen in die menschliche Keimbahn durchbrochen worden.

Wissenschaftliche Ergebnisse aus dem Bereich der Gentechnik sind atemberaubend. Daraus erwachsen die beunruhigenden Fragen: »Was ist genetisch am Menschen zu manipulieren? Welches Ziel haben wir dabei vor Augen?« Einerseits hofft man, durch genetische Manipulation Erbkrankheiten und krankhafte Anlagen in Zukunft korrigieren zu können, anderseits schwebt uns natürlich auch ein neuer Mensch vor, der kein Mangelwesen mehr ist.

Hat Popper nicht gesagt: Wer das Paradies auf Erden will, schafft die Hölle.

Im vergangenen Jahrhundert entwickelte sich die technische Wissenschaft sprunghaft: die Fortschritte gehen noch paroxysmal weiter. 1969 landete der erste Mensch auf dem Mond: mit der ehrgeizigen Aussage: »Der Himmel is nicht die Grenze«. Genau 100 Jahre früher war in Amerika das erste Fahrrad mit Kettenschaltung erfunden worden.

Diese explosionsartige Entwicklung ist auf vielen Gebieten zu beobachten, under anderem im Bereich der Medien und der Informatik.

Das technische Wissen und Können bringt die Menschheit immer wieder in lebensgefährliche Situationen, wie auch schon am 8. August 1945, als die Atombombe von Hiroshima innerhalb von einer Sekunde das mögliche Ende

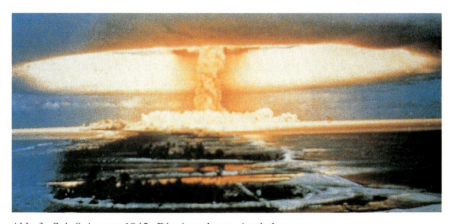

Abb. 3: Seit 8 August 1945: Die Atombome-Apokalyps.

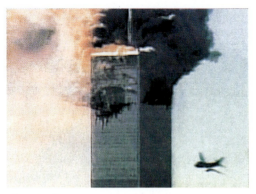

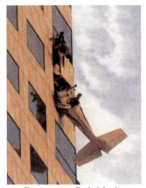

Abb. 4: 11. September 2001: Apokalypse

»Copycat« Suizid eines
15-Jährigen: Nachahmung
des 11. September Suizids

der Menschheit mit einem verblendenden Licht im menschlichen Bewusstsein einbrannte.

Der (Regen)Bogen dieser lebensgefährlichen Situationen reicht vom 8. August 1945 bis zum 11. September 2001.

Aber es bleibt das Paradox: in unserer modernen und a-religiösen Welt herrscht ein beinahe religiöser Glauben an den technischen Fortschritt. Dies gilt auch für die Medizin. Diese moderne Medizin entwickelt sich immer mehr zu einem von Computern gesteuerten Gesundheitsbetrieb.

Die naturwissenschaftliche Entwicklung der modernen Medizin orientiert sich fast einseitig an der messbaren Quantität. Was nicht gezählt werden kann, zählt nicht mit. Es ist die Faszination der Zahlen, die das wahre Gesicht der Patienten, die sich in Not befinden, verbergen, hinter dem eisernen Vorhang der Zahlen.

Im Hintergrund dieser Entwicklung herrscht die Euphorie des Machbaren, sowohl in der Medizin als auch in unserer Gesellschaft. Beide sind leistungsorientiert und sind auf Produktivität ausgerichtet, im Unterschied zur Kreativität. Es geht um die Faszination der Tat: »Am Anfang war die Tat«. (Goethe, Faust)

Krankheit wird als ein Maschinendefekt der Körpermechanik definiert, so Viktor von Weizsäckers Aussage, die noch immer schrecklich wahr bleibt.

Die moderne Medizin hat in ihrer technischen Einseitigkeit einen Höhepunkt, einen Wendepunkt, vielleicht einen Endpunkt erreicht, auch weil sie nicht mehr zu finanzieren ist. Diese technisch höchst differenzierte Medizin produziert immer mehr die sogenannten »Diseases of medical progress« (Lassagna): Medizinkrankheiten.

Der technische Hyper-Konsum als medizinische Super-Leistung ist selbst ein Krankheitssymptom einer Gesellschaft des Überflusses, die an ihrem Leistungsdruck unterzugehen droht.

Auch die moderne Gynäkologie ist diesem Risiko ausgeliefert. Exemplarisch sind hierfür die Reproduktionstechnologien, die in der Euphorie des Machbaren blind triumphieren um einen Erfolg von kaum 20%. Sie verleugnen die von ihnen gleichzeitig geschaffenen Probeme: 20 mal mehr Mehrlinge, vierfach erhöhte Anzahl von Frühgeburten, zehnmal mehr Kinder mit sehr niedrigem Geburtsgewicht. Außer Betracht der 15% Erfolgsstatistik der IVF-Kinder bleiben fast 80% Frauen und Paaren ohne Kind, jedoch mit dem Risiko von psychosexuellen Störungen und psychosomatischen Defiziten.

Ich möchte provozierend betonen: das Zentrum der Entfremdung des modernen Menschen liegt gegenwärtig in einer hoch technologisierten Medizin, sowohl für die Patienten als auch für die Ärzte und nicht mehr in der psychiatrischen Anstalt, wie die Anti-Psychiatrie seit 1968 so laut geschrieen hat.

Die Entfremdung des Gynäkologen

Der moderne Gynäkologe führt ein Berufsleben mit ständigen Kontradiktionen, vor allem auf dem Gebiet der menschlichen (In)Fertilität, so ist hier wiederholt betont worden. Welche Streß bedeutet dies persönlich für diesen Gynäkologen, der der Frage nach dem Sinn seiner Berufstätigkeit nicht immer entfliehen kann?

Die modernen Fertilitätstechnologien gehen immer instrumenteller mit der menschlichen Fruchtbarkeit um. Aber auch die moderne Frau geht immer instrumenteller mit ihrem Frauenarzt um, den sie als Instrument zur Erfüllung ihrer Wünsche benutzt.

Von Kontrazeption über Infertilität und Schwangerschaftsabbruch hin zu verschiedenen gynäkologischen Untersuchungen und Eingriffen entpuppt die moderne mündige Patientin sich als Auftraggeberin. Der Gynäkologe wird zum Ausführenden reduziert, der Tag und Nacht bereit sein muß, aber nicht viel Mitspracherecht hat.

Die eigenen Wünsche — oder Launen — der Frau müssen in »soziale Indikationen« umgebogen werden, wobei eine elektive Maßnahme (d. h. wörtlich eine Maßnahme nach Wunsch) zu einer Maßnahme nach Indikation umgebogen wird. Das Fehlen einer Kontraindikation für eine bestimmte Untersuchung oder einen bestimmten Eingriff wird durch die Frau zu einer Indikation umdefiniert. Die frühere Norm: »Salus aegroti suprema lex.« (d. h.: das Heil des Kranken ist das höchste Gesetz) wird verformt zu: »Voluntas aegroti suprema lex.« (d. h.: der Wille oder die Willkür des Kranken ist das höchste Gesetz).

Es is dann auch zu verstehen, daß manche Gynäkologen ärgerlich und frustriert sind. Sie fühlen sich durch ihre Ausbildung betrogen, die sie nicht gut auf die täglichen Aufgaben ihres Berufes vorbereitet hat. Ihre Praxis müssen sie als einen kleinen Gesundheitsbetrieb organisieren und führen, mit der alltäglichen Perspektive von meist »nutzlosen« Kontroll-Untersuchungen und Eingriffen auf Anfrage.

Und in einer Atmosphäre von Überlebens-Kampf durch die Überzahl an Ärzten sehen viele Ärzte nur eine Perspektive, die wenig Begeisterung auslöst. Es ist die abstumpfende Zukunft eines monotonen Tretmühlenberufs, der eigentlich ein Organisationszentrum für ärztliche Atteste und kleine, aber stressbelastete Eingriffe ist.

Droht nicht jedem Gynäkologe mehr und mehr die Gefahr der Entfremdung: als Gesundheitstechniker tätig in einem nicht mehr zu durchschauenden Gesundheitsbetrieb?

In dieser Krise sollten wir nicht vergessen: Die Deutsche Gesellschaft für psychosomatische Frauenheilkunde und Geburtshilfe, der fast jeder zehnte Frauenarzt angehört, hat in ihrer geistigen Beweglichkeit das Fach der Frauenheilkunde und Geburtshilfe in Klinik und Praxis heilsam verändert. Dies zeigt sich unter anderem darin, daß in der Weiterbildungsordnung für Gynäkologie die Teilnahme an Balintgruppen und Seminaren über Psychosomatik verpflichtend ist.

Rehumanisierung der Medizin und der Gesellschaft

Das Leitthema dieses Kapitels lautet: unser Auftrag ist es, zu einer Rehumanisierung der immer technisch einseitiger werdenden Medizin beizutragen und zu einer Wiedergeburt und Metamorphose des Therapeuten. In diesem Sinne muss es auch zu einer Rehumanisierung unserer technokratischen Gesellschaft kommen. Und vielleicht geht es zu Beginn eines neuen Jahrtausends nicht nur um eine gesunde Biosphäre und eine lebbare Erde, vielleicht geht es auch um die Rettung des menschlichen Lebens überhaupt, um das Weiterleben in einer humanen Welt im Lebensstil der Verantwortung (Jonas). Also: Keime für eine neue Welt, für eine neue Therapie, für neue Therapeuten.

Und es soll uns gelingen, inspiriert von Peter Petersen, in den medizinischen Disziplinen, Gegenwelten mit neuen Grundwerten zu schaffen (P. Petersen):
– der Begriff der Begegnung als ein neues Prinzip, gegenüber dem objektiven Wissen;
– das Prinzip des Dialogs mit dem Entstehen des Dritten zwischen den Partnern, gegenüber dem anonymen Experiment;
– der Kosmos der Sinne als eine Erweiterung der Tiefenpsychologie, gegenüber der entfleischten Rationalität einer rein technischen Medizin.

Vaclav Havel hat beschrieben, welche Qualitäten wir pflegen sollten, um als zukunftsfähige Menschen leben zu können:

> »Seele, persönliche Spiritualität, eigener Einblick in die Dinge erster Hand; der Mut, wir selbst zu sein und den Weg zu gehen, den uns unser Gewissen aufzeigt, Bescheidenheit angesichts der geheimnisvollen Ordnung des Seins, Vertrauen in dessen fundamentale Richtung und vor allem Vertrauen in die eigene Subjektivität als das hauptsächliche Verbindungsglied zur Welt...«[1a]

Gelten diese Aussagen nicht auch für den Lebensweg von jedem Therapeuten, aus der Vergangenheit in die Zukunft? Jeder Therapeut soll sich immer

---

[1a] V. HAVEL: ibidem

wieder einsetzen für Rehumanisierung, für integrales Denken und für globale Verantwortung der Ärzte und Therapeuten.

Wie schon beschrieben worden ist, setzt man »nur auf mechanische Kausalität und die Geist-Körper-Dichotomie begründete Erfahrung am besten unter die Überschrift 'beeinträchtigte Wirklichkeitserfassung', die klinische Definition des Wahnsinns« (Morris Berman, 1981).

Zu diesem Zeitpunkt ist die moderne Gesellschaft bereits zu stark abhängig von der Maximierung von Variablen, die unser natürliches System auf vielen Gebieten zerstören. Das Auftauchen von holistischem Gedankengut in unserer heutigen Zeit könnte durchaus Teil des generellen Prozesses selbstkorrektiven Feedbacks sein.

Für eine neue Zukunft geht es nicht um die Beherrschung der Welt oder die Besetzung einer Region, sondern um die Bewohnung oder um die Wiederbewohnung der Erde.

Genaugenommen sind auch alle humanistischen Therapieformen in einer ursprünglichen Partizipation verwurzelt. Der Einsatz von Kunst, Tanz, Psychodrama, Meditation, Körperarbeit und ähnlichem mündet letztendlich in ein und dasselbe Ziel der Verschmelzung von Subjekt und Objekt, einer Rückkehr zur poetischen Imagination oder sinnlicher Identifizierung mit der Umwelt.

Ich erwarte also eine neue Kultur, die verträumter und sinnlicher sein wird als unsere. Die innere psychische Landschaft von Träumen, Körpersprache, Kunst, Tanz, Phantasie und Mythos wird bei unserem Bemühen, die Welt zu verstehen und in ihr zu leben, eine neue und wesentliche Rolle spielen.

Im Gegensatz zu der entzauberten Welt der Vergangenheit kommt die Wiederverzauberung der Welt in einer neuen Zukunft, wo der wiedergewonnene Eros die kreativen Kräfte bringen wird: vom pädagogischen Eros (nach Spranger) zum therapeutischen Eros.

Das neue Therapiekonzept ist auch aus einem kreativen Umgang mit dem Unbehagen in der modernen High-Tech-Medizin entstanden. Der Therapeut ist kein Gesundheitstechniker, auch kein Psychotechniker. Gerade in der leblosen Welt einer technisch-mechanisierten und vom Computer programmierten Medizin ist heilsame Kunst lebensnotwendig. Therapie als Kunst, Kunst als Therapie (Petersen).

Neue Wege sollten geschaffen werden zu einer intensivierten Therapie und Psychosomatik durch Künste und künstlerische Lebenseinstellung.

Therapie als persönliche Begegnung und Dialog

Im Gegensatz zu der technischen Hybris weiss der Therapeut in Bescheidenheit:

»Der Therapeut ist Heil-Künstler und Heil-Kundiger.

Heilung ist kein Akt des Menschen. Heilung ist jenseits unserer Intentionen: Heilung ist zufallend-zufälliges Ereignis, es widerfährt uns, zuweilen fährt es auch wider uns« (Petersen).

Es ist ein Geheimnis, unsichtbar, und es entspringt unserer Herzmitte: »On ne voit bien qu'avec le cœur« — »Man sieht nur mit dem Herzen gut«, so liess Antoine de Saint-Exupéry den kleinen Prinzen sagen.

»Der Therapeut kann die Heilung nicht machen. Heilung stellt sich von selbst ein — sie ist das Dritte in der Begegnung zwischen Ich und Du. Es ist nie vorhersehbar. Es ist immer ein Geschenk des Augenblickes. Der Therapeut muss Gefährtenschaft geübt haben, dazu gehört einfühlsame Sensibilität ebenso wie Mut, Geduld und Kraft.

Sich auf den therapeutischen Prozess einzulassen, bedeutet für Therapeuten wie für Patienten immer auch den Verzicht auf die Sicherheit bekannter und festgefügter Ordnungen. Risiko ist angesagt.

Durch den therapeutischen Prozess sind keine bestimmten Ergebnisse herstellbar, so wie der Prozess selbst auch nicht herstellbar ist. Er ist ein spontaner und autonomer Ablauf, der sich zwar anstossen lässt, der aber nicht nach Art kausalmechanischer Bedingungen durchgezogen werden kann und sich nicht programmieren lässt.

Ein wichtiges Element ist die persönliche Verantwortlichkeit jedes einzelnen: Verantwortlichkeit ist das Gegenstück zu Anonymität und Anonymisierung. Der Therapeut ist die Brücke von dem Menschen in Not zum Mitmenschen, zur Gemeinschaft, zum Leben.«[1]

Diese befreiende Wendung der Therapie gibt dem geschundenen Menschen seinen kreativen Lebenslauf zurück, auf die Zukunft hin orientier: von Analyse zu Synthese.

Durch die Integration von Verwundungen kann ein neuer Raum entstehen für die schöpferische Entwicklung der empfangenen Talente, auch wenn diese jahrelang verkannt und verwahrlost geblieben sind.

Denn verbirgt sich nicht in jedem Menschen eine Künstlerseele, ein nicht geweckter Traum, ein »kleiner Funken Hoffnung« (Petersen)?

Und ist es nicht gerade der sinnvolle Auftrag für jeden Menschen, Künstler zu werden, ein Künstler des Lebens, ein Künstler im Zusammenleben? — Dieser Auftrag kann dem modernen Menschen nur gelingen, wenn er lebt und zusammenlebt in und durch beseelte Leiblichkeit, zuhause im eigenen Leib, zuhause miteinander.

Das ist keine Aufgabe einer einseitig technischen Reparatur-Medizin oder Therapie, denn es gibt keine Prothese für Intimität und Lebensfreude.

Der therapeutische Dialog, das ärztliche Gespräch, ist das tragende Moment von Therapie überhaupt. Im therapeutischen Dialog waltet Gegenseitigkeit: Reden hat seine Zeit; Schweigen hat seine Zeit.

Paracelsus hat gesagt: Das Grundprinzip der Medizin ist die Liebe, die kollektive Menschenliebe.

»Keine Patientin wird sich öffnen ohne den bergenden 'Raum des Dialoges'«. (Petersen)[1]

---

[1] P. NIJS, P. PETERSEN (Hrsg.): *Alles hat seine Zeit*. Gynäkologische Psychosomatik in Bewegung, Leuven, Peeters Press, 1998.

Im therapeutischen Dialog waltet Gegenseitigkeit, auch wenn die Rollen von Patient und Therapeut klar definiert sind. Gegenseitigkeit findet vor allem ihren Ausdruck im Sich-Aufeinander-Einlassen. Das Organ des Dialoges ist die Herzmitte. Intensivierung und Intensität als Prinzip von Therapie ist nur möglich unter dem liebenden Blick des entgegenkommenden, willkommen heissenden, dialogbereiten Therapeuten.

Im Intermediär-Raum entfaltet sich das phantasievolle Spiel und die spielerische Phantasie. Ohne das Spielerische ist keine Therapie möglich. Ein Therapeut, der nicht spielen kann, ist für Therapie ungeeignet.

Heilsam ist das Wort

Das Zuhören im therapeutischen Gespräch, treu und stabil, bietet nicht nur Halt in Angst und Panik. Im Wechselspiel des Zuhörens wächst hörbar wieder das Gefühl des Zusammengehörens. Das Wort als Therapeutikum schafft die Brücke, ist pontifikale Aktivität, bringt Verbindung und Harmonie. *Religere: verbinden*, ist also wesentlich eine spirituelle Widerfahrnis. Hören mit geschlossenen Augen, ist Mystik, Mysterium.

Begegnung schafft keine Geborgenheit — eher Konfrontation, aber nicht die zerstörende, sondern die anerkennende, zutiefst verstehende. Antwort und Verantwortung entspringen der Begegnung: Gegner in der Begegnung.

Es ist Begegnung im Augenblick: *Kairos*. Im Augenblick, der widerfährt, der zu-fällt in der gelebten Zeit. Es ist ausserhalb der messbaren Zeit: Chronos, die mit einem Chronometer gemessen und entfremdet wird.

Durch den therapeutischen Prozess sind keine bestimmten Ergebnisse herstellbar, so wie der Prozess selbst auch nicht herstellbar ist. Er ist ein spontaner und autonomer Ablauf, der sich zwar anstossen lässt, der aber nicht nach Art kausal-mechanischer Bedingungen durchgezogen werden kann.

Ein wichtiges Element ist die persönliche Verantwortlichkeit jedes enzelnen: Verantwortlichkeit is das Gegenstück zu Anonymität und Anonymisierung. Der Therapeut ist die Brücke von dem Menschen in Not zum Mitmenschen, zur Gemeinschaft, zum Leben.

Therapie als Kunst, Kunst als Therapie. In seinem Buch: »*Therapie als Kunst*« hat auch Petersen neue Wege geschaffen hin zu einer intensivierten Psychotherapie und Psychosomatik durch Künste und künstlerische Lebenseinstellung, jenseits einer zersplitterten Heilkunde[2].

Petersen hat scharfsinnig drei Niveaus des mitmenschlichen Umgangs beschrieben:

»Der therapeutische Dialog lebt aus der Begegnung zwischen Ich und Du. Um die Begegnung klarer zu erkennen, müssen wir zwei ganz andersartige Kommunikationsweisen abgrenzen, nämlich Beziehen und Übertragen.

---

[2] P. Petersen: *Der Therapeut als Künstler*. Stuttgart-Berlin, Mayer Verlag, 2001, 326 S.

Wir verwechseln Begegnen, Beziehen und Übertragen nicht selten. Ich habe diese Beispiele und Begriffe zwar meiner therapeutischen Praxis entnommen. Ebenso finden Sie diese Umgangsweisen aber auch in Ihrem alltäglichen Leben.

Bei der Übertragung stülpe ich mein eigenes unbewußtes Inbild meinem Partner über. Ich verwechsele ihn mit ganz anderen, häufig, kränkenden Personen meiner Biographie, deren Verletzungen ich nicht verarbeitet habe. Das ist der Prozeß seelischer Projektion. Diese Beziehung ist ungelöst: sie ist eine gefesselte Beziehung. Der andere wird unfrei gemacht, weil ich ihn in seiner Eigenart und Andersheit nicht sehen kann. Übertragung schafft Isolation, die aber nicht erkannt wird. In der Übertragung sehen Patienten häufig in ihrem Therapeuten nicht den Menschen, sondern den Übermenschen — den Super-Heiler, zumindest aber den Heiler. Sie werden fragen: Ist der Therapeut denn nicht ein Heiler? Auch das Bild des Heilers ist eine Übertragung, denn der Therapeut heilt nicht selbst, er begleitet. (...)

Es gilt, Übertragungen hervorkommen zu lassen, sie zu klären, sie in Klarheit zu durchleben, so daß sich Patient und Therapeut davon trennen können. Diese Trennung ist ein Abschied von liebgewordenen und vor allem bequemen Lebensgewohnheiten. Der Manipulator in mir als Therapeut kann nur so lange wirken, als mein Patient das unbewußte Bild des großen (übermenschlichen) Heilers auf mich übertragt.

Dagegen ist Beziehen ein bewußterer Umgang miteinander. Wenn in der Übertragung Ich und Du gar nicht vorhanden waren, weil sie in einem undurchschaubaren Knäuel verfilzt sind, so waltet dagegen in der Beziehung Mit-Menschlichkeit. Solidarität, einander tragende Brüderlichkeit. Ich und Du schwingen in der Sympathie gleichen Erlebens. Diese Mitmenschlichkeit ist in der Therapie meist mit Wärme verbunden. Der Patient vertraut sich seinem Therapeuten hingebungsvoll an. Allerdings erwartet der Patient dabei, daß sein Therapeut ihn aus seinem Leiden herausziehe. Der Therapeut zieht den Patienten — nie umgekehrt. Das ist das Wesen von Beziehung in der Therapie. Bei diesem Ziehen und Ziehenlassen herrscht völlige Klarheit zwischen Therapeut und Patient, es gibt keine blinde und verdeckte Kommunikation wie beim Manipulator. Der Therapeut teilt dem Patienten das Ziel und den Weg (die Methode) des gemeinsamen Zuges, ihrer Beziehung mit. Der Patient seinerseits erklärt sich damit einverstanden. Ziel und Weg, erhoffter Erfolg und die Heilmittel liegen fest oder werden jeweils durch den Therapeuten festgelegt. Durch die Festlegung des Erfolges ist diese Beziehung abgeschlossen. Ihr fehlt die Offenheit. Die kommunikative Richtung ist auf diese Art einseitig; es ist eine therapeutische Einbahnstraße.

Diese Art Beziehung ist heute in allen therapeutischen Berufen gebräuchlich, sie gilt als normal.

Begegnung dagegen — als Urquell des therapeutischen Dialoges — ist ungebräuchlich. Es bedarf eines Sprunges aus dem Reich von Übertragung (Manipulation) und Beziehung, um ins Reich der Begegnung zu gelangen. Diese sprung verlangt von uns einen tiefgehenden Bewußtseinswandel — er verlangt Mut.

Denn wir müssen die altvertrauten Sicherungen von distanzierter Manipulation ebenso aufgeben wie die Sicherheit einer methodisch festgelegen Zielfixierung. Nicht mehr das Ziel, die programmierte Wiederherstellung der Gesundheit (was auch immer das sei) ist wesentlich, sondern der Weg. Es ist der Weg ins eigene Offensein — ins Unbekannte. Der Weg ist die gemeinsame Arbeit.

Begegnung hat es nicht zu tun mit dem Mitmenschen, der mit oder gar neben mir lebt. Begegnung hat es zu tun mit dem Gegen-Menschen, der mir gegenübertritt, mir entgegenkommt, mir entgegnet — der mir antwortet und dem ich antworte. Antwort ist nur möglich auf ein Gegenüber hin, auf einen Menschen hin, der mir von Antlitz zu Antlitz gegenübersteht.

Wenn Ich und Du als Gegner aufeinander zukommen, dann gibt es kein Ineinanderfließen, es gibt auch kein Ziehen und Ziehenlassen, hier gibt es klare Grenzen, auch Abgrenzungen. Oft kommt es in der Übertragung und auch in der Beziehung zu einer gefährlichen Vermischung, zu unbewußten und unbefugten Grenzüberschreitungen zwischen Therapeut und Patient. Begegnen können Ich und Du einander nur, wenn sie sich klar gegeneinander abgrenzen. Deshalb gehören gegenseitige Kritik ebenso wie gegenseitige Antipathie auch zum Dialog — auch so kann sich Grenzbewußtsein bilden. Begegnung schafft deshalb auch häufig keine Geborgenheit — eher Konfrontation, jedoch ist es die anerkennende, zutiefst verstehende Konfrontation, nicht die zerstörende.

Indem Therapeut und Patient sich gegenübertreten, erleben sie mit großer Intensität ihr Anders-Sein. Das Anderssein ist abgrundtief. […]

Die Geburt des Anders-Sein kann sich nur in der Einsamkeit des Ich vollziehen. Es ist aber ein gefährlicher Irrtum, der Therapeut könnte bei dieser Einsamkeit seines Patienten nicht anwesend sein; es kommt vielmehr darauf an, daß er nicht eingreift, statt dessen schweigt und still dabei ist.

So wie die Begegnung aus der Einsamkeit und dem Alleinsein möglich wird. So wird die mögliche Isolation des einzelnen im gegenseitigen Wahrnehmen und Annehmen überwunden.

Begegnung ist nicht machbar — Dialog läßt sich nicht organisieren. Begegnung und therapeutischer Dialog ist ein Widerfahrnis. Es kommt blitzhaft auf uns zu, es fährt wider uns. Wir müssen alle Sinne wach sein lassen, um dieses Ereignis wahrzunehmen. Begegnung ist nicht aktivisch, ebenso weinig wie sie dem Passiv zugehört. Sie verlangt von uns eine mediale Haltung. Zwar müssen wir das Widerfahrnis erleiden, indem wir es auf uns zukommen lassen, zugleich brauchen wir unsere innere Aktivität, um es bewußt zu erfahren. Absichtvolle Machbarkeit und absichtsfreies Waltenlassen kämpfen hier miteinander.

Ich und Du steigern sich in der Begegnung zu ihrem wahren Selbst, in klarer Bewußtheit, nicht in der Dämmerung einer Ekstase. Das wahre Selbst ist zwischen den Menschen, zwischen Ich und Du. Martin Buber spricht vom Zwischen-Menschen, der dann geboren werde.

Wenn ich meiner Selbst ganz gewiß bin, so lebe ich die sensible Wahrnehmung, auch Dich so sein zu lassen, wie Du bist.

Der Therapeut als Lebenskünstler

Patientinnen brauchen eine(n) Therapeut(in), der/die das Leben mit Lebensfreude geniessen kann, auch und gerade wenn der Beruf viel Stress bedeutet.

Molinski hat immer wieder betont, wie wichtig für psychsomatische Patientinnen der Optimismus und die Lebensbejahung sind, die der Arzt/die Ärztin ausstrahlt, obwohl diesen in der Ausbildung und Forschung kaum Aufmerksamkeit gewidmet wird. Enthusiasmus und Engagement sind die Fermente einer heilsamen Therapie, eines heilsamen Lebens.

Dieses Kapitel skizziert darum Vorschäge, die in ihrer Einfachheit als tagtägliche Lebensgewohnheiten (»life styles«) den Therapeuten auf dem (sinnlichen) Weg der Lebensharmonie begleiten. So kann der Therapeut mehr Sensibilität für Sensualität und mehr Offenheit für Glückserfahrungen entwickeln und dies den Patientinnen anbieten.

Dieses Konzept ist auch aus einem kreativen Umgang mit dem Unbehagen in der modernen High-Tech-Medizin entstanden. Der Therapeut ist kein Gesundheitstechniker, auch kein Psycho-Techniker. Gerade in der leblosen Welt einer technisch-mechanisierten und vom Computer programmierten Medizin ist heilsame Kunst lebensnotwendig.

Mit Therapeut wird hier selbstverständlich gemeint sowohl Therapeut als auch Therapeutin.

Wie soll der Therapeut dieser als Aufgabe gewachsen sein? Der Therapeut ist ja selbst das Instrument, das gut eingestimmt sein soll, und deshalb nie falsch klingt.

Welcher Weg für die neuen Therapeuten? Am Apollo-Tempel in Delphi kann man lesen: »Erkenne Dich selbst« und sofort anschliessend: »Folge dem Gott«.

Nicht nur Selbstkenntnis ist wichtig, eben so wichtig ist: sich einlassen auf des göttliche Leben und den Einladungen des Göttlichen folgen zur Harmonie des Lebenslaufes.

Liebe und Glück

In den USA war im Jahr 1948 die Zufriedenheit im Beruf der wichtigste Faktor und Prädiktor für Glück.

Am Ende des 20. Jahrhunderts (50 Jahre später) ist die Partnerbeziehung der wichtigste Glücksfaktor (und dies immer mehr seit '68).

Veenhoven, der holländische Glücksforscher, bestätigt: »happy family life« ist für die persönliche Glückserfahrung wichtiger als »achievement« (zielgerichtete Lebensverwirklichung) und als »selfactualisation« (Selbstverwirklichung).

Der grösste Trost ist und bleibt der Andere, auch wenn er die tiefste Quelle von Angst und Trauer sein kann.

Erotik ist dramatisiertes Trösten, aktiv und passiv miteinander Trauer teilen.

Das andere Geschlecht ist erigierter Trost (Cornelis Verhoeven).

Sich verlieben ist immer Übergang: von der Alltäglichkeit heraus in eine intensivierte, begeisterte Existenz.

Sich verlieben ist immer auch sich verlieben in der Welt, die der/die Geliebte bewohnt.

So ist Liebe Bekehrung zu anderen, zur Welt.

Die Welt wird jetzt wieder ursprünglicher erfahren: erfüllter, harmonischer, schöner, liebevoller, (glück)seliger: wieder heil(sam). Es ist tatsächlich ein Zustand der Gnade: ein Erschliessen (épanouissement) der Welt, vermittelt von dem/der Geliebten.

Die Liebe ist die Lyrik in der Prosa des alltäglichen Lebens. Sie ist die sakrale Erfahrung der Welt.

Leider bleibt dies für viele Menschen, auch für viele Therapeuten, eine unerreichbare Utopie: eine Täuschung von wirklichkeitsfremden Dichtern und beflügelten Therapeuten.

Das Hohelied der Liebe wird von vielen, durch das Leben und die Liebe verletzt, mit Höhen-Angst abgewehrt.

Viele, die sich »Realisten« nennen, wagen nicht die Fuga der Liebe, voller Angst vor einem Ikarus-Fall.

Aber, wie dürftig, verletzend oder benachteiligend das Liebesschicksal auch war, ein erotisch befriedigendes Beziehungsleben bleibt immer möglich, wenn ein Mensch es trotz allem wagt und sich dem Beziehungsleben wirklich widmet, d.h. mit Enthusiasmus und, vor allem, mit Hingebung.

Diese Hingebung wird das alltägliche Leben gestalten, d.h. diese Hingebung verwirklicht sich aktiv in und durch Gewohnheiten, die als »Life Styles« das ganze Leben durchdringen und prägen.

Schwierig sind sie nicht; sie fragen jedoch um fast tägliche Aktivität — ohne Vernachlässigung — also mit fester Regelmässigkeit.

Sie bauen also die Bausteine der Lebensbegeisterung — als vitaler Lebenslust — und der sinnlich-erotischen Liebeswohnung jedes Menschen.

Auch Therapeuten, die nicht in einer festen Partnerbeziehung leben, sollten sich diesen »Life Styles«, die die mitmenschliche Vernetzung lebendig gestalten, widmen.

Denn: Freundschaft bringt Friede, Freiheit, Freude.

»Life Styles«: die Bausteine der Lebensbegeisterung

1. Zusammen Essen und Trinken

Die (Sexual) Forschung bestätigt: bei Verliebten am Anfang der Beziehung beansprucht das Tafeln, d.h. zusammen etwas trinken und essen, die meiste Zeit.

Es ist also für die schüchtern Verliebten, noch unsicher, die sicherste Ausgangssituation, die auch ihre junge Beziehung füttert.

Die Ess- und Trinklust befriedigen ist eine Ur-Form der Begegnung, der Beziehung und der Liebe.

Und beim intimen sensuellen Kontakt der Lippen und des Mundes des Säuglings mit der zarten-warmen Mutterbrust, wird dieses Körperteil zur oral-erogenen Zone aufgeladen. Dieses wird später seinen Gipfel erfahren im erotischen Kuss.

So sind und bleiben das ganze Leben hindurch gemeinsames Essen und Trinken die Urform der mitmenschlichen Beziehung, auch in der sicheren Geborgenheit der alltäglichen Wiederkehr der gemeinsamen Mahlzeiten.

Lust empfangen/geniessen ist und bleibt ursprünglich die erste Form des Erfahrens einer Beziehung. Lust und Beziehung: es sind die zwei Seiten der Lebensmedaille, untrennbar.

Die Lebenslust – aus Hunger-lust heraus! — die das Kind erfährt beim Ziehen an der Brustwarze verdoppelt sich — voll-mündig!! — in Be-zie-hungslust: d.h. das Geniessen menschlicher Anwesenheit, oral-sinnlich und im Körperkontakt gefühlt.

Darum: folgende Lebensregel als »Lifestyle«Vorschläge:

1. Mit fester Regelmässigkeit und ausreichender Freizeit jeden Tag sich Zeit nehmen, um zusammen zu essen.

Und Vorsicht, wenn durch Arbeitsbedingungen (z. B. Arbeitsschichten)) die festen »Tisch-Partner»nicht mehr regelmässig zusammen essen können.

In einer »Time ist Money»Gesellschaft gibt es auch die Bedrohung, dass die Kunst, die Mahlzeit zu geniessen, reduziert wird auf die funktionale Kalorien-Einnahme. (Also keine Fliessband-Arbeit und auch kein Fliessband-Essen im Ess-Geschäft anonym nebeneinander!)

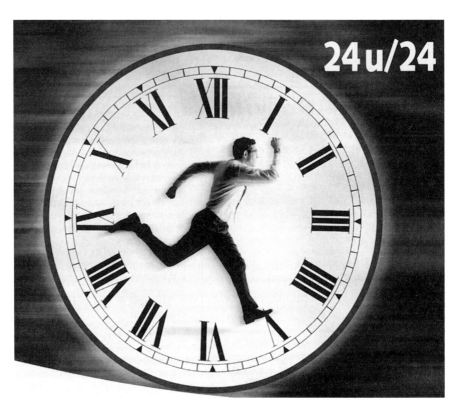

Abb. 4: Die medizinische Laufbahn.

Fur die meisten TherapeutInnen und für die meisten Paare würde das Leben im Tagesablauf ganz anders gestaltet sein, wenn sie morgens eine halbe Stunde früher aufstehen würden, um gemeinsam zu essen, mit der Lust-Figur der Langsamkeit des Plauderns und des Schmeckens.

Auf flämisch heisst der Gaumen: »*gehemelte*«, d.h. der Himmels-Ort am Leibe.

Auch auf Deutsch war der Name fur den/die Partner(in): der Gemahl/die Gemahlin; d.h. der Mensch, mit dem/der ich in treuer Regelmässigkeit die Mahlzeiten geniessen kann.

Und wenn eine Beziehung kaputt geht, ist ein erstes wichtiges Zeichen: die Partner essen nicht mehr zusammen, man kommt zu spät zum Essen, u.s.w.

Und wenn die Beziehung misslingt, kommt es zur »Trennung von Tisch und Bett«. Auch der Gesetzgeber weiss: der Tisch kommt vor dem Bett.

2. Gemeinsam Feiern

Feiern, auch mit einfachen Mitteln, ist eine via regia: ein königlicher Weg, der Beziehungen festigt.

Feiern bedeutet ja, aus dem alltägliches Stress und Kummer heraustreten, die Zeit »abstellen«, nicht um die Lasten zu vergessen in Betrunkenheit oder in leerer Euphorie. Nein, Feiern ist die Aktivität, die Lebensbewegung, in der wir trotz und wegen aller Schwere und Sorgen doch zusammen das Leben bejahen im Feiern.

Trotz Streit und Meinungsunterschieden setzen wir in der Feier-Aktivität Meilensteine unseres gemeinsamen Lebensweges.

Feiern ist das Ritual der Verbundenheit, jahrein, jahraus, immer wieder.

Feiern ist der Lebenstanz, in dem der Mensch sich verbunden erfährt: mit den Mittanzenden, mit der Natur, mit den Lebenskräften, mit dem Kosmos.

Im Feiern vollzieht sich die mitmenschliche Verbundenheit. Die Regelmässigkeit des Feierns wie eine ewige Wiederkehr gestaltet die Geborgenheit im Kreislauf des (Zusammen)Lebens. Wie die liturgische Feier für Gläubige die Geborgenheit im ewigen Leben gestaltet, so ist und bleibt Feiern die Liturgie des Zusammenlebens, die sakrale Handlung für Partner, die sie nie vernachlässigen sollen.

Im Gegenteil: Partner sollen immer wieder einen Anlass zum Feiern finden, nicht nur die offiziellen Feiertage (Geburtstag, Namenstag, Hochzeitstag, u.s.w.) sondern auch die ganz persönlichen: vom Datum der ersten Begegnung bis zum Datum des ersten grossen Streites. So sollen einmalige Gründe zum Feiern gefunden werden.

Namenstage/Geburtstage vergessen ist also keine tägliche (Beziehungs)-Sünde, es ist eine Sünde der Nachlässigkeit, d.h. eine um Rache rufende Sünde.

Und zu aller Deutlichkeit: es wird gefeiert, weil das Datum da ist; nicht nach Laune und Stimmung. Dies ist also deutlich gegen den modernen Trend:

wir »bauen ein Fest«, z.B. um die Effizienz im Teamwork am Arbeitsplatz zielgerichtet zu verbessern.

Es is also auch gegen den Trend der modernen Geselschaft, die anonyme Mega-Fest-Veranstaltungen baut.

3. Gemeinsam Spielen

Spielen gehört nicht allein zur Welt der Kinder. Nur das Spielen bestätigt, dass ein Mensch das Leben geniessen kann, und zwar als Lebens(-Spiel)-Künstler.

Jedes Kind erobert seine lebenslustige Stelle im Leben einfach spielend, wobei es z.B. auch lernt, zu verlieren.

Vielleicht ist es für ein Kind auch am wichtigsten, dass es geboren wird bei Eltern, die wirklich noch spielen können, mit körperlicher Flexibilität und begeisterter Hingabe »wie grosse Kinder«: mit jungen Herzen und geschmeidigen Gliedern und mit phantasiereichem Gemüt, fast unermüdbar!

Für die Gestaltung einer Beziehung soll nicht so sehr fleissig gearbeitet, sondern gespielt werden.

Es gibt kein Liebe, ohne Liebesspiel, ohne »ars amandi« (Ovid).

»Üben macht den Meister« und »Wer rastet, der rostet«. Nur begeisterte Hingabe übt das »verrückte« Liebesspiel: dieses Zauberspiel, das die zusammen Spielenden der sinnlosen Schwere ihrer Existenz entrückt.

Ein befriedigendes Liebesspiel fragt einen sportlich gesunden Körper, der nicht nur der Ausdauer im Berufsleben gewachsen ist, sondern auch in Sport und Spiel flexible Energiereserven aufgebaut hat.

Darum soll jeder/jede Therapeut(in) immer wieder das ständig wechselnde Gleichgewicht zwischen emsiger Arbeit und spielerischem Relaxen suchen: ganz konkret im Alltag, in sich ändernden Berufs- und Lebensjahreszeiten.

Erotisches Spiel ist nicht oberflächlich, wie die Konsum-Gesellschaft die Erotik verkauft und ausbeutet.

Das Liebesspiel ist ein ernsthaftes Spiel, in dessen sinnlichen Erfahrungen der Lebensinn geboren wird.

Am Leibe, im konfrontierenden Umgang mit dem/der Partner(in) thematisiert der moderne Mensch als homo ludens (Huizinga) die tiefsten Regungen seiner oder ihrer Existenz.

»Wer bin ich, warum lebe ich (mit wem zusammen)? Mit Enthusiasmus und Trauer, mit Leidenschaft und Zärtlichkeit bewegt der Mensch sich in diesen grossen Gebieten, die ihn in seiner Existenz jeweils dauerhaft festigen: ich, mein Leib, der/die geliebte Andere, meine Eltern, unser Kind, ... Geburt, Sexualität, Zusammenleben und Tod. Nur in fester Regelmässigkeit des Liebesspieles wird die Einsamkeit vorübergehend aufgehoben bei den Menschen, die die Kunst des einsamen Zusammen-Spielens lernten.

Das Spiel ist nicht produktiv (wie z.B. in den modernen Weltmeister-Wettspielen, sondern kreativ. Es ist jenseits des modernen Massen-Sportkonsums, und jenseits der modernen Spielsucht: die beiden vereinsamen den modernen Menschen.

Der/die neue Therapeut(in) aber weiss: echte Lebenskünstler sind Künstler des Spielens, und nur so sind sie auch echte Liebeskünstler.

4. Gemeinsam für etwas Sorgen: Versorgen

Nur über das versorgende Verhalten einer Mutter als liebevoller und stabiler Bezugsperson (holding mother) hat ein Kind Grundvertrauen (basic trust) in das Leben und in sich selbst empfangen und erobert: «es ist gut, dass ich da bin, und so, wie ich bin».

Dies war so am Anfang des Lebens und bleibt so lebenslang. Schwerkranke Menschen erfahren immer wieder, dass nur die sorgende Anwesenheit (z.B. Freiwilliger in der Palliativ-Medizin) vor Hoffnungslosigkeit schützt. Aber auch die Freiwilligen erfahren das Geschenk der Verbundenheit miteinander im gemeinsamen Sorgen und Versorgen. Der/die Therapeut(in) soll als Partner das Versorgen in der Beziehung oder in der Familie nicht delegieren nach dem Modell des effizienten Care-Managements. Wenn Partner die Aufgaben mathematisch genau verteilen nach Effizienz und Kapazitäten, vernachlässigen sie die Chance zur Wir-Bildung, die gerade eine der schönstmenschlichen Betätigungen in sich tragen. Das Beziehungssystem ist kein Unternehmen, dass effektiv gemanaged werden soll.

Leider ist es oft so, dass z.B. nach einen schweren Unfall oder Krankheit eines Kindes Partner, die den Kontakt miteinander fast verloren hatten, einander wiederfinden im gemeinsamen Versorgen.

Aus der Familientherapie wissen wir auch, dass Kinder sich die Rolle des Problemkindes oder des Sorgenkindes zueignen, um die Eltern wieder zueinander zu führen.

Geteilte Freude ist doppelte Freude; so das Sprichwort; aber geteiltes Leid is halbes Leid, und darüber hinaus getröstet mit der Freude der Verbundenheit. Und es gibt die Wahrheit, aus dieser Erfahrung geboren: ein Mensch ist fähig, fast alle Schicksalsschläge auf sich zu nehmen und zu verarbeiten, wenn er es nur nicht allein tun muss.

5. Ein Leben mit gemeinsamen Hobbies

Gemeinsames Versorgen ist auch ein gemeinsames Tätig-Sein, in Sorge verbunden, für den leidenden Mitmenschen oder für die Kinder.

Aber darüber hinaus gibt es noch das Gebiet der Hobby-Aktivitäten; ein Probefeld, um die Beziehung zu kultivieren.

Aus der Ergotherapie in der Psychiatrie wissen wir, wie schwer kontaktgestörte oder -gehemmte Patienten im gemeinsamen Hobby die verletzten Kontaktfähigkeiten wieder aufnehmen und wachsen lassen können.

Obwohl in der Verliebtheitsphase Partner sich ganz offen gegenseitig den Hobbies des/der Partners/in hingeben, verschwindet dieses oft sehr rasch, oft unter dem Druck des Berufsstresses.

»Wir hatten noch so wenig gemeinsame Aktivitäten«, ist meistens die enttäuschte Aussage von Partnern, die voneinander entfremdet sind. Darum soll auch der Therapeut als Partner gemeinsam mit der/dem Partner(in) die Hobbies, die beide interessieren, heraussuchen und kultivieren (neben den gesonderten Hobbies).

Ein gemeinsames Hobby ist eine gemeinsame Liebhaberei, d.h. es ist der Aktivitätort der Liebhaber.

Ein Hobby hat kein Rendement, ist eigentlich nutzlos: man *hat* nichts dran; aber man *ist* mehr Mensch, verbunden miteinander, mit der Natur, (Gartenkunst), mit der Kultur (Oper, Theater), mit einem Kunst-Hobby: (Malen, Musik, Ton).

6. Gemeinsam Ausgehen: die Lebensreise fortführen

Nie wurde soviel gereist wie heute. Flughäfen mit Überschallflugzeugen, immer grösser, müssen sich ständig vergrössern; die Züge werden immer höchstgeschwindiger, die Kreuzfahrt-Flotte wächst ständig mit fast unbegrenztem Luxus und Komfort, während die Autobahnen ständig neue Rekorde von Massenstaus aufzeichnen.

Aber all dieser High-Tech-Ferien-Konsum eilt vorbei am Wesentlichen des gemeinsamen Ausgehens: zusammen auf Entdeckungsreise gehen: spazieren in der gemütlichen Altstadt des Menschen, in einem verlassenen Wald, vielleicht ganz in der Nähe, immer wechselnd im Gang der Jahreszeiten.

Auch hier wird der/die Therapeut(in) dem gemeinsamen Ausgehen als der konkreten Gestalt des Fortführens der Lebensreise wache Aufmerksamkeit und freudige Zuwendung bieten. Nie soll der/die Therapeut/in diese Gnade-Erfahrungen von der Berufshektik sich rauben lassen. Denn wenn die Partner nicht (mehr) gemeinsam ausgehen, geht die Beziehung aus.

7. Einander berühren: Das Lebenspiel des Liebkosens

Kontakt fragt Takt, d.h. einander fühlen, anfühlen in Zärtlichkeit und Ehrfurcht: taktvoll. Der Tastsinn ist ein königlicher Weg der Begegnung, wobei An-wesenheit erfahren wird, zugleich aktiv und rezeptiv. Der Tastsinn, dieses so vergessene Sinnesorgan, stiftet Gegenseitigkeit hautnah.... Denn An-wesenheit ist daran, am Wesen berühren, an-rühren ohne Abstand; im Gegensatz zu unseren Abstandsinnesorganen: Augen und Ohren fragen immer Abstand, um sehen, um hören zu können. Das Kind hat sein erstes Ich-Gefühl erfahren durch die zärtliche Berührungen: »le moi-Peau«, die gefühlte Haut als warme Ich-Hülle und sichere Begrenzung.

Einander berühren ist also die »*via regia*«, der königliche Weg, der der Beziehung einen beseelten Leib schenkt. Denn alle Partner leben und existieren nur durch, die Gnade ihrer Körper: getrennt *haben* sie einen Körper; gemeinsam *sind* sie Leib für einander und sind sie gemeinsamer Leib.

Leben ist Bewegen; Liebe ist Gemüts-Bewegung. Der Tanz ist die königliche Bewegung, in der das göttliche Leben mit dieser natürlichen Grazie, der kindlichen Einheit von Körper und Seele sinnlich zittert.

Einander berühren ist für Partner die sakrale Erfahrung von Lebenslust und Liebe: aneinander und ineinander.

Es ist jenseits der entfremdeten Körperlichkeit eines programmierten Fitnessprogramms eines Beauty Centers, wo die Teilnehmer wie Roboter frenetisch bewegen in einem Körper, gut geölt und glänzend gebräunt. Einander taktvoll berühren mit dieser heiligen Langsamkeit des sinnlichen Geniessens ist einen Spaziergang machen in der Körperlandschaft der/des Partner(s/in): eine Entdeckungsreise, nie vollendet.

Leibliche Gefühle in die Hände nehmen ist ein Hauptweg der Begegnung: in wahrsten Sinne des Wortes sich die Hände reichen.

Der Prophet (Kahlil Gibran) hat gesagt: »Dein Leib ist die Harfe Deiner Seele«. Die Musik des Beziehungslebens findet ihren Klang in der einmaligen Symphonie aller Sinnesorgane der Partner. So berühren Liebende einander mit Stimme und Blick, sprechen die fleissigen Finger die Sprache ohne Worte. Eine Stimme, die berührt, eine Hand, die spricht (»une main qui parle; une voix, qui touche« — J. Clerguet[3]).

Der/die Therapeut(in) als Partner und Lebenskünstler wird sich ganz bewusst um das Fühlen bemühen jeden Tag — und Nacht! — und lebenslang. Es geht also nicht nur um Zärtlichkeit mit den Kindern, sondern auch und vor allem um zärtliches Spiel zwischen den Partnern auf ihrem Lebensweg: gemeinsam unterwegs auf dem Wege zu ihrem Heil.

Erotik bringt Heilwendung: das zerstreute Leben und der zerstreute Körper werden in der Liebkosung wieder gesammelt zu einem Leibe, geheilt von der Verletzungen und von der Uneinigkeit. Die Hände sind die wichtigsten Beziehungsorgane: sie fragen um Üben, mit liebevoller Fleissigkeit in langsamer Geschwindigkeit.

Ein heilsames Leben spielt sich ab in den sinnlichen Registern: fühlen, hören, sehen, schmecken, riechen.

Heilsam Leben heisst: sich können, dürfen und wagen auszuleben in der Welt des Sinnlichen, des Musischen: die Musik der sinnlichen Sphären. Jede Kunsterfahrung ist ja intensivierte Sinnlichkeit. Diese Lebenskunst des Takts schenkt den Partnern die Kunsterfahrung, wobei die Partner sich öffnen für das Schöne und das Gute. So verwirklichen sie auch ihr Wesen, das sie zart und zärtlich erschliessen in gegenseitiger An-Wesen-heit: als Offenbarung, treu an eigene Art, und Talente, geborgen in der grossen Harmonie des Lebens, des Kosmos. Es ist deutlich: diese *ars amandi* ist keine technische Kunde, sondern Kunst, begeistert von der Erotik, — wie schon betont — die Jahreszeiten hindurch — auf Lebensreise geht in der Landschaft der Partner, von einem erogenen Lust- und Begegnungsgebiet zu dem anderen Betätigungsfeld von Lust und Liebe. Es ist eine sechsstimmige Symphonie der Sinnesorgane, mit dem Tastsinn als Primus inter Pares.

---

[3] F. VELDMAN: Haptonomie: Science de l'Affectivité. Redécouvrir l'humain. Paris, Presses Universitaires de France, 1998[7] (1989[1]), 585 S.

So erfährt der taktvoll-fähige Mensch am Leibe, dass der Mensch, dass jeder Mensch als Beziehungswesen, eine leibgewordene Mann-Frau-Beziehung ist.

Entstanden aus einer erotischen Begegnung kann ein Mensch nur wirklich begeistert leben in sinnlich-erotischen Umgang mit anderen. Dieser »fleischliche« Umgang als Dialog — nicht nur eng genital als Koitus! — ist lebensnotwendig wie Sauerstoff und Ernährung: «der/die andere ist mein tägliches und nächtliches Brot.»

Erotik bringt immer wieder, und immer neu, die Begeisterung für das Leben.

Die Liebkosung ist der tägliche Wegweiser auf der Lebensreise: sie gibt dem Leben Sinn, aber sie fragt Zeit, Freizeit.

Wie gross bleibt die Gefahr dieser Zeitbombe: »ich habe jetzt keine Zeit«! Denn Geniessen ist mit Freizeit verweilen im Lustgarten des Lebens.

Die Liebkosung bringt nicht nur Trost für den verletzten Menschen; den Enttäuschten schenkt sie auch die Wiederverzauberung der/des Geliebten, die Wiederverzauberung der Welt. Sie bringt keine narzisstische Bewunderung, sondern lässt die Verwunderung aufwachen, diese Verwunderung für das Wunder eines Menschen, für das Wunder der Schöpfung.

Der verwunderte Mensch freut sich über das alltägliche Wunder der Berührung: es ist der Trost der Zärtlichkeit, der im Wesen der Trost der Schönheit (eines Menschen) ist. Nur der Takt des Berührens und der Enthusiasmus des einander Geniessens bestimmen die Art und Weise der sinnlichen Liebeserfahrungen, im innigster Zärtlichkeit, in begeisterter Leidenschaft. Es ist eine Rückkehr zu den archaischen Brunnen von Genuss und zu den tiefsten Wurzeln der Kultur.

Es ist die Erfahrung: das Leben ist ein Wunder, ein Mysterium, dass sich nicht zu einem (technischen) Problem reduzieren lässt: kein Fragezeichen der Angst, sondern ein vitales Ausrufezeichen der Lebenslust. Darum sollen Therapeuten als Lebenskünstler ihren Körper gut versorgen mit gesunder Ernährung und mit sportlich-aktiven Gewohnheiten. Und vor allen: Therapeuten sollen den eigenen Körper lieben und kultivieren als einen lustfreundlichen Beziehungs-Leib. Sie werden den Körper als erotisch — attraktiven und expressiven Leib bewohnen: den Körper als die lebende und lebendige Landkarte der Lust- und Liebesreise durch das Leben.

Ehret den Leib!

> »Der Leib ist, was seine Bewußtheit angeht, der schlafendste Teil des Menschen, was seine Weisheit angeht, der genialste und tiefste Bereich des menschlichen Seins[4].«

Der/Die Therapeut(in) soll also ein Leben führen, wo die Körperpflege jeden Tag die notwendige Aufmerksamkeit und (Für)Sorge bekommt.

---

[4] H. MÜLLER-ECKHARD (1955): Die Krankheit, nicht krank sein zu können, Klett Verlag.

Gerade mit zunehmenden Alter soll auch die Aufmerksamkeit für den Leib zunehmen, auch als ein Zeichen von Selbstrespekt und Selbstwertgefühl und als Zeichen von Ehrfurcht dem/der Partner(in) gegenüber.

Eine schöne, persönliche Bekleidung, als Outfit gut geschnitten, akzentuiert die reifende Persönlichkeit als Mann oder Frau. So ist auch die erotische attraktive Bekleidung (z.B. seidene Unterwäsche) eine elegante Bestätigung der Ehrfurcht für den Leib und soll nicht abgewehrt werden als oberflächliche Behagsucht.

Gute Bekleidung soll also mit den Jahren wachsen und differenzieren wie eine zweite Haut. Auch das nonverbale Vokabularium der sexuellen Erotik soll ständig sich bereichern die Jahre hindurch und nicht stagnieren oder fixiert bleiben auf koitale Aktivität, in der modernen Leistungsgesellschaft noch immer überwertet von den »Sex-Athleten«.

Und dann gibt es noch den Kuss.

Sexualtherapeuten, obwohl sie immer davor warnen, dass unsere leistungsorientierte Gesellschaft einseitig auf Koitus und Orgasmus fixiert ist, befragen bei sexuellen Partnerproblemen immer die Koitusfrequenz.

Sie vergessen, dass das Kussverhalten ein viel feineres Thermometer ist und bleibt für die Qualität und Intimität zwischen den Partnern. Der Kuss bleibt lebenslang der empfindlichste Indikator der erotischen Liebe.

Der Kuss begleitet den Menschen durch alle Lebensjahreszeiten hindurch: von dem Mutterkuss für das Neugeborene bis zum Abschiedskuss beim Sterbenden.

Jeder Mensch — also auch der/die Therapeut(in) — soll lebenslang diese »Mündigkeit« des Küssens üben, täglich und mit erotischer Fleissigkeit.

Die non-verbale Kommunikation verkörpert sich am intensivsten in dem Kuss, und dies auf dreifache»sinnliche Weise: im Kuss-Spiel der extrem tastempfindlichen Lippen; die tiefe empfindliche Zunge mit ihrem Geschmack, der himmlische Gaumen, und die geruchempfindliche Nase, die das Sekret des geheimnisvollen geliebten Mitmenschen in der Sekretion erotisch geniesst oder »verrät« (z.B. mit Knoblauch oder Zigarettenzähnen).

Küssen ist eine Kunst, die wie jede Kunst tägliches Üben mit kreativer Hingabe fragt. Küssen stärkt die Beziehung, aber sie bleibt eine verletzbare Kunst, auch weil die Küssenden einander so intim und intensiv — vom Wesen zum Wesen! — erfahren, während man die Augen schliesst in himmlischer Freude. Die Tiefenpsychologie hat den Ursprung des Küssens erhellt: es ist das Vehikulum der Oralerotik, wo die Beziehung erfahren wird als Dualunion ohne Grenzen: ineinander fliessen über den sinnlichen Weg der warmen Muttermilch, die tiefste Sättigung der Kommunion als wortlose Kommunikation. Die wirklich erste Muttersprache ist non-verbal! Darum auch hat Kinsey in seinen zoologischen Untersuchungen als spezifischtes menschliches Sexualverhalten das Küssen festgestellt: Streicheln und Küssen der Brüste bei 90 bzw 95% der Paare. Küssen ist gezähmte Aggressivität und Versöhnung für Ärger und Konflikte.

Die anfängliche Oralerotik jedes Menschen entwickelt sich rasch in eine zweifache Mündigkeit, die lebenslang geübt und genossen werden soll: die gemeinsame Freude beim Essen, die innig tiefe Lust beim Küssen.

8. Zuhören und miteinander Sprechen

Aber die Bekronung der Mündigkeit gestaltet sich in der mitmenschlichen Kommunikation. Aus der Musik der Koseworte wird beim Kind das Wunder der Sprache geboren: dieser mysteriöse Sprung ins Universum der Sprache.

Mitmenschliche Beziehungen sind also wesentlich kommunikative Beziehungen.

Der Mensch lebt nur im Dialog: er bewegt sich als Mit-Mensch mit einem zwischenmenschlichen »Sprache-Leib.«

Gerade in unserer Gesellschaft der Telekommunikation leidet der moderne Mensch an einer sprachlichen Austrocknung (Ringel). Das weiss ja jeder Therapeut.

Der/die Therapeut(in) soll aber nie vergessen, dass sein/ihr Gleichgewicht nicht nur von der professionellen Kommunikation abhängt.

Im persönlichen und sozialen Leben sollen also ausreichend Zeit, Energie und Interesse für mitmenschliche Kommunkation zur Verfügung bleiben, auch in der alltäglichen Gestalt des Plauderns.

Freischwebende Aufmerksamkeit nach Freud bedeutet auch, dass der Therapeut sich nicht buchstäblich »fixiert« auf das Sprechen nur in der Therapie.

Dies bedeutet konkret, dass der/die Therapeut(in) sich nicht in der Gesprächstherapie so überfordert (bis zum Burnout), dass er/sie auf jedes Ansprechen des/der Partner(s/in) taub oder mit Aversion reagiert.

»Lass mich doch endlich mal in Ruhe! »ist die typische — und tragische! — Reaktion eines modernen Stressmenschen, der weder in Berufsgesprächen noch bei Fernsehlärm und Palaver entschlossen Grenzen setzen kann.

Zuhören und Lauschen sind nicht passiv, sondern höchst aktiv - rezeptiv: sie verlangen wache Energie.

Es geht um Lebensenergie, zwischenmenschlich vital. Solange Partner einander hören, gehören sie zueinander. So gehört es. Und wenn sie nicht mehr hören, hört es auf. *Das Ohr ist der Weg*; das Gehör ist das empfindlichste und ästhetischste Sinnesorgan. Heilsam ist das Wort. Ein Wort ist die zärtlichste Berührung des Ohres, das zuhört.

Auch Therapeuten sollen sich dieser Wahrheit bewusst sein und sie bewusst durchleben.

Raum und Zeit, geschützt von Stille, sollen Partner immer wieder einander bieten mit fester Regelmässigkeit, z.B. 1 bis 2 mal pro Woche wenigstens 2 Stunden ohne Tagesordnung und geschützt von z.B. Telefon-Eindringern.

Diese »Wirsprache« spielt sich ab im Gegenspiel des Zuhörens und des sich Aussprechens. Sich aussprechen können und sich mitteilen ist nur möglich, wenn der/die Partner(in) empfänglich zuhören kann. Nur in dieser Geborgenheit wächst das Selbst des Menschen in einer Selbstenthüllung: (*self disclosure*). In der modernen Wüste der sprachlichen Austrocknung gelingt dem Menschen seine Lebensreise nur mit dem Kompass seines Ohres, im Zeichen des Zusammengehörens.

Schluss

Im Eid von Hippokrates lautet Artikel 5:
»Ich werde mein Leben und meine Kunst rein halten«. Leben und Kunst des Therapeuten sollen also miteinander in Harmonie sein. Darum war, nach Athenaeus, Hippokrates heilig in seiner Kunst und in seinem Charakter. Denn gerade der 5. Artikel des Eids macht den Nucleus, den Kern des Eids aus: medizinische Ethik in Harmonie mit einem heilsamen Leben. Dies macht Therapie zu einer göttlichen Mission und Aufgabe, der der Therapeut gewachsen sein soll.

Artikel 7 des Eides betont auch: *»Helfe dem Kranken«,* d.h. eine Einladung und Aufgabe, der der Arzt-Therapeut auch in *Ehrfurcht* und in *Abstinenz* durchführen soll: Ehrfurcht für den Kranken, für seinen Körper, für sein Haus. Dieser Abstinenz schützt auch vor Missbrauch: sowohl vor sexuellem Missbrauch (des anvertrauten Körpers) als vor Missbrauch oder Entehrung des Hauses, diesem *sakralem* Wohnort der Familie, mit deren Geheimen der Arzt-Therapeut behutsam umgehen soll.

Ehrfurcht für den Patienten und für seine Umgebung ist und bleibt bei Hippokrates die Grundeinstellung des Therapeuten. Der neue Therapeut macht also nicht nur eine Rückkehr zu Hippokrates; er geht mit Hippokrates vorwärts in die Zukunft des neuen Jahrhunderts. Respektvoll begleitet er treu den Mitmenschen in Not auf seinem Weg: ein heilsamer Weg zu Lebensharmonie, trotz Schicksalsschlägen oder Krankheitsdefekten.

Und dieser neue Therapeut begleitet begeistert in Bescheidenheit, d.h. ohne Hybris, ohne »Ego-mania«, denn er weiss: »das Leben ist kurz; die therapeutische Kunst ist lang« (Hippokrates)

Dieser neue Therapeut kennt die Aussage von Hilde Domin, von der er sich immer neu inspirieren lässt:

Nicht müde werden,
sondern leise
dem Wunder
wie einem Vogel
die Hand hinhalten.

Literatur

NIJS, P.: *Man en Vrouw ... schiep Hij hen.* Leuven, Peeters, 1998[3], 848 S.

NIJS, P., PETERSEN, P. (Hrsg.): *Alles hat seine Zeit.* Gynäkologische Psychosomatik in Bewegung. Leuven, Peeters, 2000, 484 S.

PETERSEN, P.: *Der Therapeut als Künstler.* Ein integrales Konzept von Psychotherapie und Kunsttherapie. Paderborn, Junfermann Verlag, 1987, 259 S.

VELDMAN, F.: *Haptonomie.* Wetenschap van de affectiviteit, Utrecht, Bijleveld, 1988, 444 S.

DER HIPPOKRATISCHE EID

Ὄμνυμι Ἀπόλλωνα ἰητρὸν καὶ Ἀσκληπιὸν καὶ Ὑγείαν καὶ Πανάκειαν καὶ θεοὺς πάντας τε καὶ πάσας, ἵστορας ποιεύμενος, ἐπιτελέα ποιήσειν κατὰ δύναμιν καὶ κρίσιν ἐμὴν ὅρκον τόνδε καὶ ξυγγραφὴν τήνδε.

Ἡγήσεσθαι μὲν τὸν διδάξαντά με τὴν τέχνην ταύτην ἴσα γενέτῃσιν ἐμοῖσι, καὶ βίου κοινώσεσθαι, καὶ χρεῶν χρηΐζοντι μετάδοσιν ποιήσεσθαι, καὶ γένος τὸ ἐξ αὐτοῦ ἀδελφεοῖς ἴσον ἐπικρινέειν ἄρρεσι, καὶ διδάξειν τὴν τέχνην ταύτην, ἢν χρηΐζωσι μανθάνειν, ἄνευ μισθοῦ καὶ ξυγγραφῆς, παραγγελίης τε καὶ ἀκροήσιος καὶ τῆς λοιπῆς ἁπάσης μαθήσιος μετάδοσιν ποιήσεσθαι υἱοῖσί τε ἐμοῖσι καὶ τοῖσι τοῦ ἐμὲ διδάξαντος καὶ μαθηταῖσι συγγεγραμμένοις τε καὶ ὡρκισμένοις νόμῳ ἰητρικῷ, ἄλλῳ δὲ οὐδενί..

Διαιτήμασί τε χρήσομαι ἐπ᾽ ὠφελείῃ καμνόντων κατὰ δύναμιν καὶ κρίσιν ἐμήν, ἐπὶ δηλήσει δὲ καὶ ἀδικίῃ εἴρξειν.

Οὐ δώσω δὲ οὐδὲ φάρμακον οὐδενὶ αἰτηθεὶς θανάσιμον, οὐδὲ ὑφηγήσομαι ξυμβουλίην τοιήνδε· ὁμοίως δὲ οὐδὲ γυναικὶ πεσσὸν φθόριον δώσω.

Ἁγνῶς δὲ καὶ ὁσίως διατηρήσω βίον τὸν ἐμὸν καὶ τέχνην τὴν ἐμήν.

Οὐ τεμέω δὲ οὐδὲ μὴν λιθιῶντας, ἐκχωρήσω δὲ ἐργάτῃσιν ἀνδράσι πρήξιος τῆσδε.

Ἐς οἰκίας δὲ ὁκόσας ἂν ἐσίω, ἐσελεύσομαι ἐπ᾽ ὠφελείῃ καμνόντων, ἐκτὸς ἐὼν πάσης ἀδικίης ἑκουσίης καὶ φθορίης τῆς τε ἄλλης καὶ ἀφροδισίων ἔργων ἐπί τε γυναικείων σωμάτων καὶ ἀνδρείων, ἐλευθέρων τε καὶ δούλων.

Ἃ δ᾽ ἂν ἐν θεραπείῃ ἢ ἴδω ἢ ἀκούσω, ἢ καὶ ἄνευ θεραπείης κατὰ βίον ἀνθρώπων, ἃ μὴ χρή ποτε ἐκλαλέεσθαι ἔξω, σιγήσομαι, ἄρρητα ἡγεύμενος εἶναι τὰ τοιαῦτα.

Ὅρκον μὲν οὖν μοι τόνδε ἐπιτελέα ποιέοντι καὶ μὴ ξυγχέοντι εἴη ἐπαύρασθαι καὶ βίου καὶ τέχνης, δοξαζομένῳ παρὰ πᾶσιν ἀνθρώποις ἐς τὸν αἰεὶ χρόνον· παραβαίνοντι δὲ καὶ ἐπιορκέοντι, τἀναντία τουτέων.

DER HIPPOKRATISCHE EID

Ich schwöre bei Apollon, dem Arzt, und Asklepios und Hygieia und Panakeia und allen Göttern und Göttinnen, die ich zu Zeugen anrufe, daß ich diesen Eid und diese Niederschrift nach besten WIssen und Können erfüllen werde.

Ich werde den, der mich diese Kunst gelehrt hat, gleich meinen Eltern ehren und ihm Anteil an meinem Leben geben und, wenn er in Schulden geraten sollte, ihn unterstützen und seine Söhne meinen Brüdern gleichhalten und sie diese Kunst lehren, falls sie den Wunsch haben sollten, sie zu erlernen, und zwar ohne jede Vergütung und schriftliche Verschreibung, und an Vorschriften, am Vortrag und aller sonstigen Belehrung werde ich meine Söhne und die meines Lehrers teilnehmen lassen, wie auch die mit mir eingeschriebenen Jünger der Kunst, die durch den ärztlichen Eid gebunden sind, aber niemanden sonst.

Und ich werde die Grundsätze der Lebensweise nach bestem Wissen und Können zum Heil der Kranken anwenden, dagegen nie zu ihrem Verderben und Schaden.

Ich werde auch niemandem eine Arznei geben, die den Tod herbeiführt auch nicht, wenn ich darum gebeten werde, auch nie einen Rat in dieser Richtung erteilen. Ich werde auch keiner Frau ein Mittel zur Vernichtung keimenden Lebens geben.

Ich werde mein Leben und meine Kunst stets lauter und rein bewahren.

Ich werde auch nicht Steinleidene operieren und Männern, die solche Praktiken ausüben, aus dem Wege geben.

In welche Häuser ich auch gehe, die werde ich nur zum Heil der Kranken betreten, unter Meidung jedes wissentlichen Unrechts und Verderbens und insbesondere jeder geschlechtlichen Handlung gegenüber weiblichen Personen wie auch gegenüber Männern, Freien und Sklaven.

Was ich in meiner Praxis sehe oder höre oder außerhalb dieser im Verkehr mit Menschen erfahre, was niemals aneren Menschen mitgeteilt werden darf, darüber werde ich schweigen, in der Überzeugung, daß man solche Dinge streng geheimhalten muß.

Wenn ich nun diesen Eid treu halte und nicht entweihe, dann möge ich von meinem Leben und meiner Kunst Segen haben, bei allen Menschen zu jeder Zeit hochgeachtet; wenn ich ihn aber verletze und eidbrüchig werde, dann möge mich das Gegenteil hiervon treffen[4].

ZUM NACHSPIEL: »EINE SEHR GELUNGENE TAGUNG«[1]

Referenten und Gruppenleiter sind manchmal zerstreut. Als ich bei einer jährlich stattfindenden Weiterbildungstagung für Paartherapeuten sprechen sollte, war am Tag vorher mein Programm nicht aufzufinden.

Der Weiterbildungstag begann also mit einer herrlichen Zugfahrt, während der ich die schöne flämische Landschaft in der Morgensonne geniessen konnte. Ich konnte ungestört geniessen, denn ich konnte keine »Last-Minute-Vorbereitungen« machen für mein Vortragsthema, das ich nicht kannte.

Am Bahnhof von einer der schönsten mittelalterlichen Städte Flanderns wurde ich vom Tagungsvorsitzenden abgeholt, der mir sofort dankte fur meine positive Bereitschaft, am Weiterbildungstag mitzuarbeiten. Ungefragt bestätigte er die hohen Erwartungen der Teilnehmer, die wüssten, das sie einen interessanten Weiterbildungstag mit neuen bereichernden Erfahrungen miterleben würden.

Die Anzahl der Teilnehmer war beinahe 50% höher als die normalerweise erwarteten Anmeldungen.

Vielleicht sei das doch nicht ganz unerwartet, da der Referent für seine hervorragenden und gründlichen Einführungen bekannt sei, so der sprachsame Vorsitzende.

Meine Hoffnung, mir zu Beginn der Tagung ein Programm zu besorgen, war vergebens: bei meiner Ankunft im Tagungsraum wurde ich sofort von dem nervösen Vorsitzenden zum Podium gelotst.

Da er neben mir sein Programm krampfhaft in seinen Händen zusammenknüllte, durfte ich eineinhalb Stunden das mir unbekannte Thema einleiten.

Ich versuchte, Zeit zu gewinnen, indem ich »dieses sehr aktuelle Thema, zu Recht als Grundlage für diese Weiterbildungstagung gewählt, erst von ableitenden Nebensächlickeiten befreite und es in den breiteren Rahmen von Chancen und Risiken der Beziehungsbildung un der menschlichen Sexualität« stellte.

Auch der lebhafte Gedankenaustausch und die Fragen zur Verdeutlichung nach der Kaffeepause erlaubten es mir wirklich nicht, dem Tagesthema auf die Spur zu kommen.

Sogar während der Mittagspause blieb mein Hunger ungestillt: wie durch einen Zauberspruch — oder war es abgesprochen? — war nirgendwo ein Programm zu finden.

Trotz intensiven Suchens fand ich auch im ganzen Gebäude kein einziges Plakat, das mir das Thema hätte verraten können.

Die ungefähr hundert Teilnehmer verschwanden dann in fünf Arbeitsgruppen, die jede einen Aspekt des Themas vertiefen sollten.

---

[1] NIJS, P.: »Eine sehr gelungene Tagung«. *Therapiewoche Schweiz*. 1997 (13), 12, 411.

Ich wurde meinem Schiksal überlassen, d.h. mit dem Auftrag, im zweiten Vortrag das Thema abzurunden, auch in bezug auf die Plenumsdiskussion nach meiner »grundlegenden Einleitung«.

Nun musste ich noch anderthalb Stunden retten mit »einer globalen Synthese von Grundlinien, die meiner Meinung nach das Thema in seiner Aktualität beleuchten«.

Hierauf folgte wieder eine lebendige Diskussion.

Am Ende der Tagung waren die Teilnehmer so begeistert über den »genauen und grundlegenden Zugang zum Thema«, dass der Vortragende sofort einen folgenden Weiterbildungstag annehmen musste. Einen Monat später bekam ich auch den Bericht über diese »ungewöhnliche und sehr gelungene Weiterbildungstagung« und erfuhr das Thema dieser Tagung ... endlich!

"Die Medizin muß noch ganz anders werden:
Lebenskunstlehre und Lebensnaturlehre"

Novalis

NACHWORT

»Alles wirkliche Leben ist Begegnung« Martin Buber

Einige Leitmotive haben diese Arbeit durchgehend inspiriert.

Es gibt keine Selbstentfaltung ohne den/die andere. Die Emanzipation der Frau und die des Mannes gehen Hand in Hand.

Ohne Dialog gibt es keine Entwicklung. Therapie kann nicht nur High-tech-Medizin oder modernste Psychotechnik sein, sondern muss immer auch Begegnungsarbeit sein. Der Sexualtherapeut trägt zu dieser Begegnung bei, zu diesem Dialog.

Auf diese Weise baut er die Brücke einer neuen Arzt-Patient-Beziehung mit auf. Als Brückenbauer hat er einen pontifikalen Auftrag.

Behandlung sollte auch Handreichung sein und nicht (mehr) die Manipulation des vom Schicksal verletzten Schwächeren oder des ratlos Ratsuchenden durch den mächtigen Mediziner oder den untangierbaren Therapeuten.

Die gute Behandlung sucht immer wieder, trotz des schrecklichsten Schicksals, die gute Mitte, die gute Lebensmitte (Mitte = Medium; Medi-care..). So soll die Behandlung durch die Begleitung auf den Weg zum Heil, zur Emanzipation führen. Therapie ist nicht nur Heilkunde, sondern Heil*kunst*. Es ist die Kunst in einer rezeptiven, d.h. äusserst aktiven Einstellung mit Gelassenheit den anderen frei entscheiden und frei sein und werden zu lassen.

Toleranz und zukunftsgerichtete Offenheit fordern hier vom neuen Therapeuten aussergewöhnlicheren Mut, nämlich die Demut, das Fehlgeschlagene, das Böse und die Schuld mit auf sich zu nehmen, zu dulden und mitzutragen, aber mit Hoffnung in die Zukunft.

Asklepios, der griechische Gott der antiken Medizin, konnte erst dann der milde, mitfühlende Begleiter der Kranken werden, nachdem er selbst das tiefste Unglück erlitten hatte.

Tender loving care, die psychosomatische Grundeinstellung, bedeutet personale Zuwendung, mitmenschliche Wärme mit Sicherheit und Geborgenheit in einer tragfähigen und zutiefst persönlichen Therapeut-Patient/Paar-Beziehung.

Tenderness bedeutet Zärtlichkeit, die das Bedürfnis des anderen in der Transparenz einer wahren Begegnung (an)erkennt.

Es gibt keinen Kontakt ohne Takt.

Paracelsus hat bestätigt: »Das Grundprinzip der Medizin ist die Liebe«.

Der neue Therapeut ist ein Mensch, ein starker und verletzbarer Mensch, der *sich freuen kann*. Er freut sich, dass Menschen lebensfroh und lustvoll einander lieben können, wollen, dürfen und es wagen.

Es geht hier um die Haltung der Begünstigung von Wachstum in der Begegnung, in der Konfrontation (Molinski). Diese Haltung hat auch meine klinische

Tätigkeit immer inspiriert. Und es ist meine Hoffnung, dass diese bejahende Grundeinstellung dieses klinisch orientierte Buch vom Anfang bis zum Ende prägt.

Dieses Buch wird von der Hoffnung getragen, dass die Sexualtherapeuten und die Psychosomatiker, als die neuen Therapeuten des 21. Jahrhunderts, zur *Rehumanisierung* der Medizin und der Gesellschaft beitragen werden.

Sie werden nicht nur das modernste sexualmedizinische Wissen, sondern auch Lebensweisheit vermitteln. Sie lassen vom Baum der Erkenntnis prüfen und kosten.

Und alle, die den Baum des Lebens prüfen, wissen: die echte und wahre Beziehung ist die von der Erotik getragene Liebesbeziehung.

Ein Mensch ist am stärksten (an)erkannt, er-lebt und be-leibt, in seiner Existenz auf dieser Erde bestätigt und be-gründet in der erotischen Liebesbeziehung: in der Begegnung zwischen Mann und Frau. Es geht um eine Begegnung, nicht mit irgendeinem Menschen.

Es ist die Begegnung mit ihr oder mit ihm, die/der in der erotisch-sexuellen Liebe radikal anders ist. Und in und durch dieses Anders-Sein, (d.h. auch im sexuellen Unterschieden-Sein) wird gerade in dieser Konfrontation die sexuelle Identität eines Menschen mit intensivster Lebenslust bestätigt.

Die Menschen nehmen nie Abschied vom erotischen Leben.

Im Gegenteil, im Lebenslauf jedes Menschen nimmt die Kraft der Erotik zu, auch wenn Schicksalsschläge sie verwunden, lähmen oder scheinbar entkraften.

Was ist eine Frau? Was ist ein Mann?

Ein Mann ist Geselle, Lebensgefährte der Frau, die er erotisch-sexuell lieben darf und kann.

Dann ist er Mann; dann *lebt* er als Mann.

Eine Frau ist Gesellin, Lebensgefährtin des Mannes, den sie erotisch-sexuell lieben darf und kann.

Dann ist sie Frau; dann *lebt* sie als Frau.

Die erotische Position ist die Grundposition, in der jeder Mensch, als Mann oder als Frau, sich in leiblicher Lebensbejahung im Leben be-gründet.

Nur die erotischen Wurzeln gründen den Lebensbaum des Menschen im grossen Leben auf dieser Erde.

So kann und darf der Mensch das Leben geniessen: das wahre Geniessen ist ein gemeinsames Geniessen, ist einander geniessen: Mann und Frau als Lebensgenossen, als Gatten, von einander erotisch beseelt.

So gestalten erotische Partner sich ein Leben, in dem es gut ist zu verweilen in Langsamkeit. Die erotische Begegnung gestaltet sich in der Spielfigur der Langsamkeit: das »*heilige ritardando*« (Cornelis Verhoeven) der Langsamkeit.

Und die homophile oder lesbische Beziehung bildet hier die gesunde Alternative, weil sie die Lebensweisheit der Erotik an einem anderen Begegnungsweg entlang gestaltet und geniesst.

Die erotische Beziehung ist die Begegnung, bei der ein Mensch in diesem Leben stillstehen sollte, in stiller Ehrfurcht.

Im erotischen Leben sind Menschen nicht in Eile unterwegs als Wanderer. Denn man *hat* hier kein Rendement, keine Produktivität. Wohl bietet die erotische Beziehung die Chance, als Frau, als Mann kreativ zu *sein*; kreativ im Liebesspiel des Lebens.

Die erotische Beziehung gehört nicht zur irdischen Schwere des *Habens*, sondern zur himmlischen Leichtigkeit des *Seins*.

Die erotische Beziehung bietet Raum: Atem- und Lebensraum, in dem ein Mensch bei sich selbst, sich selbst kann und darf sein; und von diesem Raum inspiriert auch den/die geliebten Mitmenschen sein lässt, sich selbst werden lässt.

In diesem Widerfahren erfährt ein Mensch den/die liebenswürdigen Geliebte(n) sehr intensiv als anderen; nicht in Bewunderung, die den/die Geliebte(n) narzisstisch überschätzt, sondern in Verwunderung, dass die/der innigst geliebte andere das Wunder der sexuellen Liebe zugleich so beschränkt und so unendlich attraktiv inkarniert.

Diese Bestätigung im Leben als gegenseitige sexuelle Identitätsfindung ist Eros.

Sie fragt nicht so sehr Lebensmühe; sie schenkt Lebensmut, Lebenskraft, Lebensfreude und Lust. Es ist die Spiellust des erotischen Lebensspiels in Langsamkeit: ein Lebensstrom (= Libido !) aus den vielen sinnlichen Brunnen in der lebendigen Landschaft der/des Geliebte(n), der immer wieder Mut zum Leben bringt, durchzogen von Wehmut, von Demut.

Das einzige, das mich als Mann auf der Lebensreise wirklich stillstehen lassen kann, ist die Begegnung. Die Begegnung mit der Frau, die ich, als eine Gnade des Lebens, lieben darf in diesem Leben, durch dieses Leben bis an den Tod, mit der aufspringenden Freude von Kindern über den Tod hinaus …

In der Parzival-Geschichte nennt von Eschenbach die geliebte Gesellin (Blanche Fleur), die Parzival in der dunklen Nacht miet Liebe begleitet: *»Kondwiramur«*.

Auf französisch heisst Kondwiramur: "conduire amour", d.h. die Liebe, die Lebensliebe begleiten.

Ein guter Therapeut sei in der dunklen Welt der Frau, des Mannes, des Paares im Konflikt mit Liebe und Sexualität eine Kondwiramur: er begleite in Liebe. Mögen alle TherapeutInnen dieses Geschenk der Lebensliebe wirk-lich erleben.

Der Psychosomatiker und Sexualtherapeut, als neuer Therapeut des 21. Jahrhunderts, sei immer eine Kondwiramur: er begleite die Liebe, er begleite die Eros-Entfaltung des Menschen in dieser technischen, einsamen Welt, beim Morgenrot eines neuen Millenniums.

LISTE DER NEU BEARBEITETEN
UNDERWEITERTEN BEITRÄGE
VON P. NIJS FÜR DIESES BUCH

Nijs, P.: Psychogener oder exogener Einfluss der Ovulationshemmer auf das Sexualverhalten und die Psychosexualität. Klinische Bemerkungen. *J. Neuro-Visceral Relations*, Suppl. X, 1971, 444-449.

Nijs, P.: Psychosomatische Aspekte der oralen Antikonzeption. *Beiträge zur Sexualforschung*. Heft 50. Bürger-Prinz, H. und H. Giese, (Hrsg.) H. Stuttgart, F. Enke Verlag, 1972, 117 S.

Dumon, W., Nijs, P., Rouffa, L., Steeno, O.: Donor Insemination: A preliminary social and psychological Report. Actes Colloque Internat. Sexologie. *Insemination artificielle et reproduction humaine*. Leuven, 1973, 25-35.

Nijs, P. & Rouffa, L.: A.I.D.-Couples: psychological and psychopathological Evaluation. *Andrologia*, 1975, (7), 3, 187-194.

Nijs, P.: *La pilule et la Sexualité*. Mythes et Faits. Leuven, Acco, 1975, 229 S.

Nijs, P., Rouffa, L.: A.I.D.-couples: psychological and psychopathological evaluation. — In: Hirsch, H. (Ed.): *Psychosomatic Medicine in Obstetrics and Gynaecology*. Basel-London-New-York, Karger Verlag, 1976, 222-225.

Nijs, P.: Der Arzt und die kontrazeptive Beratung. *Schriftenreihe B.P.A.*, 1977, 4, 51-53. *Der Praktische Arzt.*, 1977 (22), 3564-3570.

Nijs, P.: Wohnstruktur, zwischenmenschliche Erfahrung und Kommunikation. - In: Meisenheimer: *Innenraum: ein architektonisches Urphänomen*. Düsseldorf, Fachhochschule, 1978, 12-14.

Nijs, P.: Arzt, Patient und Pille. Gedanken zur Medikation. *Sexualmedizin*, 1978 (7), 10, 794-799.

Nijs, P., Steppe, A.: Der Arzt und das infertile Ehepaar. *Therapiewoche*. 1980 (30), 692-695.

Renaer, M. (in collab. P. Nijs, A. Van Assche, H. Vertommen): Chronic pelvic Pain without obvious Pathology in Women. *Europ. J. Obstet. Gynec. reprod. Biol.* 1980 (10), 6, 415-463.

Nijs, P.: Fokussierende Sexualtherapie. — In: Vogt, H-J., Herms, V, Eicher, W. (Hrsg.): *Praktische Sexualmedizin*. Wiesbaden, Medical Tribune Verlag, 1981, 225-230.

Steppe, M. & Nijs, P.: *Het Tweelingpaar*. Ideaal of Illusie? Leuven, Acco, 1981, 260 S.

Nijs, P., Steppe, A.: Donor-Insemination. Psychosoziale und psychodynamische Aspekte. *Sexualmedizin*, 1981 (10), 7, 248-251.

Nijs, P., Molinski, H., Dmoch, W., Höffken, K;-D., Beusen, L.: Funktionelle Sexualstörungen. Modifizierte Masters-Johnson-Therapie. *Extr. Dermatolog.*, 1981 (5), 3, 252-253.

Nijs, P., Steppe, A.: Masters' und Johnson's Sexualtherapie: (Anti)Psychotherapie? Eine historische und methodologische Analyse. *Psychosomat. Sprechstunde*, 1981 (11), 9, 371-374.

Nijs, P.: Sexualmedizin und Familientherapie in der Praxis. *J. Ärzte*, 1981 (11), 11, 530-532.

Nijs, P., Leysen, B.: Praktische Sexualmedizin. *J. Ärzte*, 1981 (11), 11, 533-534.

Nijs, P.: Sexualmedizin im ärztlichen Alltag. *Sexualmedizin*, 1982 (11), 86-91.

Nijs, P., Leysen, B.: Praktische Sexualmedizin: Wichtigkeit der somatischen Untersuchung. *J., Ärzte*, 1982, (3), 210.

HÖFFKEN, K.-D., BEUSEN, L.., DMOCH, W., MOLINSKI, H., NIJS, P.: Bemerkungen zur Prognose und Indikation bei der Therapie funktioneller Sexualstörungen. *Mitteillungen G.P.S.*, 1982 (2), 18-19.

NIJS, P.: Diabetes und Sexualität. *J. Ärzte* 1982 (12), 9, 734-736.

HÖFFKEN, K.-D., BEUSEN, L., DMOCH, W., MOLINSKI, H., NIJS, P.: Modifizierte Paartherapie. *Sexualmedizin*, 1982 (11), 11, 501-504.

NIJS, P.: Praxis der Sexualmedizin. — In: EICHER, W., HERMS, V., VOGT, H-J. (Hrsg.): *Praktische Sexualmedizin*. Wiesbaden, Med. Tribune, 1982, 11-26.

NIJS, P.: Sexualität nach einer Brustamputation. *J. Ärzte*, 1982 (12), 1022-1024.

NIJS, P.: Die moderne (Ko-)Habitation. *Sexualmedizin*, 1982 (11), 398-401.

NIJS, P., VAN ASSCHE, F.A.: (Risiko)schwangerschaft als Familienereignis. Grundregeln der Betreuung. *J. Ärzte*, 1983 (13), 2, 118-122; 3, 212-216.

NIJS, P.: Geborgen in seinen vier Wänden. *Sexualmedizin*, 1983 (12), 4, 168-169.

NIJS, P.: *Identität und Verwandlung*. Wissenschaftliche Realität und Lebenswirklichkeit in der geburtshilflichen Medizin heute. — In: WESTMÜLLER, M. (Hrsg.): *Dimensionen vorgeburtlichen Lebens*. Loccumer Protokolle, 1983, 7, 80-101.

Libido post partum. *Sexualmedizin*, 1983 (12), 9, 403-404.

NIJS, P., VAN ASSCHE, A.: Grundregeln der Betreuung bei (Risiko-) Schwangerschaft. *Medica*, 1983 (4), 8/9, 521-530.

Die Frau mit Unterleibsschmerzen. Betreuung und Therapie. J. Ärzte, 1983 (13); 11, 948-956; 12, 1032-1037.

NIJS, P.: Unterleibsschmerzen ohne Organbefund sind Klagen/Anklagen bei psychosozialen, beruflichen, familiären oder sexuellen Schwierigkeiten. *Gyne*. 1983, 6, 12-20.

NIJS, P.: Die suizidale Patientin. Auffang und Begleitung (Teil I) *J. Ärzte*, 1984 (14), 7, 602-606.

NIJS, P.: Die suizidale Patientin. Auffang und Begleitung (Teil II), *J. Ärzte*. 1984 (14), 8, 690-696.

NIJS, P.: Sexualität und Körperbehinderung. - In: STÖHRER, M., PALMTAG, H., MADERSBACHER, H. (Hrsg.): *Blasenlähmung*. Stuttgart, Thieme Verlag, 1984, 144-156.

NIJS, P.: Lustverlust durch Hormone? Möglicher Einfluss der Pille auf das sexuelle Verlangen. *Sexualmedizin*, 1984 (13), 10, 568-575.

NIJS, P.: Lust und Last der Antikonzeption. *Gyno*, Extra 1985, 1, 3-6.

NIJS, P., DEMYTTENAERE, K., HOPPENBROUWERS, L.: Donor-Insemination, Adoption, In-Vitro-Fertilisation: psychosoziale und psychosexuelle Aspekte. *Mitteilungen G.P.S* 1985 (6), 10-12.

NIJS, P.: Mit Takt und Taktik. *Sexualmedizin*, 1985 (14), 490-496.

SABBE, B., NIJS, P.: Trauer nach Totgeburt. *J. Ärzte*, 1985 (12), 4, 270-274.

NIJS, P.: Die Frau in der Menopause. Begleitung und Behandlung (Teil I.). *J. Ärzte*, 1985 (12), 4, 279-282.

NIJS, P.: Die Frau in der Menopause. Begleitung und Behandlung (Teil II). *J. Ärzte*, 1985 (12), 5, 362-366.

NIJS, P.: Die Frau post partum. Psychologie des Wochenbetts. - In: FERVERS-SCHORRE, B., POETTGEN, H., STAUBER, M. (Hrsg.): *Psychosomatische Probleme in der Gynäkologie und Geburtshilfe*. Berlin — Heidelberg — New York — Tokyo. Springer-Verlag, 1986, 169-182.

NIJS, P., DEMYTTENAERE, K., HOPPENBROUWERS, L.: Donor-Insemination, Adoption, In Vitro Fertilisation: Psychosoziale und psychosexuelle Aspekte. *Gynäkologe*, 1986 (19), 1, 23-27.

NIJS, P.: Das Zwillingspaar: Ideal oder Illusion? *Sexualmedizin*, 1986 (15), 5, 218-225.

NIJS, P.: Eingreifen ins Leben: - In: P. PETERSEN: Schwangerschaftsabbruch — *unser Bewusstsein vom Tod im Leben*. Tiefenpsychologische und anthropologische Aspekte der Verarbeitung. Stuttgart, Urachhaus, 1986, 343-366.

NIJS, P.: Zeugung in der Retorte. Bioethik und Lebensqualität. - In: G. Frhr zu PUTLITZ & G. RAU (Hrsg.): *Zukunft der Wissenschaften*. Heidelberg, Ruprecht-Karls Universitäts Verlag, 1986, 42-58.

NIJS, P.: Die Frau im Wochenbett. Auffang und Begleitung. *J. Ärzte*, 1986 (8), 514-519.

NIJS, P.: Die psychische Verarbeitung der heterologen Insemination. -In: F. PFÄFFLIN & E. SCHORSCH (Eds): *Sexualpolitische Kontroversen* (Beiträge zur Sexualforschung 63), Stuttgart, Enke Verlag, 1987, 83-94.

NIJS, P.: Sexuelle Funktionsstörungen bei der Frau. *Der praktische Arzt*. 1987 (41), 82-105.

NIJS, P.: Verändert sich ein Psychiater in der Zusammenarbeit mit den Gynäkologen? *J. Ärzte*, 1987 (7), 138-141; 200-202.

NIJS, P.: Die Kunst, den richtigen Partner zu finden. *Sexualmedizin*, 1987 (16), 7, 300-302.

NIJS, P.: Sexualstörungen und psychosomatische Krankheiten als larvierte Beziehungsprobleme (Teil I.). *Gynäkol. prax.*, Hans Marseille Verlag, München, 1987 (11), 715-720.

NIJS, P.: Sexualstörungen und psychosomatische Krankheiten als larvierte Beziehungsprobleme (Teil II). *Gynäk. Praxis*. Hans Marseille Verlag, München, 1988, (12), 125-135.

DEMYTTENAERE, K., NIJS, P., RAMON, W.: Infertilität als Risikofaktor für Sexualstörung. *Mitt. Gesellschaft prakt. Sexualmed.*, 1988 (9), 37-40.

DEMYTTENAERE, K., NIJS P., RAMON, W.: Wie neurotisch sind infertile Paare? Zur Problematik von psychischen und sexuellen Störungen bei der IVF *Sexualmedizin*, 1988 (17), 11, 620-624.

NIJS, P.: Psychosomatische und sexualmedizinische Aspekte bei Infertilität der Frau. - In: Schneider, H.P.G. (Hrsg.): *Sexualmedizin — Infertilität — Familienplanung.* (Klinik der Frauenheilkunde und Geburtshilfe, Band 2). München-Wien-Baltimore, Urban & Schwarzenberg, 1989, 63-69.

NIJS, P. & DEMYTTENAERE, K.: Stress und Infertilität. - In: KEMETER, P. LEHMANN, P. (Hrsg): *Psychosomatik der Infertilität*. Heidelberg — Berlin — New York — Tokyo. Springer Verlag, 1989, 33-57.

NIJS, P.: Psychische Betreuung von Mamma-Karzinom Patientinnen. -In: CORTERIER, H. (Hrsg.): *Psychosoziale Probleme in der gynäkologischen Onkologie*. Freiburg, Farmitalia, 1989, 17-20.

NIJS, P.: Schöpfung in der Retorte. - In: MOHR, J., SCHUBERT, C., JÜRGENSEN, O. (Hrsg.): *Management der Unfruchtbarkeit*. Berlin-Heidelberg-New York-London, Springer Verlag, 1989, 68-87.

DEMYTTENAERE, K., NIJS, P., DEVREEZE, A., VEREECKEN, R., VAN ASSCHE, A.: Harninkontinenz: psychosomatische und psychosexuelle Aspekte. *Der informierte Arzt*, 1991 (15), 1369-1372.

DEMYTTENAERE, K., NIJS, P.: Psychoendokrinologie bei IVF-Patientinnen. — In: DMOCH, W., STAUBER, M., BECK, L. (Eds.): *Psychosomatische Gynäkologie und Geburtshilfe 1989/90*. Heidelberg — Berlin — New York — London — Tokyo. Springer, 1991, 94-98.

NIJS, P. & LEYSEN, B.: Die Frau im Klimakterium. *J. Ärzte*, 1992 (11), 493-496.

NIJS, P.: Psychosomatik der Schmerzverarbeitung. -In: HERMS, V., VOGT, H.-J., POETTGEN, H. (Hrsg.): *Praktische Sexualmedizin*. Wiesbaden, Med. Tribune Verlag, 1992, 35-44.

NIJS, P.: Chronische Unterleibsschmerzen der Frau. Eine maskierte Beziehungsstörung. *J. Ärzte*, 1993 (21), 1, 14-17.

NIJS, P.: Eingreifen ins Leben. Bioethische Uberlegungen eines Psychosomatikers zur Reproduktionsmedizin. - In: Petersen, P., Nijs, P. (Hrsg): *Neue Wege der Psychotherapie und Psychosomatik*. Leuven, Peeters, 1993, 17-46.

NIJS, P.: Was Schmerzen ausdrücken können. *Sexualmedizin*, 1993 (22), 4, 146-150.

VAN DE SIJPE, I., NIJS, P., DEMYTTENAERE, K.: Familienglück durch donogene Insemination. *Sexualmedizin*, 1993 (25), 5, 223-229.

NIJS, P.: Die moderne Medizin: Ein vom Computer gesteuerter Gesundheitsbetrieb oder eine humane Heilkunst, *Ärzte*, 1995 (9), 320-323.

NIJS, P.: Sexualisierte Gewalt in der Kindheit. Der Prozess der Verarbeitung. *Prakt. Gyn.* 1996 (1), 77-81.

NIJS, P.: Sexueller Missbrauch: langfristige Folgen und deren Behandlung. In: KÜNZEL, W. & KIRSCHBAUM, M. (Hrsg.): *Giessener Gynäkologische* Fortbildung 1999. Berlin, Heidelberg, New York, Springer Verlag 1999, 191-198.

NIJS, P.: Psychiatrische Erkrankungen während der Schwangerschaft. In: STAUBER, M., KENTENICH, H., RICHTER, D. (Hrsg.): *Psychosomatische Geburtshilfe und Gynäkologie*. Berlin, Heidelberg, New York, Springer Verlag, 1999, 228-247.

NIJS, P.: Die neuen Therapien, die neuen Therapeuten… jenseits der Symptome. – In: NIJS, P., NIJS, M., DMOCH, W. (Hrsg.): Beyond the Symptoms – Jenseits der Symptome. Leuven, Peeters Press, 2001, 155-172.

NIJS, P.: Sexueller Missbrauch (Incest): Psychosomatische Spätfolgen und dezen Therapie. — In: ROHDE, A. & RIECHLER — RÖSSLER, A. (Hrsg.): *Psychische Erkrankungen bei Frauen*. Regensburg, Roderer Verlag, 2001, 161-172.

BIOGRAPHIE VON PROFESSOR DR. MED. PIET NIJS

- Am 7. Juni 1937 in Tongeren (Belgien) geboren
- verheiratet; Vater von acht Kindern und Großvater von drei Enkelkindern
- altsprachliches Abitur in Leuven
- Studium der Medizin und Sportmedizin, Psychologie, Philosophie und Sexualwissenschaften an der Katholischen Universität Leuven
- 1962: Abschluß des Medizinstudiums
- 1967: Abschluß des Studiums der Sexualwissenschaften
- 1963-1968: Ausbildung zum Facharzt für Psychiatrie und Neurologie
- 1963-1970: psychoanalytische Ausbildung an der Belgischen Schule für Psychoanalyse, Abteilung der "Ecole Freudienne de Paris" (J. Lacan)
- 1968: Forschungssemester am Institut für Sexualforschung (Freie Universität Hamburg, Leitung: Prof. Dr. Dr. H. Giese)
- 1969: Oberarzt Universitätskrankenhaus St. Rafael (Leuven)
- 1970: persönliche Begegnung mit Prof. Dr. L. Szondi (erster Ehrendoktor der Fakultät der Psychologie der KU Leuven); klinisch-wissenschaftliches und therapeutisches Interesses für die Schiksalsanalyse; "Wahl macht Schiksal".
- 1975: Chefarzt Universitätskrankenhaus Gasthuisberg - St. Rafael (Leuven)
- Seit 1977: Professor an der Katholischen Universität Leuven
- Seit 1989: Direktor des Instituts für Ehe- und Sexualwissenschaften der KU Leuven (Lehre und Forschung in flämischer und englischer Sprache)

Auf nationaler Ebene
- Dozententätigkeit in verschiedenen Krankenpflege- und Sozialarbeiterausbildungen und im Institut für Familienwissenschaften (Brüssel; 1964-1980)
- nationaler Vorsitzender der Zentren für Familien- und Lebensberatung (1971-1981)
- Mitbegründer der Flämischen Gesellschaft für Sexualforschung (1969, mit Jos van Ussel)
- Mitbegründer der Flämischen Gesellschaft für Sexuologie: VVS (1972)
- Vortragszyklen zu verschiedenen Themen für den Davidsfonds (Belgische Vereinigung zur Förderung von Wissenschaft und Kultur) und für andere Vereinigungen
-

Auf Benelux-Ebene
- seit 1995: Vize-Dekan der Foundation Benelux University
- seit 2001: Vorbereitung und Mit-Koordination des Studiengangs Gerontologie in französischer und deutscher Sprache (Kooperation zwischen Foundation Benelux University und der Universität Luxemburg).
- Mitbegründer + 1. Chefredakteur von: - Seksuologische Actualiteiten, Leuvense Cahiers voor Seksuologie (Leuven Monographs on Sexology and Psychosomatics).
- Mitbegründer: J. Prenatal & Perinatal Psychology.

Auf internationaler Ebene
- Mitglied des Executive Committee der International Society of Psychosomatic Obstetrics and Gynaecology (1980-1990)
- Mitbegründer und Mitglied des Executive Committee der European Federation of Sexology

- Mitbegründer der European Society of Dance Therapy
- Mitbegründer des alle zwei Jahre stattfindenden European Symposium on Psychosomatic Obstetrcs and Gynaecology (zusammen mit Prof. Dr. med. D. Richter)
- Mit-Organisator des European Symposion Kos 2000
- Mitglied der Redaktion / des wissenschaftlichen Beirats mehrerer internationaler Zeitschriften auf dem Gebiet der Psychiatrie, der Psychosomatik, der Sexualwissenschaften und der Psychotherapie
- Gründung der Stiftung: *Erasmorus* - Therapeuticum trilingue (2000)

Publikationen und Vorträge
- 30 Bücher und 500 Artikel in vier Sprachen: Niederländisch, Deutsch, Französisch, Englisch
- Themen: allgemeine und gynäkologische Psychosomatik, Liaisonpsychiatrie, Sexual- und Paartherapie, grundlegende Fragen der Psychotherapie
- Habilitationsarbeit: "Psychosomatische Aspekte der oralen Antikonzeption" (Publiziert als 50. Heft: Beiträge zur Sexualforschung, Enke Verlag Stuttgart, 1972)
- Mitarbeiter im Fortbildungskurs bei Prof. Molinski in Düsseldorf (1980-1990)
- Vortragstätigkeit und Gruppenleitung bei den Kongressen der Deutschen Gesellschaft für Psychosomatische Frauenheilkunde und Geburtshilfe, der Akademie für Sexualmedizin und bei der Sexualmedizinischen Fortbildung in Düsseldorf.

Arbeitsschwerpunkte:
- als Psychiater in der gynäkologischen Klinik tätig, dort Aufbau der Abteilung für gynäkologische Psychosomatik und Sexualmedizin, als Vollzeitstelle in der Frauenklinik integriert
- inzwischen eine multidisziplinäre Abteilung (zehn Mitarbeiterinnen- mit mehr als 5000 Konsultationen pro Jahr (sexuelle Störungen, Partnerschaftsprobleme, gynäkologische Psychosomatik)
- Schwerpunkte in klinischer Tätigkeit, Lehre und Forschung: Pille; Kontrazeption; Sterilisation; Schwangerschaftsabbruch; Adoption; Donor-Insemination; IVF; chronische Unterbauchschmerzen; Sexualität und Partnerschaft während der Schwangerschaft; Sexualstörungen bei (körperlichen) Erkrankungen; Klimakterium
- Mitarbeit an Radio- und Fernsehsendungen zu obengenannten Themen
- Herausgeber von wissenschaftlichen Publikationen (u.a. Kongressbände)
- Bücher für ein breiteres Publikum: "De Eenzame Samenspelers" - Die einsamen Zusammenspieler; Veröffentlichung von aphoristisch-poetischen Aussagen von Patientinnen (mehrere Bände); Buch über Tanztherapie; "De luister van het luisteren" - Die Kunst des Zuhörens, 1995; "(Om)Wegen naar Geluk — Deel 1" (Um)Wege zum Glück — Teil 1, 1998; "(Om)Wegen naar Geluk - Erotiek en spiritualiteit: dubbelspoor naar geluk" - (Um)Wege zum Glück
- Erotik und Spiritualität: zweifache Bahn zum Glück, 1999; "Imperium op drift. Oude en nieuwe waarden voor de westerse samenleving" - Ein Imperium im Treibsand. Alte und neue Werte für die Gesellschaft im Westen, 2000.
- in Vorbereitung: Psychologischer Essay (Kommentar) zu Liebesgedichten und ein Buch mit klinischen Falldarstellungen.

BIBLIOGRAPHIE VON PROF. DR. MED. PIET NIJS

JONCKHEERE, P., NIJS, P.: Conseils pratiques pour les urgences en psychiatrie. *Recipe*, 1965 (24), 7, 367-371.

NIJS P.: Quelques considérations sur les questions: Qui faut-il amener au psychiatre? En quoi consistera son action? *Recipe*, 1965, (24), 7, 379-381.

NIJS P.: Neurose en partnerkeuze. *Verpleg. Gemeenschapszorg*, 1967, 3, 171-179.

NIJS P.: Contraceptie. Medisch-psychologische en psychopathologische aspecten. *Sacerdos*, 1968 (35), 6, 659-672.

NIJS P.: Psychological and psychopathological Evaluation of Oral Contraception. A 4-year follow-up study of a selected group of 111 patients. *Symposium sexuologicum Pragense*. Praag, 1968, 253-256.

NIJS P.: *Orale contraceptie*. Een medisch-psychologische en psychopathologische studie. Leuven. Acco, 1968, 154 S.

NIJS, P., SWINNEN, E.: Sexualiteit en vruchtbaarheid. — In: TRIMBOS et al: *Partners in het leven*. Brussel — Rosendaal, Reinaert, 1969, 62-76.

NIJS P.: Psychogene pijn in de Gynaecologie, *T. Geneesk.*, 1969, 18, 897-903.

NIJS P.: Grondpatronen van de risico's en stoornissen in de sexuele relatievorming. — In: NIJS, P.: *Seksuologie*, Wet. Vereniging Vlaamse Huisartsen, 1969 (27), 38-70.

NIJS P.: Contraceptieve methoden: methoden tot geboortenregeling. — In: *Gezinsplanning*. Brussel, B.G.J.G., 1969, 9-14.

NIJS P.: Psychogener oder exogener Einfluss der Ovulationshemmer auf das Sexualverhalten und die Psychosexualität. Klinische Bemerkungen. *Symposium Deutsche Neurovegetative Gesellschaft*. Göttingen, 1969.

NIJS P.: Partnerproblemen, huwelijks- en gezinsmoeilijkheden. *Universitas*, 1969 (30), 24, 8-11.

NIJS P.: Risico's in de sexuele relatievorming. — In: *Liefde en sexualiteit*. Tielt — Utrecht — Leuven, Lannoo-Wolters, 1970, 120-154.

NIJS P.: Psychosociale aspecten van contraceptie. *Nationaal Symposium Family Planning*, Brussel, 1970, 96-104.

NIJS P.: Pijn — Tandpijn. Beschouwingen van een psychiater-seksuoloog. *Tandheelkundige tijdingen*, 1970, 2, 21-29.

NIJS P.: Psychologische aspecten van contraceptie. Enkele bemerkingen. *Informatiebrochure over menselijke seksualiteit*. Leuven, Acco, 1970, 20-27.

NIJS P.: Psychologische aspekten van zwangerschap en postpartum. *Seminarium Huisartsen*, 1970, 1, 1-7.

NIJS P.: Psycho-sociale aspekten van Gezinsplanning. — In: *Problemen rond seksualiteit en gezinsplanning*. G.R. P.M.O. Turnhout 1970, 2-11.

NIJS P.: Psychogener oder exogener Einfluss der Ovulationshemmer auf das Sexualverhalten und die Psychosexualität. Klinische Bemerkungen. *J. Neuro-Visceral Relations*, Suppl. X, 1971, 444-449.

NIJS P.: Seksualiteit en Gezin. *Kultuurleven*, 1971 (10), 954-964.

NIJS P.: Contraceptie: Risico's en kansen. *"Verpl. Gemeenschapszorg"*, 1971, 26-36.

NIJS P.: Omgang met het komende kind. *Mozaïek*, 1971 (3), 11, 5-8.

NIJS P.: Betwiste ethische waarden: Ingrijpen in het leven. — In: DONDEYNE, A. et al., *Gelovend in de wereld*. Antwerpen-Utrecht, Patmos, 1972, 181-197.

NIJS P.: Prenatale omgang met het komende kind. Psychologische aspekten van zwangerschap en bevalling. *Vervolmakingscursus vroedvrouwen*. Brussel, 1972, 11-20; 51-53; 201-208.

NIJS P.: Donor Inseminatie. (Sociaal)psychologische aspecten: *T. Geneesk.*, 1972, 23, 1540-1546.

NIJS P.: Seksualiteit en Gezin. — In: *Gezin contra Gezin*, Antwerpen-Utrecht, De Nederlandsche Boekhandel, 1972, 78-90.

NIJS P.: Psychosomatische Aspekte der oralen Antikonzeption. *Beiträge zur Sexualforschung.* Heft 50. Bürger-Prinz, H. en Giese, H. (Hrsg.) Stuttgart, F. Enke Verlag, 1972, 117 S.

NIJS P.: De vraag naar de zin en de waanzin. Het existentiële drama van de mens. *Kultuurleven*, 1972, (39) 5, 480-483.

NIJS P.: De neurotische kwetsbaarheid van de moderne mens. *Actuele Problemen.* Postuniversitair centrum Limburg, 1972, 51-71.

NIJS P.: Huwelijk en echtscheiding: Risico's en kansen in de seksuele relatievorming. *Sint-Lucas Tijdschrift*, 1972, 3, 8-11.

NIJS P.: Huwelijk en echtscheiding: risico's en kansen in de seksuele relatievorming. — In: HEYLEN, V. (Ed.): *Mislukt Huwelijk en echtscheiding.* Leuven, Universitaire Pers, 1972, 59-73.

NIJS P.: Wat is de inhoud van een gezinsconsultatie? — In: *Gezinsconsultatie*, Brugge, 1973, 23-31.

NIJS P.: Abortus. Sociaal-psychologische Aspekten. *Belg. Bond Geesteshyg.*, 1973, 23-35.

DUMON, W., NIJS, P., ROUFFA, L., STEENO, O., Donor Insemination: A preliminary social and psychological Report. Actes Colloque Internat. Sexologie. *Insemination artificielle et reproduction humaine.* Leuven, 1973, 25-35.

NIJS P.: Problemen rond het infertiele echtpaar. *Kultuurleven*, 1973 (40), 449-460.

NIJS P.: Definitieve contraceptie van het echtpaar. *T. Geneesk.*, 1973 (16), 859-864.

NIJS P.: Gezinsdynamiek. — In: *Geest. Gezondheidszorg in België.* Kritiek en perspectieven. Brussel, Stichting J. Renson, 1974, 169-174.

NIJS P.: Psychodynamic Aspects of Oral Contraception. *Medikon*, 1974, (3), 11-19.

NIJS P.: Seksuele functiestoornissen. *Medikon*, 1974 (3), 29-36.

NIJS P.: Parents non mariés. Aspects psychosociaux. — In: *l'Adoption dans une politique d'accueil.* Actes Colloque. Brux. 1973, Leuven Acco, 1974, 29-39.

NIJS P.: Désirer un enfant. *Echanges*, 1974, 115, 2-4.

NIJS P.: Verantwoord ouderschap: op weg naar gelukkig samenleven. — In: Gezinsplanning, vruchtbaarheid en contraceptie. *(Ouders wensen kinderen, kinderen wensen ouders).* Brussel, B.G.J.G. 1974, 7-14.

NIJS P.: De huisarts en de praktijk van anticonceptie. Psychologische Aspekten. In: *Praktische begeleiding van de contraceptie door de huisarts.* W.V.V.H. 1974, 29-59.

NIJS P.: Vereenzaming: kwetsbaarheid van de moderne mens, *Collationes*, 1974, 4, 519-538.

NIJS P.: Vereenzaming: kwetsbaarheid van de moderne mens. — In: *De eenzame mens.* Antwerpen-Brussel, 1974, 5-26.

NIJS, P. & ROUFFA, L.: A.I.D.-Couples: psychological and psychopathological evaluation. *Abstracts* 4th Int. Congress Psychosom. Obst. Gynaec. Israel, 1974, 106-107.

NIJS P.: Enkele strategieën tot contact. *Pro nostris*, 1975, (40), 2, 49-54.

NIJS P.: Zwangerschap: prenatale omgang met het komende kind. *T. Geneesk.*, 1975 (32), 2, 73-79.

NIJS, P. & ROUFFA, L.: A.I.D.-Couples: psychological and psychopathological Evaluation. *Andrologia*, 1975, (7), 3, 187-194.

NIJS P.: *La pilule et la Sexualité.* Mythes et Faits. Leuven, Acco, 1975, 229 S.

NIJS P.: La problématique du couple stérile. *Feuilles familiales*, 1975, 197-216.

NIJS P.: Adoptie- en K.I.D.-echtparen. Een vergelijkend psychologisch onderzoek. *Ann. Vereniging Fertiliteitsstudie*, 1975 (2), 1, 5-6.

NIJS P.: Voorwoord. — In: LAMBRECHTS, G.: *Je lichaam als kans*. Antwerpen-Amsterdam, De Ned. Boekhandel, 1975, 5-9.

NIJS P.: Mens en samenleving nu: (on)kans tot gemeenschap. *Groepsgesprek van de religieuzen* (75), 1976, 5-43.

NIJS P.: Postpartum: psycho-pathologische aspekten. *T. Geneesk.*, 1976, (32), 2, 87-90.

NIJS, P., BEUSEN, L. Zwangerschap: psycho(patho)logische aspekten. *T. Geneesk.*, 1976, 2, 81-86.

NIJS P.: Zwangerschap: prenatale omgang met het komende kind. *Het Kind*, 1976, 1, 29-41.

NIJS P.: Aspects psychosomatiques de l'insémination artificielle. — In: DIEDERICH, N., PUNDEL, J.P. (Eds): *Gynécologie psychosomatique et Sexologie*, Gent, European Press, 1976, 36-47.

NIJS P.: Aspects psychosomatiques de l'insémination artificielle. *Cahiers de sexologie clinique*, 1976, (3), 261-272.

NIJS P.: *Zoals jij lopen er niet zoveel rond*. Tielt-Amsterdam, Lannoo. 1976, 87 S.

NIJS, P., HOPPENBROUWERS, L.: Adoptie- en K.I.D.-echtparen. Een vergelijkend psychologisch onderzoek. *T. Geneesk.*, 1976, (32), 14, 823-827.

NIJS P.: Psychologische aspecten van contraceptie. Enkele bemerkingen. — In: NIJS, P., (Ed.) *Informatiebrochure over menselijke Seksualiteit*, Leuven, Acco, 1976, 21-28.

NIJS, P., BEUSEN, L.: Zwangerschap en postpartum. Psycho(patho)logische aspekten. *Het Kind*, 1976, 2, 85-102.

NIJS, P., Familiale en seksuele pedagogiek. Leuven, Acco, 1976, 162 pp.

NIJS P.: DEWACHTER, M ., BROSENS, I., NIJS, P., STEENO, O., VAN ASSCHE, A ., VEREECKEN, R.: *Menselijke vruchtbaarheid en geboortenplanning*. Het paar en zijn begeleidend Team. Brussel, Elsevier Sequoia, 1976, 176 pp.

NIJS P.: *De eenzame samenspelers* (3 vol.). Antwerpen-Amsterdam. De Nederlandsche Boekhandel, 1976-1977, 74 S. + 142 S. + 148 S.

VEREECKEN, R., VAN ASSCHE, A., NIJS, P.: Ringsterilisation in men. (letter to the Editor). *Lancet*, 1976, 1406.

NIJS P.: De seksuele ontwikkeling en risiko's in de puberteit. *T. Geneesk.*, 1976, (32), 6, 289-300.

NIJS P.: De seksuele ontwikkeling en risiko's in de puberteit. — In: *Liber Amicorum*. A. Kriekemans, Tielt-Amsterdam, Lannoo, 1976, 239-263.

NIJS, P., ROUFFA, L.: A.I.D.-couples: psychological and psychopathological evaluation. — In: HIRSCH, H. (Ed.): *Psychosomatic medicine in Obstetrics and Gynaecology*. Basel-London-New-York, Karger Verslag, 1976, 222-225.

NIJS P.: Aspects médico-psychologiques de l'Insémination artificielle. *Acta 4th World Congress on Medical Law* (Manila), 1976, A, XIV, 1-10.

NIJS P.: Voorwoord. — In: MOLINSKI, H.: *In blijde verwachting, niet zonder last*. Antwerpen-Amsterdam. De Ned. Boekhandel 1977, 15-19.

NIJS P.: Ten geleide — In: MOLINSKI, H.: *In blijde verwachting, niet zonder last*. Antwerpen-Amsterdam, De Ned. Boekhandel, 1977, 9-13.

NIJS P.: Problemen rond de adoptie. "Mama, waar komen de adoptiekindjes vandaan?" *Kul-tuurleven*, 1977 (44), 4, 361-366.

HOPPENBROUWERS, L., NIJS, P.,: "Wie zijn zij, die mij adopteren?" *Kultuurleven*, 1977, (44), 5, 420-426.

NIJS, P., HOPPENBROUWERS, L.,: "Le médecin et le couple infertile". *Abstracts 22nd Int. Congr. Gen. Pract*. Marburg, 1977, 28-29.

NIJS P.: Der Arzt und die kontrazeptive Beratung. *Abstracts 22nd Int. Congr. Gen. Pract.* Marburg, 1977, 30.

NIJS, P., HOPPENBROUWERS, L.: Le médecin et le couple infertile. *Schriftenreihe B.P.A.*, 1977, 4, 49-50.

NIJS P.: Der Arzt und die kontrazeptive Beratung. *Schriftenreihe B.P.A.*, 1977, 4, 51-53. *Der Praktische Arzt.*, 1977 (22), 3564-3570.

NIJS, P., HOPPENBROUWERS, L.: Adoption- and A.I.D.-couples. Psychosexual Aspects. *Fertility Sterility*, 1977 (28), 3, 370.

NIJS P.: De neurosen... in verhaal. — In: Hoe reageren op een neurose-cliënt? *Welzijns-kroniek*, 1977, 1-16.

NIJS P.: De seksuele groei en risiko's voor de moderne jeugd. *Sint-Lucas T.*, 1977, 2, 12-29.

NIJS P.: De seksuele ontwikkeling en risiko's in de puberteit. — In: BULCKENS, J. (Ed.): *Opvoeding tot relatie-bekwaamheid.* Antwerpen-Amsterdam, Patmos, 1977, 11-32.

NIJS P.: Ten geleide — In: VAN DROMME, J.: *Bouwstenen voor je geluk.* Tielt, Amsterdam, Lannoo, 1977, 10-11.

VAN ACKER, P. & NIJS, P.: Vereenzaming, een niet erkende sociale ziekte. *T. sociaal welzijn & maatschappelijk werk*, 1977 (4), 4, 130-137.

NIJS P.: De huisarts en het onvruchtbare echtpaar. *T. Geneesk.*, 1977, (33), 19, 1067-1074.

NIJS P.: Reversal of sterilization. Psychological Aspects. *Abstracts 5th Int. Congr. Psychosomatic Obst. Gyn.*, Roma, 1977, 114-115.

NIJS, P., HOPPENBROUWERS, L.: Adoption versus A.I.D. (Artificial Insemination Donorsperm). Psychosexual Aspects. *Abstracts 5th Int. Congr. Psychosomatic Obst. Gyn.*, Roma, 1977, 139-140.

NIJS P.: Dimensies van Ontmoeten. — In: K. DE VOGHT, e.a.: *Met nieuwe ogen.* Antwerpen — Amsterdam, Parmos, 1977, 93-100.

NIJS P.: Wie is te oud voor seksualiteit? *Leuvense Cahiers voor Seksuologie*, 1977, 1, 31-48.

NIJS P.: Enkele sociaal-psychologische aspekten van donorinseminatie. *Leuvense Cahiers voor Seksuologie*, 1977, 2, 24-35.

NIJS, P., HOPPENBROUWERS, L.,: Een kind adopteren of insemineren? *Leuvense Cahiers voor Seksuologie*, 1977, 2, 36-45.

NIJS P.: Réflexions critiques sur les expériences d'un Centre Universitaire de consultations conjugales et sexologiques. *Actes XVIIIe Col. Internat. Sexologie.* Leuven, Int. Centr. Kard. Suenens, 1977, 178-183.

NIJS P.: Ist die extreme Verharmlosung der Masturbation nicht ebenso fragwürdig wie deren Verteufelung ehedem? *Sexualmedizin*, 1977 (6), 12, 1047.

NIJS P.: Aktueel in de Seksuologie (Editoriaal). *Seksuologische aktualiteiten.* 1977, O, 1-2.

NIJS P.: (Huis)arts en seksualiteit: promotor of inhibitor? *Iatrogenese.* W.V.V.H. Antwerpen, 1977, 96-164.

NIJS P.: Teenagerszwangerschap. *Seksuologische Aktualiteiten.* 1978 (1), 1, 24-25

NIJS P.: Voorwoord. — In: CALLAGHER, C.: *Ouders zijn minnaars.* Tielt-Amsterdam, Lannoo, 1978, 11-13.

NIJS P.: Een psychiater in de gynaecologie. Terugblik op een tienjarige ervaring. *T. Psychiat.*, 1978 (20), 106-123.

NIJS P.: Seksuele relatievorming. - In: BROSENS, I. et al.: *Menselijke Fertiliteit,* Leuven, Acco, 1976, 58-79.

NIJS P.: Seksualiteit en menselijke ontmoeting. - In: NIJS, P., (Ed.) *Informatiebrochure: Menselijke Seksualiteit.* Leuven, Acco, 1976, 6-9.

NIJS P.: De goede partnerkeuze. - In: *Informatiebrochure: Menselijke seksualiteit.* Leuven, Acco, 1976, 11-17.

NIJS P.: Verantwoord ouderschap. -In: *Informatiebrochure: Menselijke seksualiteit.* Leuven, Acco, 1976, 21-26.

NIJS P.: Geboortenregeling. Psychologische Aspekten. - In: BROSENS, I. et al.: *Menselijke Fertiliteit*, Leuven, Acco, 1976, 144-172.

NIJS P.: Seksualiteit op middelbare leeftijd en bij bejaarden. - In: DEAULMERIE, N. (Ed.): *Seksualiteit van de wieg tot het graf.* Med. Psych. Trainingsweekend W.V.V.H., Antwerpen, 1976, 70-77.

NIJS P.: De seksuele ontwikkeling en risiko's in de puberteit. - In: *Med. Psych. Trainingsweekend W.V.V.H.*, Antwerpen, 76, 33-47.

NIJS P.: De daad bij het woord. Kanttekeningen rond het Masters en Johnson's fenomeen. *T. Psychiat.*, 1978 (20), 4, 242-257.

NIJS P.: Het huidige gezin: groei of misgroei in onze samenleving? *Kontaktblad V.B.G.B.H.*, 1978 (3), 3, 2-13.

NIJS, P., MERTENS, L.: (On)omkeerbare sterilisatie en (seksualiteits)beleving. *Seksuol. Act.*, 1978 (1), 2, 42-51.

NIJS P.: Kinderwens van een ouderwordend echtpaar in een tweede huwelijk. Psychologische kanttekeningen. *Seksuol. Act.*, 1978 (1), 2, 62-64.

NIJS, P., SMET, J.: De psychoseksuele ontwikkeling van tweelingen. *T. Geneesk.*, 1978 (34), 8, 509-515.

NIJS P.: Seksualiteit op middelbare leeftijd en bij bejaarden. *T. Geneesk.*, 1978, (34), 10, 621-626.

NIJS P.: Ten geleide. - In: KEIRSE, M.: *Zwangerschap, een familiegebeuren.* Antwerpen — Amsterdam, De Ned. Boekhandel, 1978, 9-15.

NIJS P.: Voorwoord. - In: DEHAENE, T., KELLES, F.: *Psychologische Aspekten van de zwangerschap.* C.B.G.S. Rapport 22., Brussel, 1978, VI — VIII.

NIJS, P., MERTENS, L., CORVELEYN, P., MERTENS, M.,: Génotropisme et infertilité. Communication préliminaire. *Acta VIII Coll. Internat. Schicksalsanalyse.* Pamplona, 1978, 139-171.

NIJS, P., HOPPENBROUWERS, L., STEPPE, A.: Psychosexual Aspects of Artificial Insemination. *Abstr. 9th. Congr. Latino-americ. Obst. & Gyn.*, Lima, 1978, 60.

NIJS, P., STEPPE, A., MERTENS, L.: Reversible Sterilization. Psychological Aspects. *Abstr. 9th. Congr. Latino-americ. Obst. & Gyn.*, Lima, 1978, 128.

NIJS P.: Kommentaar op: STEENO, O.: Niet-psychogene potentie-stoornissen. - In: MUSAPH, H. HASPELS, A. (Eds.): *Potentiestoornissen bij de man.* Deventer, Van Loghum Slaterus (Medisch-seksuologische Monografieën), 1978, 58-61.

NIJS P.: Antwoord op vragen. *Kontaktblad V.B.G.B.H.*, 1978 (4), 1, 15-16.

NIJS P.: Psychological Aspects of Reversal of Sterilization. - In: BROSENS, I., WINSTON, R (Eds): *Reversibility of Female Sterilization.* London-New-York, Acad. Press. Grun & Stratton, 1978, 167-174.

NIJS, P., STEPPE, A.: Masters and Jonhnson's sex therapy: (anti-)psychotherapy? A historical and methodological Analysis. *Abstr. III Int. Congr. Med. Sexology.* Roma, 1978, 337.

MOLINSKI, H., NIJS, P., BEUSEN, L., DMOCH, W. HÖFFKEN, K.-D.: Molinski's Modification of the Masters and Johnson's therapy. *Abstr. III, Congr. Med. Sexology.* Roma, 338.

NIJS P.: A psychiatrist-sexologist in a gynaecological clinic. A 10-year activity review. *Abstr. III Int. Congr. Med. Sexology.* Roma, 1978, 336.

NIJS, P., CHRISTIAENS, M.,: Voorwoord - In: *Nieuwe vormen van seksuele therapie.* (Leuvense Cahiers voor Seksuologie, Vol. 3) Antwerpen, De Ned. Boekhandel, 1978, 7-8.

———— 511 ————

NIJS P.: De daad bij het woord. Kanttekeningen bij het "Masters en Johnson fenomeen". -In: NIJS, P., CHRISTIAENS, M. (Eds): *Nieuwe vormen van seksuele therapie.* (Leuvense Cahiers voor Seksuologie, Vol. 3), Antwerpen, De Ned. Boekhandel, 1978, 100-121.

NIJS, P., STEPPE, A.: Interventie en follow-up van de suicidale patiënt. *Verpleegk. Gemeenschapszorg,* 1978, 5, 329-346.

NIJS P.: Wohnstruktur, zwischenmenschliche Erfahrung und Kommunikation. - In: MEISENHEIMER :*Innenraum: ein architektonisches Urphänomen.* Düsseldorf, Fachhochschule, 1978, 12-14.

NIJS P.: "Stijf van de schrik". Over angst en seksualiteit. *Huisarts nu.* 1978 (7), 8, 231-232.

NIJS P.: De moderne dokter in gesprek met de patiënt. *T. Geneesk.* 1978 (34), 13, 827-830.

NIJS P.: Suikerziekte en Seksualiteit. *BVS Nieuws,* 1978 (21), 6, 3-8.

NIJS P.: Arzt, Patient und Pille. Gedanken zur Medikation. *Sexualmedizin,* 1978 (7), 10, 794-799.

NIJS P.: Afwijkende seksbeleving en -behandeling. *T. Geneesk.,* 1979 (35), I, 11-19.

NIJS, P., STEPPE, A.,: Suicidale patiënt: krachtlijnen in verband met de behandeling. *Belg. med. Act.,* 1979 (2), 3, 7.

NIJS P.: Angst voor de zwangerschap. *Belg. med. Act.* 1979 (2), 4, II.

NIJS P.: Wohnstruktur, zwischenmenschliche Erfahrung und Kommunikation. *Bauwelt* 1979 (10), 5, 164-165.

NIJS P.: Arzt, Patient, Pille. *Sexualmedizin,* (Österreich), 1979 (2), 2, 50-57.; *Sexualmedizin,* (Schweiz), 1979 (2), I, 58-63.

NIJS P.: De wereld van de seksualiteit (eindelijk) in kaart gebracht? *Seksuol. Act.,* 1979 (2), 1, 20-21.

NIJS P.: Kinderen, geboren uit verschillende ouders. *Seksuol. Act.,* 1979 (2), 1, 26-28.

NIJS P.: Voorwoord. — In: DREESEN, J., DE MULDER, W.: *Een kind is wat het is.* Antwerpen-Amsterdam. De Ned. Boekhandel, 1979, 5-6.

NIJS P.: Psychologische begeleiding van zwangeren. — In: *Bijscholing Huisartsen* (Ac. Centr. Huisartsgeneesk.) 1979, 3. 1-19.

NIJS P.: Redactioneel. *T. Psychiatrie,* 1979 (21), 7-8, 401-403.

NIJS, P., STEPPE, A.: Leven en samenleven na borstamputatie. *T. Geneesk.* 1979 (35) 16, 1013-1024.

NIJS, P., STEENO, O., STEPPE, A.: Evaluation of A.I.D. (married) donors: medical and psychological aspects. A preliminary Report. *Abstr. Int. Symposium Human Artificial Insemination and Semen Preservation.* Paris, 1979, 14.

RENAER, M., VERTOMMEN, H., NIJS, P., WAGEMANS, L., VAN HEMELRYCK, T.: Psychological Aspects of Chronic Pelvic Pain in Women. *Am. J. Obstetr. Gynecol.,* 1979 (134), 1, 75-80.

NIJS, P., STEPPE, A.: De suicidale patiënt: opvang en begeleiding. *Bijscholing Huisartsen* (Ac. Centrum Huisartsgeneesk.), 1979, I, 1-13.

NIJS, P., STEPPE, A.: De huisarts en de gemaskeerde depressie. *Bijscholing Huisartsen* (Ac. Centrum Huisartsgeneesk.), 1979, 4, 1-6.

NIJS, P., VANDENBERGHE-DEVRIENDT, M. (Eds): *Het kind en zijn seksualiteit.* (Leuvense Cahiers voor Seksuologie, nr 5). Amsterdam-Antwerpen, De Ned. Boekhandel 1979, 119 pp.

NIJS P.: Levensvragen. — In: BOLLAERTS, R.: *Voor mensen met vragen.* Leuven, Centrum Mensen met vragen, 1979, 5-7.

HÖFFKEN, K-D, BEUSEN, L., DMOCH, W., MOLINSKI, H., NIJS, P.: Therapie funktioneller Sexualstörungen. *Abstrakt Kongress Allgemeine Ärztliche Gesellschaft für*

Psychotherapie & Deutsche Gesellschaft für Psychotherapie, Psychosomatik und Tiefenpsychologie. Hannover, 1979, 19.

Nıjs P.: *Zolang er leven is.* St. Niklaas, Danthe, 1979, 208 S.

Nıjs P.: Psychosexuele problematiek. *Belg. Med. Act.*, 1979, 14, 2, 18.

Nıjs, P., Bogaerts, F.: Adaptation of the Masters & Johnson's Sex Therapy in a Gynecological Department. *Abstracts V Annual Meeting Int. Academy Sex Research.* Praag, 1979, 19.

Nıjs P.: De seksuologie viert feest: bij een drievoudig lustrum. *Seksuolog. Act.*, 1979 (2), 3, 65-66.

Nıjs P.: "Eerst de harteklop horen: dan 'n foto van ons kind op komst...". Psychologische kanttekeningen. *Seksuolog. Act.*, 1979 (2), 3, 83-86.

Nıjs P.: *(Tegen)stromingen in de Seksuologie.* Leuven, Acco, 1979, 94 S.

Nıjs, P., Steppe, A.: De huisarts en de gemaskeerde depressie. *T. Geneesk.*, 1980 (36), 4, 223-226.

Nıjs, P.: De vrouw in de menopauze. *Belg. Med. Act.*, 1980 (3), 22, 18.

Nıjs, P.: Psychosociale aspecten van de zwangerschapsbegeleiding — In: *Zwangerschapsbegeleiding.* W.V.V.H. en Min. Volksgez. en Gezin. Brussel, 1980, 45-51.

Nıjs, P., Steppe, A.: Der Arzt und das infertile Ehepaar. *Therapiewoche.* 1980 (30), 692-695.

Nıjs, P.: De vrouw in de menopauze. Behandeling en begeleiding. *T. Geneesk.*, 1980 (36), 24, 1443-1448.

Nıjs, P., Mertens, L.: (On)omkeerbare sterilisatie en (seksualiteits)beleving. *Verpleegk. en Gemeenschapszorg*, 1980, 4, 295-301.

Nıjs, P., Steppe, A.: De suicidale patiënt: opvang en begeleiding. *Vervolmakingscyclus voor verzekeringsgeneeskunde*, 1980 (18), 52-63.

Nıjs, P.: Entendre les battements de coeur. *Nouvelles Feuilles Familiales*, 1980, 4, 33-39.

Steppe, A., Nıjs, P.: De baring: beleving door de vrouw. *B.M.A.* 1980 (3), 35, 10-11.

Nıjs, P.: Redactioneel. *T. Psychiatrie*, 1980 (22), 7-8, 423-424.

Nıjs, P.: Sekstherapie en Gezinstherapie: vriend of vijand? *Seksuolog. Act.*, 1980 (3), 2, 43-50.

Nıjs, P.: Spijt na sterilisatie. *Seksuolog. Act.* 1980 (3), 1, 20-22.

Nıjs, P.: Van die onwerkelijke geboorte, van die werkelijke bevalling, verlos ons Heer! — In: Van Campenhout, M., Baets, F.C. (Eds): *Strategie van de (pre)-natale ervaring.* Antwerpen, Soethoudt. 1980, 97-118.

Nıjs, P.: Woord vooraf — In: Milsten, R.: *De man en zijn Seksualiteit.* Antwerpen-Amsterdam. De Ned. Boekhandel. 1980, 9-11.

Nıjs, P., Steeno, O., Steppe, A.: Evaluation of A.I.D. Donors: Medical and Psychological Aspects. A preliminary Report. — In: David, G., Price, W. (Eds): *Human Artificial Insemination and Semen Preservation.* New-York — London, Plenum Press, 1980, 453-459.

Luyens, M., Vansteenwegen, A., Nıjs, P.: Ervaringen met de behandeling van seksuele dysfuncties bij de man. *T. Geneeskunde*, 1980, (36), 12, 735-740.

Luyens, M., Vansteenwegen, A., Nıjs, P.: Ervaringen met de behandeling van seksuele dysfuncties bij de vrouw. *T. Geneeskunde*. 1980, (36), 12, 727-733.

Nıjs, P.: Seksualiteit als opgave. *Welzijnsgids.* Antwerpen. Wet. uitg. 1980, 3, 1-10.

Renaer, M. (in collab. P. Nıjs, A. Van Assche, H. Vertommen): Chronic pelvic Pain without obvious Pathology in Women. *Europ. J. Obstet. Gynec. reprod. Biol.* 1980 (10), 6, 415-463.

Dewachter, A.M. & Nıjs, P.: La morale des jeunes, partition unique. *Cahiers de Bioéthique* (Québec), 1980, 3, 287-301.

NIJS, P., STEPPE, A.: De spijtoptante na Sterilisatie. *Ned. T. Geneesk.*, 1980 (124), 36, 1527.

NIJS, P., STEENO, O., STEPPE, A.: Evaluatie van donors (echtparen) voor donorinseminatie: medisch-psychologische aspekten. *T. Geneesk.*, 1980 (36), 11, 685-689.

NIJS, P., MOLINSKI, H., DMOCH, W., HÖFFKEN, K.-D, BEUSEN, L.: Modifizierte Masters-Johnson Sexualtherapie. *Mitteilungen G. P.S.*, 1981 (1), 5-6.

Eigenheid en verbondenheid in de huwelijksrelatie. Brugge, Gezinspastoraal, 1981, 66 S.

NIJS, P., STEPPE, A.: La terapia sessuale di Masters e Johnson: (anti)psicoterapia? — In: FORLEO, R. & PASINI, W. (Eds): *Sessualita' e Medicina*. Milan, G. Feltrinelli, 1981, 281-289.

NIJS, P., MOLINSKI, H., DMOCH, W., HÖFFKEN, K-D, BEUSEN, L.: Funktionelle Sexualstörungen. Modifizierte Masters-Johnson Therapie. *Der informierte Arzt*, 1981 (9), 5, 74-75.

NIJS, P.: Hypnose: therapeutische (contra)indicaties. Leuven, *Ac. Centr. Huisartsgeneesk.*, 1981, 1, 1-1, 10.

NIJS P.: De arts-patiënt relatie in de gynaecologie. — In: PIERLOOT, R. (Ed.): *Arts-patiëntrelaties*. Stafleu. Alphen-Brussel, 1981, 77-96.

STEPPE, M., NIJS, P., STEPPE, A.: De Tweelingzwangerschap. Begeleiding. *Het Kind*, 1981, 1, 17-26.

NIJS P.: Sekstherapie of gezinstherapie: vriend of vijand? *F.A.C.* — *Info*, 1981, 2-10.

NIJS P.: Voorwoord — In: KAPLAN, H.S.: *Stoornissen in het seksuele verlangen*. Antwerpen Nijmegen: De Ned. Boekhandel — Dekker & van de Vegt, 1981, 13-15.

NIJS P.: Fokussierende Sexualtherapie. — In: VOGT, H.J., HERMS, V. EICHER, W. (Hrsg.): *Praktische Sexualmedizin*. Wiesbaden, Medical Tribune Verlag, 1981, 225-230.

STEPPE, M. & NIJS, P.: *Het Tweelingpaar*. Ideaal of Illusie? Leuven, Acco, 1981, 260 S.

NIJS P.: Psychological Aspects of the Pain Experience. — In: RENAER, M. (Eds): *Chronic pelvio Pain in Women*. Berlin — Heidelberg — New-York, Springer, 1981, 24-31.

NIJS, P., STEPPE, A.: Donor-Insemination. Psychosociale und psychodynamische Aspekte *Sexualmedizin*, 1981 (10), 7, 248-251.

NIJS, P., MOLINSKI, H., DMOCH, W., HÖFFKEN, D-K., BEUSEN, L.: Funktionelle Sexualstörungen. Modifizierte Masters-Johnson-Therapie. *Extr. Dermatolog.*, 1981 (5), 3, 252-253.

NIJS P.: Fertiliteitsremming: psychologische en seksuologische aspecten. -In: KLOOSTERMAN, G.J THIERY, M. (Eds): *Fertiliteitinformatorium*. Alphen a/d Rijn-Leuven, Staflen-Samson, 1981, PS 1100, 1-11.

NIJS P.: Coïtus en orgasme. *Seksuolog. Act.* 1981 (4), 4, 126-128.

NIJS, P., STEPPE, A.: Masters' und Johnson's Sexualtherapie (Anti)Psychotherapie? Eine historische und methodologische Analyse. *Psychosomat. Sprechstunde*, 1981 (11), 9, 371-374.

NIJS, P., BROSENS, I. (Eds). *Reversibility of Sterilization. Psycho(patho)logical Aspects*. Leuven, Acco, 1981, 212 S.

NIJS, P., CHRISTIAENS, M. (Eds): *Sexualiteit bij gehandicapten: (on)gewoon?*, Leuven Acco, 1981, 238 S.

HAMELINCK, L., NIJS, P. (Eds): *Echtscheiding en hulpverlening*. Leuven, Acco, 1981, 200 S.

OLIVARES, R., NIJS, P.: *Dit lieflijk lijf nodigt ten dans*. St. Niklaas, Danthe, 1981, XIII + 71 S.

NIJS, P., STEPPE, A.: Donorinsemination. Psychosoziale und psychodynamische Aspekte. *Extr. Dermatol.*, 1981 (5), 5, 450-452.

Nijs P.: Redactioneel. *T. Psychiat.*, 1981 (23), 10, 575-576.

Nijs P.: Problemen van de gehuwde homofiel — In: Musaph, H. (Ed.): *Moderne opvattingen over homoseksualiteit*. Deventer, Van Loghum Slaterus, Medisch-seksuologische monografieën, 1981, 41-52.

Nijs, P., Van dorpe, H.: Sexuality and Relationship during pregnancy. *Abstr.V World Congress Sexology*. Jerusalem, 1981, 199.

Sexualmedizin und Familientherapie in der Praxis. *J. Ärzte*, 1981 (11), 11, 530-532.

Nijs, P., Leysen, B.: Praktische Sexualmedizin. *J. Ärzte*, 1981 (11), 11, 533-534.

Nijs, P., Hamelinck, L. Woord vooraf — In: Hamelinck, L., Nijs, P. (Eds): *Echtscheiding en hulpverlening*. Leuven, Acco, 1981, 7-8.

Nijs P.: Seksualiteit en gehandicapten: recht op en nood aan seksualiteit. — In: Nijs, P., Christiaens, M., (Eds): *Sexualiteit bij gehandicapten (on)gewoon*? Leuven, Acco, 1981, 9-31.

Nijs P.: De gehuwde homofiel: probleem(loos) leven? *Seksuolog. Act.*, 1981 (4), 2, 50-52.

Vansteenwegen, A., Heireman, M., Nijs, P.: Divorce Counseling and Couple Therapy. *XIX th CFR International Seminar on Divorce and Remarriage*. (August 30th — September 4th) Leuven, 1981, 48-67.

Nijs P.: Hypnose: therapeutische (contra)indicaties. *T. Geneesk.*, 1982 (38), 1, 7-13.

Nijs, P., Steppe, A., Declopper, D.: Psychofamiliale begeleiding van risicozwangerschappen. *Het Kind*, 1982, 1, 15-29.

Nijs P.: Sexualmedizin im ärztlichen Alltag. *Sexualmedizin*, 1982 (11), 86-91.

Nijs P.: Heeft de pil invloed op het seksuele begeren? *Seksuol. Act.*, 1982, (5), 1-11.

Nijs P.: Seksualiteit bij suikerziekte: een zoethoudertje ' *Seksuol. Act.*, 1982, (5), 26-29.

Nijs P.: 5de Wereldcongres Seksuologie (Jerusalem, 21-26 juni 1981). *Seksuol. Act.*, 1982 (5), 24-25.

Nijs P.: Leven en samenleven na borstamputatie. *Syllabus Symposium, B.V.M.B.* Brugge, 1982, 24-51.

Nijs, P., LEYSEN, B.: Praktische Sexualmedizin: Wichtigkeit der somatischen Untersuchung. *J. Ärzte*, 1982, (3), 210.

HÖFFKEN, K.-D., Beusen, L., Dmoch, W., Molinski, H., Nijs, P.: Bemerkungen zur Prognose und Indikation bei der Therapie funktioneller Sexualstörungen. *Mitteillungen G.P.S.*, 1982 (2), 18-19.

Nijs P.: Seksiatrische therapie bij fertiliteitsbevordering. — In: Kloosterman, F., THIERY, M. (Eds.): *Fertiliteit-informatorium*. Alphen a/d Rijn, Staffleu, 1982, 5100, 1-4.

Nijs P.: Seksuele bevrediging: een leerproces van lange duur. *Seksuol. Actual.*, 1982 (5) 2, 62-64.

Nijs P.: Fertility Regulation and Family Planning. Psychological Factors. *Abstr. Int. Symposium Management Infertility and Fertility Regulation in the Male*. Bali, 1982, 94-95.

Nijs P.: Male Contraception and Sterilization — Psychological Approaches and Consequences. *Abstr. Int. Symposium Management Infertility and Fertility Regulation in the Male*. Bali, 1982, 106-107.

Marlinata, A., Nijs, P.: Psychosexual Aspects of male contraception. *Media I.D.I.*, 1982 (7), 2, 37-40.

Nijs, P., Bogaerts, F., Eneman, M.: Psychosociale Aspekten van Geboortenregeling. *Het Kind*. 1982, 4, 275-298.

Nijs P.: Diabetes und Sexualität. *J. Ärzte*. 1982 (12), 9, 734-736.

Nijs P.: Psychosomatische Oncologie. *Ned. T Geneesk*. 1982 (126), 17, 791.

RENAER, M., NIJS, P.: Chronic Pelvic Pain without obvious Pathology in Women — In: PRILL, H.-J., STAUBER, M. (Eds): *Advances in Psychosomatic Obstetrics and Gynaecology*. Berlin — Heidelberg. Springer Verlag, 1982, 180-182.

NIJS P.: Psychological Aspects of gynaecological Pain Experience. In: PRILL, H.-J., STAUBER, M. (Eds): *Advances in Psychosomatic Obstetrics and Gynaecology*. Berlin Heidelberg. Springer Verlag, 1982, 183-184.

De eenzame samenspelers. Antwerpen — Amsterdam, De Ned. Boekhandel, 1982, vierde herwerkte druk, 240 pp.

HÖFFKEN, K.-D., BEUSEN, L., DMOCH, W., MOLINSKI, H., NIJS, P.: Modifizierte Paartherapie. *Sexualmedizin*, 1982 (11), 11, 501-504.

Hoe verandert de seksualiteit na de bevalling? *Seksuol. Actual.* 1982 (5), 3, 90-92.

Visages et mirages de la paternité — In: De BOISSIEU, F. (Ed.): *Les pères aujourd'hui*. Paris, Institut National Etudes Demographiques, 1982, 62-67.

NIJS, P., VAN ASSCHE, F.A.: (Risiko-)Schwangerschaft als Familienereignis: Grundregeln der Betreuung. *Medica*, 1982 (3), 63.

NIJS P.: Praxis der Sexualmedizin. — In: EICHER, W., HERMS, V., VOGT, H.-J. (Hrsg.): *Praktische Sexualmedizin*. Wiesbaden, Med. Tribune, 1982, 11-26.

P. NIJS, VAN DORPE, H.: Partnerverhältnis und Sexualität während der Schwangerschaft. *Gynäkologe*, 1982 (15), 228-235.

NIJS P.: Redaktioneel. *T. Psychiat.*, 1982 (24), 11-12, 693-695.

NIJS P.: Sexualität nach einer Brustamputation. *J. Ärzte*, 1982 (12), 1022-1024.

NIJS, P., VAN DORPE, H. : Partnerrelationship and sexuality during pregnancy. *J. Psychosom. Obst. Gynaecol.*, 1982 (1), 3-4, 117-120.

NIJS P.: Problemen van de gehuwde homofiel. — In: *Syllabus Leuvense dagen voor huisartsen*. Leuven, Ac. Centr. Huisartsen, 1982, 5, 1-18.

VAN DORPE H., NIJS, P.: Partnerrelatie en seksualiteit tijdens de zwangerschap. *T. Bevolking Gezin*, 1982, 2, 215-233.

NIJS P.: Die moderne (Ko-)Habitation. *Sexualmedizin,* 1982 (11), 398-401.

NIJS P.: Heeft pilgebruik invloed op de libido? — *In: Anticonceptie en Seksualiteit*. Oss. Organon, 1982, 26-37.

NIJS P.: Verantwoord ouderschap: Op weg naar gelukkig samen-leven. *Ouders wensen kinderen, kinderen wensen ouders*. B.G.J.G. 1983, 5-26.

NIJS, P., VAN ASSCHE, F.A.: (Risiko)schwangerschaft als Familienereignis. Grundregeln der Betreuung. *J. Ärzte*, 1983 (13), 2, 118-122; 3, 212-216.

NIJS P.: Geborgen in seinen vier Wänden. *Sexualmedizin*, 1983 (12), 4, 168-169.

NIJS, P., VAN DORPE, H.: *Relatie en Seksualiteit tijdens de zwangerschap*. Antw. C.B.G.S. Studies en Documentatie 21, Antwerpen-Amsterdam, De Ned. Boekhandel, 1983, 175 S.

PIERLOOT, R.A., NIJS, P.: Consultation — Liaison Psychiatry in Belgium. *Adv. psychosom. Med.*, 1983 (11), 150-163.

NIJS P.: Psychosomatiek en onderbuikpijnen bij de vrouw. — In: *Chronische en recidiverende onderbuikpijnen bij vrouwen*. Syllabus van Hoytemastichting, Enschede, 1983, 38-55.

NIJS P.: *Identität und Verwandlung*. Wissenschaftliche Realität und Lebenswirklichkeit in der geburtshilflichen Medizin heute. — In: WESTMÜLLER, M. (Hrsg.): *Dimensionen vorgeburtlichen Lebens*. Loccumer Protokolle, 1983, 7, 80-101.

NIJS P.: Redactioneel: bij een lustrum. *Relatie Seksualiteit Act.*, 1983 (6), 1.

NIJS P.: Diabetes en Seksualiteit. — In: MUSAPH, H. & HASPELS, A. (Eds.): *Praktische Seksuologie*. Deventer, Van Loghum Slaterus, 1983, 79-81.

NIJS P.: Seksualiteit na borstamputatie. — In: MUSAPH, H. & HASPELS, A. (Eds.): *Praktische Seksuologie*. Deventer, Van Loghum Slaterus, 1983, 91-97.

NIJS P.: Seksualiteit en depressie. — In: MUSAPH, H. & HASPELS, A. (Eds.): *Praktische Seksuologie*. Deventer, Van Loghum Slaterus, 1983, 105-l07.

NIJS P.: Libido post partum. *Sexualmedizin*, 1983 (12), 9, 403-404.

NIJS, P., VAN ASSCHE, A.: Grundregeln der Betreuung bei (Risiko-) Schwangerschaft. *Medica*, 1983 (4), 8/9, 521-530.

LUYENS, M., NIJS, P., VANSTEENWEGEN, A. (Eds.): *Het seksuele begeren*. Leuven, Acco, 1983, 216 S.

NIJS P.: De "Pil" en veranderingen in het seksuele begeren. - In: LUYENS, M., NIJS, P., VANSTEENWEGEN, A. (Eds.). *Het seksuele begeren*. Leuven, Acco, 1983, 51-66.

NIJS, P., MOLINSKI, H., DMOCH, W., BEUSEN, L., HÖFFKEN, K-D.: De focuserende sekstherapie van Molinski. -In: LUYENS, M., NIJS, P., VANSTEENWEGEN, A. (Eds.): *Het seksuele begeren*. Leuven, Acco, 1983, 159-172.

NIJS P.: Die Frau mit Unterleibsschmerzen. Betreuung und Therapie. *J. ÄRZTE*, 1983 (13); 11, 948-956; 12, 1032-1037.

NIJS P.: Het mensbeeld in de seksuele hulpverlening: vanuit een psychoanalytische visie. Handboek voor seksuele hulpverlening. Deventer, Van Loghum Slaterus, 1983, I, B.1, 1-10 .

NIJS P.: Slotbemerkingen. — In: LUYENS, M., NIJS, P, VANSTEENWEGEN, A. (Eds.): *Het seksuele begeren*. Leuven, Acco, 1983, 199-214.

NIJS P.: Fertility Regulation and Family Planning. Psychological Factors. — In: ADIMOELJA, A., KARUNDENG, E. (Eds): *Andrology in Perspective*. Djakarta, Kenrose 1983, 218-225.

NIJS P.: Male contraception and Sterilization. Psychological approaches and consequences. -In: ADIMOELJA, A., KARUNDENG, E. (Eds): *Andrology in Perspective*. Djakarta, Kenrose 1983, 226-235.

MARLINATA, A., NIJS, P.: Psychosexual Aspects of Male Contraception. -In: ADIMOELJA, A., KARUNDENG, E. (Eds): *Andrology in Perspective*. Djakarta, Kenrose 1983, 235-237.

NIJS P.: Unterleibsschmerzen ohne Organbefund sind Klagen/Anklagen bei psychosozialen, beruflichen, familiären oder sexuellen Schwierigkeiten. *Gyne*. 1983, 6, 12-20.

NIJS P.: Voorwoord: -In: VANDEREYCKEN, W., LAMBRECHTSS, G. (Eds.): *Seksualiteit en identiteit bij adolescenten*. (Leuvense Cahiers voor Seksuologie, n 12), Leuven — Amersfoort. 1984, 7 — 10.

NIJS P.: Die suizidale Patientin. Auffang und Begleitung (Teil I). *J. ÄRZTE*, 1984 (14), 7, 602-606.

NIJS P.: Die suizidale Patientin. Auffang und Begleitung (Teil II). *J. ÄRZTE*. 1984 (8), 690-696.

NIJS P.: Perception of Pregnancy as a Potential Child. -In: HUBINONT, P.O. (Ed.): *Ontogeny of Bonding-Attachment*. Progress in Reproductive Biology and Medicine, Vol. 11, Basel, Karger, 1984, 80-89.

NIJS P.: Sexualität und Körperbehinderung. -In: STOHRER, M., PALMTAG, H., MADERSBACHER, H. (Eds.): *Blasenlähmung*. Stuttgart, Thieme Verlag, 1984, 144-156.

NIJS P.: Lustverlust durch Hormone? Möglicher Einfluss der Pille auf das sexuelle Verlangen. *Sexualmedizin*, 1984 (13), 10, 568-575.

GOLDSTEIN, B., CALDERWOOD, D., GOERGE, K.D., LEVY, J.J., NIJS, P., POMEROY, W.B., REINISCH, J.M.: Training Programs in Human Sexuality. -In: R. TAYLOR SEGRAVES, E.J. HAEBERLE (Eds.): *Emerging Dimensions of Sexology*. New York, Praeger, 1984, 337-345.

NIJS P.: The perimenopausal woman: guidance and treatment. -In: H. & B. VAN HERENDAEL et al. (Eds): *The Climacteric. An update*. Lancaster. M.T.P. Press, 1984, 111-118.

NIJS P.: Seksualiteit, verantwoord ouderschap, geboorteregeling: psychologische benadering. -In: BURGGRAEVE, R., SCHOTSMANS, P. (Eds.): *Ontmoeting met de liefde*. Relatievorming en seksualiteit. Leuven, Acco, 1984, 35-41.

NIJS, P., KONINCKX, P.R., VERSTRAETEN, D., MULLENS, A., NICASY, H.: Facteurs psychologiques de l'infertilité féminine. *Fertilité*, 1984 (12), 11, 1235-1238.

CLAES, H., VEREECKEN, R., NIJS, P.: Sterilisatie bij de man. *Actualiteit. Relatie en Seksualiteit*, 1984 (7), 3, 89-96.

NIJS, P., KONINCKX, P.R., VERSTRAETEN, D., MULLENS, A., NICASY, H.: Psychological factors of female infertility. *Europ. J. Obstet. Gynec. reprod. Biol.*, 1984, 18, 375-379.

NIJS P.: Partnerkeuze. *Welzijnsgids*. Alf. 20. 1984. 1-12.

NIJS, P., KONINCKX, P.R., VERSTRAETEN, D., MULLENS, A., NICASY, H.: Psychologische factoren van onvruchtbaarheid bij de vrouw. *Contraceptie — Fertiliteit — Seksualiteit*, 1985 (1), 1, 25-28.

NIJS P.: Verliefdheid en seksualiteit. *Reflector*, 1985, 7, 8-9.

SABBE B., NIJS, P.: Rouw na doodgeboorte. Opvang en begeleiding. *T. Geneesk.*, 1985 (41), 11, 703-707.

NIJS P.: Redactioneel. *T. Psychiatrie*, 1985 (27), 6, 373-376.

NIJS P.: De medische seksuoloog: placebo of medicijn? In: A.A. HASPELS & M. VAN SOEST (Eds): *Seksuologisch Perspectief* (Liber Amicorum Prof. Dr. Herman Musaph), Utrecht, Stichting Medische Seksuologie, 1985. 17-31.

NIJS P.: Lust und Last der Antikonzeption. *Gyno*, Extra 1985, 1, 3-6.

NIJS P.: Antidepressiva: hoe de therapeutische respons evalueren? *Dialoog hospitaalpracticus*, 1985, 911, 1-4.

VERBEKE, P., DE CUYPER, H., NIJS, P.: Benzodiazepines en Teratogeniciteit. Een Literatuuroverzicht. *T. Geneesk.*, 1985 (41), 21, 1391-1405.

NIJS P.: Redactioneel: Bij een lustrumviering. *Actual. Relatie en Seksualiteit*, 1985 (8), 1 , 1.

NIJS, P., DEMYTTENAERE, K., HOPPENBROUWERS, L.: Donor-Insemination, Adoption, In-Vitro-Fertilisation: psychosoziale und psychosexuelle Aspekte. *Mitteilungen G.P.S*, 1985 (6), 10-12.

NIJS P.: Mit Takt und Taktik. *Sexualmedizin*, 1985 (14), 490-496.

NIJS P.: Forum-Redactie. *Tijdschrift Psychiatrie*, 1985 (27), 9, 675-676.

SABBE, B., NIJS, P.: Trauer nach Totgeburt. *J. Ärzte*, 1985 (12), 4, 270-274.

NIJS P.: Die Frau in der Menopause. Begleitung und Behandlung (Teil I.). *J. Ärzte*, 1985 (12), 4, 279-282.

NIJS P.: Die Frau in der Menopause. Begleitung und Behandlung (Teil II). *J. Ärzte*, 1985 (12), 5, 362-366.

NIJS P.: Psychische problemen rond de risicozwangerschap. *Ac. Centr. Huisartsgeneesk.* (Gyn. Verlosk.), Leuven, 1985, I, 1-17.

NIJS P.: Psychische achtergrond van gynaecologische pijn. *Ac. Centr. Huisartsgeneesk.* (Gyn. Verlosk.), Leuven, 1985, II, 1-17.

DEMYTTENAERE, K., NIJS, P.: Stress en onvruchtbaarheidsbehandeling. *Ac. Centr. Huisartsgeneesk.* (Gyn. Verlosk.), Leuven, 1985, III, 1-13.

NIJS P.: Het rouwproces bij borstcarcinoom en borstamputatie. -In: Kon. Belg. Veren. Gyn. Verlosk.: *Borstcarcinoom*. Machelen, Schering, 1985, 279-286.

NIJS P.: Die Frau post partum. Psychologie des Wochenbetts. -In: FERVERS-SCHORRE, B., POETTGEN, H., STAUBER, M. (Eds): *Psychosomatische Probleme in der Gynäkologie und Geburtshilfe*. Berlin — Heidelberg — New York — Tokyo. Springer-Verlag, 1986, 169-182.

NIJS, P., et al.: Begeleiding van gehospitaliseerde risicozwangeren. *T. Geneesk.*, 1986 (42), 6, 401-408.

NIJS, P., DEMYTTENAERE, K., HOPPENBROUWERS, L.: Donor-Insemination, Adoption, In Vitro Fertilisation: Psychosoziale und psychosexuelle Aspekte. *Gynäkologe*, 1986 (19), 1, 23-27.

NIJS P.: Das Zwillingspaar: Ideal oder Illusion? *Sexualmedizin*, 1986 (15), 5, 218-225.

NIJS P.: Lichaam en lichamelijkheid. Het lichaam als relatie-lichaam: lust of last voor de huisarts. -In: C. GEENS & H. JANSSENS (Eds): *Huisartsmodel 2000*. W.V.V.H. Antwerpen. Kluwer, 1986, 96-105.

NIJS P.: Das Zwillingspaar: Ideal oder Illusion? *Sexualmedizin* (Schweiz), 1986 (8), 5, 143-147.

NIJS P.: Das Zwillingspaar: Ideal oder Illusion? *Sexualmedizin* (Österreich), 1986 (9), 114-119.

NIJS P.: Heil en onheil in de hulpverlening aan de moderne mens. Antwerpen. *Jaarverslag 1985 Tele-onthaal*. 1986, 5-9.

NIJS P.: Stress en Infertiliteit: verklaarde Vruchtbaarheidsstoornis? -In: HASPELS, A., BARENTS, J.W. (Eds.): *Verklaarde Vruchtbaarheidsstoornissen*. Utrecht, Fac. Geneeskunde, 1986, 213-216.

NIJS P.: De huisarts en de (gehuwde) homofiel. -In: JANSSENS, J. (Ed.): *Seksuele Problematiek*. Groningen, A.Z. R.U. & S.N.H., 1986, 34-41.

NIJS P.: (Sex) Counseling of Women after Mastectomy. -In: L. DENNERSTEIN & I. FRASER (Eds.). *Hormones and Behaviour*. Amsterdam — New York — Oxford. Elsevier — Excerpta Medica Internat. Congress Series, 707, 1986, 590-597.

NIJS, P. & DEMYTTENAERE, K.: Fertilisation in vitro et transfert des embryons. *Cahiers sexol. clin.*, 1986 (12), 43-48.

LEYSEN, B., NIJS, P., RICHTER, D. (Eds): *Research in psychosomatic Obstetrics and Gynaecology*. Leuven, Acco, 1986, 295 S.

DEMYTTENAERE, K., NIJS, P., STEENO, O., KONINCKX, Ph., KIEBOOMS, G.: Stress Factors in Donor-Insemination Couples. -In: LEYSEN, B., NIJS, P., RICHTER, D. (Eds): *Research in psychosomatic Obstetrics and Gynaecology*. Leuven, Acco, 1986, 43-56.

NIJS P.: De vrouw met spijt na sterilisatie. *T. Geneeskunde*, 1986 (42), 10, 675-680.

NIJS P.: Straks vanaf 13 aan de pil? Psychologische bemerkingen. -In: PAS, H. (Ed.): *Het Gezin gezien*. Brussel, B.G.J.G., 1986, 99-107.

NIJS P.: Eingreifen ins Leben: -In: P. PETERSEN: Schwangerschaftsabbruch — *unser Bewusstsein vom Tod im Leben*. Tiefenpsychologische und anthropologische Aspekte der Verarbeitung. Stuttgart, Urachhaus, 1986, p. 343-366.

NIJS P.: Redactioneel. *T. Psychiat.*, 1986 (28), 7, 423-425.

NIJS P.: Zeugung in der Retorte. Bioethik und Lebensqualität. -In: G. Frhr zu PUTLITZ & G. RAU (Hrsg.): *Zukunft der Wissenschaften*. Heidelberg, Ruprecht-Karls Universitäts Verlag, 1986, 42-58.

NIJS P.: Die Frau im Wochenbett. Auffang und Begleitung. *J. Ärzte*, 1986 (8), 514-519.

NIJS P.: Die psychische Verarbeitung der heterologen Insemination. -In: F. PFÄFFLIN & E. SCHORSCH (Hrsg.): *Sexualpolitische Kontroversen* (Beiträge zur Sexualforschung 63), Stuttgart, Enke Verlag, 1987, 83-94.

NIJS, P. (Ed.): *Psychosomatiek voor de vrouw*. Leuven, Acco, 1987, 134 S.

NIJS, P., DEMYTTENAERE, K.: In vitro fertilisatie en embryo-transfer: psychologische aspecten. -In: NIJS, P. (Ed.): *Psychosomatiek voor de vrouw*. Leuven, Acco, 1987, 75-84.

NIJS P.: Een psychiater in de gynaecologie — Terugblik op een vijftienjarige ervaring. -In: NIJS, P. (Ed.): *Psychosomatiek voor de vrouw*. Leuven, Acco, 1987, 97-130.

NIJS P.: Sexuelle Funktionsstörungen bei der Frau. *Der praktische Arzt*. 1987 (41), 82.-105.

NIJS P.: Bij een lustrum. *Actualiteiten: Relatie en Seksualiteit*, 1987 (10), 1, 1-2.

NIJS P.: Verändert sich ein Psychiater in der Zusammenarbeit mit den Gynäkologen? *J. Ärzte*, 1987 (7), 138-141; 200-202.

NIJS P.: Opvang en begeleiding van AIDS-patiënten en hun omgeving, een uitdaging voor opvoeder en hulpverlener. -In: W. DUMON: *AIDS: Een multidisciplinaire aanpak*. Federatie van Consultatiebureaus voor Levens- en Gezinsmoeilijkheden, 1987, 19-39.

NIJS P.: Die Kunst, den richtigen Partner zu finden. *Sexualmedizin*, 1987 (16), 7, 300-302.

DEMYTTENAERE, K., VRANCKEN, K., DEVREEZE, A., VEREECKEN, R., NIJS, P., DEWOLF, F.: Urinary incontinence: a masked sexual dysfunction? A multidisciplinary approach. *Abstr. 8th World Congress Sexology*. Heidelberg, 1987, 106.

NIJS P.: Menopauze. Het standpunt van de psychiater. *Trends Gynecol.*, 1987, 9, 1-3.

NIJS P.: Ménopause. Le point de vu du psychiatre. *Trends Gynécol.*, 1987, 9, 1-3.

CHRISTIAENS, M., NIJS, P., ROLIES, J.: Kunstmatige voortplanting. Over het rapport van de Gezondheidsraad. *Medisch Contact*, 1987 (42), 34, 1059-1064.

NIJS, P.: Sexualstörungen und psychosomatische Krankheiten als larvierte Beziehungsprobleme (Teil 1). *Gynäkol. prax.*, Hans Marseille Verlag, München, 1987 (11), 715-720.

ADRIAENSSENS, P., BOECKX, W., GILLIS, B., MERTENS, S., NIJS, P., PYCK, K.: Impact of facia burns on the family. *Scand. J. Plast. Reconstr. Surg.*, 1987, 21, 303-305.

CHRISTIAENS, M., NIJS, P., ROLIES, J.: Kunstmatige voortplanting. Een rapport uit Nederland. *Acta Hospitalia*, 1987, 4, 21-31.

CHRISTIAENS, M., NIJS, P., ROLIES, J.: Kunstmatige voortplanting. Over het rapport van de Gezondheidsraad. *Medisch Contact*, 1987, 34, (42), 1059-1064.

NIJS, P.: Straks vanaf 13 aan de pil? Psychologische Aspecten. *Actualiteiten: relatie en seksualiteit*, 1987, (10), 3-13.

NIJS, P.: Stress und Infertilität. Teil 1. *Journal für Ärzte*, 1988, 18, 27-30.

NIJS, P.: Stress und Infertilität. Teil 2. *Journal für Ärzte*, 1988, 18, 68-74.

NIJS, P.: Sexualstörungen und psychosomatische Krankheiten als larvierte Beziehungsprobleme. *Gynäk. Praxis*. Hans Marseille Verlag (Teil 2), München, 1988, (12), 125-135.

DEMYTTENAERE, K., NIJS, P., RAMON, W.: Les bébés éprouvettes: une épreuve fascinante mais aliénante. *Contraception-Fertilité-Sexualité*. 1988, 16, 3, 247-251.

NIJS, P.: Aidspatiënten. Opvang en begeleiding. *Actualiteiten: relatie en seksualiteit*. 1988, 11, 1, 2-16.

NIJS P.: Aspects psychologiques des dysfonctions sexuelles. *Abstr. 53. Congres Soc. Belg. Urolog.* (Infertilité masculine — sexologie), 1988, 39.

NIJS P.: Aperçu des thérapies psychosexuelles. *Abstr. 53. Congres Soc. Belg. Urolog.* (Infertilité masculine — sexologie), 1988, 46.

NIJS P.: De verwerking van infertiliteit na in Vitro Fertilisatie. Commentaar. *Bulletin Klin. Prakt. Med. Psychol.*, 1988 (5), 2, 17-31.

DEMYTTENAERE, K., NIJS, P., DEVREEZE, A., VEREECKEN, R., DEWOLF, F., VRANCKEN, C.: Neues Körperbild für inkontinente Frauen. *Sexualmedizin*, 1988 (17), 352-360.

DEMYTTENAERE, K., NIJS, P., STEENO, O., KONINCKX, P. & EVERS-KIEBOOMS, G.: Anxiety and conception rates in donor insemination. *Journal of Psychosomatic Obstetrics and Gynaecology*, 8, 1988, 175-181.

NIJS P.: Vrijwillige sterilisatie van man of vrouw. Psychologische Aspekten. -In: DE PRINS, M. (Ed.): *Sterilisatie bij man en vrouw*. Brussel, K.W.B., 1988, 1-19.

NIJS, P. & DEMYTTENAERE, K.: Opvang en begeleiding van patiënten met fertiliteitsvermeerderende ingrepen. *Fertiliteit-informatorium*, 1988, 5101, 1-6.

DEMYTTENAERE, K., NIJS, P., RAMON, W.: Infertilität als Risikofaktor für Sexualstörung. *Mitt. Gesellschaft prakt. Sexualmed.*, 1988 (9), 37-40.

DEMYTTENAERE, K., NIJS P., RAMON, W.: Wie neurotisch sind infertile Paare? Zur Problematik von psychischen und sexuellen Störungen bei der I.V.F. *Sexualmedizin*, 1988 (17), 11, 620-624.

NIJS P.: Seksuele problemen bij depressieve mensen. *Actualiteiten: Relatie en Seksualiteit*, 1988 (11), 3, 89-96.

NIJS P.: De groei en ontwikkeling van tweelingen. *Handboek kinderen en adolescenten*. Deventer, Van Loghum Slaterus, 1988, 7, 1-13.

NIJS P.: Sexualstörungen und psychosomatische Krankheiten als larvierte Beziehungsprobleme. *Internist. praxis.*, 1989 (29), 127-137.

NIJS P.: Redactioneel. *T. Psychiat.*, 1989 (31), 5, 143-145.

MARKEY, C., NIJS, P., KONINCKX, Ph., VERSTRAETEN, D.: Hormonale substitutie bij de vrouw in het climacterium. *T. Geneesk.*, 1989 (45), 6, 353-362.

DEMYTTENAERE, K., NIJS, P., EVERS-KIEBOOMS, G., KONINCKX, Ph.: Emotional stress and plasma concentration of prolactin, cortisol and testosterone in subfertile women. *J. Psychosomat. Obst. Gynaecol.*, 1989 (10), 130.

DEMYTTENAERE, K., NIJS, P., EVERS-KIEBOOMS, G., KONINCKX, Ph.: Psychological and endocrinological stress measurements during ovum pick-up and embryo transfer. *J. Psychosomat. Obst. Gynaecol.*, 1989 (10), 88.

DEMYTTENAERE, K., VEREECKEN, R., NIJS, P., DEVREESE, A., VAN ASSCHE, A.: Urodynamic and psychodynamic aspects of urinary incontinence. *J. Psychosomat. Obst. Gynaecol.*, 1989 (10), 34.

NIJS, P., DEMYTTENAERE, K.: Psychosomatic therapy of hospitalized women with high risk pregnancies. *J. Psychosomat. Obst. Gynaecol.*, 1989 (10), 33.

NIJS P.: Psychologische Aspecten van Orchidectomie. *Trends Urolog.*, 1989, 16, 1-3.

NIJS P.: Aspects psychologiques de l'orchidectomie. *Tendances Urolog.*, 1989, 16, 1-3.

NIJS P.: La femme et la ménopause. *Tendances gynécol.*, 1989, 17, 1-3.

NIJS P.: De vrouw in de menopause. *Trends Gynecol.*, 1989, 17, 1-3.

NIJS P.: Het gezin en seksualiteit. *Bijblijven (Seksuologie)*, 1989 (5), 4, 12-18.

NIJS P.: Psychosomatische und sexualmedizinische Aspekte bei Infertilität der Frau. -In: Schneider, H.P.G. (Ed.): *Sexualmedizin — Infertilität — Familienplanung.* (Klinik der Frauenheilkunde und Geburtshilfe, Band 2). München-Wien-Baltimore, Urban & Schwarzenberg, 1989, 63-69.

NIJS, P. & DEMYTTENAERE, K.: Stress und Infertilität. -In: KEMETER, P. LEHMANN, P. (Eds): *Psychosomatik der Infertilität*. Heidelberg — Berlin — New York — Tokyo. Springer Verlag, 1989, 33-57.

NIJS, P., DEMYTTENAERE, K.: Psychosomatic therapy of hospitalized women with high risk pregnancies. -In: E. VAN HALL & EVERAERD, W. (Eds.): *The free woman*, Lancs New Yersey, Parthenon, 1989, 154-158.

DEMYTTENAERE, K., VEREECKEN, R., NIJS, P., DEVREEZE, A., VAN ASSCHE, A.: Urodynamic and psychodynamic aspects of urinary incontinence. -In: E. VAN HALL & EVERAERD, W. (Eds): *The free woman*. Lancs — New Yersey. Parthenon, 1989, 597-603.

LEYSEN, B., NIJS, P.: Psychosomatische ervaringen met de menopauzekliniek. -In: DEQUEKER, J. (Ed.): *Osteoporose en de Menopauze*. Leuven, Acco, 1989, 47-56.

NIJS P.: Operaties aan de teelballen: psychologische aspecten. *Actualiteiten. Relatie en Seksualiteit*, 1989 (12), 41-45.

NIJS, P., NIJS, G.: AIDS: Psychosociale en psychiatrische Aspecten. *T. Geneesk.*, 1989 (45), 19, 1185-1190.

NIJS P.: Psychische Betreuung von Mamma-Karzinom Patientinnen. -In: CORTERIER, H. (Hrsg.): *Psychosoziale Probleme in der gynäkologischen Onkologie*. Freiburg, Farmitalia, 1989, 17-20.

NIJS P.: Kwaadaardige urologische aandoeningen: de levenskwaliteit tijdens en na de behandeling. Medisch-seksuologische aspecten. -In: VANDEVELDE, G. (Ed.): *Kwaadaardige Urologische Aandoeningen*. Antwerpen V.V.R.O., 1989, 57-74.

NIJS P.: Schöpfung in der Retorte. -In: MOHR, J., SCHUBERT, C., JÜRGENSEN, O. (Hrsg.): *Management der Unfruchtbarkeit*. Berlin-Heidelberg-New York-London, Springer Verlag, 1989, 68-87.

DEMYTTENAERE, K., NIJS, P., EVERS-KIEBOOMS, G., KONINCKX, Ph.: The effect of a specific emotional stressor on prolactin, and testosterone concentrations in women varies with their trait anxiety. *Fertil. Steril.* 1989 (52), 942-948.

Risicozwangerschap: opvang en begeleiding: -In: F.A. VAN ASSCHE (Ed.): *Verloskunde en Gynaecologie*. Capita Selecta 1. Leuven, Acco, 1989, 161-170.

Rouw na doodgeboorte. -In: F.A. VAN ASSCHE (Ed.): *Verloskunde en Gynaecologie*. Capita Selecta 1. Leuven, Acco, 1989, 171-178.

DEMYTTENAERE, K., RAMON, W., NIJS, P.: Sexual dysfunctions in IVF women: a perinatal risk for the psychosexual development of the coming child. *Int. J. Prenatal and Perinatal Studies*, 1989, 187-193.

NIJS P.: De medisch begeleide bevruchting vraagt uiterst zorgvuldige begeleiding. — In: VOSMAN, F., DRAISMA, S., SMITS, T. (Eds.): *Kind gewenst?* Kampen, Kok, 1990, 104-116.

NIJS P.: *Man en Vrouw ... schiep Hij hen ...* Leuven. Peeters (2 vol.), 1990, 834 S.

DEMYTTENAERE, K., NIJS, P.: Stress en onvruchtbaarheid. -In: LEYSEN, B. (Ed.): *(On)Vruchtbaarheid psychosomatisch bekeken* (Leuven Cahiers voor Seksuologie). Leuven, Acco, 1990, 5-46.

VANSTEENWEGEN, A., coll. VAN ASSCHE, F.A. & NIJS, P. (Eds.): *Human Sexuality and Family Health Sciences*. Leuven, Peeters, 1990, 227 pp.

NIJS, P., SABBE, B., DEMYTTENAERE, K., VAN ASSCHE, F.A.: Coping with perinatal Bereavement. -In: VANSTEENWEGEN, A., VAN ASSCHE, F.A. & NIJS, P. (Eds.): Human *Sexuality and Family Health Sciences*. Leuven, Peeters, 1990, 157-167.

Een nieuw gynaecologisch profiel? V.V.O.G. *Gynaecologische Psychosomatiek*, 1990, 48-85.

NIJS P.: De seksuologie: strenge wetenschap of licht-zinnige meid? *Actualiteiten Relatie en Seksualiteit*, 1990 (13), 2, 49-62.

NIJS P.: Liefde is een vuurwerk. *Actualiteiten Relatie en Seksualiteit*, 1990 (13), 2, 82-85.

NIJS P.: Redactioneel. *T. voor Psychiat.*, 1990, 32, 5, 297-301.

NIJS P.: Het echtpaar en de moderne fertiliteitsklinieken: psychologische aspecten. *Verpleegk. Gemeenschapszorg*, 1991 (47), 180-188.

DEMYTTENAERE, K., NIJS, P., DEVREEZE, A., VEREECKEN, R., VAN ASSCHE, A.: Harninkontinenz: psychosomatische und psychosexuelle Aspekte. *Der informierte Arzt*, 1991 (15), 1369-1372.

NIJS, P., LEYSEN, B., VANDENBERGHE, K.: *Ouders wensen kinderen, kinderen wensen ouders*. Gezinsplanning, vruchtbaarheid en anticonceptie, Brussel, B.G.J.G., 1991-7, 123 S.

NIJS, P., DEMYTTENAERE, K.: Beknopt overzicht van de duitse, franse en belgisch literatuur over vaginisme. -In: MOORS, J. (Ed.): *Vaginisme en Dyspareunie*. Houten-Antwerpen, Bohn Stafleu Van Loghum, 1991, 42-53.

NIJS P.: Voorwoord. -In: DUMON, W., DENEFFE, C. (Eds.): Relaties en Seksualiteit -1. (Jaarboek 1991). GIDS, Leuven, 1991, V.

NIJS, P., LEYSEN, B., RICHTER, D. (Eds.): *Advanced Research in psychosomatic Obstetrics and Gynaecology 1991.* Leuven, Peeters, 1991, 260 S.

DEMYTTENAERE, K., NIJS, P., DEVREEZE, A., VEREECKEN, R.: Body image and sexuality in urinary incontinence. -In: NIJS, P., LEYSEN, B., RICHTER, D. (Eds.): *Advanced Research in psychosomatic Obstetrics and Gynaecology*, 1991, Leuven, Peeters, 90-95.

RICHTER, D. , BITZER, J., NIJS, P. (Eds.): *Advanced Psychosomatic Research in Obstetrics and Gynaecology.* Berlin-Heidelberg-New York-London-Tokio, Springer Verlag 1991, 262 S.

BOGAERTS, F., BOECKX, W., NIJS, P.: Breast Reconstruction and Body Image. -In: RICHTER, D., BITZER, J., NIJS, P. (Eds.): *Advanced Research in Psychosomatic Obstetrics and Gynaecology.* Berlin-Heidelberg-New York-London-Tokio, Springer Verlag, 1991, 48-55.

DEMYTTENAERE, K., VRANCKEN, C., NIJS, P., DEVREEZE, A., VEREECKEN, R.: Body Image and Sexuality in Urinary Incontinence. -In: RICHTER, D., BITZER, J., NIJS, P. (Eds.): *Advanced Research in Psychosomatic Obstetrics and Gynaecology.* Berlin-Heidelberg-New-York-London-Tokio, Springer Verlag, 1991. 103-110.

DEMYTTENAERE, K., NIJS, P.: Psychoendokrinologie bei I.V.F.-Patientinnen. — In: DMOCH, W, STAUBER, M., BECK, L. (Hrsg.): *Psychosomatische Gynäkologie und Geburtshilfe 1989/90.* Heidelberg — Berlin — New York — London — Tokyo. Springer, 1991, 94-98.

DEMYTTENAERE, K., NIJS, P., EVERS-KIEBOOMS, G., KONINCKX, P.R.: Coping, Ineffectiveness of coping and the psycho-endocrinological stress responses during In-Vitro Fertilization. *J. Psychosom. Research*, 1991 (35) 2/3, 231-243.

DEMYTTENAERE, K., KONINCKX, P.R., NIJS, P.: Stress en infertiliteit: een stand van zaken. *T. Fertiliteitsonderzoek*, 1991 (5), 2, 12-15.

NIJS P.: Intimiteit en seksualiteit bij alleenstaanden. -In: EVERS, D. (Ed.): *Alleenstaanden.* Brussel, F.C.L.G., 1991, 23-34.

NIJS P.: Seksuele problemen in de menopauze: het belang van de begeleiding. *B.M.A.*, 1992 (15), 343, 9-10.

NIJS P.: *Man en Vrouw... schiep Hij hen...* Leuven, Peeters, 1992, 830 S. (2. neubearbeitete Ausgabe).

NIJS P.: Redactioneel. *T. Psychiat.*, 1992 (34), 4, 241-242.

NIJS P.: De seksuologie nu. *T. Psychiat.*, 1992 (34), 4, 291-295.

DEMYTTENAERE, K., NIJS, P., KONINCKX, Ph.: Coping, ineffectiveness of coping and female fertility. -In: WIJMA, K. & VON SCHOULTZ, B. (Eds.): *Reproductive Life.* Lancs — New Yersey, Parthenon, 1992, 536-539.

Chronic pelvic pain in women: a masked relational trouble. -In: WIJMA, K. & VON SCHOULTZ, B. (Eds.): *Reproductive Life.* Lancs — New Yersey, Parthenon, 1992, 210-215.

NIJS P.: Seksuele verveling. *COBO-Bulletin*, 1992 (15), 2, 24-36.

NIJS P.: Die Unterbauchschmerzen der Frau. *Psychosom. Med*, 1992 (20), 2, 108-113.

NIJS, P. & LEYSEN, B.: Die Frau im Klimakterium. *J. Ärzte*, 1992 (11), 493-496.

NIJS P.: *Tweehonderd vragen over Relatie, Liefde en Seksualiteit.* Kapellen, Pelckmans, 1992, 234 S.

NIJS P.: Sexual dysfunctions in woman with chronic pelvic pain. *Sexuality and Sexology in the New Europe.* Taormina, Congress Abstr. 41.

DEMYTTENAERE, K., NIJS, P., EVERS-KIEBOOMS, G., KONINCKX, R. Coping and the ineffectiveness of coping influence the outcome of in vitro fertilization through stress responses. *Psychoneuro-endocrinology.* 1992 (17), 6, 655-665.

NIJS P.: Psychosomatik der Schmerzverarbeitung. -In: HERMS, V., VOGT, H.-J., POETTGEN, H. (Eds.): *Praktische Sexualmedizin*. Wiesbaden, Med. Tribune Verlag, 1992, 35-44.

NIJS P.: Wat met seks na een infarct. *B.M.A.*, 1993 (16) 5, 11.

NIJS P.: Qu'en est-il des relations sexuelles après un infarctus? *A.M.B.*, 1993 (16), 12.

NIJS P.: Chronische Unterleibsschmerzen der Frau. Eine maskierte Beziehungsstörung. *J. Ärzte*, 1993 (21), 1, 14-17.

VERMOTE, J. & NIJS, P.: *De kus*. Over de kortste afstand tussen twee harten. Tielt, Lannoo, 1993, 120 S.

PETERSEN, P. & NIJS, P. (Eds): *Neue Wege der Psychotherapie und Psychosomatik*. Leuven, Peeters, 1993, 176 S.

PETERSEN, P., NIJS, P.: Vorwort — In: Petersen, P., Nijs, P. (Eds): *Neue Wege der Psychotherapie und Psychosomatik*. Leuven, Peeters, 1993, IX, XII.

NIJS P.: Eingreifen ins Leben. Bioethische Überlegungen eines Psychosomatikers zur Reproduktionsmedizin. -In: Petersen, P., Nijs, P. (Eds): *Neue Wege der Psychotherapie und Psychosomatik*. Leuven, Peeters, 1993, 17-46.

NIJS P.: Was Schmerzen ausdrücken können. *Sexualmedizin*, 1993 (22), 4, 146-150.

NIJS P.: De tweespalt in de mens. Een diagnose van oorlogszucht. *Kultuurleven*. 1993 (60), 3, 50-57.

VAN DE SIJPE, I., NIJS, P., STEENO, O.: De Wens van een tweede kind door donorinseminatie. *Abstr. Gyneco.*, 1993, 54, 1-4.

VAN DE SIJPE, I., NIJS, P., DEMYTTENAERE, K.: Familienglück durch donogene Insemination. *Sexualmedizin*, 1993 (25), 5, 223-229.

NIJS P.: Procreatie zonder seksualiteit. -In: SMITS, P. & VAN PARIJS, J. (Eds.): *Omgaan met Seksualiteit en Anticonceptie*. Berchem, W.V.V.H. (Prima Linea, N 12), 1993, 123-134.

NIJS P.: Refertilisatie: bijna een placebo-ingreep. *T. Geneesk. & Ethiek*, 1993 (3), 2, 53-54.

DEMYTTENAERE, K., NIJS, P., LENAERTS, H., STROOBANTS, R.: The individual coping style predicts fertility and psychological adaptation during pregnancy as well as during the postnatal period. *Abstr. 12th World Congress of Psychosomatic Medicine*. Bern, 1993, 61.

GHELDOF, M., NIJS, P., D'HAESE, W., VAN DER BORGHT, W., DEMYTTENAERE, K.: The couple's coping style and parental bonding predict fertility and psychological adaptation during the postnatal period. *Abstr. 12th World Congress of Psychosomatic Medicine*. Bern, 1993, 62.

NIJS, P., RODEAN, S.: Postpartum Mood Disorders: therapeutical guidelines. *Abstr. 12th World Congress of Psychosomatic Medicine*. Bern, 1993, 61.

NIJS P.: Ethiek van de intimiteit: therapeutische aspecten. -In: *Ouderen in Solidariteit*. Vlaams Welzijnscongres 1993, Zaventem, Kluwer Editorial, 1993, 295-302.

HAMELINCK, L., GORIS, K., NIJS, P. Therapietrouw na crisisinterventie. *Arch. Public. Health*, 1993 (51), 317-330.

NIJS P.: Seksualiteit en sterilisatie. — In: *SOA/AIDS. Praktijkboek*, Brussel, Kluwer Editorial, 1994, 12, 7, 1-4.

NIJS P.: De seksuele beleving van tieners. — In: *SOA/AIDS. Praktijkboek*, Brussel, Kluwer Editorial, 1994, 12, 8, 1-7.

NIJS P.: Seksualiteit van 50-plussers. — In: *SOA/AIDS. Praktijkboek*, Brussel, Kluwer Editorial, 1994, 12, 9, 1-5.

NIJS P.: De psycho-sociale en psychiatrische problemen bij H.I.V.-patiënten. — In: *SOA/AIDS. Praktijkboek*, Brussel, Kluwer Editorial, 1994, 12, 11, 1-8.

NIJS P.: Het lichaam in de seksuele relatie. — In: *Met heel mijn lijf.* Lichamelijkheid tussen hebben en zijn. (Korrelcahier) Averbode-Den Bosch, Altare — K.B.S., 1994, 53-59.

NIJS, P. (Ed.): *De mens ... in samenspraak, in tegenspraak.* Feestbundel Prof. Dr. Dr. J. Schotte. Leuven, Peeters, 1994, 448 S.

NIJS P.: *Ten geleide*: — In: NIJS, P. (Ed.): *De mens ... in samenspraak, in tegenspraak.* Feestbundel Prof. Dr. Dr. J. Schotte. Leuven, Peeters, 1994, 9-13.

NIJS P.: Van Eros naar Thanatos. De mens: een oorlogszuchtig dier? — In: NIJS, P. (Ed.): *De mens ... in samenspraak, in tegenspraak.* Feestbundel Prof. Dr. Dr. J. Schotte. Leuven, Peeters, 1994,193-220.

RODEAN, S., NIJS, P., DEMYTTENAERE, K. De pil en veranderingen in het seksuele begeren. — In: NIJS, P. (Ed.): *De mens ... in samenspraak, in tegenspraak.* Feestbundel Prof. Dr. Dr. J. Schotte. Leuven, Peeters, 1994, 371-382.

GORIS, K., NIJS, P., BUDDEBERG, C. Risico's in het artsenhuwelijk. — In: NIJS, P. (Ed.): *De mens ... in samenspraak, in tegenspraak.* Feestbundel Prof. Dr. Dr. J. Schotte. Leuven, Peeters, 1994, 361-370.

NIJS P.: De seksuele beleving in de kindertijd: basis voor een harmonisch seksueel leven in de volwassenheid. *SOA/AIDS Praktijkboek.* 1994, 12, 13, 1-6.

VAN DE SIJPE, I., NIJS, P.: Psychosexual Aspects of donors for artificial insemination. *Abstracts 20th European Conf. Psychosom. Res.*, Gent, 1994, F 193.

DEMYTTENAERE, K., NIJS, P., EVERS-KIEBOOMS, G., KONINCKX, P.R.: Personality characteristics, psycho-endocrinological stress and outcome of I.V.F. depend upon the etiology of infertility. *Gynecol. Endocrinol.* 1994 (8), 233-240.

NIJS P.: Seksueel misbruik van kinderen door familieleden — incest. — In: *SOA/AIDS. Praktijkboek.* Brussel, Kluwer Editorial, 1994, 12, 14, 1-5.

NIJS P.: Sexualstörungen und psychosomatische Krankheiten als larvierte Beziehungsprobleme. — In: FEIEREIS, H. & SALLER, R. (Hrsg.) : *Psychosomatische Medizin und Psychotherapie.* München, Hans Marseille Verlag, 1995, 563-582.

NIJS P.: Die moderne Medizin: Ein vom Computer gesteuerter Gesundheitsbetrieb oder eine humane Heilkunst, *Ärzte,* 1995 (9), 320-323.

NIJS P.: *De luister van het luisteren.* Essay over het gesprek als therapie. Leuven, Peeters Press, 1995. 205 S.

SIENAERT, P., NIJS, P., VANDEREYCKEN, W.: Seksueel gedrag van patiënten in een psychiatrische kliniek. *T.Psychiat.* 1996 (38), 5, 361-370.

NIJS P.: *Sporen.* Leuven, Uitg. Peeters, 1996, 239 S.

NIJS P.: Mensvriendelijke consultatie. *Congresrapport Belg.Ver. Vlaamse Diëtisten (B.V.V.D.),* St. Genesius Rode, 1996, 43-50.

VAN OVERVELD, J.P.J., BIERKENS, P., NIJS, P.: zijn vrouwen zieker dan mannen? *T. Huisartsgeneesk.* 1996 (13), 11, 581-586.

NIJS P.: Sexualisierte Gewalt in der Kindheit. Der Prozess der Verarbeitung. *Prakt.Gyn.* 1996 (1), 77-81.

NIJS P.: Sexuelle Gewalt im Kindesalter. Der Prozess der Verarbeitung. *J. Ärzte* (Notabene Medici). 1996 (26), 385-388.

NIJS, P. & BEKE, G.H.A.: Intimiteit en seksualiteit bij ouderen. In: *Gerontologie Reader.* Eindhoven — Antwerpen, Benelux University Centre. 1997, 6, 1-24.

NIJS P.: Geen zin in seks na de bevalling. *B.M.A.* 1997 (20), 531, 17.

NIJS P.: Eine sehr gelungene Tagung. *Therapiewoche* 1997 (12), 411.

NIJS P.: Laattijdig miskraam: noodzakelijke begeleiding. *Agenda Gynaecol.* 1998, 10, 13-14.

NIJS P.: Fausse couche tardive: accompagnement indispensable. *Agenda Gynécol.* 1998, 10, 13-14.

BOLLE, G., NIJS, P.: Seks. *Zorgmap* voor mensen met Hiv/Aids en hun directe omgeving. Antwerpen. IPAC-uitgever 1998, 15, 1-12.

NIJS, P., RICHTER, D.: Foreword. In: NIJS, P., RICHTER, D. (Eds.): *Advanced Research in Psychosomatic Obstetrics and Gynaecology 1998*. Leuven, Peeters Press, 1998, IX-X.

PLASSCHAERT, R., NIJS, P., SPITZ, B.: Late pregnancy loss. Support for the family. In: NIJS, P., RICHTER, D. (Eds.): *Advanced Research in Psychosomatic Obstetrics and Gynaecology 1998*. Leuven, Peeters Press, 1998, 41-46.

BEKE, G., NIJS, P.: Intimacy in high elderly women. In: NIJS, P., RICHTER, D. (Eds.): *Advanced Research in Psychosomatic Obstetrics and Gynaecology 1998*. Leuven, Peeters Press, 1998, 91-98.

KHANDAKER, R.I., VEREECKEN, R., NIJS, P.: Reasons and dangers of non compliance to post vasectomy semen analysis. In: NIJS, P., RICHTER, D. (Eds.): *Advanced Research in Psychosomatic Obstetrics and Gynaecology 1998*. Leuven, Peeters Press, 1998, 139-146.

NIJS P.: *Man en Vrouw... schiep Hij hen* (3e herwerkte uitgave). Leuven, Peeters, 1998, 848 pp.

KHANDAKER, R.I., VEREECKEN, R., NIJS, P.: Couple's compliance to post vasectomy sperm controls. *Abstracts Int. Congress I.S.P.O.G.* Washington, 1998, 31.

KHANDAKER, R.I., VEREECKEN, R., NIJS, P.: Can peroperative irrigation of the vasa deferentia reduce the post vasectomy dissatisfaction of the couple? *Abstracts Int. Congress I.S.P.O.G.* Washington, 1998, 56.

NIJS P.: Seksueel misbruik van kinderen: diagnostische moeilijkheden en therapeutische mogelijkheden. In: B. Reyniers (Ed); *Liber Amicorum Steven De Batselier*. Leuven. Druk in de weer, 1998, 283-298.

NIJS P.: Longterm psychosexual symptoms of sexual abuse: guidelines for the therapeutical process. *Acta Portug. Sexolog*, 1998 vol II, 2, 84.

NIJS P.: *(Om)Wegen naar geluk*. Tielt, Lannoo, 1998, 264 S.

NIJS P.: Seksualiteit en vruchtbaarheid: normen in verandering. *WIJ-Vrouwen*. 98, 3, 3-4.

Counselling of the climacteric woman. Diagnostic difficulties and therapeutic possibilities, European Journal of Obstetrics & Gynecology and Reproductive Biology 81, 1998, 273-276.

FACCHINETTI, F., NIJS, P., RICHTER, D. (Eds.): *European Psychosomatic Obstetrics and Gynaecology 1999*. Castello d'Argile, Editeam, 1999, 176 S.

FACCHINETTI, F., RICHTER, D., NIJS, P.: Foreword. In: FACCHINETTI NIJS, P., RICHTER, D. (Eds.): *European Psychosomatic Obstetrics and Gynaecology 1999*. Castello d'Argile, Editeam, 1999, VII-VIII.

NIJS P.: Longterm psychosomatic and psychosexual symptoms of sexual abuse. In: FACCHINETTI, F., NIJS, P., RICHTER, D. (Eds.): *European Psychosomatic Obstetrics and Gynaecology 1999*. Castello d'Argile, Editeam, 1999, 83-86.

NIJS P.: *(Om)Wegen naar geluk*. Erotiek en spiritualiteit: dubbelspoor naar geluk. Tielt-Amsterdam, Lannoo, 1999, 245 S.

NIJS P.: Seksueel misbruik en chronische pelvische pijn. *Agenda Gynacologie*. 1999, 17, 9.

NIJS P.: Abus sexuel et douleurs pelviennes chroniques. *Agenda Gynécologie*. 1999, 17, 9.

NIJS P.: Sexueller Missbrauch: langfristige Folgen und deren Behandlung. In: KÜNZEL, W. & KIRSCHBAUM, M. (Hrsg.): *Giessener Gynäkologische Fortbildung* 1999. Berlin, Heidelberg, New York, Springer Verlag 1999, 191-198.

NIJS P.: Psychiatrische Erkrankungen während der Schwangerschaft. In: STAUBER, M., KENTENICH, H., RICHTER, D. (Hrsg.): *Psychosomatische Geburtshilfe und Gynäkologie*. Berlin, Heidelberg, New York, Springer Verlag, 1999, 228-247.

NIJS P.: *Imperium op drift. Oude en nieuwe waarden voor de westerse samenleving*. Tielt, Lannoo 2000, 238 S.

NIJS P.: Counseling of the climacteric woman. *Menopause Digest.* 2000 (12), 1, 7-8.

NIJS, P., PETERSEN, P. (Eds): *Alles hat seine Zeit.* Gynäkologische Psychosomatik in Bewegung. Leuven, Peeters, 2000, 484 pp.

NIJS P.: Geleitwort. – In: NIJS, P., PETERSEN, P. (Eds): *Alles hat seine Zeit.* Gynäkologische Psychosomatik in Bewegung. Leuven, Peeters, 2000, 3-4.

NIJS P.: Gynäkologische Psychosomatik in Bewegung. In: NIJS, P., PETERSEN, P. (Eds): *Alles hat seine Zeit.* Gynäkologische Psychosomatik in Bewegung. Leuven, Peeters, 2000, 11-40.

NIJS P.: Psychologische betekenis van sterilisatie. In: DONDERS, G. (Ed): *Hoe start het Anticonceptie Millennium 40 jaar na Pincus?* (Proceedings). Tienen, 2000, II, 1-6.

NIJS P.: Longterm Psychosomatic Symptoms of Sexual Abuse: guidelines for the therapeutical process. In: MIMOUN, A. (Ed): *1st European Congress of Psychosomatic Obstetrics and Gynaecology.* Paris, 2000, 39-40.

KHANDAKER, R., NIJS, P., VEREECKEN, R. Impact of social, religous and economic factors on contraceptive attitude and behaviour. In: MIMOUN, A. (Ed): 1st European Congress of Psychosomatic Obstetrics and Gynaecology. Paris, 2000, 57.

KHANDAKER, R., NIJS, P., VEREECKEN, R.: Psychosexual impact of contraception on partner relationship. In: MIMOUN, A. (Ed): 1st European Congress of Psychosomatic Obstetrics and Gynaecology. Paris, 2000, 57.

KHANDAKER, R., NIJS, P., VEREECKEN, R.: Long-acting hormonal contraception: rate and reasons for regret. In: MIMOUN, A. (Ed): 1st European Congress of Psychosomatic Obstetrics and Gynaecology. Paris, 2000, 57-58.

VANDEREYT, F., NIJS, P. : Bouwstenen voor een duurzame relatie. Leuven, Garant, 2000, 88 S.

NIJS, P., NIJS, M., DMOCH W., (Eds): *Beyond the Symptoms – Jenseits der Symptome.* Leuven, Peeters Press, 2001, 296 S.

NIJS, P., NIJS, M., DMOCH, W.: Foreword – Geleitwort. – In: NIJS, P., NIJS, M., DMOCH, W. (Eds): Beyond the Symptoms – Jenseits der Symptome. Leuven, Peeters Press, 2001, V-VIII.

NIJS P.: Die neuen Therapien, die neuen Therapeuten… jenseits der Symptome. – In: NIJS, P., NIJS, M., DMOCH, W. (Eds): Beyond the Symptoms – Jenseits der Symptome. Leuven, Peeters Press, 2001, 155-172.

NIJS, P. & MEYERS, K. (Eds): *De onbereikbaarheid van de geliefde. Pareltjes van Nederlandse en Rijnlandse mystiek,* Leuven, Peeters Press, 2001, 139S.

NIJS, P. & MEYERS, K.: Ten geleide. – In: NIJS, P. & MEYERS, K. (Eds): De onbereikbaarheid van de geliefde. Pareltjes van Nederlandse en Rijnlandse mystiek, Leuven, Peeters Uitgeverij, 2001, XIII-XII.

KHANDAKER, R., VEREECKEN, R., NIJS, P.: Anticonceptive problems in Bangladesh: an approach by case reports. *Sexual and Relationship Therapy.* 2001 (16), 365-371.

NIJS P.: Psychosomatic Obstetrics and Gynecology: how can the gynecologist and the psychotherapist help each other to come to an integrated treatment? — In: Szeverényi, P. (Ed): *VIIth European Symposium on Psychosomatic Obstetrics and Gynacology* Abstracts. Debrecen University Press, 2001, 23.

NIJS P.: Sexueller Missbrauch (Inzest): Psychosomatische Spätfolgen und deren Therapie. — In: ROHDE, A. & RIECHLER — RÖSSLER, A. (Hrsg.): *Psychische Erkrankungen bei Frauen.* Regensburg, Roderer Verlag, 2001, 161-172.

MEYERS, K. & NIJS, P. (Eds): *Minne is al.* Pareltjes van Nederlandse en Rijnlandse Mystiek. Leuven, Peeters Press, 2002, 132 S.

KHANDAKER, R., VEREECKEN, R., NIJS, P.:Psychosexual Impact of contraception on partner relationship. *Sexual & Relationship Therapy,* 2002 (17), 1, 21-27.

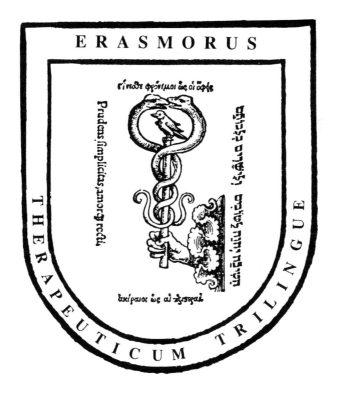

DIE STIFTUNG: ERASMORUS

Die Stiftung: *Erasmorus* will einen Beitrag leisten zur Rehumanisierung von Mensch und Gesellschaft im Europa von morgen.

Dies geschieht auf drei Weisen: durch Information (Vorträge, Publikationen, Dokumentationszentrum), durch Weiterbildung (Seminare, Arbeitsgruppen) und durch Therapie.

Der Name Erasmorus zeigt, dass die Arbeit von zwei grossen Humanisten inspiriert ist: Desiderius Erasmus und Thomas Morus. Beide haben sich mit unermüdlicher Begeisterung eingesetzt für die Befreiung von Mensch und Gesellschaft: die Befreiung von (religiös) politischen und wissenschaftlichen Ideologien, die die wirkliche Botschaft des Evangeliums über dieses Leben missbrauchten, bis hin zu den Kriegen der Intoleranz.

Das "Collegium trilingue" (1517 in Leuven von van Busleyden gegründet) bot Erasmus die Möglichkeit, Kollegen und Studenten zu den reinen Sprachen (»Dry Tonghe« = drei »Zungen«), der einzige Weg, um die Evangeliumsbotschaft über das Leben rein klingen zu lassen.*

Erasmorus: Therapeuticum trilingue hat seinen Sitz in der Altstadt von Leuven, kaum 50 meter entfernt vom damaligen Collegium trilingue. Erasmorus will entschieden und bescheiden, 500 Jahre später, beim Beginn eines neuen Jahrtausends, dieser Botschaft für Kultur, Menschenliebe und Frieden in Toleranz eine neue, moderne Gestalt geben in einer Welt von Wissenschaft und Technik, mit einem zerstückelten ethischen Bewusstsein.

Erasmorus will Wissenschaft und Kultur fördern. Erasmorus will einen Beitrag leisten zur Wiedergeburt des »Homo universalis«. Die modernen Wissenschaften führen zu immer mehr Wissen, immer spezialisierter und immer schneller angetrieben durch die Fortschrittsideologie. Nur die Kultur in ihrer Vielseitigkeit führt zu mehr Weisheit, auch für den modernen Menschen, der seinen Weg in der Spannung zwischen Wissenschaft und Weisheit finden muss. Nur Weisheit ist ein sicherer Führer auf diesem Lebensweg. Diese Weisheit schmückt den Homo universalis in Bescheidenheit.

"Kulturschöpfungen vollziehen sich im Verborgenen" (Max Wildiers).

Solche Weisheit entwickelt sich durch einen ehrfürchtigen Umgang mit Menschen und Welt in Toleranz.

Das Siegel von Erasmorus ist Ausdruck dieser Botschaft. Es umfasst das Endbild des Verlegers Froben von Erasmus' Buch «Das Lob der Torheit» (1515 in Basel auf Latein erschienen und illustriert van Hans Holbein d.J.). Das Symbol der doppelten Schlange und der Taube ist durch einen dreisprachigen Auftrag umgeben:

---

* Die »drei Zungen« sind die drei Sprachen: lateinisch, griechisch, hebraisch.

-Latein: Vorsichtig weise Einfachheit und Liebe für das Wahre
-Griechisch: Werde weis wie die Schlangen und einfach wie die Tauben.
-Hebräisch: Seid vorsichtig wie die Schlangen und arglos wie die Tauben.

HOMMAGE A PIET NIJS

Lieber Freund und Kollege Piet Nijs,

die Vielseitigkeit Deines geistigen und wissenschaftlichen Lebens wird
bezeugt durch Deine Studienjahre in Medizin und Sportmedizin, Philosophie, Psychologie, Lacanscher Psychoanalyse und Sexualwissenschaften in
Lacanianischer Leuven und Hamburg. Das Feld Deines Tätigseins war zuerst
die Psychiatrische Klinik, wo Du selbstverständlich das psychiatrische Spe-
zialarzt-Diplom erwarbst und bald danach die Frauenklinik in Leuven mit
Deinem jahrzehntelangen Wirken befruchtetest. Hier hast Du Dein international anerkanntes Kollegenteam herangezogen. Und Du hast eine Fülle
wissenschaftlicher und kulturanthropologische Publikationen veröffentlicht:
500 Aufsätze und 30 Bücher legen Zeugnis davon ab. Als Flame warst Du
ein beweglicher Vielsprachler: Deine Texte hast Du in niederländischer,
französischer, englischer und deutscher Sprache geschrieben, angefangen
1965 bis heute.

Das ist der gesellschaftliche Rahmen, den jeder Arzt, Therapeut und Wissenschaftler sich schaffen muß, um in der Welt und für die Menschen wirken
zu können.

Jetzt aber möchte ich auf die tragenden Kräfte Deines Wirkens in gebotener
Kürze hinweisen und dabei mit einem Gedicht von Reiner Kunze beginnen —
Gedichte sind Ausdruck Deines Wesens, Du liebst sie und arbeitest mit ihnen.
Insofern ist es legitim, wenn ich sie in diesem Text immer wieder einfließen
lasse.

SENSIBLE WEGE

Sensibel
ist die erde über den quellen: kein baum darf
gefällt, keine wurzel
gerodet werden

Die quellen könnten
versiegen

Wie viele bäume werden
gefällt, wie viele wurzeln
gerodet

in uns

Ebenso weist das folgende Gedicht des Tschechen Jan Skacel auf die Sensibilität und Intuition hin — Qualitäten, die jeder gute Therapeut sich aneignet
und die Dir in besonderem Maße zur Verfügung stehen:

Empfindsam und noch empfindsamer

Für den alten Aberglauben und für so kluge Ohren,
fürs Radar der Sommernächte unter den Linden,
für die Häßlichkeit des eigenen Antlitzes
schlugen einst die Menschen die Fledermaus ans Tor.

Mit dem Stift durchdrangen sie die dünne Haut der Flügel,
die kleine Leiche hing zerknittert in der Stille,
und das schamvolle Entsetzen, seidenglatt,
rauschte lange auf den kleinen Fallschirmen der Glocken.

Warum trag ich dieses Marterbild in mir,
und warum prüfe ich, bevor im neuen Haus ich
um ein Lager bitte, aufmerksam und lange
die Pfosten an der Haustür,

im Holze Nagellöcher suchend?

Ich bin nur ein Dichter, ein Radar unter den Linden.
Nicht an mir ist's zu antworten. Ich frage.

Du bist mit Deiner kräftigen, sportlichen Gestalt und ihrer flinken Beweglichkeit für mich ein Licht des Lebens — des vitalen Lebens, der geistigen Kraft und des Mutes, in der Öffentlichkeit klare und auch unbequeme Worte zu finden für verknotete und destruktive Situationen unserer Gegenwart. Dabei wirkte die Kraft Deiner Kritik immer im ursprünglichen Sinne: Unterscheiden zu lernen, genau hinzusehen. Vor allem war die Kraft Deiner intellektuellen Unterscheidungsfähigkeit getragen von tiefer Menschenliebe. »Nur wer seine Patienten liebt, ist ein guter Therapeut« — das sind Deine Worte.

Ein Täter der Liebe bist Du — so gibt es das geflügelte Wort aus Deinem Mund »Am Anfang war die Tat«. Poesie ist ein Medium, um der Liebe angemessen zum Ausdruck zu verhelfen — und ihr einen Platz zu erkämpfen in unserer oft so kalten und lieblosen Welt der Apparatemedizin. So hast Du nicht nur Poesie benutzt, nein, Du bist spielerisch ein Poet gewesen. Ein Poet, der mit den Mitteln von Lyrik, Aquarellzeichnung, Kunstfotografie, literarischen und psychologisch-philosophischen Texten den Ärzten konkrete Kulturanthropologie nahe brachtest. Dein dreibändiges Buch »De Eenzame Samenspelers« (zu deutsch: Die einsamen Zusammenspieler, 1976 bis 1978) legt Zeugnis davon ab. Hier spüre ich: Dein Herz schlägt für die Einsamkeit der verlassenen Seele Deiner Patientinnen. Du gehst ihnen mit behutsamem Spürsinn auf die heimliche Spur der Liebe, die sonst vom Spektakel der Medien oder von sexualmedizinischen Statistiken zugedeckt ist. Dabei weißt Du: Die Einsamkeit des modernen Menschen ist ein notwendiger Nullpunkt unseres Reifens: Von der Kollektivpsyche über die emanzipierte Einsamkeit zur integralen Menschheitlichkeit.

In der Sexualwissenschaft hast Du sensible und patientengerechte Methoden der Behandlung mit entwickelt — aber vor allem: Du hast Deiner Wissenschaft die notwendige Tiefe und Weite gegeben, hier wie ein lebendiger Fisch zu wirken, der entgegen den mechanistischen, geistentleerten Mainstream schwimmt.

Die kulturanthropologische Studie »De Kus — over de kortste afstand tussen twee harten« (Der Kuß — über den kürzesten Abstand zwischen zwei Herzen, 1993) zeugt von diesem Schwimmen gegen den Strom. Welche Feinheiten sich in der Liebe offenbaren können, hast Du wieder und wieder beschrieben. Ich lasse dafür ein Gedicht des Spaniers Juan Ramon Jimenez sprechen, der zugleich den Gegensatz zur zerstückelnden Naturwissenschaft hindeutet:

ICH ENTBLÄTTERTE DICH WIE EINE ROSE,

um deine Seele zu erblicken,
und ich sah sie nicht.

Aber alles rund herum
- Horizonte der Länder und Meere -
alles, bis ins Unendliche
wurde von einem
durchdringenden Duft erfüllt.

Ein ganz anderer Aspekt Deines Denkens tritt in der Liebeslyrik der Sufis hervor. Diese Tiefe ist bei Dir immer auch fühlbar. Ein etwas längerer Text des Ahmad Ghazzali (aus seinem Buch »Gedanken über die Liebe") kann uns diese Tiefe näher bringen:

„Solang der Liebende durch sich selbst existiert, untersteht er den Bedingungen von Trennung (firaq) und Vereinigung (wisal), Annahme und Verweigerung, Beklommenheit (qabs) und Freude (bast), von Sorge und Beseligung u. ä., ist er der Gefangene der Zeit. Da sie ihn besiegt hat, muß er ihrem Befehl — wie immer er auch lauten mag — befolgen; sie prägt und bestimmt ihn. Auf dem Wege des Entwerdens entfallen diese Regeln, treten ihre Gegenspieler auf, denn Wunsch und Unvermögen treffen sich.

Wenn der Liebende durch den Geliebten in sich selbst zu sich selber findet, wird sein Weg zu sich selber ganz durch ihn bestimmt und führt über ihn. Sobald das der Fall ist, gelten für den Liebenden diese Regeln nicht mehr. Was haben hier die Bedingungen von Trennung und Vereinigung zu tun? Wie erreichen Annahme und Verweigerung den Liebenden? Wann umkreisen Beklommenheit und Freude, die Sorge und Beseligung den Hof seiner Herrschaft? so daß dieser Vers ausgesprochen wurde:

Das Wesen und den Grund der Welt,
wir haben sie gesehn;
Uns kann auf diesem Erdenrund
nun gar nichts mehr geschehn.
Das Schwarze Licht[1] sieh höher noch
als »La ilaha..."[2] stehn!

---

[1] Hier das Licht des Teufels (s. H. Ritter, Das Meer der Seele, Leiden 1955. S. 541f.) Sonst wird als »Schwarzes Licht« auch die reine Gottesessenz bezeichnet (s. A. Schimmel, Mystical Dimensions of Islam, Chappel Hill 1975, S. 124).

[2] Das Glaubensbekenntnis (wörtlich: »das Unpunktierte«, da es keine diakritischen Punkte hat).

Doch weder dies noch jenes blieb
   nach unserm Weitergehn.

Hier ist der Liebende der Herr der Zeit. Da er sich am Himmel niederläßt, besiegt er die Zeit, nicht die Zeit ihn; er ist frei von ihr. Nein, vielmehr, seine Existenz (wudschud) führt zum Geliebten und kommt vom Geliebten im Geliebten, und das nennt man: Verschwinden in dem Wesen des »wenn nicht"[3] und manchmal auch: ein Haar werden in des Geliebten Locke, so daß gesagt wurde:

Dass ich so überwältigt war
   von deiner Locke Pracht,
Hat mich zum Haar im Lockenpaar
   voll Moschusduft, gemacht.
Sind wir beisammen, du und ich,
   verwundert es? Gib acht:
Ein Haar bin ich und füge mich
   in deine Lockenpracht."

Aus den Wurzeln in der Tiefe entspringt Deine Heiterkeit, Dein Humor — was wäre Erotik, Liebe der Geschlechter ohne diesen notwendigen Schleier. So zitiere ich zwei leichtfüßige Texte, ein Gedicht von Eduard Mörike und eines aus dem spanischen Liederbuch (übersetzt von Emanuel Geibel und Paul Heyse (Insel-Verlag 1992):

Lose Ware

"Tinte! Tinte, wer braucht! Schön schwarze Tinte verkauf ich«,
Rief ein Bübchen gar hell Straßen hinauf und hinab.
Lachend traf sein feuriger Blick mich oben im Fenster,
Eh ich michs versah, huscht er ins Zimmer herein.
"Knabe, dich rief niemand!« — »Herr, meine Ware versucht nur!«
Und sein Fäßchen behend schwang er vom Rücken herum.
Da verschob sich das halb zerrissene Jäckchen ein wenig
An der Schulter, und hell schimmert ein Flügel hervor.
"Ei, laß sehen, mein Sohn, du führst auch Federn im Handel?
Amor, verkleideter Schelm! soll ich dich rupfen sogleich?"
Und er lächelt, entlarvt, und legt auf die Lippen den Finger:
"Stille! sie sind nicht verzollt — stört die Geschäfte mir nicht!
Gebt das Gefäß, ich füll es umsonst, und bleiben wir Freunde!«
Dies gesagt und getan, schlüpft er zur Türe hinaus. -
Angeführt hat er mich doch: denn will ich was Nützliches schreiben,
Gleich wird ein Liebesbrief, gleich ein Erotikon daraus.

---

[3] s. islamisches Glaubensbekenntnis: la ilaha illàllah...»Es gibt keinen Gott außer (wenn nicht) Allah-«

Wenn ich dreierlei besäße,
Würd ich schier in Glück versinken:
Dich, o schöne Ines, Schinken,
Liebesäpfelchen mit Käse.

Diese Ines ists fürwahr,
Die mir raubte den Verstand,
Daß ich gar abscheulich fand
Alles, was nicht Ines war.
Und in düsterer Askese
Wollte mir kein Sternlein blinken,
Bis ich jüngst geriet an Schinken,
Liebesäpfelchen und Käse.

Ines freilich hat gesiegt,
Doch bald hab ich zweifeln müssen,
Was von diesen drei Genüssen
Mir zumeist am Herzen liegt.
So verlockt mich nun der Böse
Jetzt zur Rechten — jetzt zur Linken,
Bald zu Ines, bald zu Schinken,
Bald zu Äpfelchen mit Käse.

Wenn die Maid von Reizen spricht,
Lobt der Schinken sich geschwind;
Käs und Liebesäpflein sind
Ein urheimatlich Gericht.
Nicht die feinste Hypothese
Macht der Waage Zünglein sinken:
Gleich an Wert sind Ines, Schinken,
Liebesäpfelchen mit Käse.

Aber so viel bringt mir ein
Diese neue Leidenschaft:
Ines darf so launenhaft
Und so spröde nimmer sein.
Denn der Trost, den ich erlese,
Tut sie nicht nach meinen Winken,
Ist ein herzhaft Stückchen Schinken,
Liebesäpfelchen mit Käse.

Die Liebe des Therapeuten ist umfassend und enthaltsam — und sie liebt auch in verzweifelten Lebenslagen. Kinderlosigkeit, Schwangerschaftsabbruch, Totgeburt gehören zu Deinem ärztlich-therapeutischen Alltag. Die Liebestat des Therapeuten hat hier noch ganz andere Seiten als die schon erwähnten Aspekte. Immer wieder hast Du das Wort von der »tender loving care« gebraucht — und dieses Wort der zartfühlenden Zuwendung gelebt. Ich zitiere in diesem Zusammenhang ein Gedicht von Hilde Domin, scheinbar nur ein Liebesgedicht, ebenso jedoch ein Lied von der Verzweiflung des Therapeuten, der sich in Treue übt für seine Patientin:

Zärtliche Nacht

Es kommt die Nacht
da liebst du
nicht was schön -
was häßlich ist.
Nicht was steigt -
was schon fallen muß.

Nicht wo du helfen kannst -
wo du hilflos bist.

Es ist eine zärtliche Nacht,
die Nacht da du liebst,

was Liebe
nicht retten kann.

Und schließlich möchte ich Dich selbst zitieren, wie Du mit wundervollen Worten die Liebe des Therapeuten und Beraters für seine Patientin besingst — es stammt aus Deinem Text »Eingreifen ins Leben« aus der Tagung »Schwangerschaftsabbruch — unser Bewußtsein vom Tod im Leben« (1986):

„Schwangerschaftskonfliktberatung

In der Parsifal-Geschichte nennt Wolfram von Eschenbach die geliebte Gesellin (Blanche Fleur), die Parsifal in der dunklen Nacht mit Liebe begleitet: Kondwiramur. Auf französisch heißt Kondwiramur: conduire amour, das heißt die Lebensliebe begleiten. Ein guter Berater sei in dieser dunklen Welt der Frau oder des Paares in Konflikt mit der Schwangerschaft eine Kondwiramur: er begleite in Liebe.

Und der Berater sei nie ein blinder Oedipus, der, weil er das Gesicht des Vaters nicht kennt, ohne Wissen tötete. Der Berater (mit seinem ethischen Auftrag) sei auch nie ein von Rache verblendeter Moses, der als uneheliches Kind geborener Gesetzgeber des Gottesvolkes wurde. Wegen seiner Schwäche konnte Moses das gelobte Land nie betreten, sondern nur von fern sehen.

Ein guter Berater sei immer wie eine Kondwiramur: er begleite die Liebe, er begleite die Eros-Entfaltung des Menschen in dieser einsamen Welt.

Familiennachrichten
(Neeltje Maria Min)

Meine Mutter hat meinen Namen vergessen,
Mein Kind weiß noch nicht, wie ich heiß,
Wie soll ich mich geborgen wissen?
Bin ich? Oh, nennt mich, daß ichs weiß.
Mein Name soll wie eine Kette sein.
Nennt mich, nennt mich und sprecht mich an.
Oh, nenne mich mit meinem Namen,
Für den, den ich liebe,
Will ich heißen."

Dein niemals ermüdendes Bestreben den Techniken der modernen Reproduktionsmedizin eine humane Grundlage zu geben — diese Humanisierung
geht weit über das hinaus, was heute in Ethik-Kommissionen diskutiert wird
und sich in gesetzlichen Regelungen niederschlägt. Dein ethischer Individualismus wurzelt in tiefem Respekt vor der Einzigartigkeit jedes Menschen,
auch jedes kranken Menschen, und der Überzeugung, daß menschliches
Leben nicht ungestraft mit Gewalt erzwungen werden kann. So hast Du
Methoden der Beratung entwickelt und Du hast ebenso klar und deutlich
vor respektlosen Grenzüberschreitungen in der mechanistischen Medizin
gewarnt.

Ein neues Paradigma in Frauenheilkunde und Medizin zu initiieren — das
ist Dein Herzenswunsch von Anfang an und mit den Jahren immer stärker
geworden. Jenseits der Symptome, die zählbar und computerisierbar sind, hast
Du auf Qualitäten geschaut. Die Vision vom unbedingten Respekt vor der Person der Patientin hat Dein Forschen und Handeln beflügelt. So wie Reiner
Kunze es sagt in seinem Gedicht Ethik:

Ethik

Im mittelpunkt steht
der mensch

Nicht
der einzelne

Diese Ethik achtet den Menschen in seinen Grundwerten und entwürdigt ihn
nicht zum abzählbaren Summenpartikel von einzelnen Individuen.

Mit dieser Vision des neuen Paradigmas ist der Blick für die gesundenden
Quellen des Menschen verbunden, statt ängstlich fixiert zu sein von überhand
nehmenden pathologischen Diagnosen. Von der Pathogenese zur Hygiogenese
und Salutogenese heißt heute dieses Schlagwort. So wie es Juan Ramon Jimenez in einem prägnanten Bild sagt:

WIRF DEN STEIN VON HEUTE WEG.
Vergiß und schlafe. Wenn er Licht ist,
wirst du ihn morgen wieder finden,
zur Dämmerzeit, in Sonne verwandelt.

In diesem Bild leuchtet auch auf der Aspekt der Wandlung: Transformation
und Wandlung sind spontane Prozesse jenseits unserer auf mechanistische
Abläufe gerichteten Ratio. Vertrauen und das Prinzip Hoffnung sprechen sich
hier aus — also ein von der Zukunft her befruchtetes Denken in Therapie und
Heilkunde, statt sich der Suggestion statistisch ermittelter Daten der Vergangenheit auszuliefern.

Du bist Europäer, auch wenn Du in Flandern Deinen Lebensmittelpunkt hast.
Deine Vielsprachigkeit mag ein Ansporn gewesen sein für Dein Europäertum,

das bis zu dem großen Humanisten Erasmus von Rotterdam hin wurzelt. In Dresden sprachst Du, wenige Jahre nach der Öffnung des eisernen Vorhangs, vor einem ostdeutschen Publikum über die Versöhnung von West- und Osteuropa. Als Symbol brauchtest Du damals das Bild des brüderlichen Händedrucks zwischen der warmen kräftigen menschlichen Hand und einer künstlichen, mechanischen Hand, wobei Du die Mechanik dem Westen zuschriebst.

Václav Havel, der erste Staatspräsident der neugeborenen freiheitlich-demokratischen Tschechoslowakei hat in seiner Ansprache am 4. Februar 1992 vor dem Weltwirtschaftsforum in der Schweiz das Ende unserer Neuzeit beschrieben.

”Das Zeitalter der Moderne wurde beherrscht von der in verschiedenen Formen ausgedrückten Leitidee, daß die Welt — und das Sein als solches — ein völlig verstehbares System wäre, das von einer begrenzten Zahl allgültiger Gesetze regiert werde, die der Mensch begreifen und sie zu seinem eigenen Vorteil vernünftig steuern könne. Diese Ära, beginnend in der Renaissance und sich von der Aufklärung zum Sozialismus, vom Positivismus zur totalen Wissenschaftsgläubigkeit, von der industriellen Revolution zur Informations-Revolution entwickelnd, war gekennzeichnet von raschen Fortschritten im rational-kognitiven Denken. Es war eine Ära der Ideologien, Doktrinen, Interpretationen von Wirklichkeit. Das Ende des Kommunismus ist eine Warnung an die ganze Menschheit. Dies ist ein Signal, daß das Zeitalter arroganter, beherrschen wollender Vernunft zum Ende kommt.

Dieses mächtige Signal erscheint uns in der elften Stunde. Wir alle wissen, daß die Gesamtzivilisation in Gefahr ist. Die Bevölkerungsexplosion und der Treibhauseffekt, die Löcher in der Ozonschicht und Aids, die Bedrohung durch Nuklear-Terrorismus und die sich dramatisch verbreitende Kluft zwischen dem reichen Norden und dem armen Süden, die Gefahr von Hungersnot, der Raubbau an der Biosphäre und den Bodenschätzen unseres Planeten, die Ausbreitung der kommerziellen Fernseh-Kultur und die wachsende Drohung regionaler Kriege — all dies, zusammen mit tausenden von anderen Faktoren, stellen eine umfassende Bedrohung der Menschheit dar.

Wir suchen nach neuen wissenschaftlichen Rezepten, neuen Ideologien, neuen Kontrollsystemen, neuen Institutionen, neuen Instrumenten.

Was wir brauchen, ist aber etwas anderes, etwas größeres. Die Einstellung der Menschen zur Welt muß sich radikal verändern. Wir müssen die selbstherrliche Vorstellung ablegen, daß die Welt bloß ein Puzzle-Spiel sei, das gelöst werden muß.

Es ist meine tiefste Überzeugung, daß wir aus der Welt der privaten Beliebigkeit solche Kräfte befreien, und rehabilitieren müssen, wie
• eine natürliche, einzigartige und unwiederholbare Erfahrung unserer Welt;
• einen alles tragenden Gerechtigkeitssinn;
• die Fähigkeit, die Dinge mit den Augen anderer zu sehen;
• einen Sinn für transzendente Verantwortlichkeit;
• eine ursprüngliche Lebensweisheit;

- guten Geschmack, Mut, Mitleiden und
- Vertrauen in die Wichtigkeit einzelner Maßnahmen, ohne die Wahnvorstellung einen allgemeingültigen Schlüssel zur Rettung zu besitzen...

Wir müssen uns mehr anstrengen, zu verstehen, als zu erklären...
Der Weg besteht vielmehr in dem Versuch, durch persönliche Erfahrung ins Herz der Wirklichkeit zu gelangen. Ein solcher Weg fördert eine Atmosphäre toleranter Solidarität und Einheit in der Vielfalt. Diese Einheit gründet auf gegenseitiger Achtung, echtem Pluralismus und Parallelismus..."

Deine folgenden Worte haben die ZuhörerInnen in Dresden tief beeindruckt:
„Die schizophrene Spaltung von Europa ist zum Ende gekommen. Die Wiedergeburt Europas ist gerade symbolisiert in der Wiedervereinigung Deutschlands, des Herzens von Europa, auch wenn diese Geburt nicht so harmonisch geschieht, wie die antiken griechisch-römischen Kunstwerke die Geburt von Europa idyllisch dargestellt haben.
In Europa verschwinden die Grenzen zwischen Ost und West.
Darum erwarte ich in dieser letzten Dekade der neunziger Jahre auch eine stets intensivere Begegnung zwischen dem westlichen technischen Wissen und der östlichen Weisheit. Eine Begegnung von der östlichen Seele mit ihrer tragischen Biographie in all ihrer Tiefe, mit den westlichen Computern und Robotern, mit ihrem untangierbaren Griff auf materielle Produktion."

Dag Hammarskjöld, der große friedenstiftende Generalsekretär der UNO (1953-1961), schrieb in seinem Tagebuch 1955: »Als den, der du im innersten sein mußt, um deine Aufgabe zu erfüllen, darfst du dich nicht zeigen — damit man dir gestattet, sie zu erfüllen« (in »Vägmärken«, deutsch: Zeichen am Weg). Auch Du, Piet Nijs, mußtest Deine inneren Impulse und Deine heiligen Werte schützen, um Deine Aufgabe als Seelenheilkundiger in der Frauenheilkunde erfüllen zu können, um Sensibilitäten unter den Ärzten, insbesondere den Frauenärzten, zu wecken.

Gestatte mir zum Schluß ein persönliches Wort. Als Pater Familias einer großen Familie mit 8 Kindern hast Du vorgelebt, wie der Wissenschaftler, der Arzt, der Therapeut, der Vater und Ehemann eine Ganzheit werden kann. Deine Toleranz, Deine Versöhnungsbereitschaft bei vielen Verletzungen, Deine Integrationskraft und Deine Hoffnungsfreudigkeit hast Du in diesem Lebenskunstwerk Wirklichkeit werden lassen, oder anders: Das Kondwiramur, die Liebe begleiten, ist ein inneres Licht für Dich gewesen, das vielen Menschen leuchten kann.

Lieber Piet — ich persönlich verdanke Dir viel. Deine Anerkennung meines Forschens hat mir unglaublich viel bedeutet. Du hast mich ermuntert, in die wissenschaftliche Öffentlichkeit mit meinen Texten zu treten und hast mich tatkräftig dabei unterstützt. Vor allem aber durfte ich immer die stille und ebenso auch ausdrücklich formulierte Übereinstimmung in unseren gemeinsamen Intentionen spüren. Deine Loyalität trug mich und gab mir Sicherheit in mehr als drei Jahrzehnten.

In Dankbarkeit
Dein

Peter Petersen

TABULA GRATULATORIA – GRATULATIONSLISTE

Dr. med. U. ARMBRUSTER-GOLDSTEIN, Vaihingen (D)
Dr. med. J.-U. BARFUSS, Berlin (D)
Dr. med. C. BARTH-JUNINGER, Freiburg i. Br. (D)
G. BASTIN, Berlin (D)
J. BECKERS, Gruitrode (B)
Dr. med. F. BERGERS, Genk (B)
Dr. med. P. BERTRAND, Leeuwergem (B)
Dr. med. L. BEUSEN, Bonheiden (B)
F. BOGAERTS, Heverlee (B)
P. BOHLSCHEID, Berlin (D)
L. BONTE, Knokke (B)
Dr. med. R. BRANDSTETTER, Stegauvach (D)
Prof. Dr. theol. R. BURGGRAEVE, Leuven (B)
Dr. med. D. BUSCH, Düsseldorf (D)
Dr. med. M. CALMEYN, Loppem (B)
Dr. med. J. COOTJANS, Mechelen (B)
Prof. Dr. J. CORVELEYN, Leuven (B)
Prof. Dr. W. DECLEIR, Brasschaat (B)
A. DECOSTER, Korbeek-Lo (B)
Dr. med. G. DE CUYPERE, Gent (B)
Dr. med. S.M. DITZ, Heidelberg (D)
Dr. med. E. DRIMALLA, Hannover (D)
Dr. med. H. DUDDA, Bochum (D)
Prof. Dr. W. DUMON, Leuven (B)
Dr. phil. G. EBERLE-GRAMBERG, Zürich (CH)
Dipl.-med. H. EISENHUTH, Homberg (D)
Dr. med. D.-N. EMMENDINGEN, Freiburg i. Br. (D)
S. FILTER, Hannover (D)
Dr. med. P.R. FRANKE, Magdeburg (D)
Dr. med. G. FRÖHLICH, Lohne (D)
Dipl.-med. M. GRENZIUS, Zernsdorf (D)
H. GROENEWOUD, Rosmalen (NL)
Y. GOHIL, Antwerpen (B)
Dr. med. C. HACK-WERDIER, Düsseldorf (D)
S. & I. HELWIG, Arlesheim (CH)
Dr. iur. D. HOFFMANN, Brussel (B)
HOGER INSTITUUT VOOR GEZINSWETENSCHAPPEN, Brussel (B)
Dr. med. M. HOLLUB, Schleswig (D)
F. HOLZ, Hamburg (D)
Dr. med. L. HOPPENBROUWERS, Halle-Zoersel (B)
Dr. med. S. HUBER, Innsbruck (A)
Prof. Dr. med. P. IGODT, Leuven (B)
F. JACOBS, Antwerpen (B)
K. & J. JACOBS-NIJS, Antwerpen (B)
R. & R. JACOBS-VAN CAMP, Schoten (B)
Prof. Dr. phil. V. KLEIN, Somerville (USA)
Dr. med. R. KNAUFF, Leverkusen (D)
Dr. med. P. KNORRE, Frankfurt/Oder (D)
Prof. Dr. med. G. KOCKOTT, München (D)
Dr. med. G. KONGS, Bierbeek (B)
Dr. med. E. KRAUSE, Bielefeld (D)
Dr. med. Dr. phil. A. KRAUTSCHIK, Mülheim a.d. Ruhr (D)
Baron Prof. Dr. E. KRINGS, Brussel (B)
Dr. med. R. LAMMERER, Weilheim (D)
Dipl. med. M. LANGER, Rostock (D)
Prof. Dr. med. S. LIEVENS, De Pinte (B)
Dr. med. R. LINDER, Birkenfeld (D)
Prof. Dr. med. K. LOEWIT, Innsbruck (A)
Dr. med. H. LOUVEN, Moers (D)
Dr. med. S. LÜBS-METSCHHEMKE, Bielefeld (D)
Dr. med. A. LUST, Winksele (B)
Prof. Dr. med. Dr. rer. nat. M. NEISES, Hannover (D)
M. MAJERUS, Luxemburg (L)
Dr. med. MARGGRAF, Karlsruhe (D)
A. MARTEN, Budapest (H)

H. MARTEN, Lörrach (D)
Dr. med. W. MOLLENKOPF, Pfullingen (D)
L. NIJS, Rotselaar (B)
Dipl. Psych. F. NOLTE, München (D)
R. OLIVARES, Lima (PE)
Dr. med. M. OSSENBRINCK, Berlin (D)
Dr. med. A.M. PAPP, Grafschaft (D)
Prof. Dr. med. P. PETERSEN, Hannover (D)
Dr. med. E. PILTZ, Bückeburg (D)
S. PROLINGHEUEN
Dr. med. H. PROOST, Hasselt (B)
Dr. med. D. PRÜSCH, Eckernförde (D)
W. & S. RADTKE, Bad Sachsa (D)
Prof. Dr. med. J. REBOUL, Montpellier (F)
Dipl. med. M. REISSIG, Berlin (D)
Dr. med. B. RENZIEHAUSEN, Düsseldorf (D)
Dr. med. W. REUS, Tübingen (D)
Prof. Dr. med. D. RICHTER, Bad Säckingen (D)
Dr. theol. J. ROLIES, Leuven (B)
Dr. med. C. ROTTACKER, Celle (D)
Dr. med. E. SCHENK-ALTHOF, Montabaur (D)
Dr. med. C. SCHLAMANN-VAN DEN BERG, Schwelm (D)
Dr. med. S. SCHNABL, Hohenstein-Ernstthal (D)
Dr. med. K. SCHÖN, Bremen (D)
Dr. med. R. SCHOOLMEESTERS, Aarschot (B)
Prof. Dr. theol. P. SCHOTSMANS, Leuven (B)
L. SCHRIJVERS-GEYPEN, Geel (B)
Dr. med. C. SCHULTZE, Lippstadt (D)
Dr. med. C. SCHUMANN-BERGHÄNDLER, Riehen (CH)
L. SERCU, Roeselare (B)
Dr. med. D. SEROUSH-RUG, Gelnhausen (D)
Prof. Dr. med. V. SIGUSCH, Frankfurt (D)
Y. SMIT, Dendermonde (B)
Dr. med. P. SMITS, Kapelle-op-den-Bos (B)
Dr. med. K.W. STINSHOFF, Berlin (D)
SEYRAM-KURA
Dr. med. C. THIERING, Berlin (D)
Dr. med. M. VALK, Wesel (D)
J. VAN BUSSEL, Leuven (B)
G. VAN DAMME, Grobbendonk (B)
Prof. Dr. med. H. VAN DEN BERGHE, Oud-Heverlee (B)
Prof. Dr. A.M.C. VAN DER GELD, 's-Hertogenbosch (NL)
C. VAN DER GELD, ROSMALEN (NL)
Mr. L. VAN DER GELD, Rosmalen (NL)
Drs. P. VAN DER GELD, Rosmalen (NL)
K. VAN DER PERRE, Leuven (B)
Dr. theol. J. VAN DER VEKEN, Mol (B)
H. VAN DE VIJVER, Winksele (B)
M. VAN DE WIELE, Deurne (B)
M. VAN WAARDENBERG, Meerkant (NL)
Prof. Dr. em. R. VERBERCKMOES, Haacht (B)
Prof. Dr. L. VERHOFSTADT-DENÈVE, Gent (B)
N. VERHULST, Gent (B)
Dr. med. R. VERMEULEN, Brussel (B)
Prof. Dr. med. H.-J. VOGT, München (D)
Prof. Dr. med. H. VÖLKEL, Kiel (D)
C. VON HERDER, Bremen (D)
Dr. med. P. WAES, Aachen (D)
Dr. med. E. WALDSCHÜTZ, Wuppertal (D)
Prof. Dr. med. W. WEIG, Osnabrück (A)
Dr. med. H. WEISS, Meckenheim (D)
Dr. med. C. WEITZ, Düsseldorf (D)
R. WELLENS, Korbeek-Lo (B)
Dr. med. A. WILLKE, Oslo (N)
Dr. med. P. ZIEGLER-TRAUTMANN, Nürnberg (D)

PRINTED ON PERMANENT PAPER • IMPRIME SUR PAPIER PERMANENT • GEDRUKT OP DUURZAAM PAPIER - ISO 9706

N.V. PEETERS S.A., KLEIN DALENSTRAAT 42, B-3020 HERENT